マップ（各章の相関図）

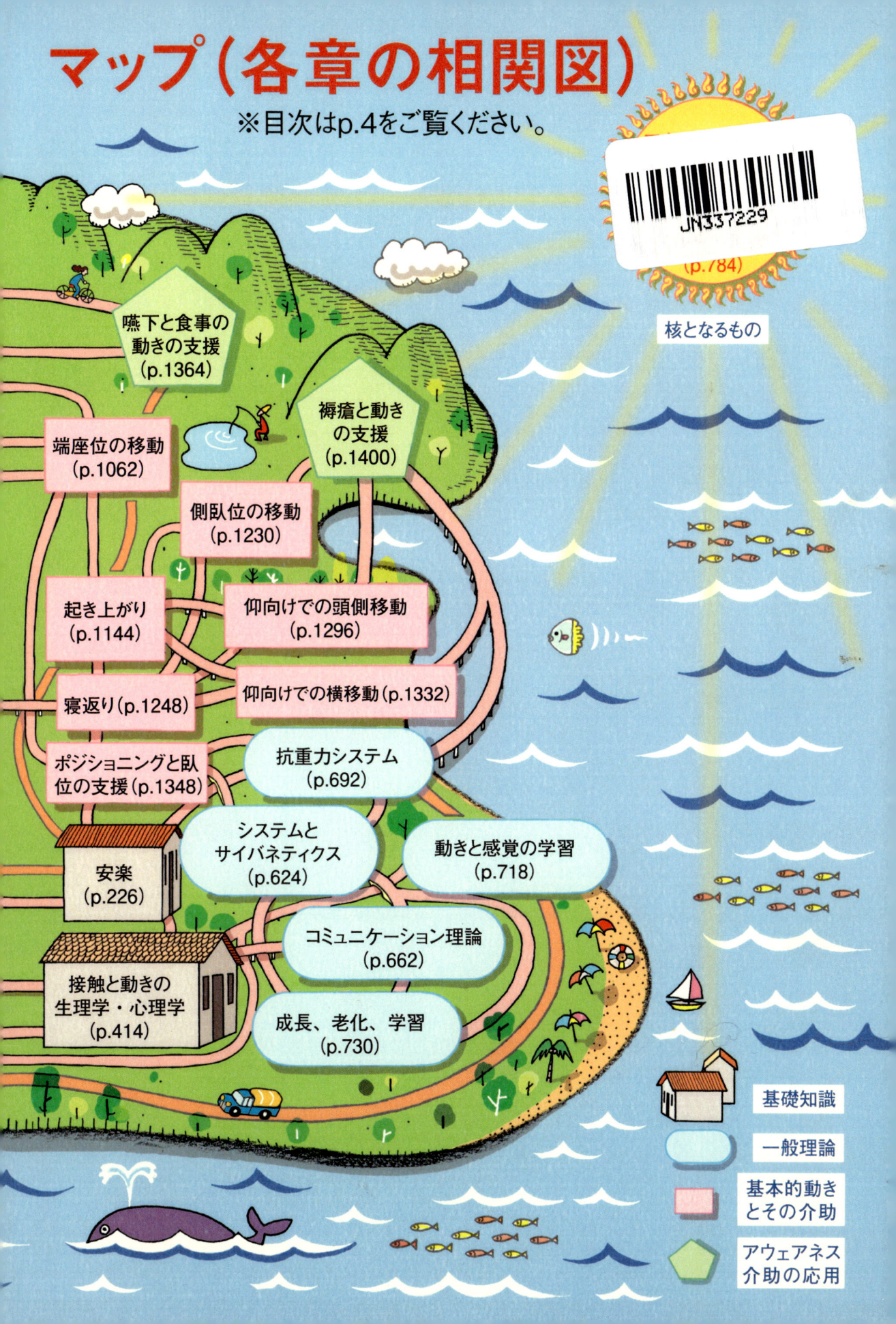

※目次はp.4をご覧ください。

(p.784) 核となるもの

- 嚥下と食事の動きの支援（p.1364）
- 褥瘡と動きの支援（p.1400）
- 端座位の移動（p.1062）
- 側臥位の移動（p.1230）
- 起き上がり（p.1144）
- 仰向けでの頭側移動（p.1296）
- 寝返り（p.1248）
- 仰向けでの横移動（p.1332）
- ポジショニングと臥位の支援（p.1348）
- 抗重力システム（p.692）
- 安楽（p.226）
- システムとサイバネティクス（p.624）
- 動きと感覚の学習（p.718）
- コミュニケーション理論（p.662）
- 接触と動きの生理学・心理学（p.414）
- 成長、老化、学習（p.730）

凡例：
- 基礎知識
- 一般理論
- 基本的動きとその介助
- アウェアネス介助の応用

CARE WITH AWARENESS

アウェアネス介助論

気づくことから始める介助論

上巻 解剖学・生理学と基礎的理解

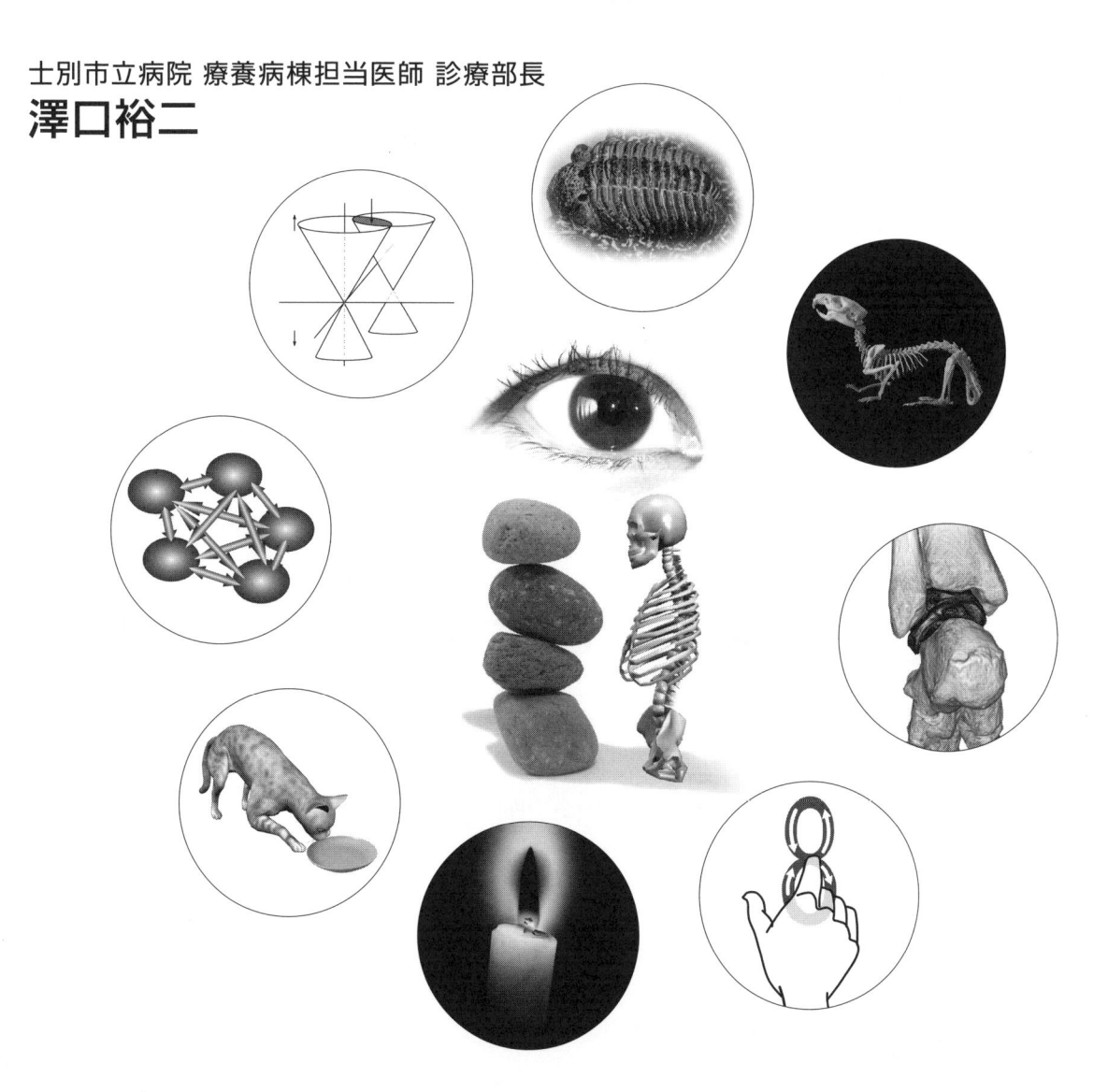

士別市立病院 療養病棟担当医師 診療部長
澤口裕二

おことわり

1. 本書および付録の DVD に掲載・収録されている画像・動画のうち、個人が特定できるものについては、ご本人または代理人たりうるご家族の同意・許諾を得て撮影および掲載・収録しています。

2. 本書および付録の DVD に掲載・収録されている画像・動画については、対象物等に係る権利を有する施設・機関の同意・許諾を得て掲載・収録しています。

3. 本書および付録の DVD に掲載・収録している、動物を被写対象とした写真・動画は、特に出典を明示したものを除き、下記の施設にて著者が撮影したものです。
旭山動物園（北海道旭川市）／円山動物園（北海道札幌市）

上巻 アウェアネス介助論 —解剖学・生理学と基礎的理解

<核となるもの>
- 01 アウェアネス介助の哲学

<基礎知識>
- 02 感じる解剖
- 03 安　楽
- 04 感　覚
- 05 感じる神経
- 06 動きの中枢と日常生活の動き
- 07 接触と動きの生理学・心理学
- 08 動きの進化発生学
- 09 ヒトの移動の発達

<一般理論>
- 10 システムとサイバネティクス
- 11 コミュニケーション理論
- 12 抗重力システム
- 13 動きと感覚の学習
- 14 成長、老化、学習

下巻 アウェアネス介助論 —接触と動きと介助の実際

<核となるもの>
- 15 アウェアネス・スルー・タッチ

<基本的動きとその介助>
- 16 歩　行
- 17 立っている、しゃがむ、立ち上がる、座る
- 18 座　位
- 19 端座位の移動
- 20 移　乗
- 21 起き上がり
- 22 側臥位の移動
- 23 寝返り
- 24 仰向けでの頭側移動
- 25 仰向けでの横移動
- 26 ポジショニングと臥位の支援

<アウェアネス介助の応用>
- 27 嚥下と食事の動きの支援
- 28 褥瘡と動きの支援
- 29 排泄と動きの支援
- 30 療養病棟での実践

目　次

- まえがき 17
- この本の読み方 23

核となるもの 35

01 アウェアネス介助の哲学 36

- 哲学しながら散歩する 36
- アウェアネス介助の哲学の骨子 42
- 介助の中の哲学 42
  - 今できることを丁寧に 42
  - 「今、ここ」という物理学 43
  - 人間の生きている世界―情報円錐 44
  - わたしとあなた 45
  - 未来は決定できない 46
  - 感覚と思考―「できない」と「やらない」 47
  - 優しさと丁寧さ 47
  - 希望と期待 48
  - 優秀でなくてもよい 49
  - 驚きと感謝と小さな違い 49
  - 真善美に頼らない 50
  - 介助の中の美 51
  - 介助を「愛」で語らない 52
  - 宗教と「今、ここ」 52
  - 介助を受ける人と家族 52

[コラム]
01 アウェアネス介助の哲学
  - 人生を神から取り戻す哲学 53

基礎知識 55

02 感じる解剖 56

- 頭から首の動き―頭 58
  - うなずく 58
  - 実験 うなずく 58
  - 環椎の位置 59
  - うなずく動きの起こっているところ 60
  - 頭をかしげる 60
  - 実験 小首をかしげる 60
  - 頭を横に振る 61
  - 実験 頭を横に振る 61
  - 環椎と軸椎 62
  - 頭の後ろの筋肉 63
  - 首の骨 64
  - 首の長さ 65
  - 広がると曲がる 66
  - 実験 首の「気持ちよさ」「楽さ」を感じる 67
  - 端からの動き 70
  - 立ち上がってみる 71
  - 実験 うなずいてから立ち上がる 72
  - 実験 頭をのけ反らせながら立ち上がる 72
  - 実験 脊柱を曲げずに立ち上がる 73
- 頭から首の動き―顎 75
  - 口を開く 75
  - 実験 口を開く① 75
  - 顎の関節 76
  - 顎関節の動き 77
  - 顎関節症 77
  - 噛　む 79
  - 頬づえ 81

- ・噛む筋肉…………………………………81
  - 実験 キャベツを噛む…………………83

● 頭から首の動き─のど……………85
  - 実験 口を開く②………………………85
  - 実験 力を入れて口を開く……………85
- ・のどの筋肉………………………………86
  - 実験 唾を飲み込む……………………86
- ・顎を下げる………………………………88
  - 実験 歌　う……………………………88
- ・飲み込む…………………………………89
  - 実験 コーヒーを飲む…………………89
- ・唇と舌の動き……………………………90
  - 実験 口を明けて飲む…………………90

● 頭から首の動き─顔………………91
- ・顔の筋肉…………………………………91
- ・眉を上げる………………………………91
  - 実験 仰向けで眉を上げる……………92
- ・表情筋……………………………………93
- ・表情筋の動きを許す……………………100
  - 実験 鏡を見る…………………………100
  - 実験 眠　る……………………………101

● 脊　柱………………………………102
- ・椎骨と棘突起……………………………102
- ・脊柱の筋肉………………………………103
  - 実験 脊柱を曲げる……………………104
  - 実験 後ろに反る………………………105
- ・反った脊柱の強さ………………………105
- ・脊柱と立ち上がり………………………106
- ・脊柱のＳ字カーブ………………………108
- ・腰椎の前彎………………………………109
  - 実験 腰椎の前彎を感じる……………109
- ・脊柱の屈曲………………………………110
- ・椎間板の弾力……………………………110
- ・上下の小さな動き………………………112
- ・肋骨と脊柱………………………………112
  - 実験 呼吸の動き………………………112
- ・肋骨と横隔膜……………………………114
- ・呼吸と脊柱の彎曲………………………115
- ・呼吸と頭と下肢…………………………115
  - 実験 楽に息をする……………………115
- ・座って呼吸する…………………………116
- ・脊柱をひねる……………………………117
  - 実験 脊柱をひねる……………………117
- ・胸腰椎移行部……………………………119
  - 実験 胸腰椎移行部を感じる…………119
- ・脊柱を支えて回す筋肉…………………121
  - 実験 ゆっくり左を向き、後ろを見る…121
- ・前屈する…………………………………124
- ・へたった座り……………………………124
- ・悪いことをしていないのに腰が曲がった？…125
- ・脊柱の力学的柔構造……………………126
  - 実験 レンガを積み重ねる……………126

  - 実験 ポジショニングの誤解…………131
  - 実験 誰もやらないだろう実験………131
  - 実験 座位を支える……………………132

● 骨　盤………………………………134
- ・座　る……………………………………134
  - 実験 椅子に座る①……………………134
- ・坐骨に乗った動き………………………135
  - 実験 ゆらゆらする……………………135
  - 実験 服を着る…………………………135
- ・重さと重心………………………………136
  - 実験 椅子に座る②……………………136
- ・骨盤と大腿骨と立ち上がり……………137
- ・大腰筋と腸骨筋…………………………138
  - 実験 腰椎の彎曲と大腰筋……………139
- ・上後腸骨棘………………………………140
- ・膝を立てる………………………………141
  - 実験 膝を立てる………………………141
- ・大腰筋だけではありません……………142
- ・骨盤底筋群………………………………143
  - 実験 肛門周囲の動きを感じる………144
  - 実験 肛門周囲の筋肉を感じる………144
- ・腹直筋……………………………………145
  - 実験 仰向けに寝て、頭と下肢を上げる…145
- ・大腿直筋…………………………………147
  - 実験 仰向けに寝て、膝を頭側へ……147

● 下　肢………………………………148
- ・下肢のつけ根……………………………148
  - 実験 股関節を感じる…………………148
- ・恥骨結合…………………………………150
- ・上前腸骨棘………………………………150
  - 実験 お辞儀する………………………150
- ・ハムストリング…………………………151
  - 実験 荷物を持ち上げる………………152
- ・大殿筋……………………………………154
  - 実験 仰向けに寝て、お尻を浮かす…154
- ・内転筋……………………………………155
- ・骨盤の傾き………………………………155
  - 実験 仰向けに寝て、骨盤を傾ける…155
- ・立位の骨盤………………………………156

● 膝………………………………………157
  - 実験 膝を揺する………………………157
  - 実験 膝から下を回す…………………158
  - 実験 立ち上がる………………………158
- ・膝関節の構造……………………………159
- ・膝蓋骨……………………………………161
  - 実験 四つんばいで歩く………………161
- ・膝蓋骨と膝蓋靭帯………………………161
  - 実験 膝蓋骨を動かす…………………161
- ・膝と骨盤のバランス……………………162
- ・再び大腿直筋……………………………162
- ・腓腹筋……………………………………163
  - 実験 椅子に座って、つま先で床を押す…163

- ・立 つ……………………………………164
- ・骨と筋肉を見る………………………165
- ・膝の余裕………………………………166
- ・再び恥骨結合…………………………169
- ・仙腸関節の構造………………………170
- ・仙腸関節の働きと損傷………………171

● 足 …………………………………………172
- ・まずは手の話…………………………172
  - 実験 じっと手を見る………………172
- ・つかむ動き……………………………172
- ・つかむ感覚……………………………172
- ・足を感じる、足で感じる……………173
- ・じっと足を見る………………………173
- ・ゴリラの手と足………………………173
- ・ヒトの手と足…………………………174
- ・手足の筋肉……………………………175
- ・足で地球をつかんで動かす①………175
  - 実験 足で地球をつかむ……………175
- ・「足の9か所」…………………………177
- ・四つんばいで歩くときの手…………178
  - 実験 四つんばいで歩く……………178
- ・イヌの手………………………………179
- ・足で地球をつかんで動かす②………179
- ・「足の9か所」を感じる………………180
  - 実験 「足の9か所」を使う…………180
- ・足の骨…………………………………181
  - 実験 足関節に触れる………………182
  - 実験 足を動かす……………………182
  - 実験 足をひねる……………………185
  - 実験 趾を動かす……………………186
  - 実験 片足の踵を浮かす……………187
  - 実験 後ろ向きに歩く………………188
- ・歩行とラテラルフット………………189
- ・関節が動かない歩き方………………190
- ・足の肉球………………………………191

● 上 肢 ………………………………………194
  - 実験 指の根元………………………194
  - 実験 右上肢の根元…………………195

- ・鎖 骨…………………………………196
- ・胸 骨…………………………………196
- ・肩甲骨…………………………………197
- ・肩甲骨の上下の動き…………………198
- ・肩鎖関節………………………………198
- ・肩甲骨の回旋…………………………199
- ・肩関節（肩甲上腕関節）……………200
  - 実験 腕を横に伸ばして前に回す…200
- ・機能的関節……………………………201
- ・肩の周りの筋肉………………………202
  - 実験 胸を開く………………………202
  - 実験 腕を伸ばす……………………203
- ・自由上肢………………………………204
- ・上肢を動かす筋肉……………………204
  - 実験 寝て、クッションを使う……204
- ・前 腕…………………………………207
  - 実験 手首を回す……………………207
  - 実験 右手を上に伸ばす……………208
  - 実験 右手を回す……………………209
  - 実験 肩を斜めにする………………209
  - 実験 親指から伸ばしながら回す…210
- ・前面・後面、内側・外側、腹側・背側……212
  - 実験 字を書く………………………212

● 手 …………………………………………213
  - 実験 中手骨を動かす………………213
- ・指………………………………………214
  - 実験 ゲンコツを作る………………214
- ・指の動き………………………………214
  - 実験 指を動かす……………………215
  - 実験 包丁を握る……………………216
- ・ここまで学んだことのまとめ………218

● 男女の違いの解剖学 ……………………220
- ・頭………………………………………220
- ・首………………………………………221
- ・胸 郭…………………………………221
- ・肘………………………………………222
- ・骨 盤…………………………………222
- ・大腿骨…………………………………223

コラム
02　感じる解剖

- ・丁寧に感じること………………………68
- ・キネステティクス的スペース…………68
- ・キネステティクスではないスペース…69
- ・見返り美人………………………………71
- ・内部言語と外部言語と無意識…………74
- ・ヘビの顎…………………………………80
- ・肉食と草食………………………………84
- ・歌うこと、演奏すること………………88
- ・眉を別々に動かす………………………92
- ・なぜ涙はあふれない？…………………94
- ・涙の流れ方………………………………95
- ・ハンカチの使い道………………………96
- ・ラッパと頬筋……………………………99
- ・菩薩になれるかも……………………101
- ・英語で「一生懸命」…………………105
- ・呼吸と哲学……………………………116
- ・フィギュアスケートのビールマンスピン……120
- ・ウエストをひねる……………………122

- ・パフォーマンス 122
- ・脊柱のひねりの実験データ 123
- ・キネステティクスのウエスト 126
- ・姿勢という習慣の影響 131
- ・人間工学者は全知全能ではない 133
- ・広い視野 143
- ・ロルフィング 167
- ・一瞬でやせる 169
- ・手足の進化論 174
- ・地球の「重さ」 176
- ・ダンスから学んだ「足の9か所」 177
- ・「ハイヒールを履く」という高度な技 184
- ・ゾウの足 192
- ・趾の長さ 192
- ・趾を曲げる筋肉 192
- ・再びハイヒールについて 193
- ・尖足 193
- ・ロボットダンスで首がめり込む？ 199
- ・腕がよく動く理由 201
- ・ピアノを上手に弾く 208
- ・ダンスの回転① 210
- ・ダンスの回転② 211
- ・パンダの指 216
- ・鎖骨について、あれこれ 217
- ・天才の赤ん坊として生まれ、愚鈍な大人になること 219
- ・ガニ股と内股 219
- ・トンビ座り 224
- ・「ポッチャリしている」について 225

03 安楽 226

● 安楽の定義 226
- ・辞典に書かれた定義 226
- ・直示 227

● 自律神経システム 230
- ・交感神経システム 231
- ・副交感神経システム 232
- ・排泄における副交感神経と交感神経の働き 232
- ・安楽と副交感神経 233
- ・脳の働き 234
- ・性行為における副交感神経と交感神経の働き 235
- ・安楽な睡眠 237
- ・安楽と動きと筋肉の緊張 237

● 安楽と苦の学習 238
- ・苦について 238
- ・反射と条件反射 238
- ・安楽と心理学 240
- ・学習としての安楽と苦 247
- ・「今、ここ」の再発見 248

● まとめ 249

04 感覚 250

● 感覚の哲学・心理学 250
- ・「知る」と「知らされる」 250
- ・アフォーダンス 252
- ・認識から認知へ 252

● 感覚、知覚、認知 253

● 感覚と知覚の生理学 255
- **実験** いろいろな感覚 255
- ・感覚の分類 256
- ・感覚の能力の範囲 257
- **実験** 暗順応と明順応 258

● 感覚と知覚の解剖と生理学 259
- ・触覚 259
- **実験** 手のひらでテーブルを感じる 260
- **実験** 革手袋をつけた手でテーブルを感じる 260
- **実験** パートナーに触れる 262
- ・固有覚 265
- **実験** センサーとしての筋肉でパートナーの体を感じる 270
- ・温度覚 272
- **実験** 3つのバケツ 272
- ・痛覚 272
- **実験** 手をつねる 273
- **実験** 手の甲をつねる 274
- ・体性感覚 275
- ・前庭覚 277
- **実験** 頭を傾ける 278
- **実験** 回転椅子で回る 279

実験 グルグルバット……………280	実験 盲　点……………313
・動きの感覚……………281	実験 撮影した風景を見る……………315
実験 目を閉じて、自分の体を感じる……………282	実験 両目を覆って見る……………315
・嗅　覚……………284	実験 「漆黒の輝き」……………317
実験 においを感じる……………284	● 感覚の発達と学習……………321
・味　覚……………286	・近接感覚……………321
実験 食べ物の味を感じる……………286	・遠隔感覚……………322
・聴　覚……………291	・感覚の学習……………324
実験 周囲の音を聞く……………293	・言語と感覚……………324
実験 音を聞く……………294	● 感覚と介助……………325
実験 静かなところで耳を澄ます……………295	・感覚とエネルギーと介助……………325
・視　覚……………298	・見て覚えることと介助……………325
実験 外に出て、遠くを見る……………298	
実験 ものを見ながら眼球を軽く押す……………309	
実験 めがねと動き……………312	

コラム
04　感　覚

・感覚の表現……………254	・味覚と「味わい」……………289
・「順応」と「慣れ」の違い……………258	・おいしさと食文化……………290
・神経線維の分類と命名……………268	・電話を通して聞いた声……………293
・仲良し……………271	・テレビゲームと視覚の発達……………301
・リズムを感じる……………271	・ピント合わせ……………303
・鎮痛薬の使用……………274	・視力とブルーベリー……………305
・ホムンクルス……………277	・まぶたとサングラス……………308
・前庭覚の進化……………283	・めがねを変えたとき……………314
・アロマセラピー……………286	・ベイツ法……………318
・食事の作法……………287	・視覚と芸術……………319
・まぼろしの「味覚地図」……………288	・赤ん坊の接触と動きと学習……………322
・味覚修飾物質……………288	・46 年目の光……………323

05　感じる神経 ……………326

● 神経の構造……………326	・NAND 回路……………331
・化学シナプス……………326	● 脳と神経システム……………332
・電気シナプス……………327	・灰白質と白質……………333
・シナプスの役割……………327	・微分と積分……………334
● 記号論理学入門……………328	実験 目を閉じて肘を曲げる①……………335
・「ウォーリーをさがせ！」……………328	実験 目を閉じて肘を曲げる②……………335
・対象を絞る……………328	・促　通……………336
・対象を広げる……………328	・癖と抑制……………337
・対象を反対にする……………329	・短期記憶と長期記憶……………337
・論理を計算する……………329	・睡眠と神経回路の新生……………338
● デジタル論理回路入門……………329	・動きの学習と栄養……………338
・AND 回路……………330	・反射と反応……………340
・NOT 回路（否定回路）……………330	・思考と動き……………340
・OR 回路……………330	・反応の学習と安楽……………340
	・動きの学習を邪魔する「親の見栄」……………341
	・動きの学習……………342

- 脳血管障害の回復と動きの学習 ……… 342
- 死を迎えるときでも動きを学習できる ……… 344

06 動きの中枢と日常生活の動き ……… 346

● 2種類の動き ……… 346

● 動きの中枢の階層構造 ……… 346

● 反射学 ……… 349
- 反射・反応を学ぶことの意義 ……… 350

● 脊髄反射 ……… 350
- 脊髄以下の運動神経と感覚神経 ……… 351
- 脊髄での反射 ……… 351
- 成長の過程と脊髄反射 ……… 355
- 動きに関する脊髄の働きと脊髄反射のまとめ ……… 361

● 脳幹レベルの反応 ……… 362
- 静的姿勢反応 ……… 362
- 非対称性緊張性頚反応
  (asymmetric tonic neck reaction；ATNR) ……… 363
  - 実験 仰向けから横を向く① ……… 363
  - 実験 仰向けから横を向く② ……… 366
- 対称性緊張性頚反応
  (symmetric tonic neck reaction；STNR) ……… 367
  - 実験 四つんばいで頭を動かす ……… 367
- 緊張性迷路反応 (tonic labyrinthine reflex；TLR) ……… 368
  - 実験 寝てみる ……… 368
- 非対称性迷路反応と非対称性頚反応は何に役立っている？ ……… 370
- 連合反応 ……… 372
- 引き起こし反応 ……… 372

● 中脳レベルの反応 ……… 373
- 頚から生じて体に及ぶ立ち直り反応 ……… 373
- 体から生じて頚に及ぶ立ち直り反応 ……… 374
- 体から生じて四肢に及ぶ立ち直り反応 ……… 375
  - 実験 仰向けから目を閉じて横へ転がる ……… 375
- セグメンタル・ローリング
  (セグメンタル・ローテーション) ……… 375
- 頭に対する迷路性立ち直り反応 ……… 376
- 両生類反応 ……… 376
  - 実験 うつ伏せで頭側に移動する ……… 377
- 頭に対する視覚性立ち直り反応 ……… 377
  - 実験 視覚と体のバランス ……… 378
- 四つんばい ……… 379
- 中脳レベルの立ち直り反応の刺激となる感覚 ……… 379
- 中脳レベルの立ち直り反応の本質 ……… 380

● 大脳皮質レベルの反応 ……… 380
- 平衡反応 ……… 380
- 傾斜反応 ……… 382
  - 実験 脊髄カエル ……… 382
  - 実験 坂になった芝生に寝て座って立つ ……… 383
- 保護伸展反応 ……… 384
- パラシュート反応 ……… 384
- ホップ反応
  (hopping reaction：跳び直り反応) ……… 385
- ステップ反応
  (stepping reaction：足踏み反応) ……… 385
- 背屈反応 ……… 386
- 大脳皮質レベルの反応の成熟 ……… 386

● 姿勢を保つ反射・反応の発達 ……… 387
- 反射・反応の発達の3レベル ……… 388
- 反射・反応の成熟と発達 ……… 389
- 反射・反応の成熟と介助 ……… 392
- 反射学の実践への利用 ……… 394
- 練習のやり方―がんばらないこと ……… 395

● 日常生活の動きと反射・反応 ……… 396
- 仰向けから座るまでの動き ……… 396
  - 実験 寝返る ……… 396
- 「自然」と「第二の自然」 ……… 401
- 歩 行 ……… 402
- 移動と動きの中枢 ……… 408
- 脊椎動物の姿勢保持運動 ……… 411

コラム
06 動きの中枢と日常生活の動き
- ぎこちない動きと美しい動き ……… 347
- 中枢性パターン生成器 ……… 361
- 優秀な選手と芸術家の動きの中枢と介助 ……… 365
- 1976年のリンゼイの実験 ……… 370
- 進化と頚反応と迷路反応 ……… 371
- 脳梗塞の人への「がんばれ」 ……… 372
- 厳密な視覚性立ち直り反応の観察は難しい ……… 379
- 反射・反応の研究の特性 ……… 387
- アマラとカマラ ……… 407
- 動きの中枢とアレクサンダー・テクニーク ……… 412
- 背中の緊張と動きの教育 ……… 413

07 接触と動きの生理学・心理学 ························ 414

- ● 動きと循環 ················ 414
  - ・細胞の間の間質液の流れ ················ 414
  - 実験 床との接触を感じる ················ 416
  - 実験 体のバランスをとる動きを感じる ········ 417
  - ・組織と血管の間の間質液の流れ ················ 418
  - ・四肢の動きと静脈血の流れ ················ 421
  - 実験 血管を軽く押しつぶしながらなぞる ········ 421
  - ・呼吸の動きと静脈血の流れ ················ 422
  - ・リンパの流れ ················ 423
  - ・動きと循環の要点 ················ 425
- ● 動きと消化 ················ 425
  - 実験 アルダ・マツィエンドゥラ・アーサナ ···· 425
  - 実験 あぐらをかいて体をねじる ················ 426
  - 実験 仰向けになって腹部を動かす ················ 428
- ● 接触と動きと神経システム ················ 429
  - ・動きの感覚 ················ 429
  - ・脳幹と網様体 ················ 430
  - ・網様体と賦活システム ················ 431
- ● 接触と動きとボディ・シェーマ ········ 434
  - ・ボディ・シェーマの特性 ················ 434
  - ・ボディ・シェーマの異常 ················ 437
  - ・ボディ・シェーマの変化 ················ 437
  - 実験 趾へのタッチを感じる ················ 437

- ● 接触と動きの心理学 ················ 438
  - ・シルダーのボディ・イメージ ················ 438
  - ・固有覚とボディ・イメージ ················ 439
  - 実験 回内傾向 ················ 439
  - ・接触の感覚とボディ・イメージ ················ 439
  - 実験 指を硬いものに押しつける ················ 440
  - ・視覚と記憶とボディ・イメージ ················ 440
  - 実験 手の指を開いたり閉じたり ················ 440
  - 実験 腕を上げ下げする ················ 441
  - ・思考、習慣、文化とボディ・イメージ ········ 442
  - ・生理学と心理学の架け橋 ················ 442
  - ・シルダーの心理学の拡張 ················ 443
  - ・ゲシュタルト療法 ················ 448
  - ・動きと認知行動療法と認知運動療法 ········ 455
- ● 「動きの欠乏症」 ················ 455
  - ・「動きの支援の欠乏症」 ················ 456

> コラム
> 07 接触と動きの生理学・心理学
> - ・不思議な体験 ················ 432
> - ・テレビドラマが変えたボディ・イメージ ········ 442
> - ・ボールというものの認識 ················ 444
> - ・1か月間の辛抱 ················ 448
> - ・催眠と介助 ················ 456

08 動きの進化発生学 ························ 458

- ● 進化論の進化 ················ 458
  - ・神話の時代 ················ 458
  - ・ラマルクの用不用説 ················ 458
  - ・キュビエの古生物学 ················ 459
  - ・ウォレスの自然淘汰 ················ 459
  - ・ダーウィンの進化論 ················ 460
  - ・メンデルの遺伝法則の発見 ················ 461
  - ・ド・フリースの突然変異の発見 ················ 461
  - ・発生学とヘッケルの反復説 ················ 462
  - ・現代の進化論 ················ 463
- ● 生命の誕生 ················ 464
  - ・最初の生命 ················ 465
  - ・オリエンテーションの獲得 ················ 466
  - ・「自己と非自己」のオリエンテーションの臨床的意義 ················ 466

- ● 細胞と原核生物の誕生 ················ 467
  - ・細胞の誕生 ················ 467
  - ・「内側と外側」のオリエンテーションの臨床的意義 ················ 468
  - 実験 体の外側と内側を感じる ················ 468
  - ・DNAの誕生 ················ 469
  - ・原核生物の誕生 ················ 469
  - ・でき損ないのDNAと進化 ················ 470
  - ・でき損ないの歴史 ················ 471
- ● ミトコンドリアを持った細胞の誕生 ················ 472
  - ・酸素呼吸という機能の臨床的意義 ················ 472
- ● 単細胞生物から多細胞生物へ ············ 473
  - ・単細胞生物の動き ················ 473
  - ・群体を作る生物 ················ 474

- ・機能分化の臨床的意義 ……………………474
- ・多細胞生物の誕生と「口と肛門」の
  オリエンテーション ………………………475
  - 実験 「口から肛門への1本の管」を
    感じる ……………………………………478

● カンブリア爆発 …………………………480
- ・外骨格の生物 ………………………………480
- ・無脊椎動物の動き …………………………480
- ・植物と昆虫の陸への進出 …………………481

● 原索動物の誕生 …………………………481
- ・原索動物の動き―「右と左」の
  オリエンテーション ………………………482
- ・「背側と腹側」のオリエンテーション …482
  - 実験 背と腹を感じる ……………………483

● 脊椎動物の誕生 …………………………483
- ・サカナの誕生 ………………………………483
- ・脊椎の役割 …………………………………484
- ・脊索と脊椎の動きの差 ……………………484

● 無顎類の繁栄と絶滅 …………………485
- ・現代に生きる無顎類 ………………………485
- ・無顎類の呼吸 ………………………………486
- ・無顎類の鼻 …………………………………486
- ・ヤツメウナギの泳ぎ方 ……………………487
  - 実験 ヤツメウナギになる ………………487
- ・無顎類の体幹のひねり ……………………488
- ・無顎類が得たもの …………………………488
  - 実験 頭と尾を感じる ……………………489

● 顎口類の誕生 ……………………………490
- ・顎を持つ動物の誕生 ………………………490
- ・軟骨魚類の誕生 ……………………………490
- ・サメのエラ呼吸 ……………………………491
- ・硬骨魚類の誕生 ……………………………492
- ・硬骨魚類の血液循環 ………………………492
- ・硬骨魚類のエラ呼吸 ………………………493
- ・ウキブクロ …………………………………493
- ・硬骨魚類の顎 ………………………………494
- ・顎の役割 ……………………………………494
- ・顎の獲得の臨床的意義 ……………………494
- ・咽頭の役割 …………………………………495
- ・咽頭の中の第2の顎 ………………………495
- ・サカナの耳 …………………………………496
- ・対鰭の出現―「中枢と末梢」の
  オリエンテーション ………………………497
- ・対鰭の役割 …………………………………497
- ・揚力型のヒレと抗力型のヒレ ……………498
- ・サカナのヒレの動き ………………………499
  - 実験 「8の字」の動き …………………500
- ・サカナの肩甲骨 ……………………………501
- ・ヒトの中のサカナの動き …………………503

● 浅瀬で生きるサカナ …………………503
- ・淡水魚の出現 ………………………………503
- ・ヒレから四肢へ ……………………………504
- ・腕立て伏せするサカナ、ティクターリクの
  前肢 …………………………………………505
- ・ティクターリクの「歩行」 ………………507

● 肺呼吸するサカナの誕生 ……………508
- ・肺の進化 ……………………………………508
- ・鼻孔の進化 …………………………………509
- ・肺魚の鼻孔の進化 …………………………510

● 頚のあるサカナの誕生 ………………511

● 両生類の誕生 ……………………………512
- ・サンショウウオとイモリとカエル ………512
- ・両生類の皮膚呼吸 …………………………512
- ・両生類の血液循環 …………………………513
- ・両生類の鼻 …………………………………514
- ・咽頭呼吸 ……………………………………514
- ・咽頭呼吸の臨床的意義 ……………………515
- ・両生類の呼吸の臨床的意義 ………………516
- ・酸素欠乏とヒトの呼吸の変化 ……………517
- ・両生類の耳 …………………………………517
- ・骨盤の出現 …………………………………520
- ・四肢の役割 …………………………………520
- ・両生類（サンショウウオ）の動き ………521
- ・「頭と胸」のオリエンテーション ………521
- ・サンショウウオの足と骨盤 ………………522
- ・サンショウウオの水中の移動と陸上の移動 …522
- ・サンショウウオの足の「8の字」の動き …523
- ・サカナとサンショウウオの移動 …………524
- ・ヒトの中の両生類の動き …………………525

● は虫類と犬歯類 …………………………526

● は虫類の誕生 ……………………………526
- ・両生類とは虫類の違い ……………………526
- ・は虫類と同質の動き ………………………528
- ・は虫類の顎 …………………………………529
- ・は虫類の鼻 …………………………………530
- ・は虫類の耳 …………………………………531
- ・は虫類の呼吸 ………………………………532
- ・は虫類の呼吸の機構 ………………………532
- ・カメとトカゲとワニの呼吸の臨床的意義 …536

● 盤竜類と犬歯類、そして
ほ乳類へ …………………………………538
- ・盤竜類 ………………………………………538
- ・大量絶滅 ……………………………………538
- ・犬歯類の出現 ………………………………538
- ・犬歯類の立ち方 ……………………………539
  - 実験 呼吸する ……………………………540

目次 **11**

- ●ほ乳類の誕生……………………540
  - ・ほ乳類の血液循環…………………540
  - ・ほ乳類の呼吸………………………540
  - ・直　立………………………………541
  - ・鼻の変化……………………………542
  - ・ほ乳類の耳…………………………543
  - ・下顎骨と耳小骨の発生学…………545
  - ・ヒトの顎……………………………546

- ●四肢の形と機能の分化………546
  - ・神経支配の発生学…………………546
  - ・前（上）肢の発生…………………548
  - ・体と四肢の背側と腹側、頭側と尾側を決める遺伝子…………………………………550
  - ・ヒレの軸と四肢の軸………………550
  - ・後（下）肢の進化…………………552
  - ・遺伝子と動き………………………555
  - ・四肢の構造と歩き方………………557
  - ・四肢の機能…………………………563

- ●移動の基本……………………563
  - ・シロクマの移動……………………564
  - ・前肢と後肢の役割…………………564
  - ・レッサーパンダの移動……………565
  - ・体幹の「くの字」の動き…………566
  - 実験 四つんばいで歩く……………566
  - ・四つ足動物の移動パターン………567
  - ・ウマの歩行…………………………569
  - ・シカの歩行…………………………570
  - ・シロクマの歩行……………………571
  - ・足と体の中心軸……………………572
  - ・レッサーパンダの歩行……………572
  - ・アルパカの歩行……………………573
  - ・斜対歩と側対歩……………………574
  - ・速歩（トロット）…………………574
  - ・斜対歩と側対歩のタイミングの違い…575
  - ・斜対歩と側対歩と体………………576
  - ・ゾウの側対歩………………………577
  - ・ゾウの前あし………………………577
  - ・後肢荷重型と非後肢荷重型………578
  - ・シロクマの第5趾…………………579
  - ・ライオンの第5趾…………………579
  - ・シロクマの「8の字」の動き……580
  - ・類人猿の歩行………………………581

- ・類人猿の骨格………………………582
- ・サルの趾の動き……………………582
- ・サルの歩行…………………………583
- ・木の上のサルの歩行………………584
- ・後方交叉型と前方交叉型…………585
- ・ゾウとサルの側対歩の違い………586
- ・動物の歩行様式のまとめ①………586
- ・歩行と進化と学習…………………587
- ・膝をついた四つんばいと高這い…587
- ・ヒトの直立歩行と歩行様式………588
- ・手の振りと歩行……………………588
- ・動物の歩行様式のまとめ②………590
- ・斜対歩と側対歩の臨床的意義……590
- ・後方交叉型の臨床的意義…………591
- ・前方交叉型の臨床的意義…………592

- ●四つ足から二足直立へ………593
  - ・2本足で立つ動物たち……………593
  - ・踵の役割……………………………595
  - ・四つ足動物の二足歩行……………595

- ●直立への進化…………………596
  - ・四つ足から直立へ向かう体の変化…596
  - ・下肢のねじれ………………………597
  - ・大腿骨頭と大転子…………………597
  - ・上肢のねじれ………………………599
  - ・背と腹………………………………601
  - ・腹側・背側と前面・後面…………602
  - ・ヒトの椎骨…………………………604
  - ・骨盤…………………………………605
  - ・下肢帯………………………………605
  - ・体のつなぎ目………………………605
  - ・ヒトの動き…………………………606
  - ・四肢の障害と移動…………………606

- ●動きの進化のまとめ…………607
  - ・オリエンテーションの進化………607
  - ・呼吸の進化…………………………607
  - ・消化の進化…………………………608
  - ・動きは遺伝しない、構造が遺伝する…608
  - ・ボディ・プラン、ボディ・シェーマ、ボディ・イメージ……………………609

- ●進化論から見た安楽…………609

コラム
08　動きの進化発生学

- ・進化のプロセスを示す遺伝子の痕跡……464
- ・「祖先の記憶が遺伝子に残る」という、うわさ……470
- ・武道の教え……473
- ・進化論の3つの原則……479
- ・ヒトの腕立て伏せ……506
- ・両生類と水……513
- ・トリの「8の字」の動き……523
- ・メタボ健診対策……537

- metapterygian と archipterygian ……………… 551
- 進化する進化発生学 ……………………………… 554
- 進化と展開 ………………………………………… 555
- 直立と第5趾 ……………………………………… 559
- 二足歩行と文化・宗教 …………………………… 562
- 肢と足と「あし」 ………………………………… 563
- ラクダに乗るとき ………………………………… 578
- 「8の字」の動きとヒト …………………………… 581
- 類人猿は側対歩を好む？ ………………………… 585
- 杖歩行の前方交叉型と後方交叉型 ……………… 592
- 「ねじれた人間」の臨床的意義 ………………… 600
- ビーチチェアとボクシング ……………………… 601
- キネステティクスの前面と後面 ………………… 602
- 大腰筋の進化 ……………………………………… 603

09 ヒトの移動の発達 ……………………………………………………………………………………………… 610

- 初めての寝返り …………………………………… 611
- 習練を積んだ寝返り ……………………………… 614
- 慣性モーメントの変化 …………………………… 616
- 寝返りの中の歩行に必要な動き ………………… 616
- 四つんばい ………………………………………… 619
- 二足歩行 …………………………………………… 620

コラム
09 ヒトの移動の発達

- 歩行の再学習 ……………………………………… 621

一般理論 ……… 623

10 システムとサイバネティクス ……………………………………………………………………… 624

● **システム理論** ……………………… 624
- システムとは ……………………………………… 624
- インターアクション ……………………………… 625
- システムの機能的進化 …………………………… 628
- システムの階層化 ………………………………… 629
- サブシステム ……………………………………… 630
- メタシステム ……………………………………… 631
- 複雑なシステム …………………………………… 631
- 構成要素とシステム全体の動き ………………… 632
- システムは外部からの干渉を嫌う ……………… 634
- システムの自己保存機能 ………………………… 634
- 学習するシステム ………………………………… 638
- システムの成長と発達 …………………………… 640
- インターアクションの種類 ……………………… 641
- 閉じているシステムと開いているシステム …… 643
- 生きているシステム ……………………………… 643

- 介助におけるインターアクション ……………… 646
- 個人と家族システム ……………………………… 646

● **サイバネティクス** ………………… 649
- フィードバック・コントロール ………………… 650
- フィードバック・コントロールの実験 ………… 650
- フィードバック・コントロールの長所 ………… 652
- フィードバック・コントロールの短所 ………… 652
- サイバネティク・システム ……………………… 653
- プロセス …………………………………………… 654
- ポジティブ・フィードバックと
  ネガティブ・フィードバック ………………… 655
- フィードバックによるコントロール …………… 657
- 吾唯足るを知る …………………………………… 658
- サイバネティクスの広がり ……………………… 659
- コミュニケーションはフィードバック ………… 661

コラム
10 システムとサイバネティクス

- さよならは別れの言葉じゃなくて
  再び逢うまでの遠い約束 ……………………… 626
- リハビリテーションとシステム ………………… 628
- 動物の体内システムのグループ化 ……………… 628
- 体の中の階層の見え方 …………………………… 629
- 兼務できるのは有能な人 ………………………… 632

- ムカデの足 ……………………………… 633
- システムとしての家族 ………………… 634
- 世界保健機関の考える「健康」 ……… 636
- 病気とは何だろう？ …………………… 637
- 介助のインターアクション …………… 641
- 説明しながら介助する ………………… 642
- 押しつけ ………………………………… 642
- 生物のシステムとエントロピーと死 … 644
- オレムの看護理論 ……………………… 647
- システム理論から見た死刑と無期懲役 … 648
- うわさと評判 …………………………… 653
- 線維芽細胞増殖因子 …………………… 659
- ロビンソン・クルーソーとサイバネティクス … 660
- ノーバート・ウィーナーの予想 ……… 661

⑪ コミュニケーション理論 …………………………………………… 662

● 言語的コミュニケーション ……… 662
- シャノンとウィーナーのコミュニケーション理論 ………………………………… 662
- 内言と外言 ……………………………… 663
- 内言が先か、外言が先か ……………… 664
- 認識を考慮したコミュニケーションモデル … 666
- 双方向のコミュニケーションモデル … 666
- 「辞書」を介した情報と内言の翻訳モデル … 667
- 「辞書」の違い ………………………… 675
- 「辞書」を作り、書き換える ………… 675
- ヒエログリフと古代ヌビア文字 ……… 676

● マルチチャンネルの コミュニケーション ……………… 677
- 「辞書」を読むために使う「ツール」の違い ……………………………………… 678
- 言語、記号、言葉 ……………………… 678
- 習慣的行動と文化 ……………………… 680
- コミュニケーションは何のために行うのか？ ………………………………… 680
- コミュニケーションはフィードバック・コントロール ……………………………… 681

● インターアクションとしての コミュニケーション ……………… 681
- コミュニケーションに使う感覚 ……… 681
- コミュニケーションせずにはいられない … 682

● コミュニケーションにおける 「力」と時間 ……………………… 683
- コミュニケーションにおける「力」 … 683
- ノイズの発生 …………………………… 683
- コミュニケーションに使う時間 ……… 685
- 会話の「間」 …………………………… 686
- コミュニケーションのいろいろな定義 … 686

● コンテクスト ……………………… 687
- 実験 次の数字を考える ……………… 687
- 人工知能のフレーム問題 ……………… 688
- フレーム問題から人間性へ …………… 689
- コンテクストと気づき ………………… 689
- コンテクストの解釈と文化 …………… 689
- 掟 ………………………………………… 690

● まとめ ……………………………… 691

コラム
11 コミュニケーション理論
- 天才ヴィゴツキー ……………………… 665
- 電波と雑音と介助 ……………………… 684
- 内言と外言の構造と語彙と文化 ……… 690

⑫ 抗重力システム …………………………………………………… 692

● 抗重力構造と筋肉 ………………… 692
- 重力を利用して生きる ………………… 692
- 抗重力という言葉 ……………………… 693
- 抗重力構造としてのウマの骨格 ……… 694
- 抗重力筋 ………………………………… 695
- ヒトの抗重力構造 ……………………… 696
- 赤ん坊の抗重力機能としての神経ネットワークと学習 ………………… 696
- 反射と感覚の発達と抗重力システム … 697

● 抗重力筋と姿勢筋 ………………… 697
- 実験 重力に逆らわず寝る、立ち上がる … 698
- 趾の屈筋 ………………………………… 699
- 実験 歩く、体を伸ばす ……………… 699
- 噛む筋肉 ………………………………… 700
- 2種類の筋肉 …………………………… 700
- 抗重力筋を維持するための重力 ……… 701
- 抗重力筋とタイプⅠ（赤筋で遅筋） … 702
- 抗重力筋と血流 ………………………… 702

- ・抗重力筋と褥瘡……………………………702
- ・伸筋と臥位…………………………………704
- ・抗重力システムにおける脳の働きと動きの影響……………………………………………704

● **抗重力システムの緊張緩和**……………**705**
- 実験 ①背中をつけて支え合う…………705
- 実験 ②座って、背中をつけて支え合う…706
- 実験 ③手を合わせて支え合う…………706
- 実験 ④足を合わせて支え合う…………707
- 実験 ⑤頭を"喜捨"する、手を"喜捨"する……………………………………………708
- ・「8の字」の動き
- 実験 ⑥「8の字」の動きを感じる………713
- 実験 ⑦「8の字」の動きを提供する……714

- ・抗重力システムと安楽と不安……………717
- ・介助と抗重力システム……………………717

コラム
12　抗重力システム
- ・学習なしに行われる動き＝呼吸…………697
- ・進化発生学から見た抗重力筋……………698
- ・ヒトの抗重力システムと文化……………699
- ・マグロとヒラメ……………………………701
- ・抗重力システムとポジショニング………703
- ・褥瘡対策……………………………………712
- ・急性腰痛症の人に行った「実験」………716

⑬ 動きと感覚の学習 ……………………………………718

● **キネステティクス** ……………**718**
- ・行動サイバネティクス……………………718
- ・キネステティクスの誕生…………………719
- ・6つの概念…………………………………720
- ・介助との関係………………………………720

● **フェルデンクライス・メソッド** ………**720**
- ・体を感じること……………………………721
- ・ATM と FI…………………………………722
- ・他の学問との関係…………………………722
- ・フェルデンクライスの名言………………722
- ・介助との関係………………………………722

● **アレクサンダー・テクニーク**…………**723**
- ・介助との関係………………………………723

● **センサリー・アウェアネス**……………**724**
- ・エルザ・ギンドラー………………………724
- ・シャーロッテ・セルバー…………………724
- ・センサリー・アウェアネスのワーク……725
- ・介助との関係………………………………725

● **一般意味論**……………………**725**
- ・地図は現地ではない………………………726
- ・地図は現地のすべてを表してはいない…727
- ・地図の地図を作ることができる…………727
- ・センサリー・アウェアネスとの関係……728
- ・介助との関係………………………………728

● **その他のワーク**………………**729**

● **「動きと感覚の学習」とアウェアネス介助論の関係** ……**729**

⑭ 成長、老化、学習 ………………………………………730

● **成長と学習**……………………**730**
- ・受精から出産まで…………………………730
- ・赤ん坊から大人へのプロセス……………731
- ・学習と教育…………………………………731
- ・子どもの体の成長と動きの発達…………733
- ・大人の学習…………………………………734

● **老化と学習**……………………**734**
- ・「成長と老化の学習」と介助……………734

● **付録 DVD 解説**……………………………737
● **索　引**………………………………………747

まえがき

❗ 重要な警告

　多くの読者は「まえがき」を読みません。しかし、この「まえがき」は読む価値があります。この本の底に流れるテーマが解説されています。**この「まえがき」を読まずに、「ああ、アウェアネス介助論なら読んだよ」と言ってはなりません。**
　アウェアネス介助はアウェアネスケアと読みます。

● 書かれた言葉の意味

　世界は歴史上初めての高齢化時代を迎えています。人の動きを手伝うことが必要になっています。この本は、人の動きを取り巻く、様々な実践や理論について書いてあります。人は動くことで生きている動物であり、生きていることに関係するものすべてが人の動きに関係していますから、関係のないように見える記述も、その底で人の動き、さらに介助につながっています。**書かれている言葉は実践へのヒントです。その意味は、あなたが実践の中で「あっ、これだ」と気づいたときに作られます。**

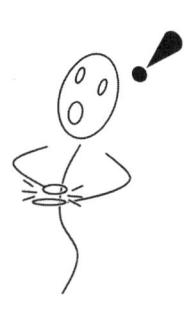

● 科学の中に潜む無知

　人の動きについて実践的に研究し、フェルデンクライス・メソッドを創始したモーシェ・フェルデンクライスは、著書の Body and Mature Behavior : A Study of Anxiety, Sex, Gravitation, and Learning の中で「**科学に潜り込んでいる重大な無知、つまり、一般化されたり一時的に誇張されたりした抽象概念が計り知れない害を与えている**」[*1] と説きました。「一般化されたり一時的に誇張されたりした抽象概念」は介助、医療、看護のあちこちにも隠れています

　力学という言葉もないときから、人はテコを使ってきました。そして、テコの有効性を探究し、テコの原理という抽象概念を手に入れました。

　力学で教えられるテコの原理では、テコの腕木はたわむこともない完全に硬いもの[*2] であり、腕木の厚さは0と仮定されています。また、テコの両端に乗せる重りは、質量はあるものの体積は0と仮定されています。ですから、両端の重りの重心と支点は同一平面上に並ぶと仮定されています。また、テコの支点は完全な点であり、テコが傾いても支点は移動しないと仮定されています。

[*1] "The fundamental ignorance that creeps into science itself; abstractions that are generalized and temporarily exaggerated do incalculable harm."
[*2] このようなものは現実には存在しません。抽象的概念です。剛体と呼ばれます。

テコの原理

- 支点は点であり移動しない
- 重心G1・G2と支点は同じ高さにある
- 腕木に厚みはない
- 重心G1もG2も大きさは0である
- 腕木はまったくたわまない

一般化と一時的な誇張 →

抽象と現実の間の壁

現実のテコ

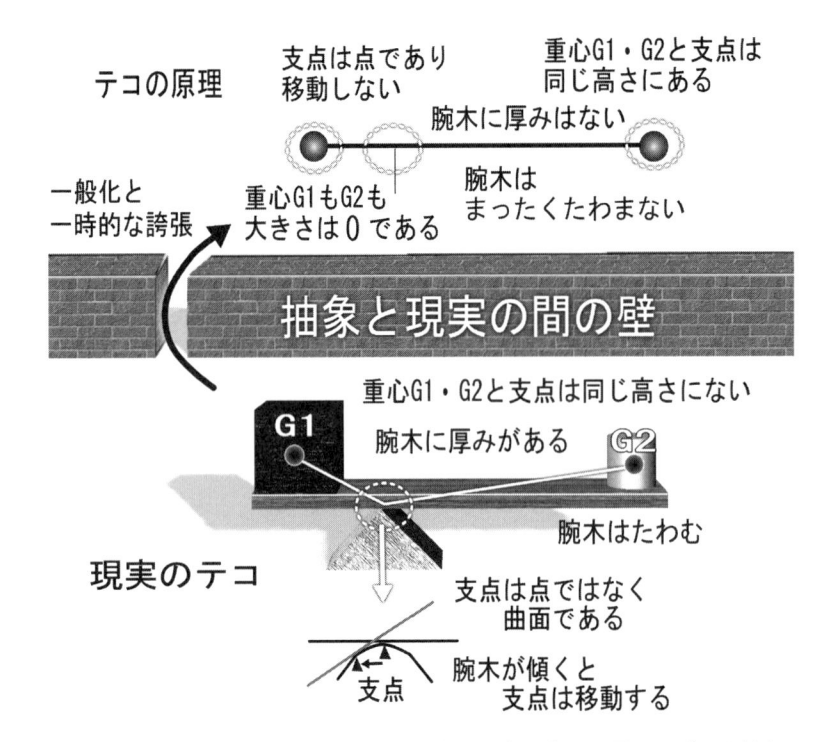

- 重心G1・G2と支点は同じ高さにない
- 腕木に厚みがある
- 腕木はたわむ
- 支点は点ではなく曲面である
- 腕木が傾くと支点は移動する

　しかし、現実のテコでは、重りの重心はテコの支点より上に来て、平面に乗りません。テコの支点をよく見ると彎曲した曲面になっていて、腕木が傾くと支点は移動します。腕木には厚みがあり、たわみもします。テコが動けば、重りも移動するかもしれません。現実のテコは単純な数学で解明するには大変に複雑なので、現実の一部を一時的に簡略化してテコの原理ができています。**現実をそのままにしていては解析できないので、一時的に腕木の強さ、支点の小ささ、重りの厚みなどを誇張して、いろいろなテコに応用できるように一般化しています。**このような一般化と一時的な誇張を行うことで、テコの原理が単純明快なものになっています。

　原理や理論の構築に使われた「一般化と一時的な誇張」に気づかないまま、原理や理論をそのまま現実に応用しようとしてもうまくできません。**原理や理論に問題があるのではなく、応用しようとする人が原理や理論に潜んでいる「一般化と一時的な誇張」に気づいていないことが問題なのです。**これが「無知」なのです。科学といわれるものの中に潜り込んだ無知が人間を苦しめています。

● 介助の中の科学

　介助技術として教えられているボディメカニクスでは、テコの原理をはじめとする力学で人の動き方も理解しようとします。荷物を起重機でつり上げるときには力学という抽象概念が役に立っています。しかし、介助に伴う人の動きをテコの原理などの力学だけで理解することはできません。テコの原理を確立するため、腕木の厚みやたわみ、重りの体積、支点の移動は「ないもの」とみなされました。しかし、人の体が動くとき、骨には厚みがあり、関節は複雑な曲面を作り、頭や胸郭は大きな体積を持っています。**人は重りを点でつないだ操り人形ではありません。**各部分は相互に動きを伝え合い、意志により複雑な動きをします。荷物は動かされることに抵抗しませんが、人は触れ方や話し方

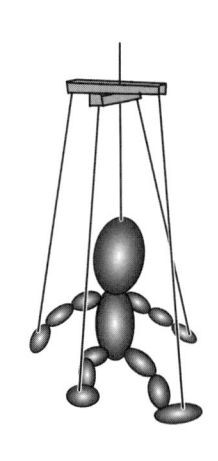

によっては激しく抵抗します。介助を受ける人の意志に沿わない動きを強制することはできません。**人の動きに力学を応用するには、テコの原理を作る過程で「存在しないとみなされたもの」を見直さなければなりません。**

● 時代の合意による科学

　科学の定義は1つではありません。科学はギリシャ文明の中で哲学から生まれました。哲学は「上質の智を好む」ことでしたから、自然界にあるものの観察と関係づけもテーマでした。それらの知識が集積されたもの*がローマに伝わり、ラテン語でscienciaと呼ばれました。これが英語ではscienceとなり、日本語では科学となりました。科学は定義されてからできたものではなく、観察された知識の体系ができあがり、科学と呼ばれるようになったのです。実体が先に存在し、定義は後から作られました。ですから、科学について様々な定義があります。

　代表的なものは「**科学とは時代の合意である**」という定義です。ガリレオ以前の時代には「**太陽が地球を回っている**」というのが科学的考え方でした。その時代の人々の多くが納得する考え方が科学です。他の人を説得するために実験を行い、計測をして、客観的データをそろえます。統計学的処理を行い、確からしさを数値にして考えます。同じことを研究する人々が集まって学会を作り、「学会で合意されることが正しい」と考えます。正しさは多数決で決まります。このような科学は「時代の合意による科学」です。物理学、生化学、医学は「**時代の合意による科学**」の代表です。力学や圧のみで人の動きを説明しようとしたり、たくさんの例を集めて統計に基づいて管理したりする人々の看護学も、「時代の合意による科学」です。「時代の合意」はパラダイムと呼ばれます。

● 1人のための科学

　「時代の合意による科学」は、多くの対象に対して共通の事項を語るには役立ちますが、**1人の人間の動きを探求するときには役立ちません**。人が動いているときに、体の中にある骨や筋肉の長さや角度を測定することはできないからです。人の動きを知るための最も正確な測定器は体の中にあります。筋肉や腱の伸びを感じ、皮下組織にかかる圧を感じるセンサーが体の中に用意されています。動物はこれらのセンサーを使い、今行っていることとやりたいことの差を縮めるように動いています。

　自分の体の中にあるセンサーを使って人の動きを研究することができます。「**1人のための科学**」です。昔から多くの武術家、芸術家、職人が探求してきた科学です。抽象概念ではなく、感じられる現実に基づいて仮説と検証が繰り返されています。このような科学の結果は、自分以外の人にも同じく適用できることはありませんが、「時代の合意による科学」より、はるかに現実に適合します。多くの場合、徒弟制度や職人制度により人から人へ伝えられます。

　これは動きに限ったことではありません。1人の人間としての行動を決めようとするときは、すべての人を対象にした科学ではなく、「1人のための科学」が必要になります。代表的なものは心理学や精神分析です。心の中という極めて個人的なものがテーマになります。同じように、行動科学や社会学の中で個人を考えるとき、1人の治療のための臨床医学、地域社会の中の老人医学、脳梗塞の治療のためのリハビリテーションといったものは「1人のための科学」です。これらの人々に対する看

---

*　ギリシャ語では *επιστήμη*（ローマ字表記はepistemē、読みはエピステーメー）です。

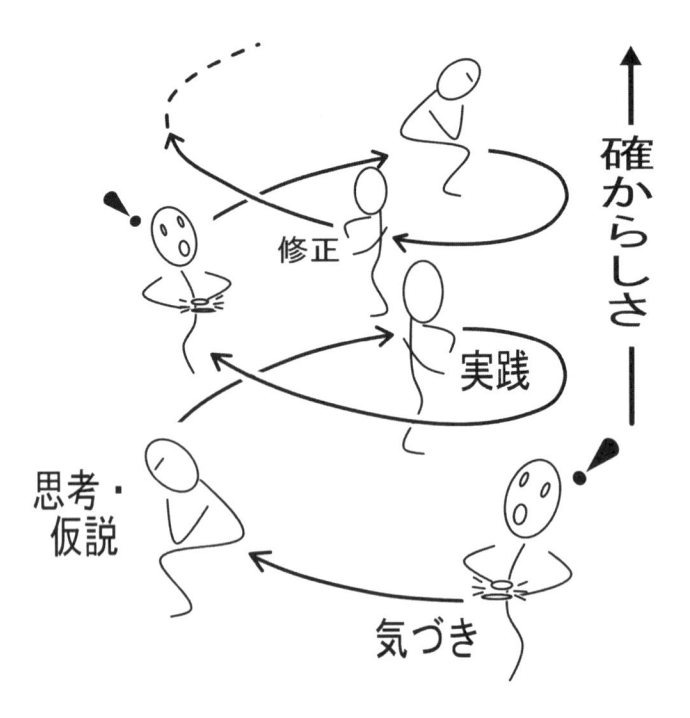

護と介助を科学にしようとするには、「1人のための科学」が必要になります。
　「1人のための科学」は「気づく」ことから始まります。感覚で気づきます。気づいたことをもとにして考え、仮説を立て、実践に戻します。そして再び「気づく」ことから繰り返します。このような**「気づき→思考→仮説→検証→気づき……」の繰り返しが科学です**[*1]。いわゆるPOS（problem-oriented system）と呼ばれる問題解決方法です[*2]。この繰り返しが確からしさを高めます。そして、確からしい仮説の集積が理論になります。

　介助、医療、看護、リハビリテーションは、本来「1人のための科学」です。これらの分野で、試験管内での実験や動物を使った実験から得られた「時代の合意による科学」を役立てることはできますが、「楽に生きる」ことを支援するには、感覚に基づいた「1人のための科学」が必要になります。

　このような科学は、「気づく」ことがなければ始まりませんし、発展しません。「感覚による気づき」[*3]が基礎となります。この本は、「感覚による気づき」をもとにして、人の動きを探求し、介助に生かす可能性を提供します。**基盤としての「1人のための科学」**を作り、そのうえで**「時代の合意による科学」**を理解できるようにします。

● 理論はツール

　アウェアネス介助論には、センサリー・アウェアネス、アレクサンダー・テクニーク、フェルデンクライス・メソッド、キネステティクスなどの「動きの学習」と、解剖学、生理学、心理学などの理

[*1] 観察（observation/research）、仮説（hypothesis）、予測（prediction）、実験（experimentation）、結論（conclusion）と書かれることもあります。
[*2] POSの実現方法の一つとしてSOAPと呼ばれる看護記録の記載様式があります。主観的データ（subject）、客観的データ（object）、アセスメント（assessment）、計画（plan）からなります。SOAPにdo（実施）とevaluation（評価）が加わって、「1人のための科学」になります。
[*3] 「感覚による気づき」は英語のsensory awareness（センサリー・アウェアネス）の日本語訳です。

論が入っています。これらは道具(ツール)です。**アウェアネス介助論は道具箱(ツールボックス)です。**

ツールは上手に使うと大変に役立ちます。自分のやりたいことが容易に上手にできます。しかし、どんなによいツールをそろえても、ハンマーでネジをたたき込んだり、ドライバーでクギをたたき込んだりしては、きれいな作品はできません。ドライバーはネジを回すのに、ハンマーはクギをたたくのに適しています。ツールにはそれぞれに適した使い方があります。アウェアネス介助論は、いろいろなツールを紹介するとともに、その使い方を示しています。ですから、この本を読んだだけでは介助は上手になりません。**職人の修業のように、手にしたツールの使い方を実践の中で修練していき、熟達すると介助の達人になれます。**

それぞれのツールは、それだけで1冊の本が書けるほどに大きな内容を持っています。ですから、この本をきっかけとして、それぞれのツールを深く勉強することも役に立ちます。しかし、それらがツールであることを忘れてはなりません。実践して自在に使えるようにならなければ、ツールを磨くだけのコレクターになります。職人はツールを磨き、自分に合わせて使って作品を作ります。介助は実践です。ツールは使えるように磨かなければなりません。

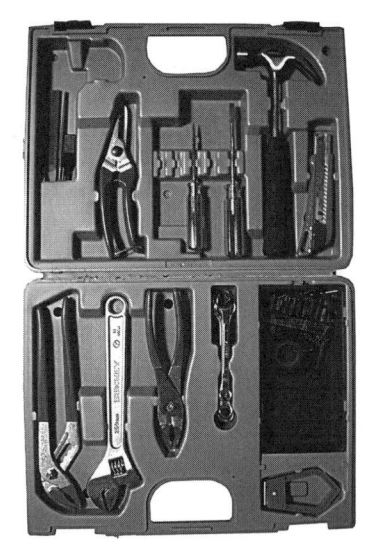

ツールボックスにはいろいろなツールが入っています
それぞれのツールには適した使い方があります

● 実践は果実、理論は実践の絞りかす

実践で気づいたことをもとにして思考し、仮説を立て、検証するというプロセスを繰り返して集積された、もっともらしい仮説の集まりが理論です。**理論は抽象化のプロセスで現実に起こる小さな変**

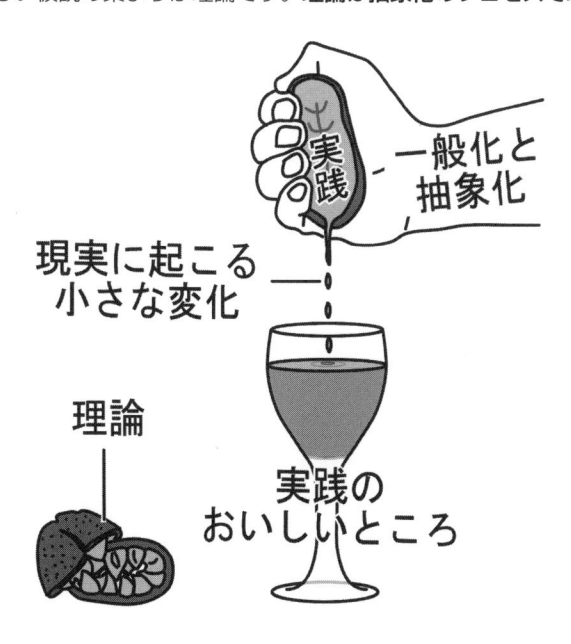

一般化と抽象化
実践
現実に起こる小さな変化
理論
実践のおいしいところ

まえがき

化を捨てています。実は、その小さな変化こそが実践の醍醐味です。小さな変化に気づける人が、実践を味わい、楽しむことができます。そういう意味で、**理論は現実という果実の絞りかすです。実践の中の「おいしいところ」の大部分は抜けています。**

　この本にはアウェアネス介助の基本や応用が書かれています。1500ページを超える大部になりました。それでも実践のおいしさは書き表せません。この本を読んだら、自分で理解できる範囲で実践してください。その中で気づくことがあったら、それがこの本の「ジュース」です。**実践の中にアウェアネス介助論のもととなった「おいしいところ」があります。**

● 他人を変えることはできない。自分を変えることだけができる

　この本を手に取り「読もうかな？」と思っているのでしたら、今までの自分のやり方ではうまく介助できなかったのでしょう。今までは「介助を受ける人をどのように動かせばよいだろう」という考え方でやってきたでしょう。そして、「何かよいやり方はないか」と思い、この本を手に取ったのでしょう。

　しかし、「よいやり方がある」という考えが現実的でないから、今まで「よいやり方」が見つからなかったのです。うまくできない原因は、「やり方」ではなく、あなたの「考え方」にあります。他の人についての自分の考え方を変えると、自分の周りで起こることが変わってきます。うまく介助できないとき、介助を受ける人を変えようとせず、自らが変わろうとすると、**以前からそこに道があったことに気づくでしょう。**気づき→思考→仮説→検証のサイクルは、自分を変えるサイクルでもあります。これが発達や学習です。

　本を読むときも同じです。自分の考え方を変えずに読み進むと行き詰まります。自分の考え方を変えることを許しながら読み進むと楽に読めます。自分の体と考え方を柔らかくしながら読み進んでください。

この本の読み方

　この本は「介助」について書かれています。全体を読めば、この本で解説している「介助」とは何かがわかるでしょう。しかし、ページ数が多いので、読み切るのは大変です。そのうえ、たいていの人は、本の読み方が下手です。本の最初から読んで、すべてを理解しようとします。しかし、自分の知らないことについて書いてある本を読んで理解できるはずはありません。
　この本を読むには、コツがあります。コツを解説します。

●「実験」を行う

　この本の書名の一部にもなっているアウェアネスとは何でしょうか？
　アウェアネスは「気づき」と訳される言葉です。しかし、治療、看護、介護の場面で「気づき」と言うと、「知る」という言葉と混同されます。「あの人は男だと気づいた」という文章と、「あの人は男だと知った」という文章の違いを「感覚」という言葉を使って明確に話せる人は極めて少ないです。そのため、この本ではアウェアネスという言葉をそのまま使っています。誤解を恐れずに表現するならば、アウェアネスとは禅や武道でいわれる「悟り」のことです。
　この本で解説されるアウェアネスは、ドイツに生まれアメリカに渡ったシャーロッテ・セルバー氏の学習セミナーであるセンサリー・アウェアネスに由来します。日本で行われるセンサリー・アウェアネスのセミナーは、セルバー氏の弟子のジュディス・ウィーバー氏が指導しています。わたしはウィーバー氏のセミナーで学習し、そこで得たものを介助に使うことで興味深い体験をしました。その体験をもとにして、この本は書かれています。
　しかし、アウェアネスとは何かをここで言葉で説明しても、理解されるはずはありません。言葉で説明されて理解できるほどにアウェアネスを体験していれば、あなたはこの本を手にするはずはないのです。
　そのために、この本の中では「実験」がたくさん提示されます。すべて感覚に基づいて体験できるようになっています。言葉で書かれていることの意味は、「実験」の中にあります。自分の体験から感じることをもとにして意味が理解でき、知識が得られます。そして、「技術」が「技能」になります。このプロセスすべてがアウェアネス介助論のテーマです。
　アウェアネスとは自分で気づくことですから、この本では「これは〜である」とか「ここでは〜しなさい」とは書きません。「実験」の項目の前や後で、あなたの体験に関係しているだろうこと

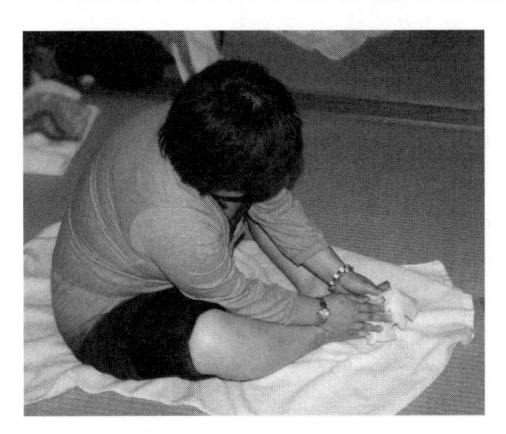

について解説します。

　この本は、時間をかけて「実験」を丁寧に行いながらも、速く読むことをお勧めします。このようにすれば、自らの体験に基づく言葉の意味だけを理解できるからです。

● 理解できないところは棚上げして先に進む

　この本の「まえがき」を読んだ後は、今自分が困っているテーマの章を読んでください。今、自分の興味のあるところなら、多少理解しにくい部分があっても読んでいけるでしょう。「最初から読まなければならない」という思い込みがあると、読み進めなくなります。

　多くの人が、本の最初から理解しようとします。無茶です。**最初から読んですべて理解できる本なら読む必要はありません**。そのような本に書いてあることは、すでにあなたが理解していることが書いてあるだけです。読んでもわからない本こそ、読む価値があります。でも、理解できないところを何度読んでも理解できるようにはなりません。理解不能のところは棚上げして、次に進むのが賢い読み方です。付箋を貼り付けておきましょう。

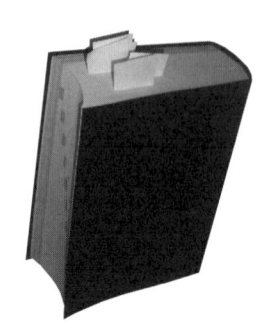

● 2度読む

　「読書百遍、意自ずから通ず」という言葉があります。しかし、理解できないところだけを繰り返し読んでも、理解できるようにはなりません。**理解できないところは棚上げして全体を読み終えてみると、大切なことが繰り返し書かれていることがわかります**。その後、付箋をつけておいたところを読むと、案外、理解できるものです。理解しにくいところがあったら、上下巻合わせて1500ページを超える本書であろうとも、2度読むことを強く勧めます。付箋をたくさん買っておくと楽かもしれません。なお、読みやすいように漢字にはできるだけルビをつけるようにしました。

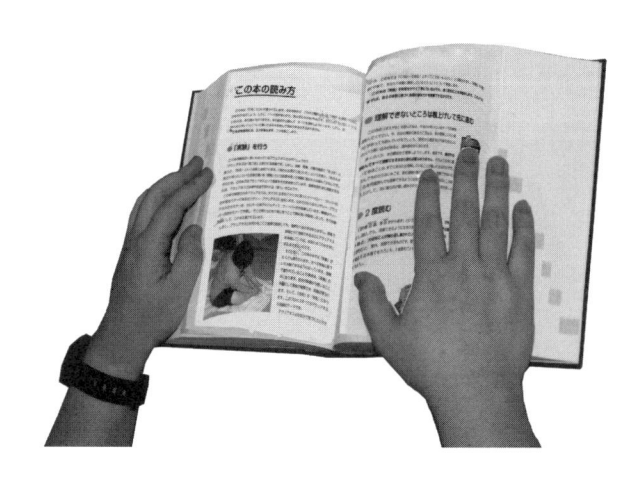

● 従来の思い込みにとらわれない

　新しいことを理解するには、それまでの知識は役に立ちません。従来の知識で理解できることは、**従来の知識の組み合わせを変えたものにしか過ぎません**。従来の価値観、思い込みを捨てることで、それまで不可能と思い込んでいたことが可能になります。特に、**従来の看護や介護の常識を捨てること**が、**この本の理解には必要です**。もし、従来の看護や介護で困っていないのでしたら、この本を読む必要はありません。

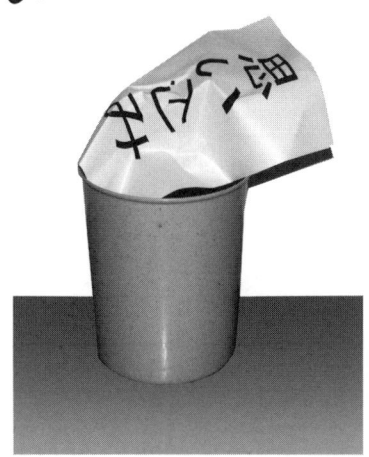

● ハウツーとして知ろうとしない

　「こうすれば、すぐに人を動かすことができます」という、いわゆるハウツー本が多く出ています。しかし、それでは解決しなかったから、あなたはこの本を読んでいます。こんなに厚くて、重くて、分冊されていて、読むにも持ち運ぶにも不便な本を手にしています。

　ハウツーでは人を介助できません。介助するには、人間の構造と感覚と思考についての理解が必要です。それは一朝一夕に理解できることではありません。長い時間をかけて修練し、習得することです。この本は、そのプロセスを支援するために書かれています。

　この本の中には「すぐに役立つ」と思われることも書かれていますが、「すぐに役立つ」ことが目的ではありません。有用と思われる介助のやり方について書かれている部分は、特に、その基盤となっている考え方を理解するように努めてください。考え方、つまり哲学がわかれば、体は自然と介助に役立つ動き方をするようになります。

　ヒトの動きに正しいとか間違っているということはありません。この本の中のイラストで×印をつけているものは、間違っているということではなく、この本の考え方ではないという意味です。

　それでは、この本を構成する各章のテーマを順に紹介していきます。

● 世界とはどのようなものか？

　人間は1人で生きているわけではありません。周りには必ず世界があります。物理学で解説されるような世界があります。そして、その世界の中に文学で語られるような人間が生きています。物理学を主とする世界で文学に近い人間が生きていくためには、世界がどのようなものかを知っていることが役立ちます。

　「**アウェアネス介助(ケァ)の哲学**」の章では、物理学に基づいた世界の中で生きるための哲学を語ります。この哲学は、この本で解説する介助の根幹になっています。

● 人間とはどのようなものか？

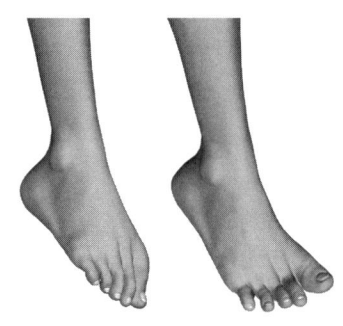

　他の人を介助する前に、自分がどのようなものかを知らなければ、ケガをするかもしれません。また、相手も人間ですから、人間がどのようなものかを知らなければ、相手を傷つけるかもしれません。人間はどのようなものかということを知るのが、「**感じる解剖**」の章の目的です。自分の体から感じることをもとにして体の構造を解説します。

● 楽なのはどのようなときか？

　他の人を介助することを望むのでしたら、どのような状態が楽なのか、どのような条件が満たされると楽なのかを知ることが役立ちます。「**安楽**」の章では、安楽の定義と条件を解説します。

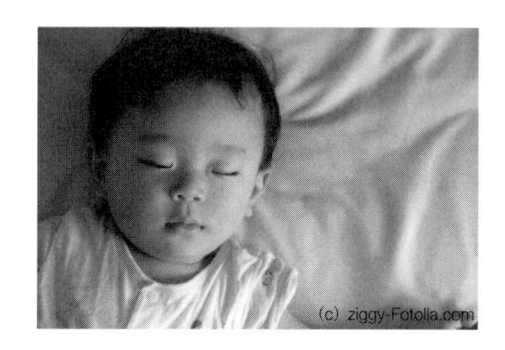

● どのようにして感じているのか？

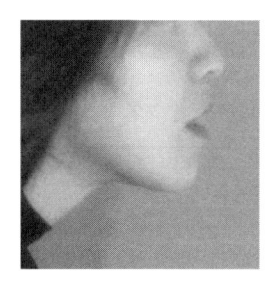

　アウェアネスは体験の中で感じていることから得られます。感じること、つまり感覚について知ることでアウェアネスは洗練されていきます。人間は、指先で感じるのみならず、手に持った杖の先でも感じることができます。感覚は不思議です。「**感覚**」の章では、アウェアネスを容易にするであろう「実験」と知識が提供されます。

● どのようにして動きが起こるのか？

　人間は何かを感じた後で動きます。その動きは神経システムの中で決定されます。「**感じる神経**」の章では、神経とコンピュータの類似性をもとにして、反射・反応から判断・学習へ至るまでのつながりを解説します。

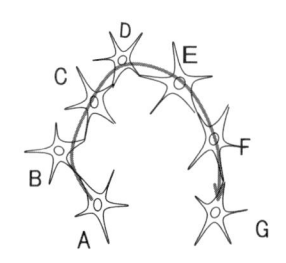

● どのように動いているのか？

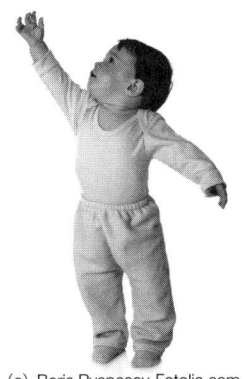

わたしたちは毎日動いています。呼吸するにも、食事するにも、排泄するにも動かなければなりません。このような動きは、どのようにして起こっているのでしょう？ 動きはどのように学習されているのでしょう？「**動きの中枢と日常生活の動き**」の章では、これらのことについて解説します。

(c) Boris Ryaposov-Fotolia.com

● 体と心はどのような関係なのか？

動くときには体が動きますが、その前に心が動いているときがあります。体が動いた後に心が動いているときもあります。人に触れられたときも心が動きます。「**接触と動きの生理学・心理学**」の章では、接触と体の動きと心の動きの関係について解説します。

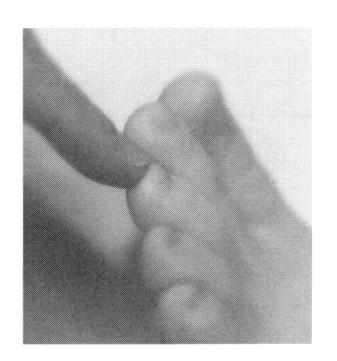

● どのようにして今のような存在になったのか？

ヒトの動き方はヒトの構造に由来します。ヒトの構造は進化のプロセスの中で作られてきました。進化のプロセスはでき損ないが生き残る過程でした。「**動きの進化発生学**」の章では、地球の誕生から生命の誕生、そしてヒトの誕生までをたどり、現在のヒトの移動方法に至った過程を解説します。この過程を知ると歩行について理解が進みます。また、この本全体に流れる、ヒトの基本的理解についても語ります。そして、「8の字」の動きや「くの字」の動きが生じてきた理由を解説します。

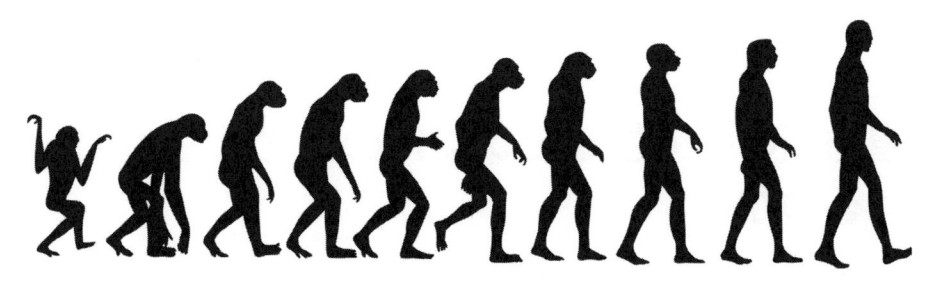

(c) goce risteski-Fotolia.com

● どのようにして歩けるようになるのか？

　ヒトはまったくの無力な存在である赤ん坊として生まれてきます。寝返りして這い、歩くようになるまでに、どのようなことをしてきたのかがわかれば、歩けなくなった人にどのような支援をすればよいのかがわかります。「**ヒトの移動の発達**」の章では、赤ん坊が寝返りしてから歩くまでのプロセスを解説します。

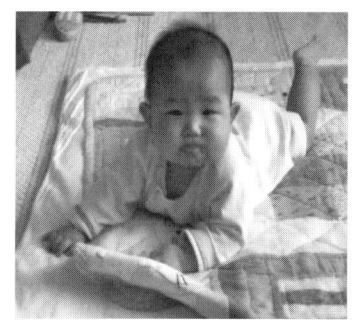

(写真提供：千廣信一氏)

● どのように動きがコントロールされているのか？

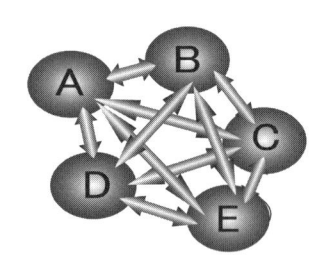

　生命とは何でしょうか？　動物としてのヒトの動きはどのようにコントロールされているのでしょうか？　コントロールに必要なものは何でしょうか？　従来の介助法では何が足りなかったのでしょうか？　「**システムとサイバネティクス**」の章では、これらのことについて解説します。

● どのように「意味」を伝えられるのか？

　介助の場面では多くの言葉が発せられます。その言葉の「意味」はどのように伝わっているのでしょうか？　伝えたいことが伝わっているのでしょうか？　コミュニケーションとは何でしょうか？　非言語的コミュニケーションとは何でしょうか？　「**コミュニケーション理論**」の章では、これらのことについて解説します。

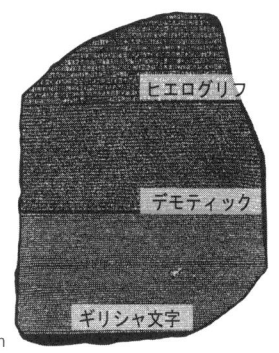

ヒエログリフ
デモティック
ギリシャ文字

(c) Özgür Güvenc-Fotolia.com

● 重力場の中で生きていくためにどのようにしているのか？

　直立二足歩行は重力がなければ不可能です。では、ヒトは重力と闘っているのでしょうか？　重力

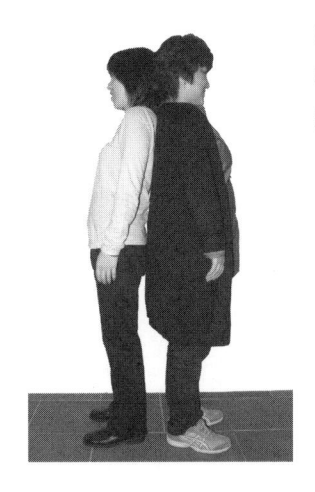

に依存しているのでしょうか？ 重力は何を与えてくれるのでしょうか？ 重力との関係を変えると何が起こるのでしょうか？「**抗重力システム**」の章では、これらのことについて解説します。

● どのようなものがアウェアネス介助論に影響したのか？

アウェアネス介助論は、いろいろなものの影響を受けています。各種のセミナーもその一つです。動きについてのいろいろな学習セミナーがあります。感覚についての気づきを助けるセミナーがあります。自分の話す言葉についての気づきを助けるセミナーがあります。そのほかにも、手技はとても効果的ですが、理論は理解できないセミナーもあります。「**動きと感覚の学習**」の章では、アウェアネス介助論に影響を与えた教育について解説します。

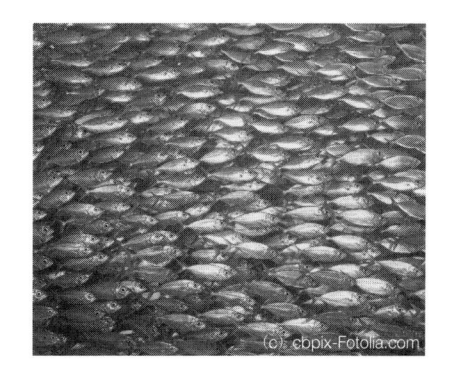

● 年齢につれて学習はどのように変わるのか？

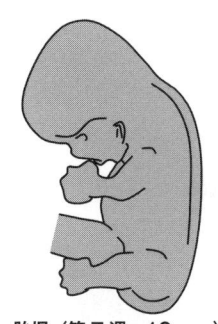

高齢者の多くが、「もう、歳だから、何も覚えられない」と嘆きます。しかし、高齢者でも時間をかければ、動き方を思い出したり覚えたりすることができます。学習は胎児の時から始まって一生続くものです。では、学習とは何でしょうか？ 若いときの学習と老化が始まってからの学習とではどのように違うのでしょうか？ 教育とは何でしょうか？ 病院や施設と学校とで共通点はあるでしょうか？ 療養の中に教育はあるのでしょうか？「**成長、老化、学習**」の章では、これらのことについて解説します。

胎児（第7週、19 mm）

● アウェアネス・スルー・タッチ（ATT）とはどのようなものか？

　言葉だけで用が足りる介助は極めてまれです。ほとんどすべての介助には接触が必要です。ですから、接触の質が介助の基盤になります。「**アウェアネス・スルー・タッチ**」の章では、接触の質を高めるための「実験」と、接触の質を高めることのできた実際の例を紹介します。理論的な解説はほとんど行いません。ATTの理論は、この本全体をもって示しているからです。

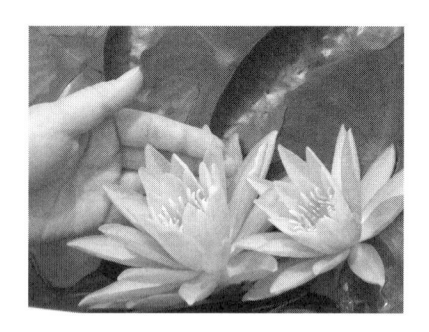

● どのように歩いているのか？

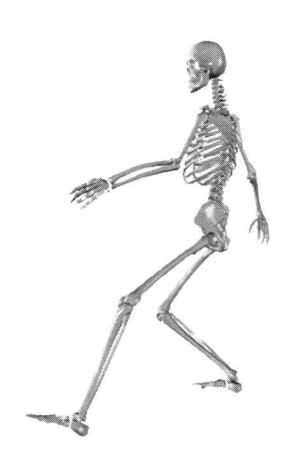

　ヒトは直立二足歩行する動物です。そのユニークな移動がどのようにして行われるのかを知ることで、ヒトとして「真っ当な道」を歩けるようになるでしょう。ヒトの歩き方を知ると、歩き方を忘れた人の支援をやりやすくなります。「**歩行**」の章では、四つ足動物から引き継いだ構造に基づいて直立二足歩行するために、ヒトの中で何が起こっているのか、ヒトは何をしているのかを解説します。**「8の字」の動きや「くの字」の動きがどのように歩行に生かされるのか、理解できるかもしれません。**

● どのように立ち、座るのか？

　ヒトは直立します。これが二足歩行の原点です。上手に直立できること、座位から楽に直立できることが生活の基本です。どのように立ち上がるのか、どのように立っているのか、赤ん坊と若者と高齢者の立ち上がり方はどのように違うのか、立ち上がり方を忘れた人に対してどのように支援できるのか、立ち上がることと座ることはどのような関係にあるのか、座るときにどのような支援ができるのか……。これらのことについて**「立っている、しゃがむ、立ち上がる、座る」**の章で解説します。

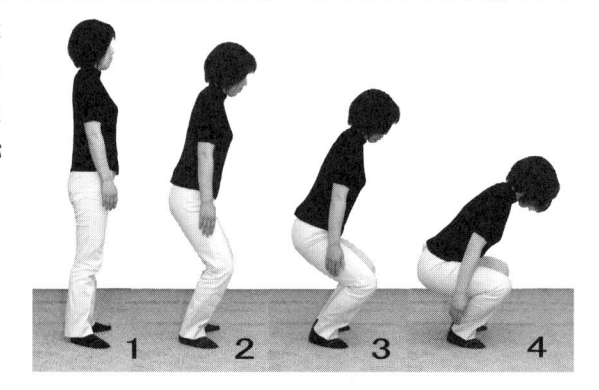

● どのように座っているのか？

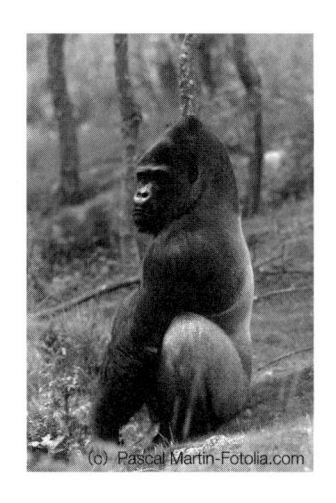

　座ることは珍しいことではありません。日常に必要な動きです。しかし、日常的であるがゆえに、座ることについて知っていることはわずかです。「**座位**」の章では、座るとはどのようなことなのか、どのように座っているのか、座っているときには何が起こっているのか、座っているときの動きとは何か、その動きを支援するとはどのようなことなのかを解説します。また、座位で褥瘡のできる理由とその対処法、座位の褥瘡は「動きの支援の欠乏症」であることを解説します。

● 座っているとき、どのように移動しているのか？

　端座位の移動は歩行の基本です。「**端座位の移動**」の章では、どのように移動しているのか、移動するときは体に何が起こっているのか、移動する人をどのように支援できるのかについて解説します。

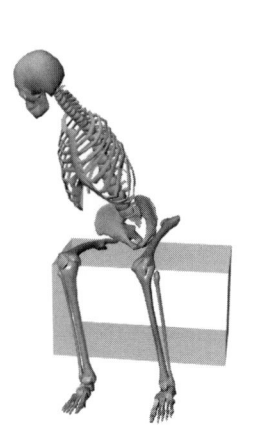

● どのように車椅子へ移乗しているのか？

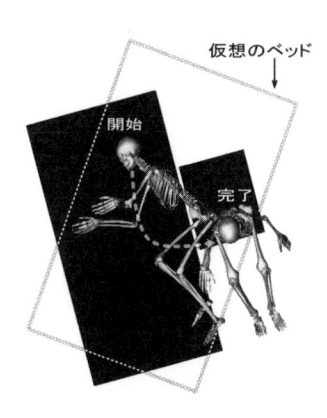

　移乗は特殊な動きではありません。立って、歩いて、座る移動です。「**移乗**」の章では、「立ち上がる」「歩く」「座る」という3つの動作と端座位の移動を組み合わせた移乗、その実際と介助について解説します。

● どのように起き上がっているのか？

　ベッド上の動きはすべて歩行の動きと同じです。足を使って歩き、手を使って四つんばいになり、股関節の上で上体を回すことで起き上がります。「**起き上がり**」の章では、シロクマの起き上がりとヒトの起き上がりの共通点をもとにして起き上がりの本質を解説し、介助の例を示します。

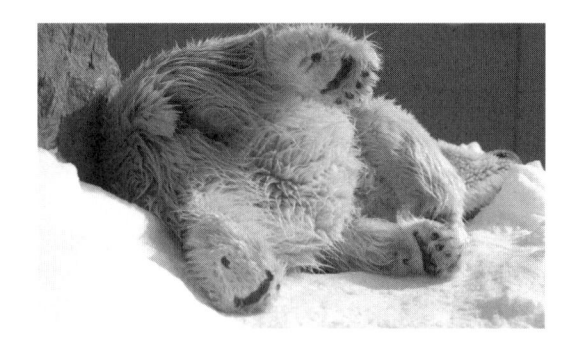

● どのように横を向いて移動しているのか？

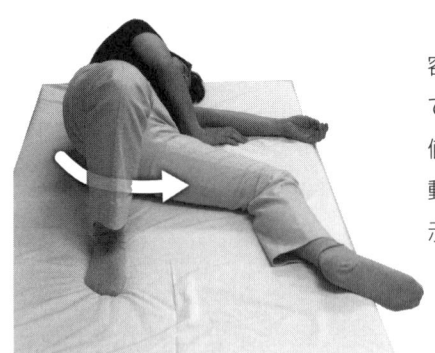

　側臥位は安定した体位ではありません。容易に崩れます。容易に崩れるということは、容易に移動できるということです。側臥位の移動は起き上がりの前に行われることで価値を発揮します。「**側臥位の移動**」の章では、側臥位の移動も歩行と同じ質の移動であることを解説し、介助の例を示します。

● どのように移動としての寝返りをしているのか？

　寝返りは生まれてから初めて行う移動です。寝返りできるようになると、赤ん坊は寝ている場所から他の場所へと転がって移動できるようになります。「目的の場所へ移動できる能力を持っている」ということを自覚できるようになります。この意味では、ベッド上に臥床している人も赤ん坊と同じです。「**寝返り**」の章では、移動の基本としての寝返りでは何が起こっているのかを解説し、介助の例を示します。

● どのように寝たまま移動しているのか？

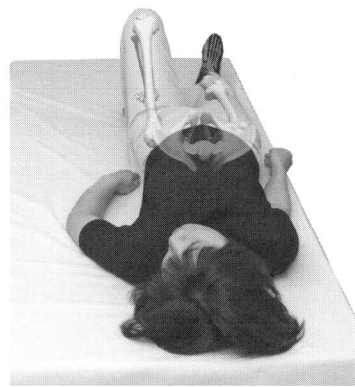

ベッド上の頭側への移動や横への移動は、高さの変化は生じませんが、寝返りよりも高度な動きです。その実体は四つんばいです。「**仰向けでの頭側移動**」と「**仰向けでの横移動**」の章では、これらの移動時に起こっている動きと、その支援について解説します。

● 寝ている人や座っている人にどのような支援ができるのか？

ヒトは休息するとき、立位、座位、臥位のいずれかの体位をとります。これらの体位で小さくゆっくり動いて安楽を獲得します。筋力が低下した人は、休息時にも動きの支援を必要とします。「**ポジショニングと臥位の支援**」の章では、何に留意して、どのようにポジショニングを行えるのかについて解説します。

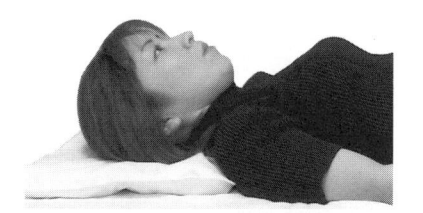

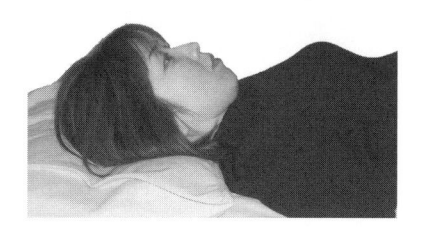

● 食べることの支援はどのようにするのか？

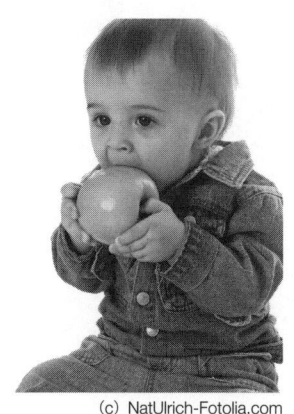

食べることは人生の基本です。食べるためには、噛んで飲み込まなければなりません。「**嚥下と食事の動きの支援**」の章では、両生類、は虫類、有袋類と比較しながら、ヒトの咀嚼・嚥下の特徴を解説し、その支援のヒントを示します。

(c) NatUlrich-Fotolia.com

●「動きの支援の欠乏症」とはどのようなものか？

この本のテーマは「動き」です。動きの低下が褥瘡を生みます。「**褥瘡と動きの支援**」の章では、褥瘡が「動きの欠乏症」であり、視点を変えれば「動きの支援の欠乏症」でもあることを解説し、その解決のヒントを示します。

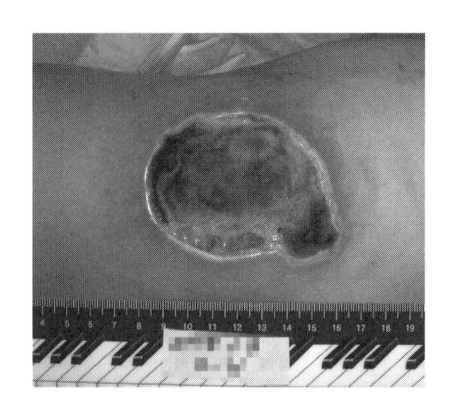

● 排泄の支援はどのようにするのか？

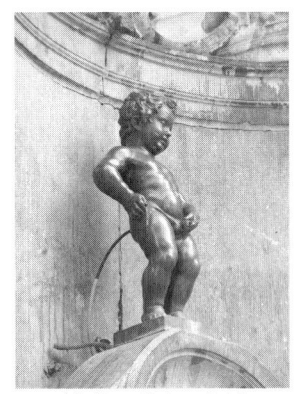

食べることが人生の基本であると同様に、排泄も人生の基本です。排泄を容易にできることが安楽であり、安楽であることが排泄を容易にします。「**排泄と動きの支援**」の章では、排泄に必要な動きを提供する構造を示し、その構造がどのような神経支配を受け、安楽とどのような関係にあるかを解説します。排泄の動きを支援するヒントも紹介します。

(c) Alexey Smirnov-Fotolia.com

● アウェアネス介助論をどのように使えるのか？

療養病棟の実践の中で介助の問題が生じたとします。いくつかの問題の共通点に気づきます。仮説を立てて対策を立てます。介助を修正して実践します。結果を吟味し、必要なら仮説を修正します。これを繰り返すことが科学的態度です。科学的態度を続けると妥当性の高い仮説の集合が得られます。これが理論になります。理論は成功の結果ではなく、失敗の連続を修正した結果です。アウェアネス介助論は、療養病棟での科学的態度の実践から生まれましたから、実践的で実用的です。「**療養病棟での実践**」の章では、試行錯誤や失敗の歴史とその成果を解説します。アウェアネス介助論を実践する参考になるでしょう。

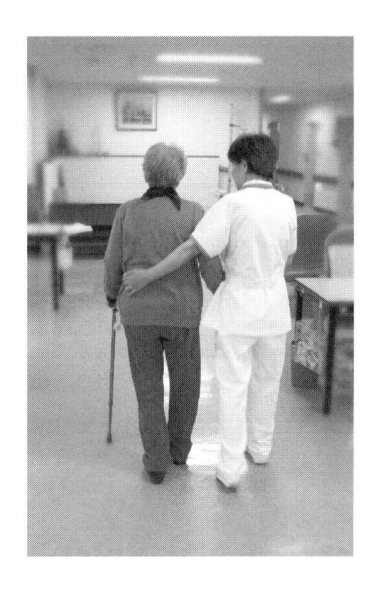

核となるもの

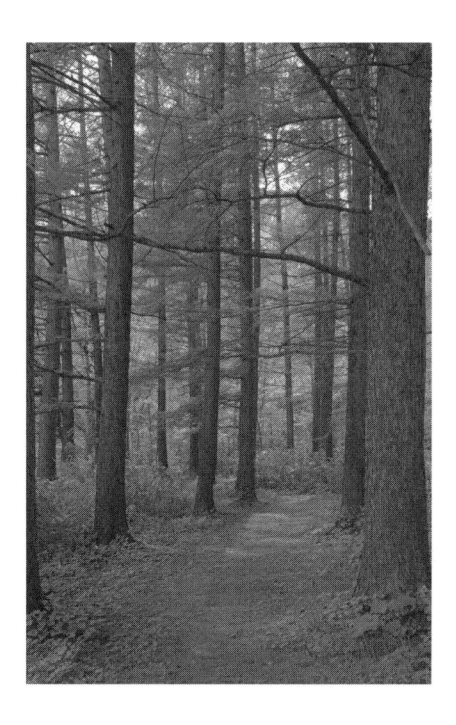

*Seeing without thought, without the word,
without the response of memory, is wholly
different from seeing with thought and feeling.
What you see with thought is superficial;
then seeing is only partial; this is not seeing at all.
Seeing without thought is total seeing.*

J. Krishnamurti

思考や感情の下に見ていることと、
考えや、言葉や、記憶に頼らずに見ることはまったく違います。
考えながら見ているものは、表面的で部分的で、何も見ていません。
考えることなく見ることが見ることのすべてです。

ジッドゥ・クリシュナムルティ
（宗教団体「東方の星の教団」の指導者として選出されたが、
その教団を否定し世界教師となった賢人）

(Sensory Awareness Journal, Sensory Awareness Foundation, Aug .1961.)

01 アウェアネス介助の哲学

　人間には感覚があります。その感覚で自分の内と外の世界を感じ取り、脳や脊髄が反応して筋肉が動きます。このプロセスがまったく機能しなければ、生物たるヒトとしての存在は疑わしくなります。
　脳には記憶や思考という機能があります。記憶を参考にして行動を決定することができます。ときには、感覚を無視して行動し、ケガをしたり苦しんだりすることもあります。ですから、**今感じていることをもとにして行動する**のが動物として生存に有利でしょう。
　「どのように生きるか」ということが哲学のテーマです。「哲学を教えることはできない。哲学することを教えることができる」といわれます。それは、哲学が「生きる」という具体的な行動と切り離せないものだからです。実際に行動することなしに哲学はできません。言葉だけで哲学を教えるのは賢いやり方ではありません。「真理」「善悪」「美醜」という抽象的で文化に左右される言葉をもとにして語ることは、哲学を非現実的な絵空事にしてしまいます。

●哲学しながら散歩する

　アウェアネス介助(ケア)には「哲学」があります。哲学は「どのように生きるか」「どのように行動するか」ということですから、アウェアネス介助の哲学を実践しながら散歩してみましょう。**介助のときに使われる哲学も散歩のときに使われる哲学も同じです。**

　里山全体が公園になっています。林があり、アスレチック広場があり、バーベキュー用地があります。散歩していると、「展望台まで290m」と標識が出ています。山頂の展望台まで登ってみます。

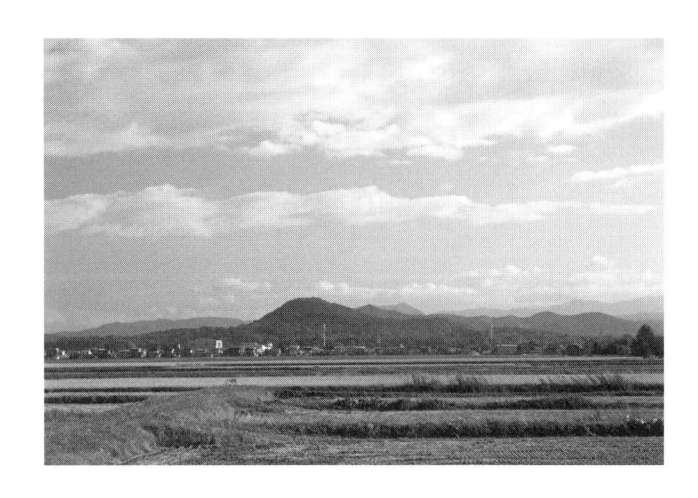

核となるもの

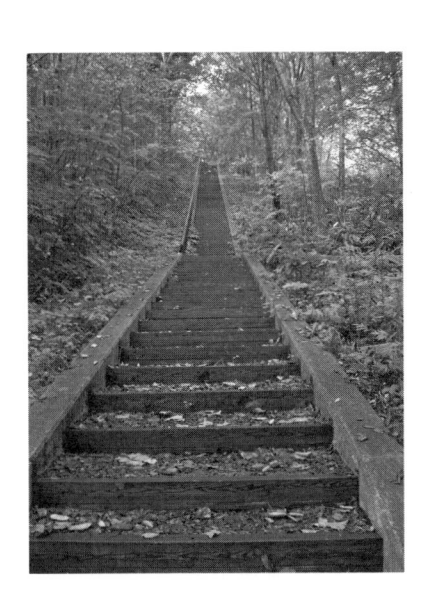

落ち葉の降り積もった道を歩いていくと、階段に出ました。傾斜はかなり急です。時間があるのでゆっくり上りましょう。

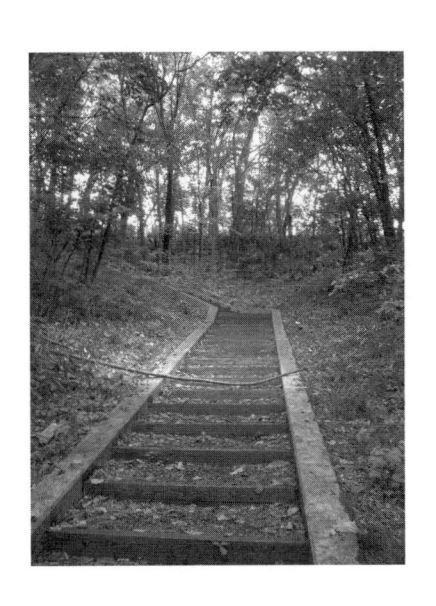

階段の奥行きが広いので1段に3歩をかけてゆっくり上ります。太ももの筋肉が収縮して体を押し上げているのがわかります。心臓の鼓動が強くなったのが感じられます。心拍も増えています。**息が切れないようにペースを落とします。**

階段の途中に細い木が倒れていました。

「公園管理者がいるのだから、このような木はちゃんとよけておくべきだ」と考える人もいるでしょう。しかし、**他人の行動を変えることは人間にはできません。自分の行動を変えることはできます。**倒れている木に足を引っかけないようにゆっくり上ることにします。

木が倒れているところに来ました。心拍が多くなっていることに気づきました。立ち止まって**休みます。**ベンチがないので、頭が高く、背中が長く広くなるように立ってみます。空気が肺の隅々まで入り、体が楽になっていきます。

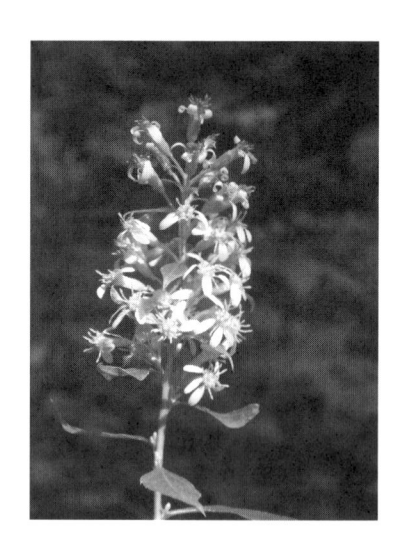

体が楽になると、脳には周囲を見回す余裕が出てきました。道端に小さな黄色い花が咲いています。名前は知りません。**名前を知らなくても、その形や色を楽しむことができます。**木や草の緑や茶色を見続けてきた網膜の光受容体は、ちょっと休むことができます。また、花の黄色を見て、大脳の視覚野では、それまでと違う部分が興奮するでしょう。それまでの疲れを癒すことができます。

「**充分に休んだ**」と感じたので、再び上り始めます。だんだん足が重くなってきます。すると、階段が途切れて踊り場のようになったところに出ました。

「展望台まで130ｍ」と書かれた立て札があります。登り口には290ｍと書かれていましたから、160ｍ登ったのでしょう。「だいたい半分か。これはかなりきついな」と思います。しかし、**この160ｍも130ｍも言葉でしかありません。**階段を上るために必要なことは、「残り何ｍ」とか「残り何段」ということではなく、「**『今、ここ』でできるだけ疲れないようにして1段上る**」ということです。130ｍという**言葉は参考にとどめます**。「今、ここ」にある1段を上るには、「あと130ｍもある」とか「あと130ｍしかない」という評価は不要です。「160ｍ登ってきた」とか「160ｍしか登っていない」という評価も不要です。ネガティブシンキングはもちろん、巷で勧められる**ポジティブシンキングも不要**です。「今、ここ」でできることを丁寧にするしかないのです。**「もう、登りたくない」と思ったら、引き返せばよいのです。**「登り始めたからには、てっぺんまで登りきらなければならない」と考えるのは、自らを苦しめ、不幸の道に進むことになります。ですから、引き返すことも進むことも、いつも選択肢にあります。今は、引き返そうと思うほどには疲れていないので、登ることにします。

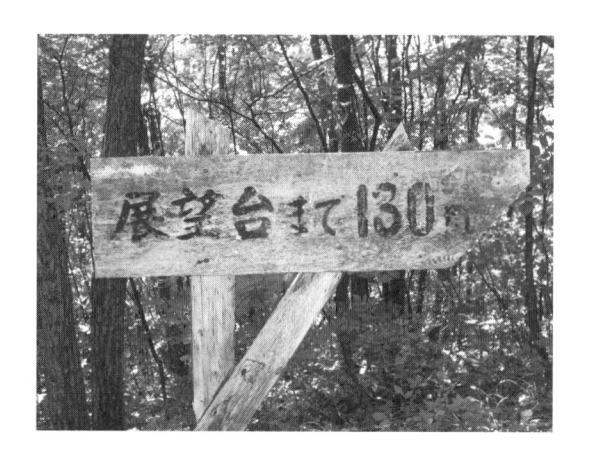

しばし登ると、展望台の土台が見えてきました。先ほど予想したより、ずっと近かったのです。130ｍという表示が間違いだったのかもしれません。でも、**他の人の誤りをすぐに正そうとするのも、「今、ここ」でできることではありません。**丁寧に楽に1歩だけ登ることを続けます。

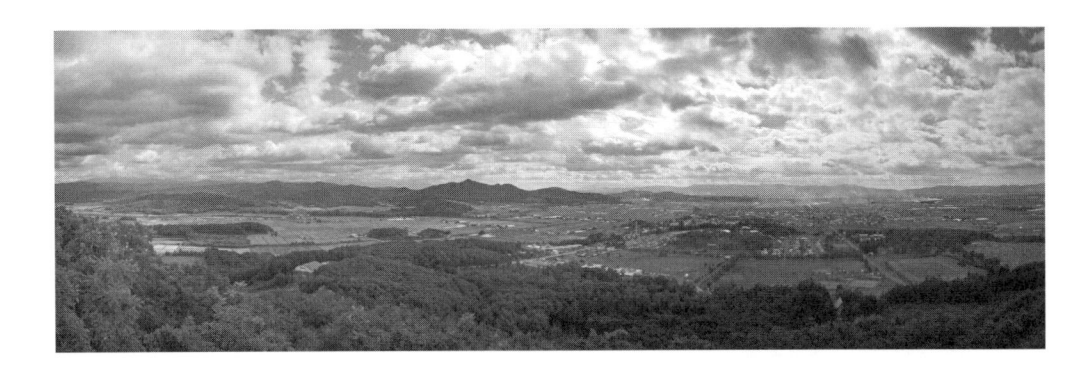

展望台に着きました。空には雲がかかっています。晴れきった青空ではありません。雲が空を覆い、光を弱めています。写真を撮るには光が弱いです。しかし、「今、ここ」で得られる風景は、「今、ここ」にあるものだけです。この風景は展望台に登ったから見ることができました。**いつもとは違う風景を見ることができるのは幸運です**。ありがたく写真を撮ります。

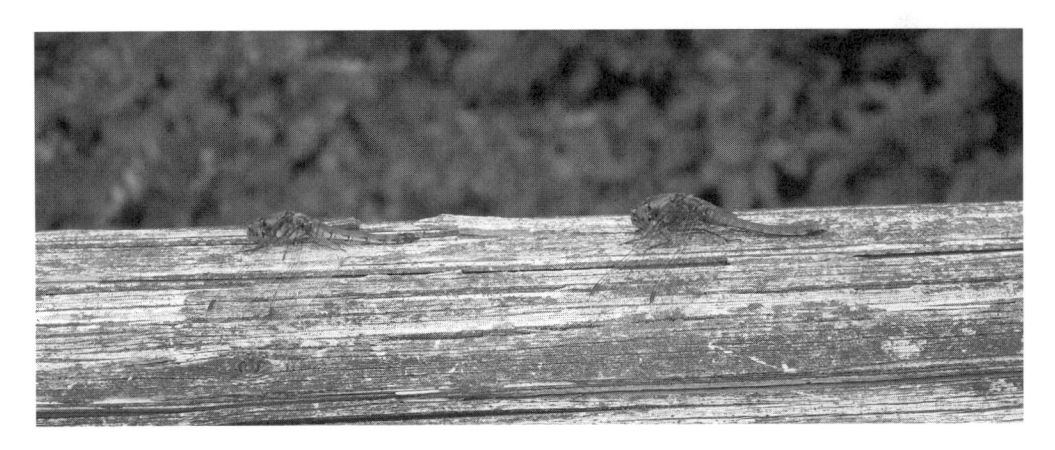

　ふと、展望台の手すりを見ると、トンボがひなたぼっこをしています。過ぎゆく秋の日差しを体に受けています。「そうか、トカゲと同じだ。トンボは恒温動物ではないから、太陽の光から熱を受けて体温を保持し、エネルギー消費を少なくしているんだ。ひなたで鳥に見つけられやすくとも、それが生存に有利なんだ」と気づきます。一つ発見しました。「ありがたい。本のネタになる」。

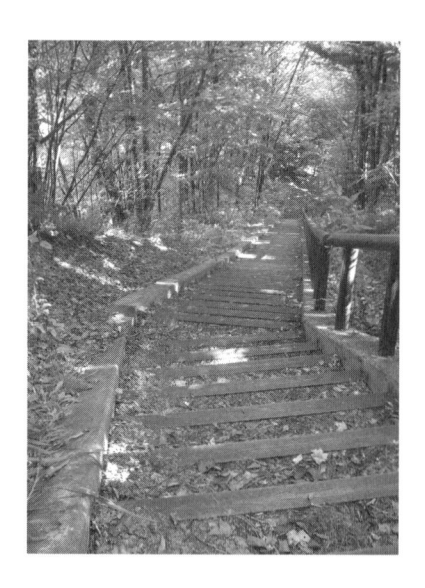

展望台は風が強いので、体が冷えてきました。上ってきた階段を下り始めます。階段は上りよりも下りのほうがつらいです。**太ももの筋肉が緊張するのがわかります。**

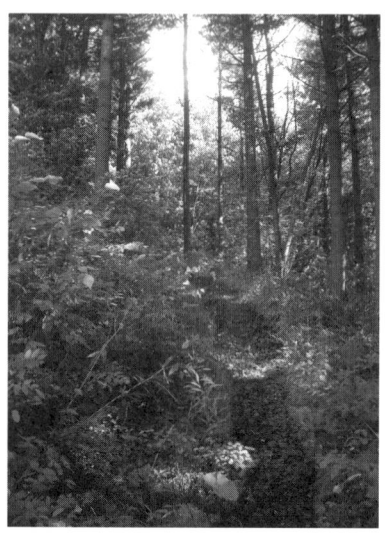

先ほどの「130 m」の標識まで来ると、わき道があることに気づきました。通る人もないようで、道に草が生えています。「**登りと違う道を通りたい**」。わき道に入ります。

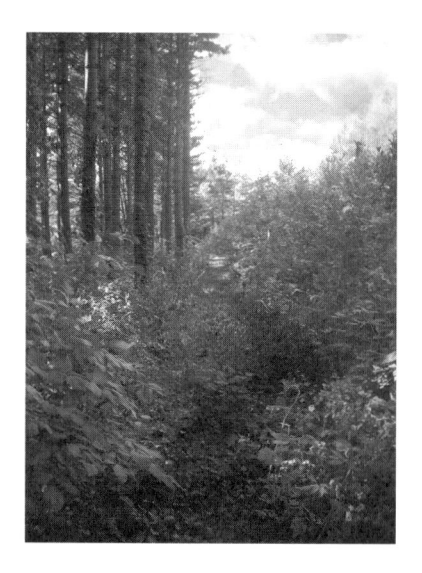

林の中を進むと、空が見えてきました。木々の暗がりの中からのぞく明るい空は、目に気持ちのよい刺激となって、脳が喜びます。森の香りも鼻を楽しませます。皮膚に当たる空気の流れも、その温度も、心地よいものです。**落ち葉を踏みしめる「ギュッギュッ」という柔らかい抵抗も足関節、膝関節、股関節にありがたいものです。**

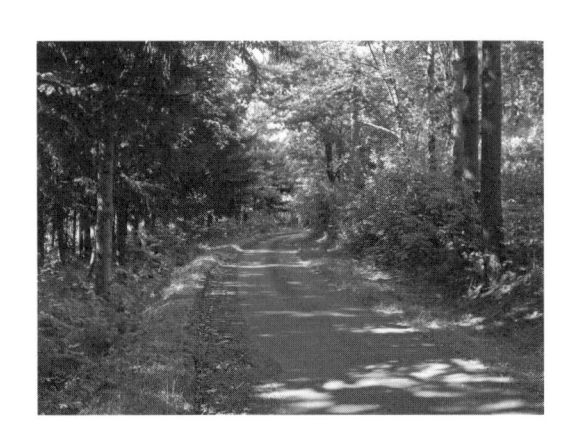

林の中の小道を進むと、舗装路（ほそうろ）に出ました。公園出口に続く道のようです。この道を歩けば、簡単に出口に着くでしょう。しかし、**林の中の小道を歩いてきた膝の感覚は「この舗装路を歩きたくない」と伝えてきます。**

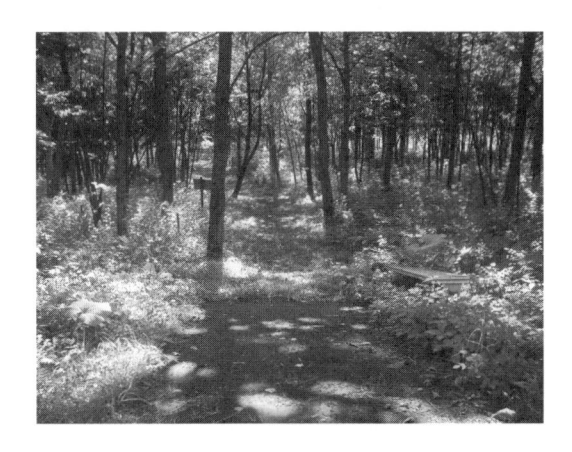

舗装路を越えた向こう側にも小道が続いています。こちらを歩くことにします。土と落ち葉の弾力は膝を楽にしてくれます。

こうして、林を抜け、公園の出口に着きました。

翌日、ふくらはぎの筋肉が痛みました。展望台に登らなければ、こんなに痛い目には遭わなかったでしょう。しかし、登らなければ、山頂からの眺望も得られなかったのです。

●アウェアネス介助の哲学の骨子

哲学するということは理念に従って生きることではありません。日常生活の実践の中から、役に立つ考え方に気づくことです。

散歩の体験をもとに、アウェアネス哲学を言葉にしてみます。

- **感覚**を大切にします。
- 「**今、ここ**」で感じていることをもとにして思考します。
- 過去の体験、未来への希望、従来の価値観、他人の評価などの「今、ここ」ではない基準に頼りません。
- 言葉は体験の一部分を象徴している記号です。**体験に基づかない言葉や抽象化された概念＊を行動基準にしません。**
- **他人を変えようとしません。**自分の行動を変えることだけが人間にできることです。
- **結果を求めません。**結果はプロセスの後で得られるものであり、プロセスの前や途中で得られるものではありません。結果を求めて行動すると、プロセスに無理が生じます。
- **決意はいつでも変更することができます。**ただし、その変更に伴う結果は自らの責任で処理しなければなりません。
- **休むことはよいことです。**

アウェアネス介助の哲学は、従来の哲学や科学と共通する部分が多くあります。主なところは、実存主義、仏教哲学、一般意味論、サイバネティクス、全体論、システム理論です。

●介助の中の哲学

アウェアネス介助の哲学に基づくと、従来の考え方とは違うケアができます。

今できることを丁寧に

従来の看護や介護では、「がんばりましょう」と励ますことに疑問を持つことはありません。歩くのをやめた人に「さあ、あの角まであと2mだから、もうちょっとがんばって歩いて」という言葉がかけられるのは珍しくありません。しかし、「今、ここ」でできないことをがんばらせることは、「できないことをやらせている」ということです。「いや、そんなことはない。がんばればできるんだから、がんばらせたほうがよい」と主張する人もいるでしょう。しかし、そのようにしてがんばらせた後には、くたびれ果てて、「もう、歩くことが

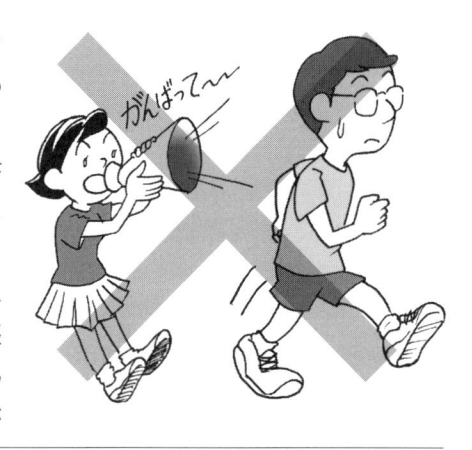

＊　抽象化された概念の代表は、真理、美、善意、愛です。これらの概念に従って生きると苦しくなります。これらの概念の実体は、何らかの行動の後に人間が下す評価です。行動のよりどころにすることはできません。

できなくてもよい」とか、「リハビリテーションなんかしない」と言われることがあります。その後、歩くことを恐れたり拒否したりするのですから、やはりがんばらせたときは「できないとき」だったのです。「できないとき」にがんばらせずに休ませれば、翌日または1週間後に楽しく歩くかもしれません。少なくとも、「できないとき」はお互いに楽しくありません。がんばって歩かせるのは、鈍感で非論理的な介助者です。

　休むことは怠けることではありません。休むことで次のステップへのエネルギーを蓄えることができます。歩行の途中で休むことは、次に歩き出すための準備です。たとえば、脳梗塞を起こした人の歩行リハビリテーションでは、途中で休ませることが効果的です。脳梗塞から回復してくる人は、歩行を再学習します。神経回路の電気的興奮として記憶されます。それをもとにして、休んでいるときに、楽に歩くことを促通させるシナプスや不都合な習慣的緊張を抑制するシナプスが脳の中で作られます。「できないとき」に休むことはよいことです。脳は晴耕雨読で学習を進めます。

　介助を受ける人には、「がんばれ」と言うのではなく、「今できることを丁寧に」と声をかけることができます。介助を受ける人すべてに役立ちます。疾患からの回復途中にある人にも、病状がまったく変わらない人にも、死に向かう人にも役立ちます。誰にでも生きていくのに役立ちます。ですから、「哲学」です。

「今、ここ」という物理学

　アウェアネス介助では「今、ここ」を大切にします。実存主義、仏教哲学、臨床心理学のクライアント中心療法、ゲシュタルト療法、論理情動行動療法でも、「今、ここ」を大切にします。介助の現場でも同じです。人の動きの介助では、「今、ここ」の動きを支援するしかありません。昨日の動きを手伝うことはできませんし、明日の動きを改善させることもできません。

　「今、ここ」で介助者自身の動きを変化させることで、介助を受ける人の動きが変わるようにできます。介助者の動きは、介助を受ける人にとっては「環境」だからです。人間は重力と協調していますから、環境が変われば自分と地球の接点が変わります。そうなれば、同じ動きはできなくなります。「今、ここ」で介助を受ける人の動きが変われば、その変化が記憶されて、明日の動きが大きく変わるかもしれません。そんなに変わらないかもしれません。まったく変わらなくても、介助者は昨日とは違う動きを「今、ここ」で与えることができます。

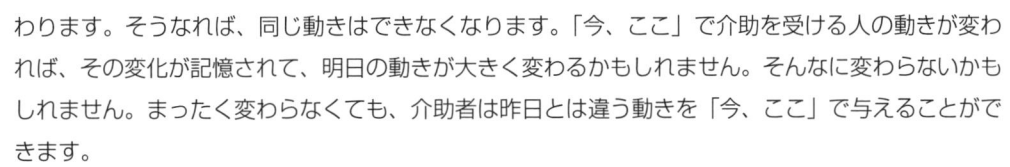

　「今、ここ」という言葉は、時間と空間を示しています。しばらく、時間と空間と現実世界に起こることについて考えてみましょう。

　現実世界に起こることを事象と呼びます。人が生まれたり、死んだり、戦争したり、食事したり、排泄したり、車がぶつかったり、雨が降ったりすることが事象です。すべての事象は他の事象との関連があります。人が生まれるには、その両親が生まれていなければなりません。戦争するには当事国が2つ以上なければなりません。何もないところから、ある1つの事象が1つだけポコッと発生することは、宇宙誕生のビッグバン以外にはありません。ですから、ある事象は他の事象の作用によって生じます。これを事象同士の情報伝達とみなすことができます。

　情報が届くことを通信（コミュニケーション）と言います。これには時間がかかります。情報の伝

わる速度は、情報を運ぶ媒体の速度に依存します。手紙は運送トラックや飛行機の速度に従います。電話やファックスは電送の速度に従います。この世界では、どんなものも光の速度を超えて移動することはできません。情報は光の速度以上に速くは伝わりません。2つの物体が同じ時間、同じ空間に存在することはできませんから、2つの事象が影響し合うには時間的遅れが生じます。2つの事象の空間的距離が離れていればいるほど、その影響は時間的に離れます。

時間を縦軸、空間的広がりを横軸とする立体グラフを作ると*、事象は光の速度で囲まれた円錐の中に収まります。光円錐（ライトコーン）と呼ばれます（図1-1）。光円錐は、過去に広がった円錐と未来に広がった円錐が「今、ここ」という頂点で接しています。過去のいろいろな事象が「今、ここ」に作用を結集します。そして、「今、ここ」の事象が光の速度で未来の空間に拡散していきます。

この光円錐の外側の事象は内側の事象に影響しません。つまり、**「今、ここ」の時点では知り得ない過去があり、予測し得ない未来があります。**

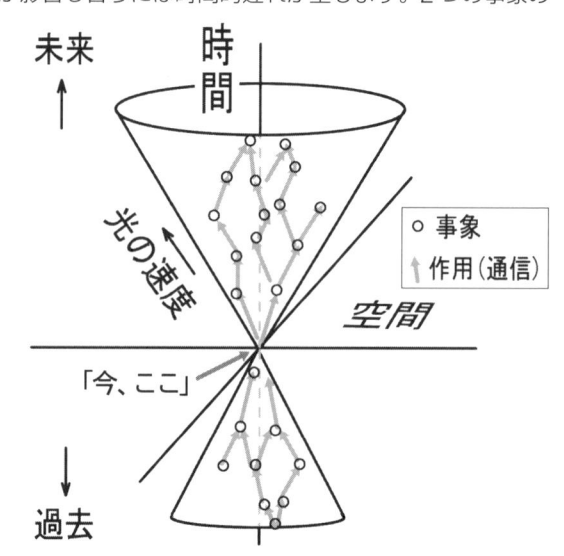

すべての事象は光円錐から出られません
光円錐の外側の事象は「今、ここ」に関係することはありません

図1-1 光円錐

人間の生きている世界 ― 情報円錐

光円錐は、素粒子や宇宙を扱う物理学では当然のものとして理解されていることです。極大の宇宙から極小の素粒子にまで適用できると考えられています。人間の体の中の情報伝達にも、人間同士の情報伝達にも適用できます。

理論物理学の世界では、情報は光の速度で進みます。電話同士は電波の進む速度で交信できます。しかし、人間同士の通信では、記号の伝達→感覚受容体の興奮→脳による解釈→記憶との照合→判断→行動のプラン→実行という多くの段階を踏み、これらを往復で繰り返さなければなりません。人間同士は会話の速度を上げることはできません。そのため、人間同士の通信は電話自体の伝達速度よりも遅くなります。たとえば、病院内のある部署から他の部署への連絡に電子メールが使われるとしましょう。情報は電子メールが届くことで伝わるのではありません。電子メールを読んだ受け手が、その内容を体験に照らして理解し、行動に移したときに、電子メールは情報として作用します。光よりずーっと遅いのです。

---

* 時間と3次元の空間軸を使いますから、本来は4次元空間の図になります。煩雑になるので、視覚的に理解しやすいように3次元で示しています。

以上のことを考えると、「**人間の関係する事象同士の作用の広がりは情報伝達の速度によって決まる**」と言えます。光の代わりに、その人の持っている情報伝達手段の速度で円錐を描き、情報円錐と呼ぶことにしましょう。すると、その人の世界は情報円錐を超えることはありません。離れたところにいる人は、情報円錐の重なるところでしか、お互いの存在を知り得ません（**図1-2**）。相手について、「1時間前には、こうでした」と情報が伝わることはありますが、「今、ここ」の時点で、1時間前のことがそのまま伝わることはないのです。物事についても、同じことが言えます。同じように「今、ここ」で決めたことが、未来に確実に作用するという保証はありません。ですから、**過去の体験、未来への希望、従来の価値観、他人の評価を基準にできませんし、結果を求めることはできません。**

AとBの2人の情報円錐の重なるところで共通の事象を体験できます
その範囲外では存在さえ知り得ません

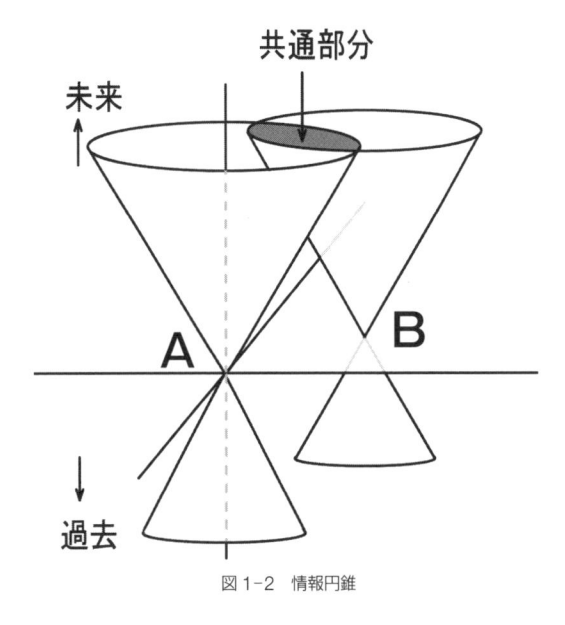

図1-2 情報円錐

情報円錐は、光円錐のようにきれいな形にはなりません。情報伝達手段の種類によって情報伝達の速度が違いますから、円錐は凸凹になります。それでも、光円錐と同じ性質を持ちます。情報円錐の外側の事象は、「今、ここ」にいる人には作用しません。

人間には「今、ここ」の時点で過去のすべてを知ることはできませんし、未来のすべてを予測することもできません。

わたしとあなた

各人がそれぞれの光円錐や情報円錐の中で生きています。同じ屋根の下で寄り添うように生きていれば、重なり合うところは大きいでしょう。たくさんの共通の体験を持てることでしょう。その体験をもとにしてコミュニケーションも深まるでしょう。同じことを体験しているときに、同じ言葉が口から出てくる幸運にも巡り合うでしょう。しかし、それでも、「**わたし**」**の住む世界と**「**あなた**」**の住む世界はまったく違う世界です。**

「わたし」と「あなた」の住む世界がまったく違うということを知っている人は、「今、ここ」を大切にして幸運を楽しむことができます。別々の人生を生きていながら、共感できることを楽しめます。

ところが、「わたし」と「あなた」が共感できて当然と思う人たちは、お互いが思いどおりに相手

を動かそうとして苦しみます。お互いが違う世界に住んでいることを忘れているのです。相手に動いてほしいと思ったときに、相手が動いてくれないことがわかったら、自分が動くことはできます。英語には"If the mountain will not come to Muhammad, then Muhammad must go to the mountain"（山がマホメットのほうに来なければ、マホメットが山に行く）という常套句（じょうとうく）があります。これは、マホメットが神の力による奇跡を見せようと、山に「来い」と叫んだものの山が動じなかったときに、「山が来なければマホメットが行く」とマホメットが言い、山に向かって歩いていったという言い伝えから来ています。英語圏でも、「自分の思ったとおりにならないときには、自分の行動を変えるのがよい」と教えられます。

　介助のためにいっしょに動くことは、とても気持ちのよいことです。それは、そのときしか味わえない楽しさです。介助者と介助を受ける人の2人で作るダンスのようです。動きの芸術です。この芸術は2人の人によって作られます。けっして、どちらか一方が他方に命令してできるものではありません。リーダーとパートナーの関係ではあっても、主人と奴隷ではありません。介助者と介助を受ける人がまったく別の世界に住みながら、いっしょに動く体験をすることで、共通の世界を体験できます。それは楽しいことです。

　介助を受ける人は、命令される人ではありません。介助者が楽しく動くことに協力してくれる人です。お互いがまったく違う世界の住人であることを認めながら、いっしょに動くことを認めたときに、素晴らしい介助が生じます。

未来は決定できない

　光円錐は未来に向かって開いていきます。各人の「今、ここ」から、光円錐は秒速30万kmで広がります。そして、今は存在さえも知り得ないものや人からの情報が、未来には自分の光円錐の中に入ってきます。未来の時点でははっきりわかることも、「今、ここ」では知ることもできません。つまり、未来は決定不可能です。未来については可能性としてしか話すことはできません。言葉にすると「〜かもしれない」となります。

　すべての未来は、「〜かもしれない」で話すのが、物理学に従った表現であり、論理的です。未来（みらい）永劫（えいごう）の愛とか、壊れることのない信頼、死んでも続く友情という概念は、文学的表現としては素晴らしいのでしょうが、現実のものではありません。「君のことを永遠に愛す」という言葉は、「君のことを永遠に愛するかもしれない」という意味しかありません。「おまえはおれの親友だ。いつでも信頼している。死んでも友情は残る」という言葉は、そんな現実がないからこそ、文学的美しさを持っています。愛や友情や信頼は、存在が保証されるものではなく、実行するものです。未来を決定するような表現で語るものではありません。

　将来の「約束をする」という行為は、現在の時点で行われている行為です。それが未来の時点において実行される保証はないことを理解して話している限り、問題ありません。しかし、「約束したことは守られなければならない」と考えたとき、不幸になります。約束したときと実行するときは、違う時点であり場所だからです。状況が違います。

　自分自身の行動でさえ、「決めたときはやる気だったが、そのときになったらやるのが苦痛になった」ということは頻回にあります。いわゆる三日坊主も同じことを意味しています。未来を決定するような言葉を使うことはできますが、未来を決定することは物理的にも人間的にもできません。

未来を決定できないということを理解すると、「決意はいつでも変更できる」ということを認められます。社会的には、約束を守らないと非難されます。しかし、約束は守られることがないかもしれないから、それが実行されたときに高く評価されるのです。約束は守られないことがあるという衆人の認める事実の上に価値を持っています。ですから、状況が変わったり、自分の理解が変わったり、知識を得たりしたときに、かつての決意を変えることはやむを得ません。中国の孔子は「過ちてはあらたむるに憚ることなかれ[*1]」「君子豹変す[*2]」と言いました。君子（高貴で賢い人）は、決意したときと実行するときで状況の違いに気づいたら決意を変えます。

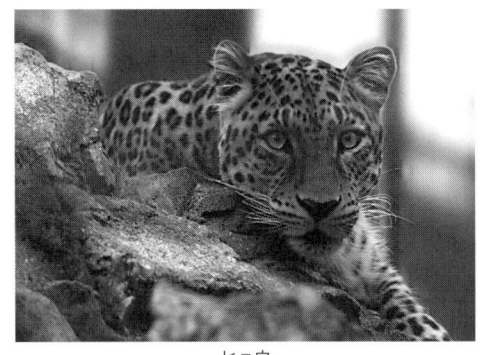

ヒョウ

　決意したときと実行するときで自分の心が変わると気づき、それを許せば、他の人が決意を変えることも許せるでしょう。そうすることが、まともな生き方です。多くの人々が、「一度決めたことは、変えてはならない」と言い張って苦しみます。自分で苦しみを作り出しています。決意を変えることが悪いのではなく、決意を変えた後の処理をしないことがよくないのです。

感覚と思考――「できない」と「やらない」

　「できない」とわかったときは、やらないのが自然です。怠けるのとは違います。皮膚にかかる圧、筋肉にかかる力、心臓の鼓動、呼吸の回数、体温などを感じて統合し、「できない」とわかります。感覚でわかります。

　いろいろな理由を考えて、「できない、できない」と言う人がいます。**行動する前から「できない」と主張する人は、感じることから判断せずに、記憶に基づいて思考しています。「できない人」ではなく、「やらない人」です。** このような人は、「感覚と思考の違い」を学習しなければ、「できる」ようにはなりません。

優しさと丁寧さ

　介助についての従来の教育では、「介助される人の身になって感じて、優しく介助しましょう」と教えられます。アウェアネスと感覚を基本にした介助では、このような「優しさ」を求めません。

　ある介助が優しいか否かを判定するのは介助を受ける人です。「あの人は優しい」と言われる人は優しいかもしれませんが、「わたしは優しい」という人は優しくありません。優しさは、介助者が介助している間に感じられる判定基準ではありません。介助者は、自分の介助が優しかったか否かを知ろうとすれば、介助を受けた人に「優しかったですか？」と聞かなければなりません。「優しいか否か」の判定は、必ず介助の後で行われます。

[*1] 「論語」より。
[*2] 「易経」の中に、「君子は豹変し、小人は面を革む」とあります。豹（写真参照）は季節が変わると紋様ががらっと変わるといわれます。これに基づいて、「君子は状況や知識の獲得の具合に応じて、自らの考えや態度や行動を、豹の紋様の変化と同じようにがらっと変える。しかし、小人（人間としての器の小さい人）は表面を繕うだけである」という意味を表しています。

また、「優しさ」は介助を受けた人が考えて行う判定ですから、人によって優しさの基準は違います。介助を受けた人が、どのような体験をしてきたかによって、優しさの判定は変わります。「優しさという判定」には介助者の能力を超えたものが入り、介助の質に直接関係しないものが大きく関与してきます。**「優しさ」を基準にする限り、介助者はいつまでも上達しません。**

　介助しているときに、介助者自身が常に感じていられるものがあります。「丁寧さ」です。**介助者が、自分自身の出す力とその速さを感じ、「丁寧か否か」を判定できます。**大きな力で速く行う介助は乱暴です。速くて強い力は介助者自身の体を壊します。介助を受ける人もついていけないでしょう。**介護福祉士や看護師や理学療法士の職業病といわれる腰痛は、仕事熱心なために起こるのではなく、自らの体にかかる力を感じない鈍感さに起因します。**乱暴な介助をしたから腰を痛めるのです。

　小さな力でゆっくり行えば、介助を受ける人はついていけるかもしれません。もし、「介助を受ける人がついてきていない」と介助者が感じたら、もっと遅くすればよいのです。介助者が「今、ここ」で感じていることをもとにして、自分のやりたい介助と実際に起こっていることの差に気づき、その差を小さくするように動きを変えることで、丁寧な介助ができます。**丁寧さは「感じること」と「気づくこと」で得られます。**

　従来の介助教育で求められていた「優しさ」は、実際に介助しない人が観念として考えたものです。現場で自分の体で感じたものをもとにすれば、大切なものは「丁寧さ」です。「優しさ」は自分で感じられません。それは介助を受ける人の下す評価だからです。「丁寧さ」は自分の動きを感じて判定できるものです。介助しているときに瞬時に自分の動きにフィードバックできます。**「優しさ」は思考の産物であり、「丁寧さ」は感覚の産物です。**困っている人に必要なものは「丁寧な介助」であり、その基盤は感覚と気づきです。

希望と期待

　多くの人が「希望を持つことはよいことだ」と思っています。また、「期待する気持ちが幸せにつながる」と思っています。しかし、希望とは「今、ここ」にないことを考えることです。期待とは「今、ここ」で起こっていないことを考えることです。「希望も期待も、『今、ここ』の現実ではなく、考えていることである」と理解しているなら有用です。希望や期待と現実がずれていることを感じて、自分の行動を変えていくことができます。すると、希望や期待が実現する可能性は高まります。しかし、**希望や期待をして、「今、ここ」で起こっていることを感じることなく、ただひたすらがんばるだけの人がいます。このような人が望みどおりの結果を得る可能性は極めて低いです。**たまたま、うまく達成する人もいます。多くの人が、たまたまうまく達成した人の成功談を手本にします。そして、希望と期待を抱き、がんばります。たいていの場合、望みどおりのものは得られず、失望と絶望が来ます。

　希望と期待は、「よいもの」ではありません。希望と期待は、「今、ここ」にないものを想像することです。ですから、実現したら幸運だという理解の下(もと)に目標にするのが妥当です。そのような使い方であれば、極めて有用です。**希望と期待がよいのではなく、「希望と期待を上手に使うこと」がよいのです。**

　上手に動けない人が「早くよくなりたい」と言って力を入れているのを見たときには、「早くよくなることを望むなら、先のことではなく、今のことを丁寧にしましょう。**先のことを考えてばかりで、今のことを丁寧にやらなければ、先のことも望んだようにはなりません。**『今、ここ』でできること

を丁寧に行えば、今よくなるだけはよくなります。先のことを考えることは悪いことではありませんが、『今、ここ』を忘れることはよいことではないかもしれません」と話してあげると、物理学に矛盾しない人生を提供できます。

優秀でなくてもよい

現代人は、子どもの頃から「優秀であれ」と言われて育ってきています。赤ん坊のときには隣家の子どもより早く寝返りをできるようになることが、幼稚園では聞き分けのよい子どもであることが、小学校では運動会で1等になることが、中学校ではピアノコンクールで入賞することが、高校では難関大学に入学することが望まれます。社会に出ても「他人より優秀でなければ意味がない」と言われます。しかし、他人より優秀な人がいるということは、劣る人がいるということです。単に何らかの基準を作って、その基準によって人間の間に境界線を引いているだけです。その境界線の右側は優秀とされ、左側は優秀でないとされます。

ところが、違う基準を使えば、境界線もまったく違うものになります。小学生では、計算能力、記憶力、野球の能力、ジャンプ力、絵を描く能力、楽器を演奏する能力などの様々な基準で境界線を引くことができます。これらの能力は年齢を積み重ねていくと変わってきます。つまり、「優秀」は変質します。「優秀」という評価は絶対的なものではありません。今、優秀とされる人が、その後も優秀である保証はありません。優秀というのは単なるラベルに過ぎません。

しかし、このラベルの獲得に躍起になり、獲得できなければ、「自分は価値のない人間だ」と落ち込む人がいます。また、ラベルを獲得できなかった人を蔑む人がいます。両者とも結果的に自らを苦しめます。

わたしたちは優秀でなければならないということはありません。何らかの基準を超えなければ価値がないということはありません。大切なのは、「今、ここ」で起こっていることを感じ、それに対して自分のできることを丁寧に行うことです。

驚きと感謝と小さな違い

希望や期待どおりに物事が進むことはまれです。すこし行ってから結果を見て、行動に修正を加えます。結果を見て行動に修正を加えることをフィードバック・コントロールと呼びます*。フィードバック・コントロールを細やかに行うことで、希望や期待に近い結果が得られます。介助はフィードバック・コントロールの連続です。困っている人を一方的に動かすことは押しつけです。介助ではありません。困っている人を手助けしようとするときには、介助を受ける人の動きに合わせて、介助者が自分の動きを修正しなければなりません。**フィードバック・コントロールにより細かく修正することで、お互いが楽に動くことができます。**

いつも介助者の期待どおりに動ける人に介助は不要です。介助者が修正を加えることなく、介助を受ける人が期待どおりの動きをしてくれることはまれです。ですから、**介助を受ける人が介助者といっしょに楽に動いてくれたときには、介助者は素直に驚きを表現するのがよいです**。たいていは「すごいね」の一言が出ます。もし、介助を受ける人が抵抗していたら、介助者はとてもつらい体験をしな

---

* 人間の行動とフィードバックの関係を研究する学問が行動サイバネティクスです。フランク・ハッチとレニー・マイエッタは、アメリカのK.U. スミスの下で行動サイバネティクスを学び、人の動きを言語化するツールとしてキネステティクスを創始しました。

ければならなかったのですから、介助者は楽に動けたことを感謝したくなるでしょう。たいていは「ありがとう」の一言が出ます。めったに体験できないことが実現したのですから、「有り難い」のです。

それから、介助者はいっしょに動いているときに自分が感じた感覚を素直に話すのがよいです。そうすることで、介助を受ける人は自分が行った動きを言語化でき、次の機会にはその言葉を思い出してさらに上手に動くことができるようになります。

このような介助を見て、「褒めて伸ばす」と考える人もいます。しかし、それは誤解です。「褒める」ときには、介助を受ける人に対して何らかの評価基準や価値観というスケールを当てています。褒める基準や方向性があります。褒めないときは褒める基準に達していないということです。**褒めることは思考の産物です。しかし、驚くことは感覚の産物です。**「うわっ、とても楽だ！」というのが驚きです。その驚きが「すごいね」になります。介助を受ける人の動きの中に、小さな変化を見つけたときにも驚きます。また、骨と皮のようになり筋肉が少なくなった人が、自分で起き上がったり、靴を履いたりしたときにも驚きます。驚きは「今、ここ」で起こっていることの中に、介助者が何らかの発見をしたときに生じます。基準も方向性もありません。小さな発見ができるようになれば、自分が朝、静かに目覚めたときにでも驚くことができます。子どもは、ありふれた道端の草にも興味を持ち、じっと見つめています。同じ簡単なおもちゃでずっと遊んでいます。周囲の大人が気づかないような小さな違いを次々と発見しています。

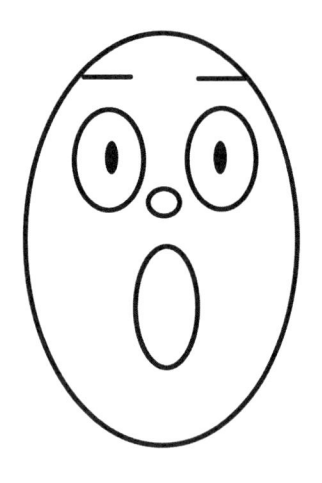

介助を受ける人は、たいていの場合、自分に起こっている小さなことを発見できません。多くの人は、小学校に入って知識を詰め込む教育を受けることで、「小さなことを感じることはつまらないこと」として捨てさせられてきているのです。しかし、**介助者には、この「小さな違いに気づく」という能力が大変に役立ちます。介助を受ける人自身の気づいていない変化を驚きとともに言葉にしてあげることで、介助を受ける人は自分の行動にフィードバックをかけ、動きを学習することができます。**日常生活の介助の場面が学習環境になります。これが真のリハビリテーション＊です。

真善美に頼らない

人間は生まれたときから**社会**の中で育ちます。社会の大きさは変わります。家庭、保育園、幼稚園、小学校、中学校、高校、大学、会社、地域社会、国家、世界と広がります。それぞれの社会の中に、世界観、掟（おきて）、価値観という**概念**があります。それらの概念に従っていると、真理をついているとか、よい人であるとか、美しいと評価されます。しかし、それらが永遠に正しいとは言えません。

天動説の社会の中では、地動説を唱えたガリレオ・ガリレイは誤った考えを広めようとする偽りの人でした。

かつてユダヤ教徒は、キリストを神を冒瀆（ぼうとく）する悪人として殺しました。キリスト教を盲信する人々は、イスラム教を悪の宗教とみなして攻撃します。極端なイスラム教徒は、他宗教の国を悪魔と見てテロ攻撃します。

＊ "rehabilitation" とは、"re-"（「元へ」「反対へ」という意味の接頭辞）と、"habitus"（「生活」という意味の言葉）の複合語です。「病気やケガとは反対向きに、生活の方向に向かうこと」です。日常生活動作を自分でできるように介助することは「生活に向かうこと」そのものを支援しています。

ギリシャ文明以後、皮下脂肪ののったふっくらした女性が美人と見られていましたが、第2次世界大戦後はやせて頬骨のはっきりした口の大きな女性が美人と見られることが多くなりました。

　これらの事実は、真善美というものが社会の慣習的評価、文化であることを示しています。真である、善である、美であるとみなされたものは、次の時代の文化では、ともすれば偽であったり悪であったり醜であったりすることを歴史は示しています。

　真善美は、人間が体の感覚で感じるものではなく、脳の中で考えて判定しているものです。判定の基準は社会から受けた教育の中で培われています。異なる文化の社会では異なる真善美があります。自分たちの持っている真善美を相手に押しつけると、けんかになります。文化と文化がけんかすると、国家間の争い＝戦争になります。**「真善美は社会から受けた学習により各人の中に作られた基準による判定結果であり、一定普遍のものではない」**ことを認めると、その判定基準を使う社会の中で生きるのが容易になります。別の社会に行けば別の真善美があることも認められます。時代の変化にも容易に従えるでしょう。真善美が永遠不変のものであると考える人は、自らの思い込みや偏見に苦しみます。

介助の中の美

　同じものを見て美しいと言う人もいれば、そんなことはないと言う人もいます。対象物の中に美はありません。英語の格言では"Beauty is in the eyes of beholders"（美は見ている者の目の中にある）といわれます。美しいというのは、見ている人の判断や評価です。ですから、美術鑑定家や骨董店主になるためには、長い修行の時を必要とします。美術界や骨董界で適正と考えられている基準を身につけるためです。

　アウェアネス介助の哲学は、美について否定はしません。きれいなものが網膜に映ったときに視細胞に適度な刺激を与え、視神経の興奮から脳の後頭葉の視覚野に伝わります。このプロセスで脳全体が刺激されます。余計な興奮をしていた部分は抑制されます。緊張の足りなかった部分には緊張が生じるでしょう。このようにして体全体の緊張が調整され、呼吸が楽になります。心拍も安定します。消化も促進されるでしょう。安楽な状態になります。これが「ああ、きれいだ」と思ったときに起こることです。この**「きれい」が記憶と照合され、評価されて、「美しい」と記憶されます**。この記憶が次回の視覚刺激のときの評価に使われます。こうして、条件づけられます。

　自分の目に入ってくるものを感じる前に、評価を記憶にすり込まれることがあります。学校で美術史を習ったりすると起こります。写真を見せられ、「これが○○の作品です。美しいのです」と教えられると、実物ではなく○○という名前が「美」の基準になります。こうして、半可通が生まれます。美術品詐欺に引っかかるようになります。

　音楽も同様です。耳に入る音の連続から、自分の体がどのように反応するかを感じられる人は、楽しめるでしょう。でも、**すぐに言葉にして評価する人は、音を楽しむ「音楽」ではなく、音についての知識を競う「音学」を学習します。**

　介助のときには、光や音とともに体の動きを感じています。**気持ちのよい動きができれば、介助の中に自分だけの「美」を見出すことができます**。相手も同じように気持ちよく動いてくれれば、自分の「美」が相手に伝わったように見えます。ありがたいことです。このレベルになれば、介助は芸術になります。科学的な介助と呼ばれるものは楽しくありません。分析に走らず統合を求めて芸術にすることが、アウェアネス介助の求めるところです。

介助を「愛」で語らない

　「愛」という実体はありません。「愛」とは、ある事象を周囲から観察した人が、その事象を抽象化して表現する言葉です。たとえば、夫を亡くした妻が泣いているのを見た人が、「ああ、あの女性は夫を愛していたんだね」と言ったとします。話した人の口にした「愛」という言葉の意味は、「夫を亡くした妻が泣いている」という事実を指しているに過ぎません。観察した事実に「愛」という言葉を貼りつけただけです。

　テレビを見ていて勉強しない子どもの頭を、「勉強しなさい」と言って親がたたき、子どもが泣いたとしましょう。そばにいた人は子どもを慰め、「君の親は君のことを愛しているから、たたいてまで勉強させようとしたんだ」と言うかもしれません。しかし、そのときの「愛」は、「親が子どもをたたいた」という事実の理由づけでしかありません。

　家族愛、人類愛、国に対する愛……、いろいろな「愛」がありますが、共通する定義は見つかりません。「愛」という言葉が出たときには、それは観察した事実に貼ったラベルだと考えると理解しやすくなります。

　「愛」というものは結果につける言葉です。「愛」があるから、ある行動が行われるのではありません。家族愛があるから家族を大切にするのではありません。家族を大切にした事実を体験したときに、「家族愛があったね」と言うのです。夫婦愛があるから仲良くするのではありません。長年仲良くしていた事実に対して「夫婦愛があったね」と言うのです。親の愛があるから子どもを大事に育てるのではありません。親が大事に育てた人を見たときに「親の愛があったね」と言うのです。

　「愛」が後づけの言葉であることを理解すると、介助を「愛」で語ることはできなくなります。「愛があるから介助する」とか「家族だから愛情豊かに介助しなければならない」と言うことはできないのです。逆に言うと、愛がなくても介助を丁寧にすることができます。アウェアネス介助では「愛」を理由にはしません。

宗教と「今、ここ」

　宗教は神や仏に対する帰属を強制します。宗教の持つ習慣的な価値観で個人の行動をコントロールします。行動の中心は「今、ここ」に存在する人間ではなく、過去の神仏の教えや慣習です。アウェアネス介助とは相容れないものがあります。アウェアネス介助は敬虔（けいけん）なクリスチャンやイスラム教徒には向いていません[*1]。

介助を受ける人と家族

　わたしとあなたが違うように、介助を受ける人とその家族はまったく違う人格であることを忘れてはなりません。家族とは社会学や法律により規定されるものであり、絶対的な存在ではありません。家族の望みと本人の望みが食い違うことは珍しくありません。家族から何らかの要望が出たときは、本人の考えを聞くことが必要です。個別性を認めるというのは、「たとえ家族の要望であろうと、本人の意志に沿わないことはしない」ということです[*2]。

コラム 人生を神から取り戻す哲学

　フランスの哲学者ルネ・デカルトは、真理の探究を「すべてのものを疑う」ことから始めました。感覚は信頼できないものだとして、その価値を否定しました。ただし、「すべての存在を疑っているという自分の存在」だけは疑い得ないものと考えました。そして、自分の存在から三段論法で神の存在を証明し、神の御心に沿うのが正しいとしました。結局、自分の存在をないがしろにしてしまいました。

　プロイセン王国のイマヌエル・カントは「人間は感性、悟性、理性の3つで世界を認識している」と考えました。感性と悟性は生まれながらに備わっていて、悟性によって感性や理性によらず物事を理解できると考えました。この悟性の存在を認めると、ある人が生まれてから育った世界による外的規範を鵜呑みにすることになります。結局、カントも神の存在を否定できず、自分を見失いました。

　絶対神の存在を認めると、絶対神の御心に従った「正しい生き方」をしなければなりません。「〜であるべきだ」「〜しなければならない」という制約が大きくなります。心の安寧を提供するはずの神が、実生活での制約を与え、苦しみを作り出していました。ヨーロッパの哲学は、その文化風土であるキリスト教から長い間逃れられませんでした。

　しかし、19世紀末、ドイツのフリードリヒ・ヴィルヘルム・ニーチェは、その著書『ツァラトゥストラかく語りき』の冒頭で「神は死んだ」と述べ、神が人間を支配するという考えの時代は終わった、人間こそが人生の主体であると主張しました。ここから、フランスのジャン・ポール・サルトルの実存主義につながり、神から解放された哲学が出てきました。アウェアネス介助の哲学の一部は、この流れを受けています。

　中世ヨーロッパは、神の定めた「正しい生き方」をするための「〜すべきだ」「〜せねばならぬ」という「べき・ねばの呪い」にあふれ、人間が苦しんでいました。現代社会もこの呪いにかかっています。神の代わりに常識、良識、良心、正義などという言葉が使われます。「子ども（親）だから、〜すべきだ」「家族（友人）だから、〜せねばならない」という言葉になって表れてきます。アウェアネス介助の哲学では、これらの呪いに疑問を持ち、「今、ここ」で感じていることを整理することから、楽しい介助を始められると考えています。前出の「優秀でなくてもよい」の項目で述べたことは、その一例です。

01　アウェアネス介助の哲学

＊1　アウェアネス介助の哲学は仏教哲学の影響を受けています。仏教哲学と仏教は異なります。ゴータマ・シッダルタはシャカ国の王子でしたが、国民と妃と子どもを捨てて修行の旅に出ました。悟り（アウェアネス）を得て仏陀となり、シャカ国の国民よりはるかに多くの人々に悟りに至る道、仏教哲学を示しました。彼の死後、弟子たちが聞き覚えていた仏陀の言葉を集めて教典にまとめ、仏教という宗教を作りました。ちなみに、キリストは家族を捨てて弟子と共に教えを伝えていきました。キリストは法王も修道院も牧師制度も作りませんでした。キリストの死後、弟子のパウロがキリスト教という宗教を作りました。

＊2　家族については、「システムとサイバネティクス」の章 でも解説します。

基礎知識

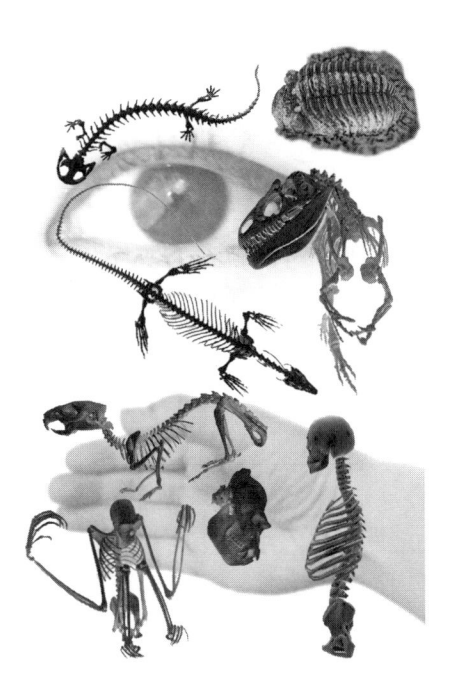

Where we are not able to come to a true perception of our own body, we are also unable to perceive the bodies of others.

Paul Ferdinand Schilder

自分自身の体をちゃんと認識できなければ
他の人の体も認識することはできない。

ポール・フェルディナンド・シルダー
（心理学者）

(The Image and Appearance of the Human Body: Studies in the Constructive Energies of the Psyche, International Universities Press, 1935.)

02 感じる解剖

　この章では、体の構造について説明します。理解のためのツールは、あなたの「感覚」です。
　人間は生きていくために、自分の体を使わなければなりません。毎日の生活で自分の体を使うときに、筋電図を見ながら筋肉を調節することはできません。X線写真を撮りながら骨を動かすこともできません。コンピュータで荷重計算をしながら楽な体位をとることもできません。しかし、あなたは生きている限り、**動きの感覚と接触の感覚**を使えます。動きの感覚と接触の感覚は、「重さ」としても感じられます。「力」としても感じられます。ときには、「温かさ」や「大きさ」としても感じられるかもしれません。しかし、体を動かすときの基準となる感覚を表現する正確な用語はありません。

　2人の人がある動きをいっしょに行うと、共通の感覚を体験できます。感覚を共有できるかもしれません。その体験に同じ言葉をつけることで、共通の用語ができます。すると、その言葉を話すときに、そのときの体験で生じた感覚を思い出せるようになります。**言葉の「意味」とは、他の言葉で定義されるものではなく、思い出される共通の体験全体のことです。**このようにして、体験から言葉の意味を学習させる教育方法を「体験セミナー」と呼んでいます（**図2-1**）。

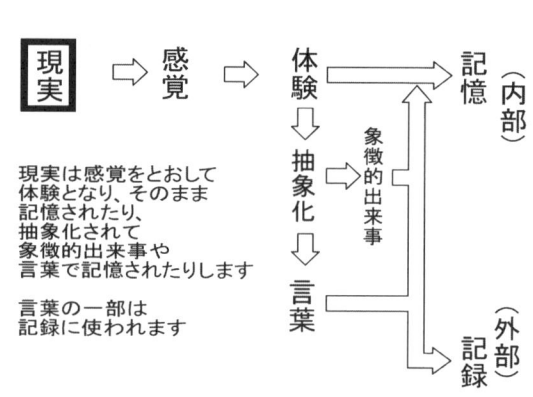

現実は感覚をとおして体験となり、そのまま記憶されたり、抽象化されて象徴的出来事や言葉で記憶されたりします
言葉の一部は記録に使われます

図2-1　体験から言葉の意味を学習する

　実は、わたしたちが子どものときから言葉を覚えてきたプロセスが「体験セミナー」そのものです。「はい、リンゴを食べて」と言いながら、母親がリンゴを差し出したときに、わたしたちは、目の前に出された「赤い丸いもの」を「リンゴ」という言葉で呼ぶことを学習しました。
　また、「トイレでオシッコしよう」と言われ、トイレに連れていかれて排尿したときに、「トイレ」と「オシッコ」という言葉を覚えました。排尿して褒められました。しかし、また褒められようと居間でオシッコして見せようとし、「ここでオシッコしないで！」と叫ばれトイレに運ばれたときに、「トイレ」と「ここ」は違うものであり、オシッコをすることではなくトイレでオシッコすることが褒められるのだと学習しました。このように、わたしたちは体験から言葉を覚えます。
　わたしが医学生のときに使った解剖学の教科書には、事実が列挙されていました。ただ言葉を覚えるだけが解剖学でした。実習とは、たとえば骨を見て、そこにある出っ張りや凹みの名前を覚えることでした。「何に役立つか」とか「何に使われるか」とか「どのように感じられるか」ということは、まったく調べませんでしたし、知ることを求められもしませんでした。ですから、医師でも体のまともな使い方や感じ方を知らない人は多くいます。
　この章では、「実験」をもとにして、あなたに「自分で感じる」チャンスを提供します。そのうえで、

体の構造がどのようになっているのか、どのような使い方ができるのか、といったことを示していきます。ただし、それらはすべて「例」でしかありません。あなたの動き方はわたしとは違いますし、あなたの毎日の生活は毎日違うのですから、同じことを行っても違う感じ方をします。逆に言うなら、「楽だ」と感じたければ、そのときそのときで違う動き方をしなければならないかもしれないということです。

　この章には、正しいことは書かれていません。正しくないことも書かれていません。正しいとか正しくないということではなく、「自分が楽かどうか」が大切なのです。この章の目的は、自らの楽な動きを見つけるための助けとなることです。

　本文中には、「〜かもしれません」という表現が頻出します。人間は一人ひとり感じ方が違います。その人の体験やそのときの状況により気づくものが違います。ですから、一人ひとりの感じるものについて、わたしが断言することはできません。この章で提供される「実験」や「感じること」に基づく解剖は、「感じる」可能性を示すことしかできません。可能性であることを明示するために、「〜かもしれない」という一見不正確な表現をします。一人ひとり違う感覚について記述する場合、「〜かもしれない」という表現が最も客観的で科学的な記述方法なのです。

　解剖学用語にもこだわりません。医学の解剖学よりも、素人にも読める解剖学を目指します。

　また、体験から学習するという方法については、友人であるフランク・ハッチ氏とレニー・マイエッタ氏のキネステティクスのセミナー、かさみ康子氏とエレン・ソロウェイ氏のフェルデンクライス・メソッドのセッション、石井ゆり子氏と西岡寛氏から受けたアレクサンダー・テクニークのレッスン、ジュディス・ウィーバー氏のセンサリー・アウェアネスのセミナー、平田継夫氏から受けたロルフィングのセッションが役立ったことも申し添えておきたいと思います。

　なお、この章を執筆するにあたっては、以下の文献を参考にしました。

- 坂井建雄・松村讓兒監訳：プロメテウス解剖学アトラス—解剖学総論/運動器系，医学書院，2007．
- 坂井建雄・大谷修監訳：プロメテウス解剖学アトラス—頸部/胸部/腹部・骨盤部，医学書院，2008．
- 坂井建雄・河田光博監訳：プロメテウス解剖学アトラス—頭部/神経解剖，医学書院，2009．
- バーバラ・コナブル著，片桐ユズル他訳：音楽家ならだれでも知っておきたい「からだ」のこと—アレクサンダー・テクニークとボディ・マッピング，誠信書房，2001．
- バーバラ・コナブル著，小野ひとみ訳：音楽家ならだれでも知っておきたい「呼吸」のこと—豊かに響き合う歌声のために，誠信書房，2004．
- Blandine Calais-Germain：Anatomy of Movement（Revised Edition），Eastland Press，2007．
- Blandine Calais-Germain，Andrée Lamotte：Anatomy of Movement：Exercises（Revised Edition），Eastland Press，2008．
- Thomas W. Myers：Anatomy Trains：Myofascial Meridians for Manual and Movement Therapists，2nd ed.，Churchill Livingstone，2008．
- Moshe Feldenkrais：Body and Mature Behavior：A Study of Anxiety, Sex, Gravitation, and Learning，Frog Books，2005．
- Esther Klein-Tarolli：Bewegtes Lagern．

●頭から首の動き─頭

うなずく

実験 うなずく・・・

ゆっくりと小さくうなずいてみてください。
自分の頭が「どこで動いているのか」「どのように動いているのか」を感じられますか？

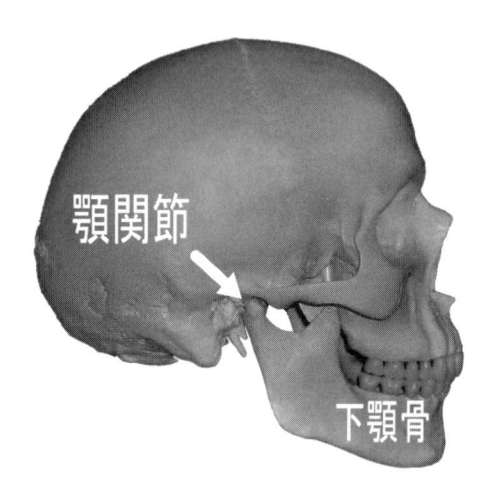

・・・

頭の骨全体をまとめて頭蓋と呼びます。頭蓋は、上顎骨や頬骨などの骨がくっついてできています。

頭蓋には関節があります。一つは顎関節です。下顎骨、いわゆる「顎の骨」が頭蓋についています（図2-2）。口を開けてみると、下顎は上下によく動きます。前後左右にもすこし動きます。

図中の白い線で囲んだ2か所は、後述する環椎と頭蓋の接する関節です。この2か所を後頭顆と呼びます。この後頭顆は表面を軟骨で覆われた滑らかな高まりで、左右一対で一つの関節面を作っています。この高まりが、環椎の関節面とすり合うように動きます。両側の後頭顆を結ぶ直線は、耳の後ろの硬い出っ張りにぶつかります。この出っ張りを乳様突起と呼びます。

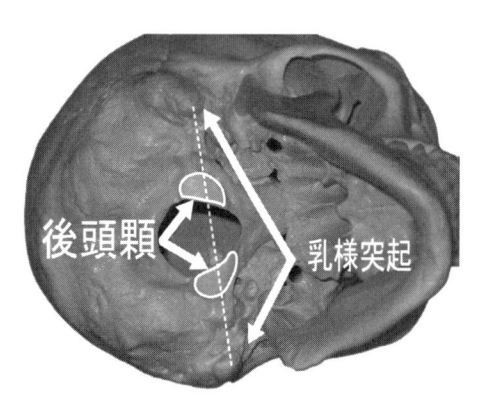

図2-2 頭蓋

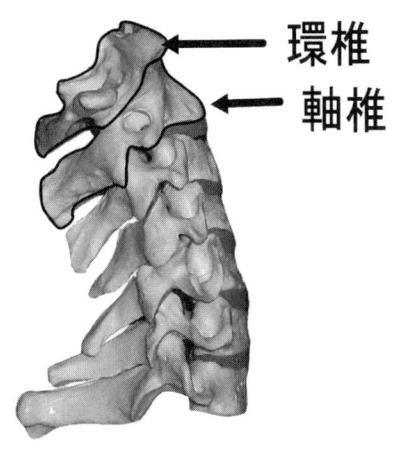

頭蓋は、いわゆる首の骨、解剖学では**頚椎**と呼ばれる骨の上に乗っています。上から2つの頚椎は特殊な形をしているので、一番上の頚椎を**環椎**、2番目を**軸椎**と呼びます（図2-3）。

図2-3 頚椎

環椎の位置

頭の真後ろの骨に小さな出っ張りがあります。これを外後頭隆起と呼びます。また、鼻の下に凹みがあります。これを人中（にんちゅう）と呼びます。人中から外後頭隆起への直線を引くと、後頭顆（こうとうか）の下を通り、環椎に当たります（図2-4）。

自分の頭の中で環椎がどの位置にあるのか、想像してください。環椎は、人中から外後頭隆起へ引いた直線と両方の耳の後ろにある乳様突起（にゅうようとっき）を結ぶ線の交わった辺りにあります（図2-5）。

上から2番目の頚椎である軸椎は、環椎の真下にあります。

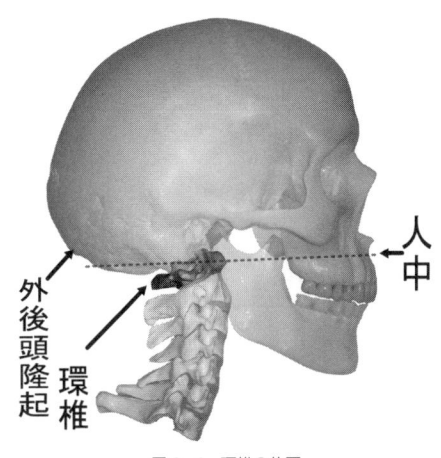

図2-4 環椎の位置

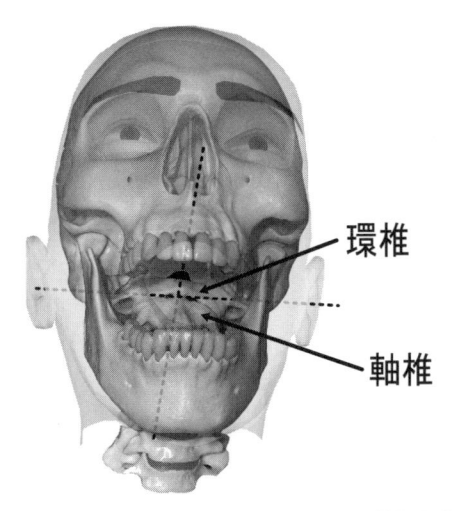

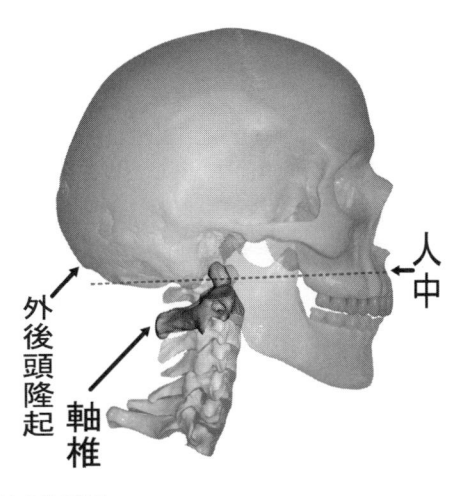

図2-5 環椎と軸椎の位置

うなずく動きの起こっているところ

環椎と後頭顆の間の関節を環椎後頭顆関節と呼びます。うなずくときには、環椎後頭顆関節の関節面がすり合うことで、頭が前後に傾きます。図2-6を見て自分の頭に触れてください。

耳の後ろを触ると、下に向かって出っ張った骨があります。先ほどから名前の出てきている乳様突起です。両方の乳様突起に指先を当てて、ゆっくりと小さくうなずいてください。首と頭の境目で動いていることがわかるでしょう。

首を両手で押さえても、うなずくことができます。うなずく動きは、首ではなく「首と頭の境目」で起こっているからです。上下約15度の範囲は、環椎後頭顆関節で動きます。

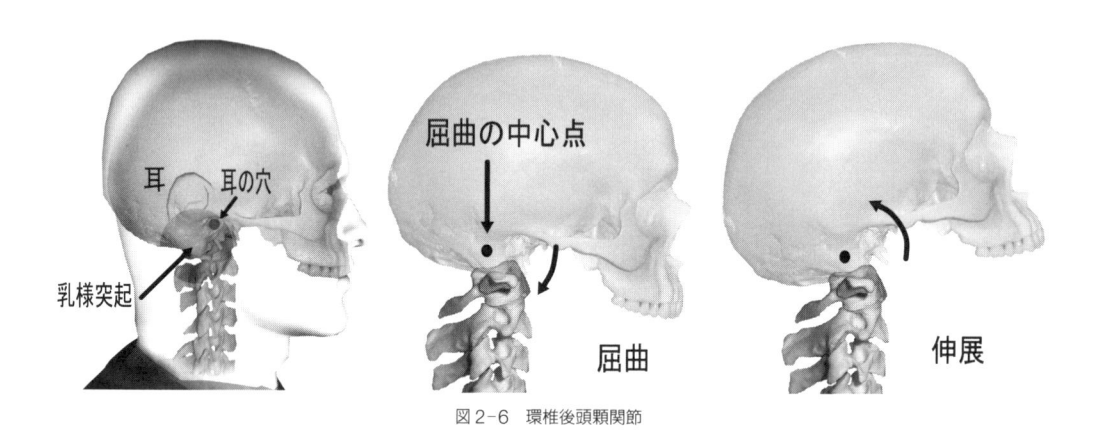

図2-6 環椎後頭顆関節

頭をかしげる

実験 小首をかしげる

「あれっ、それはどうかな？」と疑問に思って、いわゆる「小首をかしげる」とき、頭を「どこから」「どのように」動かしているでしょうか？

小首をかしげるときには、まず頭を横に傾けます。このときも、頭は環椎後頭顆関節で動いています。

環椎と後頭顆の間の関節は、すり合わされている面がラグビーボールのような楕円体の一部になっています（図2-7）。このような関節は、2つの方向に傾くことができます。この楕円体の関節面のおかげで、頭を前後と左右に傾けることができます。左右には、それぞれ6～7度傾けることができます。

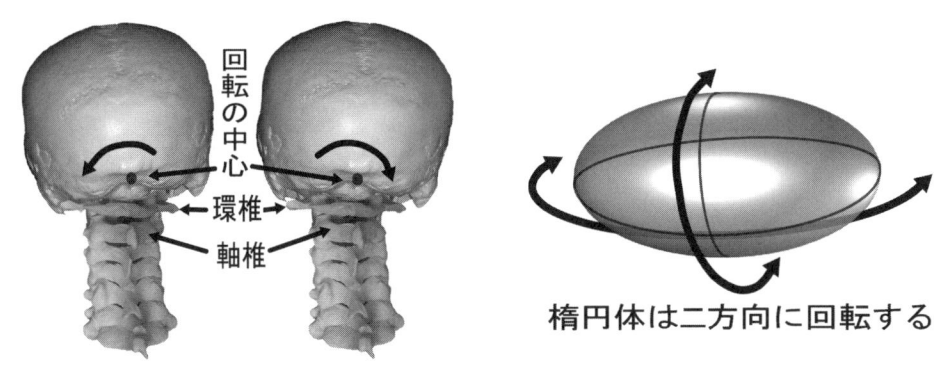

図2-7 頭をかしげる動き

両手で首を押さえて、頭を動かしてください。回転の軸は、人中（にんちゅう）から後頭辺りを結ぶ直線になります。どうです？　その軸を中心に左右に傾きますよね?! 映画で女性が小首をかしげている魅力的なポーズは、この関節の動きです。

頭を横に振る

自然に頭を横に振ることができますか？

多くの人が「自然に動いている」と思っていますが、たいていは自然ではなく習慣的な思い込みのぎこちない動きです。しかし、頭の動きをここまで理解できたら、「はい」とうなずくこと、「あれっ、どうして？」と頭をかしげることが自然にできるようになっているでしょう。

実験　頭を横に振る

「いいえ」と頭を横に振るとき、頭は「どこで」「どのように」動いているでしょうか？

うなずいたり頭をかしげるときに使う環椎と後頭顆（こうとうか）の間の関節では、回転はできません。「いいえ」と頭を横に振るときの頭の回転は、環椎と軸椎の間で生じています（**図2-8**）。

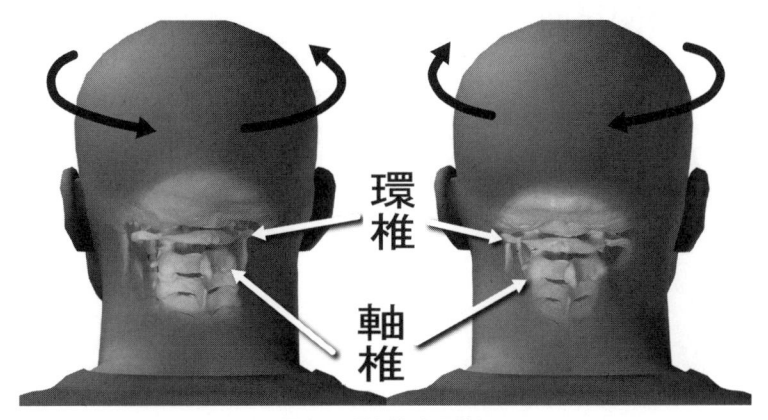

図2-8　頭を横に振る動き

02　感じる解剖　61

両方の乳様突起のところに指を当てて「はい」とうなずき、そのとき頭が動く関節の位置を感じてから、指先を乳様突起の下にずらして、「いいえ」と頭を横に小さく振ってください。**うなずく動きと違うレベル**で動いているのが感じられるでしょう。

鼻と上唇の間の溝（人中）と、後頭部の出っ張り（外後頭隆起）の下に指先を当てて、同じ動きをしてください。頭の回転の中心が感じられましたか？　**かしげる動きと違うレベル**で動いているのが感じられるでしょう。

環椎と軸椎

頭の回転は、頚椎の1番目である環椎と2番目である軸椎の間で起こっています（**図2-9**）。左右40度くらいまで動かすことができます。頭を楽に回せることを確かめてください。

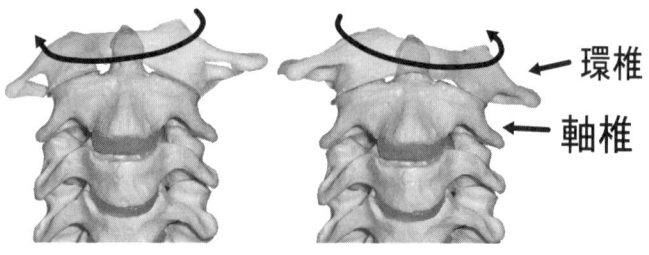

図2-9　頭の回転

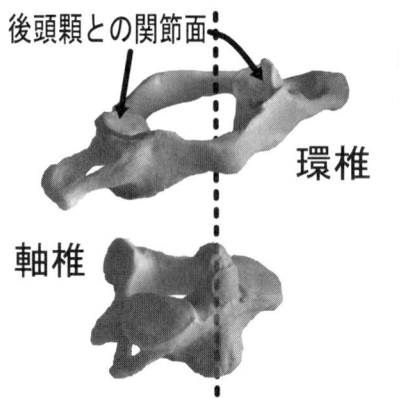

環椎は、環になっているので環椎と名づけられました。軸椎の出っ張りが環椎の環の中に突っ込んでいます（**図2-10**）。

図2-10　環椎と軸椎

軸椎の真ん中には出っ張ったところがあります（**図2-11**）。回転の軸になる出っ張りがあるので、軸椎という名前がつけられています。環椎は、この軸椎の出っ張りを軸にして回ります。この軸を中心とした回転が、頭の回転になります。

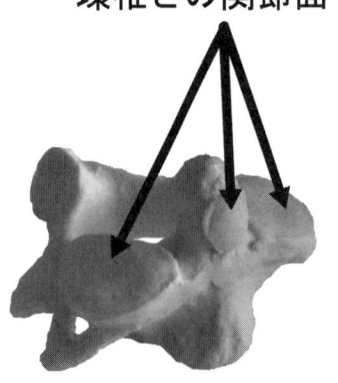

図2-11　軸椎

基礎知識

発生生物学的に見ると、軸椎の軸は環椎の椎体本体に相当します。つまり、環椎は椎体と周りの環の部分に分かれ、椎体本体は下の軸椎といっしょになり、環の部分が元の椎体の周りで回っています（図 2-12）。

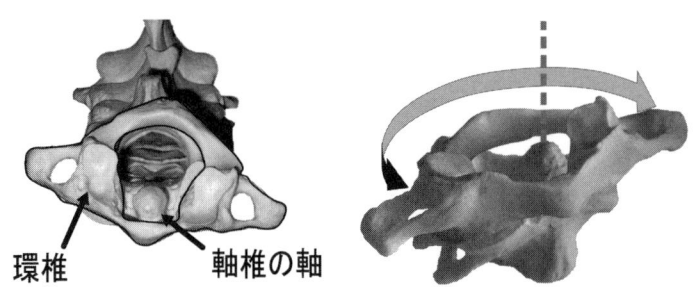

図 2-12　環椎と軸椎の関係

後頭顆と環椎と軸椎の 3 つの間にある関節をまとめて、後頭環椎軸椎関節（環椎後頭顆関節と環椎軸椎関節）と呼びます。頭を動かす小さな動きは、環椎後頭顆関節と環椎軸椎関節で生じています。

さて、ここまでを理解したら、思い込みの動きではなく自然な動きで「はい」とも言えるし、「どうかな？」と頭をかしげることもできるうえ、「いいえ」と否定もできるでしょう。

頭の後ろの筋肉

ここまで見てきたように、頭は首の上でいろいろな動きをします。この動きは、首の骨から頭につながっている筋肉の働きによります。

後頭部から首にかけて、たくさんの筋肉があります（図 2-13）。しかし、これら一つひとつの筋肉の名前と働きを覚えても生きることには役立ちません。

これらの筋肉は、それぞれが協力して働き、いろいろな動きを作り出します。何かを行うための「正しい動き」はありません。ですから、「ここの筋肉を使いなさい」という指導はできません。仮にそんなことをしたら、自然な動きを妨げてしまいます。

あなたが何かを「上手にしたい」と望むときにできることは、これらの**筋肉を無駄に緊張させない**ことです。使いもしないときに、これらの筋肉を緊張させると、首の骨の

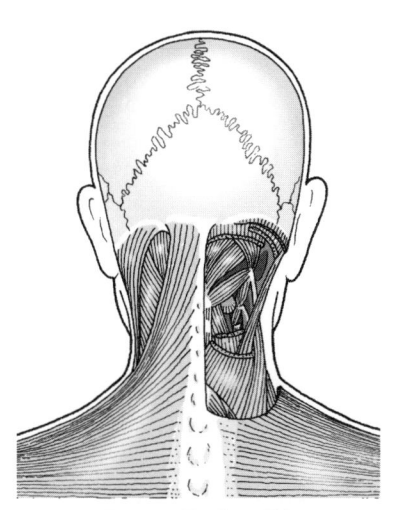

図 2-13　頭の後ろの筋肉

動きを邪魔します。そうすると、背骨を使えなくなります。首の前側の筋肉が収縮するときに後側の筋肉も収縮させれば、文字どおり首を縮めてしまいます。そんなことをしたら、やりたいことはできません。「頭と首とは多くの筋肉でつながれている」と理解したら、それらをゆるめること、緊張を最小限にすることができるかもしれません。そうできれば、首を自由に動かせます。首が痛くなったり、肩が凝ったりすることもなくなるでしょう。

首の骨

では、首の骨、つまり頚椎全体の動きはどうなっているのでしょうか？

ヒトの首の骨は7個です（**図2-14**）。首の長いことで有名なキリンでも首の骨は7つです（**図2-15**）。ナマケモノは8〜9個、ジュゴンやマナティーのようなカイギュウ類は6〜9個です。**図2-14**は、ヒトの頚椎7個を正面から見たところです。

心臓から来た動脈は、椎骨から左右に出た突起に開いた穴を通って脳に向かいます。図の上部で環椎の上に見えているのが延髄です。動脈は延髄の前面で合流しています。

また、脊髄から出た神経が頚椎の横から出てきます。ですから、首の骨を上手に使わなければ、神経を傷めてしまいます。

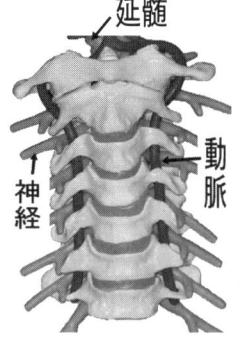

図2-14　ヒトの頚椎

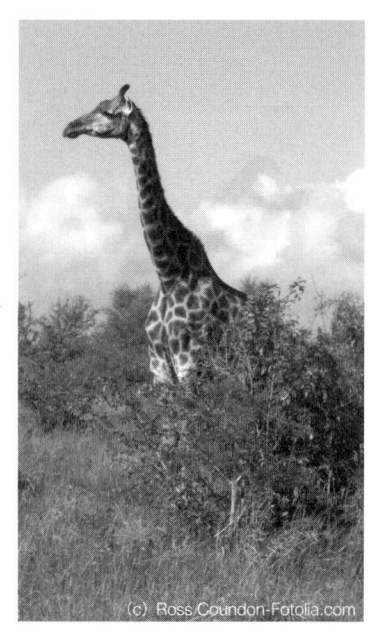

図2-15　キリン

頚椎は前後に屈曲・伸展できます。左右にも曲がります（**図2-16**）。

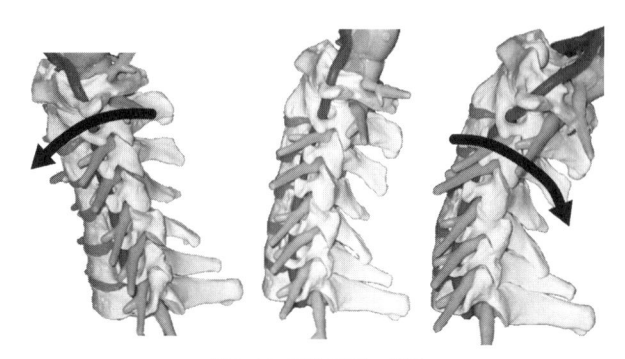

図2-16　頚椎の屈曲・伸展

頚椎の間には、椎間板という弾力のある組織があって、伸び縮みします（**図2-17**）。そのために、頚椎を曲げたり、反らせたり、ねじったりできます。でも、頭蓋骨と環椎、環椎と軸椎の間ほどには、よく動きません。

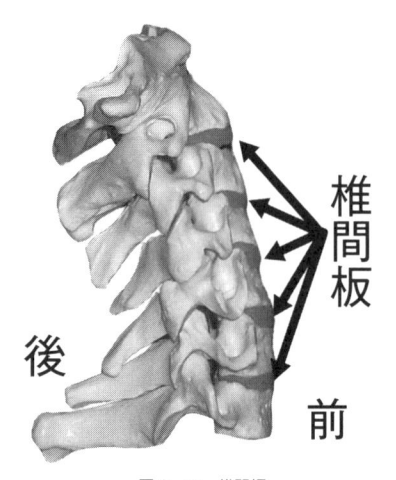

図2-17　椎間板

基礎知識

首の長さ

　頚椎の後ろの出っ張りを棘突起(きょくとっき)と呼びます。頚椎の棘突起の中で最も大きいのは、第7頚椎のものです（**図2-18**）。

　深くお辞儀をして、首の後ろで両肩の真ん中を触れてください。硬い骨を触れます。それが第7頚椎の棘突起です。環椎から第7頚椎までが「首」です。わたしたちが通常「首」と呼んでいるのは、頚椎の一部でしかありません。

　次に、頭の後ろに触れて、頭蓋骨(とうがいこつ)の下縁を探り、そこから第7頚椎の棘突起まで触ってください。

　首はそんなに長いのです！　ゆっくりと首を曲げたり伸ばしたりして、自分の首の長さを楽しんでください。ゆっくりと滑らかに動かすことで、首は楽になります。

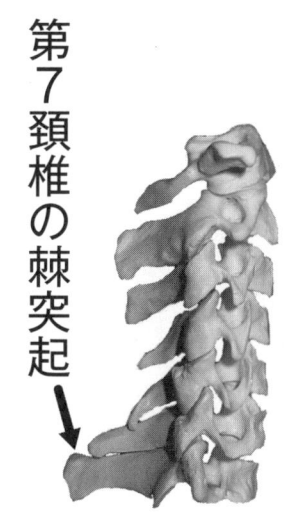

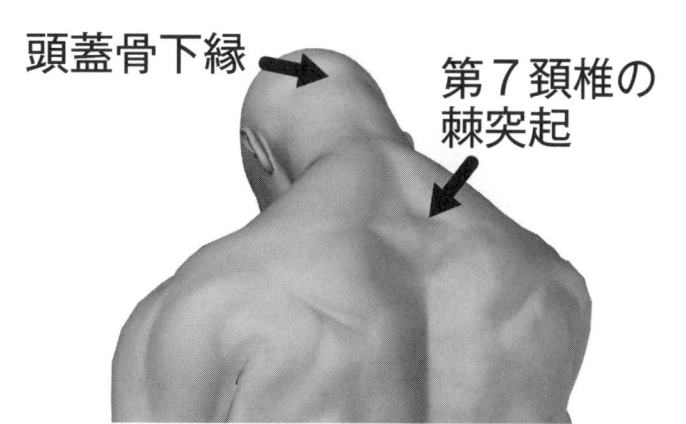

図2-18　棘突起と首の長さ

広がると曲がる

　お辞儀をするときには、2つの動きが起こります。一つは、頭を頚椎の上で動かす「**うなずく動き**」、すなわち後頭顆と環椎の間の動きです。もう一つは、頚椎全体を前に曲げる「**曲げる動き**」です。多くの人は、この2つの動きの違いを意識せずに使っています。

　「うなずく動き」だけを使うと、会釈になります。「うなずく動き」をしないようにして「曲げる動き」だけでお辞儀をすることもできますが、ぎこちなくなります。

　「うなずく動き」を最大にした後で、首の骨全体の「曲げる動き」を使うこともできます。このようにすると、顎が胸につくまで首を曲げることができます（**図2-19**）。

　頭を後ろに反らすときにも、頭と頚椎の間の動きが大切です。頭と環椎の間では大きく反ります。ところが、首の骨の背側には棘突起という出っ張りがあるので、真後ろに反ろうとすると棘突起が邪魔します。ですから、首の骨自体の後ろに反る能力はわずかです（**図2-20**）。

頭から尾骨までの脊柱の中で最も大きく動く場所は、頭と環椎の間です。

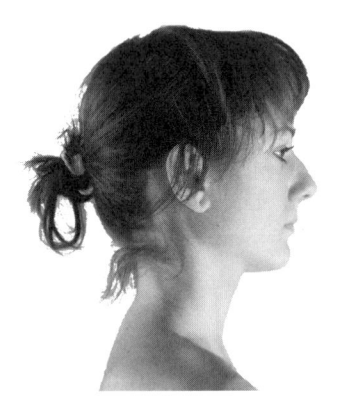

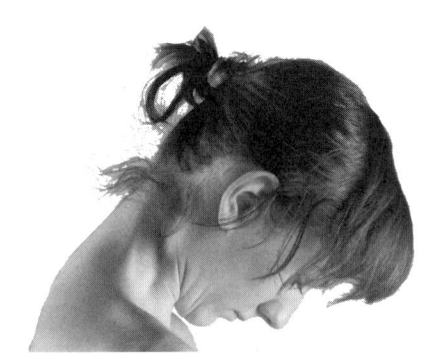

図2-19　首を曲げる動き

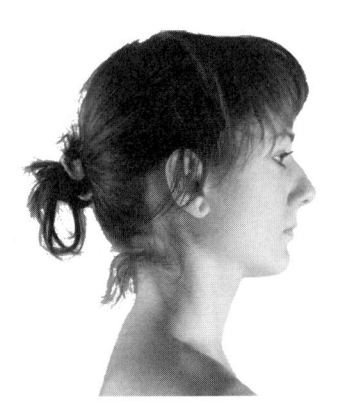

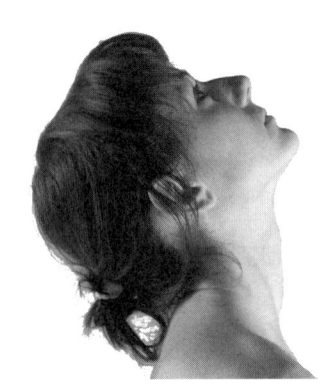

図2-20　首を反らす動き

実験 首の「気持ちよさ」「楽さ」を感じる

Step1：**図2-19**の左の写真のように、頭の重さが頚椎にかかるようにします。気持ちとしては、頭が空に伸びていくようなつもりでいてください。そのときの首の「気持ちよさ」「楽さ」を感じてください。

Step2：顎（あご）でのどを押しつぶさないようにしながら、うなずく動きをして、**図2-19**の右の写真のように、頭を前に倒してみてください。そのときの首の「気持ちよさ」「楽さ」を感じてください。
　首の後ろの筋肉はどのように感じられるでしょうか？　楽でしょうか？　引っ張られるでしょうか？　頭を前に倒したときには、頭と頚椎のつながり具合はどのように変化すると感じられるでしょうか？

Step3：**図2-20**の右の写真のように、頭を後ろにゆっくりと反らせます。がんばらないでください。そんなことをして、首の後ろをつぶすことがないようにしましょう。そして、そのときの首の「気持ちよさ」「楽さ」を感じてください。
　首の前の筋肉はどのように感じられるでしょうか？　楽でしょうか？　引っ張られるでしょうか？　頭を後ろに倒したときには、頭と頚椎のつながり具合はどのように変化すると感じられるでしょうか？

　頚椎の上には、頭を楽に置いておけるところがあります。
　うなずく動きでは、首の前後の皮膚や筋肉は引っ張られません。楽に動かすことができます。楽に動いているときは、頭の重さが頚椎にかかっています。「頭が首の上に乗っている」と感じるかもしれません。
　首を前に倒すと、頭の重さは頚椎よりも前に行きます。頚椎から頭が落っこちたようになります。頭の重さを支えるために、首の後ろの筋肉や皮膚が引っ張られます。こうした状態は、楽ではないかもしれません。
　頭を後ろに反らしていくと、逆のことが起こります。つまり、頭が頚椎の後ろに落っこちて、首の前の皮膚や筋肉が引っ張られます。この状態も、楽ではないかもしれません。

コラム 丁寧に感じること

体がどんな状態にあるかは、丁寧に時間をかけて「感じてみる」ことでわかります。

たいていの人は、自分の習慣的な筋肉の緊張パターンを持っています。その緊張パターンにあるときは、「今は楽なはずだ」と思い込んでいます。思い込んでいることが「感じる」ことを妨げ、楽な動きに気づけません。

日本にキネステティクスを導入したときに最も困ったのが、「感じていること」と「考えていること」をきちんと区別している人が少ないことでした。たとえば、「わあ、これってかわいいって感じるでしょ」とか「あの人って、ちょっと嫌な感じ」と表現することは普通です。しかし、こういうときの「感じ」は、「思い」や「考え」という言葉に代えても意味が変わりません。「わあ、これってかわいいって思うでしょ」「あの人って、ちょっと嫌だと思う」といった具合です。

一方、お湯に手を入れて「熱い」と言うとき、塩をなめて「しょっぱい」と言うときは、「感じて」います。感覚器から来た知覚情報を素直に表現しています。この違いがわかるでしょうか？

感じるときには、評価は入りません。評価とは、考えたり思ったりするときのものです。評価するときには、過去の経験が物差しに使われます。「感じること」は現在を基準にしますが、「考え、思うこと」は過去や未来を基準にしています。過去や未来に引きずられて「考えたり思ったり」せずに、今を「感じる」ことで何かに気づくかもしれません。

コラム キネステティクス的スペース

うなずいてから首を曲げたときに、頭が頚椎の上に乗っていないということは、「頭と頚椎が離れた」「頭が遠くに行った」ということです。つまり、「頭を屈曲させると、頭と胸郭は離れる」と言えます。これは頭と胸郭の物理学的な距離について言っているのではなく、体の中で起こっていることを感覚で判定した表現です。

このように考えると、すべてのつなぎ目において、つながれているものは、屈曲すると遠くに離れることになります。つなぎ目でつながっている2つのものが離れるということは、その2つのものの間が広がることです。ということは、「つなぎ目が広がることで曲がる」と言えます。ですから、つなぎ目が狭くなると曲がれません。

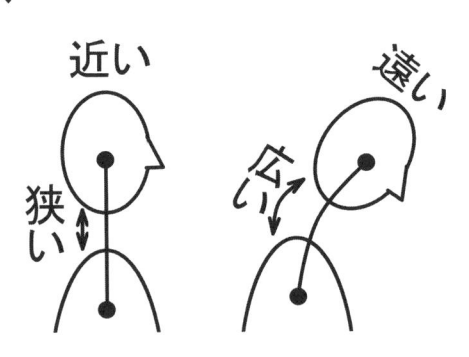

筋肉を緊張させずに首を曲げると、後頚部の筋肉は伸ばされて、頭と胸郭が離れたと感じられます

このようなつなぎ目のことをキネステティクスでは"Zwischenraum"（ツナギ）と呼びます。英語では"space"と書かれます。しかし、このスペースという語は、キネステティクスにおける特殊な用法です。物理学的なスペースや他の意味でのスペースと混同しないようにしましょう。

コラム キネステティクスではないスペース

　頭をどんどん前に倒していくと、首の後ろの筋肉が引っ張られて苦しくなります。また、頭を後ろに反らせていくと、首の前の筋肉が突っ張って苦しくなります。どちらも楽ではありません。しかし、静かに頭を頚椎の上に乗せていくと、楽になります。このとき、頚椎という骨の周囲は広がって、気持ちのよい空間になります。頚椎の間が広がったように感じます。

　実際に、頭の位置が頚椎の上になり、首の前後の筋肉の緊張がなくなれば、頚椎の間にある椎間板は自らの弾力で上下の高さを増します。これを「首が伸びた」と表現する人もいます。「首のスペースが広がった」と言うこともできます。このとき、外側から見ると、頭が頚椎の上に乗り、頚椎が胸椎の上に乗っています。

　首の骨が伸びたように感じるとき、首の中のスペースが広がったように感じるときは、頭の重さがちゃんと下に伝わっているときです。しかし、外見的に首を真っすぐにしたからといって「楽である」ことが保証されるわけではありません。首を真っすぐにしようとして、首の筋肉を緊張させ、苦しくしている人がたくさんいます。

　大切なことは、自分で感じることです。自分で感じることを基準にして行動する人だけが、楽に楽しく行動できます。「楽に見える形」をとろうとがんばると、苦しくなります。

　「楽さ」は形ではありません。自分の感覚に素直に従ったときに得られます。ですから、物理的知識に従おうとする多くの現代人、知識人は楽に動けません。また、自分の感覚ではなく道徳や規律に従おうとする大人、常識人、他人に親切にしようとする善良なる人々も楽に動けません。

首の筋肉が弛緩していると、首のスペースは広く感じられます

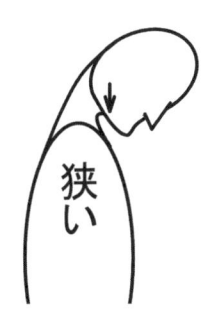

頭の重さで前頚部が押しつぶされると、首のスペースは狭く感じられます

端からの動き

　頭は体の上端にあります。首は頭と胸郭の間にあります。首だけを動かそうとしても頭が動きます。ですから、お辞儀をするときには、うなずくように頭から動かして、頭の位置の変化が首にまで影響する頃になったら、首を前に傾けるほうがやりやすいでしょう。

　一般的に、体は端から動かしていくと中央まで動きが伝わりやすく、ツナギの部分から動きを起こすのは大変に難しいようです。頭をかしげたり回したりするとき、意識して実験してください。

　「頭をかしげる動き」をした後で「首をかしげる動き」をすると、首は最大に傾きます（**図2-21**）。「頭を回す動き」をしてから「首の骨全体をねじる動き」をすると、90度横を向くことができます（**図2-22**）。

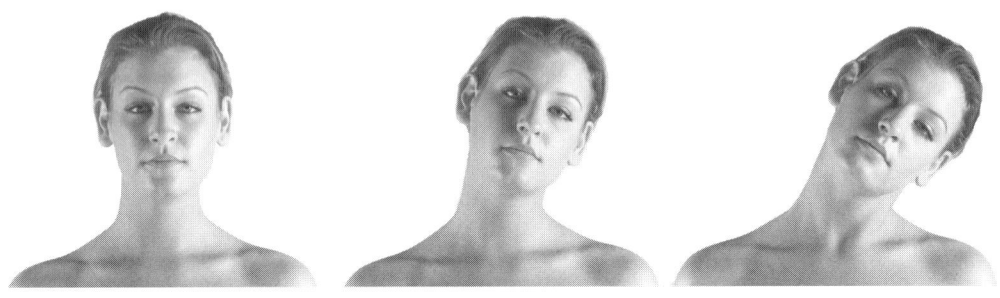

図2-21　頭をかしげる動きから首をかしげる動きへ

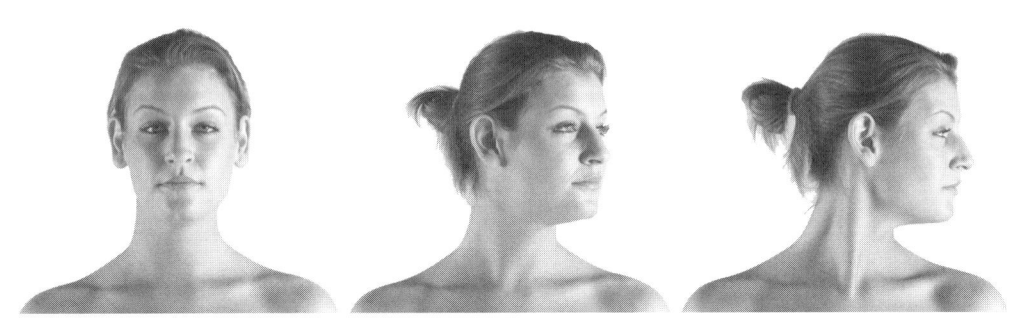

図2-22　頭を回す動きから首の骨全体をねじる動きへ

　頭を充分に動かさないと、首は充分に動きません。頭の中身を使うのと同じように、頭という体の一部を有効に使いましょう。

　頭から首→胸→ウエスト→骨盤と続く脊椎の中で、最も大きく動くのが頭と首の境目です。頭蓋骨、環椎、軸椎の3つで作られる動きと、その下の5個の頚椎による前後左右への屈曲およびねじりの動きができます。環椎と軸椎の間の関節面は斜めになっています。

　頚椎の関節面は斜めなので、頚椎全体で横に回転するときには、ちょっと斜めに回りやすくなっています（**図2-23**）。その頚椎の動きに合わせて、胸のところの背骨、つまり胸椎がたわみ、ねじれ、その動きがウエスト→骨盤→下肢と伝わっていくと、体全体で自然に振り返ることができます。このとき、頭の重さはすべて脊椎を通って、下肢から地面に落ちていきます。

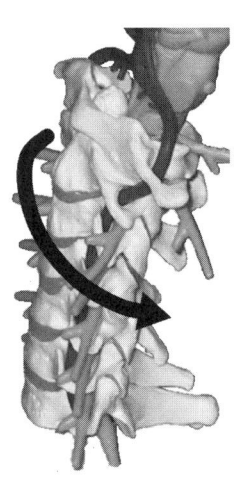

図2-23　頚椎の回転

コラム 見返り美人

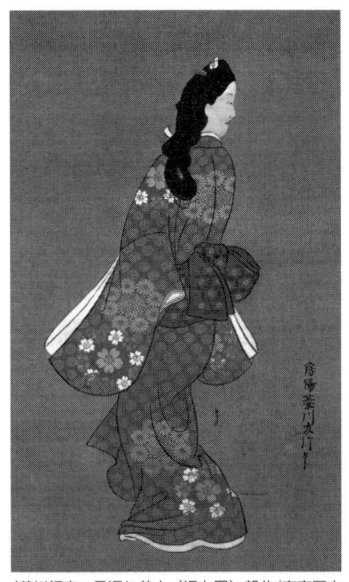

　菱川師宣は浮世絵の名人です。代表作は「見返り美人」。日本の記念切手発売の最初の図柄に選ばれた作品です。

　なぜ、この女性が「美人」なのでしょう？

　顔は長いし、胴も長いし、和服の色気といわれる「襟元から首筋」が見えているわけでもありません。しかし、歴史を経ても、なお世界的に高い評価を得ている理由は、多くの人がこの絵の中に「何かを感じる」からです。

　この女性の頭から脊椎、つまり首、胸、ウエスト、骨盤は、流れるようなラインを作っています。さらに、その脊椎の動きを容易にさせるために、両下肢の股関節と膝が協力してゆるく曲がっています。この立ち姿は、とても楽な感じです。

　多くの人は、自分の首から始まる脊椎の使い方を知りません。背骨は頭の先から、手の指先を含めて、足の先まで、「全体」として機能するものです。

　この女性は自然に立っています。誰かから声をかけられて振り向いたのでしょう。しかし、何かを「見よう」として振り向いたというよりは、自分を包む環境全体から何らかの刺激を受けて、自分を包む全体の行動の一部として自分が振り向いたという感じです。

　一般的に、ある人の姿を美しいと感じるのは、形によってではなく、その人と周囲（環境）とのかかわり方に無理がないときです。そのような体の使い方をしていることがこの絵で感じられるから、この女性は歴史や文化を超えて「美人」と評価されます。

（菱川師宣：見返り美人（婦女図）部分／東京国立博物館所蔵品）
Image : TMN Image Archives
Source : http://TnmArchives.jp/

立ち上がってみる

　「頭を使って動く」ことができます。といっても、「考えて動く」ということではありません。体の一部として「頭」を使うのです。

　ここまでの解剖の説明でおわかりのように、首と頭のつなぎ目は、どの方向にでも動くようにできています。後頭顆と環椎の関節では、「うなずく動き」と「小首をかしげる動き」をまかなっています。環椎と軸椎の関節では、「頭を回す動き」をまかなっています。頚椎全体で「首を前後に曲げる動き」「首を横に倒す動き」「首をひねる動き」をまかなっています。これらの動きが組み合わされて、「頭から首の動き」を作っています。そして、この「頭から首の動き」が、「背骨全体の動き」に大きく影響しています。

実験 うなずいてから立ち上がる

　立ち上がるときに、「うなずく動き」から開始して、「首を前に倒す動き」につなげて、胸を前に屈め、腰をゆるく曲げてみてください。
　「頭が先導して、首、胸、ウエストを引っ張っていく。その引きの力で骨盤が前に傾いて、お尻が上がる」と思ってください。
　そのように感じて動いたときの「動きの質」はどんなものでしょうか？　つらいでしょうか？　気持ちよいと感じるでしょうか？

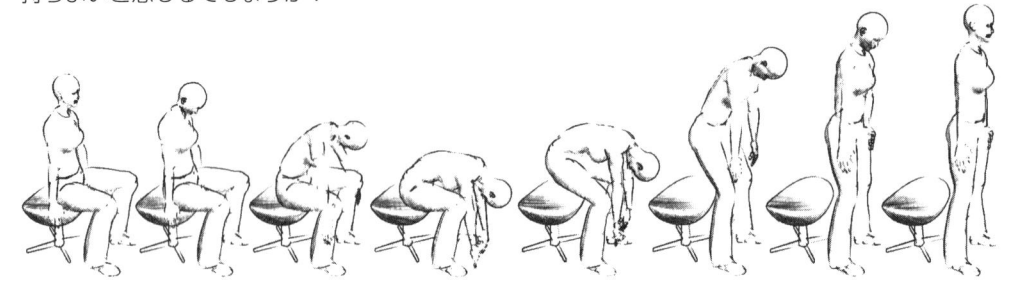

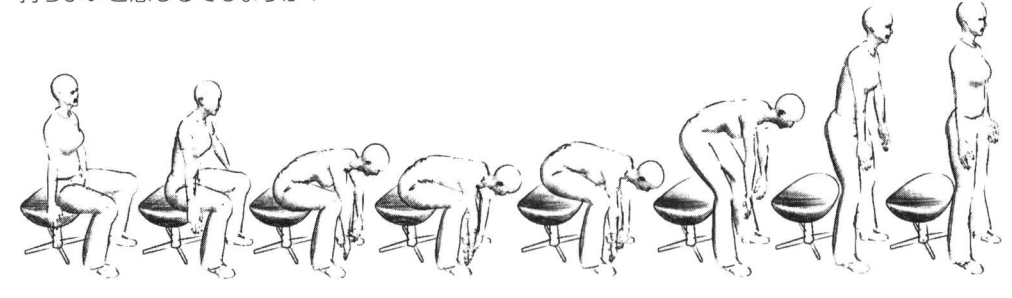

実験 頭をのけ反らせながら立ち上がる

　高齢者に見られるような立ち上がり方をしてみます。
　頭の後ろの筋肉を緊張させて、頭をのけ反らせてください。上半身をそのままにして前に倒し、両足に重さがかかったら、お尻を椅子から浮かせて立ち上がります。
　そのように感じて動いたときの「動きの質」はどんなものでしょうか？　つらいでしょうか？　気持ちよいと感じるでしょうか？

実験 脊柱を曲げずに立ち上がる

脊柱を曲げずに立ち上がってみます。

頭を首の上に乗せたまま、股関節から骨盤を倒します。頭を反らすことも前に傾けることもしません。「頭を動かさないようにしよう」として首に力を入れてはいけません。脊柱に力を加えずに、そのままにしておきます。骨盤にかかっていた重さが足関節の前くらいにきたら、立ち上がります。

そのように感じて動いたときの「動きの質」はどんなものでしょうか？ つらいでしょうか？ 気持ちよいと感じるでしょうか？

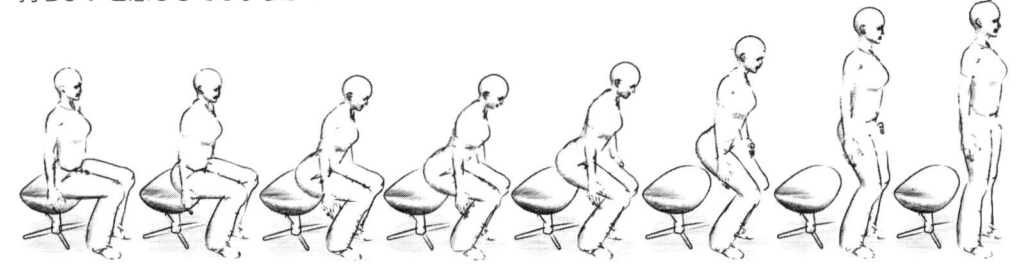

●探求するもの

- 3種類の「実験」の立ち上がり方で、それぞれ、頭は背骨に対してどのような力をかけているでしょうか？ 引っ張っていますか？ 押していますか？
- 足首の関節、膝の関節、股関節は、それぞれどのように動いていると感じるでしょうか？ 前に？ 後ろに？ 右に？ 左に？ 上に？ 下に？
- 足の裏のどこで重さを支えていると感じますか？ そのとき、重さを支えているところは、立ち上がる途中で変化しませんか？
- それぞれの立ち上がり方では、どの部分から動き始めているでしょうか？ 自分の背骨は「どこからどこまで」あると感じるでしょうか？
- 座って「うなずく動き」を開始したときに、お尻にかかっている重さは変わりますか？ そのとき、骨盤は動いていますか？
- うなずいて立ち上がるときと、のけ反って立ち上がるときとで、股関節の曲がる深さは同じですか？
- 3種類の立ち上がり方を比べてみて、「骨盤を浮かせる力」はどこからきていると感じますか？

ここに挙げた「探求するもの」を力学的に「考えて」正解を求めてはいけません。これらの項目は、あなたに「感じて」もらうために掲げました。これらのことを感じていない人は、他の人が立ち上がろうとするときに、どこにどんなお手伝いをすればよいかわかりません。

これらの「探求するもの」について、一律の解答はありません。あなたとわたしの感じるものを、まったく同じ言葉で表現できる保証はありません。自分だけにわかる言葉で、自分の動きを自分に対して説明してください。このプロセスで、動きについて「話す言葉の素(もと)」が頭の中にできてきます。「話す言葉の素」が頭の中にできたら、初めてその言葉を使って頭の中で動きについて思考することができるようになります（頭の中にできてくる「話す言葉の素」を「内部言語」と呼びます）。

コラム　内部言語と外部言語と無意識

わたしたちは考えることができます。考えるときには、出来事をそのまますべて思い出してはいません。遠足とかデートとか昨日というような言葉を使って考えています。言葉は出来事そのもののすべてを示すものではなく、出来事の一部を取り出して全体を考えるためのシンボル（象徴）です。

そして、考えるときに使われる言葉は、話し言葉ほどに明確な言葉ではありません。考えているときには、ぼんやりとしたシンボルを使っています。このぼんやりとしたシンボルを内部言語と呼びます。

人間は、生まれながらにして内部言語を持っているわけではありません。生まれてからの体験で獲得します。ですから内部言語は、あなたが生きてきたプロセスで作られた、あなただけのユニークな言葉です。内部言語の中の言葉の意味は、あなたのユニークな体験の中にあります。ですから、内部言語のままでは、他の人に意味を伝えられません。

他の人といっしょに動いた後で、共通の体験の中で感じたことを話し合えば、そのときに使われた言葉が、お互いに共通な内部言語のシンボルになります。このようにして、**同じ言葉に対して共通の体験を思い出せるような関係**を持ったときに、初めてその言葉は**共通の意味**を持ちます。これを「外部言語」と呼びます。

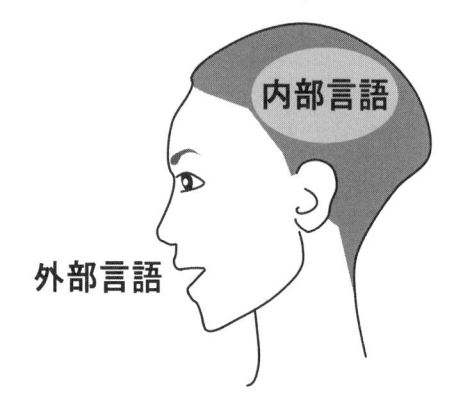

多くの人が「正しい言葉がある」と思っています。しかし、上に述べたように、共通の体験がなければ言葉の意味は伝わりません。「正しい言葉」は存在しません。「正しい言葉はない」ということを理解すると、言葉を上手に使うことができます。

いっしょに動いているときに、そのときの動きを言葉にすると、その言葉の意味はそのときの動きそのものであることが伝わります。手も触れず、いっしょに動きもしなければ、どんなにたくさん言葉をかけても何も伝わりません。これは、動きに限らず、すべてのことについて同じです。いっしょに動くことがコミュニケーションです。

わたしたちは、体験をとおして外部言語から内部言語を習得しています。ですから、知識を獲得するには体験が大切です。体験せずに言葉だけを覚えるのは、意味のない言葉を蓄積するだけのことです。体験せずに意味のない言葉だけを頭に詰め込んだ人間は空虚です。

日本人の赤ん坊が日本語を話すようになるのは、日本語を話す親兄弟と共に生活するからです。赤ん坊は、自分の周りで話される外部言語により、自分自身の動きを表現する言葉を習得します。これをもとに内部言語が作られます。つまり、内部言語は外部言語と同じ構造と語彙を持ちます（このことは、ロシアの天才的教育心理学者ヴィゴツキーが主張しています）。

言語の語彙と構造は、各言語で異なります。英語の"love"は、日本語では「愛」「恋」「好き」といろいろな意味を持ちます。日本語の「好き」は、英語では"love""like""be fond of""can't get rid of"などと、いろいろな言葉に訳されます。

日本語の会話文で主語を明記することは多くありません。しかし、英語では主語が必須です。スペイン語では、主語は通常省略されますが、動詞の人称変化、時制変化、法変化が厳格です。他の言語

とは考え方も異なります。英語で「これが好き」と言うのは、"I like it"です。「わたしは好き、これを」です。しかし、スペイン語では"Me gusta"です。"Me"は「わたしを」で、"gusta"は"gustar"（喜ばせる）という動詞の3人称です。主語の"Es"（それ）は省略されます。つまり、直訳は「それがわたしを喜ばせる」です。喜ぶ自分から見た表現ではなく、自分を喜ばせるものから見た表現です。このような外部言語の特徴が、内部言語にも及びます。ですから、英語を話す人は英語の構造に適した思考方法を身につけ、スペイン語を話す人はスペイン語の思考方法を身につけます。同じ言語を話す人々は共通する思考方法を獲得します。

分析心理学のユングは、集合無意識という概念を提唱しました。個人を超えた民族や国民という集団に共通する無意識が存在すると考えました。それを受けて、「日本人の中に共通する心がある」と表現されることがあります。しかし、民族や国民は生まれながらにして共通の体験をしていることを考えると、単に「日本人とは、日本の生活習慣と日本語の構造および語彙を共有することで、共通するところの多い内部言語を使い、その構造に伴う思考パターンを継承している集団である」と言えます。

「探求」を終えたら、自分で質問を作ってください。自分で問題を見つけることができるということは、今行っている以外のことをできる可能性を持つことを示しています。つまり、問題の発見は創造性の証明です。

前掲の図で示した立ち上がり方が「正しい」のではありません。また、「誤っている」のでもありません。どんな動き方でも、その状況に合わせて「自分が何をしているか」を感じながら立ち上がるのならば、問題はありません。途中でつらいと感じたら戻ればよいのです。どこかに不具合があるときには、そこを使わないで立ち上がる動き方を見つければよいのです。人の動きに「正しい動き方」や「正しくない動き方」というものはありません。しかし「安全な動き方」や「危険な動き方」はあります。「何をしているのか感じないで動く」ことは危険な動き方です。

●頭から首の動き─顎

口を開く

口を開くためには、顎の骨を動かします。

実験 口を開く①

静かに口を開いて「アー」と声を出してください。
口を開くときに、顎の骨はどこから動いているでしょうか？
頭の骨と顎の骨の境目はどこにあるでしょうか？
口を開けたり閉めたりしながら、顎の骨がどこから動いているのかを探ってください。

顎の骨がどこから動いているのか、わかりましたか？

耳の前のほうに、骨の小さな出っ張りがあります。その出っ張りが顔の骨の凹みの中で動いています。この出っ張りは下顎骨と呼ばれる顎の骨の**関節突起**です（**図2-24**）。下顎骨の関節突起に指先を当てて、口を開けてください。指先は動きませんか？

関節突起に指を当てて口を開けると、指は前に移動します。口を閉じると、指は後ろに移動します。つまり、顎が下がると関節突起は前に、顎が上がると関節突起は後ろに移動します。

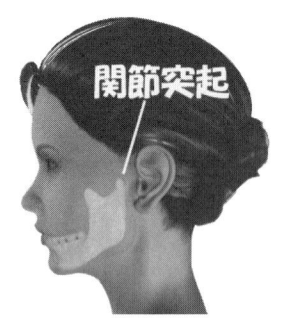

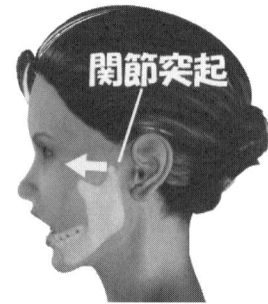

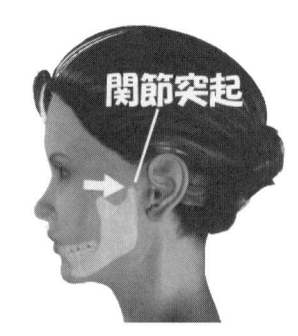

図2-24 関節突起の動き

顎の関節

顎の関節は耳の前にあります（**図2-25**）。下顎の骨は、頬のところにめがねのツルのように伸びている側頭骨の凹みにはまり込んでいます。この側頭骨の凹みを関節窩と呼びます。関節窩にはまり込んでいる下顎骨の出っ張りが関節突起です。下顎骨の関節突起が側頭骨の関節窩にはまり込んで作っている関節を顎関節と呼びます。

側頭骨の関節窩の中で、下顎骨の関節突起は前後に動きます。関節突起の前にある高まりは関節隆起と呼ばれます。関節突起は関節窩の前方へ移動し、関節隆起の下まで達します。

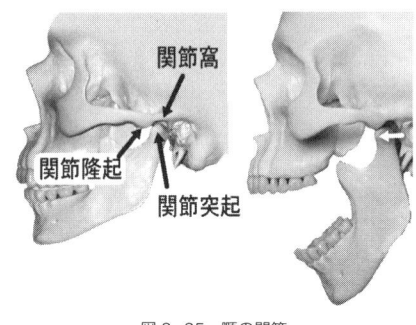

図2-25 顎の関節

下顎の角を俗にエラと呼びます。エラと関節突起に人差し指と中指の指先を当てて、口を楽に開けたり閉めたりしてください。関節突起が前に、エラが後ろに行くままにすると、その回転の中心が感じられます。

耳の穴より下で、硬い骨（乳様突起）の辺りを中心にして下顎が動いているように感じられるでしょうか？　そのようにして口を開くと、楽に大きく開けると感じませんか？　そのようにして口を開いて「アー」と声を出すとき、自分がオペラやシャンソンの歌手になったような気がしませんか？

口を楽に開けて、上下の臼歯が咀嚼のときにすり合わされる面を延長した線を引くと、**図2-26**の**A**のように、交点は後頭顆と環椎の間の関節（環椎後頭関節）にほぼ一致します。

多くの人が「顎は顎関節を中心に上下に動く」と思っています。しかし、下顎は顎関節を中心にして動くのではありません！　試しに、**図2-26**の図中**B**のように、顎関節を中心にして下顎を動かして、口を開けてください。**図2-26**の**図中A**と同じくらいに口を開けても、顎は頚椎に近づき、のどを圧迫するでしょう。

基礎知識

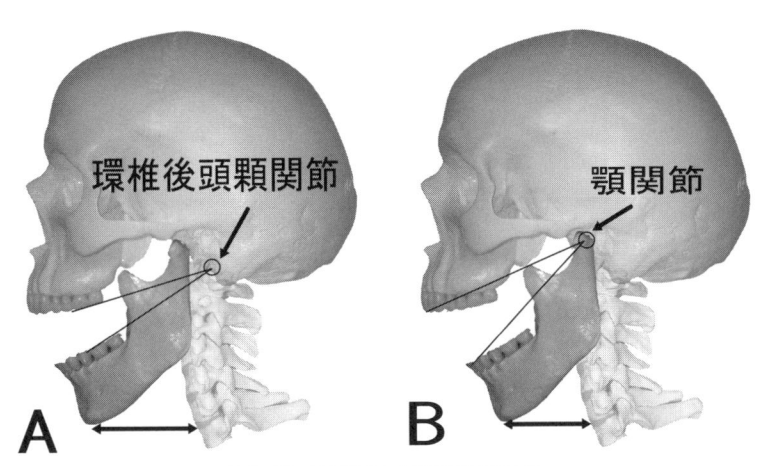

図2-26　口を開くときの顎の動きの中心

　環椎後頭顆関節を中心にして顎を動かして口を開けば、頭の骨は動きません。頭蓋骨が頚椎の上に安置されたままで、口を開けることができます。ところが、顎関節を中心に顎を動かして口を開けば、ほら、なんとなく頭まで動かしたくなるでしょう。顎関節はちょうつがいではありません。

　口を開けるときに、いちいち解剖学的構造を頭の中に思い描く必要はありません。まず口を開ければよいのです。開けるときに「こんな開け方では苦しい」と思ったら、楽に口を開けられるやり方を探ってください。力を入れる必要はありません。「アー」と楽に声を出せるくらいの口の開け方を探るだけでよいのです。

顎関節の動き

　図2-27は下顎の骨を上と後ろから見たところです。関節突起は顔に対して斜めになっています。内側が後下方に、外側が前上方に向かっています。
　もし、顎関節が単なるちょうつがいだったら、口を開いて下顎が下がると、顎の先が割れて開かなければなりません。もちろん、人の顎の先は割れませんから、顎関節はちょうつがいのようには動けないのです。

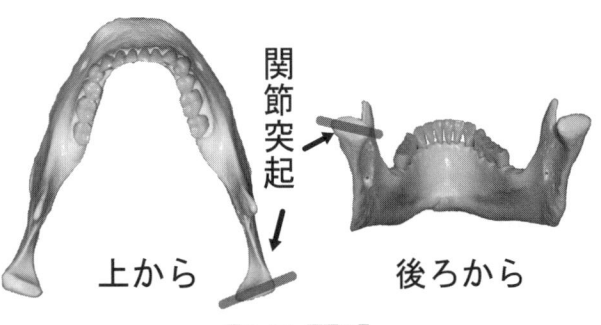

図2-27　下顎の骨

顎関節症

　口を大きく開けると、顎が「コキッ」と跳ねるように動く人がいます。また、顎関節が痛くて口を大きく開けられないという人がいます。このような人は顎関節を痛めています。
　関節突起は顎関節の中で前後左右に大きく動きます。だから、ご飯を奥歯ですりつぶすことができます。顎関節はいろいろな方向に動くゆるい関節です。ゆるいにもかかわらず滑らかに動くのは、関節窩と関節突起の間に隙間の余裕があり、関節円板と呼ばれる「座布団」が入っているからです。

02　感じる解剖

関節突起は前述の方向についています。関節突起が関節窩の中で回り始めると、関節の隙間に余裕がある限り回転できます。しかし、その隙間がなくなると、関節窩に関節突起が触れるところは内側の後上方になります。すると、下顎骨全体は前下方に動かなければなりません。

この下顎骨の関節突起の回転と、下顎全体の前下方への動きのタイミングによっては、顎関節に不具合が生じることがあります。

図2-28に従って説明しましょう。

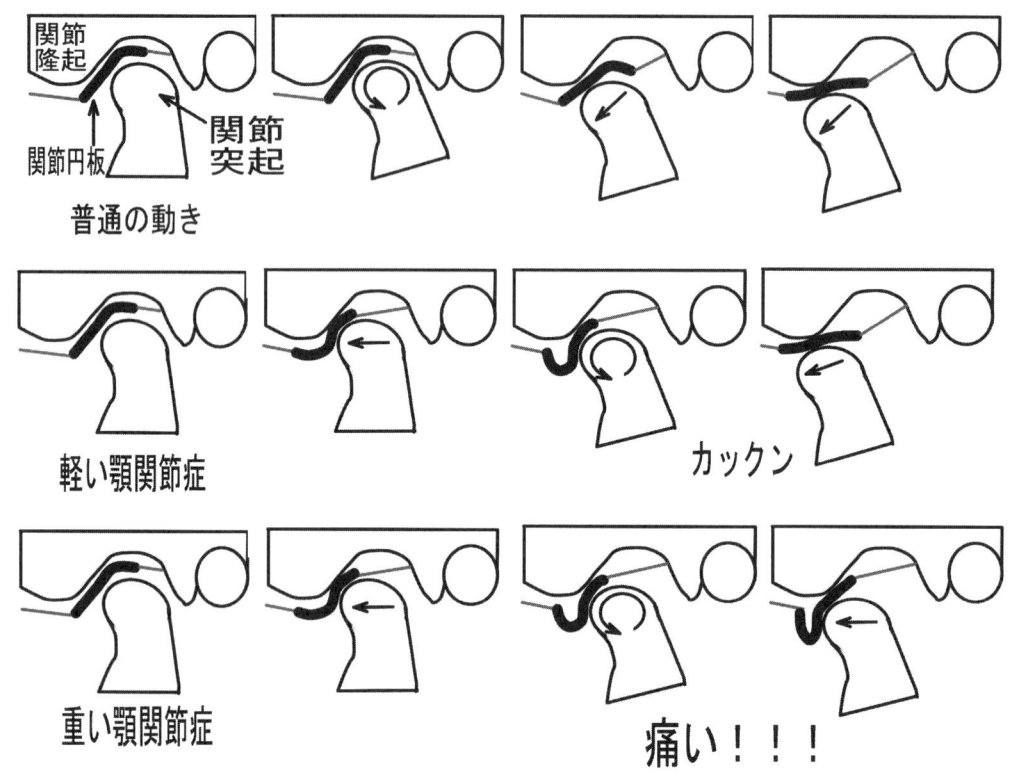

図2-28 顎関節症のメカニズム

●普通の動き

口を開こうとすると、関節突起がわずかに回転します。顎関節の中に関節突起の動く隙間がなくなると、関節の隙間が広くなるように下顎骨全体が前下方に動き始めます。関節円板が関節突起といっしょに前方に移動して、関節窩と関節突起の滑りをよくします。

●軽い顎関節症

関節円板はひものような組織で関節内につなげられています。このひもがゆるむと、関節円板が行き過ぎて折れ曲がります。そして、さらに関節突起が関節隆起のほうに進むと、跳ねて戻ります。このとき、「カックン」という衝撃を感じます。

●重い顎関節症

関節円板を関節内につないでいるひもが伸び過ぎると、関節円板は一方に寄せられて、関節突起の動きを邪魔します。口を大きく開けようとしても、痛くて開けられなくなります。

これらの顎関節症の説明は、関節の中で起こっている医学的な変性について書いてあります。では、この変性はなぜ起こったのでしょうか？　生まれながらのものなのでしょうか？　いいえ、赤ん坊に顎関節症は起こりません。歳をとったせいでしょうか？　いいえ、若い人でも顎関節症は起こります。

　顎関節症の人は、歯ぎしりをしたり、大きく口を開けたり、おしゃべりしたりするのがよくないといわれます。つまり、顎の使い方を間違えたり、使い過ぎたりしているようです。

　もう一度、図2-28を見てください。顎関節症の人の問題点は、関節円板を関節窩に押しつけて折り曲げてしまうことです。普通の人は、関節突起が回ってから、下顎を下げて関節の隙間を広げますが、顎関節症の人は、まず関節突起を前に出してしまうのです。その後で関節突起を回転させると、関節突起に捕まった関節円板は逃げることができず折れ曲がります。このようにして虐げられた関節円板は変性し、関節症はますます悪化することでしょう。

　関節突起を前に押し出す筋肉は、頬の内外にあります。歯を噛み締める動きや、奥歯ですりつぶす動きに使われる筋肉です。

　口を開くときには、顎を引き上げている筋肉をゆるめ、歯を噛み締めるのをやめれば、自然に歯の間が開くようにすることができます。ゆっくりと顎を触って、その動きを確かめてください。そして、頭を動かさずに楽に口を開ける方法を見つけてください。

　どんなによい自動車でも、使い方を間違えると走りません。人間は生まれたときには素晴らしい機能を持っていたのに、教育を受けるうちに間違った操作方法を覚えてしまうことがあります。自分の体の操作方法を間違えて覚え込んだ人は、やりたいことができなくなります。

噛　む

　顎関節は「ゆるい関節」です。どんな方向にも動きます。ですから、前後左右に動いて食べ物をすりつぶすことができます。食事のときに、ミートボールのような軟らかい物と、野菜のようなゴリゴリした物を食べて、噛み方の違いに気をつけてください。いつでも同じように噛んでいますか？　野菜のときとミートボールのときで、顎の骨や顎関節の動きに違いはないでしょうか？

　食べ物を噛むときに、歯をガチガチとぶつける必要はありません。食べ物の抵抗を感じて、その食べ物がつぶれていくだけの力を入れるだけで噛むことができます。そうすると、食べている物の味がよくわかるようになります。もし、噛みつぶすために必要とされる以上に力をかけたら、その過剰な力は、あなたの歯を壊すか、噛むために使う筋肉を壊すか、顎の関節を壊すことになります。さらに、食べている物の味もわからなくなります。

　満腹することだけを目指して速く食べると、必要以上の力がかかり、食べ物の味もわからず、顎も傷みます。

　顎を傷めるのは、噛むときばかりではありません。歯ぎしりや噛みしばりも、このような破壊に結びつきます。時々、自分の口の中に注意を向けてみましょう。気づかないうちに食いしばっているかもしれません。「がんばろう」と思ったとたんにです。

　でも、「いつでも、顎をこのように使え」と言うのではありません。大切なことは、「自分の顎が、今何をしているか」に気づくことです。レストランで食事しているとき、「料理が硬いので顎が壊れそうだ」と気づけば、噛むのをやめることができます。シェフを呼んで苦情を述べて、違うものを注文することもできます。自分のやりたいことができるのです。そうすれば、歳をとっても、自分の歯でご飯を食べていられるかもしれません。

コラム ヘビの顎

ヘビは自分の頭より大きな獲物を飲み込めます。不思議でしょう？

実は、ヘビの顎関節は二段仕込みです。頭の骨と下顎骨の間に方形骨と呼ばれる骨があります。頭より大きな獲物を飲み込むときには、頭の骨と方形骨の間の角度が大きくなり、顎全体で150度ほども開きます。さらに、上顎骨も下顎骨も真ん中で2つに離れるようになっていて、伸縮性のある靱帯でつながっていて左右別々に動きます。

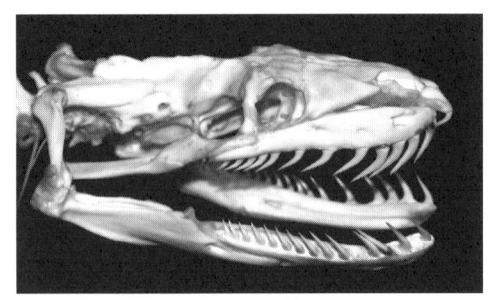

(c) Peter Hilger-Fotolia.com

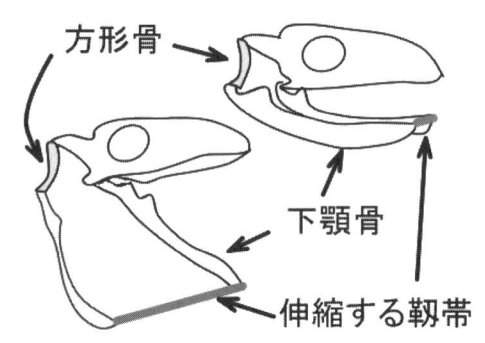

上顎には歯が2列になって生えています。大きな獲物を飲み込むときには、上顎の歯を獲物の表面に引っかけ、頭を左右に動かします（下の図a）。すると、左右の上顎骨と下顎骨が交互に獲物の上を前に動いていきます（下の図b）。いわば、左右の歯が「歩いていく」のです。このようにして、卵でも飲み込めます。ヒトの顎関節もゆるいのですが、さすがにヘビほどではありません。

方形骨はヘビだけが持っているのではありません。両生類とは虫類のすべてが持っています。ほ乳類では、進化の過程で、耳小骨の一つであるキヌタ骨になりました[*]。

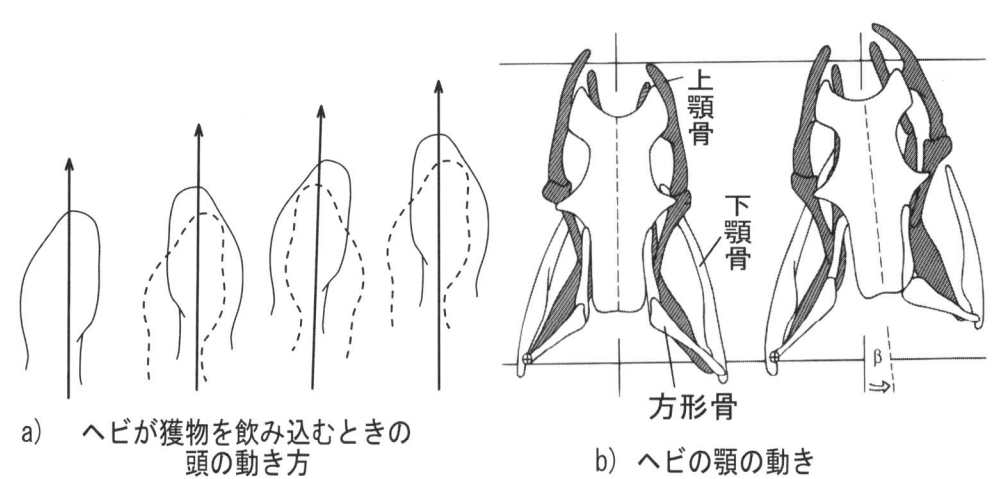

a) ヘビが獲物を飲み込むときの頭の動き方

b) ヘビの顎の動き

(K. Kardong : Vertebrates : Comparative Anatomy, Function, Evolution, 5th ed., McGraw-Hill, 2003.)

---

[*] は虫類の顎の関節と耳小骨の関係については、「動きの進化発生学」の章 で詳しく解説します。

頬づえ

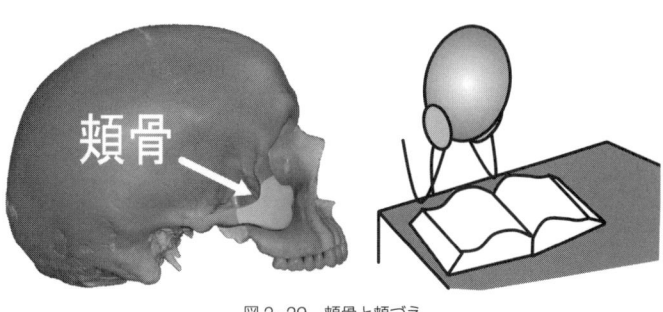

顎関節はゆるい関節です。どんな方向にも動きます。どんな方向にでも動くということは、支持性がないということです。ですから、顎に手を当てて頭を支えると、支持性のない顎関節に重さをかけることになります。これでは顎関節が傷んでしまいます。

図2-29 頬骨と頬づえ

頬のところの出っ張った骨、頬骨に手を当てて頭を支えることもできます。そう、頬づえです（図2-29）。

うっかりすると、この頬づえに首から胸の重さまでかけてしまいますが、頭以外の重さをかけてはいけません。胸の重さは骨盤にかけるものです。首からつり下げるものではありません。

また、間違えて手を顎関節に当てないように注意しましょう。大切なことは、「自分が顎に、今何をしているか」に気づくことです。

ゴリラは自然に生きています。ヒトより体の感覚に素直に従っているでしょう。ですから、横になって頭を支えるなら、顎や頬の骨ではなく、**図2-30**のゴリラのように、頭の骨そのものである側頭骨や頭頂骨で支えるのがよいかもしれません。

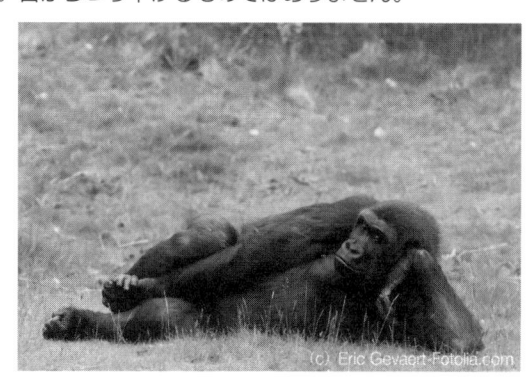

図2-30 ゴリラ

噛む筋肉

噛むときには、下顎を上げます。上顎を下げることはできません。ヤモリや、毒牙を飛び出させるヘビの上顎は動きますが、ヒトの上顎は頭蓋骨にくっついていて動きません。ワニの口も同じです。あの大きな口の上顎は頭蓋骨そのものです（図2-31）。

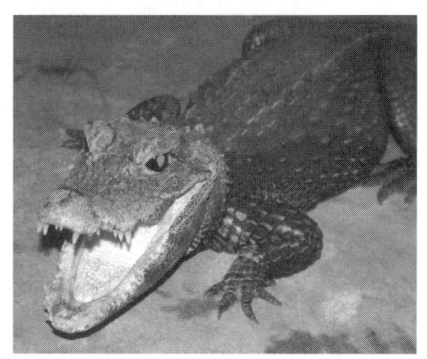

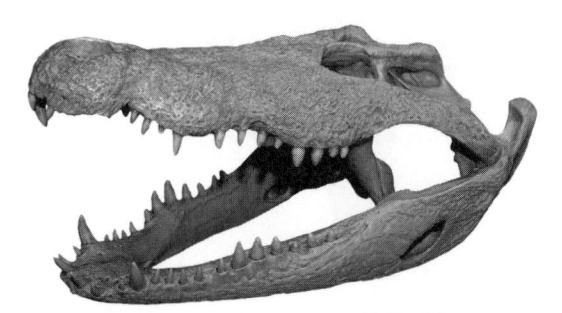

図2-31 ワニの頭蓋骨

ヒトの上顎は動きませんから、上顎を動かそうとすると、ワニのように頭全体を動かすことになります。ご飯を噛むときに、頭全体を動かして噛まなければならないとしたら大変です。手元の茶碗を見ていられません。箸先もです。

　顔面には耳の前から目尻に架かる骨の橋があり、これを頬骨弓(きょうこつきゅう)と呼びます。下顎骨(がかくこつ)には翼のような出っ張りがあり、これを翼状突起と呼びます。関節突起についてはすでに説明しました。一般に「顎のエラ」と呼ばれている部分は下顎角と呼びます（図2-32）。

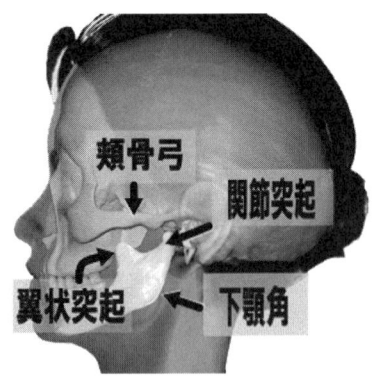

図2-32　翼状突起と下顎角

　ほっぺたに手を当てて、歯を噛み締めてみてください。硬くなっている筋肉が指先に触れます。咬筋(こうきん)です（図2-33）。頬骨弓から下顎角についています。咬筋は噛むのに使われる筋肉の中で最も強い筋肉です。

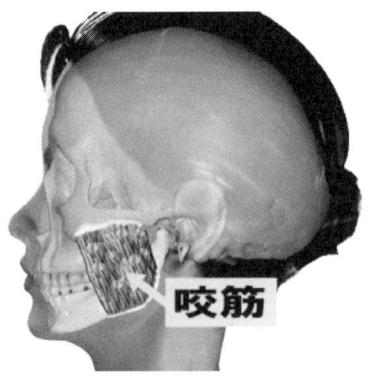

図2-33　咬　筋

　顎を楽にして、指先を耳の前のやや上に当て、下顎を前後にすこし動かしてください。大きく動かすと顎関節が痛くなります。指先に触れて動くのが**側頭筋**です（図2-34）。側頭骨と翼状突起をつないでいます。
　側頭筋は扇(おうぎ)のように広がっています。そのため、下顎骨を上にも後ろにも引っ張ることができます。こめかみのところで動いて、奥歯を前後にすり合わせているのは側頭筋の働きです。

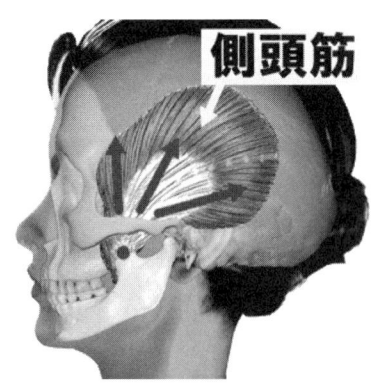

図2-34　側頭筋

基礎知識

目を閉じて、頬の辺りに注意を向けてください。そして、下顎を左右に 2 ～ 3 mm 動かします。下顎を動かすときに、左に動かすと右側の、右に動かすと左側の頬の中に何かが動くのを感じませんか？　そこには外側翼突筋があります（図 2-35）。外側翼突筋は頬骨から関節突起につながっています。

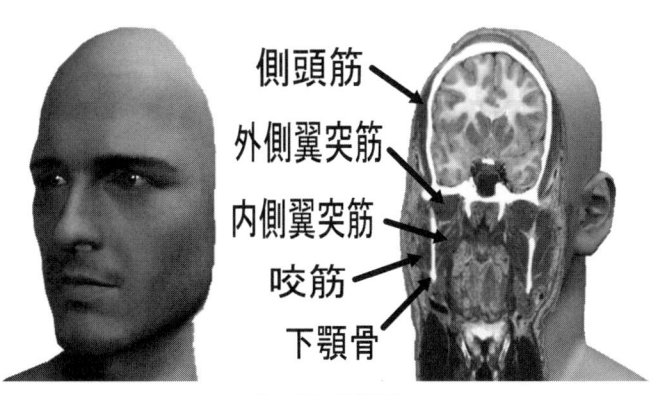

図 2-35　噛む筋肉

　顎を前に出します。右の外側翼突筋だけが収縮すると、右の関節突起が前に出されます。下顎は左に振られます。顎関節に軽く指を当てて、下顎を左右に動かしてください。関節突起が前後に動くのを感じるでしょう？

　外側翼突筋の内側には内側翼突筋があります（図 2-35）。内側翼突筋は、頬骨と下顎角の内側をつないでおり、下顎骨を前上方に引きつけます。

　下顎を左右に動かすときには、内側翼突筋と外側翼突筋の両方が働いています。

　下顎を上げるときは、咬筋が外側から下顎骨を引き上げると同時に、内側からは内側翼突筋が下顎骨を引き上げます。下顎骨は、咬筋と内側翼突筋の「ハンモック」でつられています。このハンモックが下顎骨を引き上げて噛むのです。さらに、側頭筋が後上方に下顎骨を引き上げます。

　奥歯を軽く噛み締めるとき、この咬筋、内側翼突筋、側頭筋の動きを感じることができます。

実験　キャベツを噛む

　キャベツを 1 枚用意します。キャベツが嫌いなら、硬めのご飯でもよいです。

　一切れのキャベツまたは小さな一口のご飯を口の中に入れます。そして、ゆっくりと噛み、奥歯がキャベツやご飯を噛みつぶす瞬間を感じてみます。

　顎はどのように動くでしょう？
　前後に動いていますか？　左右に動いていますか？
　ずーっと同じところで噛んでいるでしょうか？
　左右の奥歯の上に移して噛んでいるでしょうか？
　噛み始めと噛み終わりの顎の動きは同じでしょうか？
　頬やこめかみに指先を当てて、指の下の筋肉の動きを感じてください。

下顎を単純に上下させて咬むときには咬筋が使われます。しかし、奥歯で食べ物を噛むときには、下顎は前後左右に動きます。このときの前後の動きは側頭筋の働きです。側頭筋は上下の奥歯（臼歯）が合わさった後に、下顎骨を後ろに引いて臼歯の間にあるものをすりつぶします。
　左右の動きは内側・外側翼突筋の働きです。咬筋が下顎を引き上げて臼歯の間の物がつぶれるときに、翼突筋が左右に下顎を動かして、噛んでいる物が横に動くようにしています。
　このようにして、噛んでいる物の移動する方向が決まります。それを頬の中の筋肉や舌が押して、左右の臼歯に振り分けています。

コラム　肉食と草食

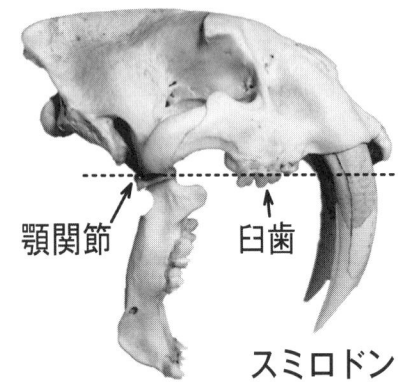

顎関節　臼歯
スミロドン
（写真提供：化石セブン http://www.kaseki7.com/）

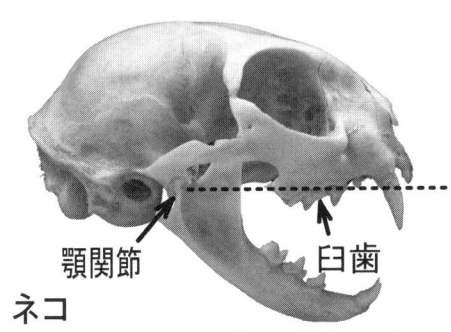

顎関節　臼歯
ネコ
(c) ALROCKOFF-Fotolia.com

　肉食動物は咬筋と側頭筋が発達しています。肉食動物のスミロドン（サーベルタイガー）とネコの頭蓋骨では、顎関節が臼歯と同じレベルにあります。
　テレビやビデオでライオンやヒョウが獲物を倒し、食べるところを見たことがあるでしょう。肉を犬歯で咬みちぎり、臼歯で噛まずに飲み込みます。側頭筋の前側と咬筋で咬み、側頭筋の後側で顎を引いて、咬みちぎるのです。そして、肉片を飲み込みます。臼歯で噛むことはありません。
　草食動物は、咬筋と翼突筋が発達しています。顎関節は臼歯より上のレベルにあります。
　シカやウシは、臼歯を前後左右に動かして、たっぷり時間をかけて草を噛みます。じっくりと噛んで、飲み込みます。咬筋を使って噛みつぶし、翼突筋を使ってすりつぶしています。
　ヒトは、食べるときによだれを垂らしたり反芻したりはしませんが、噛むために使う筋肉の発達から見ると、草食動物です。

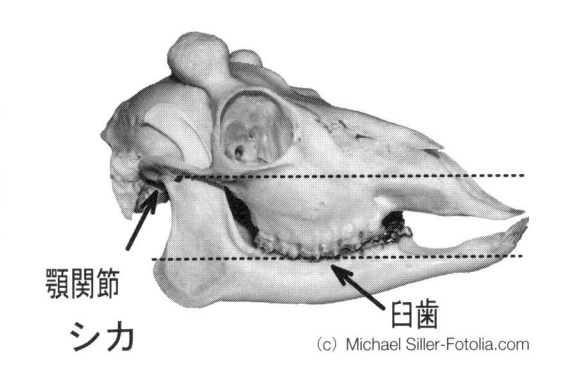

顎関節　臼歯
シカ
(c) Michael Siller-Fotolia.com

●頭から首の動き─のど

　唇の後ろの空間は口腔と呼ばれます。口腔の後部は、舌の根部と軟口蓋により閉じられます。鼻の穴から軟口蓋の端までの空間を鼻腔と呼びます。口腔と鼻腔の最後部から食道の入り口までを咽頭と呼びます。咽頭には気管がつながっています。咽頭と気管をつなぐ部分を喉頭と呼びます（図2-36）。

　一般に「のど」と呼ばれるのは咽頭と喉頭です。食べ物は口腔から咽頭を通って食道に入ります。空気は鼻腔から咽頭を通って喉頭に入ります。咽頭は空気と食べ物の両者が通るところなので、咽頭の働きが低下すると、食べ物が気管に入り、誤嚥性肺炎を起こすことがあります。

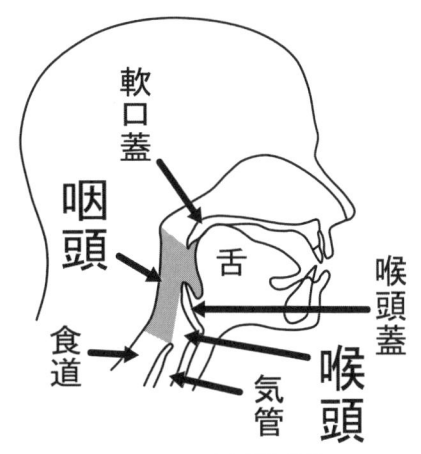

図2-36　のど（咽頭と喉頭）

実験　口を開く②

　口を開けてください。どこの筋肉を使ったでしょうか？
　顎、のどに手を当てて探ってください。

　口を開くのに筋肉の力は必要ありません。単に咬筋、側頭筋、内側翼突筋、外側翼突筋の力を抜けばよいのです。そうすると、顎は重力により自然に下りていきます。邪魔をしなければ、口は自然に開きます。「力」は必要ありません。ですから、いつまでしゃべっていても疲れない人がいます。

実験　力を入れて口を開く

　顎の下に手を当てて、口が開かないように押し上げてください。そして、口を開けようとしてください。
　どこに力が入りますか？

のどの筋肉

　まず、のどの解剖学的な目印を手で探ります。唾を飲み込んでください。そのとき、のどぼとけに手を当ててください。のどぼとけが上がります。このどぼとけの中が気管の入り口です。解剖学では、いわゆるのどぼとけを甲状軟骨と呼びます。

　のどぼとけの上を探ると、顎と首の角のところに硬いものを触れます。これが舌骨です。舌はこの舌骨を土台にして動きます。この舌骨にたくさんの筋肉がくっついています。まず、舌骨と下顎骨の間の筋肉から解説しましょう（図2-37）。

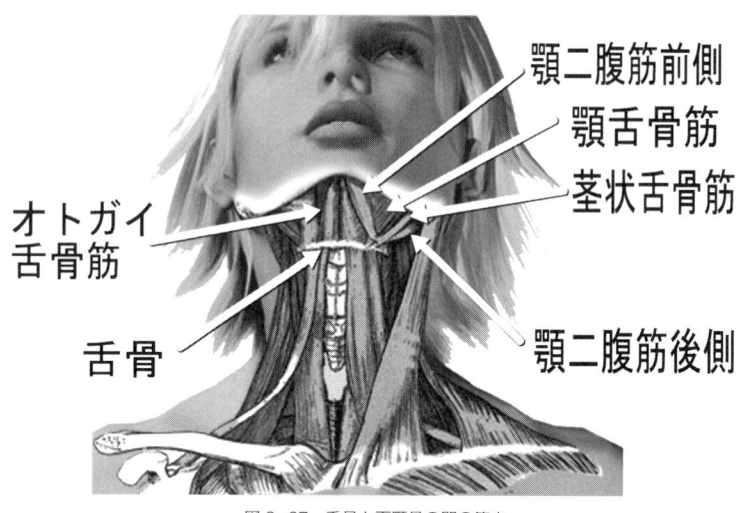

図2-37　舌骨と下顎骨の間の筋肉

- 顎二腹筋：耳の穴の後ろの頭蓋骨（乳様突起）から下顎骨のオトガイの裏につながっています。途中で舌骨にくっついています。
- 茎状舌骨筋：顎二腹筋が舌骨につくところから、頭蓋骨の底面にある突起（茎状突起）へつながっています。
- 顎舌骨筋：下顎骨の内面から舌骨へつながっています。広い三角形の筋肉です。
- オトガイ舌骨筋：顎舌骨筋の内側にあり、下顎の先端（頤）の裏側から舌骨につながっています。

　これら4つの筋肉は、まとめて舌骨上筋群と呼ばれます。舌骨上筋群は、食べ物を飲み下す（嚥下）ときに働きます。

実験　唾を飲み込む

　唾を飲み込んでください。舌の根が上に動き、前に来るのがわかるでしょう。
　次に、舌骨に指先を当てて、同じことをしてください。
　唾を飲み込むときには、舌と舌骨はいっしょに動きます。この舌骨を前上方に動かしているのが、顎二腹筋の前半分、顎舌骨筋、オトガイ舌骨筋です。
　もう一度、唾を飲み込んでください。
　舌の根が口の中で天井についても、舌の根の奥が上に動きます。舌骨が引き上げられています。舌

骨上筋群の4つすべての筋肉が動いています。

さらに、もう一度、唾を飲み込んでください。そして、舌骨が上がった頂点でどの方向に動くかを感じてみます。

舌骨が頂点に達してから、後ろに動くのを感じるでしょう。それが顎二腹筋の後ろ半分の働きです。飲み込んだ食べ物が戻ってこないように舌の根を動かしています。

・・・

舌骨（ぜっこつ）より下の胸側にも筋肉があります（**図2-38**）。

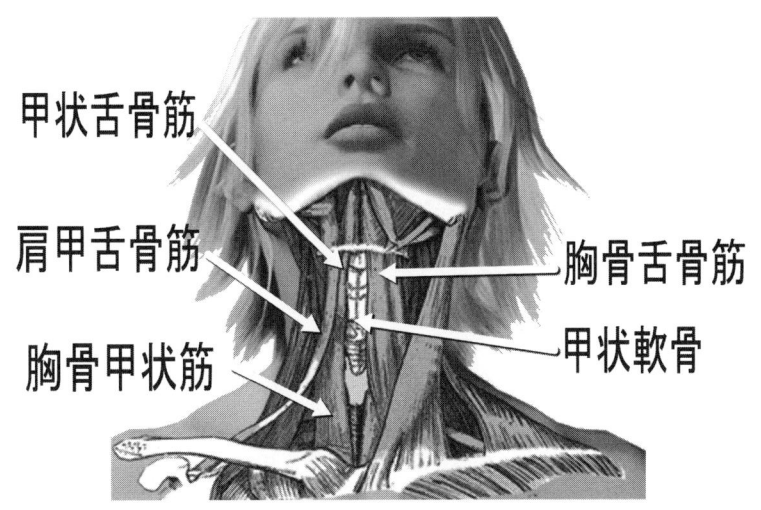

図2-38　舌骨より下にある筋肉

- 胸骨舌骨筋：胸骨と鎖骨の裏側から舌骨につながっています。
- 胸骨甲状筋：胸骨についていますが、胸骨舌骨筋が胸骨についているところよりも深いところから出てきます。ときに第1または第2肋骨についています。上部は甲状軟骨の上の斜めになったところについています。
- 甲状舌骨筋：甲状軟骨の上の斜めになったところから舌骨につながっています。
- 肩甲舌骨筋：細長い筋肉で、肩甲骨から舌骨につながっています。途中が腱（けん）になっています。

これら4つの筋肉をまとめて舌骨下筋群と呼びます。舌骨下筋群も舌骨上筋群と同じく、飲み込み（嚥下（えんげ））のときに働きます。舌骨下筋群が舌骨上筋群といっしょに働けば、引き上げられた舌骨を飲み込みの最後で引き下げます。肩甲舌骨筋は、舌骨が固定されているときには、肩甲骨を引き上げます。だから、ちょっとだけ呼吸を助けます。でも、通常飲み込みに使うこれらの筋肉を使って呼吸しようとする人は、いつも呼吸に使っている筋肉だけで充分に呼吸できない人です。ですから、肩で呼吸している人は、命が危ない人です。

なお、甲状舌骨筋は、舌骨が固定されているときには、甲状軟骨を引き上げます。

ここまでが前置きでした。いよいよ、本題です。

顎を下げる

舌骨上筋群や舌骨下筋群は、飲み込み（嚥下）に使う筋肉です。しかし、舌骨下筋群で甲状軟骨と舌骨を引き下げ、舌骨上筋群で下顎骨を舌骨に引き寄せると、下顎骨を引き下げることもできます。

顎を押さえて口を開けようとしたときに力を入れた筋肉は、これらの舌骨上下の筋肉です。本来、口は自然に開きます。地球の引力が顎の動きを引き出してくれます。それに従わずに「口を開けよう」と思って開けると、これらの筋肉に力が入ります。すると、自然な開け方ではなくなります。

のどの筋肉を緊張させずに口を自然に開けると、顎の関節に負担はかかりません。呼吸も楽にできます。歌も上手になります。トランペットも楽に吹けます。

実験　歌　う

咬筋、側頭筋、内外側の翼突筋の緊張を解いて、自然に口を開けて歌ってください。
次に、舌骨上下の筋群に力を入れて、口を開けて歌ってください。

どうです、わかったでしょうか？

ここまでに紹介した舌骨上下の筋群は、飲み込みという消化に使う資源です。のどを動かして飲み込むための筋肉です。この筋群が動くということは、飲み込む動きです。ですから、「のどに力を入れて歌う」ときには、飲み込みながら声を出すことになります。

コラム　歌うこと、演奏すること

人間は自然に呼吸ができるようになっています。歌うことは呼吸することです。呼吸をするために力を入れなければならない人は、死期が近い人か、余計な力を入れて死に急ぐ人です。わざわざ呼吸を邪魔するために筋肉を使ってはいけません。ですから、小学校の音楽の時間に「口を自然に開けなさい」「のどに力を入れないように」と教えられたのです。でも、小学生だったあの頃のわたしは、解剖を感じていなかったので、その言葉の意味が理解できませんでした。今なら体を感じ、体験から意味を知ることができます。

あなたも、のどの解剖がわかれば、自分の持っている資源を使って歌うことができます。素晴らしいでしょう。頭までが音の共鳴箱になり、そのうちベルカント唱法もできるかもしれません。

これは吹奏楽でも同じです。トランペットでは「のどを開け」と教えられます。「頭から音を出す」とも表現されます。しかし、頭から音が出るわけはありません。音は楽器から出ます。楽器に吹き込む息はのどから出ます。のどを開いてトランペットを吹けば、楽に吹けます。うまくなります。少なくとも、わたしはそうでした（なにせ、元がひどいから……）。

飲み込む

「噛む」の後は、「飲み込む」が必要です。飲み込みに問題のある人に造影剤を飲んでもらってビデオに撮ると、どのように飲み込んでいるかを観察できます。しかし、ビデオでは感じることはできません。まずは、自分で試して感じてみましょう。

実験 コーヒーを飲む

コーヒーを飲みながら、じっくりと自分ののどや舌の動きを確かめてください。
飲み込むときに、舌やのどはどのように動いているでしょうか？

逆立ちしてコーヒーを飲んでも、むせることはありません。コーヒーを飲むときには、息は止まっています。のどの中では、空気と飲み物が同じところを通りますが、健康な人がむせることはありません。なぜでしょうか？

のどには食道と気管があります。飲み物は食道へ、空気は気管へと入っていきます。気管の上には喉頭蓋（こうとうがい）と呼ばれる蓋（ふた）があります。ふだんは空気が気管に流れ込めるように蓋が開いていますが、飲み物や食べ物が通過するときには気管に蓋がされ、食道にだけ流れ込むようになっています（**図2-39**）。

この喉頭蓋は、舌骨（ぜっこつ）や甲状軟骨と硬い組織でつながっています。これまでに感じてきた舌骨上下＋α（アルファ）の筋群が、舌骨や甲状軟骨を上げ下げして巧みに喉頭蓋を操作しています。甲状軟骨が上がったり、前に移動したりできるので、喉頭蓋は気管を閉じることができます。

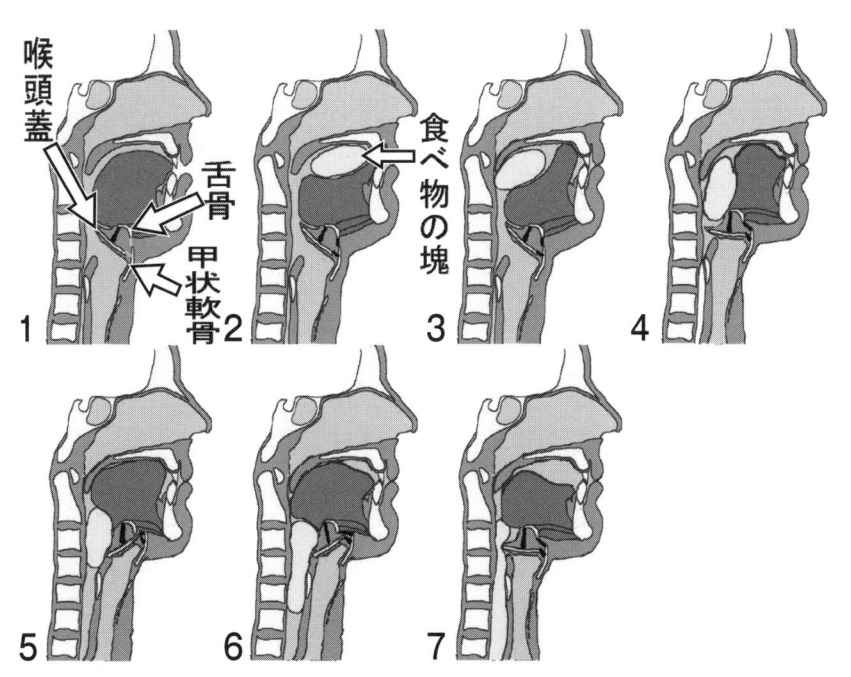

図2-39　喉頭蓋の動き

舌骨の上下にある、のどの筋肉は、消化のためにあります*。ですから、しゃべりながらご飯を食べるとむせます。気管に入ったり鼻に入ったりして、大変苦しい思いをします。歳をとると喉頭蓋の動きが悪くなり、むせることが多くなります。ときには食べたものが気管に入って窒息します。

唇と舌の動き

飲み込むためには、唇や舌の働きも必要です。

実験 口を開けて飲む

コーヒーを口に含んで、唇をつけずに口を開けたまま飲み込んでください。大変でしょう？
舌先を上顎につけないで、飲み込もうとしてください。大変でしょう？
舌の横を歯につけないようにして、飲み込もうとしてください。大変でしょう？

いつかのこと、「ソフトクリームをたくさんなめようとして、大きく口を開けて舌を出したら、顎が痛くなった」と、あるナースが言っていました。
　舌を動かす筋肉は、舌骨と下顎骨についています。ですから、下顎骨の動きと舌の動きが一致しないと苦しいことになります。
　口を大きく開けながら、舌を出してソフトクリームをなめてください。大変でしょう？
　口を大きく開けたときには、舌骨は下がっています。そこで舌を突き出すと、舌骨は前上方に行きます。すると、自然に口の開きは小さくなります。ですから、欲張ってたくさんなめようとして、口を大きく開けて舌を突き出すと、顎の関節を痛めます。イヌは動き回って体温が上がると舌を出して息をして、鼻腔や舌の水分の蒸発による気化熱で体温を下げます。しかし、そのときでも、顎の関節を痛めるほど大きくは口を開けません（図2-40）。

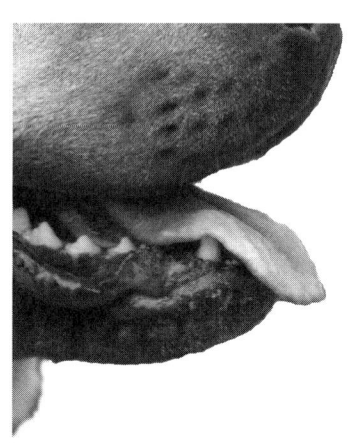

図2-40　舌を出すイヌ

---

* 「動きの進化発生学」の章で咽頭について詳しく解説します。サカナは咽頭を広げて吸い込んだ水をエラに送り込んで呼吸します。両生類はのどの底部を上げ下げして咽頭に引き込んだ空気を肺に送り込みます。サカナと両生類は咽頭で呼吸しています。は虫類は肋骨の動きで呼吸します。ほ乳類は横隔膜で呼吸するようになったので、咽頭の筋肉は消化のみに使うようになりました。

基礎知識

●頭から首の動き—顔

顔は心の働きを映し出すモニター画面です。

顔の筋肉

　透明人間でもない限り、人間の顔には「表情」があります。これは筋肉の働きで作られます。自分の顔に触れてください。凹みや高まりがあります。目玉の入るところは凹んでいて、鼻は高くなっています。頬骨(きょうこつ)は高くなっていますが、頬自体は凹んだり膨らんだりします。

　口は、のどに続く大きな穴を作ります。その角は横に引っ張られて、笑ったり怒ったりして感情を示すことができます。目の開きや目尻の上がり下がりで、うれしかったり悲しかったりしている感情を示すことができます。顔に手を触れて、いろいろな表情をしてください。顔の皮膚が動いて表情を作ることがわかるでしょう。

　顔の表情を作る筋肉（表情筋）は、一端が皮膚についています。腕や足を動かす筋肉は骨についていますが、表情を作る筋肉は皮膚についています。皮膚についている反対側は、骨についていることもあるし、別の組織についていることもあります。

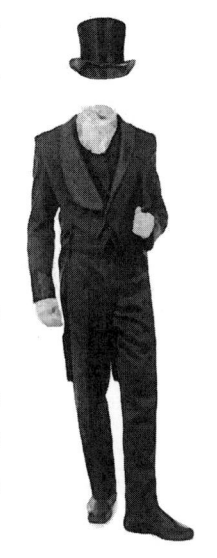

眉を上げる

　びっくりしたときに眉が上がります（図2-41）。そのとき、あなたはどこの筋肉を使っていますか？

　自分の額に手を当ててみましょう。その皮膚の下で何やら動いていますね？　そこには前頭筋という筋肉があります。眉を上げるときには、前頭筋が収縮します。試しに、眉を上げながら、目の開きを大きくしないようにしてください。できないでしょう？

　目の周りには眼輪筋という筋肉があります。前頭筋の一方の端は、眉の下から眼輪筋と交叉しながら皮膚につながっているので、眉を上げると上まぶたがちょっと上がります。

　では、皮膚についていないほうの前頭筋の端は、どこについているのでしょう？

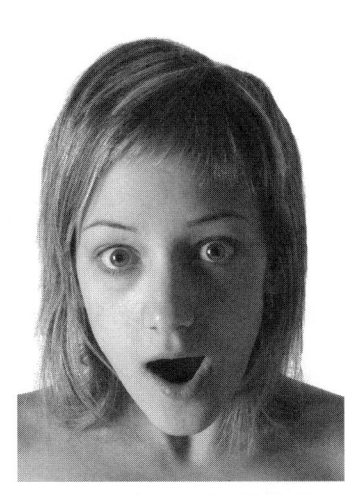

図2-41　びっくりすると眉が上がる

実験 仰向けで眉を上げる

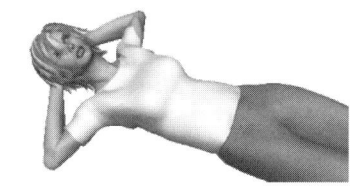

左の図のように、両手を頭の下にして仰向けに寝てください。そして、眉を上げ下げしてください。口を開ける必要はありません。何かが動くのを感じますか？

　前頭筋と後頭筋は、まとめて**後頭前頭筋**と呼ばれます。後頭前頭筋は、まるで一つの筋肉が頭蓋骨の圧迫により真ん中で伸ばされたようになっています。

　真ん中の引き伸ばされた部分は、頭蓋骨の上に、薄いけれど強靱な膜（腱膜）を作ります。頭蓋骨の上に帽子のようにかぶさっているので、**帽状腱膜**と呼びます。

　後頭筋と前頭筋の収縮により帽状腱膜が引かれ、眉は頭の後ろの骨に向かって引っ張られます（図2-42）。ですから、眉を上げると頭の皮が動きます。頭の皮の動く人は、「頭の中がゆるい」のではなく、後頭筋まで使うことのできる「頭の中の柔らかい人」です。後頭前頭筋は眼輪筋を引き上げるので、目も大きく開きます。

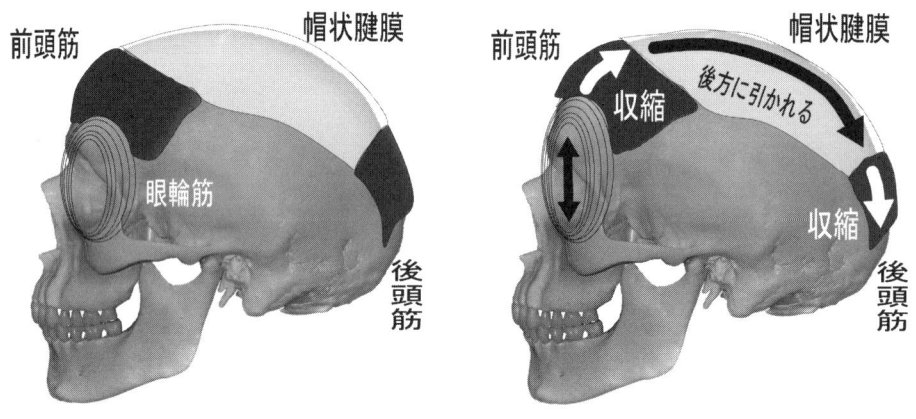

図2-42　眉を上げたときの筋肉などの動き

コラム 眉を別々に動かす

　後頭前頭筋は、左右2つに分かれています。そして、なんと別々に動かすことができます。わたしは大学生のときに練習して、できるようになりました（エッヘン！）。えっ、「こんなことを知っても役に立たない」と言いますか？ 大切なことは、「役に立つ」とか「知る」ということではなく、「気づくこと」なのです。

　眉を上げるという単純なこと、ふだん何気なくやっていて気にしないことにさえ注意を向けて、そこで起こっていることに気づくことが、「生きている」ことを深めるのです。

　これからは、あなたが驚いたとき、「自分が、今何をしているか」に気づけるようになるかもしれません。そうなれば、うまく自然に驚くことができます。表現力の豊かさや演技のうまさを買われて、俳優になれるかもしれません。

表情筋

少なくとも一方の端が皮膚についている筋肉を皮筋と呼びます。顔には皮筋がたくさんあります。これらの筋肉が収縮すると、顔の皮膚が変形して表情が作られます。そのため、皮筋は表情筋とも呼ばれます（**図2-43**）。

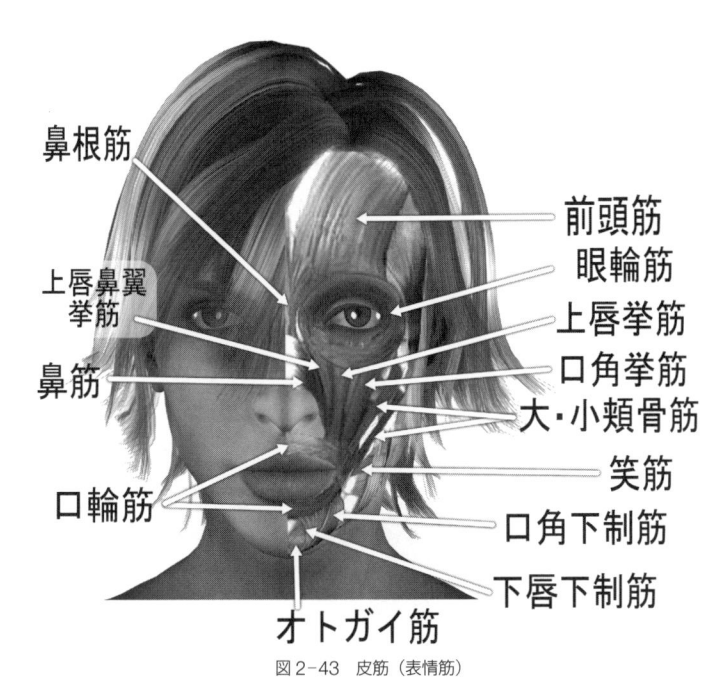

図2-43　皮筋（表情筋）

鼻根筋
上唇鼻翼挙筋
鼻筋
口輪筋
オトガイ筋
前頭筋
眼輪筋
上唇挙筋
口角挙筋
大・小頬骨筋
笑筋
口角下制筋
下唇下制筋

> **おまけの知識**　動物では体幹の皮筋が発達しています。ハエが背中に止まると、ウマは皮筋を収縮させて皮膚をぴくっと動かして追い払います。しかし、ヒトでは体幹の皮筋は発達していません。ヒトの皮筋は、顔以外では陰嚢の皮膚にあります。

前頭筋は、後頭筋と共に額の横しわを作り、眉を上げます（**図2-44**）。

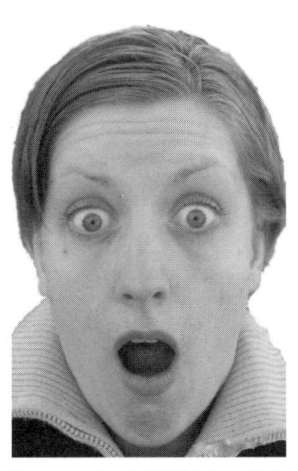

図2-44　前・後頭筋が眉を上げます

眼輪筋は、目の周りにある部分と、まぶたにある部分の2つに分けて考えることができます。まぶたにある眼輪筋は、まばたきをするために使われます。一方、目の周りにある眼輪筋は、目を強く閉じるために使われます。

　意識すれば、まぶたにある眼輪筋をゆっくりと動かすことができます。ゆっくりとまぶたを閉じることができます。しかし、まばたきしてまぶたが黒目の上を通過するときは、意識して調節することはできません。まぶしいときには、目の周りにある眼輪筋を収縮させて目をすぼめています（図2-45）。

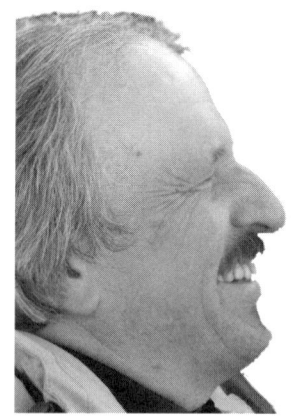

図2-45　眼輪筋が目をすぼめます

　目の周りの眼輪筋が収縮すると目は閉じられ、その周囲の皮膚を引っ張ります。特に目尻の皮膚を引っ張り、しわを作ります。歳をとると、「カラスの足跡」になります（図2-46）。

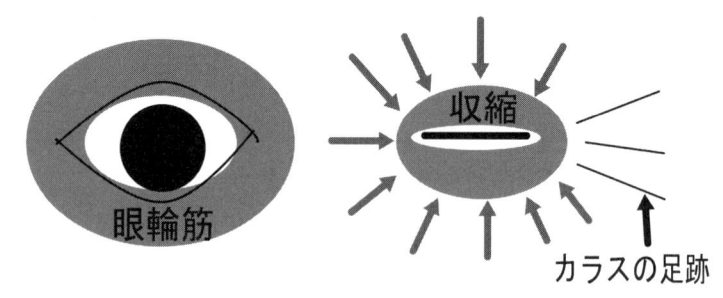

図2-46　眼輪筋が作る「カラスの足跡」

コラム　なぜ涙はあふれない？

　眼球は常に涙で濡れています。涙は、目尻の上にある涙腺（るいせん）で作られ、目頭にある涙嚢（るいのう）にためられます。

　まばたきによって眼輪筋が収縮と弛緩を繰り返すと、涙嚢の中の圧が上がったり下がったりします。涙嚢の中の圧が下がったときに、涙は上下の涙小管から涙嚢に吸い込まれます。涙嚢が眼輪筋に押されて中の圧が高くなると、涙嚢にためられていた涙は鼻涙管に押し出され、鼻に流されます。このようにして、涙は常に涙腺から涙嚢へと流れ、眼球の表面を潤しています。もし、まばたきが減ると、涙嚢からの涙の排出が減ってしまいます。

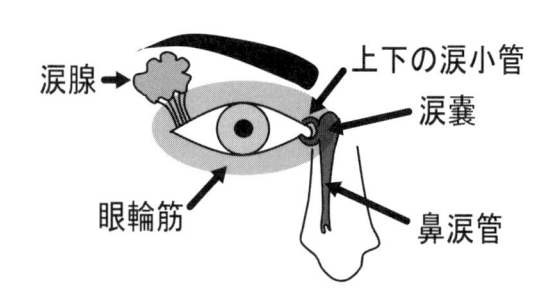

基礎知識

コラム　涙の流れ方

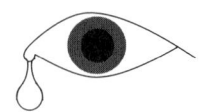

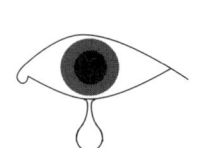

悲しいことがあり、表情筋やその下の筋肉が緊張して鼻涙管（びるいかん）や涙小管の流れが悪くなると、本来なら涙嚢（るいのう）に入っていく涙が目頭からあふれ出ます。目頭が熱くなり、ハンカチで目頭を押さえたりします。さらに感情が高ぶって鼻涙管に流れなくなると、下まぶたからあふれ出ます。子どもは大人より鼻涙管が細いですから、すぐに涙があふれ出ます

天井を向いて目薬を差してから正面を向くと、下まぶたの真ん中からあふれ出ます。ドラマや映画で楚々（そそ）と泣いている女性の涙が頬を伝っていたら、それは涙でなく、あふれ出た目薬かもしれません。

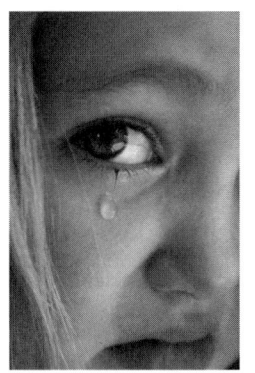

(c) Benjamin Haas-Fotolia.com

おまけの知識　　上眼瞼挙筋と瞼板筋

眼輪筋は目をすぼめる筋肉です。後頭前頭筋を収縮させると、眼輪筋が引っ張り上げられてまぶたも引き上げられます。ただし、まばたきのときにまぶたを引き上げるのは上眼瞼挙筋（じょうがんけんきょきん）です。

上眼瞼挙筋は、眼球を動かす筋肉と同様に、眼球のはまり込んでいる眼窩（がんか）の中にあります。静かに目を開けると、上眼瞼挙筋の動きが感じられるかもしれません。なお、上眼瞼挙筋は表情筋のカテゴリーには入れられていません。

上眼瞼挙筋の末端は、上のまぶたの皮膚の下にある瞼板と呼ばれる組織についています。この瞼板と上眼筋挙筋の間に瞼板筋があります。

瞼板筋が収縮すると、上まぶたは1〜2 mm上がり、目を見開くことになります。瞼板筋は交感神経によって支配されています。びっくりしたときに目が大きく見開かれるのは、瞼板筋の収縮によります。

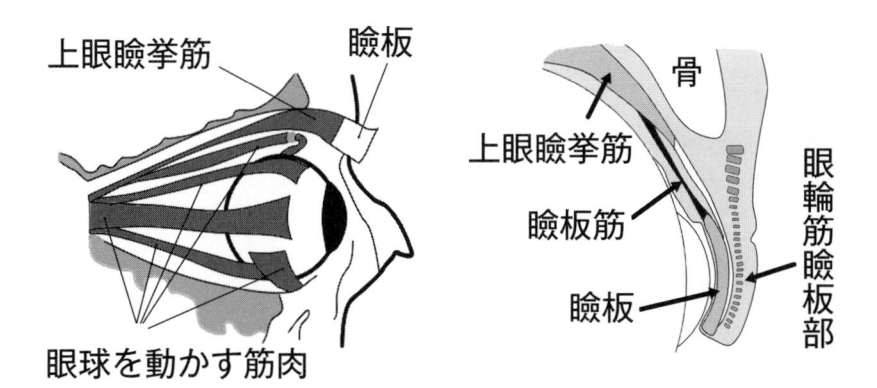

> **コラム** ハンカチの使い道

　日本人が泣くときには、ハンカチで目頭を押さえます。アメリカ人が泣くときには、ハンカチで鼻をぬぐいます。アメリカ人にとって、ハンカチは鼻をかむためのものです。日本人からは奇異に見えますが、手を洗った後に「鼻をかむ道具」で手をきれいに拭こうとする日本人だって、アメリカ人からは奇異に見えます。

　さて、あふれ出た涙が目から流れたり鼻から流れたりする、この違いはなぜ起こるのでしょうか？

　実は、人種によって涙嚢の大きさが違うためです。涙液の分泌が多くなったとき、日本人は涙嚢が小さいために、涙嚢に入れない涙が目頭からこぼれます。アメリカ人は涙嚢が大きいので、涙嚢にためられ、鼻涙管から鼻に流れます。

　日本人とアメリカ人の涙嚢の大きさの違いが、文化の違いを作っています。

上唇挙筋は上唇を引き上げます。強く収縮すると上唇がまくれ上がります。そのときには鼻翼の一部が引かれます。試してください。この筋肉は唇の皮膚についています。その反対側は上顎骨や頬骨についています。この筋肉が唇を巻き上げない程度に収縮すると、悲しい顔になります（図2-47）。

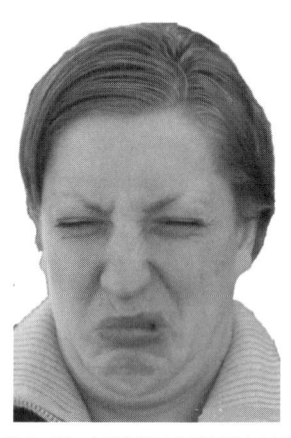

図2-47　上唇挙筋は上唇を引き上げます

大頬筋と**小頬骨筋**は唇の端を外側の上方に引きます。すると、ニヤリと笑った顔になります（図2-48）。

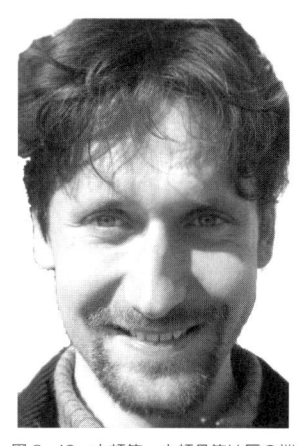

図2-48　大頬筋、小頬骨筋は唇の端を引き上げます

笑筋は唇の端を横に引きます。強く収縮すると「えくぼ」ができます（**図 2-49**）。この筋肉は、咬筋を覆う筋膜から唇の角につながっています。「イーッ」と声を出して、唇を引きながら、咬筋に指を当ててください。緊張しているでしょう？

「コンパニオンをして、一日中愛想笑いをしていたら顎が痛くなった」という女性がいました。笑筋を酷使し、咬筋で支えていたのでしょう。

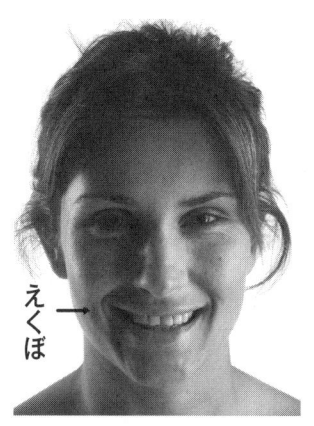

図 2-49　笑筋は唇の端を横に引きます

口角下制筋は唇の端を内側の下方に引きます（**図 2-50**）。口を「への字」に曲げるときに使います。

下唇下制筋は下唇をやや外側の下方に引きます。「そんなもんかな」というときの皮肉な表情を作ります。

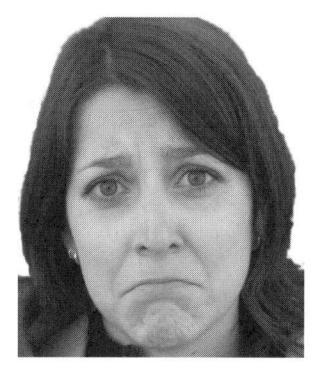

図 2-50　口角下制筋は唇の端を内側下方に引きます

オトガイ筋は下唇を下に引き、突き出します（**図 2-51**）。同時に顎の先端であるオトガイに「えくぼ」を作ります。疑いや軽蔑の表情を作ります。

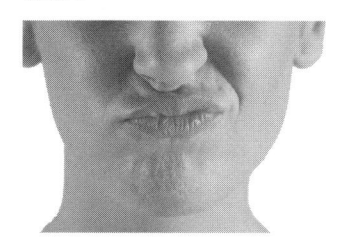

図 2-51　オトガイ筋は下唇を下に引き、突き出します

鼻筋は、「はなすじ」とは読まずに、「ビキン」と読みます。鼻をヒクヒクさせたり、鼻孔を広げたりする働きをします。これを奥様がやると、サマンサという名前の魔女*になります。

鼻根筋は鼻の根に横じわを作ります（**図 2-52**）。嫌悪感を表現できます。

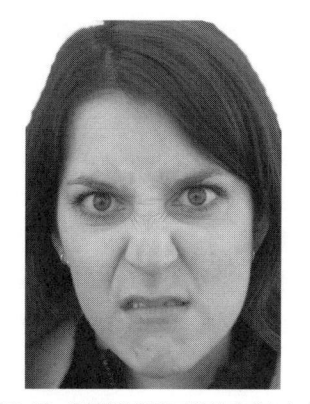

図 2-52　鼻根筋は鼻根に横じわを作ります

＊　『奥様は魔女』という映画があります。テレビドラマにもなりました。主役の魔女はサマンサという名前です。

皺眉筋は眉の根の前頭筋と眼輪筋の下層にあります。眉根を寄せ、眉間に縦じわを作ります（**図 2-53**）。「困った」というときの表情を作ります。

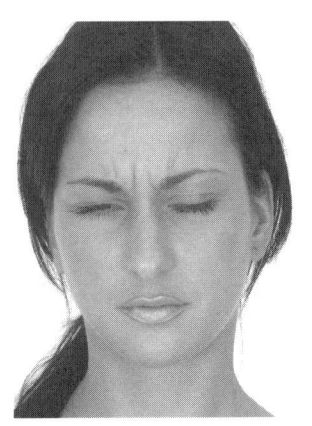

図 2-53　皺眉筋は眉根を寄せて眉間にしわを作ります

頬筋は頬の中にあります。大臼歯付近の上顎骨と下顎骨から口の角の皮膚につながっています（**図 2-54**）。頬をすぼめます。

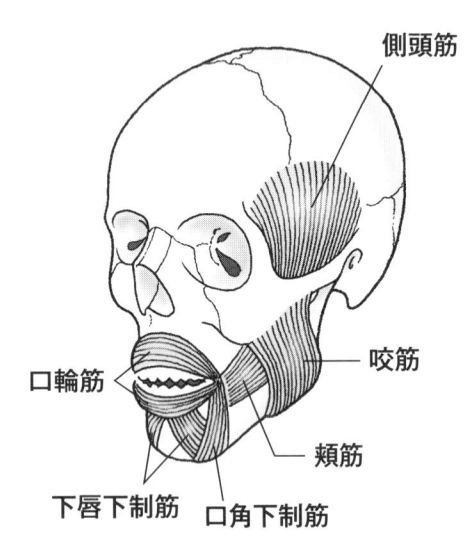

図 2-54　頬　筋

広頚筋は顎の下の皮膚に張りついています（**図 2-55**）。他の表情筋は皮膚と皮膚以外のものをつないでいますが、広頚筋は皮膚と皮膚をつないでいます。他の組織にはついていません。口角下制筋の延長になります。ですから、口を強く「への字」に曲げると、首の皮が突っ張ります。

多くのほ乳類では、皮膚に薄い筋肉の層がついていて、皮膚をピクピク動かすのに役立っています。ヒトの広頚筋はその名残りです。

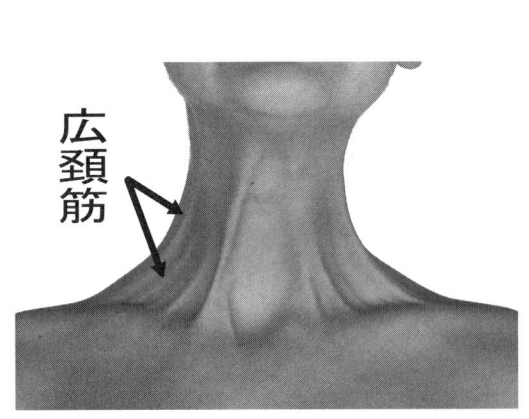

図 2-55　広頚筋

コラム ラッパと頬筋

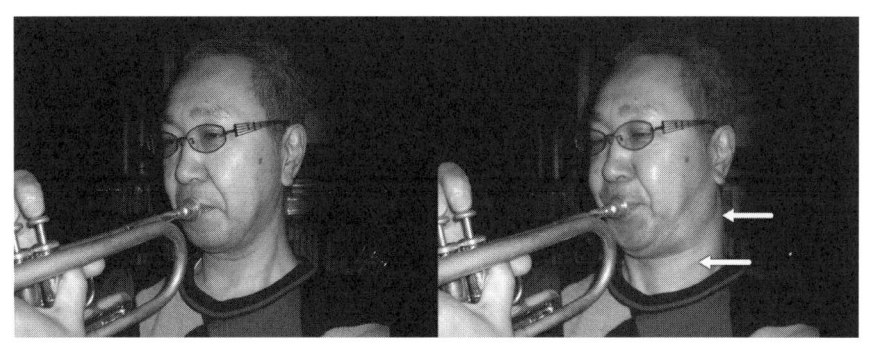

（撮影協力：江川美喜夫氏〔ドリームファクトリージャズオーケストラ〕）

　クラシックの演奏をするトランペッターは、頬筋を緊張させて頬を膨らませないようにします。しかし、ジャズの「強力な」トランペッターの中には、ディジー・ガレスピー氏、日野皓正氏、江川美喜夫氏（図）のように、頬をゆるめて風船のように膨らませて吹く人がいます。まるで、首まで空気が入るように見えます。

　頬を締めつけるための力を使わず、がんばらず、唇の真ん中だけを唇の筋肉で調節しています。唇以外に力を入れないようにすると、楽に思いのまま吹くことができます。

　頬を膨らませて空気をためておくと、鼻から息を吸いながら頬をすぼめることで、口から空気を出し続けることもできます。吹きガラスの職人は、このようにして、呼吸しながらも息を出し続けてガラスの塊を大きく膨らませ、壺やグラスを作ります。この技をトランペットで使うと、音を切らずに演奏できます。「循環呼吸」と呼ばれます。循環呼吸の上手なトランペッターとして、セルゲイ・ナカリャコフ氏やウィントン・マルサリス氏が有名です。

　ちなみに、頬筋の英語名は"buccinator"です。ラテン語でラッパを示す"buccina"から来ています。また、"buccina"は頬を示す"bucca"から来ています。語源の面でも、頬とラッパの間には深い関係があります。

　前耳介筋、**上耳介筋**、**後耳介筋**は、それぞれ耳の前、上、後ろにあり、耳を動かします（図2-56）。

　ゾウはハエを追い払うのに耳を使います。ヒトも練習すると耳を動かせるようになりますが、ハエを追い払えるほどまでには動きません。

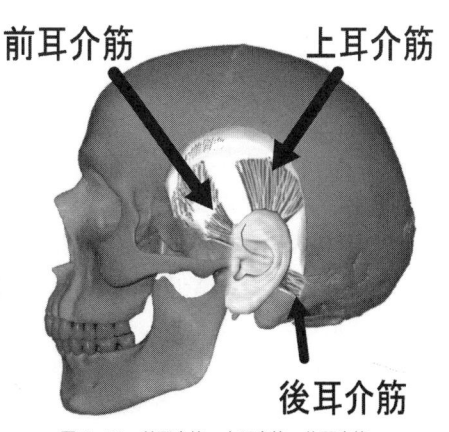

図2-56　前耳介筋、上耳介筋、後耳介筋

表情筋の動きを許す

　さて、これであなたは自分の内側に生じた感情を表現するために、いろいろな表情を使うことができるようになりました。

　人間は外界からの刺激を感じます。刺激自体が体内に変化を起こします。また、刺激が過去の記憶を呼び覚まします。そして、その身体的変化と記憶が、意識に上らないままに感情を作ります。感情は表情を作ります。この間に思考は介在しません。ですから、表情筋は自分の心の表現の道具です。もし、この表情筋が硬くなっていたら、あなたの心は表現されないままになります。自分の存在を表現していくことが生きていることなのに、その表現をやめてしまったら……。まるで、死んだようなものです。

　豊かな表情が豊かな人生を作ります。そのためには、表情を固めないことが大切です。また、「表情を意識して作る」ことも、表情を固めることです。ですから、愛想笑いや作り笑いは苦しいし、見ているほうも嫌になります。

　美容のためにフェイシャル・マッサージが行われます。顔の筋肉は小さくて弱い筋肉です。強くマッサージするといけないといわれます。そのとおりです。ひょっとしたら、フェイシャル・マッサージさえ必要ないのかもしれません。自分の本当の感情と表情を自分に許しさえすれば……。

実験　鏡を見る

　鏡を見て、自分の顔をよく見てください。筋肉の位置を確認してください。

　目を閉じて、自分の顔を感じます。自分の顔の筋肉を一つひとつ感じて、その筋肉の緊張の程度を感じます。

　その筋肉が緊張していると感じたら、静かに緊張をゆるめるようにしてください。マッサージをしてはいけません。ただ、「そんなに緊張することはないのだよ」と自分に言い聞かせてください。そこにあるのは鏡だけのはずですから。

　顔の左右の筋肉の緊張をすべてチェックして、過度の緊張をゆるめてください。どのように見えるでしょうか？

　静かに目を開いて、鏡に映っている顔を見てください。どのように見えるでしょうか？

　顔のしわは表情筋の収縮によってできます。ですから、フェイシャル・マッサージに頼る前に、自分の顔の筋肉の緊張に気づくことが大切です。自分の表情筋の緊張をゆるめて自然な表情を出せるようにしなければ、どんなに高いオイルを使ってマッサージしても、すぐ元に戻ってしまいます。美しいままでありたいと思うなら、まず自分の顔を締めつけないことです。

　顔の表情は筋肉の働きで作られます。過度の緊張をやめれば、適度の緊張が残ります。そこにできる表情は、だらんとして間の抜けた表情ではありません。どんな表情でもできるように準備のされた、素直な表情です。その表情は、どんな刺激にも素直に反応できる心を表現したものかもしれません。

　現代の心理療法では、「人間の感情を素直に表現することが大切だ」と主張されます。感情を素直に表現するためには、素直な表情を許すことです。素直な表情を許すということは、表情筋の過度の緊張を捨てることです。

ひょっとしたら、自分の顔の筋肉の緊張をゆるめるときに、何かに気づくかもしれません。自分が何かを思い込んでいて、自分で作った感情のために筋肉を緊張させていたことに気づくかもしれません。顔の筋肉は感情を表す道具です。その道具は、あなたの意識の下に隠された感情のために、固められているのかもしれません。

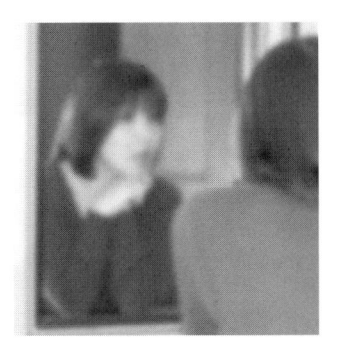

　認知症の人に化粧をすると、精神状態がよくなるといわれます。顔に触れられてきれいにされることは、自分の表情を許されること、自分の存在を表現することを認められることだと考えれば、そのようなことが起こりうると理解できます。化粧という方法自体がよいのではなく、化粧をとおして、その人の表現をサポートする態度を提供できるということがよいのでしょう。

実験　眠　る

寝る前に、静かに顔の筋肉の緊張をチェックします。
もし、緊張が感じられたらゆるめます。
顔の緊張が減ると、体の筋肉の緊張に気づくかもしれません。
それらを作り出している、ほかの緊張に気づくかもしれません。
それらの緊張を捨ててみます。
翌日の朝、目覚めたときの緊張をチェックしてください。

コラム　菩薩になれるかも……

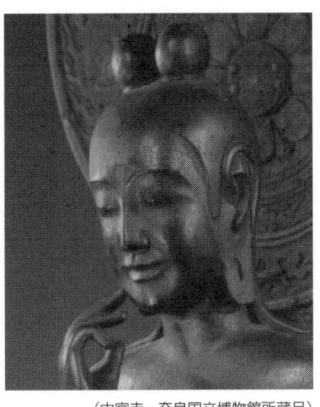

（中宮寺・奈良国立博物館所蔵品）

　さて、「どんな刺激にも素直に反応できる心を表現している顔」とはどんな顔でしょう？
　左の写真は、中宮寺の如意輪観音菩薩像*です。国宝です。この表情はどんな刺激にも素直に反応できるから、国宝になったのだと思います。
　素直に反応できることは、どんな状況にも対応できることです。能力の高さを示しています。自分のやりたいことをやるには、まず筋肉の過度の緊張をやめることです。自分の顔の緊張に気づいて、表情を許してみてください。きっと、楽になれます。ひょっとしたら、菩薩になれるかも……。

---

*　この菩薩像は、広隆寺の弥勒菩薩像と対比して語られることが多いです。ですから、弥勒菩薩像とも呼ばれます。しかし、中宮寺の寺伝では如意輪観音菩薩像です。

●脊　柱

椎骨と棘突起

　解剖学では、背骨のことを脊椎と呼びます。また、脊椎を形作る一つひとつの骨を椎骨と呼びます。頚部にある頚椎7個、胸部にある胸椎12個、腰部にある腰椎5個、仙骨にある仙椎5個、尾骨にある尾椎3～5個が集まって、長い柱の脊柱になっています。

　それぞれの椎骨には、アルファベットと数字を組み合わせた記号がつけられています。頚椎は「C」、胸椎は「Th」、腰椎は「L」です。数字は何番目の椎骨かを示すもので、たとえばC7は第7頚椎、Th12は第12胸椎、L1は第1腰椎、S5は第5仙椎という具合です（図2-57）。

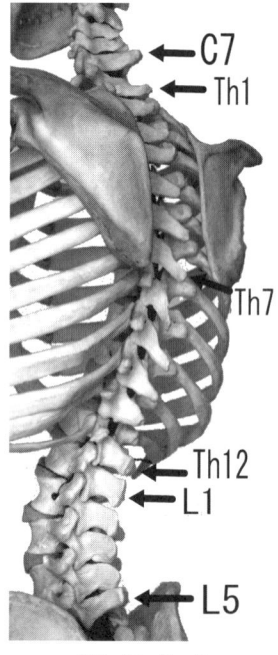

図2-57　椎　骨

　脊椎の後ろには棘突起（きょくとっき）と呼ばれる出っ張りがあります。体を真っすぐ後ろに反らせると、棘突起同士がぶつかります。ここがぶつかり合うと、それ以上に反ることはできません。ですから、体を後ろに反らすには限界があります。

　顎（あご）を引き、前屈みになって両肩を前に出すと、棘突起がはっきりと見えるようになります（図2-58）。

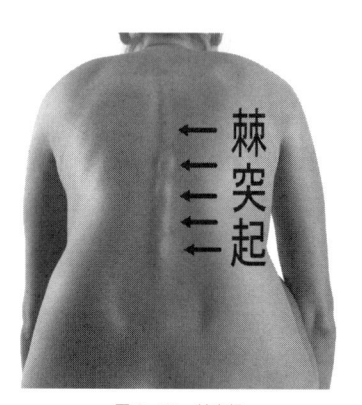

図2-58　棘突起

脊柱の筋肉

図2-59に示したように、脊柱の後ろには、大小様々な筋肉が重なるようにたくさんついています。これらの筋肉が脊椎を後ろに引くと、脊柱が背中側に反ります。

一番頭側は、後頭骨と頚椎をつないでいる筋肉です。これらの筋群は、椎骨を2〜3個飛ばしてつないでいたりします。このような椎骨同士をつなぐ筋肉は、脊柱全体についています。ですから、頭を後ろに反らせるだけで、頚椎の筋肉が収縮し、それが胸椎の筋肉を収縮させます。同じようにして、腰椎、仙骨周囲、尾骨の筋肉まで収縮させます。このようにして、頚の後ろの緊張が脊柱全体を固定するように働くこともあります。

脊柱周囲の筋肉を個別に感じることはできません。働くときは脊柱周囲の筋肉全体が協調して動きます。

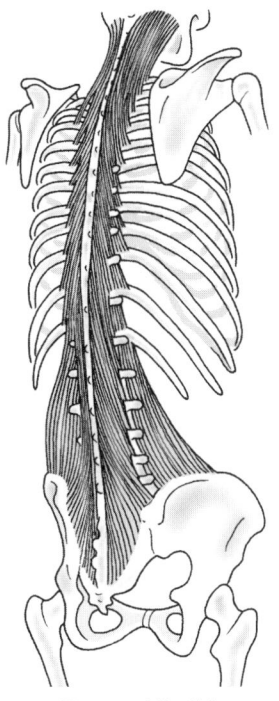

図2-59 脊柱の筋肉

脊柱を屈曲させるための強大な筋肉は、脊柱の前面にはありません。立っているときは前方に重さがかかりやすいので、背中の力を抜くだけで簡単に前に曲がります。

しかし、仰向けに寝た状態から起き上がろうとすると、体は後ろに引かれます。真っすぐ前に起き上がるときには腹直筋の力を使う、いわゆる腹筋運動（図2-60）が必要です。

腹直筋は、胸椎につながる肋骨と恥骨をつないでいます。腹直筋が収縮すると、肋骨の前方が下に引かれて、脊柱が曲がります。当然、胸郭は狭くなり、息が吐かれます。

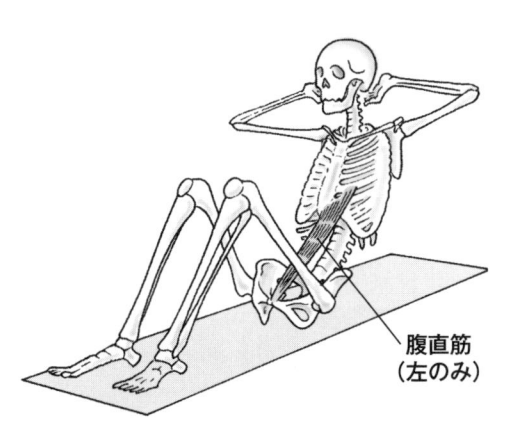

図2-60 腹筋運動　腹直筋（左のみ）

息を吸いながら、胸椎より下を曲げるのは難しいことです。脊柱の後側の筋肉と前側の腹直筋が適度に緊張することで、脊柱はバランスをとって立っていられます。

実験 脊柱を曲げる

　脊柱を楽に曲げてみましょう。この「実験」をすると、よいことが起こります。特に、視野の広い屋外で行うと効果的です。

　椅子に座ります。頭のてっぺんに糸をつながれていて、天井のほうに引っ張られているつもりで座ります。

　骨盤の下のほうにある硬い骨（坐骨）の上に座るでしょう。ウエストを楽にしてください。上肢が肩からぶら下がっているつもりになってください。

　頭に「うなずく動き」をさせてから、「2番目、3番目、……」と、動いている頸椎を思い浮かべながら首を前に曲げます。上肢がだらんと下がります。

　顎が胸につくくらいになったら、「1番目、2番目、……」と、動いている胸椎を思い浮かべながら胸椎を1つずつ曲げていきます。このとき、肩に力が入ると、上肢がぶら下がりません。肩に力を入れなければ、両手は自然に下がります。

　胸椎の12番まで来たら、腰椎を思い浮かべます。「1番目、2番目、……」と数えながら、5番目まで曲げます。

　脊椎が楽に前方に曲がるのは、どのくらいの角度まででしょう？

　楽に曲げられるところまで曲げて、一休みしてから、今度は逆の順番にゆっくりと起きていきます。

　最後に頭のてっぺんが空に向かって引っ張られていくつもりになってください。そして、目を開くと、とても楽しいことが起こります。

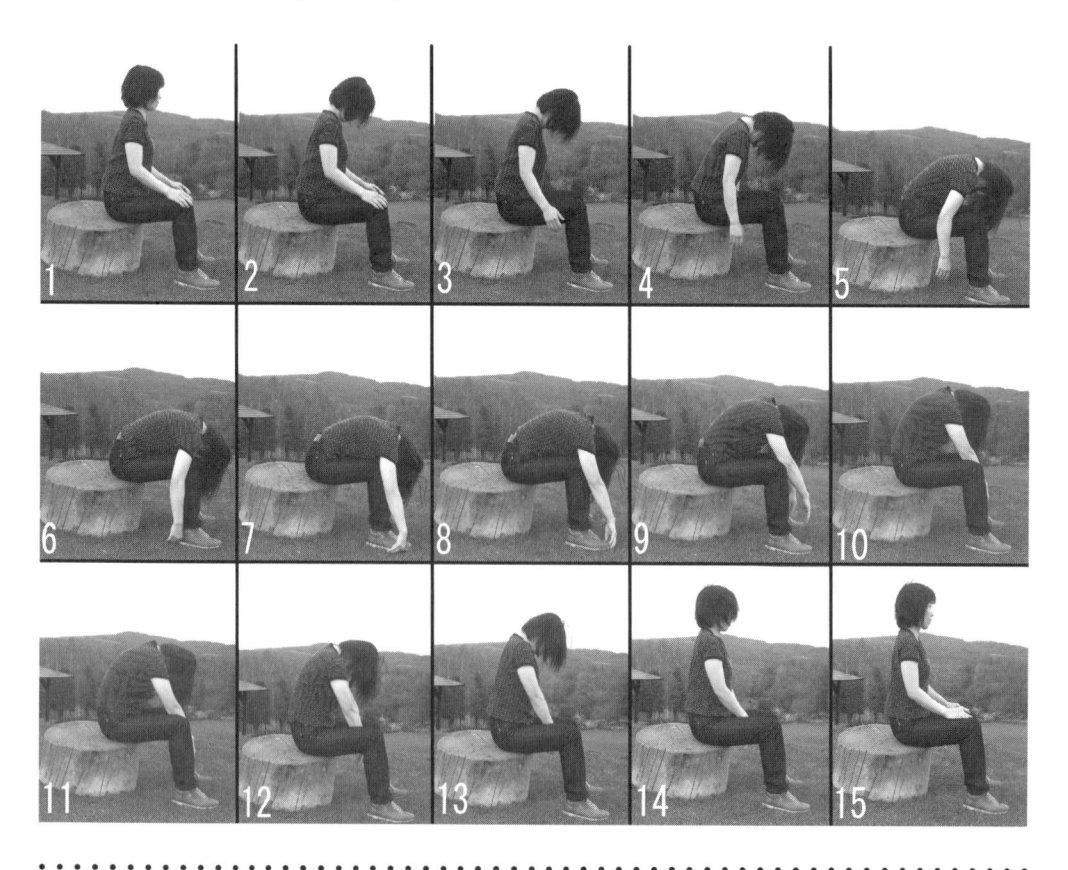

多くの人が、「お辞儀は腰を曲げてするもの」と思っています。しかし、実は、脊椎自体の前屈の範囲は思っているよりずっと狭いのです。体の中で一番よく曲がるのは股関節です。自分の体を腰で曲げられると誤解して一生を過ごす人は、自分の腰椎を自分の力で変形させてしまいます。そして、念願かなって腰で曲がるようになってから、「腰が曲がってしまった」と嘆きます。

実験　後ろに反る

今度は、「実験：脊柱を曲げる」のときとは逆の順番でゆっくりと起きていきます。
腰椎の5番目から、4番目、……1番目。
胸椎の12番目から、11番目、……1番目。
頸椎の7番目から、6番目、……2番目、そして頭を起こします。
そこから、ゆっくりと後ろに反っていきます。
後ろにはどのくらい反ることができるでしょうか？

コラム　英語で「一生懸命」

「懸命になって〜しようとする」を英語で表現すると、"bend over backward to do 〜"となります。"bend over backward"は、後ろに大きく反り返ることです。しかし、そんなことは人間の体ではできません。できないことをしようとすると一生懸命しなければなりませんが、それでもできないものはできません。人間にできないことを一生懸命やることは、賢い選択ではありません。

反った脊柱の強さ

　頭の後ろに筋肉がたくさんあります。ここを収縮させると、脊柱の後側の筋肉に次々と緊張が起こります。
　頭を後ろに反らすことができます（図2-61）。次に、胸郭を反らせ、腰を反らせ、骨盤も反らせて膝の後ろに緊張がかかると、体全体が反って脊柱が動かなくなります。

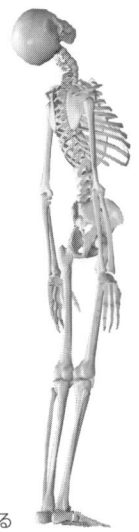

図2-61　脊柱を反らせる

図2-62の、2脚の椅子の上に橋渡しに寝かされている女性は、催眠術をかけられたわけではありません。もちろん、誰かが念力でつり上げているのでもありません。ただ、「わたしの言うことを聞いてくださいね」とお願いしてから、頭の後ろから下に向けて順番に背中の筋肉を軽く収縮させるようにしてあげただけです。もちろん、この後で腰が壊れることはありません。

　脊柱と下肢の後側の筋肉が収縮すると、脊椎がお互いに押し合うようになります。すると、脊椎の動きが制限され、脊柱全体がアーチを描いた1本の橋のようになります。アーチ構造は真ん中の重さを両端に流すので、図2-62のように2脚の椅子の上に寝ることができます。

　このとき、筋肉は強く収縮する必要はありません。脊柱の背側の筋肉が協調して適度に緊張するだけで充分です。背中の筋肉の協調が起こりますから、「背中が凝っていたのに、すっきりした」という人も出てきます。

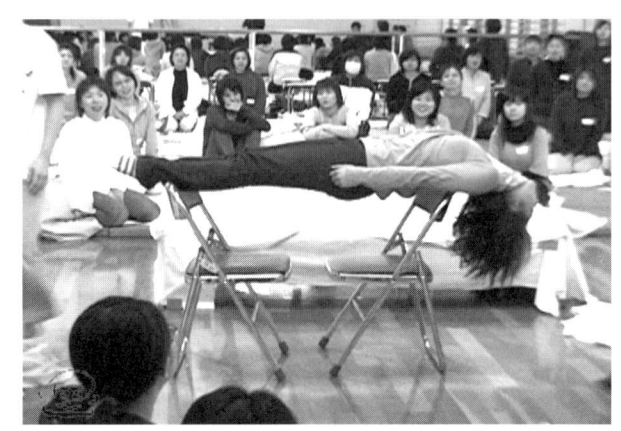

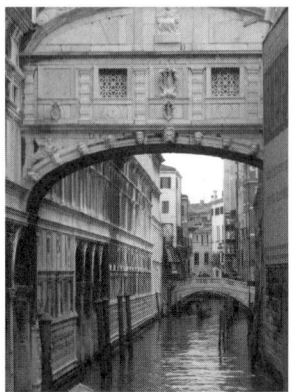

(c) design #5487861.Fotolia.com

図2-62　アーチを描いたときの脊柱の強さ

> ！重大な注意！　この章は、読者が「自分の体を感じて理解する」ことを主眼としています。自分の体の解剖を感じることなく、視覚情報だけを頼りに理解したつもりになってはいけません。ましてや、**ここにお見せした人間ブリッジを、自分の体の構造を感じることなしにまねをしてはいけません。**ケガをするかもしれません。これを背中の凝りの治療にしようなどと考えてはいけません。

脊柱と立ち上がり

　療養病棟には「立ち上がれない」高齢者が入院してきます。

　図2-63は、立ち上がれないという方の動きを連続して撮影したものです。何が起こっているのでしょうか？

　この方が転科してきたときは、重さの移動を感じることなく、両上肢で両膝を強く押して、「力」で立ち上がろうとあがいていました。この映像を撮影したときには、ずいぶん改善していたのですが、まだそのような行動の癖が残っています。

　この方は、「立ち上がろう」としています。そのため、お尻にかかっている重さを足にかけて立とうとし、体を前に傾けます。このときに、頭の後ろから頸に緊張を作り、脊柱を固めてしまいます。1本の棒のようになった脊柱は、頭の重さを体の後ろに伝えます。その結果、立ち上がるときの重さは踵にかかります。重さが踵にかかってお尻が浮き上がるのですが、「立ち上がろう」としてお尻を上げた

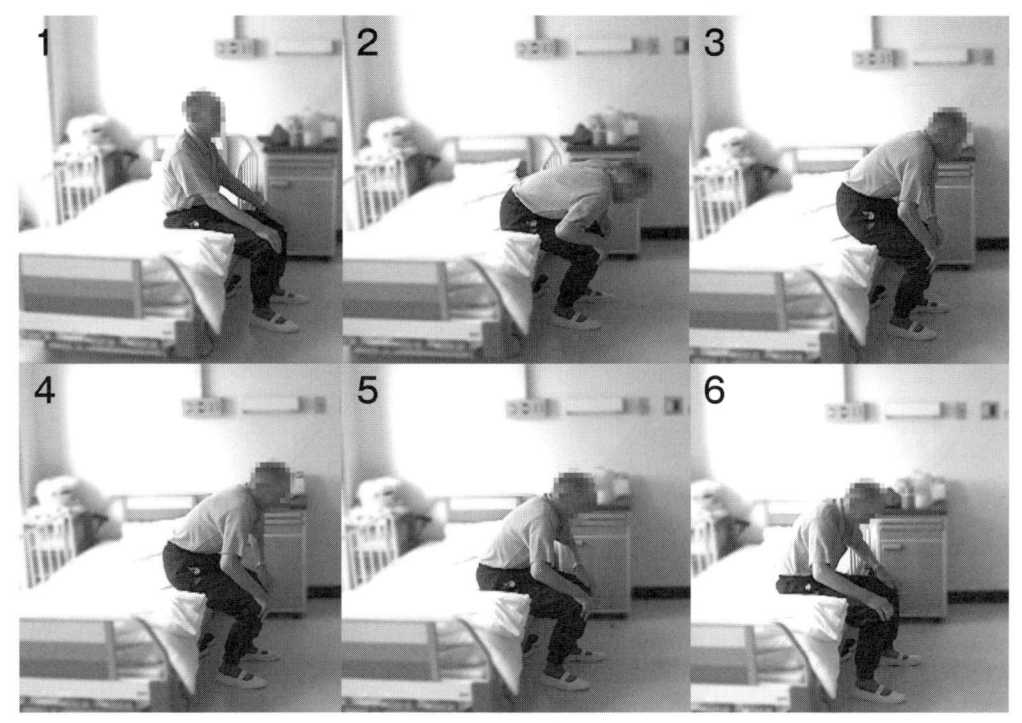

図2-63 「立ち上がれない」という方の動き

とたんに、踵より後ろに重さがかかります。このようにして、お尻は再びベッドの上に戻ってしまいます。

●改善へのヒント

- 頚の後ろの緊張をやめて脊柱を柔らかく使い、頭まで使えるようになると、立ち上がれるかもしれません。
- 「足の裏を感じること」（重さが足の裏のどこにかかるか？）を思い出せると、立ち上がれるかもしれません。
- 頭の動きではなく、骨盤の動きで解決することもできるかもしれません。
- 上肢の緊張をやめることで、脊柱は柔らかさを取り戻すかもしれません。

　上に挙げた解決法を実際に行ってみました。まず、上肢で両膝を力任せに押せないように、手のひらを上に向けて立つ練習をしてもらいました。これはかなり効果的でした。次に、頚の後ろの緊張に気づくように、首筋に軽く指を当てながら立ってもらいました。しかし、この緊張はなかなか抜けませんでした。さらに、「足の裏を感じること」を思い出せるようにしました。
　結局、この方の場合は、「足の裏を感じること」と「骨盤の動き」で解決することができました。

　ここまでのポイントは以下のとおりです。

- 立ち上がるときに、頭から頚の後ろの筋肉を緊張させると、脊柱の動きが制限されて硬くなる。
- 首を反らせると、頭の重さは脊柱の後ろから踵(かかと)にかかる。このようにして立ち上がると、重さは踵を外れてしまい、座るときにお尻が後ろに落ちてしまう。

02 感じる解剖

- 力学的に重心だけを考えても、習慣的な行動は改善されないかもしれない。

必ず、自分の体で「実験」して「感じて」ください。言葉は実際に起こっていることではありません。理論は経験と密接に結びついているので、言葉だけの理論を独立させることはできません。自分で体験したことをもとにして考えると、地に足のついた思考ができます。

> **おまけの知識　心理的なアプローチ**
>
> 　力学（ボディメカニクス）をツールとして動きを分析する人は、「重心を前にかけさせる」ことを重視します。介助を受ける人の首を抱えて、後ろに反らさせないように首に腕を回すという「首投げ」のような介助を勧める人もいます。しかし、これはとても危険な介助だと思います。
> 　図2-63の方は、なぜ、頚の後ろを緊張させて首を反らせるのでしょうか？ なぜ、「立ち上がりたい」と望んでいるのに、「立ち上がるときに座る」のでしょうか？ なぜ、望んでいることと行動していることが食い違ってしまうのでしょうか？ なぜ、頚の後ろを緊張させて反らすという行動が、立ち上がるときに必ず出てくる習慣的行動となってしまったのでしょうか？
> 　精神分析を創始したフロイトは、「覚醒していない意識」状態を前意識（Vorbewusstsein）と呼びました。フロイトにならうならば、この方は「立ち上がりたくない」という思いを前意識状態で持っていることになります。だとすれば、この前意識を意識に上らせて「気づく」ことで、行動が変わるかもしれません。逆に言えば、表面的な行動を力で解決しても、前意識状態の問題が解決されない限りは容易に逆戻りしてしまうでしょう。
> 　このように考えると、介助とは単なる身体的な手助けではないということになります。体をとおして介助を受ける人の心理に触れることができるかもしれません。力学だけで人間の動きを判定していては、大切なものを見逃してしまいます。「感じて動いてみる」と、いろいろなことがわかるかもしれません。

脊柱のＳ字カーブ

　図2-64はギネアピッグ、いわゆるモルモットの骨格です。四つ足の動物の脊柱は、胸から骨盤まで後ろに凸の大きな彎曲を描いています。

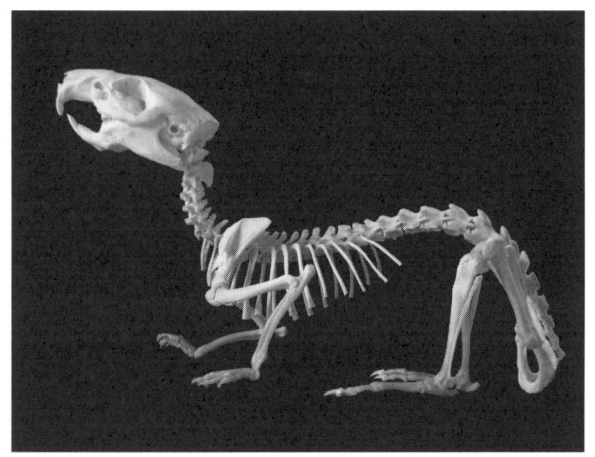

（著者所蔵品）

図2-64　モルモットの骨格

母親の胎内にいるときには、ヒトの脊柱も四つ足動物と同じように、後ろに凸の大きな彎曲を描いています。しかし、ヒトが成長して立ち上がり、歩き始めると、腰椎の彎曲は胎内にいたときとは反対になります。つまり、腰椎は前に凸のカーブ（**前彎**）を作ります。特に腰椎の3～5番目が大きく前彎しています。腰椎が反るので、脊柱全体はＳ字カーブを描きます（**図2-65**）。

　このように、腰椎のカーブは生まれる前と生まれた後で、まるっきり反対になりますから、胸椎から腰椎の構造は微妙で複雑です。そのため、ヒトは腰を壊しやすくなっています。カッコよく見えるからと腰を反らすだけで、負担はとても大きくなります。

　ヒトが地上に立っているためには、腰椎を上手に使って地球の引力と折り合いをつけていかなければなりません。腰椎を上手に使えば、地球の引力は体を下に引っ張り、脊柱が体の重さを地上に流すのを手伝ってくれます。腰椎の使い方が下手な人は、腰痛や背部痛に苦しみます。

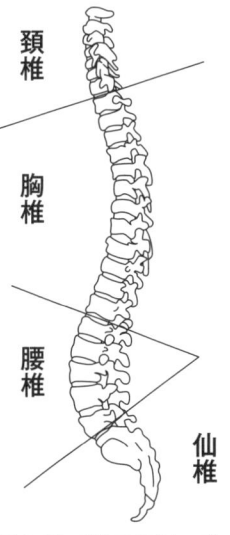

頚椎
胸椎
腰椎
仙椎

図2-65　脊柱のＳ字カーブ

腰椎の前彎

実験　腰椎の前彎を感じる

　壁に背中をつけます。両足の踵（かかと）は壁より前についてください。
　体の前で両手首を重ねるようにしてください。肩甲骨が外側に動いて、脊柱が壁につきやすくなります。
　後頭部、背部、骨盤の上のほうが壁に接触するようにします。結果的に、ほんのちょっとだけ壁に寄りかかるようになります。

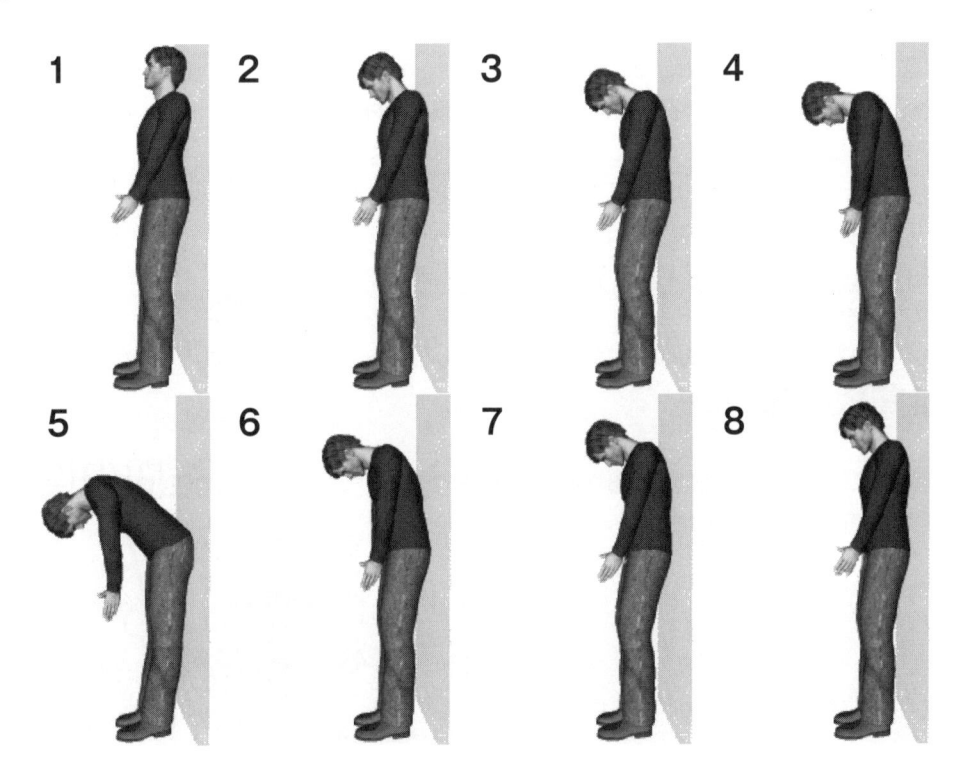

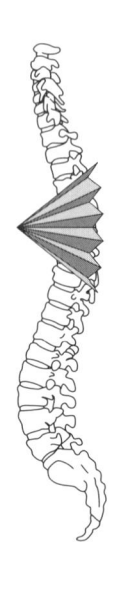

あなたの首から骨盤まで脊柱があります。脊柱の形を想像してください。

頭で「うなずく動き」をして、体の中の頭と環椎が動いていく様子を想像してください。後頭部が壁から離れるでしょう。

頸椎を3番目、4番目と数えながら、お辞儀をしていきます。頭が壁から離れ、下がっていきます。頸椎の後ろに出っ張っている棘突起の間が、扇のように広がっていく様子を想像してください。

頸椎の7番目まで終わったら、胸椎の1番目から同じように前に屈曲させていきます。胸椎の棘突起が扇のように開いていき、背中が上から順番に壁から離れていくでしょう。

胸椎の12番目まで来たら、腰椎を前に屈曲させていきます。腰椎の棘突起が扇のように開いていく様子を想像してください。

腰椎は壁から離れるでしょうか？　壁に近づくでしょうか？

腰椎の5番目まで屈曲させたら、骨盤を股関節から屈曲させて前に傾けます。脊柱の前屈と股関節の屈曲を区別して感じてください。

脊柱の屈曲

脊柱は前に屈曲させることができます。図2-66では、首の前屈が大きく見えますが、頭と環椎の間の「うなずく動き」が大きく影響しています。

胸椎は、もともと後ろに凸に彎曲しています。これを「後彎している」と表現します。胸郭では脊柱が後彎していますから、前屈しても胸郭は大きく変形しません。

「実験：腰椎の前彎を感じる」で前に屈むときに、腰部の脊柱の前彎がなくなることに気づいたでしょう。腰部の前彎がなくなると、脊柱全体が壁から離れます。腰部の前彎がなくなるのは、第3〜5腰椎の関係が大きく変わるからです。

骨盤はもともと後彎しているので、股関節を屈曲させると、骨盤はすぐに壁から離れます。

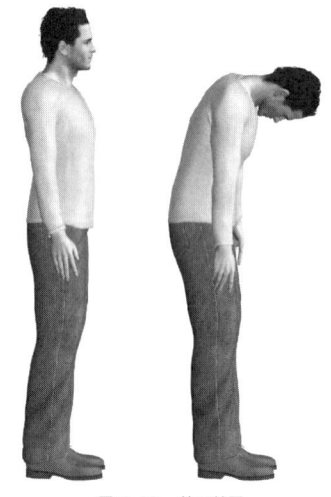

図2-66　首の前屈

椎間板の弾力

脊椎の間には弾力のある椎間板があります（図2-67）。椎体の後に椎間の関節があります。

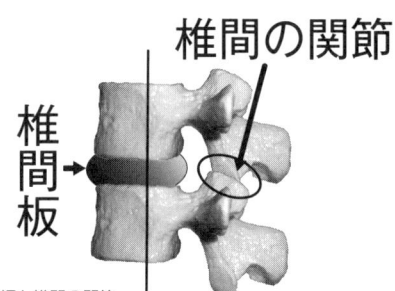

図2-67　椎間板と椎間の関節

重力や筋力で椎体同士が押しつけられると、椎間板が圧迫されます。脊椎の腹側の筋肉が収縮して椎間板の前がつぶされれば脊椎は屈曲し、脊椎の背側の筋肉が収縮して椎間板の後ろがつぶされれば脊椎は伸展します（**図2-68**）。

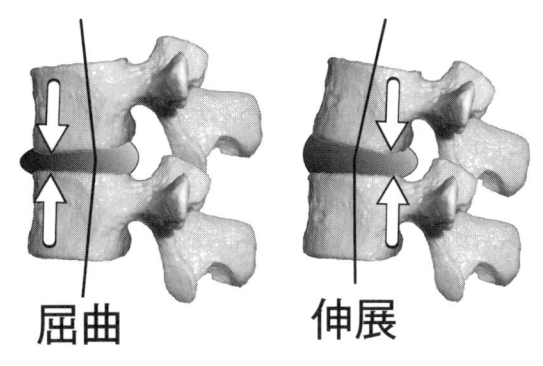

　このようにして、脊柱は屈曲したり伸展したりできます。椎間板は脊椎の屈曲・伸展で圧縮されますが、生ゴムのように柔らかいわけではありません。急激な動きにはついていけません。自動車のスプリングについているショックアブソーバー（衝撃吸収装置）のように働きます。

図2-68　脊柱の屈曲と伸展による椎間板の変化

　椎間板は2層構造になっています（**図2-69**）。外側の層は線維に富んでいるので、線維輪と呼ばれます。内部は髄核と呼ばれます。水分を90％含んだゲル状*の組織です。つまり、椎間板は寒天を入れたバウムクーヘンのようなものです。髄核がゲル状なので弾力があります。

　線維輪が物理的ストレスや老化でもろくなってくると、圧力により髄核が線維輪の弱いところを押します。すると、線維輪が膨隆したり、髄核が出てきたりします。これが椎間板ヘルニアです。脊髄から出ている神経を圧迫して、痛みや麻痺を引き起こします。

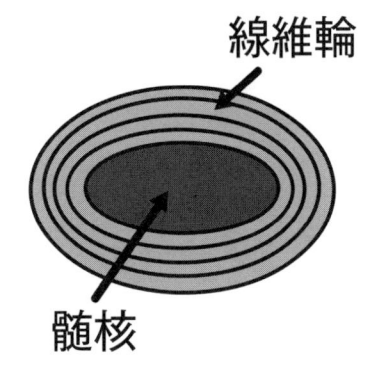

図2-69　椎間板の構造

　立っているとき、椎間板は常に圧迫されています。短時間の圧迫であれば、椎間板はクッションとして働き、圧迫がなくなれば元に戻ります。しかし、長時間の圧迫が続くと、髄核の水分が周囲の組織にしみ出ていきます。そうして厚みが減ります（**図2-70**）。たいていの人は、立って生活しているために椎間板が圧迫されて厚みが減り、寝る前の身長は朝の身長より1％くらい縮みます。普通の

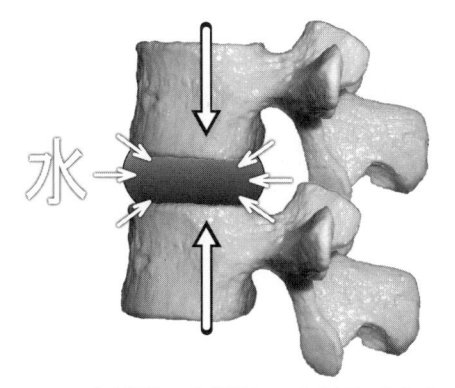

圧迫が弱いと髄核に水が入ります　　圧迫が強いと髄核から水が出ます

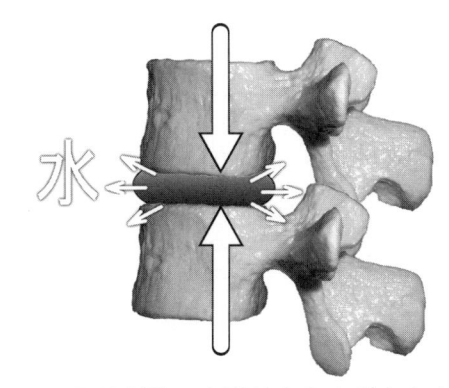

図2-70　圧迫による椎間板への影響

＊　ゲルとは、おもちゃのスライムのようなグニャグニャしたものです。水分の中に水の分子とくっつきやすい固体の粒子が混じっています。水溶液ではなく、混合物です。寒天やゼリーがゲルです。

人なら1〜2cm背が低くなります。ただし、寝ている間に髄核は周囲の水分を取り込むので、朝には回復しています。

　髄核を圧迫するものは、重力だけではありません。**自らの筋肉の収縮も髄核を圧迫します**。脊柱の後ろにある筋肉と腹筋がいつも収縮していると、常に髄核が圧迫されます。このような姿勢を続けていると、髄核からは水分がどんどん抜けていき、弾力がなくなって薄くなります。だんだんと背が縮んでいきます。一部の筋肉の収縮が続けば、やがて背中が曲がってしまいます。「何も悪いことはしなかったのに、背中が曲がった」ということになります。背中の曲がった本人は「悪いことはしていない」と思っています。しかし、体は「何か悪いことをされた」と証明しているのかもしれません。

上下の小さな動き

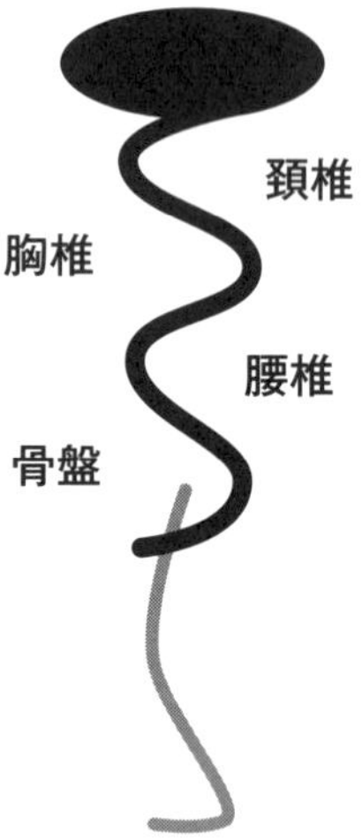

　脊柱には弾力のある椎間板（ついかんばん）があるので、脊柱全体が弾力を持ちます。腰椎が前彎（ぜんわん）しているので、脊柱全体はS字カーブを作ります。弾力のあるS字カーブはバネのように働きます（図2-71）。脊柱の上にある頭や、骨盤の下にある下肢が邪魔しなければ、脊柱は上下に動けます。

　後頭部や前頚部の筋肉の緊張が強いと、頭は脊柱の動きを許してくれません。股関節やウエストの周囲の筋肉の緊張が強いと、脊柱の動きを邪魔します。肩周囲の筋肉の緊張が強いと、上肢が脊柱の動きを邪魔します。ですから、頭、上肢、下肢が脊柱の動きを許すときに、脊柱全体が小さく楽に上下に動けます。

　首、両肩、ウエスト、両股関節の動きが制限されると、頭、胸郭、上肢、骨盤、下肢の動きも制限されます。体は全体としては脊柱に支えられているからです。

図2-71　バネのように動く脊柱のS字カーブ

頚椎　胸椎　腰椎　骨盤

肋骨と脊柱

実験　呼吸の動き

　目を閉じて立ちます。静かに呼吸します。胸郭に意識を集中してください。
　息を吸ったときに、肋骨が上がることに気づくでしょう？
　上部にある肋骨は、どの方向に上がっているでしょうか？　前後でしょうか？　それとも、左右でしょうか？
　次に、下部の肋骨に意識を集中してください。
　息を吸うときに、下部の肋骨は、どの方向に上がっているでしょうか？　前後でしょうか？　それとも、左右でしょうか？

胸部の脊柱には肋骨がついています。肋骨は、胸椎と2つの部分で関節を作っています。肋骨の頭は、胸椎の本体と関節を作っています。そこから肋骨の先のほうに行くと、もう1か所で、胸椎の横突起との間で関節を作っています（**図2-73**）。

肋骨は、この2つの関節を結ぶ直線を軸にして、ちょうつがいのように動きます。その結果、肋骨の側方や前方が大きく動きます。

胸郭上部では、肋骨と胸椎の関節面の回転軸が水平に近いので、肋骨は水平に近くなっています。

胸郭下部では、回転軸が前後方向に近くなっていて、肋骨は垂れ下がるようについています。

この回転軸の方向の違いが、上と下の肋骨の動きの違いを作ります（**図2-73**）。

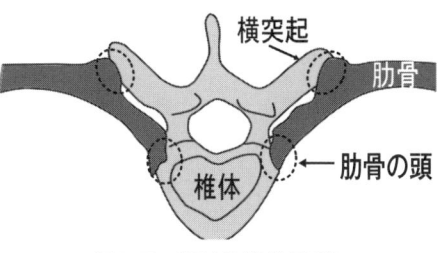

図2-72　肋骨と胸椎が作る関節

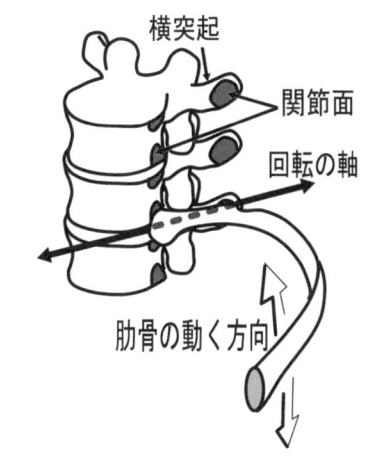

図2-73　肋骨と胸椎が作る関節の回転軸

●上部肋骨の動き

図2-74は、第1肋骨と第7頸椎・第1胸椎で作られた関節を示しています。

胸郭の上のほうの肋骨の回転軸は、比較的左右方向に伸びています。

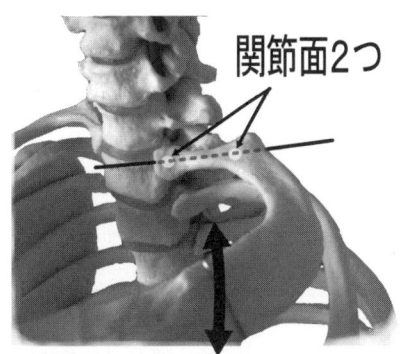

図2-74
上部肋骨が作る関節

この軸で肋骨が回転すると、主に胸郭の前後の厚みが変わります（**図2-75**）。

胸郭の上部に手を当てて、静かに呼吸して、手が動かされる方向を感じてください。

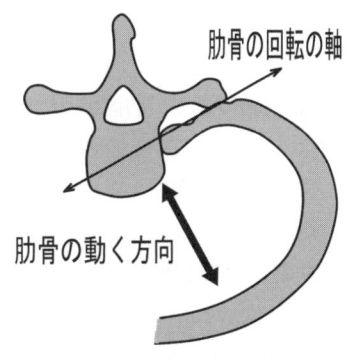

図2-75　上部肋骨の回転

● 下部肋骨の動き

図 2-76 は第 10 肋骨と第 10 胸椎で作られた関節を示しています。

胸郭の下のほうの肋骨の回転軸は、比較的前後方向に伸びています。

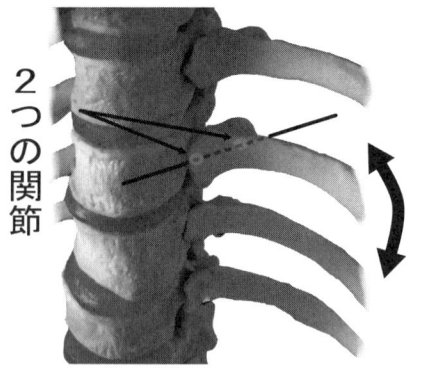

図 2-76　下部肋骨と胸椎が作る関節

この軸で肋骨が回転すると、主に胸郭の横幅が変わります（図 2-77）。

胸郭の下部に手を当てて、静かに呼吸して、動きを感じてください。

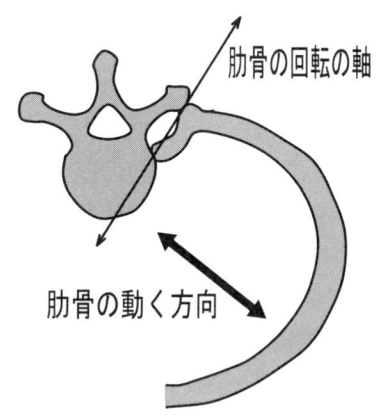

図 2-77　下部肋骨と胸椎が作る関節の回転軸

肋骨と横隔膜

呼吸は、胸郭の中の肺が膨らんだり縮んだりして行われています。

横隔膜が収縮して下がると、胸郭の中の圧力が低下して、肺に空気が吸い込まれます。そのときに、肋骨を引き上げて、胸郭を広げています（図 2-78 の左の図）。

横隔膜が緊張をやめて、肋骨が上がるのをやめると、押し下げられていた腹腔内の臓器の圧力に押し返されて横隔膜が上昇します。肋骨に

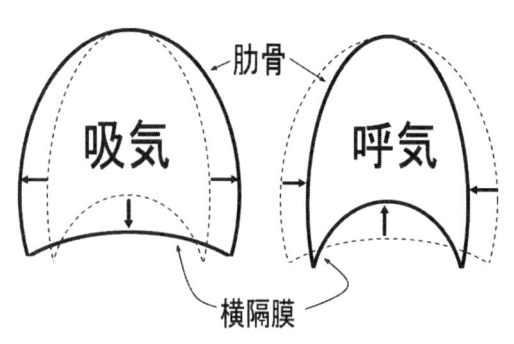

図 2-78　横隔膜の下降と上昇

ついている筋肉の弾力で胸郭が縮みます。胸郭が縮むと、中の圧力が上がり、肺から空気が押し出されます（図 2-78 の右の図）。

このようにして、わたしたちは息を吸い、吐いています。呼吸は生存に必要不可欠な動きです。ふだんは「息を吸おう」とか「息を吐こう」と思わなくても呼吸しています。

一方で、意識して呼吸することもできます。トランペットを演奏したり、誕生日のケーキのろうそくを吹き消したりするときは、呼吸の動きを意識的に使っています。呼吸の動きを意識的に使うことは、人生を彩（いろど）るのに役立っています。しかし、自分の意志で呼吸を変化させられることが、苦労の元になることもあります。

呼吸と脊柱の彎曲

息を吸うときには肋骨が上がります。肋骨が上がると、上のほうの肋骨は前後方向に広がります。

脊柱は大きなバネです。脊柱は胸郭のところで後彎（こうわん）しており、第5・6胸椎のところで後彎が最大になります。後彎が大きくなったほうが、胸郭の前後径も大きくなります。

息を吸うときには、脊柱の彎曲が大きくなってバネとして縮むことで、楽に息を吸えるかもしれません。

息を吐くときには、脊柱の彎曲が小さくなってバネとして伸びることで、楽に息を吐けるかもしれません（図2-79）。

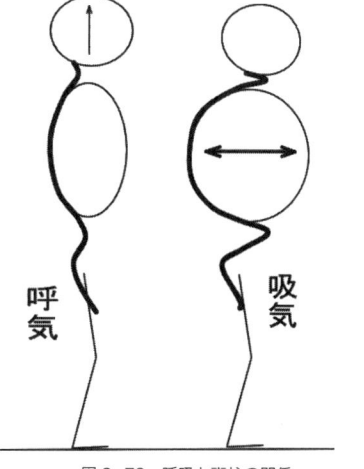

図2-79　呼吸と脊柱の関係

呼吸と頭と下肢

実験　楽に息をする

静かに立って、両手をすこし前に垂らすようにし、顎（あご）を上げないようにして息を深くゆっくりと吸ってください。2～3回繰り返します。

次に、ラジオ体操で指導されるように、両手を頭の上に上げながら、背伸びして深く息を吸ってください。2～3回繰り返します。

どちらが楽に深く息を吸えたでしょうか？

わたしは、子どものときにラジオ体操に連れていかれてから、「息を吸うときに体が伸びる」と思い込んでいました。でも、今では「楽に息を吸うときに胸が広がり、脊柱はちょっと縮む。楽に息を吐くときに脊柱が伸びて、体全体が伸びる」と感じています。NHKとは意見が異なります。

脊柱の上には頭が乗っています。頚の前と後ろの筋肉が、脊柱の上で頭を動かしています。逆に言えば、その筋肉が頭の下で脊柱を動かしています。ですから、頚の筋肉の緊張を必要最小限にして脊柱の動きを許すことで、呼吸は楽になります。

また、脊柱の下には下肢がついています。下肢と骨盤、脊柱は、深部の腸骨筋、大腰筋、背部の脊柱起立筋、股関節周囲の筋肉、大腿の筋肉など多くの筋肉でつながっています。下肢の筋肉の緊張も必要最小限にして、脊柱の動き、つまり骨盤の動きを許すことが、呼吸を楽にします。下肢の筋肉の

緊張を必要最小限にすると、「呼吸に伴って下肢全体が動く」と感じられるかもしれません。「足の先まで息が入る」と感じられたら、人間として「本当に呼吸している」ことになるのかもしれません。

> **コラム** 呼吸と哲学
>
> 　この本に文字で書いてあることを、読んだだけで理解したと思わないでください。「呼吸の動き」は、とても微妙なものです。必ず、自分の体で試してください。そして、自分の体験したこと、感覚でとらえたことが、この本に表現されていることとまったく同じかどうかを確認してください。
>
> 　今まで「動き」に興味を持ったことがなかったら、99％感じないと思います。わたし自身は、呼吸について感じるのに1年くらいかかりました。今でも、よくわからなくなることがあります。
>
> 　もし、あなたがここに書かれたことと同じことを感じたのなら、それはこの本が「教えた」のではありません。意識してはいないけれど体で行っていることに「気づくきっかけ」を与えただけです。「学習した」と思ったものは、あなたの内にあったものです。
>
> 　あなたは、わたしの言葉からではなく、自分の体験に気づくことから学習できます。自分の体で必ず試してください。
>
> 　「呼吸の動き」は微妙なものです。呼吸は意識して変化させることができます。この本に書いてあることを意識的に行うこともできます。しかし、意識的に呼吸すると、ぎこちないものになります。それはあなたの本来の呼吸ではありません。
>
> 　「自然に息をすることを許す」ことで楽に呼吸できます。「楽に呼吸しよう」と意識したとたんに、作りものの苦しい呼吸になります。「許すこと」が大切なのです。「自分が息をすることを許すことで楽になる」と気づけば、他の人を許すことも楽になるかもしれません。「息をする」ということに哲学的な意味を見出す人がいるのは、そんな理由からかもしれません。

座って呼吸する

　座っているときでも呼吸をしています。それは立っているときの呼吸とは違っています。

　座っているときには、脊柱は、下肢で支えられるのではなく、椅子で支えられています（**図2-80**）。骨盤は、坐骨の上でシーソーのように動きます。そのシーソーの動きを下肢が許しています。

　もし、股関節や大腰筋、腸骨筋、脊柱起立筋に力を入れたら、骨盤は自由に動けません。骨盤が自由に動けなければ、呼吸は不自由になります。椅子に座っていても「足の先まで呼吸で動く」と感じられたら、あなたは楽に座っています。

　ここに書いてあることは、微妙な動きです。多くの人が、成人するまでに身についた習慣化した動きのために忘れている動きです。しかし、この小さな動きが許されないと、呼吸は不自然なものになります。

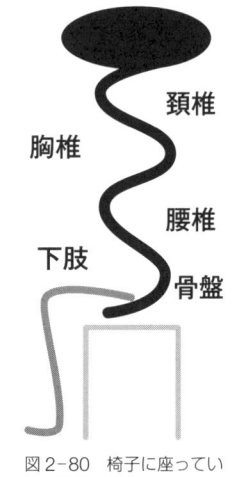

図2-80　椅子に座っているときの脊柱

脊柱をひねる

実験 脊柱をひねる

座面の回らない椅子の上に座ってください。
胸の前で両方の手のひらを合わせます。
骨盤を動かさないようにしながら、頭を回して胸郭を回し、後ろを見ます。
頭を充分に回したところで、胸の前に合わせた手の向いている方向を確認します。

　頭はずーっと後ろまで回ったでしょう。しかし、胸の上で合わせた両手はちょっとしか動いていません。腰椎から胸椎まで回っても、そのくらいしか脊柱はひねられません。

　椎骨には、上関節突起と下関節突起と呼ばれる突起があります。この突起には、上下の椎骨との間で作られた関節があります。椎体同士は靱帯で強固に結合していますが、この関節に余裕があるので小さく動くことができます。

　胸椎では、2つの関節面が横に並んでいて、水平面から約60度傾いています。そのため、椎体を軸にして水平方向にわずかに回転することができます。このわずかな回転が胸椎全体に及ぶと、胸郭をひねることができます（図2-81）。

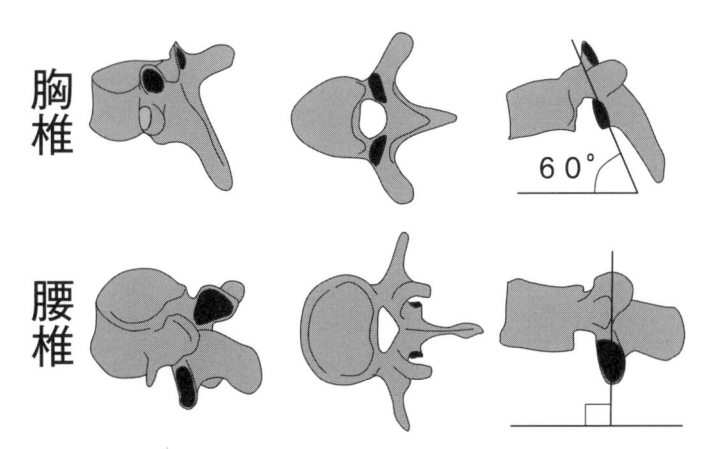

胸椎

腰椎

黒く塗っているところは椎体間の関節面です

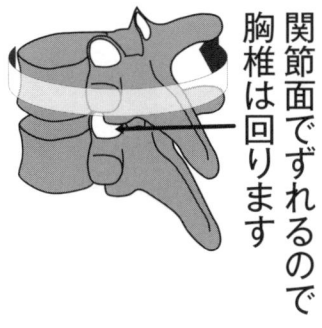

関節面でずれるので胸椎は回ります

図2-81　椎体間の関節と回転

胸椎には肋骨がついています。第1肋骨から第10肋骨までは、前面で肋軟骨を介して胸骨とつながっています。これらの肋骨につながっている第1胸椎から第10胸椎の回転の範囲は、極めて制限されます。これらの肋骨は、骨性の胸郭を作っています（図2-82）。

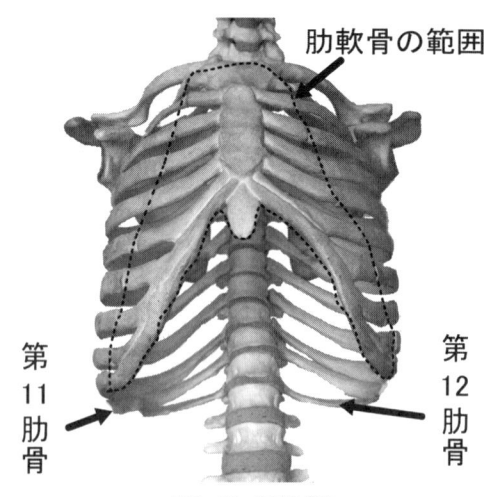

図2-82　胸郭の構造

ところが、第11肋骨と第12肋骨は胸骨とつながっていません。この2本の肋骨は、先端がフリーになっています。また、胸椎の横突起ともつながっていません。ですから、第11肋骨と第12肋骨は、椎体との間で作られた1か所の関節を中心に自由に動けます。それより上部の肋骨よりはるかに自由です（図2-83）。ですから、第11胸椎と第12胸椎は回転しやすくなっています。

図2-83　第11・12肋骨の構造

腰椎では、2つの関節面はほとんど向き合っています。さらに、水平面に対してほぼ垂直になっています（図2-84）。

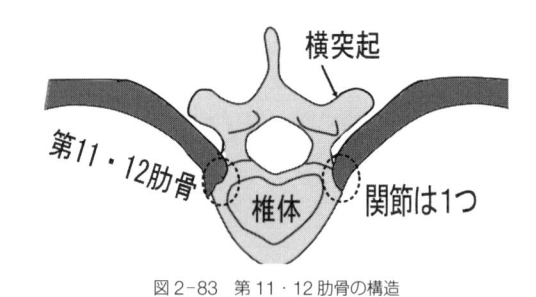

図2-84　腰椎の関節面

ですから、腰椎はほとんど横に回転することはできません。前後に屈曲・伸展することはできます（図2-85）。

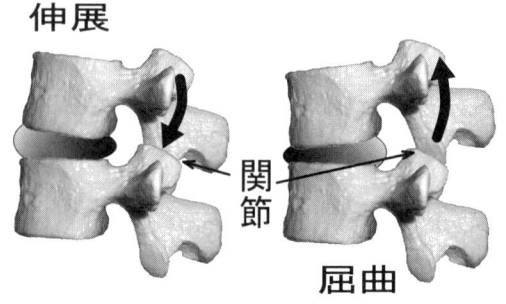

図2-85　腰椎の動き

基礎知識

図2-86は胸椎と腰椎を背面から見たところです。Th9〜Th12は第9〜12胸椎、L1とL2は第1・2腰椎です。

第10胸椎より上では、胸骨につながった肋骨のために回転が制限されます。腰椎は関節突起が立っているので回転できません。下部胸椎から腰椎のなかで比較的大きく回転できるのは、第11胸椎の上下の関節面です。胸椎全体では、第7胸椎が最も大きく回転できます。

肋骨が胸骨につながっているので自由に回れない

遊離肋骨なので回れる

関節突起が邪魔して回れない

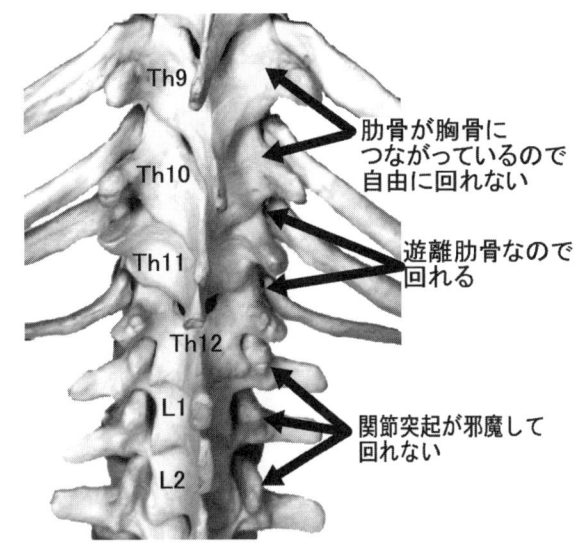

図2-86　胸椎と腰椎

胸腰椎移行部

胸郭は、肋骨のために屈曲も制限されています。また、腰椎はもともと前彎しているので、真っすぐになったところから前に曲がることは至難の業です。結局、背中が曲がるのも、やはり第11胸椎の近辺で起こります。ただし、屈曲の場合は回転の場合と違って、第12胸椎と第1腰椎の間も使えます。第11胸椎から第1腰椎までをまとめて**胸腰椎移行部**と呼びます。

実験　胸腰椎移行部を感じる

腰の辺りに骨盤の上縁を触れます。解剖学では腸骨稜と呼ばれます。背中を曲げて両側の腸骨稜を直線で結びます。その線を解剖学ではヤコビー線と呼びます。

ヤコビー線と脊柱とがぶつかるところの出っ張りを探ります。その出っ張りが、たいていの人では第4腰椎の棘突起です（7%の人では第5腰椎です）。

第4（第5）腰椎の棘突起がわかったら、そこから5個頭側に数えていくと第12胸椎（第1腰椎）に当たります。そこが胸腰椎移行部です。

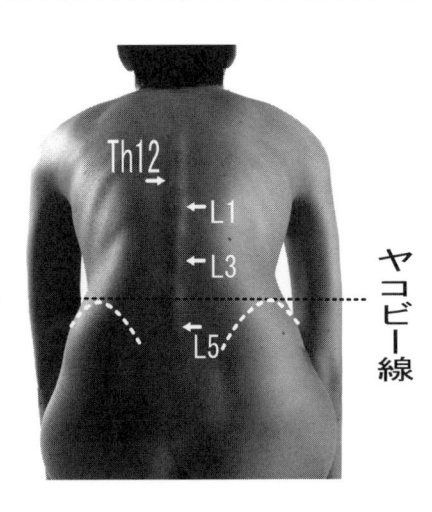

ヤコビー線

> **コラム** フィギュアスケートのビールマンスピン

　フィギュアスケートでは、人間とは思えないほどに背中を反らせる選手がいます。**左の写真**の技は、ビールマンスピンと呼ばれます。この写真をよく見ると、背中全体が均等に反っているのではありません。後頭環椎軸椎関節と胸腰椎移行部の2か所で大きく反り、ねじれ、横に屈曲しています。

　胸腰椎移行部が反るために必要なものは、強力な筋肉ではなく、柔らかい筋肉です。背中が反るのは、胸腹部前面の筋肉が弛緩するためです。

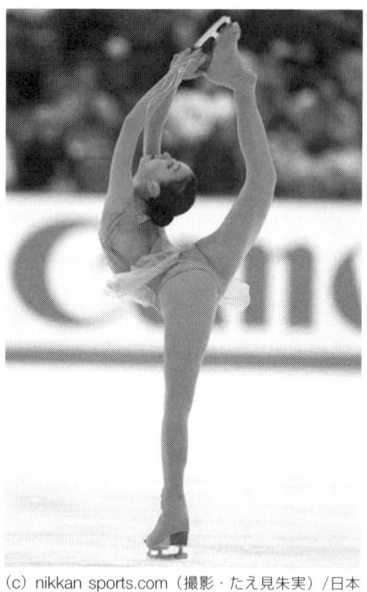

(c) nikkan sports.com（撮影・たえ見朱実）/日本スケート連盟

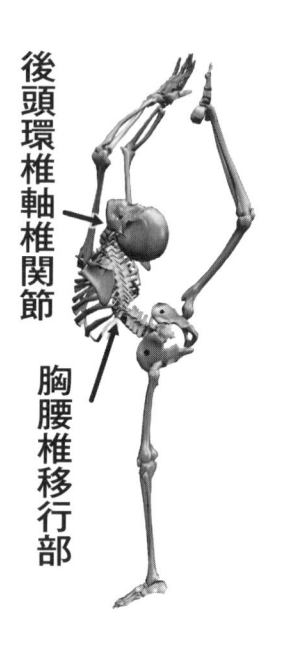

後頭環椎軸椎関節　胸腰椎移行部

脊柱を支えて回す筋肉

実験 ゆっくり左を向き、後ろを見る

椅子に座ってから、気持ちを落ち着けて、背中の緊張を最小限にしてください。

準備ができたら、ゆっくりと左を向きます。頭が回って首に弱い緊張を感じたら、胸郭も左に回します。楽に後ろを見ます。がんばってはいけません。

背中のどちら側の筋肉が、胸郭を回しているでしょう？

元に戻って、楽に座ります。

今度は、右の骨盤を前に出します。背中のどちら側の筋肉が収縮して骨盤が動くでしょう？

背中にはたくさんの筋肉があります。まとめて背筋と呼ばれます。体は背筋の収縮した側に曲がります。両側の筋肉が同時に収縮すると、脊柱は後ろに引かれて伸展します。

図2-87に示したのは一部の筋肉だけです。背筋群は全体として脊柱を動かしています。脊柱の微妙なコントロールは、すべての筋肉の活動で支えられています。一つの筋肉の働きだけを取り出して、それがすべてとは言えません。ここでは、脊柱を使うときの筋肉についてのヒントを述べます。

脊柱から肋骨についている筋肉が収縮すると、肋骨が動きます。もし、側臥位をとったときのように、胸郭、つまり肋骨がマットレスに固定されていれば、脊柱、つまり体幹が動きます。

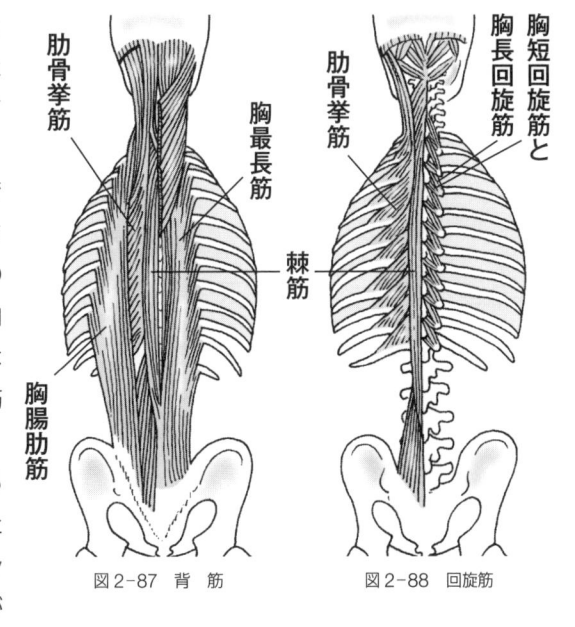

図2-87 背筋　　図2-88 回旋筋

背筋の深いところには、回旋筋があります（**図2-88**）。回旋筋には、長回旋筋と短回旋筋があります。回旋筋は、椎体の横突起と棘突起を結んでいます。

長回旋筋は、椎体の横突起と、そこから2つ頭側の椎体の棘突起を結んでいます。短回旋筋は1つ頭側の椎体の棘突起を結んでいます。ですから、回旋筋が収縮すると、回旋筋の付着している側とは反対に上の椎体を回します。**図2-89**に示した右側の回旋筋が収縮するなら、顔は左側を向きます。

ですから、ゆっくりと顔を左に向けて後ろを見たときには、右側の回旋筋群が収縮しています。また、正面を向いたまま骨盤の左側を前に出すときにも、右側の回旋筋群が収縮しています。

胸を回すときと骨盤を回すときとでは、体を支える側が違います。ですから、脊柱についている筋肉の使い方も違います。

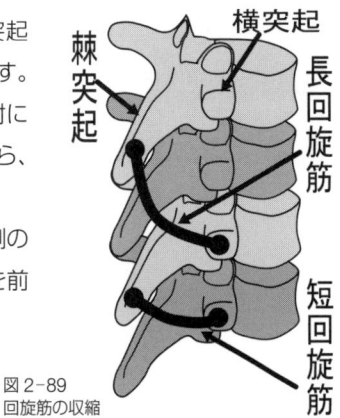

図2-89 回旋筋の収縮

コラム ウエストをひねる

ウエストと呼ばれる部分は、腰椎のある部分です。ですから、「ウエストをひねる」という言葉を聞くと、多くの人は腰椎をひねるように回転させようとします。しかし、これまで見てきたように、腰椎は横に回転することはできません。わずかに屈曲するのみです。胸椎をねじることはできますが、胸骨につながった肋骨で制限されます。

右の写真のモデルは、体を右にひねっています。しかし、第12胸椎から下、背中の真ん中のくぼみを見ると、腰椎はひねられていません。胸椎全体が第11胸椎の辺りからわずかに右に回転し、頚椎、特に環椎と軸椎の間で右に大きく回っています。「ウエストをひねる」場合には、「第11胸椎の上下でひねる」と理解すると、解剖学に合った体の使い方ができます。「腰椎をひねろう」とすると、回らないところを回そうとして関節を壊します。そうして、腰椎や背部痛を引き起こします。

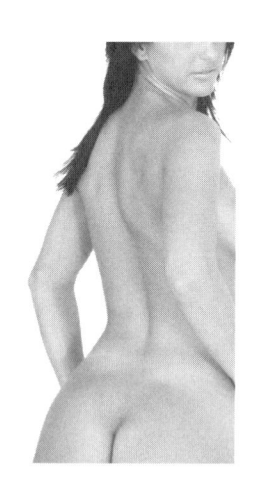

コラム パフォーマンス

多くの人が「胸郭の上端は肩だ」と思っています。ですから、顔の向いているほうとは反対側に、両方の肩甲骨を胸郭の上で移動させると、胸郭が回ったように見えます。

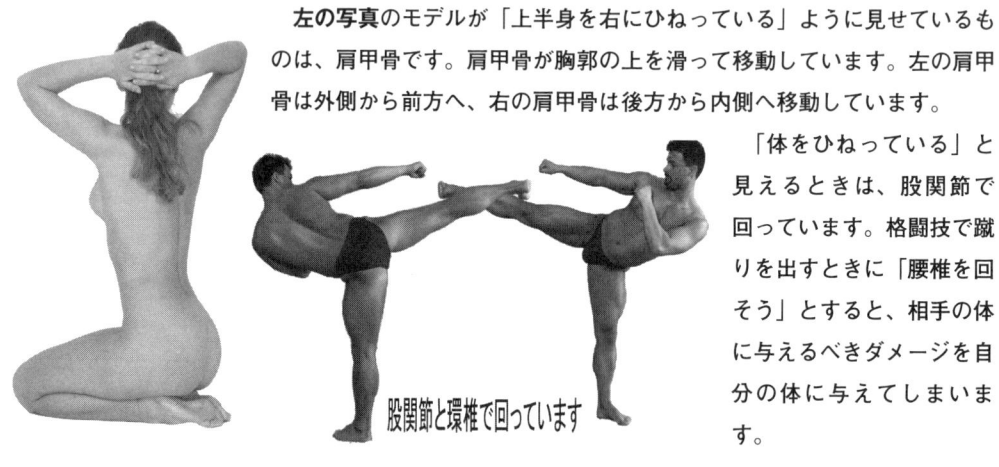

左の写真のモデルが「上半身を右にひねっている」ように見せているものは、肩甲骨です。肩甲骨が胸郭の上を滑って移動しています。左の肩甲骨は外側から前方へ、右の肩甲骨は後方から内側へ移動しています。

「体をひねっている」と見えるときは、股関節で回っています。格闘技で蹴りを出すときに「腰椎を回そう」とすると、相手の体に与えるべきダメージを自分の体に与えてしまいます。

股関節と環椎で回っています

コラム 脊柱のひねりの実験データ

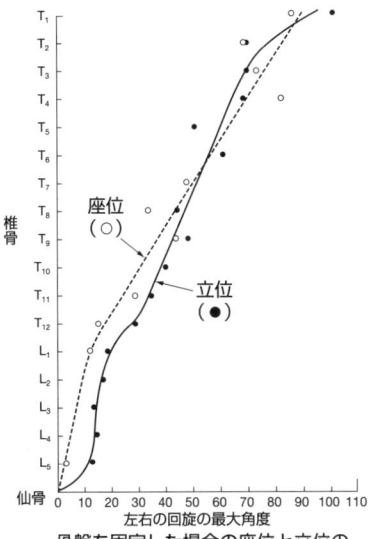

1967年、グレガーセンらは20歳代の男性被験者7人の脊椎に局所麻酔下にピンを打ち込み、体をひねったり曲げたりしたときの脊椎の動きを研究しました[*1]。

この研究報告に示された**左のグラフ**は、立位および座位で左右に最大にひねったとき（回旋）の各脊椎の回った角度を示しています。各脊椎の動きは骨に打ち込んだピンの位置で測定していますが、原点となる仙骨は体表にベルトで固定しているので、基準点がややずれています。座位の測定値は、ばらつきが多く参考になりません。立位では第9胸椎以下の測定値が参考になります。

このグラフを仙骨から見ていくと、第5腰椎（L5）から第1腰椎（L1）までは、ほぼ真上に向かう直線になっています。つまり、腰椎ではひねりはほとんど生じないことを示しています。

第1腰椎（L1）から第10胸椎（T10）までは、右上に向かう直線になっています。つまり、腰椎よりも第11胸椎から第1腰椎（胸腰椎移行部）のひねりが大きいのです。

その上の第10胸椎（T10）から第1胸椎（T1）までは傾きが急になり、再びひねりが少なくなっています。

この研究では被験者が7人と少なく、しかもすべて20歳代の男性です。そのうえ、7人中4人に生理的側彎[*2]がありました。また、全員のすべての脊椎にピンを打ち込んだのではありません。1つの脊椎について、回旋のデータをとれたのは平均1.9例です。ですから、この研究のデータは参考にしかなりません。しかし、「**人の体幹は腰椎ではひねられない。胸腰椎移行部で最もよくひねられる**」ということは言えます。

このような生きている人間の体を使う直接的な実験は、現在では行われなくなりました。あなたは自分の体を感じることで「実験」できます。

骨盤を固定した場合の座位と立位の胸腰椎の最大回旋角

[*1] Gregersen GG, et al : An in vivo study of the axial rotation of the human thoracolumbar spine. J Bone Joint Surg Am. 1967 Mar ; 49（2）: 247-62.
[*2] 病気と判定されない程度の脊柱の側方への曲がりのことです。

前屈する

体前屈をして床に手がつくと「体が柔らかい」といわれます。しかし、このときは脊柱で曲がっているのではありません。脊柱の屈曲は大きいものではありません。腰椎の前彎がなくなり、胸椎がわずかに屈曲しているだけです（図2-90）。

実際には、**体前屈をするときには股関節で折れ曲がっています**。床に手がつくかどうかを決定しているのは、骨盤の前傾の程度です。股関節の変形がなく、大腿の裏を通っているハムストリングと呼ばれる筋肉の長さが充分あれば、骨盤は大きく前傾して手が床につきます。ハムストリングが短ければ、手は床につきません。体前屈で手が床につかない人は、膝の裏に突っ張りを感じます。ハムストリングが限界まで引き伸ばされています。

「体前屈は脊柱を曲げることだ」と思い込んで、脊柱を曲げるように力を入れてがんばれば、がんばった報酬として脊柱を壊します。

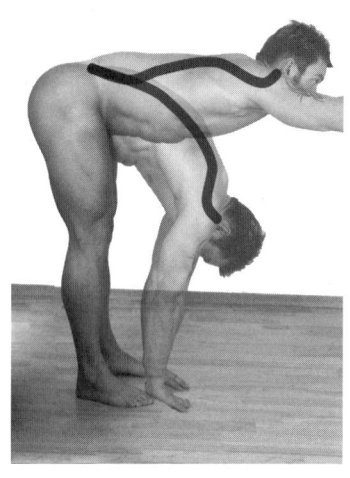

図2-90　体前屈

へたった座り

まるで重力に押しつぶされたかのように座る人がいます。俗に「背中が曲がっている」といわれます。

図2-91の男性は、骨盤を後ろに倒し、腰椎の前彎をなくし、胸郭全体を軽く屈曲させ、胸腰椎移行部で大きく屈曲しています。

「背中が曲がっている」ように見える人は、胸腰椎移行部の使い方を間違えているのかもしれません。

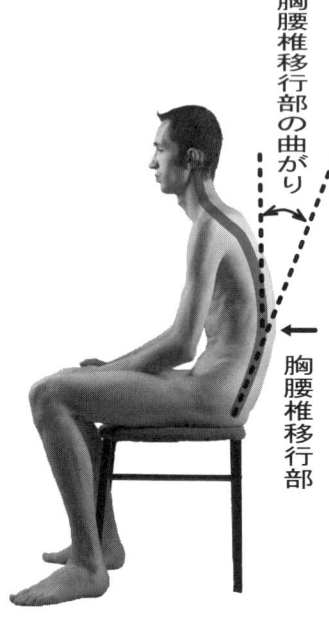

図2-91　へたった座り

悪いことをしていないのに腰が曲がった？

これまで説明してきたように、前屈や回転は胸腰椎移行部で行われます。胸腰椎移行部は、胸郭から骨盤までの脊柱の中で最も動きやすく、最も弱い部分です。骨粗鬆症になって骨がもろくなったときに力が加わると、椎体がつぶれて圧迫骨折になります。この圧迫骨折が最も起きやすいのが胸腰椎移行部です。

「歳をとったら、何も悪いことをしなかったのに腰が曲がった」と言う人がいます。そういう人の腰は、**図2-92**のようになっています。腰は曲がっていません。**図中A**を見ると、腰椎の前彎は残っています。最も出っ張っているのは、腰椎より上の部分です。**図中B**を見ると、最も大きく曲がっているのは胸腰椎移行部です。

多分、「何も悪いことをしていない」と思っていても、知らないうちに何か脊椎に悪いことをしていたのです。自分の体の曲がらないところで、曲げようとし続けてきたのかもしれません。

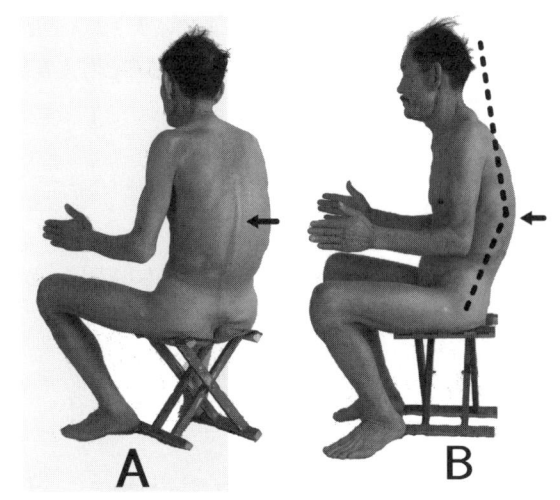

図2-92　胸腰椎移行部の変形

背中が曲がるときには、いろいろな曲がり方をします。胸椎の後彎が強くなると、円背と呼ばれます。腰椎の前彎がなくなると、亀背と呼ばれます。亀背と円背がいっしょになると、脊柱全体が後彎して背中全体が丸くなります（**図2-93**）。総後彎と呼ばれます。

この脊柱の持ち主は、外見上、骨盤から頚までの背中が丸くなっています。X線写真で見ると、写っているすべての脊椎が変形しています。特に、第11胸椎（Th11）から第1腰椎（L1）の変形が目立ちます。椎骨の下になればなるほど、上からかかる重さが大きく、周囲の筋肉の収縮も強くなるので、腰椎は高度に変形しています。腰椎の前彎はほとんど認められません。

椎骨が圧迫骨折すると変形します。椎骨の前縁がつぶれると楔状になります。**図2-93**では、第10胸椎と第12胸椎が楔状になっています。椎骨の上下がつぶれる、つまり天井が抜けて床が突き上げられると、缶詰のサケの骨のようになります（魚椎変形）。**図2-93**では、第6胸椎が魚椎変形しています。魚椎変形すると背骨が縮みます。楔状に変形すると後彎が強くなり、亀背や円背になります。

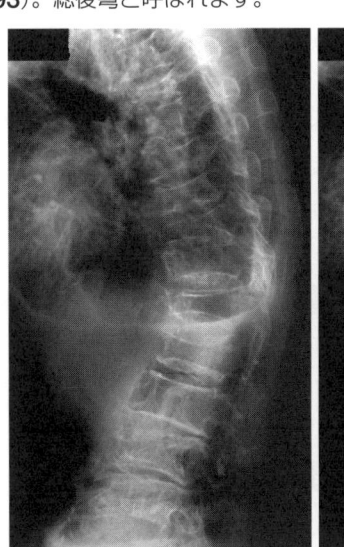

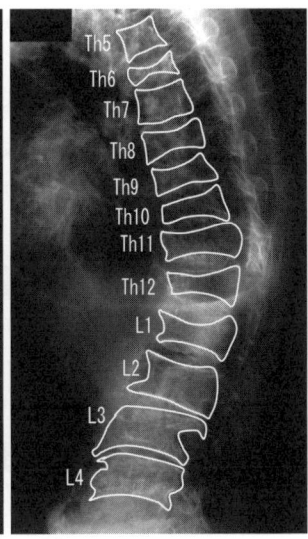

図2-93　総後彎となった脊柱のX線写真（デジタル処理）

> **コラム** **キネステティクスのウエスト**
>
> 　キネステティクスの「機能から見た解剖」という概念の中に、「マスとツナギ」という小概念があります。体を、頭、胸郭、骨盤、両上肢、両下肢の7つに分けます。この7つを「マス」と呼びます。
> 　マスの間にあって、マスが動けるようにしている部分を「ツナギ」と呼びます。首、両肩関節、ウエスト、両股関節の6つです。ここでいうウエストは、一般に考えられているウエストではなく、第11胸椎から第1腰椎までの胸腰椎移行部だと考えると、人の動き方の理解に役立ちます。

●腰を痛める条件

あなたは、次のような行動をとっていないでしょうか？

- そっくり返りながら荷物を持ち上げる。
- 体の片側で重い物を持つ。
- ウエストをひねりながら荷物を持ち上げる。
- 偏った姿勢で長時間座る。
- 坐骨や足の裏が確実にサポートされない場所で、立ったり座ったりして仕事をする。

また、病院などの中で、入院している人に次のような状況を強いていないでしょうか？

- 片麻痺の人を車椅子の上でクッションなしに長時間座りっぱなしにさせる。
- 車椅子のフットレストに足の裏全体をつけるように置かない。
- 骨盤のサポートをせずに座らせる。
- 坐骨の上に座れるようにしていない。
- 「かかとのついた靴は履きにくいから」と言って、スリッパを履かせる。
- 歩行器や杖の目的や使い方をきちんと教えない。
- 床が滑る（見栄えがよいというだけで床の素材を決めている）。

脊柱の力学的柔構造

力学の視点から脊柱の動きを考えてみましょう。

実験　レンガを積み重ねる

　レンガを2個積み重ねます。上のレンガの重心が、下のレンガの縁ぎりぎりに乗るようにしてください。
　次に、積み重ねた2個のレンガを3個目のレンガの上に乗せます。上の2個のレンガの重心が、3個目のレンガの縁ぎりぎりに乗るようにしてください。
　同じようにして、5個のレンガを積み重ねてください。
　一番上のレンガの縁は、一番下のレンガの縁からどのくらい離れるでしょう？

●「レンガを積み重ねる」の考え方

図2-94のようにレンガを積むことができます。一番上のレンガの端は、一番下のレンガの端より外側にあります。

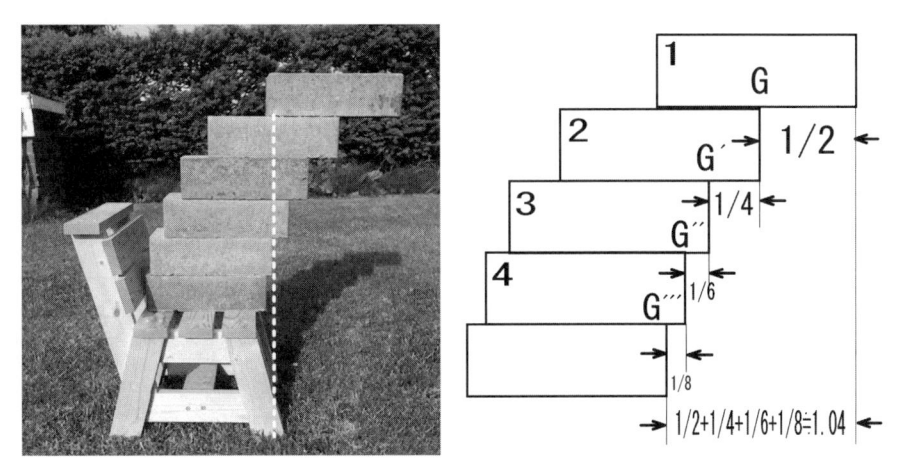

図2-94 「レンガを積み重ねる」

まず、レンガ1の重心Gをレンガ2の端に乗せます。レンガの長さを1とすると、レンガ1の重心は端から1/2のところにあるので、レンガ1はレンガ2の端から1/2出ます。

レンガ1と2の合成された重心G′は、レンガ1の重心とレンガ2の重心の真ん中、つまりレンガ2の端から1/4のところになります。レンガ2にレンガ1を乗せたままG′をレンガ3の端に乗せると、レンガ2の端はレンガ3の端より1/4外側に出ます。G′にはレンガ2個分の重さがかかります。

レンガ3の重心とG′の間を2：1に分割した点がレンガ1～3の合成された重心G″になります。レンガ半分の長さ、つまり1/2を1：2に分割すると1/6になります。つまり、レンガ3の端は、レンガ4の端より1/6外側に出ます。

同様に、レンガ1～4の合成された重心G‴は外側に1/8出ます。

1/2＋1/4＋1/6＋1/8≒1.04ですから、レンガ4個を上手に重ねると一番上のレンガの左端は土台の右端から完全に外側に出せることになります。同様に計算すると、31個重ねると一番上のレンガはレンガ2個分外側に出せますし、227個重ねると3個分出せます。

● 操り人形

　人間の体を見てみると、両下肢という比較的細長いレンガを間隔を空けて2列に置き、その上に小さなレンガを積み、一番上に大きな石を置いたようになっています。

　ですから、前述の力学を応用すれば、一番上の石を動かさずに、下の2列のレンガを前後左右に自由に移動できます。

　つまり、脊柱の周囲の筋肉の緊張を最小限にしておけば、地面に足をつけていても、頭をつり上げられた操り人形のように移動できます（図2-95）。頭と脊柱が空中に漂うかのように歩くことができます。**頭から脊柱がぶら下がったように自由に動けます。**

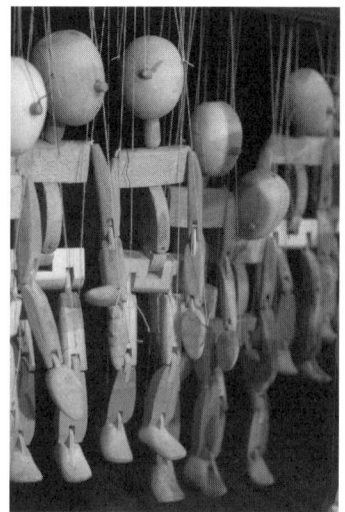

(c) frog-Fotolia.com
図2-95　操り人形

● 操り人形としての人間

　図2-96の左2枚の写真は、左右の足の外側に重さを流して片足立ちした体勢を撮影したものです。

　この2枚の写真を頭が同じ位置に来るように重ねると、**図2-96**の右の写真になります。後頭環椎軸椎関節から下の体が左右に振られているように見えます。

　つまり、理論的には、操り人形のように頭を空中にとどめるようにして人をつり上げても、脊柱と下肢の緊張を最低限にすれば、体と下肢は**図2-96**の右の写真に見られる範囲を自由に移動できるのです。

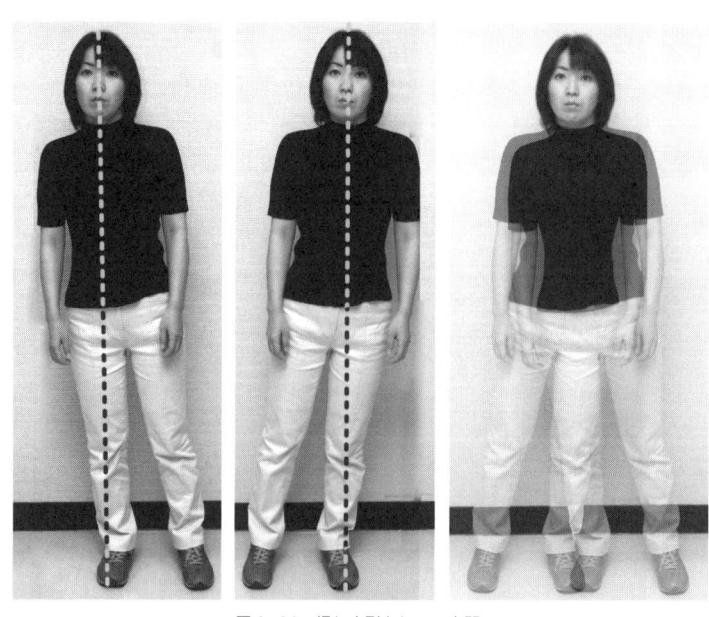

図2-96　操り人形としての人間

●テントと脊柱

テントは、支柱の支えだけで立っているのではありません。支柱の「押し」とロープの「引き」のバランスで立っています。周りからロープで引っ張って、その引っ張る力のバランスをとることで、真っすぐに立っているのです。

脊柱も同じです。左右の筋肉が椎体を引っ張って脊椎のバランスをとり、脊柱は小さな「くの字」を作って動いています。

○テンセグリティ

図2-97の左に描かれた立体を見てください。3本の棒とゴムひもでできています。よく見ると、それぞれの棒は接触していません。

図2-97の右の図は、左のイラストの棒の「押す力」を矢印に置き換えたものです。棒は頂点を「押して」います。黒いゴムひもは頂点を「引いて」います。

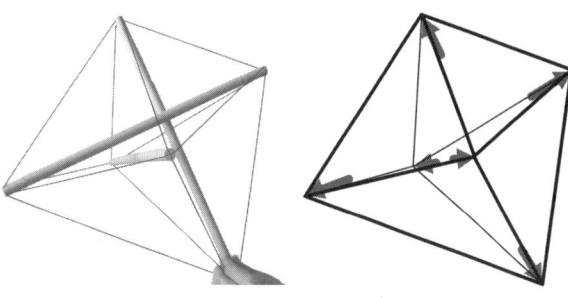

図2-97 テンセグリティ

この立体は、「押す力」と「引く力」が統合(integrity)されてバランスをとることによってできています。

構造物に内在する「引きの力(張力)」(tension)と「押しの力(圧縮力)」によって、構造物のボリュームを保ち、安定性と強度を得る性能をテンセグリティ(tensegrity)と呼びます。tensegrityは、tensionとintegrityから作られた言葉で、「張力により統合されている」という意味です。天才建築設計家と呼ばれたバックミンスター・フラーが命名しました。

テンセグリティは、どこか一つの「力」(「押す力」か「引く力」)が変化すると、全体の各部分がすこしずつ変形します。つまり、部分は全体の一部であり、全体は部分の統合体になっています。

なお、テンセグリティの性質を持つ構造物もテンセグリティと呼ばれます。

寺院や商店街には、半球形の天井を作るドームがあります(**図2-98**)。

ガラス張りのドームは、外壁のガラスに重さをかけることはできません。鉄骨とワイヤーで強度を保っています。梁の「押す力」とワイヤーの「引く力」を使って、各頂点を動かないようにしています。つまり、「押す力」と「引く力」のバランスによりドームの形を作っています。この構造もテンセグリティです。

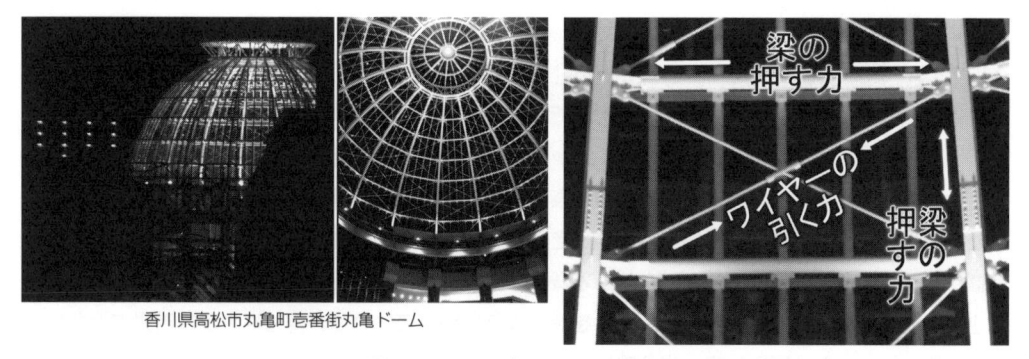

香川県高松市丸亀町壱番街丸亀ドーム

図2-98 テンセグリティであるドーム

球形のレーダードームは、鉄骨の梁を三角形に組み、その三角形を組み上げて作られています。このような構造をポリヘドロンといいます（**図2-99**）。ポリヘドロンもテンセグリティです。

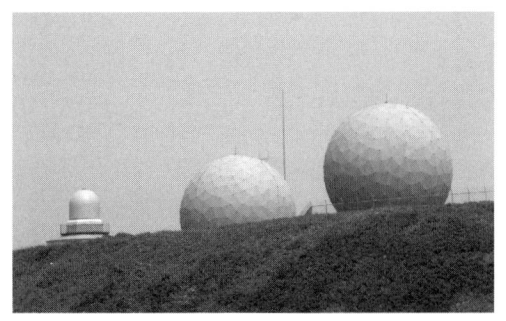

図2-99　ポリヘドロン（航空自衛隊稚内分屯基地レーダーサイト）

紙風船では、吹き込まれた空気が紙を外側に押しています。押された紙は、破けないように引き合っています。つまり、紙風船は「押す力」と「引く力」のバランスをとって膨らんでいます（**図2-100**）。これもテンセグリティです。

ゴム風船は、圧縮された空気が内部からゴムを強く押し、それに負けないだけの強さでゴムが引っ張っています。紙風船の頂点の数を無限に多くしています。

ドーム球場では、ドームの内側の気圧を高くすることで、プラスチックのシートをゴム風船のように膨らませて屋根にしています。これもテンセグリティです。

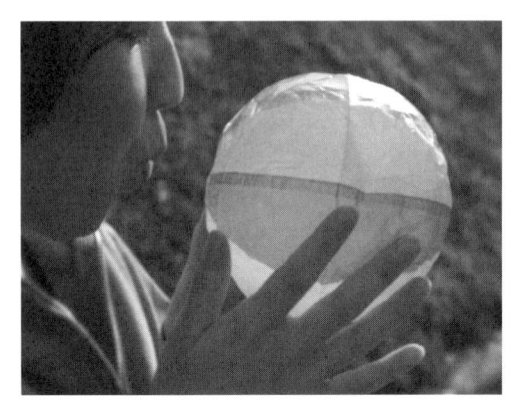

図2-100　テンセグリティである紙風船

人間の脊柱もテンセグリティです（**図2-101**）。わたしたちは、お腹側の腹筋や腸腰筋と、背中側の脊柱起立筋で脊柱を前後左右から引いて、脊柱を立たせています。脊柱は、椎骨という硬い組織の「押す力」と周囲の筋肉による「引く力」のバランスをとって立っています。脊柱周囲の筋肉の収縮がすこし変化するだけで、脊柱全体の形が変わります。ですから、バランスをとるためには大きな力を必要としません。小さな力で動きながらも、バランスをとることができます。そして、ドーム構造と同じように強度を確保することができます。

脊柱の周囲の筋肉をガチガチに固めなければ、楽に動くことができ、全体で変形できます。ヘビのように脊柱をくにゃくにゃにして使うことができるかもしれません。

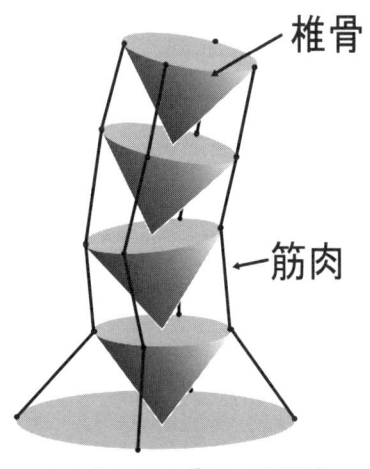

図2-101　テンセグリティである脊柱

上手に生きるためには、脊柱周囲の筋肉を楽にしておくこと、最低限の緊張（トーヌス）にしておくことが役立ちます。脊柱周囲の筋肉の緊張を最低限にして、必要な筋肉だけ上手に緊張させてあげれば、大きな強度を保ったまま、小さな力で脊柱を自由に動かすことができます。逆に言えば、たとえ小さな筋肉でも、いつも脊柱のバランスを崩すように働いていれば、脊柱は大変な苦労を背負い込むことになり、いずれ変形してしまうでしょう。

コラム 姿勢という習慣の影響

　脊柱はテンセグリティですから、小さな筋肉を収縮させるだけで全体が変形します。小さな力でバランスをとることができます。その一方で、一部の筋肉の力がいつも脊柱にかかっていれば、脊柱全体にゆがみが出ます。そのゆがみは脊椎の変形を起こします。

　毎日の生活で脊柱の使い方を間違えていれば、脊柱はすこしずつゆがんでいき、弱くなっていくでしょう。逆に、ふだんから脊柱にかかる力に気づいて余計な緊張をやめれば、脊柱は長く伸びて楽に動けるようになります。

ポジショニングの誤解

　褥瘡予防として、ポジショニングを教育する人々がいます。ベッドや椅子に座る人がずれないように「座った形」を決めようというのです。また、「安楽な姿勢」を決めようという人もいます。「良肢位」という言葉があるので、固定してよい体位があると思い込んでいる人もいます。「姿勢を保持する」と言う人もいます。

　これまでのページを読んで「実験」してきたあなたなら、理解していただけるでしょう。**体を固めてはいけません。**

実験 誰もやらないだろう実験

　20分間、同じ姿勢で椅子に座っていてください。

　あなたは上記の「実験」をしないでしょう。わたしもしません。しなくたって結果はわかるのです。とても耐えられない！

　同じ姿勢で固められるのは、想像しただけで苦しいことです。長時間、立っていることはできます。長時間、座っていることもできます。

　でも、同じ姿勢でいることは、短い時間でも嫌です。動けないのは嫌です。小さくでも動きたくなるのです。体の中の小さな動きを許すような、「外側の空間が必要」なのです。

　「良肢位」という言葉があります。これは、整形外科医が関節固定術を行うときに、「関節を固定しても、そこそこの機能が残る肢位」のことです。決して、「その肢位にしておけばよい」という体位ではありません。「よい体位」とは整形外科的良肢位ではなく「楽に小さく動ける体位」なのです。

　あなたが褥瘡のできそうな人を介助するとき、その人は「弱っていて助けを必要としている人」です。そんな人の呼吸を邪魔してはいけません。大切なのは、「ずれないように」することではなく、

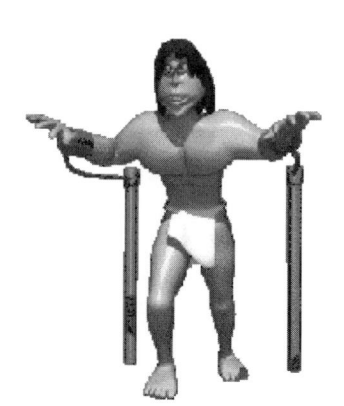

「楽に呼吸できるように」することです。

　もちろん、呼吸を楽にできるということは、骨盤から脊柱が楽に小さく動くことです。そのために、時間がたてば体位が崩れるかもしれません。しかし、「時間がたてば体位が崩れる」ことは当然なのです。

●座位の介助のヒント

　キネステティクスでは、体を7つのマスと6つのツナギに分けます。マスとは頭、胸郭、両上肢、骨盤、両下肢、ツナギとは首、両肩、ウエスト、両股関節です。

　マスが重さを持ち、ツナギがマスの動きを許します。重さを持っているマス同士の関係を安定させると、楽な体位を作れます。介助を受ける人の動きを許したければ、「ツナギを押さえずマスを支える」ことを手伝うのがよいです。

　座位は「頭と胸郭のマスが重さを骨盤から座面に流している」体位です。ですから、座位の保持を助けるためには、骨盤というマスを支えてあげればよいのです。骨盤の上下にあるウエストと股関節というツナギを固めてしまうと、骨盤は楽に動けなくなります。

実験　座位を支える

　適当な大きさのタオルを畳んで丸めて、直径5～10 cm程度のロールを作っておきます。

　背当てのある椅子に座ってください。背当てに背中をつけずに、骨盤が坐骨の上でシーソーのように小さく動くことを確認してください。

　骨盤の後ろの上縁にロールを入れて、坐骨の上に座った状態を維持できるように骨盤を支えてください。

　骨盤を支えられたまま呼吸をします。骨盤は苦しいですか？　楽ですか？

　次に、ロールをウエストに当てます。いわゆる人間工学に基づくといわれる椅子のランバーサポートのようにします。

　ウエストを固定することで、骨盤の重さが坐骨にかかり、骨盤が安定するように工夫してみてください。骨盤は楽ですか？　呼吸は楽ですか？

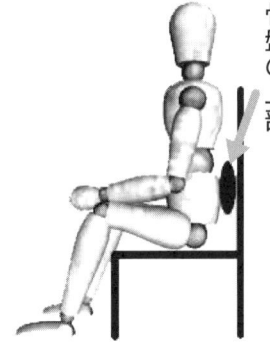

骨盤の上部

ウエスト

椅子からずり落ちないように、大腿の下にクッションを入れることを勧める人もいます。タオルのロールを適当な厚さと大きさにして、大腿の下に置いてください。座り心地はどうでしょう？　骨盤の後ろのサポートがなければ、骨盤は後ろに傾くかもしれません。そのときに、大腿の下で支えられるのはどんな気持ちがしますか？

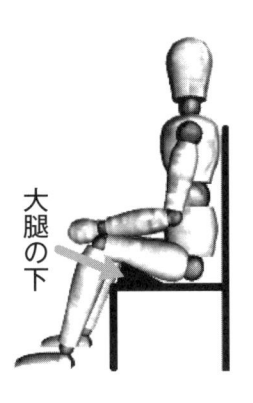

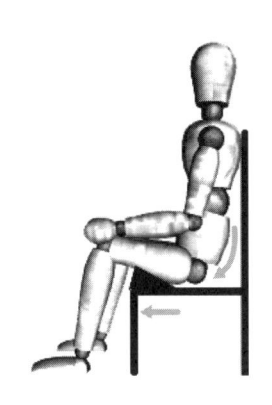

大腿の下

コラム　人間工学者は全知全能ではない

　最近は、介護や介助の分野で「人間工学に基づいた……」という表現がよく使われます。まるで人間工学に基づいていれば、人間にとってよいことが保証されているかのごとくに語られます。ところが、人間工学に基づくエアマットレスに寝かされた人が、どんどん固まってしまい動けなくなったりします。

　人間工学は、人間の生活を工学的に分析してみる学問です。人間の生活がわからないから、研究してみようという学問です。ですから、人間工学を志す人は、わたしたちと同じように、人間のことがわかっていない人々です。人間工学者を自称する人が、「体の感覚」に長けているわけではありません。

　あるとき、人間の姿勢の工学的分析をしている工学者や整形外科医の体に触る機会がありました。とても硬い動きをするのにびっくりしました。

　いわゆる「人間工学に基づいた」というものが、「楽です。人間にとってよいです」というものではありません。どんな人にでも当てはまるというものではありません。脊柱が曲がっていれば解決方法は違うかもしれません。人を介助するときに何らかの問題点に気づいたら、人間工学に頼る前に、ぜひ自分の体と感覚で確かめてから行動しましょう。自分の感覚で状況を感じ取り、それをもとに解決方法を探ることが大切です。思い込みではなく自分の感覚をもとにして動くことを勧めます。わたしたちは、一生の間、自分の感覚を頼りに生きるしかないのですから。あなたの感覚が、どんなに頼りないものであっても……。

●骨　盤

骨盤は人間の体の真ん中にあります。

座　る

実験　椅子に座る①・・

椅子に座ってください。お尻のどこで座っているか感じてください。

お尻の下に手を入れてください。一番重さのかかっているところを探ってください。

・・・

骨盤の底には硬い骨の出っ張りがあります。お尻の下に手を入れると、硬く触れる骨があります。坐骨です。ヒトは坐骨に重さを流すようにして座ります。

坐骨の後ろ半分には腱の付着部（坐骨結節）があります（図2-102）。椅子に座って体の重さをちょっと後方にかけると、坐骨に重さが流れます。自分のお尻を触れて確認してください。

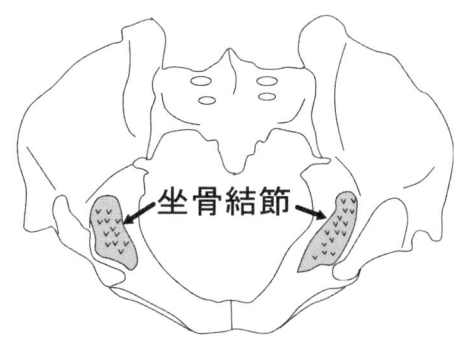

図2-102　ヒトの骨盤

ゴリラはいつもお尻で座っています。ゴリラは座布団を使えませんが、自分のお尻が座布団の代わりをしています。ゴリラの坐骨はヒトよりも発達していて、大きな支持面を作っています（図2-103）。体の重さを坐骨に流して座る点は、ゴリラもヒトも同様です。

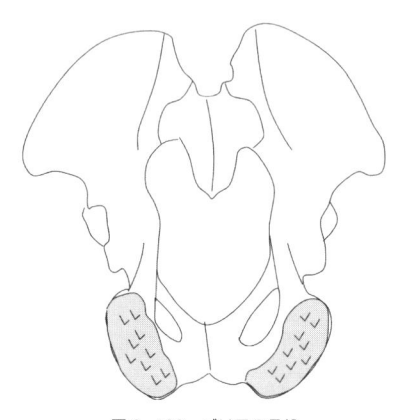

図2-103　ゴリラの骨盤

坐骨に乗った動き

実験 ゆらゆらする

骨盤を前後にゆらゆら揺らしてください。
そのとき、骨盤がどんなふうに動いているのか、想像してください。

骨盤を前後に揺すると、坐骨を支点にして木馬のように揺れます。骨盤を前後に揺らしながら、坐骨に注意を向けてください。揺れに応じて、支点が坐骨の前後に動いていくことがわかります（図2-104）。

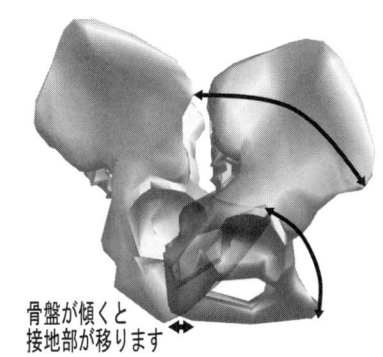

骨盤が傾くと
接地部が移ります

図2-104　骨盤を前後に揺する

体を左右に揺らしてください。骨盤は左右にも揺れます。体を左右に揺するにつれて、骨盤と支持面の接点は左右の坐骨に移ります（図2-105）。

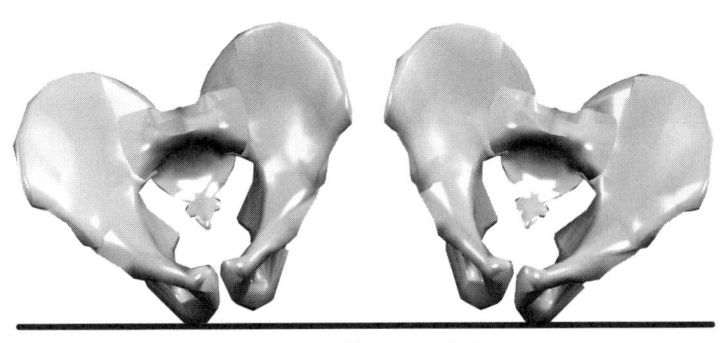

図2-105　骨盤を左右に揺する

実験 服を着る

①骨盤をまったく動かさないようにして、シャツを着て、脱いでください。
②上体を動かしたときに骨盤が前後左右に揺れるに任せて、シャツを着て、脱いでください。

多くの人が、「座って上体を動かしても骨盤は動かない」と思い込んでいます。でも、「骨盤は座っていても揺れるように動いている」ことを認めると、上体の動きはとても楽になります。衣服の着脱を手伝うときに、「上体だけが動く」と思い込んでいるときと、「骨盤まで含めて動く」と理解しているときでは、手伝う人の動き自体も変わってきます。子どもの服を脱がせたり着せたりして試すと、はっきりするでしょう。

重さと重心

実験 椅子に座る②

　椅子に座ります。重さが坐骨から椅子の座面にかかっていることを感じます。

　立ち上がろうとします。そう思うだけでよいです。そのとき、骨盤はどのように動こうとするでしょうか？

　さらに、立ち上がろうとします。ちょっと動いてみます。お尻が椅子から離れる直前で止まります。そのとき、骨盤の股関節の位置は最初と変わっているでしょうか？　前に出ているでしょうか？　後ろに引っ込んだでしょうか？

　最初に坐骨にかかっていると感じた重さは、どこに移動したと感じるのでしょうか？

　この「実験」には、とても大きな意味があります。重さが坐骨から座面にかかっていると「感じる」ことが大切です。

　人間は「重さがかかっている」ことを感じます。しかし、けっして、人間は重心の位置を感じることはできません。重心は物理の概念です。人間の頭で作り出した想像上の点です。人間の感覚では感じられないものです。人間が感じられるのは、接触と動きの感覚です。立とうとするときには、接触と動きの感覚で「重さが移動した」と感じます。

　重さが滑らかに移動することを、「重さが流れている」と表現します。キネステティクスの成書では、"Flüssigkeit"（流動性）と書かれています。

　感覚から自分の動きをとらえると、重さには「流れる」という性質があることがわかります。

おまけの知識　　**キネステティクス的表現**

　椅子に座ると、頭や胸郭、上肢、骨盤の重さは、骨盤の坐骨から椅子の座面に流れています。大腿や下腿の重さは、足から床に流れています。

　立ち上がろうとすると、骨盤は前に傾きます。そのときに、骨盤の重さは大腿に流れます。

　お尻が座面から離れる直前に、重さは大腿骨や下腿の骨を通って、足から床に流れます。お尻が座面から浮いた後は、全身の重さが足から床に流れます。

図2-106は、「脊柱と立ち上がり」の項目 で立ち上がれなかった方が、うまく立ち上がれるようになったときの様子です。
　骨盤が前に大きく傾くと、重さが坐骨結節より前にかかるように感じます。そして、重さの流れるところが大腿の裏から足に移ってしまうと、立ち上がれるようになります。

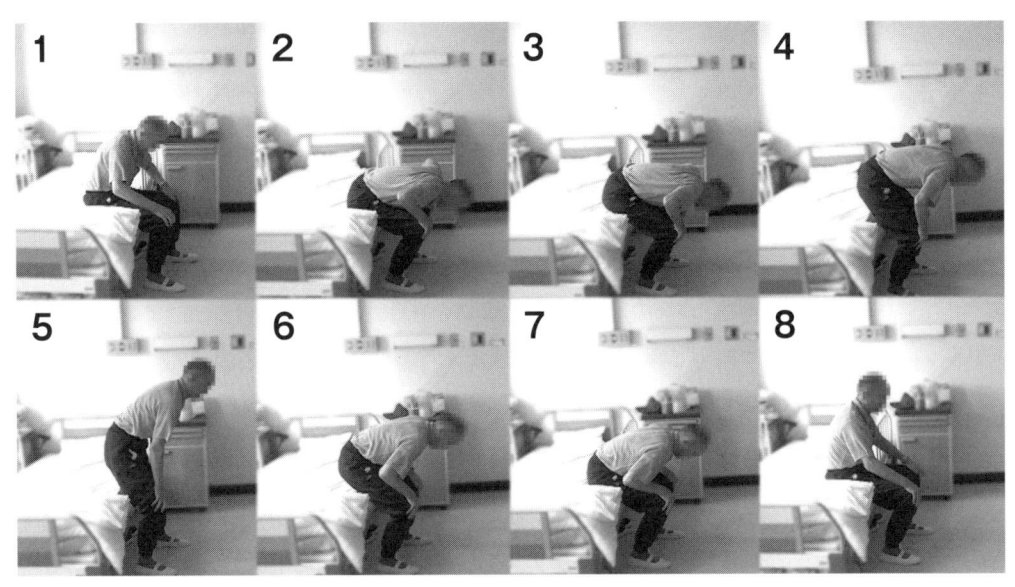

図2-106　足に重さを流して立ち上がる

骨盤と大腿骨と立ち上がり

立ち上がりについては、「立っている、しゃがむ、立ち上がる、座る」の章、付録DVD Disc 3 No.20「丁寧に動く」およびNo.21「立ち上がり座る」を参照してください。

　立ち上がる前に、骨に起こっていることを感じてみましょう（図2-107）。

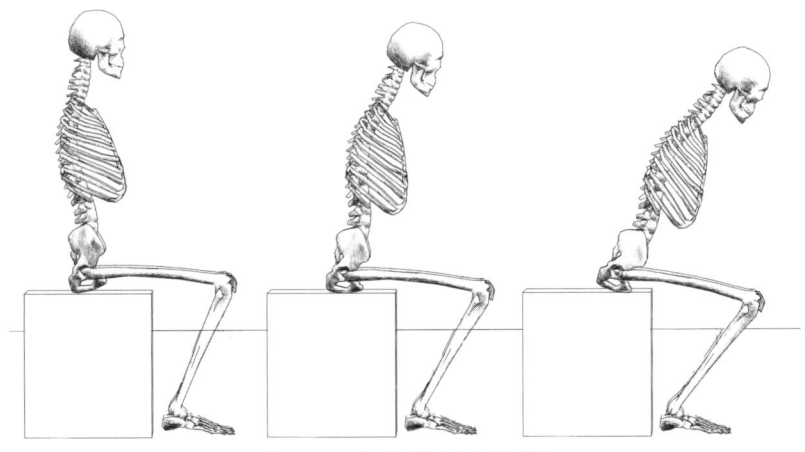

図2-107　立ち上がるときの骨の様子

　骨盤が前に傾くにつれて、骨盤が座面に接するところは前方に移動します。また、股関節は坐骨より高いところにありますから、骨盤が前に傾くに従い、股関節は前に行きます。股関節が前に行くと、

大腿骨を前に押します。膝関節も前に行きます。

　足のつま先の位置を動かさないようにすると、足首の角度が小さくなります。足首の角度が小さくなると、踵（かかと）からふくらはぎの筋肉（腓腹筋（ひふくきん））が伸ばされます。腓腹筋が伸び過ぎないようにしておくための動きが意識しなくても起こります。結果として、つま先が床に押しつけられます。つま先が床に押しつけられると、圧を感じます。このようにして、圧のかかるところが骨盤の坐骨から足に移ります。このように圧のかかるところが移動することを、「体を前に倒すと、重さが骨盤から床に流れる」と感じます。

　このように分析したときには、実際に起こることと照らし合わせて、分析の結果を体で確認することが必要です。文章だけ読んで理解したつもりになっていると、現実から手痛いしっぺ返しを食らいます。注意してください。

　股関節、膝関節、足関節、趾（ゆび）の関節が協力しないと、下肢は骨盤の動きを許してくれません。足の裏や足関節を硬く緊張させて、自分の足の裏が感じることを許さない人は、上手に立てないのです。ですから、立ち上がる人を手伝おうとするなら、足の裏を感じさせることが大切です。

● **立ち上がるための資源**

　骨盤を前に傾けるためには、いろいろな身体資源を使えます。

- 頭からうなずくように動き、胸郭を曲げ、前に屈んでいくと、頭と胸郭の重さで骨盤の上側を前上方に引いて、骨盤を前に傾けることができます（この方法については、 「立ち上がってみる」の項目 を参照してください）。
- 骨盤自体を前に傾けることができます。このとき、脊椎がほんのすこし変形するだけで、立ち上がることができます。

「骨盤を前に倒す動き」の資源はどこにあるのでしょう？

大腰筋と腸骨筋

　骨盤を前に倒すことは、股関節を曲げることです。股関節を曲げるために大きな役割を担っているのが、腸骨筋と大腰筋です（図2-108）。

　腸骨筋は骨盤の内面にくっついています。骨盤の上縁である腸骨稜（ちょうこつりょう）と大腿骨の小転子（しょうてんし）をつないでいます。腸骨筋が収縮すると、大腿骨が骨盤に近づきます。つまり、股関節が屈曲します。

　大腰筋は、腰椎と小転子をつないでいます。大腰筋は、腰椎同士の関節、腰椎と仙骨の関節、股関節という複数の関節をまたいでいますから、その働きはとても複雑です。

　大腰筋の中のどの部分が収縮するかで、腰椎の曲がり方が違います。骨盤で座っているとき、両脚で立っているとき、鉄棒にぶら下がっているときで、大腰筋の収縮による腰椎、骨盤、脚の動きは変わります。また、股関節周囲の筋肉の緊張によっても変わります。

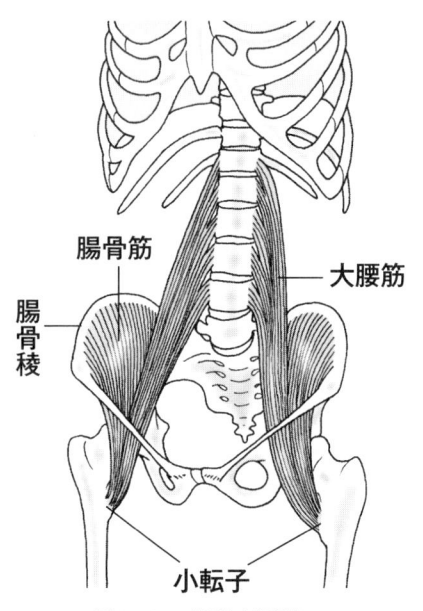

図2-108　大腰筋と腸骨筋

実験 腰椎の彎曲と大腰筋

椅子に座ってウエストの力を抜きます。骨盤は後ろに傾き、背中は丸くなり、背が縮んだように感じます。重さは坐骨の後側にかかります。

骨盤をゆっくりと前に傾けます。このときに、頭を前に傾けないで、頭のてっぺんが天井のほうに引っ張られるように動いてください。すると、脊柱が伸びて骨盤が前に傾き、坐骨の上に座ります。その後、ウエストの力を抜いて前の姿勢に戻ります。

このときに、骨盤の前の下側の内側、大腿骨との境目辺り、小転子の辺りの緊張を感じてみます。

●大腰筋と腸骨筋の働き

上の「実験」で、大腰筋と腸骨筋が大腿骨についている部分の緊張を感じられたでしょうか？
『グレイ解剖学』から、大腰筋と腸骨筋の働きの解説を拾ってみます。

「腸骨筋と協力して、大腰筋が上の方から収縮すると、大腿骨を骨盤の方に屈曲させます。片方の大腰筋が下の方から収縮し始めると、まず腰椎を前方、収縮した大腰筋の側に引っ張り、腰椎を屈曲させます。ついで腸骨筋と協力して骨盤を前傾させます。両方の大腰筋がいっしょに下方から収縮し始めると、骨盤と腰椎を支えて大腿骨の上に骨盤が直立位を保つように働きます。さらに収縮すると、体幹と骨盤を前に傾けます。寝たままで上体を起こすような動きです」*。

大腰筋は第12胸椎から第5腰椎の側面についています。図2-109の左と中のイラストは、第3腰椎から第5腰椎についている右側の大腰筋のみを示したものです。右のイラストは、第1腰椎と第2腰椎についている大腰筋を示したものです。

下部の大腰筋が収縮すると、まず第5腰椎を骨盤の上で前に引きます。その結果、第5腰椎が骨盤の上に来ます。第4・3腰椎も前に引かれますから、図2-109の中のイラストのように、腰椎は前傾し、股関節は屈曲します。

腰椎は、もともと前彎しており、横に大腰筋がついています。ここで上部の大腰筋が収縮すると、腰椎は前に彎曲して反ります。このとき、腰椎は前方に動いていますから、解剖学的には屈曲なの

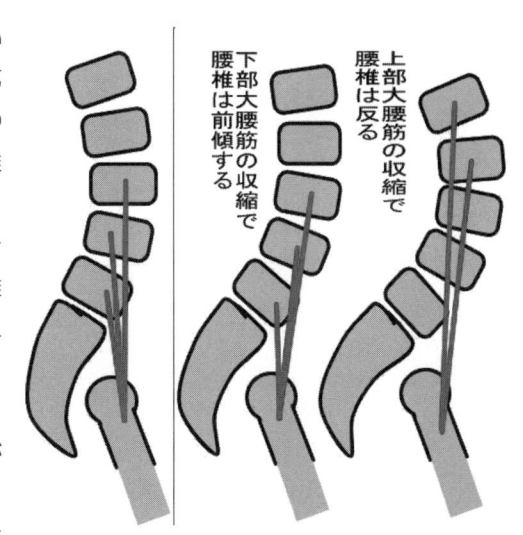

図2-109 大腰筋の収縮

ですが、骨盤が立つので体は「腰が伸びた！」と感じます。これが「背中が伸びる」感覚のもとです。

さらに大腰筋が収縮すると、腰椎全体が前方にもっと傾きます。座っていれば、上体が前に傾きますから、「腰を屈めた」と感じます。

同じ筋肉の収縮が、「腰が伸びた」と「腰を屈めた」の両方の感覚に寄与しています。面白いでしょ?!

---

* Richard L. Drake・他著，塩田浩平・他訳：グレイ解剖学，原著第1版，エルゼビアジャパン，2007.

大腰筋の面白い動きをイメージしながら、骨盤を前後にゆらゆらさせてください。

この筋肉は、体の中心で骨盤とその上に乗る脊柱の関係をつかさどっている筋肉です。先の「実験」では、両方の大腰筋で骨盤を動かすようにしてみました。

大腰筋は腰椎の側面についていますから、片方だけが収縮すると、脊柱を斜め前に曲げます。両方いっしょに働くと、腰椎を前に曲げることができます。大腰筋は、股関節や腰椎と仙骨の関節をまたいでいます。2つ以上の関節をまたいでいますから、その働きは複雑です。

しかし、腸骨筋は股関節をまたぐだけですから、単純に股関節を屈曲させます。ですから、大腰筋と腸骨筋がいっしょに収縮することで、股関節をうまく屈曲させることができます。

上後腸骨棘

骨盤の後ろには出っ張りがあり、上後腸骨棘と呼ばれます（**図2-110**）。ここには、お尻の大きな筋肉である大殿筋や、背中の大きな筋肉である広背筋の筋膜がついています。とても大きな力がかかるところですから、硬くて大きく飛び出しています。

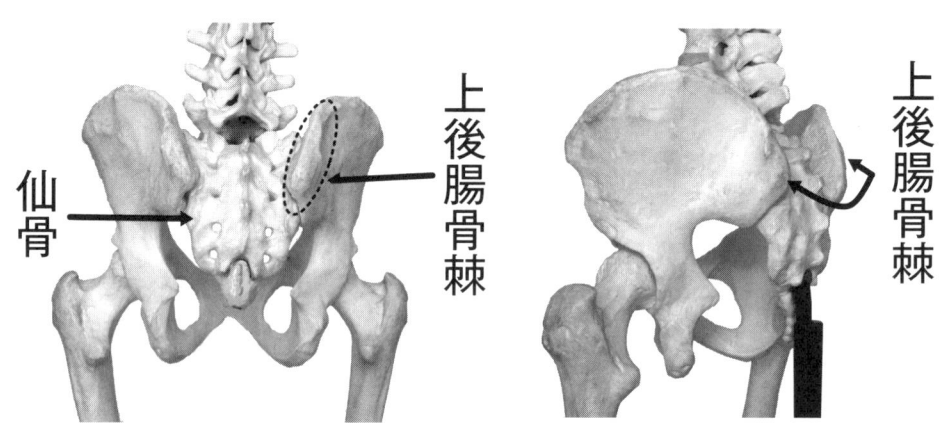

図2-110 上後腸骨棘

自分のお尻に手を当てて、左右のお尻の高まりの真ん中に手を当ててください。仙骨が触れます。そこから斜め上、外側に触れていくと、大きくて硬い出っ張りを触れるでしょう。そこが上後腸骨棘です。そこからさらに外側に伝っていくと、骨盤の上縁である腸骨稜をたどることができます。腹部の前面に回ると、上前腸骨棘までたどれます（**図2-111**）。

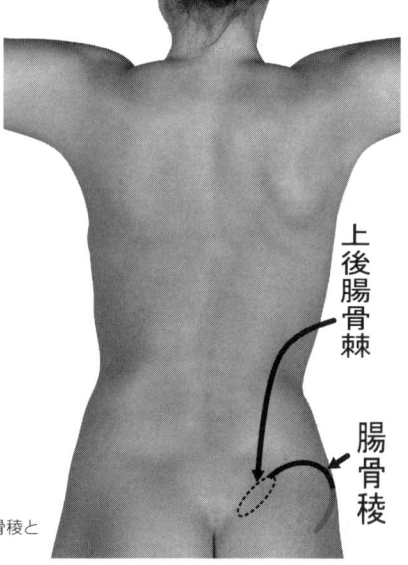

図2-111 腸骨稜と上後腸骨棘

膝を立てる

実験　膝を立てる

　床に仰向けに寝ます。静かに呼吸し、床から腰椎がどのくらい浮いているかを感じます。腰椎の形を想像します。

　静かに両膝を立てます。

　腰椎はどのように動き、どのようになったでしょう？

　腰椎と床の間の距離はどうなったでしょう？　腰椎の彎曲（わんきょく）は大きくなりましたか？　小さくなりましたか？

　仰向けに寝たときには、腰椎は前彎（ぜんわん）し、骨盤の重さは仙骨にかかっています（**図2-112**）。

　両膝を立てていくと、両下肢は浮き、その重さは骨盤にかかります。骨盤を動かさないためには、腰椎との関係を維持しなければなりません。腰椎の前彎が保たれるように大腰筋が収縮します。大腰筋が収縮して腰椎を前彎させ、股関節を屈曲させます。

　膝を充分に立てると、骨盤にかかっていた両下肢の重さは足の裏にかかり、足の裏が床にしっかりと固定されます。

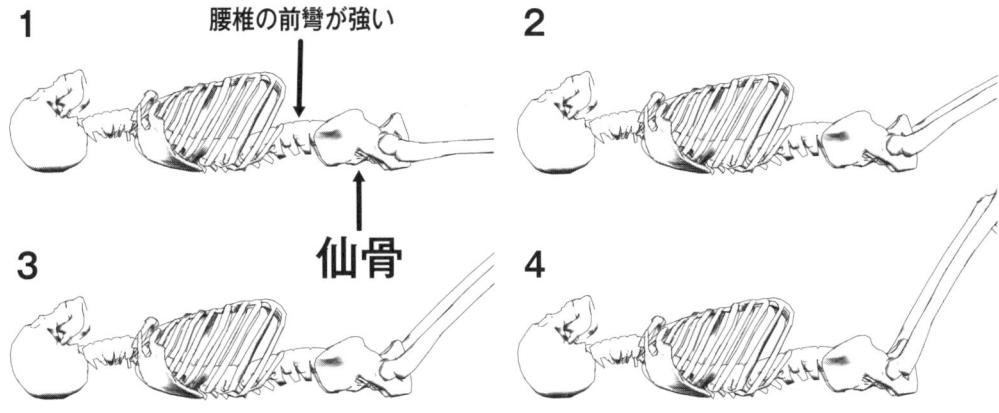

図2-112　膝を立てるときの骨の様子

　下肢の重さは足側にかかると同時に、大腿骨頭にもかかります。大腿骨頭は、股関節を頭側に押します。結局、膝が完全に立つと、股関節は大腿骨頭により頭側に押されます（**図2-113**）。

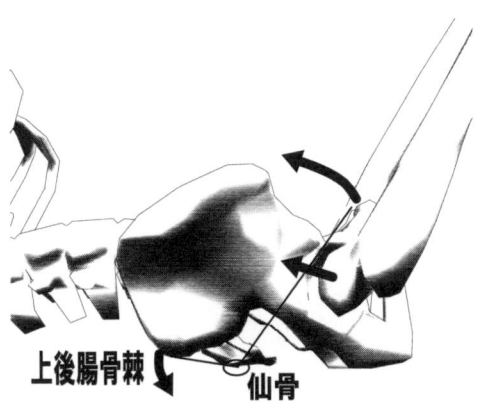

図2-113　膝を立てると大腿骨頭が骨盤を押す

大腰筋は、骨盤を固定しておく必要がなくなると弛緩します。大腰筋の弛緩により、骨盤は動きやすくなります。股関節が頭側に押されるため、骨盤は仙骨を支点として、恥骨が前上方に動くように転がります。そして、骨盤の重さは上後腸骨棘にかかるようになります（図2-114）。

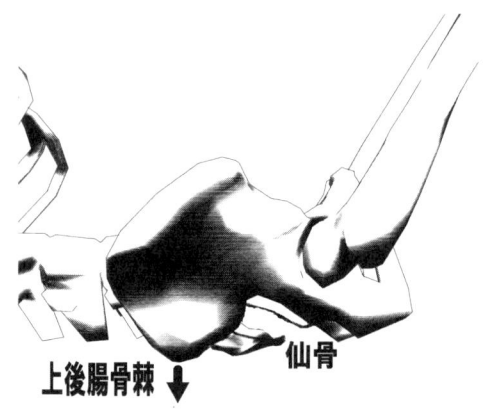

図2-114　大腰筋をゆるめると上後腸骨棘に重さが流れる

大腰筋が弛緩する結果、腰椎の前彎は減少し、腰椎は平らに近くなり、床に近づきます。胸椎は後彎が減少し、頚椎の前彎も減少します。顎は引かれ、頭は後頭部の下方で床に接します（図2-115）。
　両膝を立て始めるときに、恥骨を前上方に引っ張るため、腹直筋を収縮させる人もいます。

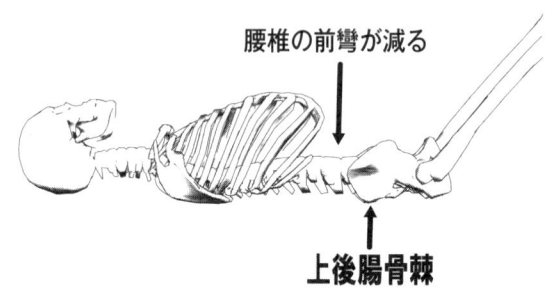

図2-115　上後腸骨棘に重さが流れると腰椎が下がる

大腰筋だけではありません

　小転子は大腿骨の内股側についています。ですから、大腰筋と腸骨筋が小転子を引っ張ると、大腿骨はひねられます。このひねりを打ち消すようなひねりを加えることで、大腿骨を動かさないで骨盤を動かすことができます。
　ですから、座っているときに骨盤を前後に揺するような動きをすると、大腿の内側の緊張の高まりを感じ、股関節の周りも緊張します。このとき、大腿骨の前面にある筋肉（大腿四頭筋、半膜様筋、半腱様筋など）も働いています。
　人間の体を滑らかに動かそうとすれば、どこか一つの筋肉を働かせるだけでは不可能です。体全体として動くことが必要です。背中から大腿の裏側についている筋肉は、骨盤や腰椎を寝かせるように働きます。ですから、座って骨盤を前後に揺するときには、これらの筋肉が協調して動いています。一方が収縮すれば、一方が弛緩するのです。

> **コラム** 広い視野

　大腰筋の働きが注目を浴びて、「大腰筋ダイエット」などというものまで出てきました。大腰筋は大切な筋肉です。しかし、これだけに注目してはいけません。

　体は全体として動いています。自分の体のいろいろなところに注意を向けて、「今自分が何をしているか」に気づくことが大切です。そうすれば、やりたいことを妨げている自分の緊張に気づいて、それをやめることができます。そして、やりたいことをやりたいようにできるようになります。

　大腰筋は体の中にあるので「インナーマッスル」と呼ばれることがあります。しかし、進化発生学から見ると外側の筋肉です。大腰筋も大殿筋もサカナの背中側の筋肉から進化しました。

骨盤底筋群

　骨盤の底には膜状になった筋肉があり、これを**骨盤底筋群**＊と呼びます。

　図2-116は、骨盤の底を頭側から見たものです。イラストの下側が体の前側、イラストの上側が体の後側です。

　骨盤底筋群があるので、骨盤底はバケツの底のようになっています。ただし、尿や便を出す孔が空いている点はバケツと異なります。

　尿の出る尿道の周りには、尿道を締めつけるように外尿道括約筋がついています（**図中A**）。この筋肉が収縮すると、尿道が閉じられます。オシッコを途中で止めるときには、この筋肉が収縮しています。

　外尿道括約筋の上には、尿生殖隔膜と呼ばれる膜状の筋肉がついています（**図中B**）。その背側に、直腸恥骨筋が肛門を取り巻くようについています。直腸恥骨筋は外肛門括約筋の一部で、お尻の穴を締めるときに収縮します。

　骨盤の底を完全に覆うように、膜状の肛門挙筋がついています（**図中C**）。肛門挙筋は内閉鎖筋の筋膜についています。肛門挙筋が収縮すると、肛門が持ち上げられます。肛門挙筋の肛門周囲の尾側（この図では裏になって見えません）は厚みを増し、外肛門括約筋の本体になっています。便が出そうで我慢してトイレに駆け込むときに収縮させているのは、この筋肉です。肛門挙筋が肛門を持ち上げて、便が肛門管に落ちてくるのを阻止しています。

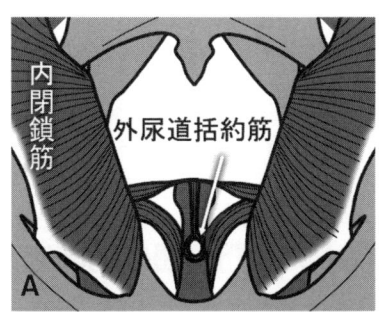

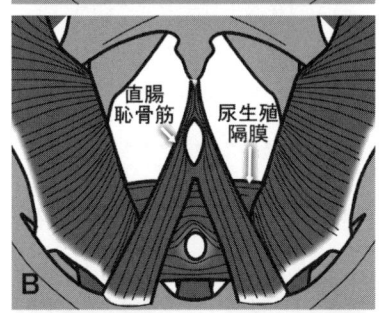

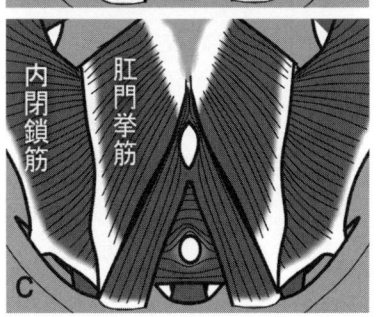

図2-116　骨盤底筋群

＊　骨盤底筋群については、「排泄と動きの支援」の章を参照してください。

肛門挙筋は内閉鎖筋の筋膜についているので、内閉鎖筋がゆるんでいると、肛門挙筋が収縮しても肛門を充分に持ち上げられません。ですから、便をこらえるには内閉鎖筋の収縮が必要です。内閉鎖筋は下肢の小転子(しょうてんし)についています。内閉鎖筋が収縮すると、下肢は内転します。つまり、内股(うちまた)になります。便や尿を我慢している人が、膝を交叉させて必死にがんばっているのはそのためです。膝を開くと漏れてしまうのです。逆のことも言えます。便器に座って排便するときには、膝を開くと排泄しやすくなります。
　肛門挙筋と尿生殖隔膜を合わせて**骨盤隔膜**と呼びます。骨盤隔膜は呼吸と共に動きます。

実験　肛門周囲の動きを感じる

腹の下に枕を置いて、うつ伏せに寝ます。
静かに呼吸して、肛門周囲の動きを感じます。

　息を吸うと、横隔膜が腹腔内容を押します。骨盤隔膜は、腹腔内容により下に押されます。ですから、息を吸うと肛門が中から押されます。骨盤隔膜がゆるんでいると直腸末端の腸壁が押し広げられ、反射が生じて内肛門括約筋はゆるみます。息を吐くと、骨盤隔膜は押されなくなり、挙上します。
　骨盤隔膜は吸気の始めは弛緩していますが、吸気の終わりには緊張して、便が漏れません。ですから、息を吸うと肛門の周りが膨らむように感じます。

実験　肛門周囲の筋肉を感じる

ラップを適当な大きさに切り、トイレに行きます。
便座に座り、ラップで人差し指を覆い、水またはサラダ油をつけて肛門に当てます。
ゆっくりと呼吸して肛門がゆるんだときに、指を肛門に入れていきます。

　お尻の穴を意識的に締めると、外肛門括約筋が収縮します。意識的に収縮させる随意筋ですから、お尻の穴を締めようとしなければゆるんでいます。ですから、肛門に指を当ててから体の力を抜くと外肛門括約筋はゆるみます。残るのは骨盤隔膜の緊張です。息を吐いたときに骨盤隔膜はゆるみます。肛門もゆるみます。このとき、肛門に当ててある指は肛門に入りやすくなります。指先に力を入れずに肛門に当てていれば、指が吸い込まれるように感じるかもしれません。息を吸うときには、骨盤隔膜は引き伸ばされて肛門が押し出されます。反射的に肛門は締まります。指は入りません。このときに指先を押し込むと痛みます。
　このような呼吸の関係を理解すると、座薬の挿入は楽になります。潤滑剤をつけた座薬を丁寧に肛門に当て、ゆっくりと5回くらい呼吸してもらいます。呼吸に伴い肛門括約筋がゆるみ、肛門が座薬を吸い込むのを待てば、楽に挿入できます。「口を大きく開けてハァハァって息をしてください」と指示しながら、押し込むかのように力任せに座薬を入れるのでは、入れられる人は痛い思いをします。ぜひ、自分で肛門と呼吸の関係を「実験」してください。

腹直筋

実験 仰向けに寝て、頭と下肢を上げる・・・・・・・・・・・・・・・・・・・・

床に仰向けに寝ます。
ゆっくりと頭を起こして胸郭を上げ、臍のほうを見るようにします。
どこの筋肉が収縮するでしょう？
頭を下ろして床につけ、今度は両方の下肢を上げて踵を宙に浮かせます。
どこの筋肉を使っているでしょう？

　ボディビルダーのお腹の前面には、ムキムキの筋肉が見えています。これは腹直筋です。腹直筋は、下部肋骨の前面と恥骨をつないでいます。ですから、腹直筋が収縮すれば、胸と恥骨が近づくことになります。

　ボディビルダーのお腹を見ると、「割れて」います。横に2つ、縦に3つか4つに割れています。図2-117でわかるように、腹直筋には区切れがあります。この区切れは腱画と呼ばれます。それぞれの腱画の間の筋肉が、別々に収縮します。

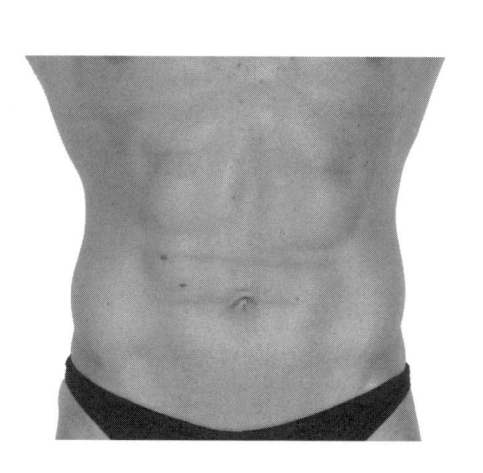

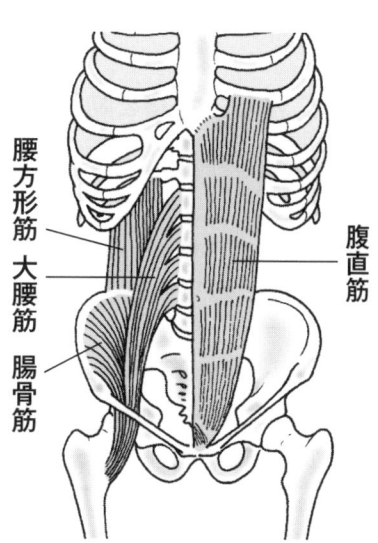

図2-117　腹直筋

仰向けに寝た状態で頭や踵を上げるとき、腹直筋はどのように動くのでしょうか？（図2-118）。

　静かに横になっているときは、胸と恥骨は離れています。ですから、腹直筋は収縮していません。

　頭を起こして胸を上げるときには、腹直筋の頭側が収縮します。腰椎は前彎を減らして平らに近くなり、床につくようになります。骨盤は、上後腸骨棘と仙骨で床に接触し、ほとんど移動しません。

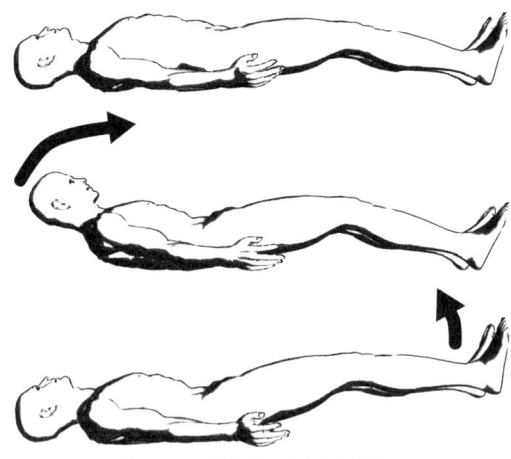

図2-118　仰向けで頭や踵を上げる

　頭を床につけたままで、踵を上げるときには、腹直筋の足側が収縮します。腰椎は前彎を減らして平らに近くなり、恥骨は前上方に移動し、骨盤は上後腸骨棘で床と接触するようになり、頭側に転がります。腹直筋が、恥骨を胸郭のほうに引っ張って、骨盤を転がしています。

　腹直筋は、腹壁の前面で恥骨を引っ張り上げます。ですから、骨盤を小さく揺らすように動かすには、腹直筋がゆるまなければなりません。いつも腹筋に力を入れている人は、骨盤を上手に使えません。

●仰向けに寝て、骨盤を動かす

　仰向けに寝て骨盤を前後に転がすとき、3種類の筋肉を使えます。

　1つ目は大腰筋です。大腰筋を収縮させると、腰椎の前彎が強くなり、第5腰椎につながっている骨盤は前に傾きます。恥骨は床に近づくように転がります。大腰筋をゆるめると元に戻ります。

　2つ目は腹直筋です。腹直筋を収縮させると、恥骨が頭側に引っ張られ、骨盤は恥骨が前上方に行くように転がります。仙骨が浮き、上後腸骨棘が支えになります。腹直筋をゆるめると元に戻ります。

　3つ目は下肢の筋肉です。仰向けに寝たままで踵を床につけ、膝と股関節を曲げるようにすると、大腿骨頭が下に引っ張られます。大腿骨頭のはまっている寛骨臼が足側に引かれ、骨盤は前に傾きます。膝を立ててから足で床を踏むようにすると、股関節が頭側に押され、恥骨が前上方に行くように骨盤が転がります。この動きを両下肢で同時に行うと、骨盤は宙に浮きます。このまま、おむつを交換することもできますし、骨盤を移動させることもできます。

大腿直筋

実験 仰向けに寝て、膝を頭側へ

仰向けに寝ます。
膝を立て、大腿の前面に両手を当てます。
両膝を頭側に動かすようにしてください。
手を当てた大腿の前面の筋肉は収縮するでしょうか？　弛緩するでしょうか？
そのとき、骨盤はどのように動いていますか？

骨盤には下肢とつながる筋肉があります（**図2-119**）。大腿の前面には大腿四頭筋がついています。大腿四頭筋は、大腿直筋、内側広筋、外側広筋、中間広筋という4つの筋肉の下側が1つの腱になり、下腿の骨につながっています。そのうち、大腿の前面についている大きな筋肉が大腿直筋です。**図2-119**では、中間広筋は大腿直筋の下になるので示していません。

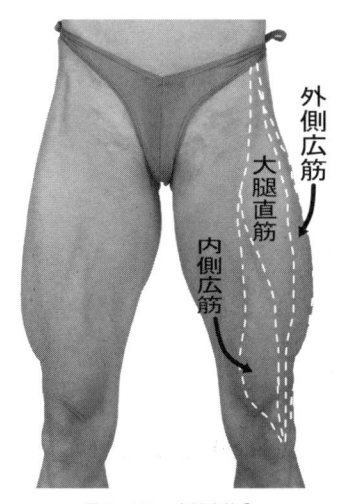

図2-119　大腿直筋①

大腿直筋以外の四頭筋は、大腿骨と下腿の骨をつないでいます。膝関節の上下につながり、膝を伸ばすように働きます。大腿直筋は骨盤と下腿の骨をつないでいます。股関節と膝関節の2つの関節をまたいでいます（**図2-120**）。ですから、大腿直筋が収縮すると、膝関節が伸びて股関節は曲がります。骨盤を前傾させるように働きます。

仰向けに寝て、膝を頭のほうに動かすと、大腿直筋が収縮します。骨盤は転がって、仙骨で床を押します。股関節は屈曲し、膝関節は伸展します。つまり、大腿直筋が収縮し、股関節が屈曲し、膝関節が伸展すると、股関節が後上方に動かされて、仙骨が床に押しつけられるように骨盤は転がります。

「大腰筋」の項目で、「膝を充分に立てると（中略）骨盤は仙骨を支点として、恥骨が前上方に動くように転がります」と説明しました。実は、あの説明のように恥骨が前上方に転がるためには、股関節を伸展させなければなりません。大腿直筋の緊張があると、骨盤は自由に動けません。大腿直筋の緊張がなければ、膝を立てることで骨盤が自然に回転します。

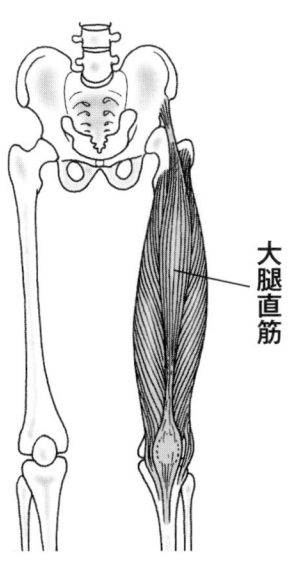

図2-120　大腿直筋②

●下　肢

> 下肢のつけ根

　医学の解剖では、「あし」のことを下肢と呼びます。「うで」は上肢です。日本語で「あし」と言うと、くるぶしから先の「足」と、股関節から下の「脚」の2つを指します。「あし」が「足」なのか「脚」なのかは、文脈から判断されます。しかし、それでは不便なので、医学的解剖学では、股関節から下が「下肢」、股関節から膝までが「大腿」、膝から足首までが「下腿」、足首から先が「足」とされます。

　それでは、下肢について「実験」してみましょう。

実験　股関節を感じる

　仰向けに寝ます。左膝を曲げて立てます。
　その膝をゆっくりと外側に倒します。
　楽に倒れる限界まで倒したら、元に戻します。
　繰り返して、左下肢のつけ根の場所と形を感じてください。
　その後、その膝を曲げたり伸ばしたりします。大腿を股関節から曲げ伸ばしします。股関節の位置を感じてください。

　下肢の膝から上は大腿です。大腿の中には大腿骨があります。体の外から大腿骨の上端を触れることができます。その部分を大転子と呼びます（**図2-121**）。

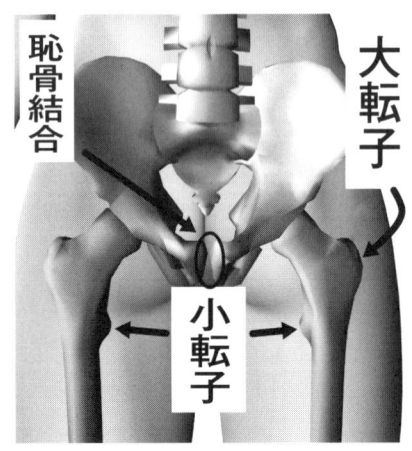

図2-121　大転子

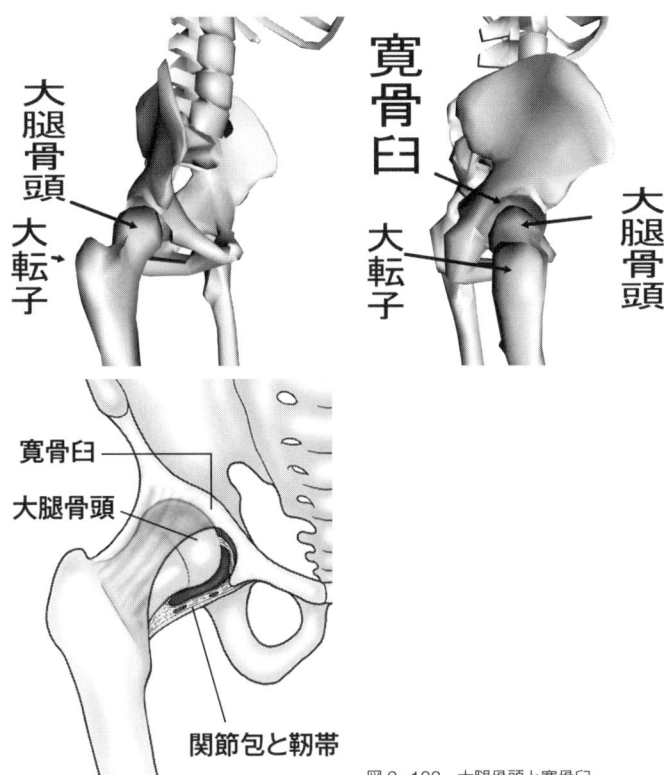

図2-122　大腿骨頭と寛骨臼

　大腿骨は骨盤とつながっています。大腿骨が骨盤につくところは、大腿骨頭と呼ばれるボールのような塊になっています。この塊が骨盤にはまっています。大腿骨頭を受け入れる凹みを寛骨臼と呼びます（**図2-122**）。

　寛骨臼は深いものではありませんから、大腿骨頭はいろいろな方向に動けます。股関節は浅い関節ですが、大腿骨頭の周りを靭帯が取り囲んでいるので、簡単には脱臼しません。

　このように、寛骨臼と大腿骨頭が股関節を作っています。股関節の周りには靭帯や筋肉がたくさんついています。特に、お尻についている大殿筋、股関節の横についている中殿筋、大腿の前面にある大腿四頭筋が大きな筋肉です。これらの筋肉に覆われているので、股関節は体の表面から触れることはできません。下肢を動かすと股関節の位置を感じることができます。

　壁に沿って立ち、体の側面が壁に触れるように近づくと、骨盤の下のほうが壁につきます。そこは骨盤の一部ではなく、大腿骨の大転子です（**図2-123**）。そこに手を当てて、下肢を上げたり下げたり、曲げたり伸ばしたりして、そこが動くことを感じてください。骨盤ではなく、大腿骨の一部だから動くのです▶。

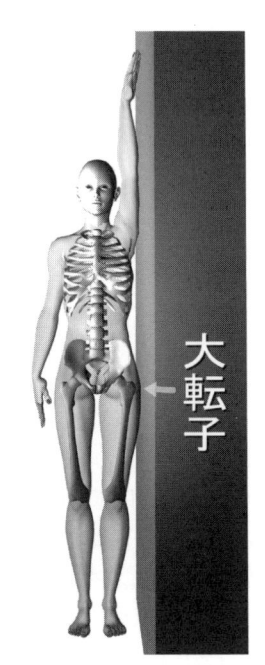

図2-123　壁に触れる大転子

▶ 大転子については、付録DVD Disc 1 No.7「いっしょに歩く」およびDisc 2 No.15「透かして見る骨盤」を参照してください。

恥骨結合

腹部を臍から真っすぐ下方に触れていくと、性器の上方に硬い骨を触れます。そこが恥骨結合です。左右の恥骨がくっついています（図2-124）。

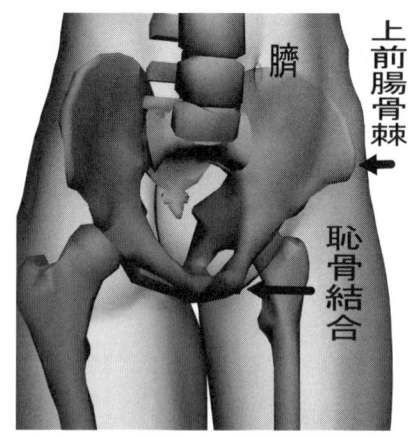

図2-124 恥骨結合

上前腸骨棘

腹部を臍から斜め下に触れていくと、骨盤の両わきの前方に硬い骨の出っ張りを触れます。そこが上前腸骨棘です。
　自分の大腿骨の大転子、上前腸骨棘、恥骨結合に触れて、その位置を確認してください。

実験 お辞儀する

立って深くお辞儀をしてください。体はどこで折れるでしょうか？

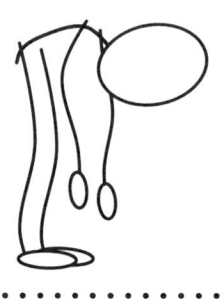

　「体を2つに折る」ときの真ん中は、臍ではなく股関節です。股関節は、先に見た恥骨結合の高さにあります。股関節の位置を知らないままに体を折ることは、包丁の刃がどこについているか知らないままに使うようなものです。自分の体の曲がるところを、しっかりと感じてみましょう。
　「腰を曲げる」ときに、言葉にとらわれて本当に腰を曲げようとすると、腰椎が骨折します。「腰を曲げる」ときに曲がるのは、腰椎ではなく股関節です。これはとても大切なことです。屈むときには、股関節を曲げてください。腰椎を壊さずに体を使えます。

ハムストリング

膝関節の下、下腿の裏側から大腿の背側を通って骨盤の坐骨につながる筋肉が3つあります。半膜様筋、半腱様筋、大腿二頭筋です。これら3つの筋肉をまとめて、ハムストリング（hamstring）と呼びます（図2-125）。

「ハム」は豚のもも肉を塩漬けにしたものです。そのもも肉の腱（ひも＝string）だから、ハムストリングです。家畜が逃げないように、膝裏のこれらの筋の腱を切ることがありますが、この行為を「ハムストリングする」と表現します。

ハムストリングは、股関節と膝関節の2つをまたいでいます。ですから、ハムストリングが収縮すると、股関節と膝関節の両方に屈曲するような力が加わります。つまり、股関節の曲がる範囲はハムストリングの伸び具合により変わります。そして、ハムストリングの伸び具合は、膝関節の屈伸の状態により変わります。

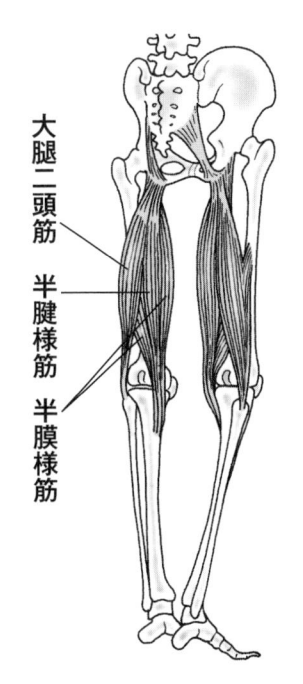

図2-125　ハムストリング

膝を伸ばしたままで股関節を曲げると、ハムストリングが伸ばされます（図2-126）。ハムストリングが伸びなければ股関節は曲がらず、前に屈めません。これが体前屈で「体が硬い」といわれる状態です。「体が硬い」のは、骨や関節が硬いというよりも、ハムストリングの緊張を上手に低下させられないためです。

ハムストリングが伸びないからといって、生きるのには困りません。わたしたちは、膝を伸ばして体前屈の程度を競うために生きているのではないからです。

膝を曲げるとハムストリングがゆるめられ、股関節が曲がりやすくなります。「ハムストリングを伸ばす代わりに膝を曲げること」を学習するだけで、楽に生きることができるかもしれません。

屈むとハムストリングは伸ばされる

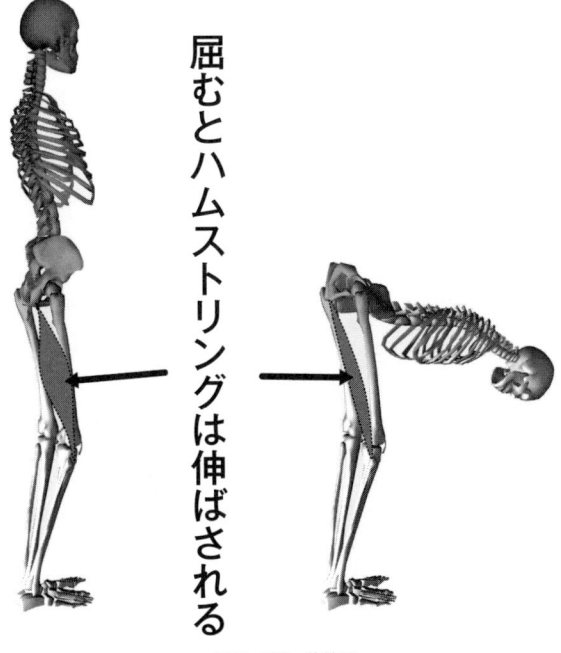

図2-126　体前屈

実験 荷物を持ち上げる

床に置いた荷物を持ち上げます。

大腿の裏にあるハムストリングの緊張を感じながら、しゃがみます。

ハムストリングが突っ張らないようにします。

自分の体の重さが足の裏にかかっていることを感じながら、しゃがんでください。

脊柱をことさら曲げたり反らしたりせずに、「背骨は自然に楽なままに」という気持ちで行ってください。

荷物の底に手が届いたら、荷物を持ってゆっくりと立ち上がります。

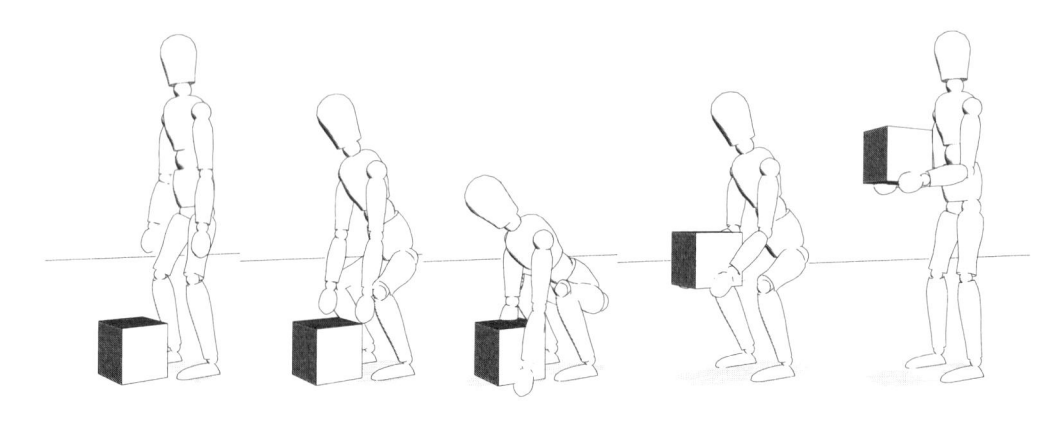

ハムストリングの緊張を高めないようにすれば、必然的に膝は深く曲がります。背中を楽にしたまま、目の前にある荷物に手を伸ばすには、股関節を曲げることになります。ハムストリングが突っ張ると感じるときは、荷物が遠くにあるのかもしれません。立ち上がって、荷物に一歩、近づいてください。

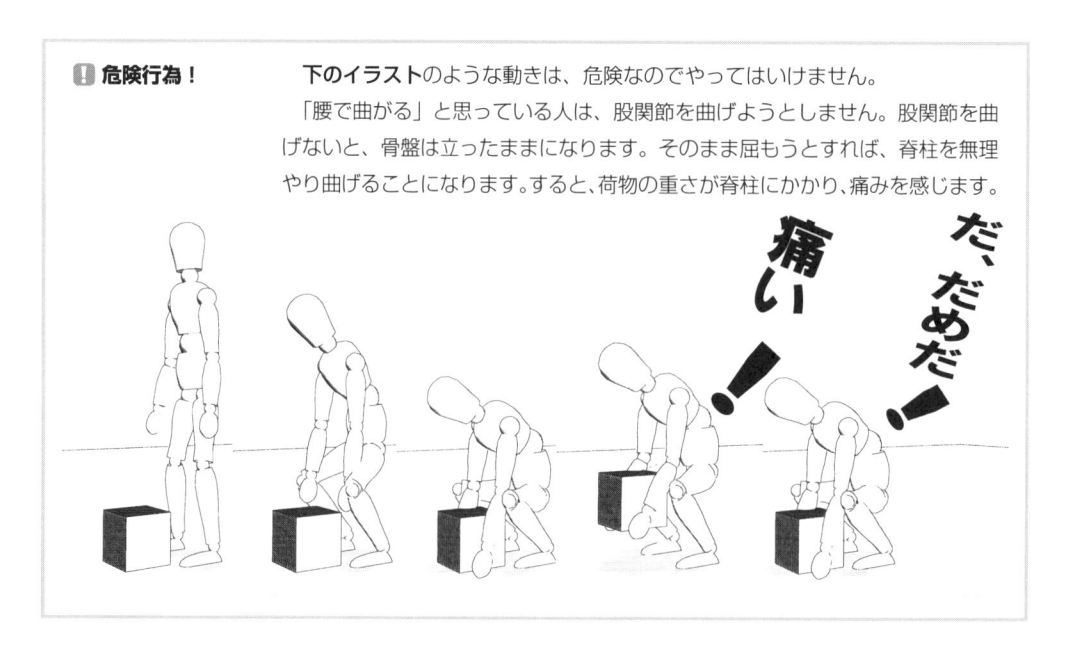

危険行為！

下のイラストのような動きは、危険なのでやってはいけません。

「腰で曲がる」と思っている人は、股関節を曲げようとしません。股関節を曲げないと、骨盤は立ったままになります。そのまま屈もうとすれば、脊柱を無理やり曲げることになります。すると、荷物の重さが脊柱にかかり、痛みを感じます。

だ、だめだ！痛い！

「実験」のやり方と「危険行為！」のやり方で、股関節の屈曲の程度、骨盤の立ち方、脊柱の曲がり方が違うことを確認してください。

ボディメカニクスや人間工学では、「腰を屈め、重心を下げて荷物を持つ」ことが勧められます。しかし、人間は「重心」を感じることはできません。感じることができるのは、自分の体の筋肉の緊張や重さです。

「自分の体と荷物の重さが足の裏で感じられる」ときは、安定した状態です。それを外側から物理学で観察すると、「重心が両足で作られる基底面の中にある」と表現できます。また、ハムストリングの緊張を感じることで、どんな姿勢でも膝と股関節の適度な曲がり具合を感じ取ることができます。これを感じ取りながら気持ちよく体を使うと、膝と股関節が曲がる結果として外見的にお尻が下がります。それを外側から物理学で観察すると、「腰と膝を曲げて重心をできるだけ低くする」と表現できます。

ちょっと見ただけでは、物理学による観察が客観的で正確なように思えます。しかし、行動するために役立つのは「感じる」ことであることに気づいてください。ハムストリングの緊張を感じ、背中の緊張を感じ、足の裏にかかる重さを感じることで、自分の体を安全に楽に使えます。

多くの人がボディメカニクスや人間工学を信仰しています。しかし、どんなに物理学的な方法で分析しようとも、自分が感じられないものは使えません。わたしたちが毎日の生活の中で使っているものは物理学ではありません。自分の「感覚」です。

物理学は、日常生活の一部を切り取って抽象化したものです。ですから、何か問題を抱えたときに、エッセンスだけを抜き出して抽象化して考察し、対策を探るためにはよいかもしれません。しかし、「重心を下げる」とか、「基底面に乗る」と理解しても、解決には結びつきません。最終的な問題解決のためには、必ず実際に「感じる」ことが必要です。

科学と称するものの多くが、事実を解釈して「解説」をします。その「解説」を読んだり聞いたりして、「なるほど」と感心して、すぐに信用する人がいます。しかし、安易に「他人の言葉の世界」に飛び込まずに、自分の感覚で確かめてみなければなりません。この本に書いてあることも、そのまま鵜呑みにしたり信仰したりしないでください。すべての人が同じように「感じる」ことは保証されません。必ず、自分の感覚で確かめてください。

この本に自分の感覚と違うことが書いてあったら、あなたができることは2つあります。「自分の感覚を磨くこと」と「現在の自分の感覚でより深く感じてみること」です。

「自分の感覚を磨くこと」は現実を把握するツールとしての感覚の性能を高めようとすること、「現在の自分の感覚でより深く感じてみること」は「この本に書いてある表現ではない自分独自の表現を探ること」です。

大殿筋

実験 仰向けに寝て、お尻を浮かす

床に仰向けに寝ます。両膝を立てます。腰を浮かせてください。
股関節は伸びましたか？　曲がりましたか？

お尻に手を当てて、同じことをしてください。
どこの筋肉に力が入っているでしょう？

大腿の後側に手を当てて、同じことをしてください。
どこの筋肉に力が入っているでしょう？

大腿の内側に手を当てて、同じことをしてください。
どこの筋肉に力が入っているでしょう？

　仰向けに寝た状態でお尻を浮かすと、両膝が足のほうに動きます。そして、股関節は伸展して開きます。お尻を真っすぐ天井に向けて突き上げるのではなく、斜め上、すこし足のほうに上げると楽でしょう。

　図2-127を見てわかるように、骨盤を浮かすことは、股関節を伸展させて上体と大腿を直線化させることです。肩が固定されていれば、股関節を真ん中にした「橋」が膝と肩の間に架かって、「橋」の真ん中の骨盤が浮きます。

　このようにして骨盤を浮かすときの原動力は、股関節を開き膝を曲げる力です。この力を提供する筋肉は、大腿の後ろにあるハムストリングです。「実験」で触れていたでしょう？

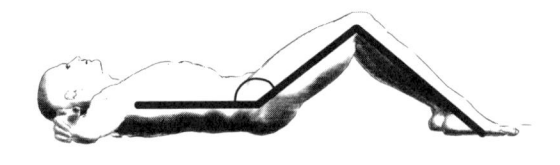

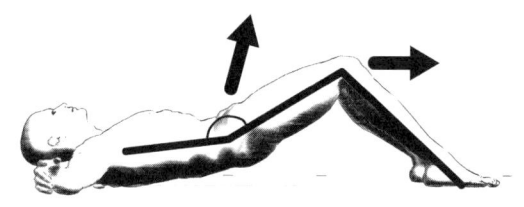

骨盤が上がると、膝は足側に行き、股関節は開く

図2-127　骨盤の挙上

ハムストリングは、股関節を開く、つまり股関節を伸展させる筋肉の代表的なものです。しかし、もっと強力な筋肉があります。大殿筋です。
　大殿筋は、骨盤と大転子をつないでいます（**図2-128**）。大殿筋が収縮すると、股関節は伸展し、下肢は後外方に引かれます。足を後ろに蹴り出すことになります。
　骨盤を上げ始めたときは、ハムストリングが働いています。ハムストリングが膝を曲げて、股関節を伸ばします。骨盤が浮いたら、大殿筋が股関節をさらに伸展させます。

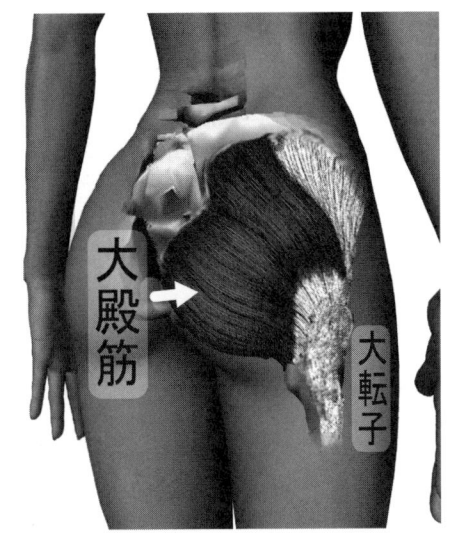

図2-128　大殿筋

内転筋

　仰向けに寝た状態で、骨盤を浮かそうとしたとたんに、大腿の内側の筋肉が緊張することに気づくかもしれません。大腿の内側には内転筋があります。この筋肉が収縮すると、大腿骨を体の内側のほうに引き寄せます。座って膝を合わせているときは、内転筋を収縮させています。
　大殿筋は下肢を後外方に引くので、骨盤を上げようとして大殿筋を収縮させると、下肢は外側に向かって動きます。それでは骨盤は望むほうに行きませんから、下肢を内側に引き寄せなければなりません。内転筋が下肢を内側に引いています。

骨盤の傾き

実験　仰向けに寝て、骨盤を傾ける

仰向けに寝て、骨盤をゆっくりと動かしてください。
後ろに傾けたときは、頭はどのように動きますか？　そのとき、足はどうなるでしょう？
骨盤を前に傾けたときには、頭と足は何をするでしょうか？

仰向けに寝て、骨盤を後ろに傾けるためには、骨盤の肛門側を上げなければなりません。そのためには、股関節を伸ばして、下肢で骨盤を動かします（**図2-129**の中段）。股関節が伸展し、膝は足側に行き、踵が浮き、つま先が床を押します。

骨盤が後ろに傾くと、腰椎の前彎がなくなり、腰椎は上に押されます。腰椎が胸椎を押し、頚椎を押します。後頭部が接地しているので、そこを支点にして頭が上に転がります。その結果、顎が上がり、目は頭側を見ます。頚椎は、頭側へ進もうとしても頭の骨が邪魔をするので、前にたわみます。その結果、上部の胸椎は床から離れる方向に動き、肩が床から離れます。胸骨の前面は下を向きます。

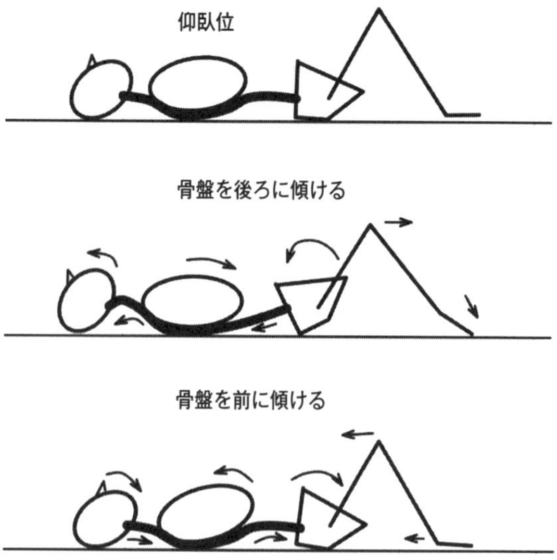

骨盤が前に傾くと、反対のことが起こります。腰椎は前彎し、胸椎を足側に引っ張ります（**図2-129**の下段）。胸椎は頚椎を引くので、頚椎の前彎がなくなります。頭が下に転がり、顎が引かれます。胸椎の上部は床に近づくので、胸郭上部も床に近づきます。胸骨の前面は頭側を向くようになります。骨盤が前に傾くと、股関節が屈曲するので、膝は頭側に引かれます。踵も頭側に引かれ、つま先に重さがかからなくなります。

これらのことは、頭から脊椎全体、そして股関節、下肢全体が自由に反応するときに起こることです。どこかに緊張があると、動きが伝わりません。また、「このように動かそう」と思って行うと苦しくなります。意識せずに、自然にできると幸せになれます。

図2-129　骨盤を前後に傾ける

立位の骨盤

立っているときの骨盤の前後の動きは、寝ているときの動きとは違います。骨盤を支えている部分が違うからです。床に寝ているとき、骨盤は、背面、つまり上後腸骨棘や仙骨で支えられています。

一方、立ったときの骨盤は、股関節で支えられています。足の上に下腿骨や大腿骨が積み重なり、その大腿骨の端の丸くなった大腿骨頭の上で、寛骨臼が滑るように動いてバランスをとります。さらに骨盤の上に腰椎、胸椎、頚椎が彎曲して乗っかり、その頂点にはボールのような頭蓋骨が乗っています。倒れないことが不思議なほど不安定です（**図2-130**）。

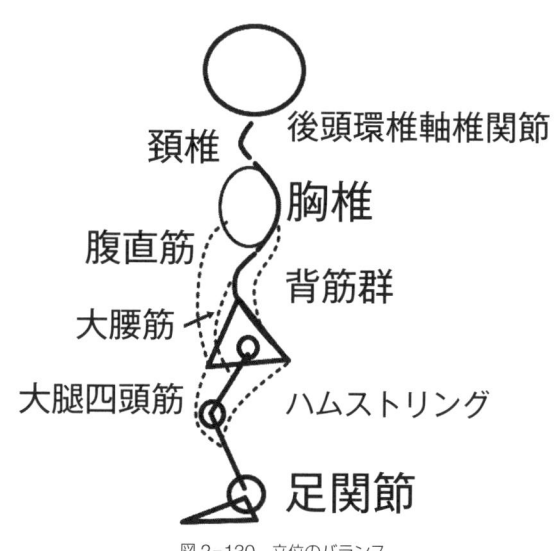

図2-130　立位のバランス

骨盤の前方からは、大腿骨を越えて下腿の骨に大腿直筋がついています。大腿直筋が収縮すると、骨盤は前に傾きます。骨盤の後方からは、大腿骨を越えて下腿の骨にハムストリングがついています。大殿筋もあります。大殿筋やハムストリングが収縮すると、骨盤は後ろに傾きます。

立ったときの骨盤は、腹直筋と背筋群で胸郭からつられているように見えます。胸郭の脊柱からつられた骨盤は、これらの筋肉で傾きを調整されます。また、大腰筋が収縮すると骨盤が前に傾いて、お尻を突き出したようになります。

これら以外にも、股関節周囲のたくさんの筋肉が骨盤の動きに作用します。これらの筋肉を固めて動かないようにすると、微妙なバランスをとることができずに、立っているだけでも筋肉に負担がかかってつらくなります。

●膝

図2-131を見ながら、膝に触ってください。膝を曲げ伸ばししながら、曲がるところを確認してください。

いわゆる「お皿」の部分の骨は、膝蓋骨と呼ばれます。大腿骨と脛骨の作る関節は、膝蓋骨の足側にあります。椅子に座って膝を曲げたときには、膝蓋骨は脛骨から離れています。

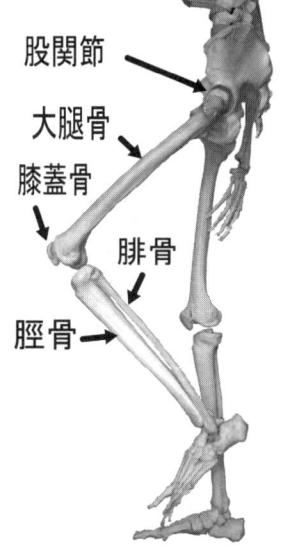

図2-131　下肢の骨格

実験　膝を揺する

両足で楽に立ってください。
膝に注意を向け、自分の膝の「ゆるさ」を感じてください。
骨盤を動かさないようにして、両膝を左右交互に小さくゆらゆらさせてください。
できるでしょう？

立っているときでも、膝を楽に小さく動かすことができます。膝を伸ばしていても「余裕」があります。頭、胸郭、骨盤が積み重なるように真っすぐ立ったときでさえも、膝はゆるゆると楽に小さく動かせます。

しかし、膝を伸ばしきると、それ以上は動かなくなります。「動かないほどに背中側に押しつけたとき」は伸び過ぎです。この状態を過伸展と呼びます（**図2-132**）。

屈曲　　伸展　　過伸展

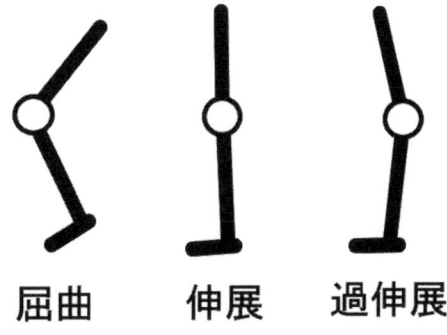

図2-132　膝の屈曲・伸展・過伸展

多くの人は、「膝は単純に屈伸するだけだ」と思っています。ちょうつがいとして、折れたり伸びたりするだけだと思っています（**図2-133**）。しかし、膝は単純に屈伸しているのではありません。

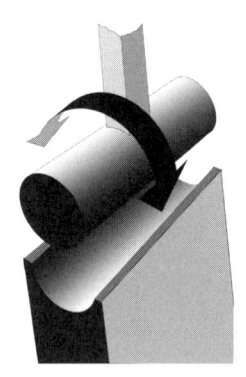

図2-133 ちょうつがいの動き

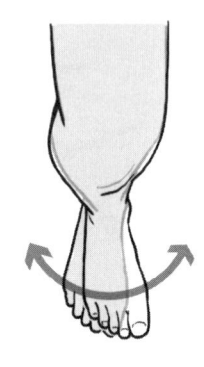

実験 膝から下を回す

椅子に座ってください。
膝の下の下腿の脛骨(けいこつ)の出っ張りに手を当てて、右足の踵(かかと)を中心に、足首から下の足を左右に動かしてください。
下腿に当てた手で、そこの動きを感じてください。
そのとき、足はどこから動いていますか？
足関節でしょうか？　膝関節でしょうか？
そのときに動きを起こしている筋肉は、どこにありますか？

膝から下の下腿を小さく回すように動かすことができます。膝の関節を直角に曲げると、臼(うす)のように回ります（**図2-134**）。じっくり感じてみると、その動きのために大腿の筋肉が使われていると感じるかもしれません。

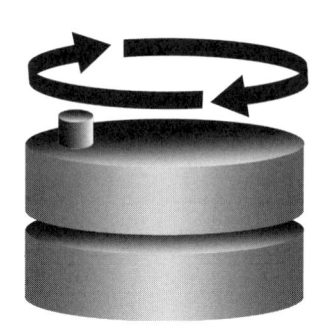

図2-134　臼の動き

実験 立ち上がる

椅子からゆっくりと立ち上がってください。
完全に体が伸びる前に、下肢はどのように動いているでしょうか？
大腿は内側に回りますか？　外側に回りますか？
膝から下の下腿は内側に回りますか？　外側に回りますか？
床に寝て、膝を立てたり伸ばしたりしてみて、大腿の動きや下腿の動きを感じてください。

ゆっくりと立ち上がると、曲がっていた膝は徐々に伸びていきます。そして、完全に立ち上がる寸前に膝が正面に向きます。そして、「はまり」ます。

椅子に座って膝を直角に曲げているときには小さく回りさえするのに、膝を伸ばしきると余裕がなくなり、下腿はまったく動かなくなります。膝を伸ばしていくと、最後のところで、大腿では膝が内側に回り、下腿では足先が外側に回って、カチッとはまります。膝から下の回る動きをしなくなります。このように膝がはまった状態で足先を外側、内側と回してみると、股関節から回ります。関節の構造がそのようになっているのです。そのために、膝がグラグラせず、力を使わず楽に立っていられます。この**膝のはまる動き**には、終末強制回旋運動（screw home movement, locking mechanism）という名前がつけられています。

　仰向けに寝ているところから膝を立てるには、2通りのやり方があります。一つは、膝を真っすぐ天井に向けて上げていくやり方。もう一つは、膝を一度外側に回してから曲げていくやり方です。
　仰向けに寝て膝を伸ばしているというのは、膝のはまる動きが起こった後の状態です。ですから、はまりを外してから曲げたほうが楽です。はまりを外すには、はまったときと反対の動きをすることになります。つまり、膝を外側に回してから曲げるのです。これが2通りの膝の立て方のうち後者のやり方です。
　膝を曲げる動作は、介助のときにも頻回に行われます。膝が「はまる」ことを知っていると、介助が楽になります。

膝関節の構造

　膝関節は大腿骨と脛骨の関節です。下腿には腓骨もありますが、腓骨は大腿骨との間で関節を作ってはいません。
　膝関節の前は膝蓋骨です。膝蓋骨は、体を支える力学的構造物ではありません。大腿直筋の腱と大腿骨との摩擦を減らすのに役立っています。
　膝関節の関節面には軟骨がついています。隙間がたくさんあります（図2-135）。実際には、関節軟骨の上に半月板と呼ばれるクッションがついていて、大腿骨と脛骨の関節面を保護しています。また、複雑な動きをできるようにしています。
　大腿骨の関節面は、膝関節のところで、ゲンコツのように先太りになっています。

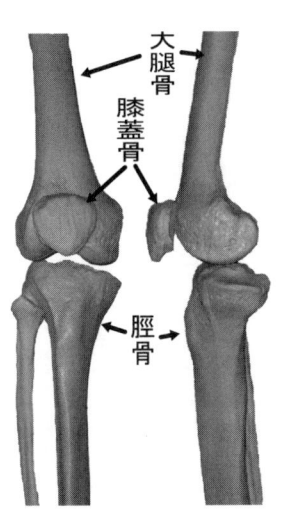

図2-135　膝関節

屈曲した膝関節を伸展させると、大腿骨の先太りの末端が、脛骨の関節面の上で前方に転がります。伸展した状態から屈曲させると、後方に転がります（図2-136）。

膝関節が屈曲すると、大腿骨の関節面の曲率の大きなところで脛骨と接触しますから、接触面積は狭くなります。そのため、脛骨を回旋しやすくなります。先に「実験」したとおりです。

膝関節において、大腿骨と脛骨は前十字靱帯と後十字靱帯という2つの靱帯でくっついています（図2-137）。膝がどのように屈曲していようとも、十字靱帯の一部が必ず引っ張られていて、いつでも大腿骨と脛骨をくっつけています。

図2-136 膝関節の伸展・屈曲

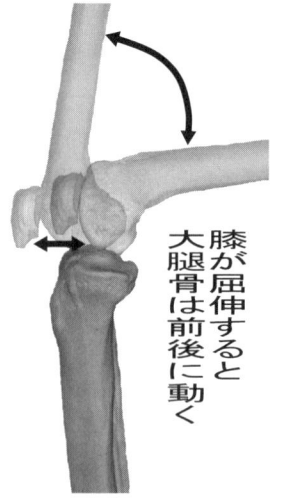

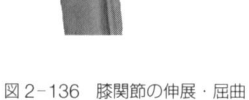

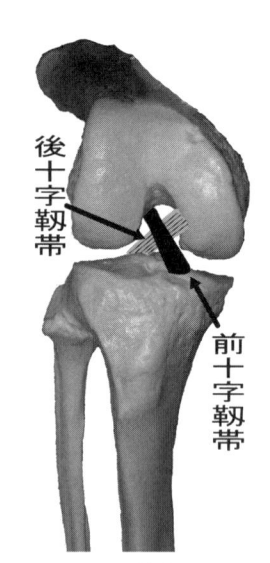

図2-137 前十字靱帯と後十字靱帯

ですから、事故や外傷などで十字靱帯を損傷すると、膝がグラグラします。

膝関節の中だけではなく、外にも靱帯がついています。側副靱帯と呼ばれます。両側から大腿骨と脛骨をつないでいます。図2-138は、内側側副靱帯だけを示したものです。

大腿骨の末端はゲンコツのような形をしていて屈伸で前後するので、側副靱帯の付着部との関係から、膝を屈曲させると側副靱帯はゆるみます。ですから、膝を屈曲させていると、簡単に動かせます。

膝を伸展させると側副靱帯は伸ばされます。引き伸ばされた側副靱帯は張力を生じ、大腿骨と脛骨を引き寄せます。また、この状態では大腿骨の関節面の曲率の大きなところ、つまり彎曲の少ない面で脛骨に乗っているので、膝は安定した状態になります。膝が「はまる」ように感じられます。半月板も安定に寄与しています。

さらに、膝を過伸展させると、両側の側副靱帯に挟まれ、大腿骨の関節面の前半分で脛骨と接することになります。屈曲しづらくなります。

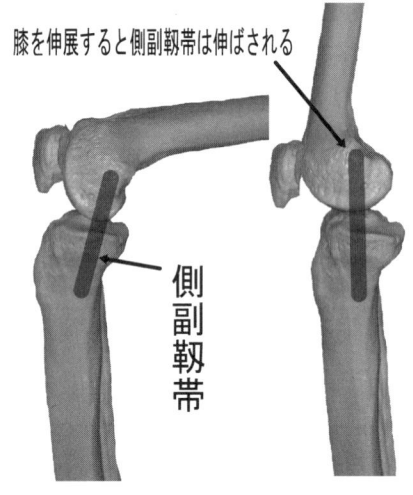

図2-138 内側側副靱帯

膝蓋骨

膝蓋骨は膝関節の前面にあります。俗に膝頭と呼ばれるところです。

実験　四つんばいで歩く

四つんばいで歩いてください。
下肢のどこが床についているでしょうか？　膝頭でしょうか？　下腿でしょうか？
ゆっくりと前後左右に歩いて、床との接触部分を調べてください。
次に、足先を床から浮かして歩いて確かめてください。

　四つんばいで歩くときは、床に膝頭がついたり、下腿がついたりします。膝頭だけをついているときより、下腿の骨の前面をつけていたほうが楽です。硬い床で試すと、すぐにわかります。膝頭、つまり膝蓋骨だけでは接地面積が少な過ぎて、すぐに痛くなります。膝蓋骨は、体重を支えるためには不向きです。

膝蓋骨と膝蓋靱帯

　膝蓋骨の頭側には、大腿四頭筋の腱がついています。また、足側には膝蓋靱帯と呼ばれる靱帯がついていて、下腿の脛骨のやや出っ張った部分につながっています（図2-139）。

　膝蓋骨の大腿骨と接する面には、人間の体の中で最も厚い軟骨がついていて、摩擦に対して強くなっています。もし膝蓋骨がなければ、強力な筋肉である大腿四頭筋の腱が直接に大腿骨とすれ合うことになり、すぐにすり切れてしまうでしょう。

　実は、膝蓋骨と膝蓋靱帯は、大腿四頭筋の腱の一部が摩擦に対抗するために変化したものです。膝蓋骨は、体重を支えるためではなく、腱の摩擦を減らすために役立っています。

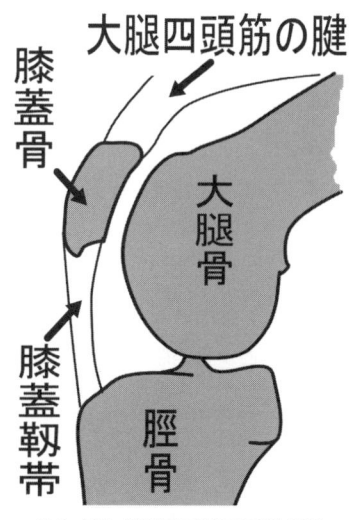

図2-139　膝蓋骨に付着する腱と靱帯

実験　膝蓋骨を動かす

床に座り、片方の膝を伸ばします。
　その下肢の大腿四頭筋を収縮させたり弛緩させたりしてください。膝蓋骨が頭側に行ったり、足側に行ったりします。
　膝を直角に曲げて、同じことをしてください。

膝蓋骨の足側は膝蓋靱帯で脛骨につながっていますから、筋肉で足側に引くことはできません。大腿四頭筋で引っ張り上げることだけができます。その後に、大腿四頭筋がゆるむと、膝蓋靱帯の張力で元の位置に戻ります。

　膝を曲げると、大腿四頭筋は伸ばされ、膝蓋骨は上に引っ張られて動きづらくなります。ここまでに示した図でわかるように、膝蓋骨は膝関節そのものではありません。膝関節として動く部分は、膝蓋骨より下にあります。膝蓋骨を膝だと思い込んで、そこで曲げようとし続けると、膝を悪くします。

膝と骨盤のバランス

　膝は、下肢のほぼ真ん中にあって、下肢を曲げることができます。膝を曲げると、ハムストリングがゆるむので、股関節を曲げやすくなります。

　両足で立ち上がって股関節を伸ばすときには、膝を伸ばしてハムストリングを収縮させています。ハムストリングは骨盤の坐骨から下腿の脛骨を結んでいるので、ハムストリングが短縮すると骨盤は後ろに傾きます。それを大腰筋や腸骨筋で調節して、後ろに倒れないようにしています。

　骨盤を楽な位置にしておかないと、あちこちの筋肉が骨盤の位置の調節に使われて、体中の筋肉が緊張します。しかし、たいていの人は骨盤の位置を気にしていません。習慣的な位置にあれば「楽だ」と感じています。しかし、たいていは前や後ろに傾き過ぎていますので、「腰を入れろ」とか「臍下丹田に気を入れろ」といわれます。

再び大腿直筋

　寝たときの骨盤の動きと大腿直筋の働きは、すでに述べました。立ったときには、膝が関係してきます。

　膝にわずかでも余裕があると、大腿直筋が収縮して膝を伸ばすことができます（図2-140）。膝が伸びると、骨盤は上に行きます。しかし、大腿直筋は収縮しますから、結局、骨盤は前に傾きます。大腿直筋がゆるんで膝が曲がると、骨盤は反対に、つまり後ろに傾きます。このようにして、大腿直筋の微妙な収縮と弛緩により骨盤を前後に揺らすことができます。

　立っているときには、大腿直筋の適度な緊張が膝を使いやすくし、体が倒れないようにバランスを保っています。

　膝を伸ばしきることを過伸展と呼びます。立っているときに膝を過伸展すると、大腿直筋で膝を微妙に調節することができなくなります。

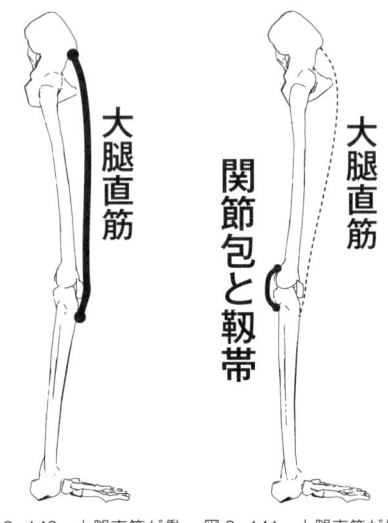

図2-140　大腿直筋が働く場合

図2-141　大腿直筋が働かない場合（過伸展）

　その場合、体が前に倒れるのを防ぐために、膝の裏の結合組織、つまり関節包と靱帯が引っ張られます（図2-141）。この結合組織の張力で立っていられるのですが、重さのかかり具合を微妙に調節することはできません。前に倒れそうになるのを懸命にこらえながら、ハムストリングをはじめ、体の背面の筋肉の力でがんばって立つことになります。立っているだけで疲れますし、膝の裏も痛くなるでしょう。

腓腹筋

実験 椅子に座って、つま先で床を押す

椅子に浅く座ってください。片足の踵を上げて、その足趾のつけ根すべてで床を強く押します。
どこに力が入っていますか？

股関節をちょっと曲げ、片手をふくらはぎに当てて、同じことをしてください。
ふくらはぎの筋肉は、どのようになっていますか？

片手を大腿の前面に当てて、同じことをしてください。
大腿の筋肉は、どのようになっていますか？

大腿から手を離し、普通に座って同じことをしてください。
床を強く踏むとき、上体はどうなっていますか？

　ふくらはぎには大きな筋肉があります。頭側が3つに分かれた下腿三頭筋です。この筋肉の足側は1本になって、足関節を越えて踵の骨につながっています。これがアキレス腱です。

　下腿三頭筋の頭側は3つに分かれていて、それぞれの部分に名前がついています。下腿の外側にある腓骨の頭についてる筋肉は、ヒラメ筋と呼ばれます。ふくらはぎの深いところにある筋肉です。ふくらはぎの浅いところには2つの筋肉があり、腓腹筋の内側頭・外側頭と呼ばれます（図2-142）。

　腓腹筋の内側頭・外側頭は、下腿の骨ではなく、膝関節を越えて大腿骨についています。つまり、腓腹筋は足関節と膝関節の2つの関節を越えて、大腿骨と踵骨をつないでいます。そのため、腓腹筋が収縮すると膝関節は屈曲し、足関節はつま先が下がるように動きます。

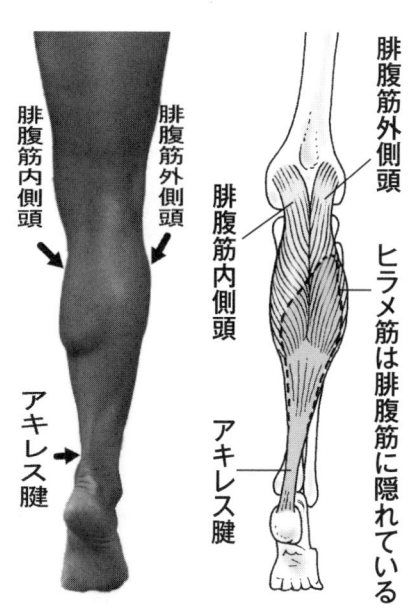

図2-142　下腿三頭筋

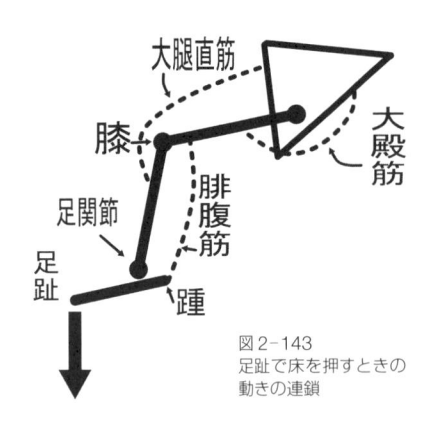

図2-143 足趾で床を押すときの動きの連鎖

　足趾で床を押すときには、つま先を下げます。そのときに主として働くのは腓腹筋です（**図2-143**）。腓腹筋が収縮すると、膝関節には曲がるように力がかかります。しかし、膝を曲げてしまうと床を押せませんから、膝を伸ばしておくための力が必要になります。この働きをする主な筋肉は大腿四頭筋です。
　大腿四頭筋の中の大腿直筋が収縮すると、股関節は屈曲する方向に力がかかります。股関節の屈曲を止めようとすると、股関節を伸展させる筋肉が働きます。この働きをする主な筋肉は大殿筋です。
　つまり、足趾のつけ根で床を踏むときには、腓腹筋、大腿直筋、大殿筋が緊張します。腓腹筋と大腿直筋の2つの筋肉が上下2つの関節をまたいでいるために、動きが連鎖していくのです。
　足趾で床を踏んで、筋肉の動きの微妙な連鎖を感じてください。踏む力をどんどん小さくしていくと、骨盤より上の筋肉も動いていることが感じられるかもしれません。

立 つ

　図2-144の3人の女性について、それぞれの膝関節や股関節の開き具合、骨盤の傾斜、腰椎の反り具合、胸椎や頚椎の角度を想像してください。写真中の破線は、耳から下ろした垂線です。それぞれの人は何をしているのでしょうか？

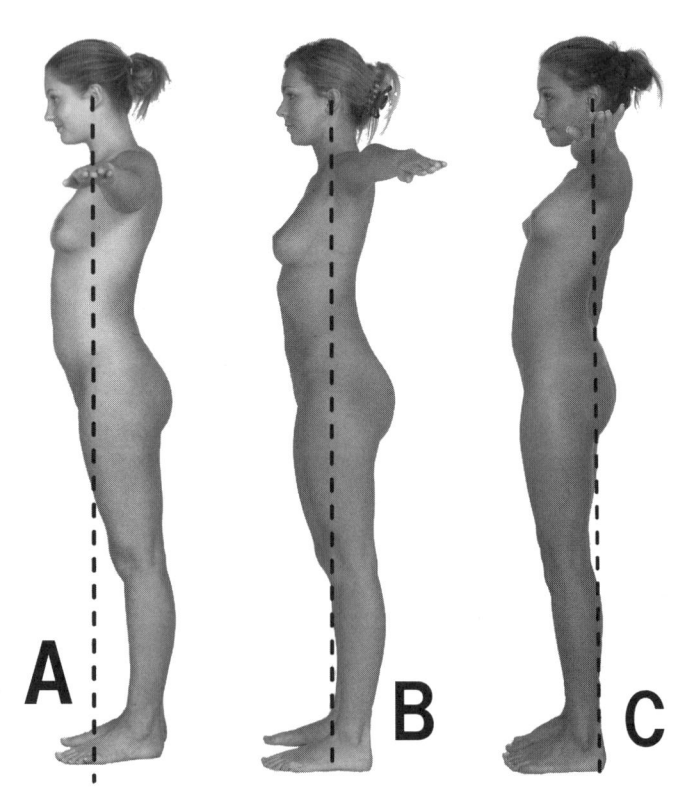

図2-144　モデルA・B・C

骨と筋肉を見る

では、3人の女性の骨と筋肉が何をしているかを見ていきましょう。

Aの女性は、重さを前にかけています（**図2-145**）。前に傾いているので、足趾の根元に重さをかけ、床を押して踏ん張らなければなりません。そのために、腓腹筋が収縮します。腓腹筋の収縮により膝が曲がるのを防ぐために、大腿四頭筋に力を入れています。膝は過伸展しています。大腿四頭筋のうちの大腿直筋の収縮により、股関節が屈曲し、骨盤が前傾しています。骨盤が前傾しているために、ハムストリングは引き伸ばされています。大殿筋も同じく、引き伸ばされています。

このままでは胸郭が前に倒れてしまうので、大腰筋を緊張させて腰椎の前彎を強くし、ウエストを反らせて胸郭を後ろに持っていっています。背筋群を緊張させて、頭を後ろに引き戻しています。結果的に、前のめりになり、膝を過伸展させ、腹を突き出して背中と首を反らせています。

骨盤を前傾させると、お尻が上がったように見えます。しかし、股関節は屈曲し、大殿筋が引き伸ばされます。大殿筋は充分に収縮しないので、張りがありません。だらっとします。大腿筋の収縮は、膝の上に緊張した筋肉の塊を作るので、膝頭に膝小僧がはっきりと見えてカッコ悪くなります。

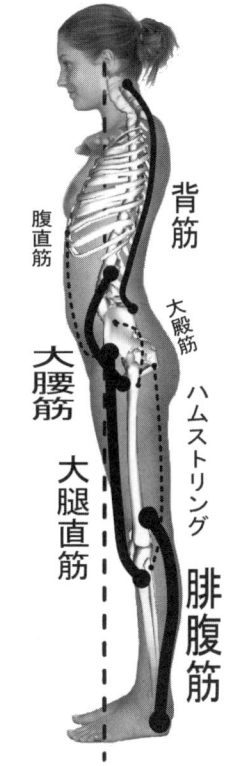

図2-145　モデルAの骨と筋肉

Bの女性は、重さをくるぶしの前に落としています（**図2-146**）。そのために、Aの女性に比べると骨盤が立っています。腓腹筋の緊張は軽度ですが、大腿直筋の緊張が強めで、膝を過伸展させています。しかし、Aの女性よりも骨盤の前傾が少ないので、腰椎の前彎も少なくなります。ですから、腹壁が引き伸ばされず、腹直筋も伸ばされません。ですから、Aの女性より腹が凹んで見えます。相対的に胸が前に出て見えます。腰椎の前彎が少なめなので、背筋の緊張も少ないです。

胸郭を後ろに持っていかないので、頸椎も前傾する必要がなく、頭は脊柱の上に乗っています。腰椎の前彎が少ないので、大腰筋の収縮も少ないです。ですから、股関節は伸展しやすくなります。大腿骨頭の上で骨盤のバランスをとっています。

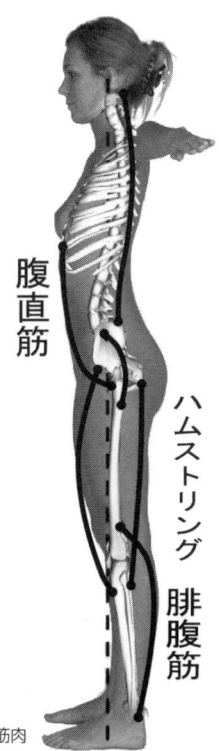

図2-146　モデルBの骨と筋肉

Cの女性は、重さを踵にかけています（図2-147）。膝の過伸展をせず、大腿直筋とハムストリングをほどよく緊張させ、大腿骨頭の上で骨盤のバランスをとっています。足関節の上に、膝関節と股関節が乗っています。Bの女性より骨盤の前傾は少なめです。

しかし、骨盤より胸郭を後ろに持っていっているので、大腰筋を収縮させて腰椎の前彎を強めています。そのために、腹直筋が弛緩し、腹が出て見えます。頭が後ろに行かないように、頚と胸郭の前面の筋肉を緊張させて頚椎を前に倒し、頭を突き出しています。

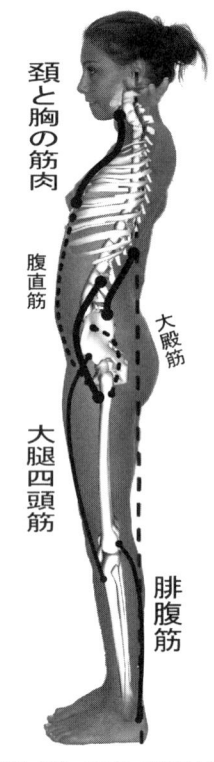

図2-147　モデルCの骨と筋肉

ここで大切なのは、「A、B、Cのいずれが優れているか」ということではありません。それぞれの人が何をしているかに気づくことです。気づけば、もっと楽な方向へ変えることができるかもしれません。

膝の余裕

膝を過伸展させず、ちょっとだけ余裕を持たせて立つと、膝小僧は出てきません。腰椎の前彎を自然にすると、腹直筋は弛緩しません。腹直筋の緊張と背筋の緊張により、腰椎の上で胸郭のバランスをとることができます。

このようにすると、足の裏に重さがかかることを感じられるようになります。股関節にも余裕が出ます。股関節の動きを調整するために、大殿筋を使うことができます。大殿筋に軽い緊張が生まれますから、お尻がピンと締まります。膝もお尻もカッコよくなります。

膝に動きの余裕があると、股関節も楽に動き、骨盤や脊柱のバランスをとることが容易になります。「人間は、膝にも股関節にも脊柱にも力を入れずに立っていられるようにできている」と感じるかもしれません。

コラム ロルフィング

　実は、わたしが「膝の余裕」に気づいたのは、ロルフィングを受けてからでした。

　ロルフィングというのは、アイダ・ロルフというアメリカ人の開発した身体の調整法です。ロルフィングでは、「体の筋膜を伸ばすと体は動きやすくなる」と考えます。

　この表現は、医学的解剖学の知識とは整合性がとれません。ロルフィングでは、体の外側から触れて「これが筋膜の抵抗だ」と感じるものを「筋膜」と表現していますが、医学では解剖して顕微鏡で見た組織を「筋膜」と表現しています。同じ言葉が違うものを意味しているのです。どちらが正しいというのではありません。何事も試してみることです。

　わたしはかつて、東京に行って一日歩いていると、ふくらはぎがパンパンになっていました。ホテルに戻ると、マッサージを頼んでもんでもらったりしました。痛いところを強くもまれて、さらに痛くされたうえにお金を払うという馬鹿なことをしていました。

　ある学会で横浜に行ったときに、つまらない内容だったので、サボってロルフィングを受けることにしました。ロルファーに歩き方のチェックを受けたところ、「ヒカガミ（膝の裏）が伸びているのに骨盤の動きが悪いですね」と言われました。

　セッションに入ると、「中斜角筋が縮んでいますね」と言われて伸ばされました。その後、歩き方をチェックすると、わたしは「ああ、ふくらはぎが伸びた！」と感じました。

　中斜角筋は、首の前側の深部にある筋肉です（図1）。2番目から7番目の頚椎の横突起と第1肋骨をつないでいて、第1肋骨を引き上げたり頚椎を前に傾けたりします。一方、ふくらはぎは下腿の裏側にある腓腹筋です。

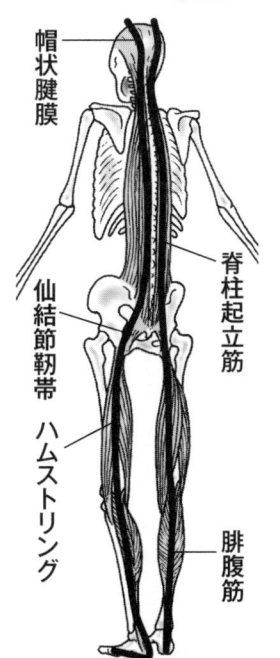

　この2つの筋肉に関係があるなんて、気がつきませんでした。中斜角筋が緊張して頚を前に引っ張り、その頚椎の彎曲の変化が胸椎と腰椎の彎曲、そして骨盤の前傾に影響し、ハムストリングから腓腹筋に緊張を伝えたのかもしれません。逆に、歩くことが腓腹筋から中斜角筋に影響したのかもしれません。

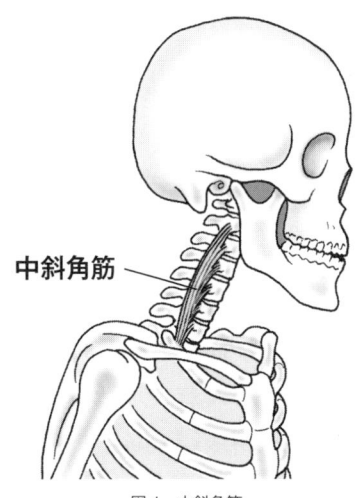

図1　中斜角筋

　その後、ロルファーに紹介されて、トーマス・マイヤーズの書いた *Anatomy Trains : Myofascial Meridians for Manual and Movement Therapists* という本を読んでみました。

　そこでは、足底の筋肉、腓腹筋、ハムストリング、仙結節靭帯（仙骨と坐骨結節をつないでいる靭帯）、脊柱起立筋、帽状腱膜というつながりを Superficial Back Line（SBL）と名づけていました（図2）。

図2　Superficial Back Line（SBL）

「なるほどね！」と思いました。図3のように、中斜角筋がSBLを介して膝を伸ばし、腓腹筋を疲れさせていたのかもしれません。

マイヤーズは、人間を「全体として働くシステム」と見ています。そして、筋膜の連続性から、連絡し合っている筋肉の機能を探っています。

Anatomy Trains では、人間の体の中をつなぐ筋肉と筋膜を、鉄道と駅にたとえています。これだけで、体をすべて説明できるはずはありませんが、鉄道の「たとえ」を用いることで理解しやすくなります。

マイヤーズは「*Anatomy Trains* が絶対だとは言わない。しかし、役立つ」と書いています。理論は実践から抽象化したものです。現実に起こっている様々なこと、多くのことを「言葉」にしています。少ない言葉で表現される理論ほど理解しやすいので珍重されます。しかし、理論化の過程で多くの具体例が捨てられます。個々の例の特徴的なところが捨てられます。

現代の医療・介助では、理論という名前の知識ばかりがありがたがられます。しかし、理論を使うときには、理論に残されなかった個々の特殊な状況を再現する必要があります。個々の特殊な状況に対して上手にやり方を変えていけることが「技術」です。知識のない技術は危険ですし、技術のない知識は戯言になります。

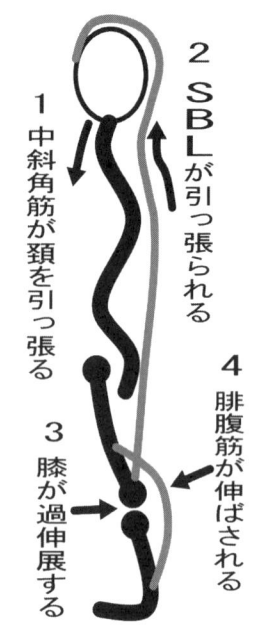

図3 中斜角筋の腓腹筋への影響

1 中斜角筋が頚を引っ張る
2 SBLが引っ張られる
3 膝が過伸展する
4 腓腹筋が伸ばされる

すべての理論は、自分の体や周囲で起こっている現象を言葉で解釈可能にするためのツール（道具）です。上手な工作は、様々な道具を使って作られます。同じように、上手に体を使うためには、いろいろな理論を使えます。自分が今どのようなツールを使って考えているかを知っていることが基本です。いつでも共通して大切なのは、「感じる」ことを認めることです（こればっかり書いている）。

ロルフィングを含めたいわゆるボディワークは、体をとおして気づくことを学習する機会を提供してくれます。肩や背中が苦しいから治してもらいに行くというのもよいですが、「自分の忘れているかもしれないものを気づくチャンスを得に行く」というのも、実り多いものがあります。

「他人から癒される」より「自ら癒えることを学習に行く」ほうが楽しいのです。

わたしは、歩いているときに「常に前に行こう」と思うことで、膝を過伸展させていることに気づきました。「前に行こう」とせずに、「膝は楽に動く」ことを認めることにしたところ、今は東京に行って一日歩き回っても、マッサージを頼むという愚かなことはしなくなりました。

ここに書いたことは、個人的な体験の例です。けっして、「このように考えることが正しい」ということではありません。

コラム ▶ 一瞬でやせる

　これまで説明してきたことを上手に使えると、一瞬でやせることができます。

　右の図の図中Aのように膝を過伸展させ、前のめりになり、お尻を引き上げようと骨盤を前に傾け、腰椎を反らして腹筋をゆるめ、背中を緊張させて、首を前に出して立っている人がいます。これらのすべてではなく、このうちのいくつかをやっている人もいます。いずれにせよ、そのような人は、筋肉の緊張を低下させてみることができます。

　具体的には、骨盤を前に傾けるのをやめることです。すると、**図中B**のようになります。「後ろに倒れそう」とか「頼りない」と感じるかもしれません。でも、その感覚が「習慣」であることを認めて修正すると、新しい視野が開けます。

　ゆるんでいた腹直筋が適度に緊張し、お腹が凹みます。前傾していた骨盤が起き上がることでもお腹が凹みます。すると、苦しかった腰椎が楽になります。過度に彎曲していた脊柱は直線に近くなり、背が高くなり、視線が高くなり、骨盤が回りやすくなります。すると、歩くときに足が出やすくなります。

　それまではウエストを測るときに脊柱に対して斜めにメジャーを当てていたのが、脊柱に対して直角にメジャーを当てられるようになります。円筒の周囲を斜めに測るのをやめて、円周に沿って測るようなものです。当然、ウエストの測定値は小さくなります。

　鏡を見ると、身長が高くなり、お腹が凹むので、やせたように見えます。エステに通ったり「○○ダイエット」や「△△ウォーキング術」にお金を出したりしなくても、同じ効果がより早く手に入ります。あなたが気づきさえすれば……。

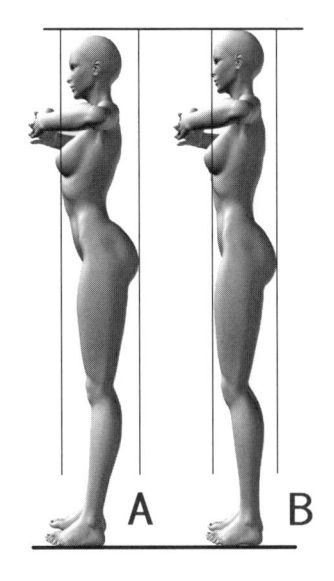

再び恥骨結合

　骨盤の前面には、めがねのように穴の開いた骨（恥骨）があります。そして、左右2つの恥骨が真ん中で結合しています。この結合を恥骨結合と呼びます（**図2-148**）。

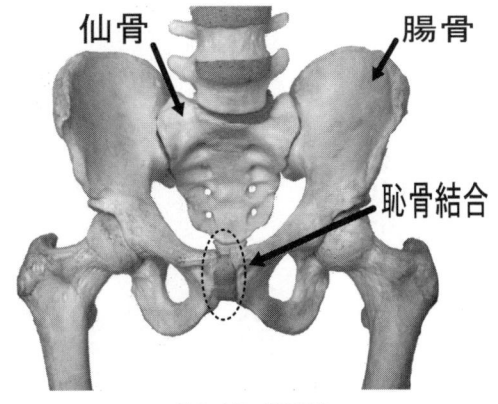

図2-148　恥骨結合

恥骨結合では、ガラス状の軟骨に覆われた関節面を、恥骨間円板と呼ばれる線維がつないでいます（**図2-149**）。その周囲も強靱な靱帯組織で固められているので、ほんのわずかしか関節は動きません。しかし、妊娠すると結合がゆるんで、出産時の仙腸関節の動きを助けます。

老化すると線維化して、関節としての働きはまったくなくなります。

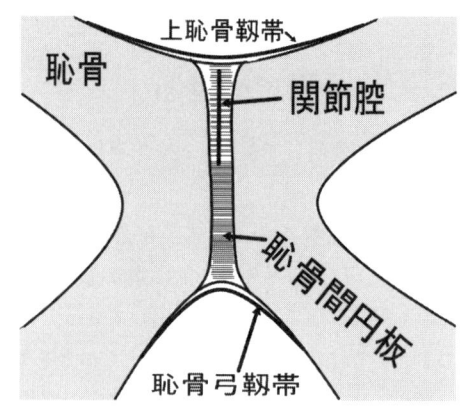

図2-149　恥骨間円板

仙腸関節の構造

仙腸関節は、骨盤の中、仙骨と腸骨の間にあります（**図2-150**）。

仙腸関節の関節面は耳のような形をしているので耳状面と呼ばれます。仙骨と腸骨の耳状面の表面はつるつるした軟骨です（**図2-151**）。

腸骨と仙骨の関節面自体は、つるつる同士なので滑って動きます。しかし、仙腸関節の前には強靱な前仙腸靱帯がついていて、腸骨と仙骨が動かないようにしています。また、耳状面の背側には強靱な骨間仙腸靱帯が、その背側には後仙腸靱帯がついていて、仙骨と腸骨を固定しています（**図2-152**）。

耳状面の後側と頭側のゴツゴツした面は、靱帯がついているところです。

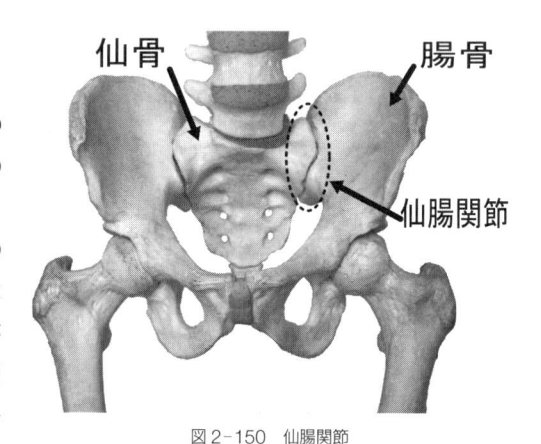

図2-150　仙腸関節

図2-151　仙骨と腸骨の関節面

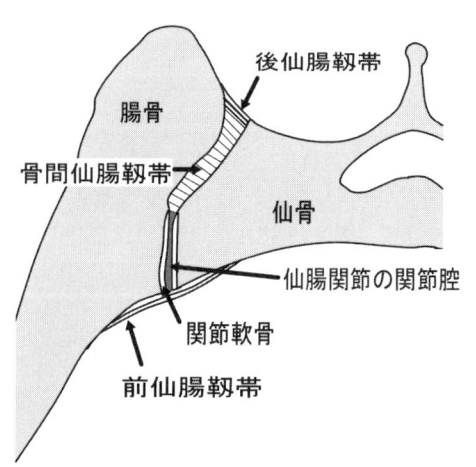

図2-152　仙腸関節を固定する靱帯

170　基礎知識

仙腸関節の働きと損傷

　仙骨と腸骨は、前面と後面で強靱（きょうじん）な靱帯により固定されているので、大きく動くことはできません。しかし、関節面が滑るので、靱帯の許すごくわずかな距離だけは動けます。

　高いところから飛び降りると、着地の瞬間、股関節が大腿骨によって押し上げられます。そして、仙腸関節が滑ります。しかし、仙腸関節の背側には強靱な骨間仙腸靱帯があるため、結局、骨間仙腸靱帯の辺りを中心軸にして恥骨結合が上に、上後腸骨棘（じょうこうちょうこつきょく）が下に行くように、腸骨がわずかに回転します（**図2-153**）。

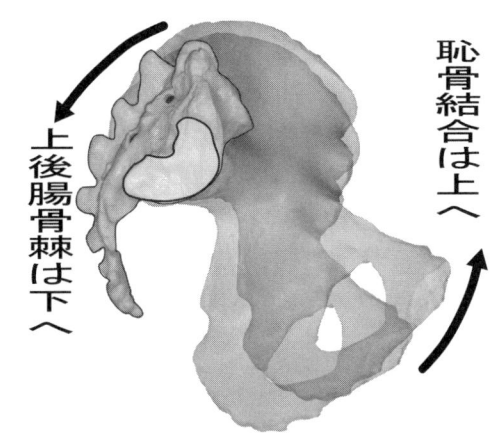

図2-153　腸骨の回転

　このようにして、仙腸関節は跳んだりはねたりしたときの衝撃を和らげるショックアブソーバー（衝撃吸収装置）として働いています。しかし前述のように、老化のために仙腸関節の関節面が線維化して動かなくなると、歩いたり走ったりするときに衝撃が吸収されなくなります。他の関節で衝撃を吸収しなければならなくなるのです。

　重い物を持ち上げるときに、仙腸関節周囲の靱帯が伸ばされて損傷すると痛みます。靱帯が伸びているので、仙腸関節はしっかりと固定されません。この状態は、仙腸関節の亜脱臼（あだつきゅう）と呼ばれます。急激な痛みを伴うときは、急性腰痛症と診断されます。いわゆる「ぎっくり腰」です。逆に言えば、急性腰痛症と診断されたときに胸腰椎移行部の圧迫骨折がなければ、仙腸関節を損傷している可能性があります。

　出産の前には、妊婦のホルモン環境は激しく変わって、水分が貯留しやすくなり、靱帯もゆるくなります。お産のときには、骨盤の中の産道を赤ん坊が通り抜けますが、骨盤に入るところと出るところで子どもの頭が仙骨を押し、水分がたまってゆるんでいた仙腸関節が動きます。仙腸関節が動くということは、前仙腸靱帯が引き伸ばされることです。出産後にも腰痛を生じるかもしれません。

　仙腸関節は、正面から見ると下がすぼまって斜めになっています。ですから、恥骨が上に行くように腸骨が回転すると、恥骨結合は開く方向に力がかかります。仙腸関節のゆるみが残れば、恥骨結合の痛みという症状を伴うかもしれません。

　仙腸関節のゆるみにより恥骨結合が離れるので、恥骨結合と仙腸関節を締めつければ、痛みはなくなるかもしれません。ですから、腰痛症に対して、骨盤を締めつけるようなコルセットを使ったりゴムバンドを巻いたりすることは合理的です。ただし、仙腸関節を損傷するような自分の動き方を改善することが必要です。

●足

> **まずは手の話**

> **実験** じっと手を見る・・・・・・・・・・・・・・・・・・・・・・・・・・・・・・・・・
>
> 「はたらけど／はたらけど猶わが生活楽にならざり／ぢつと手を見る」
>
> 石川啄木が詠ったように、じっと手を見てください。
>
> それぞれの指の動きは同じでしょうか？
> どんな違いがあるでしょうか？
>
> ・・・

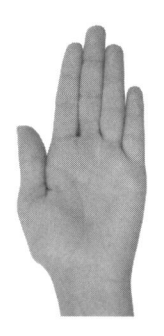

　あなたの手は、5本の指が様々な動きをするようにできています。人差し指から小指の4本は、手首のほうに折れ曲がることができます。

　親指は、ほかの指より関節が1つ足りません。でも、手首近くのところの親指のつけ根が前に倒れることで、ほかの4本の指と指先を合わせることができます。

　親指と小指で何かをつまむとき、小指は親指のほうに傾いています。この小指の傾く動きは、小指自体ではなく、手のひらの動きです。

　手は、手首から指先まで全体として働きます。

つかむ動き

　あなたの手が自由に動くと、いろいろな物をつかむことができます。石をつかみ、おにぎりをつかみ、楽器もつかめます。

　手首の関節、手のひらの関節、親指、人差し指、中指、薬指、小指の関節がいろいろな方向に曲がるので、つかみたい物に合わせて手の形が変化します。もし、手関節、手のひら、指の形が変わらなかったら、どうなるかを想像してください。野球もできず、ご飯も食べられず、トランペットも演奏できません。

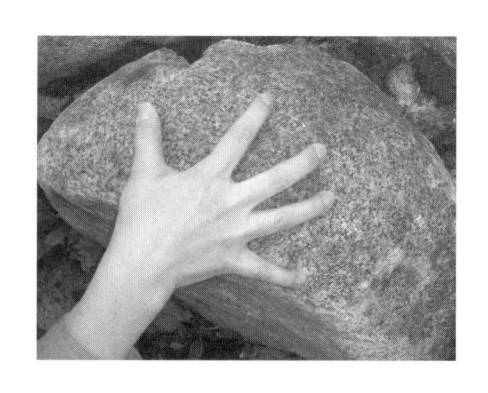

　わたしたちが物をつかめるのは、手の筋力が強いからではありません。手関節から先の手の形が目的に合わせて変わるからなのです。

つかむ感覚

　つかむためには、「動き」とともに「感覚」が大切です。手袋をつけてつかんでみると、つかんで

いる物の全容がわかりづらくなります。手袋が動きを邪魔すると同時に、感覚を鈍らせるからです。感覚が鈍ると、「自分が何をしたのか」がわからなくなります。動きにはセンサーが必要です。つかむには手の感覚が必要です。

足を感じる、足で感じる

　靴下を脱ぎ、裸足で芝生の上に立ってください。あなたの足は何を感じるでしょう？

　芝生は硬いですか？　柔らかいですか？　芝生は冷たいですか？　温かいですか？

　芝生の上に裸足で立つことは嫌なことでしょうか？　楽しいことでしょうか？

　もし、気持ちがよかったら、歩いてみてください。まだ、気持ちよさは残っているでしょうか？

　歩くだけで気持ちよくなれるのなら、それ以上の幸せを探すのは難しいかもしれません。

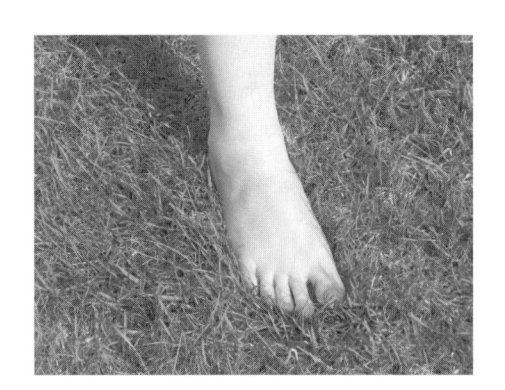

じっと足を見る

　多くの人が、足を一塊のものとして考えています。そして、一塊のものとして使っています。でも、足にも手と同じくユビがあります（**図2-154**）。

　医学的解剖学では、足のユビのことを「趾」と書きます。趾は「ユビ」と読んだり「アシユビ」と読んだりします。とにかく、手に指があるように、足には趾があって、動かすことができます。趾をトレーニングすれば、趾の間を開いたり閉じたりできます。

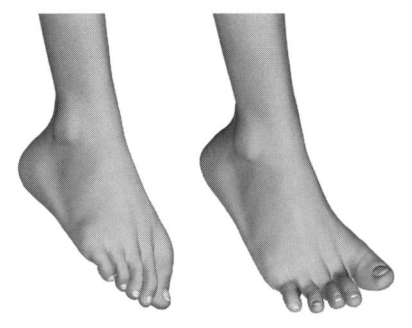

図2-154　趾

ゴリラの手と足

　ゴリラの手と足は、よく似ています（**図2-155**）。ゴリラの足の第1趾は、ほかの趾からはっきりと離れています。この第1趾は、ほかの4つの趾につけることができます。ゴリラは足の趾を手の指と同じように使えるのです。

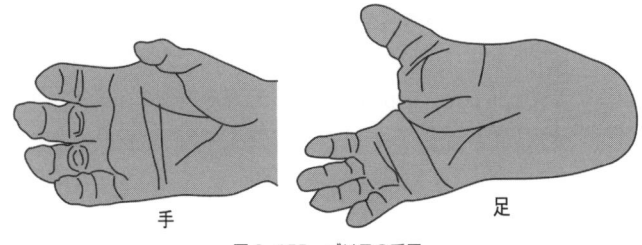

手　　足

図2-155　ゴリラの手足

　ゴリラは森の中で暮らしています。地面を歩くよりは、木にぶら下がって移動するほうが得意です。なぜなら、ゴリラの足は、平らな地面をつかむのではなく、木の枝をつかむようにできているからです。その分、平らな地面の上で歩くことは不得手です。

ヒトの手と足

進化のプロセスで、ゴリラは木の枝をつかみやすい足を獲得しました。ヒトは平らな地面をつかみやすい足を獲得しました。ゴリラと同じく、ヒトの手と足は似ています（**図2-156**）。サイズや比率は違いますが、骨の機能はよく似ています。

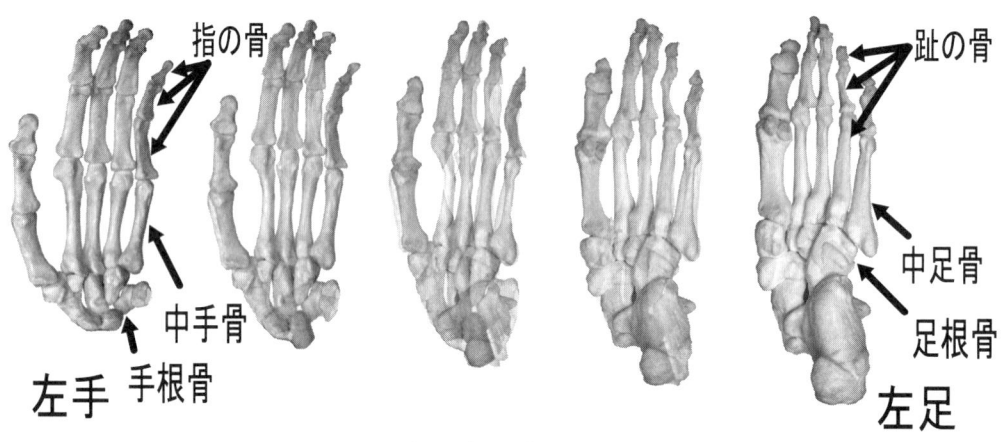

図2-156　手と足の相似性（中間の3つは仮想図）

俗にいう「手のひら」は、実は中手骨と呼ばれる5本の骨でできています。足の裏も5本の中足骨でできています。中手骨の根元である手首は、手根骨と呼ばれる骨の集まりです。中足骨の根元は足根骨です。このように、手と足の基本的な構造はよく似ています。ですから、いわゆる「足の裏」は、「手のひら」と同じように使えそうです。

コラム　手足の進化論

進化論では、「生物は単細胞生物から進化した」といわれます。単細胞生物が魚類の祖先となり、魚類の祖先が両生類の祖先、は虫類の祖先、ほ乳類の祖先へと進化しました。そして、ほ乳類の祖先から人類が進化してきました。

魚類から両生類になるときに、胸ビレと腹ビレが手と足に変形しました。ゴリラの手や足は木の枝をつかみやすいように、ヒトの手は道具を使いやすいように、ヒトの足は平らなところを歩きやすいように進化しました。進化論的に同じ起源を持ちますので、手と足は構造も機能もよく似ています。

手足の筋肉

手と足は、筋肉のつき方を見ても似ています（**図2-157**）。手が物をつかめるのは、親指とほかの指で筋肉のつき方が違うからです。なお、足のオヤユビも、ほかの趾（ゆび）と筋肉のつき方が違います。

足の裏や趾は、手のひらや指と同じように使えるものです。ただ、多くの人は物心ついたときから「足を支えるためのもの」として教わります。手のように使えるかもしれない足を一塊として扱うのは、人間の本性ではなく、学習の結果なのかもしれません。子どもなら、すこし練習すれば足で絵が描けますし、生まれながらに上肢のない人は、足や趾で身の回りのことを行う技術を練習によって獲得します。

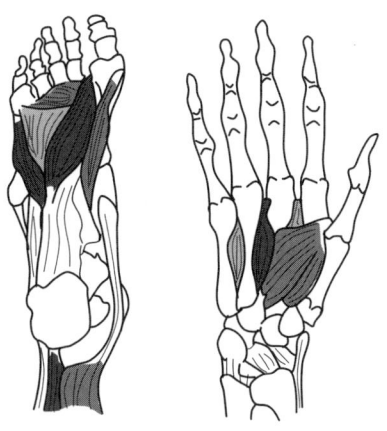

図2-157　手足の筋肉

足で地球をつかんで動かす①

手を使って物をつかめるのなら、足を使って「地球をつかむ」ことができるかもしれません。

多くの人は、「人間が地球の上を歩いている」と思っています。「人間が地球の上に乗っている」と思っています。しかし、ニュートンが発見した万有引力の法則は、「地球と人間が引きつけ合っている」と教えています。

大きな視点で見れば、人間も地球も宇宙の中にあるのです。ですから、「人間が足で地球を動かしている」と考えることもできます。ただし、地球のほうが大きいので、見かけ上は人間が移動しているように見えるのです。

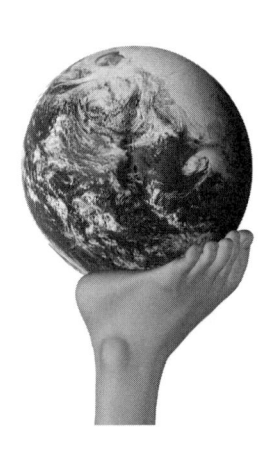

実験　足で地球をつかむ

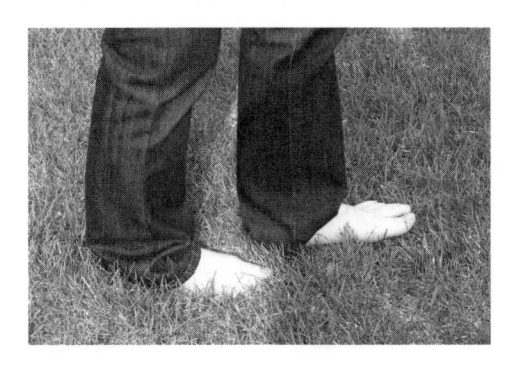

「自分が足の裏で地球をつかんで動かしている」と思って歩いてください。

「足で地球をつかむ」と思いながら歩くと、ウエストや背中が楽になり、気持ちよく歩けませんか？　もし、「自分が進むより速く、地球が後ろに転がっている」と感じるのなら、自分が地球を動かせる速さ以上に速く動かそうとしているのかもしれません。

コラム 地球の「重さ」

「地球は重過ぎて、足で動かすことなんかできない」と思うでしょうか？　それは誤解です。

地球上では遠心力が働いています。地球の自転により、あなたは常に宇宙に放り出されそうになっているのですが、それでもあなたが地球から宇宙へ飛んでいかないのは、地球とあなたとの間に万有引力があるからです。つまり、引力と遠心力を合わせた力（重力）が、あなたを地球に引きつけています。

この重力は体重計で測定することができ、測定した値を「重量」と呼びます。遠心力は計算して求められますから、重量から遠心力を引いて地球の引力を算出できます。

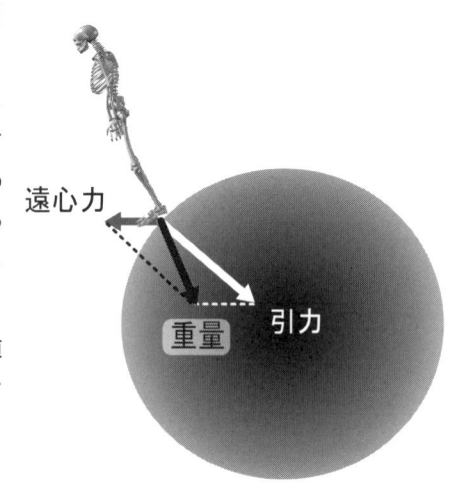

万有引力の法則では、地球とあなたの間の引力には次のような関係があります。

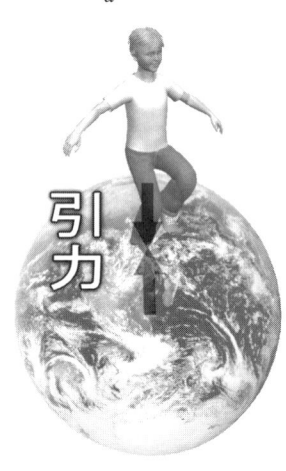

$$F = G\frac{Mm}{d^2}$$

F は引力、G は万有引力定数、M は地球の質量、m はあなたの質量、d は地球の重心とあなたの重心との距離を表します。

ここで出てきた質量というのは、概念としての量です。質量を実際に測定することはできません。測定可能な重量から遠心力を引いて引力を算出し、それから質量を計算します。このようにすると、1 kg の原器との比率から、すべての物体の質量を決定できます。質量という量を取り決めておくと、無重力の中でも重量に代わる単位として使えます。物理学にとって、質量という概念上の量は有用です。

ここで、冒頭の誤解に立ち返って考えてみれば、地球が重いのではなく、「地球の質量」という物理量が大きいということがわかります。

あなたが立っていると、地球の中心のほうへ引っ張られているでしょう？　**あなたが自分の体の重さと感じているものは、質量そのものではありません。それは、あなたの質量を地球が引力として引っ張っている力です。その力は、あなた自身が地球を引っ張っている力でもあります。その「力」をあなたは自分の体の中で感じます。それが「体の重さ」として感じられるものです。**「重さ」が感覚であることに気づくと、「今日は体が重い」という言葉が意味を持ちます。

重量や重心、質量から人間の動きを理解しようとするのが見当違いなことがわかったでしょうか？　質量は違っていても、「あなたの重さ」と「地球の重さ」は等しいのです。

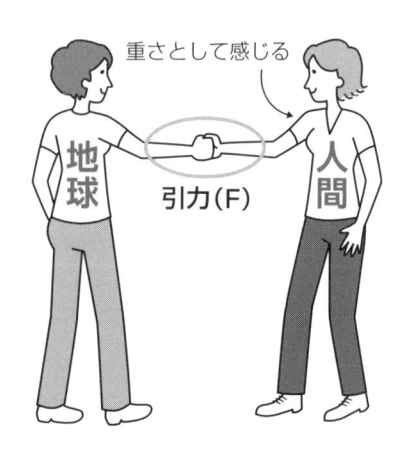

「足の9か所」

> **コラム** ダンスから学んだ「足の9か所」
>
> 　社交ダンスをしたことがありますか？　わたしは、大学で研究生活をしていた頃、酵素反応の待ち時間があるときにダンススクールに行っていました。『Shall we ダンス？』という映画のできる10年くらい前です。
>
> 　今でも、たまにダンススクールに行って教えてもらいます。実は、わたしのダンスは「酒場のダンス」です。スクールでは、ジルバは6拍子で教わりますが、わたしは簡単だから4拍子で踊っていました。ジルバは「楽しいのがよい」というダンスなので、競技ダンスを教わるのは冷や汗いっぱいです。へへへ。いつも言われるのが、「軸をしっかりと保ちなさい」です。リーダーの軸がしっかりしていないと、パートナーが「動きの指示」を受け取れないのです。ですから、リーダー、つまり男性は、しっかりと足の上に立つことが大切です。
>
> 　あるとき、スクールの先生がこんなことを言っていました。「上手なダンサーは足の裏の9か所で自分の重さを感じるといいます。わたしは7か所くらいしかわからないけど……」
>
> 　時は流れて2005年、フェルデンクライス・メソッドのエレン・ソロウェイ氏が講師となった、理学療法士向けのセミナーを受ける機会がありました。そのとき、ATM（言葉を使ったレッスン）をやりました。指示に従って、足を小さくゆっくりと動かすだけです。そこでわたしは、これから説明する「足の9か所」に気づきました。「立ち上がり」や「歩行」の指導に役立つものです。

付録DVD Disc 1 No.1「歩く前に」およびNo.3「足から全体へ」で臨床応用を見ることができます。

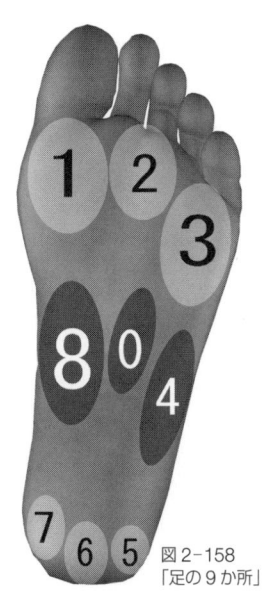

　図2-158に示したのが「足の9か所」です。便宜上、0〜8の番号をつけました。

　1はダンス用語で「ボール」と呼ばれます。1、2、3は足の先のほうで、5、6、7は踵（かかと）のほう。中間部の8、0、4は、実際にはほとんど床につきません。2、5、7も同様です。実際に床につくのは1、3、6で、これらへの重さの配分によって直接床につかない部分にも重さがかかり、床に流れるように感じます。止まっているときは、重さは8、0、4から床に流れるように感じます。歩いているときは、歩き方によって重さのかかるところが変わります。

　1、8、7は足の内側、インサイド・エッジと呼ばれます。3、4、5は足の外側、アウトサイド・エッジと呼ばれます。2、0、6は第2、3趾のつけ根から踵の真ん中までです。名前は知りません。1、2、3は趾（ゆび）ではありません。趾のつけ根です。

　これらの9か所で重さを床に流すことに気づくと、立っているときの

図2-158 「足の9か所」

バランスをとりやすくなります。バランスは体全体の動きで保つのですが、「バランスが崩れそうだ」という信号は「足の9か所」から発信されます。

　なお、「足の9か所」を感じたからといって、ほかの人よりうまく踊れるわけではありません。知らないときは「ものすごく下手」ですが、知ると「かなり下手」くらいまでアップするのです。そして、自分がどんなヘマをしているかに気づきやすくなります。そして、多くのヘマに気づくことができれば、「ちょっと下手」程度になるかもしれません。

四つんばいで歩くときの手

実験　四つんばいで歩く

四つんばいで歩いてみましょう。
手のどこで、重さを流して歩くでしょうか？
手のひらを、どのように使いますか？
指を、どのように使いますか？
手首を、どのように使いますか？

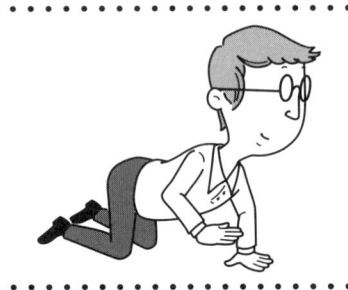

　四つんばいで歩くときには、重さを指で支えることはありません。指のつけ根で支えます。指は、床の変化を感じるために使います。そして、手首と指のつけ根から重さを床に流します。

　指が床をつかんで、指の骨と中手骨の関節が重さを支えることで、体の移動ができます。移動が完了したら、重さのかかっていないほうの手を動かして場所を変えます。指は、手のひらが重さを床に流しやすいように、床をつかんでいます。

イヌの手

イヌの手には肉球と呼ばれるクッションがついています（図2-159）。大きな肉球は、中手骨と指の骨の間の関節にできています。先のほうにある肉球は、指の骨の関節についています。四つんばいを続けると、あなたの手のひらにも同じように肉球ができるかもしれません。

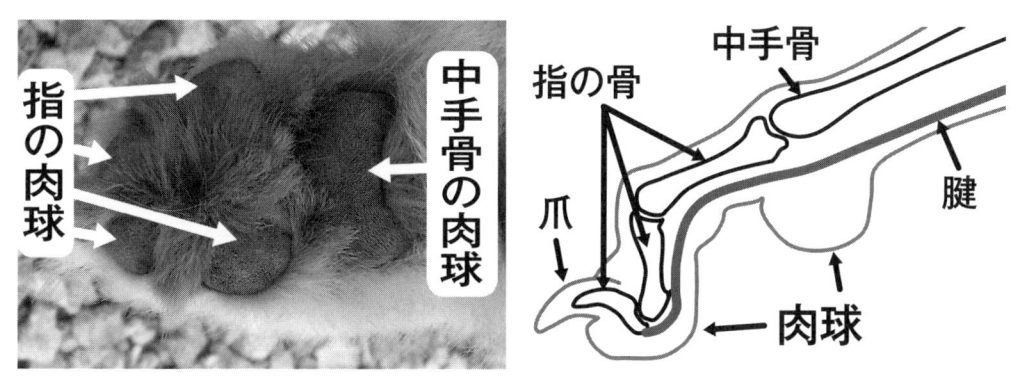

図2-159　イヌの手の肉球

足で地球をつかんで動かす②

這って歩くときの手の使い方と、立って歩くときの足の使い方は同じです。足の裏が重さを流し、趾が地球をつかみます。このようにして、あなたは足で地球をつかんで動かすことができます。

あなたは、床を蹴って歩いているのではありません。あなたは、地球を足でつかんで動かしているのです。地球の重さがあなたの体の軸からそれてしまえば、地球はあなたの足の上からこぼれ落ちます。足の裏で地球をつかみ、趾、足、脚を使って落とさないように持っているために、バランスを保つのです。

けっして、足で地球を放り投げるようなことをしてはいけません。そんなことをすれば、地球はあなたの足の上からこぼれ落ちていきます。このことを地球を基準にして表現すると、「転ぶ」となります。

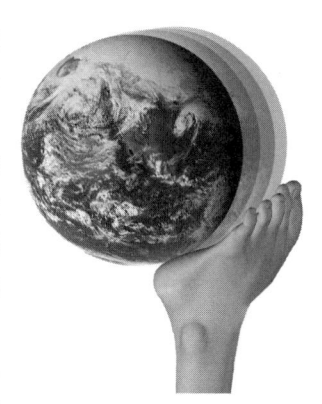

「足の9か所」を感じる

付録 DVD Disc 1 No.1「歩く前に」を参照してください。

実験 「足の9か所」を使う

足の裏の全面が床につく程度の低い椅子に座ります。
右と左の足を比べて、感じてください。
「なんか使いづらいな」と思うほうの足を使います。

下のイラストを参考にして、足の裏の9か所の一つずつを確かめるように、ゆっくりと重さをかけていきます。1か所に3秒くらいかけてください。順番にやるのではなく、ランダムにやってください。たとえば、5→4→3→4→8→2→6→4→1→7→5→7→0→3→……というようにです。

自分の足に「重さのかかるときの感覚を教えてあげる」つもりでやってください。

「足の9か所」に重さをかけるときに、どこが動いているでしょう？

大腿の筋肉は動きますか？　大腿の裏の筋肉は動きますか？

腰の辺りの筋肉は動いていないでしょうか？

足を動かす「力」をどんどん少なくしていきます。最終的には、足が動いていないように見えるくらいの力にします。そのときには、筋肉の緊張を感じるだけかもしれません。「充分やった」と感じたらやめます。

両足の裏の床へのつき方を感じてください。

左右で同じでしょうか？

また、ふくらはぎ、大腿、腰の感じに左右で差はないでしょうか？

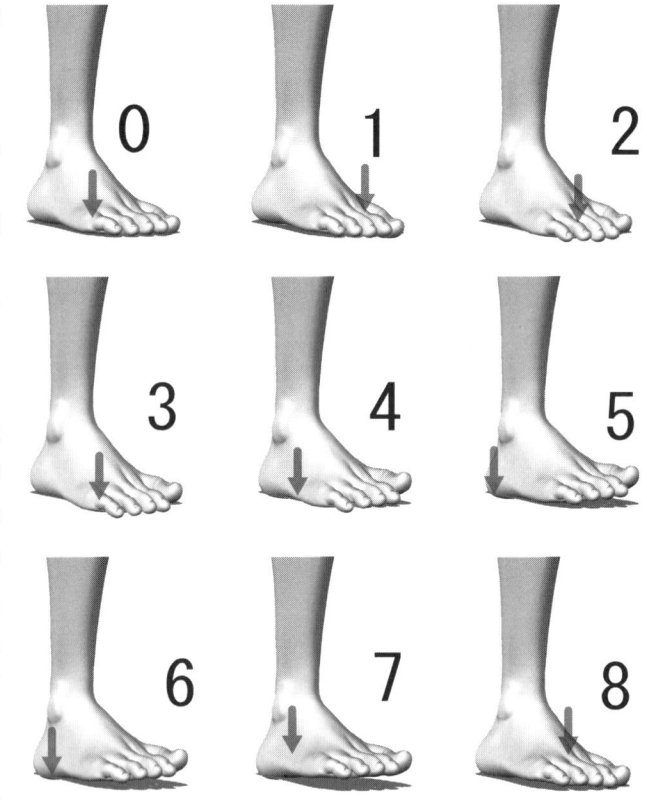

大切なのは、速く動くことでも動きの範囲を広げることでもありません。自分の足の解剖を感じて知ること、動きを感じて知ること、小さな力でコントロールできることを感じて知ることです。

バランスをとるというのは、本当に微妙なコントロールです。微妙なコントロールのためには、「自

分がどこで何をどんなふうにしているのか」を知らなければなりません。自分がどこを動かしているのかを感じていなければ、動かせません。自分が何を動かしているのかを感じていなければ、動かせません。自分がどんなふうに動いているのかを感じていなければ、動かせません。

この「実験」では、自分の足に解剖、力、コントロールを学習させました。その結果は、あなたの足が感じたことです。もしも感覚が変化していたら、素晴らしいことだと思いませんか？

今までは「足は一塊」と思い込んでいたのかもしれません。そして、手袋をつけた手のように、足の裏や趾の感覚が鈍くなっていたのかもしれません。その感覚の手袋を脱いだら、その足は自由に床を感じ、つかんでくれるかもしれません。

左右の違いを比べながら歩いてみましょう。

足の骨

自分の足を触れて、骨の存在を確かめてください（図2-160）。

足の関節は、脛骨と腓骨で作るソケットの中に、距骨がはまり込むようになっています。

距骨の下には踵骨があり、距骨の前には舟状骨があります。距骨は、踵骨の真上にはありません。ちょっと内側にずれて、踵骨の上に乗っかっています。

踵骨の前には立方骨があります。

舟状骨の前には、内側・中間・外側の3個の楔状骨があります。

距骨、舟状骨、踵骨、立方骨、3つの楔状骨の7つの骨を足根骨と呼びます。

脛骨・腓骨と踵骨、立方骨、舟状骨、楔状骨は筋肉でつながっていますが、距骨だけはどんな筋肉にもつながっていません。ですから、距骨を筋肉の力で動かすことはできません。距骨は、脛骨、腓骨、踵骨、舟状骨の4つの骨を円滑に動かすための、ボールベアリングのような存在です。距骨は、これら4つの骨の間で転がります。

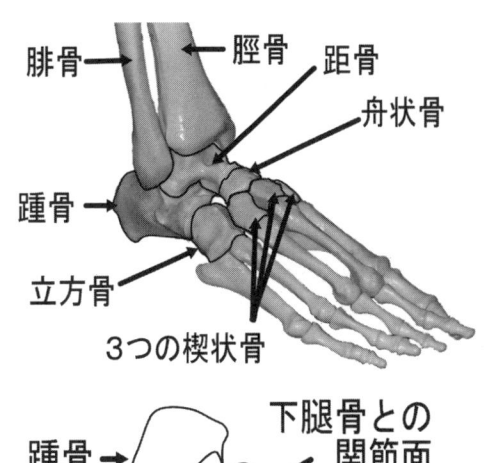

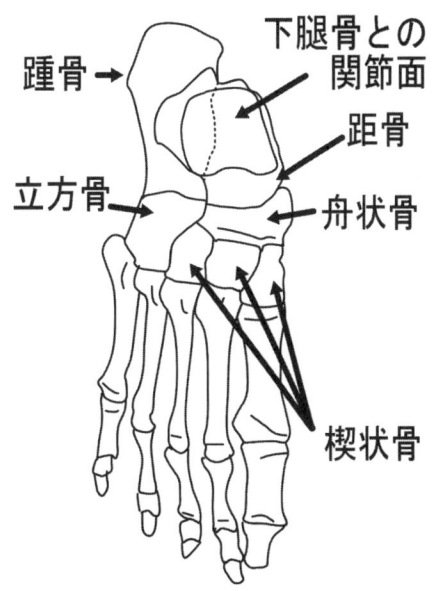

図2-160 足の骨

実験　足関節に触れる

距骨は、どの辺りにあるのでしょう？

自分の足の関節を動かして、どこで曲がったり、ねじれたりしているのかを感じてください。足の関節、脛骨、腓骨、距骨、踵骨の場所を探ってください。

間違えることを恐れないでください。どうせ、自分の体ですから、間違えても他人の迷惑にはなりません。たっぷりと触って、動かして、感じてみてください。

足の関節の内側と外側に出っ張りがあります。俗に「くるぶし」といわれます。解剖学では、外側を外踝、内側を内踝と呼びます（図2-161）。

足をよく見ると、内踝と外踝の高さが違います。内踝は高く、外踝は低くなっています。その内踝と外踝の間に距骨があります。

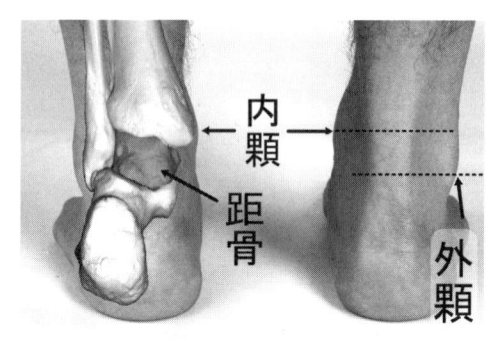

図2-161　外踝と内踝

距骨は、脛骨・腓骨と踵骨との間で転がります。距骨自体は、筋肉がつながっていないので、直接的にはコントロールできません。周りの骨を筋肉で動かすことだけができます（図2-162）。

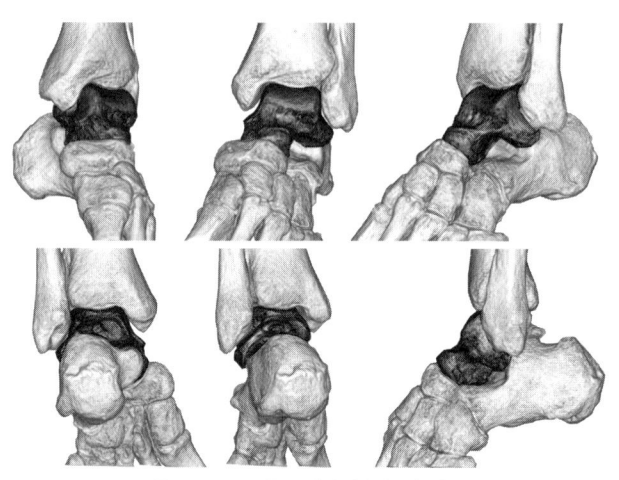

図2-162　いろいろな方向から見た距骨

実験　足を動かす

右の図のように、足を足首のところから上下に動かしてください。

そのときに、足の関節の中で、距骨がどのように動いているかを感じてください。

距骨の動きを感じたでしょうか？

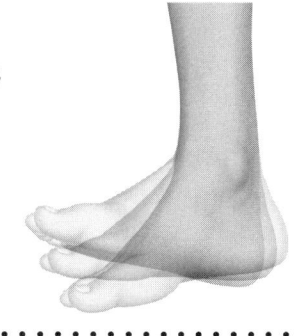

距骨の動きを感じられたでしょうか？ 感じられないでしょう。

多くの人が、物心ついたときから、「足首は動いて当たり前」と思い込んでいます。「当たり前」のことほど、気づかないものです。

距骨は、下腿の脛骨と腓骨で作られるソケットの中で滑って転がっています（**図2-163**）。けっして、中心軸の周りを回っているのではありません。距骨は、ちょうつがいの芯ではないのです。

足先を下げるときには、距骨は前に滑って転がります。足先を上げるときには、距骨は後ろに滑って転がります。距骨には筋肉がつながっていないので、他の足根骨と脛骨・腓骨の位置に合わせて動きます。距骨が周りに合わせて自由に動けるので、足の動きはとても滑らかになります。

距骨が前に傾くときには、前に滑っています。距骨が後ろに傾くときには、後ろに滑っています（**図2-164**）。足が動くためには、この滑る動きがとても大切なのです。

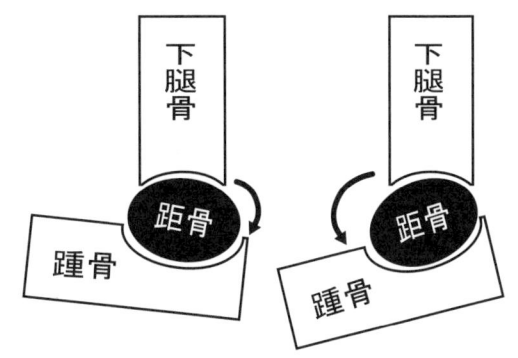

図2-163 距骨の転がり

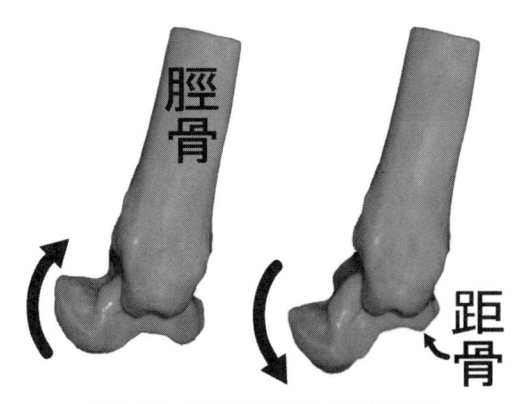

図2-164 距骨の実際の動き（横からの視点）

距骨を頭側、つまり上から見ると、脛骨と接する関節面は、前側が広く、後側が狭くなっています（**図2-165**）。これは、大したことではないように思えますが、実はとても大切なことです。

距骨は、脛骨と腓骨でできるソケットの中に入っています。ですから、広い部分がソケットの中に入ると、距骨はしっかりと固定されます。逆に、狭い部分がソケットの中に入ると、距骨は前後左右に動きやすくなります。

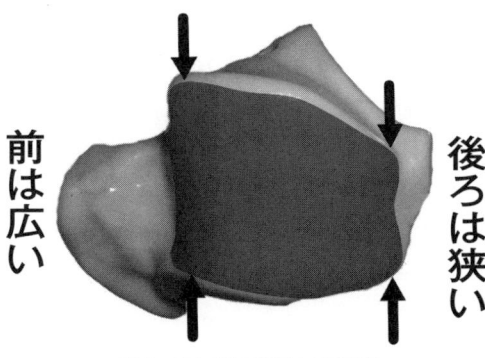

図2-165 距骨の脛骨との関節面

今度は、距骨の動きを前から見てみましょう（図2-166）。距骨の広い部分が前になっています。

距骨の前部がソケットに入るときは、足先を上げたときです。ですから、足先を上げて踵（かかと）を下げたときには、足はしっかりと固定されてグラグラしません。

逆に、足先を下げて踵を上げたときには、足は固定されず、上下左右に動かしやすくなります。図2-166は、足先を下げたときの距骨の動きです。足先を下げると足先が左右に動きやすくなるのは、距骨の後側の関節面が狭いためです。

距骨が脛骨・腓骨で作られるソケットの中で「滑って転がる」ことが、足首の動きの特徴です。

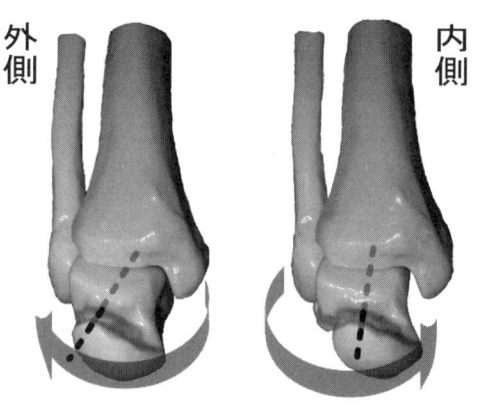

図2-166 距骨の実際の動き（前からの視点）

コラム 「ハイヒールを履く」という高度な技

ハイヒールを履くと、下肢が長く見えてカッコいいように思えます。しかし、カッコよく見えることと体に優しいことは別のことです。

ここまで読んできたあなたは、ハイヒールを履くときに、自分の足の関節をどんな状態にしているか気づくことでしょう。

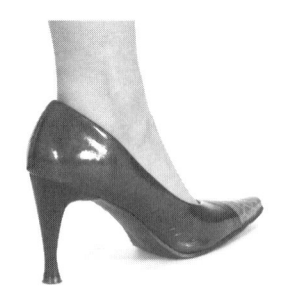

ハイヒールを履いたときには、距骨（きょこつ）が前に滑っています。距骨の狭いところで支えているので、グラグラしやすい状態です。その状態で「立つ」という安定した状態を保つのは、大変高度な技です。

安定して立っているためには、距骨を微妙にコントロールしなければなりません。しかし、距骨には筋肉がついていません。結局は、体全体を使って足の関節、特に距骨のコントロールをしなければならないのです。

このような高度の身体能力を持つ人だけが、ハイヒールを履いて楽に立っていられるでしょう。高度の身体能力を持たない人は、どこかに無理がきます。足首をくじく、ふくらはぎが痛くなる、背中が痛くなる、股関節が痛くなる、肩が凝る、頭痛がする……。何が起こっても不思議はありません。

そうやって自分で体を痛めておきながら、いわゆるヒーリングを受けて、「とても楽になった。あそこのヒーリングは効果がある」などと言ったりします。うーん、これ以上書くとハイヒールで蹴られるかもしれないから、やめておきます。

実験 足をひねる

右の図のように、ゆっくりと足を動かしてください。
距骨(きょこつ)がどのように動いているかはわかるでしょう。
では、踵骨(しょうこつ)はどのように動いているでしょうか？
感じることができますか？
また、中足骨はどのように動いているでしょうか？

踵骨(しょうこつ)は、脛骨(けいこつ)や腓骨(ひこつ)には直接に接していません。距骨(きょこつ)が間に入っています。距骨と踵骨の間の動きは、「ねじり」のように見えます（図2-167）。

自分の手で踵(かかと)を持って動かしてみてください。距骨と踵骨の間で「ねじり」の動きが感じられるでしょう。

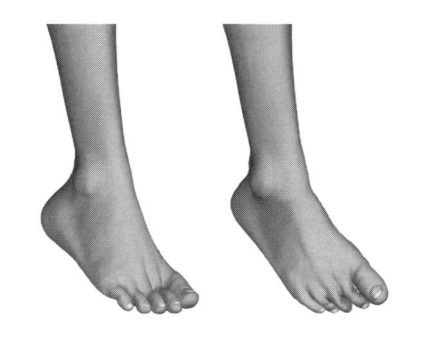

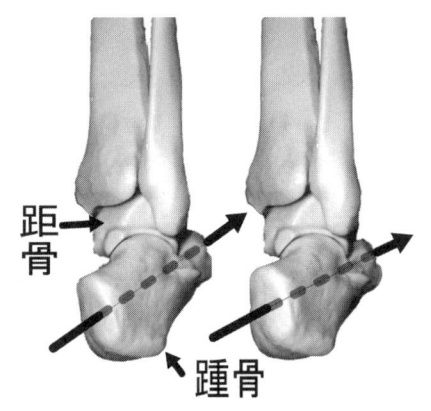

図2-167　踵骨の動き

踵骨は、距骨と3か所で接しています（図2-168）。一番前の部分は、ほんのちょっとしか接していませんが、3か所で関節を作っていますから、大きな動きはできません。小さな「ねじり」の動きだけが可能です。しかし、その「ねじり」が足の機能にとっては大切です。

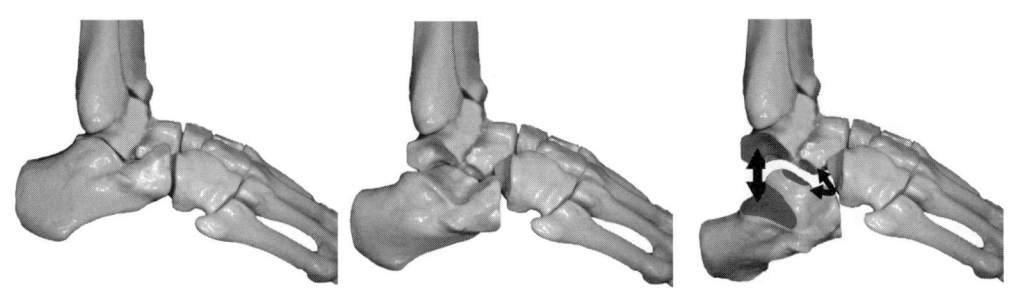

図2-168　踵骨と距骨が作る関節

足の構造は、以下のように、縦に2つに分けることができます。

- 内側──距骨、舟状骨、楔状骨、第1・2・3中足骨、第1・2・3趾骨
- 外側──踵骨、立方骨、第4・5中足骨、第4・5趾骨

足の外側の構造をラテラルフットと呼びます（**図2-169**）。ラテラルフットは、距骨の下でねじれるように動きます。

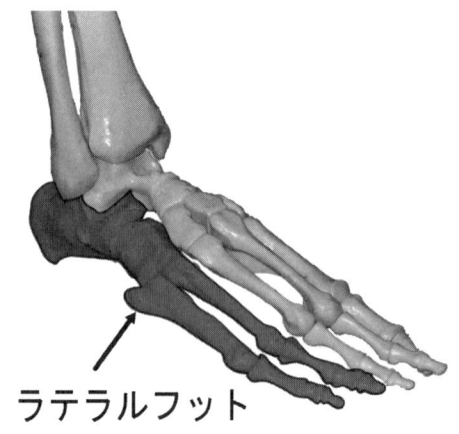

図2-169　ラテラルフット

静かに立っているときの体の重さは、下腿の骨、特に脛骨にかかってきます。脛骨にかかった重さは、距骨に流れ、踵骨に流れます（**図2-170**）。

踵骨にかかる重さの微妙な配分をラテラルフットが調節します。

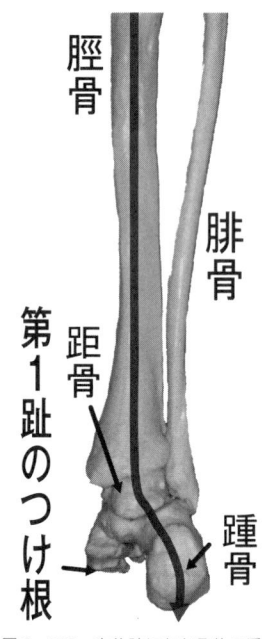

図2-170　立位時にかかる体の重さの流れ

実験　趾を動かす

自分の手で足の第5中足骨をつかんで、小さく上下に動かしてください。

同じようにして、足の第4中足骨から第1中足骨までをつかんで、上下に動かしてください。

第5中足骨をつかんで動かしてみると、立方骨との関節のところで、とてもよく動くことに驚くでしょう。第4中足骨でも同じ驚きを感じるでしょう。しかし、第3中足骨では、たちまち動きが悪くなります。第2中足骨は、第3中足骨よりは動くかもしれません。しかし、第4・5中足骨ほどは動きません。
　第1中足骨は、他の中足骨とは違う動きができます。

実験　片足の踵（かかと）を浮かす

両足で立ってから、右足に重さをかけてください。
左足の先を軽く床につけて、右足で片足立ちをしてください。
そのときの距骨（きょこつ）と踵骨（しょうこつ）の関係を感じてください。

　安定して立つと、頭の重さは骨を伝わって足に落ちます。足に落ちた重さは、床に流れます（**図2-171**）。
　距骨は、踵骨の真上に乗っているのではなく、踵骨の内側に乗っています。ですから、片足で立つと、重さが距骨から踵骨へと流れやすくなります。

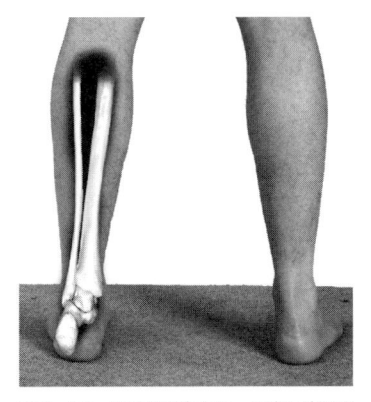

図2-171　重さは骨を伝わって床に流れます

　重さは右足のラテラルフットに流れます（**図2-172**）。
　第1中足骨から先は、自由に動いて足の傾きを微妙にコントロールしています。距骨と踵骨の間の小さな「ねじり」の動きは、人間が立つためにとても役立っています。この動きが使えなければ、股関節、腰椎、胸椎、頚椎、後頭骨の関節でコントロールしなければならないからです。
　歩いてみると、さらにはっきりします。

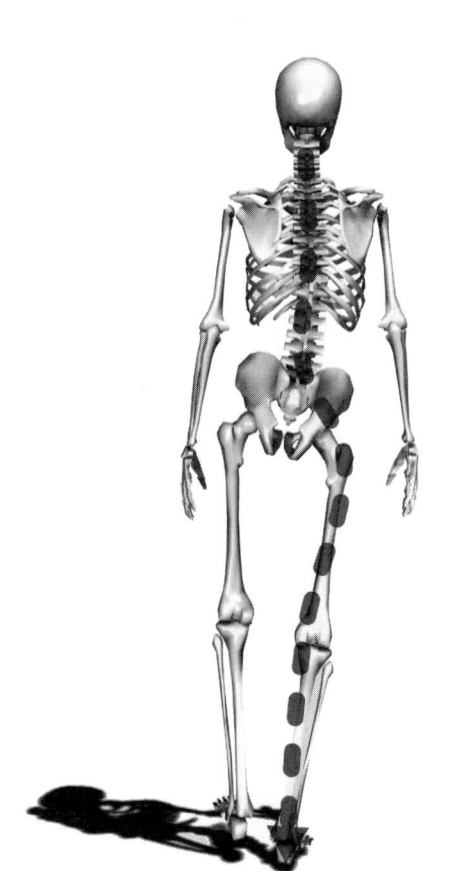

図2-172　片足立ちの際の体の重さの流れ

実験 後ろ向きに歩く

前向きに静かに歩きます。
足のどの部分から床につき、どの部分から床と離れていくでしょう？

次に、後ろ向きに静かに歩きます。
足のどの部分から床につき、どの部分から床と離れていくでしょう？

再び、前向きに静かに歩きます。
最初に前向きに歩いたときと、床への足のつき方は同じでしょうか？

歩くときには両下腿はわずかに左右に傾きます（**図 2-173**）。
図中 9 では垂直に近くなっていて、重さを床に流しています。**図中 13** では重さから解放され斜めになって、ラテラルフットが下がっています。踵（かかと）が床についた後に、ラテラルフットが床につきやすくなっています。この動きがなければ、うまく片足立ちをできません。歩くのはつらくなります。

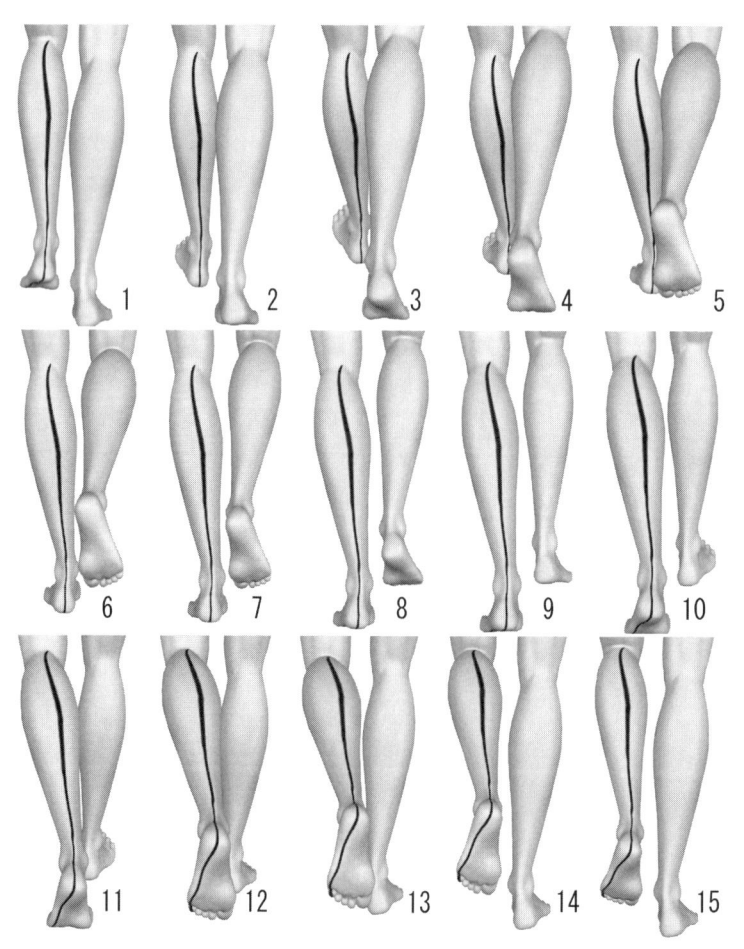

図 2-173　歩くときの下腿の状態

歩行とラテラルフット

　歩くことは「片足立ち」の繰り返しです（**図2-174**）。右足で片足立ちをしたり、左足で片足立ちをしたりしています。この繰り返しですから、当然、距骨と踵骨の間に「ねじり」の動きが出てきます。しっかりと片足立ちをしたときには、脛骨は床に対してほぼ直角になります。振り出すときには、膝が外側に行き、足の関節はそれに合わせて動きます。脛骨・腓骨と距骨、踵骨の間の関節の柔らかい動きが大切です。

　歩くときに、足は地面をつかむように動きます。踵がついてから、ラテラルフットが地面をつかみにいきます。脛骨・腓骨と距骨の間で、足の角度が変わります。距骨と踵骨の間で、「ねじり」が変わります。最後にオヤユビが床をつかみます。

　このようにして、足から床に重さを流す準備ができます。この後、足から床に重さを流し始めたときに、足の角度の微調整をオヤユビが行います。うまく調整して反対側の足を前に出したら、今度は左右逆にして同じことを繰り返します。脛骨・腓骨と距骨、踵骨の間の動きが重要な役割を担っています。

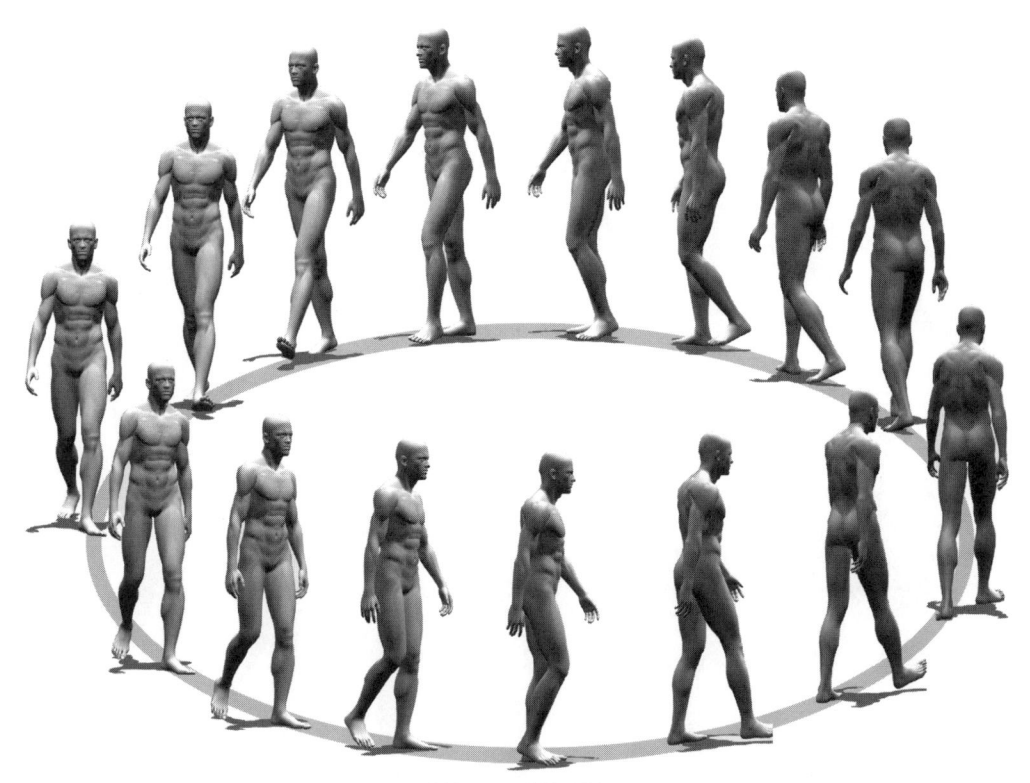

図2-174　歩行モデル

関節が動かない歩き方

脛骨・腓骨と距骨、踵骨の間の関節がまったく動かなければ、前述のようには歩けません。

足先は脛より前に突き出していますから、足関節が動かなければ下腿を前に倒せません。ですから、足を前に出すために、足を外側に回して、つま先が邪魔しないようにします。足は地面をつかむことができません。下肢は、ただの棒と同じ動きしかできません。つま先を回すことができないので、股関節で下肢全体をねじります。結果的に、膝が伸びます。

このようにして、歩いてみてください（図2-175）。いつもの速さで歩くと、足を着地するたびにガツンガツンと衝撃がくるでしょう。距骨の動きが制限されると、その影響は体全体に及びます。

ゆっくり歩くと、体全体を使って衝撃を和らげることができます。つまり、**距骨に障害があっても、体全体を使うことで、その障害の影響を緩和できます。**

ここでは、距骨の動きを中心に話を進めましたが、中足骨でも同じことが言えます。多分、趾骨でも同じです。

人間は、頭から足の先まで全体として機能しています。1か所の不具合は、全体に影響を及ぼします。しかし、1か所の不具合は、全体で改善されます。体はシステムなのです。

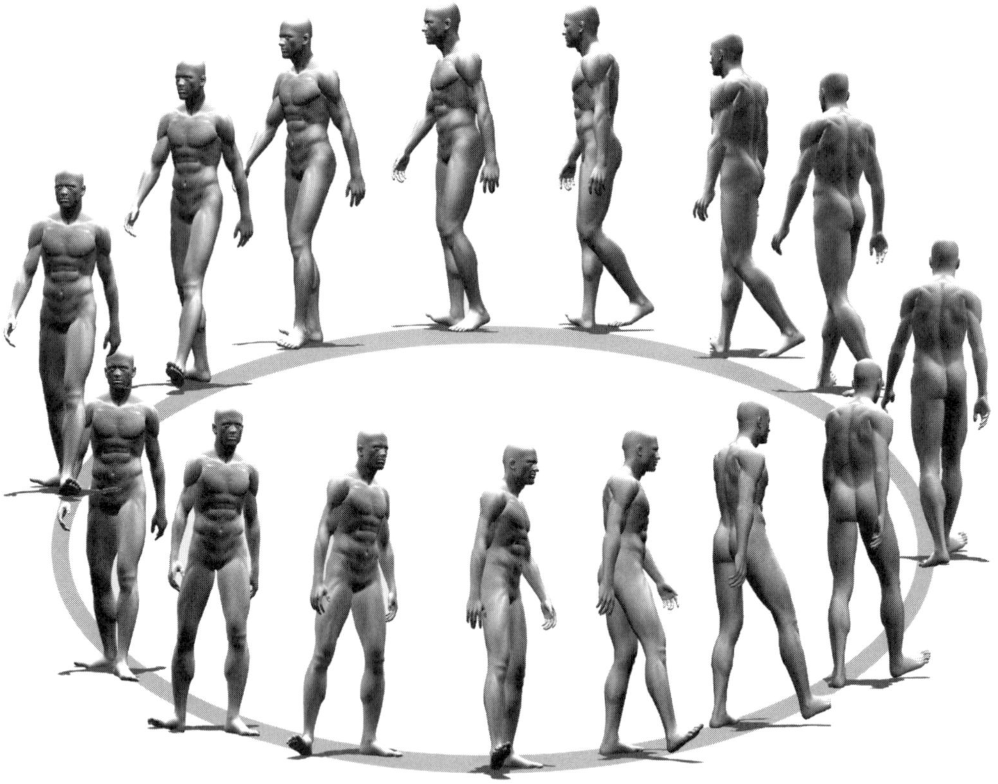

図2-175　関節が動かない歩き方

| 宿　題 | 関節を動かさないで動く
①足首の関節をまったく動かさないで、階段の上り下りをするときのやり方を探ってください。
②足首の関節をまったく動かさないで、椅子から立ち上がる動き方を探ってください。 |

　この「宿題」の解答は、たくさんあるでしょう。ここには解答を書かないので、あなた自身の体で答えを探してください。自分の体を使って探究することで、ケガをしたときの動き方を知ることができます。また、ケガをした人の介助をするときに役立ちます。
　ちなみに、ふくらはぎや脛（すね）の筋肉を痛めたときは、足首の関節をまったく使わないで動くと楽です。

足の肉球

　イヌの前足とヒトの足を比べてみると、ヒトの足にも「肉球」があることに気づきます。イヌの肉球は、指の骨と中手骨の端にあります。ヒトの「肉球」は、趾（ゆび）と中足骨と踵（かかと）にあります（**図2-176**）。

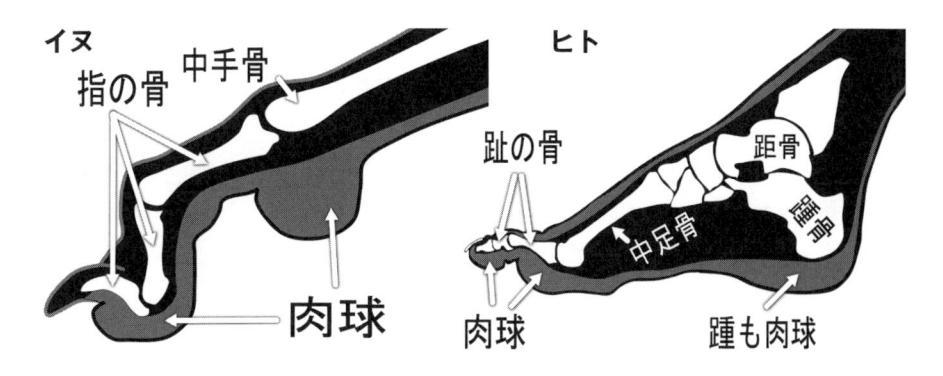

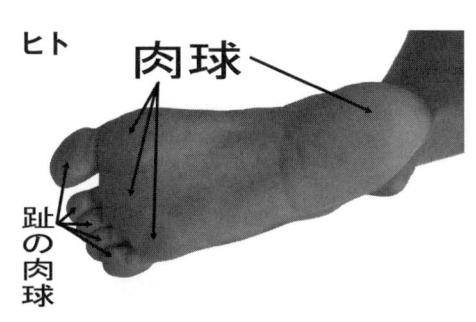

図2-176　足の「肉球」

　ヒトの足の裏の肉球に相当する部分は、線維組織がたくさんの小さな部屋を作っていて、スポンジのようになっています。そのスポンジの小さな泡の中に詰まっているのは脂肪です。
　中足骨と踵の下にあるスポンジは弾力があって頑丈なので、歩くときにはここで重さを支えます。寝たときには、踵のスポンジではなくて、薄い脂肪組織のところでマットレスに接触します。そこは踵のように強くはないので、褥瘡（じょくそう）ができます。

コラム ゾウの足

ゾウの足は丸太の棒に見えますが、ヒトと同じように趾の骨も踵骨もあります。右の図のように、ゾウは趾先で歩いています。つまり、ゾウは常に踵の軟らかいハイヒールを履いているようなものです。ヒトもハイヒールを履き続けると、足がゾウのようになるかもしれません。

ゾウは踵に大きな肉球を持ち、着地の衝撃を和らげています。つま先以外は軟らかいので、ゾウに手足を踏まれても、つま先で踏まれなければ大きなケガはしないといわれます。

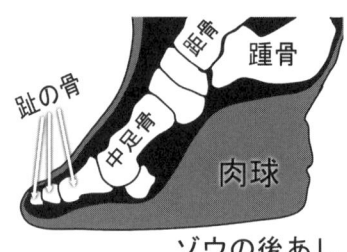

コラム 趾の長さ

足の第2趾が第1趾より長いと、その持ち主は「親を超えて出世する」という俗説があります。もちろん、運勢の良し悪しで趾が長くなったり短くなったりはしません。

第2趾が第1趾より長いタイプはギリシャ型、第1趾が第2趾より長いタイプはエジプト型、両方の趾の長さが同じタイプは方形型と分類されます。ギリシャ型では、ハイヒールを履いたときに第2趾に重さがかかり、痛みを感じやすくなります。

生きていくうえで大切なことは、趾が長いかどうかではなく、趾をどのように使うかです。趾を意識して歩いてみると、靴の中でも趾が動いていることがわかります。靴の中の環境の大切さに気づくでしょう。

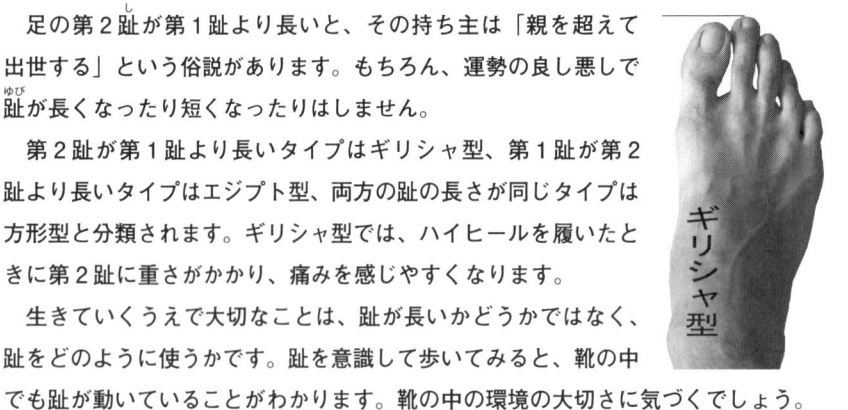

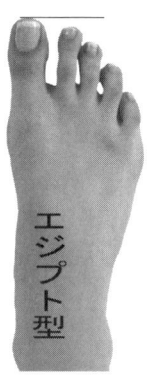

靴を履くときに、足先を入れて押し進めようとしてもうまくできないときには、趾で靴底をたぐり寄せるようにすると、うまく履けるかもしれません。

コラム 趾を曲げる筋肉

右のふくらはぎに左手を軽く当てて、足の趾を曲げ伸ばししてください。足の趾を曲げ伸ばしすると、ふくらはぎの両側が動きます。足の趾を動かす筋肉は、ふくらはぎにあります。立ったり歩いたりするときに足の趾を動かすことで、ふくらはぎの筋肉は維持されています。足の趾を動かすことがなくなれば、筋肉は衰えて萎縮し、短縮します。伸筋より屈筋のほうが大きいので、屈筋の短縮の影響が強く出て、足の趾は握り込まれます。

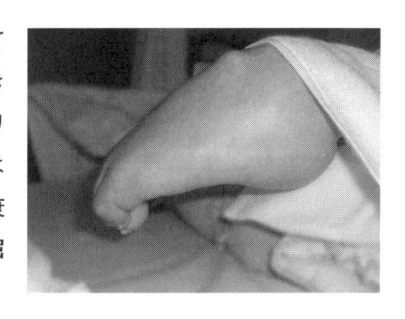

> コラム　再びハイヒールについて

　ハイヒールが距骨に及ぼす影響についてはすでに述べましたが、それだけでなく、趾や中足骨に対しても大きな影響を与えています。
　靴を履かなければ、重さは踵に流れます。しかし、ハイヒールを履いたときには、重さを中足骨の先端で支えています。いつもは踵にかかる重さの配分を変えるために使われている趾が、重さを支えるために使われます。当然、足が疲れ、この緊張が体中に影響を与えます。
　ヒトは踵に「肉球」があるので、二足歩行を行うのに都合よくできています。一方、イヌやオオカミは、中足骨の先端の肉球に重さをかけて歩きます。ヒトがハイヒールを履いたときには、イヌやオオカミのような足の使い方をしているのかもしれません。

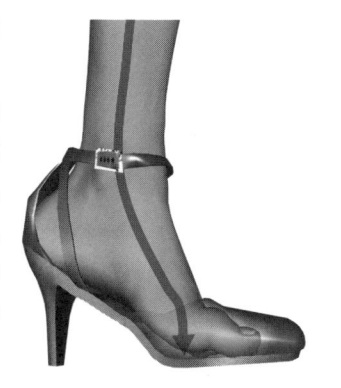

> コラム　尖　足

　足について理解することは、あなた自身にとって、とても役立ちます。あなたは将来、交通事故に遭うかもしれません。ICUで気づいたときに、「長いこと意識がなかったんだ」と言われるかもしれません。「ああ、助かってよかった」と思うでしょう。意識がないために、自分一人で動くことができなかったのです。自分の周りを見回すと、いろいろなことに気づくかもしれません。自分で食事を摂る代わりに、点滴で水と栄養を提供されていました。自分で痰を出す代わりに、看護師が痰を吸引してくれていました。自分で尿を出す代わりに、チューブを入れて排尿できるようにしてくれていました。自分が生きるために必要なことを代行してくれていたのです。ありがたいことです。
　そして、自分の足の関節が固まって尖足と呼ばれる変形を起こしていることに気づくかもしれません。そのとき、自分の体に何が起こったのかを理解するのに、この章の「足」の項目の記述は役立ちます。看護する人が何をしてくれたのか、何をしてくれなかったのかを理解するのにも役立つでしょう。意識がなくて自分では動けない人の距骨を動かしてあげることは大切なことです。

●上　肢

　上肢について知る前に、「人差し指の長さ」から確認しましょう。「そんなことは生まれたときから知っている」と、たいていの人が思っています。でも、ここは一つ、素直になって確認してみましょう。

　世の中には占いを信じる人がいて、手相見というものがあります。手のひらのしわに名前をつけて、しわの長さやつながり具合で、その人の性格や未来がわかるというのです（**図2-177**）。もし、本当だとすると、解剖学の知識が占いに役立つかもしれません。

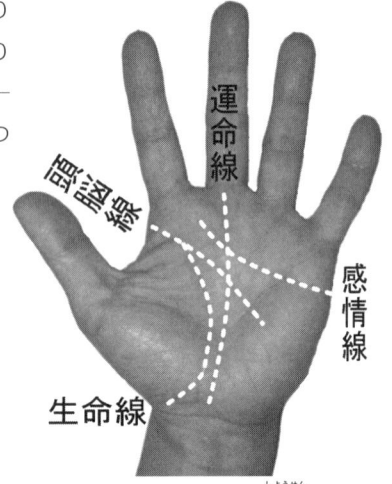

図2-177　手相占いの掌線

実験　指の根元

　手のひらには、いろいろなしわがあります。
　右手の人差し指の先を、左手の人差し指の根元に当ててください。

　指は、手の端にあって、曲がって動く部分です。人差し指は、**図2-178**の○で示したところから曲がります。手のひら側から見ると、手相見でいうところの感情線の下に当たります。手の甲の側から見ると、拳の出っ張っているところです。

　手のひらとゲンコツを横から見比べてください。ゲンコツの出っ張るところの手のひら側は、手のひらの端ではなく、手のひらの中にあります。指のつけ根は「手のひらの中」にあります。多くの人は、自分の指の長さを誤解しています。

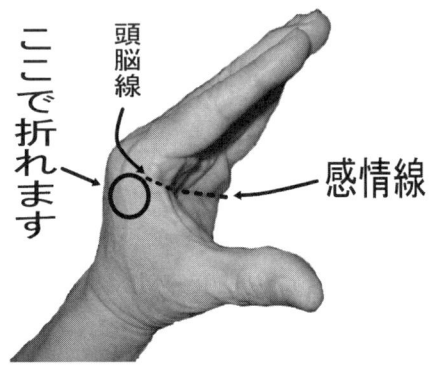

図2-178　指の根元

左手の実際の写真とX線写真を重ね合わせると、手の指の骨の根元は、頭脳線と感情線をつなぐ線より、ちょっと端のほうにあります（図2-179）。

頭脳線と感情線の真下には4本の骨があり、これらを中手骨と呼びます。中手骨の端で指の骨が動くために、手のひらにしわができます。

感情線は、手をピストルのような形にするとき、つまり中指、薬指、小指の3本が握られるときにできるしわです。頭脳線は、上記の3指に加えて人差し指を曲げるときにできるしわです。同じように、生命線は親指を曲げるときに、運命線は親指の先と小指の先をつけるときにできるしわです。

手の使い方が変われば、頭脳線も感情線もその他の線も変わっていくでしょう。「手相で性格や結婚運がわかる」というよりも、「その人の手の使い方を見ると、丁寧かガサツか、異性に優しいかどうかがわかるかもしれない」というほうが科学的でしょう。

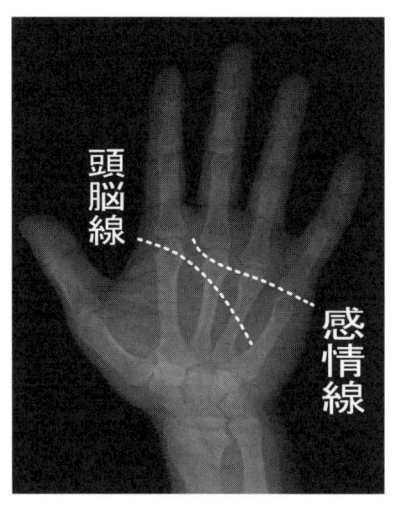

図2-179　左手の実像とX線像

指には骨組みがあります。骨には肉や脂肪がついています。その外側に皮膚がついています。手をはじめとする体は、骨のつなぎ目で曲がります。皮膚の襞は、骨のつなぎ目ではありません。

皮膚の襞を骨のつなぎ目だと思い込んで動くと、「動くはずのないところで動かそうとしている」ことになります。それでは苦しくなります。逆に、骨のつなぎ目をきちんと理解して、つなぎ目で曲げるようにすると、今までよりも楽に動けるようになります。人間の手には「水かき」がついていることに、気づきましたか？

このように自分の体について長さや場所をあるがままに理解することを、アレクサンダー・テクニークでは「体の地図を作る」（ボディマッピング）といいます。

キネステティクスでは、大概念「機能的解剖」の中の小概念「体のオリエンテーション」として位置づけられています。フェルデンクライス・メソッドのATM（言葉を使ったレッスン）の中でも、「体の地図」を作ることを学習します。

自分の体のオリエンテーションがつかない人は、周囲の人と適切なインターアクションができないので、環境との境界が不鮮明になります。自分の手を見て、オリエンテーションを養ってください。

実験　右上肢の根元

「右腕」を自由にして、ゆっくりと回してください。上肢を動かすと、手先が動きます。肘も動きます。上腕も動きます。

「右腕」として動くところと、動かないところの境目は、どこにあるのでしょう？

右上肢の根元に、左手の人差し指の指先を当ててください。

体の構造は一人ひとり、すこしずつ違います。ですから、「必ずこうだ」というものはありません。自分の体で確かめてください。自分の体で確かめられない人は、他人を介助するときにもわかりません。

オリエンテーションのつかない介助者が、オリエンテーションの低下した人を介助したら、2人いっしょに混乱状態になります。

鎖骨

首の下、胸との境目を示すかのごとく、出っ張った骨が横たわっています。鎖骨です（**図2-180**）。

鎖骨は肩の先から胸の真ん中に向かっています。

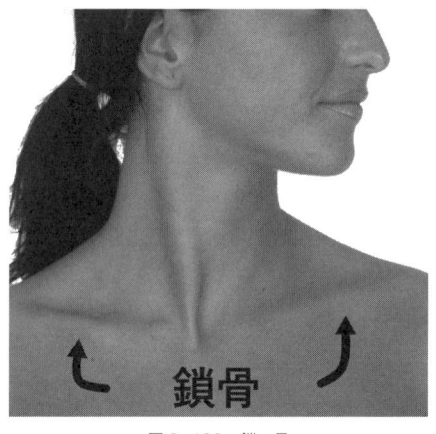

図2-180　鎖骨

胸骨

胸の真ん中には胸骨があります。胸骨には鎖骨と肋骨がついています（**図2-181**）。

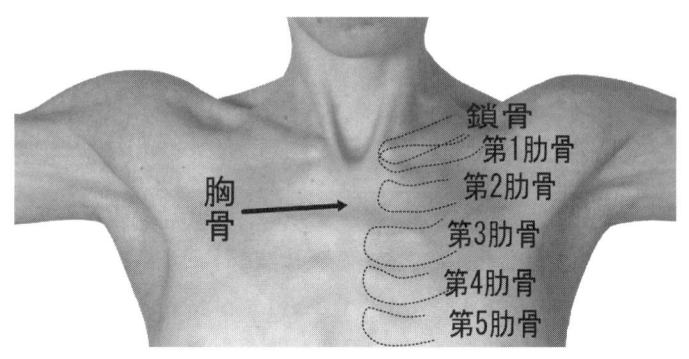

図2-181　胸骨

第1肋骨は、鎖骨の下についているので、体表からは触れません（**図2-182**）。

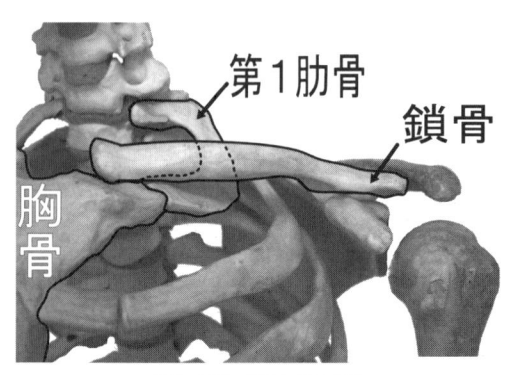

図2-182　鎖骨と第1肋骨

肩甲骨

　背中には、2枚の平たい骨があります。肩甲骨です。

　背中を丸めて、胸の前を縮めるようにすると、2枚の肩甲骨は離れていきます（図2-183）。

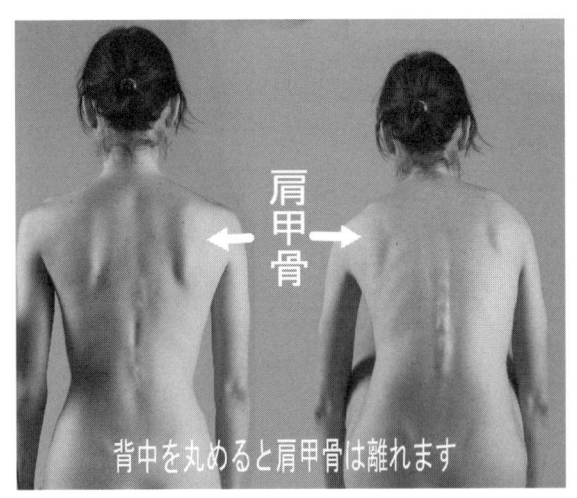

図2-183　肩甲骨

　腕を肩関節からぶら下がるようにだらんとさせてから、ゆっくりと横に上げていってください（図2-184）。最初に動くのは、主として肩関節から下の腕です。肩甲骨も動きます。しかし、肩甲骨の動く範囲は、腕の動く範囲の半分くらいです。肘が水平近くなると、肩関節のついている肩甲骨の動きがはっきりとします。肩甲骨の動きに伴って、鎖骨もはっきりと動き始めます。胸骨と鎖骨の境目である胸鎖関節を中心にして、鎖骨が動きます。

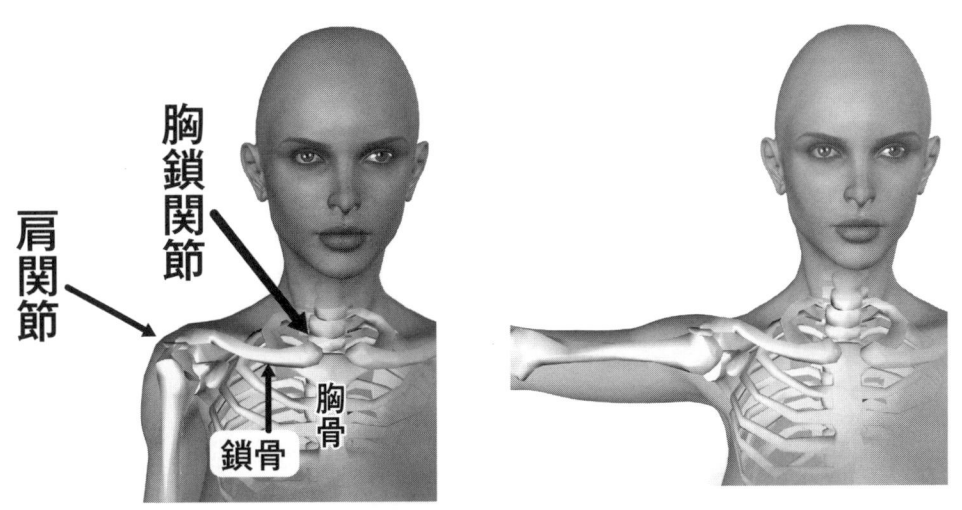

図2-184　腕の動きに応じた骨と関節の動き

いわゆる「腕」と肩甲骨は鎖骨を介して胸骨とつながっています。そして、「腕」を回すときに、鎖骨は動き、胸骨は動きません。つまり、「腕」の根元は、胸骨と鎖骨のつながっているところ、胸鎖関節です（**図2-185**）。

　「腕は鎖骨と胸骨のつながっているところから生えている」と思って、腕をゆっくりと回してみてください。ほら、あなたの手の届く世界は、そんなに広いのですよ！

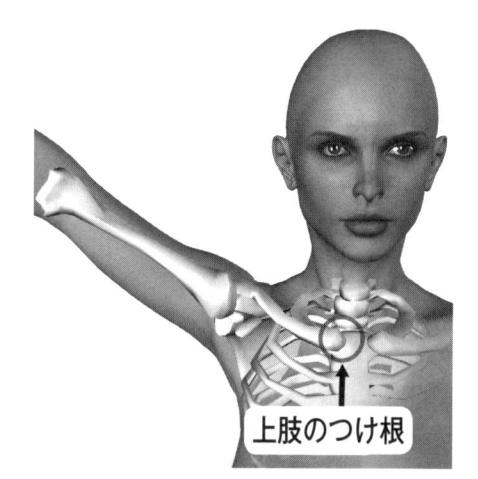

図2-185　胸鎖関節

肩甲骨の上下の動き

　解剖学では、鎖骨と肩甲骨をいっしょにして上肢帯と呼びます。手、前腕、上腕と上肢帯を合わせて上肢と呼びます。腕の動き方から見たときには、上肢全体で一つの腕として機能しています。

　肩甲骨は前方で鎖骨と結合しています。鎖骨は胸骨と結合しています。ですから、肩甲骨も腕と同じく、胸骨と鎖骨の結合しているところ、つまり胸鎖関節を中心にして動きます。鎖骨の傾きと同じくらい回ります。

　肩甲骨は肋骨とは結合していません。肋骨の表面、筋肉の中で浮いています。肩甲骨は、背中側で肋骨の上を滑るようにして移動します（**図2-186**）。

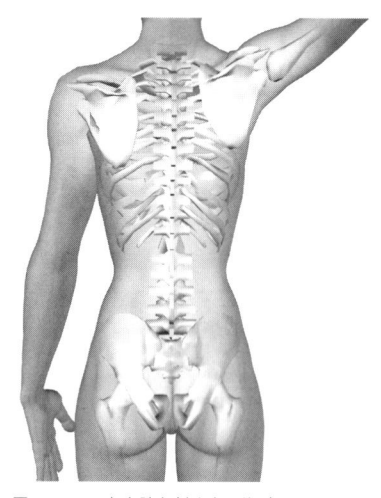

図2-186　右上肢を斜め上に伸ばしたときの背中の状態

肩鎖関節

　肩甲骨と鎖骨は、肩鎖関節と呼ばれる小さな関節でつながっています（**図2-187**）。この関節が動くので、肩甲骨はいろいろな方向に動けます。

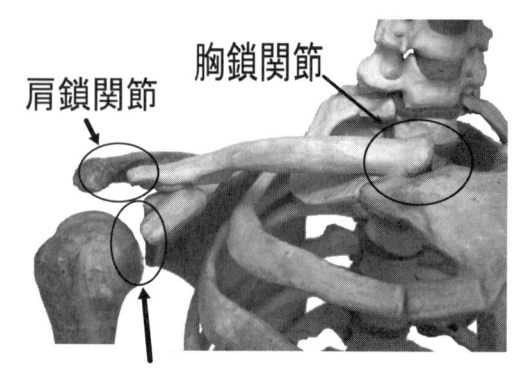

図2-187　肩鎖関節

198　基礎知識

肩甲骨の回旋

　肩を上げるとき、周囲の筋肉の微妙なコントロールで肩甲骨が上がります。このとき、鎖骨と肩甲骨の角度が変わり、肩甲骨の下の角が内側に来るように回っています。これを肩甲骨の回旋と呼びます（**図2-188**）。肩甲骨と鎖骨の間の関節（肩鎖関節）の動きです。

　肩甲骨と鎖骨の間の関節が充分に動かなければ、嫌なことが起こっても、「オウ、ノー！」と肩をすくめることもできません。

　この動きは**「仰向けでの頭側への移動」**で大変に役立ちます▶。

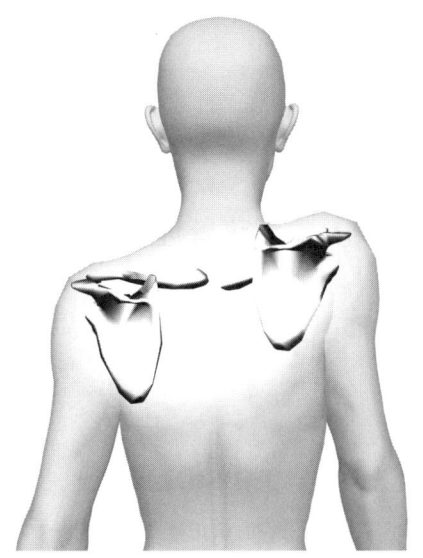

図2-188　肩甲骨の回旋

コラム　ロボットダンスで首がめり込む？

　ロボットダンスで、首が胸郭にめり込んだように見せるには、顔を正面に向けたまま頚椎を前に曲げ、両肩を上げます。すると、正面から見ると、頭が胸郭にめり込んだように見えます。両肩が胸郭の上端に見えるからです。

　腕を下げたまま肩を上げたときには、肩甲骨は**図2-189**の**図中A**のようになります。腕を斜め上に上げたときには、肩甲骨は**図2-189**の**図中B**のようになります。肩甲骨と鎖骨の関係が変わっているでしょう？肩甲骨と鎖骨の間に関節があるので、肩甲骨は回旋できます。

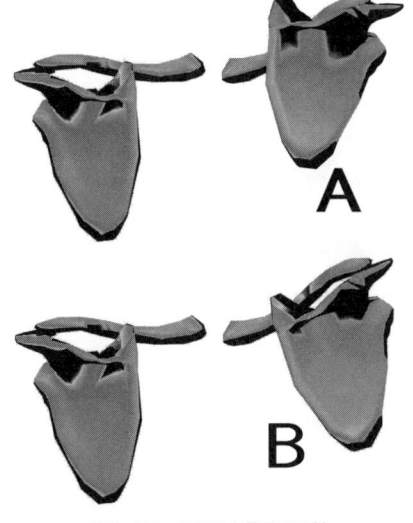

図2-189　肩甲骨と鎖骨の関係

▶ 付録DVD Disc 2 No.17「ベッドの上での移動」、No.18「仰向けで頭側足側へ移動」、No.19「側臥位の前後移動」で肩甲骨の動きが使われています。

肩関節（肩甲上腕関節）

　上腕骨は、肩甲骨と関節を作っています。腕を回せるのは、この関節があるからです。この関節自体はとても浅いので、とてもよくいろいろな方向に動けます。関節が浅くて弱いので、周囲を腱や靱帯、筋肉が固めています。

実験　腕を横に伸ばして前に回す・・・・・・・・・・・・・・・・・・・・・・・・・・・・・・・・・・

　右腕を横に水平に伸ばしてから、前方に回してください。
　肩甲骨は、どのように動きますか？

●肩甲骨の横への動き

　肩甲骨の「横への動き」を感じられるでしょうか？
　肩甲骨は、肋骨で作られた篭のような胸郭の上を、滑るように左右に動きます。肩甲骨は鎖骨につながっています。ですから、肩甲骨の横への動きも鎖骨で制限されます。肩甲骨が横方向に動くときには、胸鎖関節を中心にして回っています。**腕を前に伸ばすと、肩甲骨は外側に移動します。これを外転**と呼びます。**腕を引くと、肩甲骨は脊柱に近づきます。これを内転**と呼びます（図2-190）。

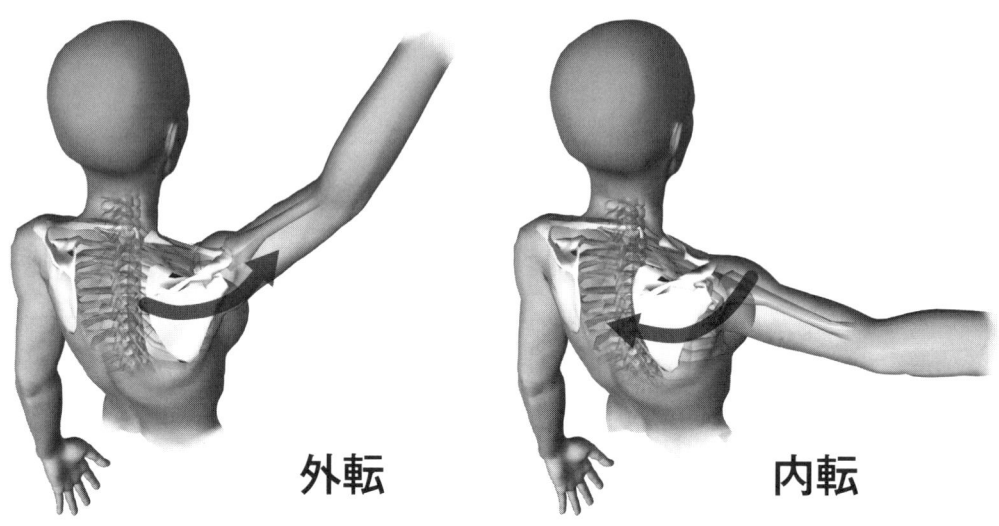

図2-190　肩甲骨の外転・内転

　これらの動きは「**側臥位での前後への移動**」や「**仰臥位での横への移動**」で役立ちます。
　一般に「肩」と呼ばれている部分は、肩甲骨ではありません。上腕骨を覆う三角筋です。ここは「腕」ですから、一般に「肩をつかむ」といわれる行為をすると、相手の腕の動きを邪魔することになります。たとえば、水平移動の介助のときに介助を受ける人の肩をつかむと、腕を使えなくなります。歩行の介助のときに介助を受ける人の肩をつかむと、上肢でバランスをとれなくなります。

機能的関節

　これまで見てきたように、肩甲骨は胸郭の上を滑って動きます。肩甲骨の裏にある肩甲下筋と、胸郭についている前鋸筋(ぜんきょきん)の間で滑ります。機能的には肩甲骨と胸郭の間に関節があるのと同様と考えられるので、**肩甲胸郭関節**と呼ばれています。

　また、肩甲骨の先端の肩峰(けんぽう)と呼ばれる部分も、上腕骨との間で機能的関節を作っており、肩峰下関節と呼ばれています。

コラム 腕がよく動く理由

　腕の骨、つまり上腕骨は、肩関節で肩甲骨とつながっています。その肩甲骨は肩鎖関節で鎖骨とつながり、鎖骨は胸鎖関節で胸骨とつながっています。最終的に、上腕骨は胸骨との間に2つの骨と3つの関節を介在させています。関節が多いので、腕はいろいろな方向に自由に動くことができます。

　肩甲骨が動かなければ、胸鎖関節や肩鎖関節の動きを使えません。3つある関節のうちの1つしか使えないので、上肢の動きは極めて制限されます。

　肩甲骨が動かないと思っている人は、上肢を動かすときに、肩甲骨を止めるために筋肉を使います。その結果、「肩が凝る」「背中が凝る」ことになります。このような肩凝りは、仕事をし過ぎたためではなく、自分の肩の構造を知らないために起こります。

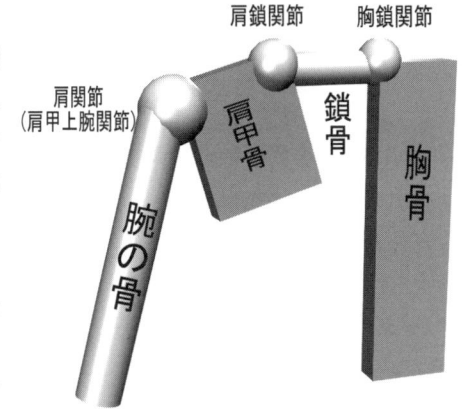

肩の周りの筋肉

実験 胸を開く・・

胸を開いてください。
「シャツのボタンを外す」のではなく、胸郭の前が広がるように両肩を後ろに動かすのです。
どこの筋肉が収縮するでしょう？

・・

僧帽筋は肩甲骨をいろいろな方向に動かすことができます

背中には僧帽筋（そうぼうきん）という筋肉が大きく広がっています（**図 2-191**）。この筋肉は、肩甲骨の肩甲棘（けんこうきょく）という突起から脊柱に広くつながっています。

僧帽筋の下側が収縮すると、肩甲骨は内側の下方に引かれます。

僧帽筋の真ん中くらいが収縮すると、肩甲骨は内側に引かれます。両肩を後ろに動かして胸を張るときに、この筋肉が働いています。

上肢を動かさないようにして僧帽筋の上側を収縮させると、頚は傾き、顔は反対側に向きます。「小首をかしげる」ときには、この筋肉が働いています。

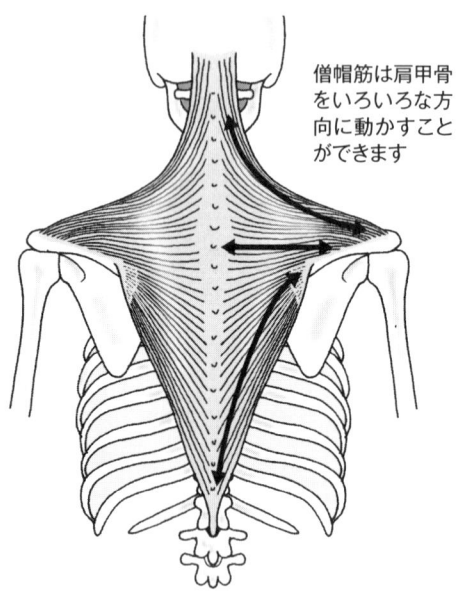

図 2-191　僧帽筋

肩甲骨には僧帽筋より深いところにも多くの筋肉がついています（**図 2-192**）。

肩甲挙筋は肩甲骨を引き上げますが、上肢が固定されていると小首をかしげる動きになります。

大小の菱形筋（りょうけいきん）も僧帽筋のように肩甲骨を内側に引きます。

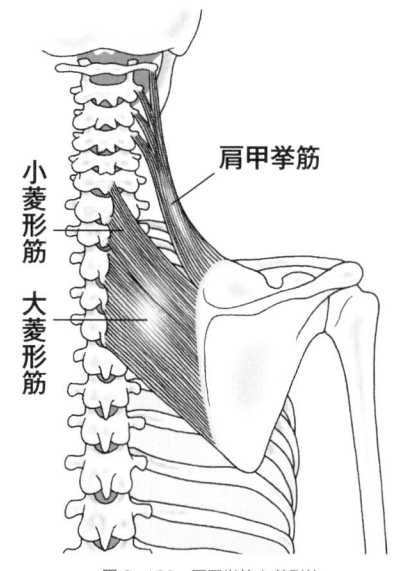

図 2-192　肩甲挙筋と菱形筋

実験 腕を伸ばす

立って両腕を静かに垂らし、楽に息をします。
右胸と左胸への空気の入りやすさを感じます。
ボクシングのストレートパンチを打つように、右腕を前方にずーっと伸ばします。
右腕を伸ばしきったとき、左右の胸への空気の入りやすさは、どう変わるでしょう？

肩甲骨の裏側には肋骨につながる筋肉がついています。肋骨についているところが、鋸（のこぎり）の刃のようにギザギザになっているので、前鋸筋（ぜんきょきん）と呼ばれています（図2-193）。

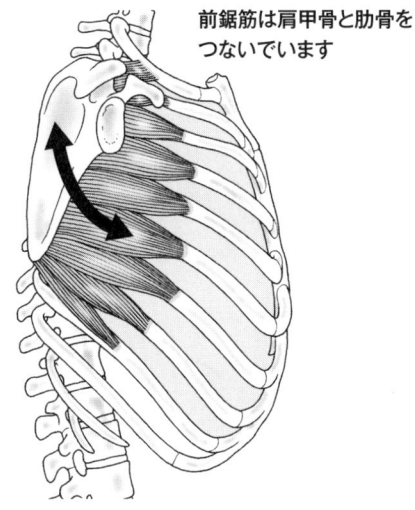

前鋸筋が収縮すると、肩甲骨を前方外側に引き出します。そして、肩甲骨を横に回し、肩関節を前に回します。肋骨は後上方に引かれるので、胸郭が開いて息を吸うことができます。

息を吸いながら右腕を前に伸ばしたり、息を吐きながら右腕を前に伸ばしたりしてください。息のしやすさが違うことに気づくでしょう。

右腕を伸ばしたときには、前鋸筋が収縮しています。腕を伸ばすときに前鋸筋がある程度収縮してしまえば、その後で呼吸を手助けするために収縮する余裕は減ります。ですから、右腕を伸ばしたときに、右の胸には左の胸ほど楽に息が入りません。

肩甲骨が背中で固定されていると、前鋸筋がちょっと収縮するだけで息を吸うのが楽になります。また、息を吐くと肋骨は前下方に下がるので、前鋸筋をちょっと収縮させるだけで肩甲骨を前に回せます。パンチを繰り出すときには、息を吐くでしょう？

肩甲骨と肋骨をつなぐのは前鋸筋だけではありません。肩甲骨の前にある烏口突起（うこうとっき）から肋骨には、小胸筋がつながっています（図2-194）。小胸筋も、肩甲骨を前に引くと同時に、肋骨を引き上げます。腕を前に伸ばすことや息を吸うことを助けています。

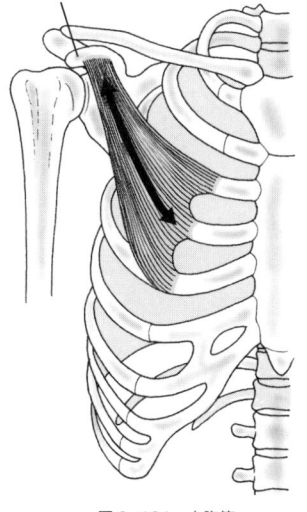

前鋸筋は肩甲骨と肋骨をつないでいます

図2-193　前鋸筋

烏口突起

図2-194　小胸筋

自由上肢

　肩から先の腕を、解剖学では自由上肢と呼びます。自由上肢は3つに分けることができます。下から順に、手、前腕、上腕です（**図2-195**）。自由上肢と上肢帯（肩甲骨と鎖骨）をいっしょにして上肢と呼びます。一般の人は、上腕のことを単に「腕」と呼ぶこともあります。

　上腕の中には、上腕骨という1本の骨があります。前腕の中には2本の骨が平行に並んで入っています。親指側の骨が橈骨で、小指側が尺骨です（**図2-196**）。

　昔の日本で長さの単位として使われた「尺」は、手首から肘までの長さで、約30.3 cmでした。メートル原器がなくても簡単に計れる、体に備えつけのモノサシです。

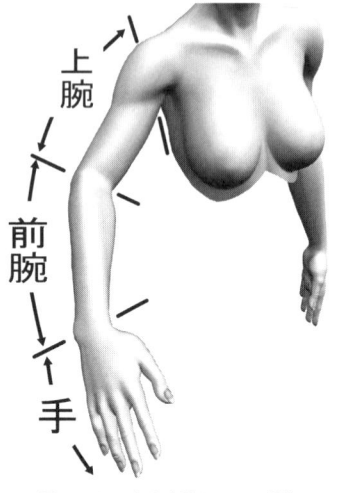

図2-195　自由上肢の3つの部分

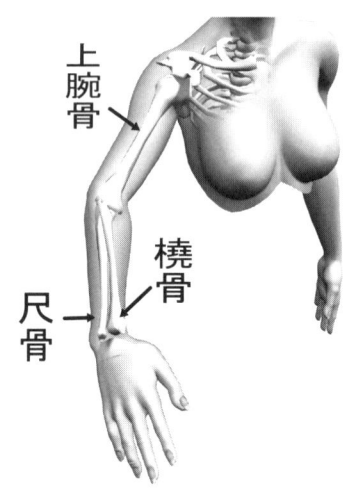

図2-196　上腕と前腕の骨

上肢を動かす筋肉

実験　寝て、クッションを使う

　タオルと、しっかり重さを支えられるクッションを用意してください。ビーズクッションは駄目です。
　立って、自分の肩の位置が背中からどのくらいのところにあるのかを確認します。
　床または硬めのクッションの上に、仰向けに寝てください。
　枕を調整して、静かに呼吸します。左右の呼吸のしやすさを感じます。

　タオルをほどよく畳みます。
　立っているときに確認したときと右肩が同じ位置になるように、タオルを右肩の下に入れます。
　左右の胸郭の呼吸のしやすさを比べます。
　肘の下にも入れて、同じことを比べましょう。

　側臥位になって、上になったほうの上肢をしっかりしたクッションで支えます。
　呼吸を感じてください。どのように変わりましたか？

●大胸筋

ボディビルダーの厚い胸板には、大胸筋が詰まっています（**図2-197**）。

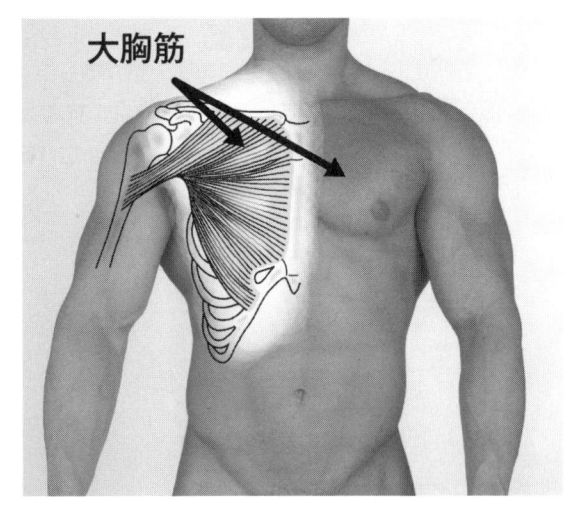

図2-197　大胸筋

大胸筋は、上腕骨と胸骨、肋骨をつないでいます。上腕を上げたところから大胸筋を収縮させると、上腕を引き下げるように働きます（**図2-198**）。

また、大胸筋は、上腕の前面を回って上腕の外側についているので、腕を下げたままで収縮させると、肘を外に回すように働きます。

上肢を固定して大胸筋を収縮させると、胸骨と肋骨を引っ張って胸郭が狭くなり、息を吐くのに役立ちます。ラジオ体操の深呼吸を思い出してください。腕を上げて息を吸い、腕を下げて息を吐きます。上腕の動きが胸郭の動きを補助しているからです。

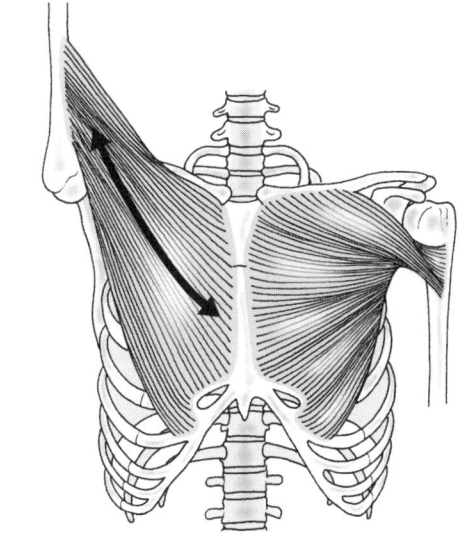

図2-198　大胸筋の働き

寝るときに上肢を支えると、大胸筋の緊張が減って胸郭が広がりやすくなります。肘まで支えると、大胸筋はさらにゆるむことができます（**図2-199**）。

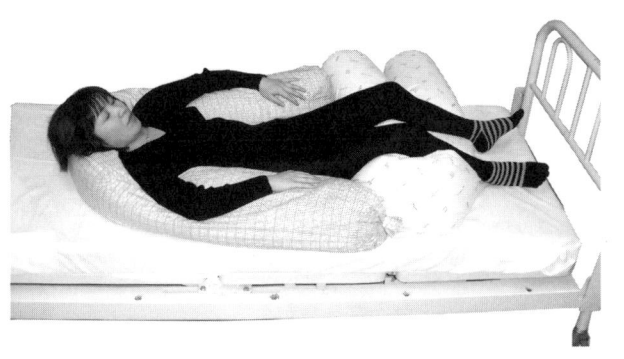

図2-199　大胸筋をゆるめる援助

●広背筋

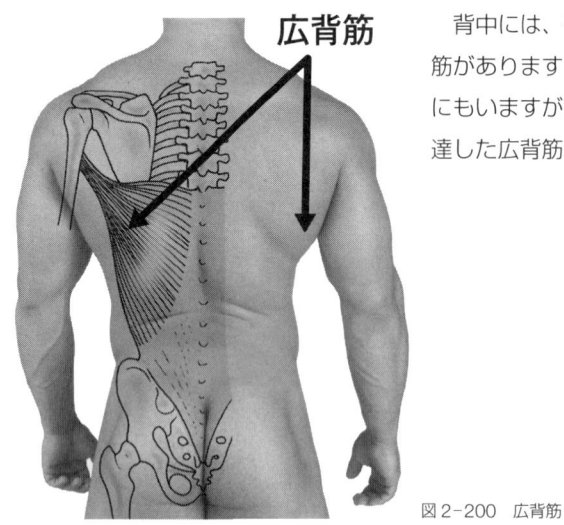

背中には、脊柱の真ん中から上腕につながる大きな広背筋があります（**図2-200**）。筋骨隆々の男性（最近は女性にもいますが）の逆三角形の上体は、大胸筋ではなく、発達した広背筋によります。

図2-200　広背筋

広背筋は上腕の前面につながっているので、腕を下げた状態で広背筋が収縮すると、肘を外側に回すように働きます（**図2-201**）。

上腕を伸ばして鉄棒にぶら下がっているときには、上腕を引き下げて体を持ち上げるのに使われます。

上肢を固定して広背筋を収縮させると、胸郭の背中側を覆う筋肉の鎧（よろい）が収縮します。すると、胸郭は広がりづらくなります。

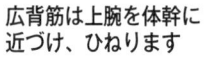

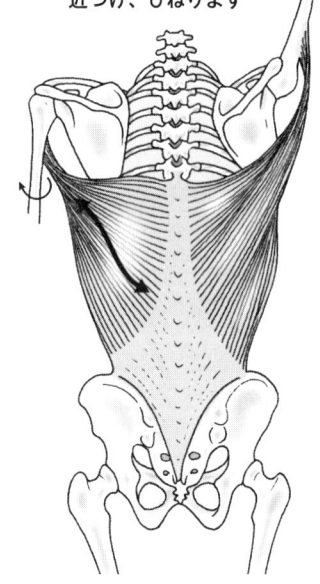

図2-201　広背筋の働き

うつ伏せ気味に寝るときには、上になった側の上腕を広背筋が引き上げます。上腕と肩甲骨がしっかりとしたクッションで支えられれば、広背筋の緊張は減ります（**図2-202**）。呼吸が楽になるかもしれません。上腕のひねりまで補助があれば、もっと楽になるでしょう。

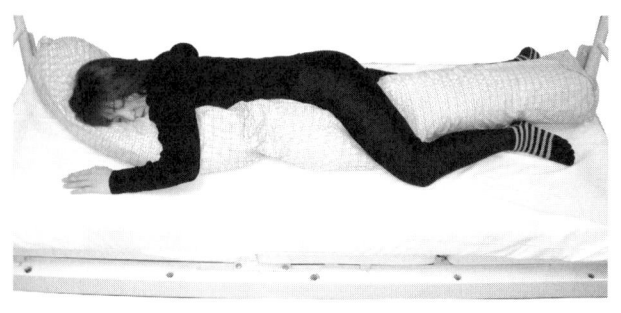

図2-202　広背筋をゆるめる援助

前　腕

実験　手首を回す

右肘を軽く曲げて、右手を前に出して、手首を回してください。
どこが動くでしょう？
あなたは何をしているでしょう？

　上腕骨が前腕の骨と作る関節のすぐ上には凹みがあります。ここに尺骨の先端である肘頭がはまり込み、肘の先として触れます（図2-203）。つまり、いわゆる肘は前腕の一部です。正確には小指側についている尺骨です。

　肘は、尺骨と上腕骨が作る関節で動き、曲がったり伸びたりします。ですから、小指と肘を結んだ直線を軸にして手を回すと、前腕を楽に回せたり、簡単に手のひらを返したりできます（図2-204）。本のページをめくるときは、このようにして手を動かしています。

　橈骨と上腕骨の関節は、肘の曲げ伸ばしには関係しません。橈骨の頭は、肘の下で尺骨の周りを回ります。

　親指から肘に引いた直線を軸にして手首を回そうとすると、うまく回りません。それどころか、肘を傷めます。親指は橈骨についているからです。

　橈骨は尺骨の周りを回るようにできています。ですから、親指を軸にして回すときには、橈骨を固定して尺骨を動かさなければなりません。尺骨を動かすには、尺骨につながっている上腕骨まで動かさなければなりません。つまり、肘を動かす必要があります（図2-205）。

図2-203　上肢の骨格

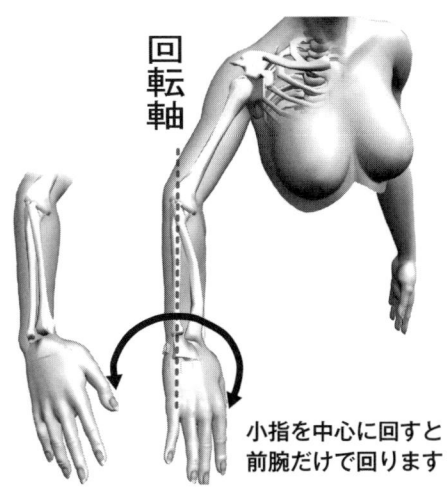

図2-204　小指を中心とした肘の回転

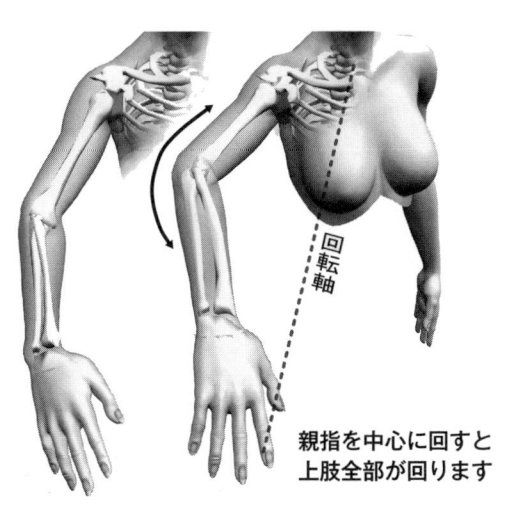

図2-205　親指を中心とした肘の回転

肩関節（肩甲上腕関節）から先の腕だけを動かすことができます。そのときは上腕骨と前腕骨が動きます。肩鎖関節から先を動かすこともできます。そのときは肩甲骨まで動かすことになります ▶。胸鎖関節から先を使うこともできます。そのときは鎖骨まで動員します。

　鍵やドアノブを回すときには、親指を軸にして回します。このときに「胸鎖関節まで動く」ことを許してあげると、体が楽に動いて幸せになります。

コラム　ピアノを上手に弾く

　なぜ、上手なピアニストは、あんなに体を動かすのでしょう？

　「音楽を体全体で表現するためだ」と文学的に答えることもできるでしょう。しかし、上肢の動きを理解すると、もうすこし科学的に表現できます。

　鍵盤を小指で押した後に親指で押すには肘から先だけを回せばよいのですが、親指で押した後に小指で押すには肩関節まで動かさなければなりません。もし強く押したいと思えば、肩鎖関節を動かして肩甲骨を使ったり、胸鎖関節まで使って鎖骨まで動員するかもしれません。そして、最大に響かせたければ、足趾から上にある体全体を使って鍵盤を押さなければならないでしょう。

　小さな音で繊細な旋律のときには、ピアニストの体は小さく滑らかに動きます。腕を大きく動かす必要がないからです。大きな音でダイナミックな変化のある旋律では、ピアニストの体は大きく動きます。

実験　右手を上に伸ばす

　静かに立って、肩から先の右腕を上に伸ばします。
　左右の肩の高さを変えないようにして、楽に伸びるところまで伸ばします。

　「賛成の人は手を挙げてください」と言われたときは、**図2-206** のようにして手を挙げています。手のひらを前に出して「賛成だよ」と示します。しかし、「自分が指名されて発言を求められたくはない」というときは、肩までは上げません。

　両肩の高さを同じにして、手のひらを前に向けて手を挙げると、腕は楽ではありません。すぐに下ろしたくなります。

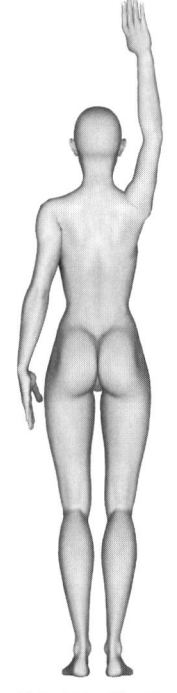

図2-206　挙手

▶ 上肢の肩甲骨の動きの臨床応用例は、付録 DVD Disc 2 No.11「宇宙のエネルギー？」で見ることができます。

実験 右手を回す

小指から肘、そして肩を結ぶ直線を想像します。
その直線を軸にして、右手を回します。下から見たときに、右手が時計回りするように回します。
右手が回転すると、前腕も回ります。その回転はどこまで伝わっていくでしょう？

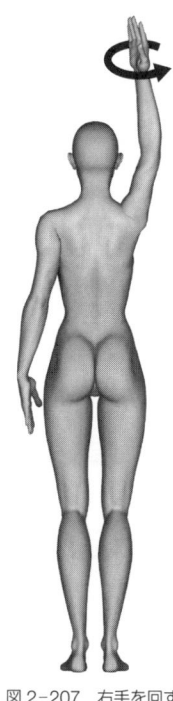

right手の小指を軸にして右手を回すと、手を挙げているのがすこし楽に感じられます（図2-207）。丁寧に感じてみると、大胸筋や小胸筋の緊張が減ることに気づくかもしれません。手の回転が、上腕骨や肩甲骨にまで伝わっているようです。しかし、そこから先には伝わらないように感じます。

図2-207 右手を回す

実験 肩を斜めにする

右肩を左肩より高くして、右手をさらに上に伸ばします。
肩甲骨が回旋するでしょう？
そこで、先ほどの「実験」と同じように右手を回します。
右手の回転は、どこまで伝わっていくでしょうか？

右肩を左肩より高くすることを体に許すと、右手の回転は肩を越えて胸郭に伝わります。そして、胸郭が左右の肩甲骨の高さの変化に応じて傾き、回転します。胸郭の傾きと回転は、ウエストから骨盤に伝わります。そして、骨盤の右側が上がり、右手の回転と同じ方向に回転します。

骨盤の右側が上がると重さは左側にかかり、結果的に左下肢で片足立ちするようになります。骨盤は、左の大腿骨の上で回ります。骨盤の回転は、股関節を介して左の大腿骨に伝わります。左大腿骨の回転は足関節に伝わり、そこから左の第1趾に伝わります。

右手を上に伸ばすと、右手、右の前腕、右の上腕、右肩、胸郭をつなぐ回転の軸が伸びていくよう

02 感じる解剖

209

に感じます。この「軸」は、右の小指の先端、尺骨の末端、肘頭、右肩、右の広背筋が脊柱につくところを結ぶ線になります（図2-208）。この線を軸にして、右手の小指の回転が左の第1趾にまで伝わります。しかし、この経路のどこかに緊張の強いところがあると、回転は伝わりません。緊張の少ない人だけが、体を隅々まで使えます。

右手小指の先からの動きは、右の広背筋を引き伸ばします。すると、体は広背筋が伸び過ぎないように全身で反応します。それが、「体全体を左にひねる」という動きになります。

この「小指の先端、尺骨の末端、肘頭、肩、広背筋が脊柱につくところを結ぶ線」を、ロルフィングのマイヤーズは、上肢の「Deep Back Arm Line」と名づけました。キネステティクスで「腕の後面」と呼ばれる部分に合致します。これらの言葉が示す内容を言葉だけから理解しようとすると混乱します。「小指を軸にして腕を伸ばしたときに、反対側の趾までの経路があるように感じられる」ことだけ覚えておくとよいでしょう。

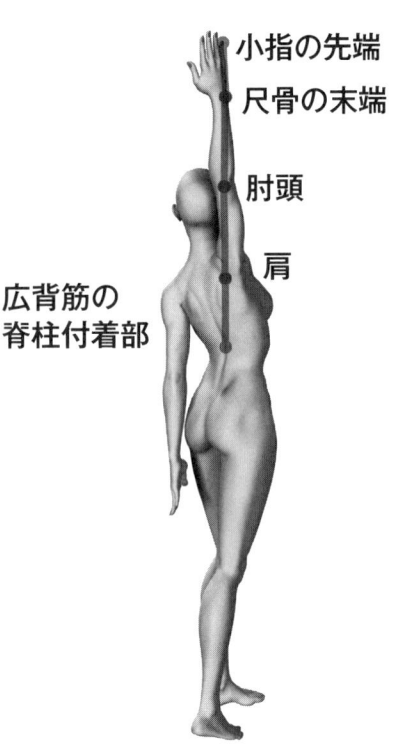

図2-208 「Deep Back Arm Line」あるいは「腕の後面」

コラム ダンスの回転①

「Deep Back Arm Line」を伸ばすように動くと、右手は体の中心に向かいます。さらに、この線を伸ばすように右手を左に誘導すると、右上肢は体の中心を越えて左側に伸ばしていけます。広背筋が気持ちよく引き伸ばされると、体は左に回転します。

この動きは、ダンスのリーダーがアンダーアームターンでパートナーを回転させるときの動きです。また、合気道で相手を投げるときにも同じ動きを使います。

実験 親指から伸ばしながら回す

親指を軸にして、先ほどの「実験」と同じように右手を回します。
親指の先がどんどん離れると感じられる方向に進めていくとき、どんな動きになるでしょう？
どこが伸びていきますか？

下から見て、右手が親指を軸にして時計回りするように回しながら、親指ができるだけ遠くに行くように伸ばしてみます（**図2-209**）。すると、親指の先は体の軸から離れていきます。これまでの「実験」と同じ向きに右手を回転させているのに、これまでとは反対に右手は体の外側に伸びていきます。

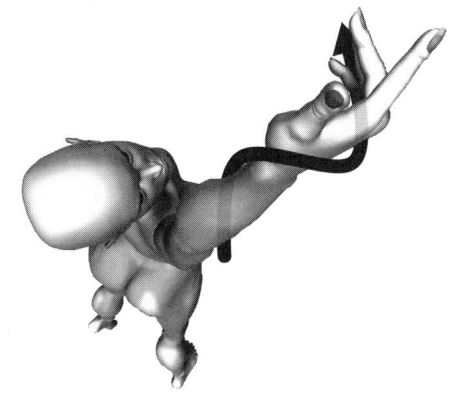

図2-209　右手を親指を軸に回しながら伸ばす

　このとき、右の親指の先端、橈骨の末端、肘のくぼみ、肩の烏口突起、大・小胸筋の胸骨付着部を結ぶ線が引き伸ばされるように感じます（**図2-210**）。
　右手が親指を軸にして回転しながら伸びていくと、大胸筋が引き伸ばされます。引き伸ばされた大胸筋の伸びを減らすように体全体が反応します。その反応は、体が右側に回る動きです。
　この「親指の先端、橈骨の末端、肘のくぼみ、烏口突起、大・小胸筋の胸骨付着部を結ぶ線」を、ロルフィングのマイヤーズは「Deep Front Arm Line」と呼んでいます。キネステティクスで「腕の前面」と呼ばれる部分とほぼ同じです。

親指の先端
橈骨末端
肘のくぼみ
肩甲骨の烏口突起
小・大胸筋の胸骨付着部

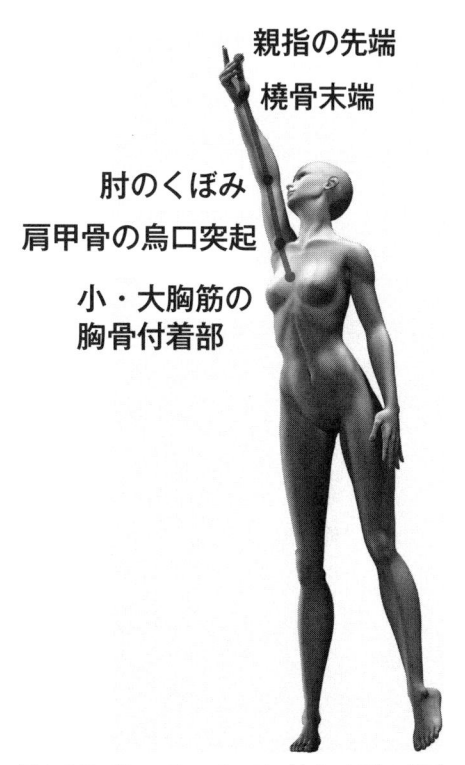

図2-210　「Deep Front Arm Line」あるいは「腕の前面」

コラム　ダンスの回転②

　社交ダンスの一種であるジルバで、アメリカンスピンを行うときには、「Deep Front Arm Line」に基づいた動きが使われます。アメリカンスピンでは、リーダーが肘を曲げた状態のパートナーの右の手のひらを軽く押すことで、その右上腕が後ろに行き、肩甲骨が押されます。大胸筋の肩甲骨付着部が後ろに行きますから、大胸筋は伸ばされます。その結果、大胸筋の伸展を戻すように体がスピンします。
　同じことは、合気道の投げでも行われます。相手の親指をつかんで、相手の肘が内側に行くようにひねりながら誘導すると、相手は自分から投げられてくれます。

右手を回転させる一連の「実験」から、気がついたでしょうか？

右手を同じ向きに回転させても、回転の中心軸を小指にするか親指にするかで、体の回る向きが変わります。その違いは、**体幹のどこの筋肉が伸ばされるか**にあります*。小指は体幹の広背筋につながっています。ですから、背中＝後面を引きます。親指は大胸筋につながっています。ですから、胸＝前面を引きます。

前面・後面、内側・外側、腹側・背側

実験 字を書く

紙をテーブルの上に置いて、字を書いてください。

大きな字や小さな字を書いてください。

そのとき、右手と左手は、どこでテーブルに接触して支えているでしょう？

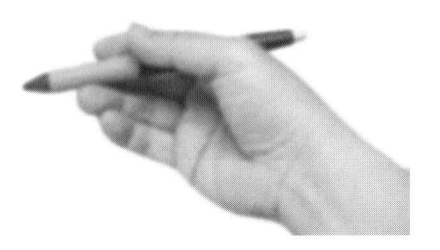

大きな字を書くときは、肘を浮かせて、上肢全体を体幹で支えます。中くらいの字を書くときは、肘で前腕から先を支えます。小さな字を書くときは、手の小指側、正確には第5中手骨の外側から尺骨の末端で手を支えます。そのとき、左手は何をどのようにしているでしょう？

左手は紙を押さえています。多分、小指側で押さえているでしょう。親指で押さえると安定しません。字を書くほうの手でも、紙を押さえるほうの手でも、小指から尺骨末端と肘が上肢を支えるために使われます（図2-211）。

小指から肘のラインで重さを支えることで、親指から肘のくぼみ、烏口突起、大・小胸筋のラインに沿った筋肉が重さを抱えなくてもよいので、使いやすくなります。つまり、親指側のラインは道具などを操作する機能を持ち、小指側のラインは重さを支える機能を持っています。キネステティクスでは、前者を「前面」、後者を「後面」と呼びます。解剖学的には、上肢の内側と外側です。類人猿以外の動物なら、腹側と背側になります。

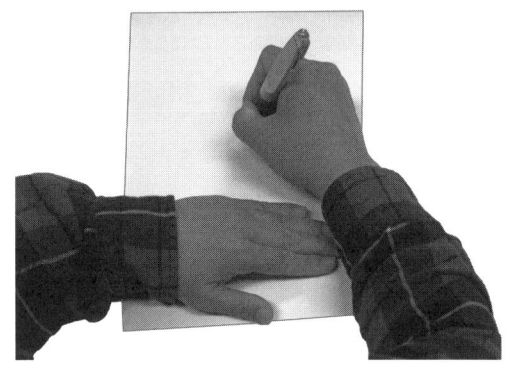

図2-211 小指側で上肢を支える

---

* 筋肉が伸ばされると、筋と腱にある伸展受容体が伸ばされます。固有覚への刺激になります。この刺激が脳に伝わり、体を守るために最適な動きで反応します。これらの動きが邪魔されることなく連続的に出てくるとダンスや合気道の名人技になります。

●手

手には骨があります（図2-212）。手首には前腕の骨である橈骨と尺骨があります。親指側が橈骨で、小指側が尺骨です。橈骨も尺骨も、指に直接はついていません。両者の間には、手のひらのつけ根部分があります。空手では掌底と呼ばれる部分です。ここは硬いので、打突に使えます。掌底で相手の鼻を下からすくうように打つと、女性でも暴漢をひるませることができます。もちろん、その隙に逃げるのです。

この掌底は、手根骨と呼ばれる7つの小さな骨でできています。手根骨には中手骨と呼ばれる5つの細長い骨がついており、これが手のひらを作っています。

中手骨は、手のひらの中で扇のように広がっています。中手骨同士の間には隙間があり、そこに筋肉や腱があります。

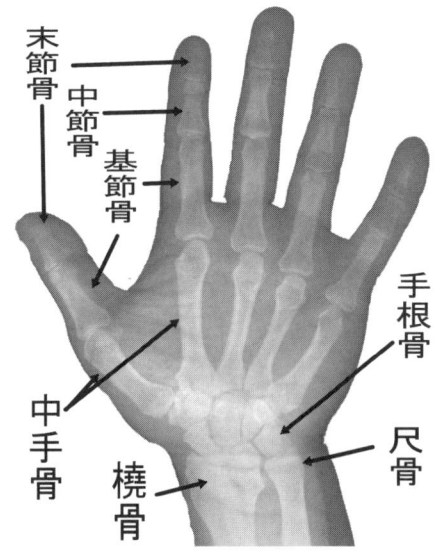

図2-212 手の骨

実験 中手骨を動かす

右手の指で、左手の中手骨を1本ずつつまみ、動かしてみてください。
それぞれの中手骨の動きは同じでしょうか？

親指の中手骨は、とてもよく動きます。前後左右どの方向にも動きます。人差し指の中手骨は、親指より動きません。前後左右にすこし動くようですが、はっきりとしません。中指の中手骨は、ますます動きません。動かそうとすると、肘まで動いてしまいます。薬指の中手骨は、わりと動きます。特に前後によく動きます。小指の中手骨は、さらによく動きます。前後によく動くうえに、横にも動きます。

このように中手骨が動くので、ボールなどを握ることができます。握るときには、親指のつけ根と小指のつけ根が近づくように動いています。

指

実験 ゲンコツを作る

ゲンコツを作ってください。
ゲンコツを作ったときに出っ張っているところは、指の骨でしょうか？ 手のひらの骨でしょうか？

指の骨は、中手骨から先についています（**図 2-213**）。中手骨に近いほうから、基節骨、中節骨、末節骨と呼ばれます。親指には中節骨がありません。

手を握ってゲンコツを作ったときに、突き出てくるところは中手骨です。指の基節骨が屈曲側にずれています。ですから、ゲンコツで腕立て伏せをするときには、中手骨で重さを支えて、指の骨の背側でバランスを調整しています。

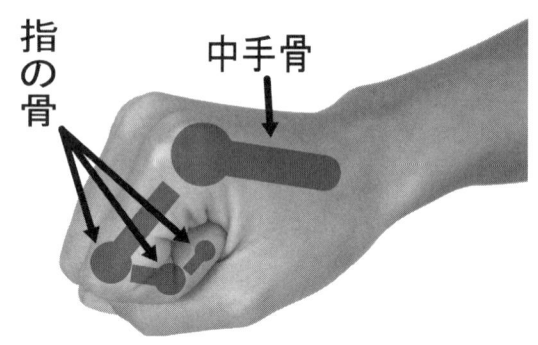

図 2-213 指の骨

指の動き

付録 DVD Disc 1 No.6「いろいろなものの応用」および Disc 2 No.10「字を書く」で臨床応用例を見ることができます。

末節骨と中節骨の間の関節は、DIP 関節と呼ばれます。中節骨と基節骨の間の関節は、PIP 関節と呼ばれます。この 2 つの関節は、一方向に曲がったり伸びたり、つまり屈曲と伸展をします。

基節骨と中手骨の間の関節は、MP 関節と呼ばれます。この関節は、縦横 2 つの方向に屈曲・伸展できます。指先で「8 の字」を描くことができるのは、MP 関節の働きです（**図 2-214**）。右手の指で左手の人差し指をつまんで、MP 関節で「8 の字」に動かしてみてください。縦にも横にも「8 の字」を描くことができます。

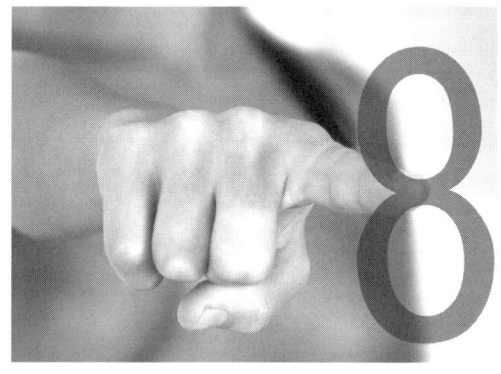

図 2-214 「8 の字」を描ける MP 関節の働き

親指には中節骨がありませんが、親指は他の指より広い範囲で「8 の字」を描くことができます。この動きが、ヒトの手を他の動物よりも器用にしています。

実験 指を動かす

右手の指を動かしてください。
指を動かす筋肉は、どこにあると感じますか？
左手で右の前腕を握ってから、右手の指を動かしてください。
左手に何を感じますか？

指についている腱を引くと、指が動きます。指についている長い腱は、手首を越えて前腕の筋肉についています。ですから、前腕を強くつかまれると、指を動かしづらくなります。

● 親　指

それぞれの指には特有の動きがあります。特に親指は、他の指とは明らかな違いをもっています。親指だけが他の指と向かい合うことができます。指輪をつまんで婚約できるのは、親指があるおかげです。この動きは、親指の中手骨によるものです（**図2-215**）。

指輪を親指と小指でつまむこともできます。しかし、そのようにつまむと親指のつけ根が疲れます。親指の中手骨と手根骨の間の関節は大変よく動きますが、小指と向かい合わせるようにすると、関節面の接触面積が極端に小さくなります。その状態で、滑りやすい物を力いっぱい握り締め、力任せに動かすと、親指のつけ根が痛くなります。

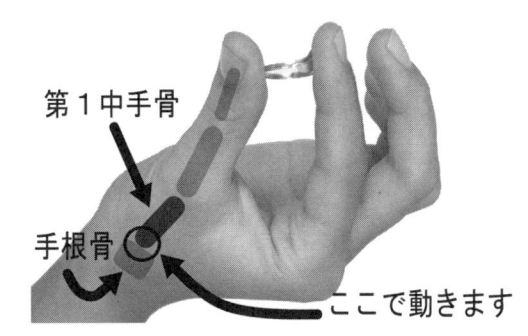

図2-215　親指のつまむ動き

手を使う動物は、ヒト以外にもいます。たとえば、リスやネコは手を使って物を抱えられます（**図2-216**）。しかし、抱えるには両手を使わなければなりません。親指と他の指を向かい合わせてつまむことのできる動物は、ヒトと類人猿以外にはいません。

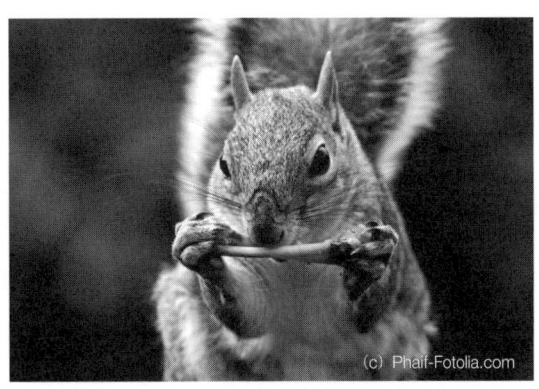

図2-216　両手で物を抱えるリス

コラム　パンダの指

パンダとレッサーパンダは、笹をつかんで食べます。つまんでいるようにも見えます。

しかし、パンダの親指は他の指と対向していません。親指側の橈側種子骨（とうそくしゅしこつ）が六指突起（ろくしとっき）と呼ばれる突起を作っています。小指側では副手根骨または豆状骨（とうじょうこつ）と呼ばれる骨が突起を作っています。この2つの突起が両側から支え、5本の指と協力してつかんでいます[*1]。

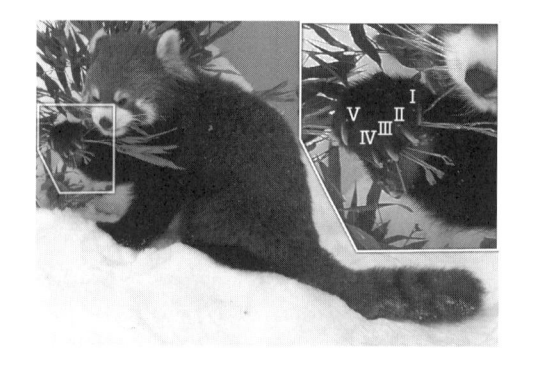

●小　指

日本には、謝罪のために小指を詰める（切断する）文化を持つ人々がいます。「小指がなければ困る。その大切な小指を詰めることで謝罪の意を示す」と考えられているようです。

鉛筆で文字を書くとき、小指側の感覚がなければ鉛筆をきちんと支えられず、うまく書けません。直線を書くときには、小指を軽く立てて小指の先を紙に軽く触れさせておくと、紙から手の距離を保ちやすくなります。

トランペットの演奏では、右手の人差し指と中指と薬指の3本しか動かしませんが、右手の小指をフックにかけて手を支えます。

実験　包丁を握る

包丁を握ってください。
指輪をつまむときとの違いを感じてください。

包丁を握るときには小指を締めます。小指を締めなければ、包丁をうまく扱えません（図2-217）。

小指は、物をつかむときに大切になる指です。剣道では、「小指を締めて竹刀（しない）を握るように」と指導されます。弓道でも、「左手の小指を締めて弓を持つように」と指導されます[*2]。

物を握ってしっかり安定させるためには、小指から尺骨（しゃっこつ）の末端、肘までの線が真っすぐになるように持つ必要があります。

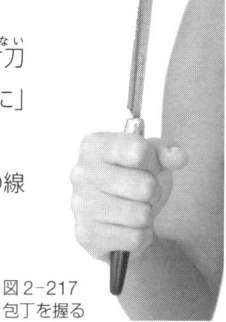

図2-217
包丁を握る

[*1] Antón M, et al：Implications of the functional anatomy of the hand and forearm of Ailurus fulgens (Carnivora, Ailuridae) for the evolution of the 'false-thumb' in pandas. J Anat. 2006 Dec; 209 (6)：757-64.
[*2] 小指の重要性については、「歩行」の章で詳しく解説します。

コラム　鎖骨について、あれこれ

　ウマは鎖骨を持っていません。イヌもオオカミもブタも、です。

　ウマは長時間を走ります。前肢で食べ物をつかむことはしません。イヌ科の動物は獲物を追いかけて長時間走り回ります。獲物が疲れ果てたところで、あちこち咬みついて倒します。前肢は主として走るために使われます。走るときには前肢を前に出しますが、鎖骨があると肩甲骨の出ていく範囲が鎖骨の長さで限定されます。鎖骨がなければ遠くに前肢を伸ばすことができ、走りやすくなります（図1）。

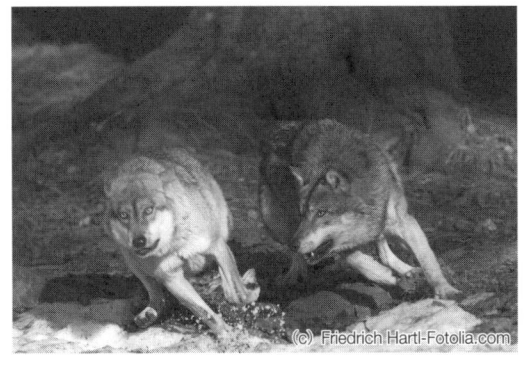

図1　走るオオカミ

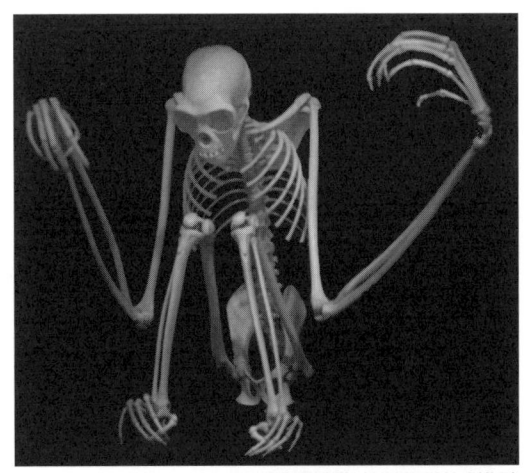

　テナガザルのようなサルや、ゴリラ、チンパンジー、ヒトは、胸骨と肩甲骨をつなぐ鎖骨を持っています（図2）。

　サルは、ときには地上を歩きますが、主に木の上で生きています。足のオヤユビが他の趾と向かい合うようになっていて、木の枝をつかむのに適しています。地上で走ってもオオカミやイヌにすぐに捕まってしまうでしょうが、木の上なら枝から枝に飛び移って逃げることができます。ですから、サルとしては、上肢が木からぶら下がることに適していればいるほど生き残る確率が高いでしょう。

（旭山動物園資料館〔北海道旭川市〕所蔵品）
図2　シロテナガザルの骨格標本

　ヒトは、鎖骨を使って木からぶら下がることをやめました。その足は、木の枝をつかむよりは、地上を歩くのに適しています。ですから、鎖骨がなくても移動には困りません。

　鎖骨には、三角筋、僧帽筋、大胸筋、胸鎖乳突筋という4つの筋がついています。これらの筋肉で肩を安定させ、腕をいろいろな方向へ動かしています。

　鎖骨は筋肉の強固な基点として役立っています。さらに、自由上肢骨を体幹につなげる鎖としても役立っています。もし、鎖骨がなくて、筋肉だけで体を木からぶら下げようとすると、大変な力が必要です。木から木に飛び移るときには筋肉がちぎれるもしれません。鎖骨があるので、筋肉は体を引き上げる仕事から解放され、木を握る手の動きをコントロールするだけで済みます。エネルギー消費も減り、筋肉の損傷も防げます。鎖骨を持ったサルとヒトの祖先は、上肢を使いやすい点が生き残るうえで有利だったのでしょう。

ネコには退化した小さな鎖骨があります（図3）。ネコ科の動物はハンターです。獲物を捕らえると、前肢の鋭い爪で殺します。前肢はイヌより大きくて、力も強くなっています。小さくとも鎖骨があるために、前肢が使いやすいのかもしれません。

ネコ科の中にあってもチーターは、鎖骨を持っていません。鎖骨が邪魔しないので、前肢を大きく前に伸ばし、全身をバネのようにして、時速110 kmで飛ぶように走ることができます。

サルやネコ以外にも鎖骨を持つほ乳類がいます。たとえば、ネズミ、リス、コウモリ、モグラです。これらの動物は、総じて前肢で物を抱えたり、いじったりします。

発生学的に見ると、鎖骨は肩甲骨や胸骨とは違う発生の仕方をします。肩甲骨・胸骨・脊柱の素は、体の中に軟骨として発生します。そして、だんだんと硬い骨に変化していきます。しかし、鎖骨の素は皮膚の中に発生します。この鎖骨の素から、軟骨を経ずに直接骨ができます。このような骨の発生の仕方を膜性骨化と呼びます。体の主となる骨の中で、膜性骨化するのは鎖骨と頭蓋骨だけです。

魚類の頭部には、擬鎖骨と呼ばれる骨があります。進化の過程で、その近くに鎖骨ができてきました。両生類には鎖骨が見られます。は虫類や鳥類にも鎖骨があります。**鎖骨があると、前（上）肢を使うときに胸筋が収縮する力を発揮しやすくなります。**

骨折の後で骨折部が癒合せず、グラグラのままになることを偽関節と呼びます。鎖骨は、骨折後に偽関節になっても、痛みさえなければ生活に困ることはありません。先天的に鎖骨のない人もいます。鎖骨がないと、鎖骨のある人よりも肩甲骨を胸郭の前方に動かすことができます。そうした人の肩甲骨は、縁が背中側に飛び出して見えるので翼状肩甲骨（winged scapula）と呼ばれます。天使のように飛ぶことはできません。高いところから飛び降りると、天使に連れていかれるかもしれませんが……。

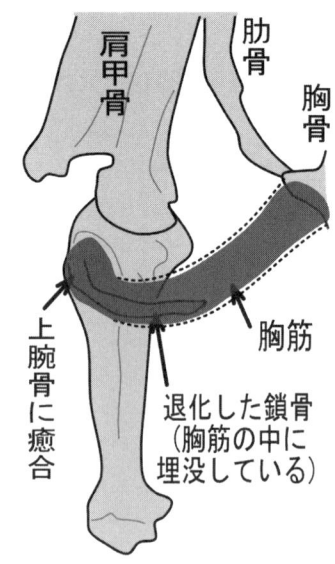

図3 ネコの退化した鎖骨

ここまで学んだことのまとめ

ここまで、「指の根元」や「腕の根元」の場所を学習してきました。また、肩甲骨が肋骨、つまり胸郭と離れて動くこと、肩甲骨が上肢の一部であることも学習しました。しかし、これらのことを本で読んだだけで「わかった」と思っている人は、とても大きな損をしています。

介助のセミナーなどで教えていると、このようなタイプの人が必ずいます。実技をやらない、またはちょっとやってすぐ「わかった」つもりになってしまう人です。この本の各所には「自分の体で確認してください」と書いてあります。「知る」というプロセスには、体で感じること、つまり体験が重要です。この「体験をとおして現実を知る」プロセスが「学習」です。一番大切な「学習」は、「自分の体で確認することができるということを学習すること」です。

このような学習のことを、「知の巨人」と呼ばれたグレゴリー・ベイトソンは「**学習の学習**」「**二次学習**」と呼びました。モーシェ・フェルデンクライスは、「（彼の作った）メソッドは『**自分が学習できるということ**』の学習」であると言っています。

もし、ここまで読んだことを「自分の体で確認」していなかったなら、もう一度ページを戻って、自分の体を触りながら確認してください。

人差し指だけでなく、小指、薬指、中指の根元を触ってください。
そこは一直線に並んでいるのでしょうか？
胸骨と鎖骨の間の関節は、どのように動くのでしょうか？
鎖骨はどんな形でしょうか？
「肩をつかむ」と思っていて、実は「上腕骨をつかんでいる」のではないでしょうか？

いろいろなことを自分の体から学習できます。教えてもらうのではなく、自らが学習していけます。人間は生まれてから、いろいろな「動き」を試していきます。動くことで試行錯誤しながら「学習」して、抽象概念を扱えるようにもなります。その文字どおりの「基礎知識」として、自分の**体のオリエンテーション**」があります。

コラム 天才の赤ん坊として生まれ、愚鈍な大人になること

あなたは、赤ん坊として生まれてからしばらくの間、毎日「体のオリエンテーション」という基礎知識を習得し続けていました。立ち上がり、幼稚園に入る頃までは、それまで習得したオリエンテーションをしっかりと持っていました。ところが、期待に胸を膨らませて小学校に入り、先生から「背筋を伸ばして、真っすぐ立ちなさい」と教えられたとき、それは失われました。

「背筋を伸ばして、真っすぐ」というのは、外見の話です。外側から見た人が、形に基づいて指導する言葉です。自分の中では**体が上下左右に、世界中に広がるように、自由に楽に立つ**」と感じられるはずです。しかし、指導する大人は、自分の体の長さもオリエンテーションも忘れてしまった人々です。このようにして、わたしたちは成人するまでに「天才的な学習能力」を忘れてしまい、「愚鈍な大人」になりました。そのような教育は、現在の介護・看護・医学の分野でも行われています。

もし、あなたが自分の人差し指の根元や上肢の根元を忘れていたとしたら、そして、自分の体を忘れたままのあなたが困っている人の動きを介助していたとしたら、恐ろしい話ではありませんか？

コラム ガニ股と内股

大腿骨の本体と頚部の作る角を頚体角と呼びます。幼児のときは150度くらいですが、成長とともに角度は小さくなり、思春期に125度くらいになって固定します。思春期以後は変化しません。

頚体角が大きいとO脚、いわゆるガニ股になります。頚体角が小さい、つまり直角に近いと内股、X脚になります。

靴底の減り方の内外差が大きければ、O脚やX脚になっていなくても、股関節の使い方を間違えているかもしれません。

●男女の違いの解剖学

　赤ん坊が生まれると、医師は外性器を見て性別を確認します。外性器を確認せず、外見のみからでは赤ん坊の性別はわかりません。男の赤ん坊にピンクの服を着せると、たいていの訪問者は「かわいい女の子ですね」と言います。赤ん坊の性別は、顔つきや体型では判定できないのです。

　しかし、大人になると、遠くから後ろ姿を見ただけで男女を区別できるようになります。ときには間違うこともありますが、かなりの高い確率で当たります。思春期を過ぎた男女の体型には違いがあるからです。図2-218を見ても、男女の区別ができるでしょう。この人形はただの絵ですから、子どもを産むことはありません。生物ではないのですが、何となく男女の違いが認識されます。実際の人間では、頭の大きさ、首の長さ、胸郭の大きさと形、肘の反り、骨盤の大きさと形、大腿骨の角度、膝の関節面の角度などが違います。それらの基準をこの人形にも当てはめて、男女の違いを認識しています。

　医学では、事故や犯罪を解明する法医学の分野で、こうした解剖学的性差が重要になります。殺

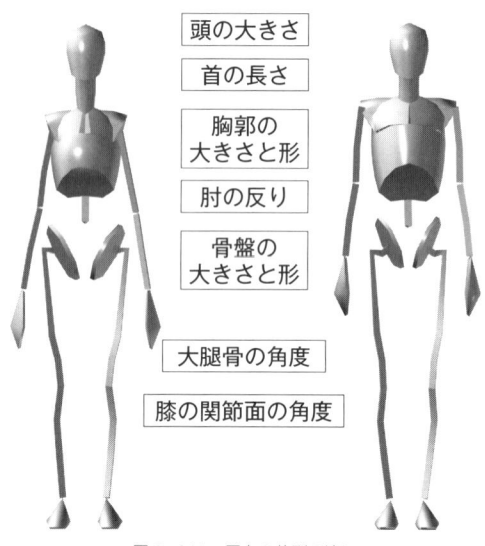

図2-218　男女の体型の違い

人事件の解明に当たることのない人でも、男性や女性としての解剖学的特徴を知っておくと、ほかの人といっしょに動くときに、違いに気づいて楽しくなるかもしれません。

　では、解剖学的違いを一つずつ見ていきましょう。

頭

　思春期までの男女の頭蓋骨に違いはありませんが、思春期から違いが出てきます。思春期に分泌の始まる性ホルモンがタンパクの合成に影響を与え、骨の成長をコントロールするためです。ただし、栄養や環境も骨の成長に影響を与えますから、性ホルモンが絶対的なものではありません。

　一般的に、女性の頭は男性より小さいものです。「小顔がかわいい」としてエステサロンに通う女性もいますが、顔の解剖学的大きさは頭蓋の大きさにより決まります。エステサロンに行って変えられる可能性があるのは、骨の上にある筋肉の緊張です。顔の表情筋に不必要な緊張や弛緩があれば、いびつだったり、たるんだりして見えます。エステサロンでマッサージを受けて「小顔」になったとしたら、頭の大きさが変わったのではなくて、顔の筋肉の緊張が変わったのでしょう。

　女性の頭の容積は、男性より平均で10％少ないです。もちろん、だからといって脳の機能が低いということではありません。脳の機能の優劣は、容積ではなく使い方で決まります。

　また、女性の頭蓋の骨は、男性より薄くなっています。頭を動かす筋肉の力も弱いので、筋肉の付着する部分の骨の隆起も小さいです。たとえば、胸鎖乳突筋の付着する乳様突起は小さく、眉弓、いわゆる眉びさしの張り出しは弱く、眉間の発達は弱く、前頭部は垂直に立ち、顔の輪郭は丸みを帯び、上顎と下顎の骨は小さく、歯も小さいのです。ですから、全体的に顔面の骨は凹凸が少なくなり

ます。これらの特徴は、小児の頭蓋の特徴と同じです。一般的には、女性の頭蓋は男性より幼児に近いと言えます。顔つきもそのように見えます。しかし、個体差があるので、白骨化した頭蓋のみから男女の区別ができるのは 80 〜 90% です。

首

「首」は解剖学的用語ではありません。たいていは、頭の下から鎖骨の上までの、外部から見える部分を指しています。

一般的に、女性の胸郭は男性より小さく、肩の筋肉も薄いので、肩甲骨が下がり、なで肩になります。肩甲骨が下がれば、鎖骨の位置も低くなります。そのため、女性の頚椎の数は男性と同じく 7 つで形も大差ないのに、首が長く見えるのです。

タイとミャンマーの国境辺りに、首長族の人々が住んでいます。女性は、生まれたときから真鍮(しんちゅう)の環を首に巻き、成長とともに環の数を増やしていきます（**図 2-219**）。首が長い女性を美しいとする文化の下(もと)に暮らしているからです。環を増やしていくと、首が伸びていくように見えますが、実際は鎖骨が押し下げられています。その結果、肩凝りや呼吸障害を生じます。首長族として美人であることは、大変つらいことです。首輪を外すと、本来の首に戻っていきます。

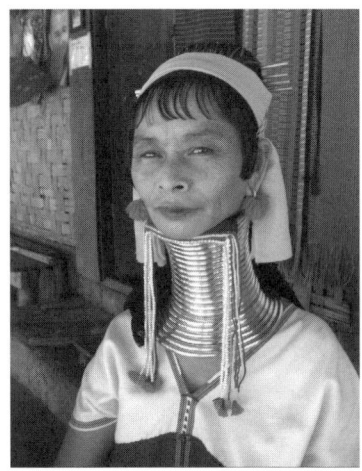

（写真提供：山本弘氏（『手のひらの中のアジア』著者））
図 2-219　首長族の女性

胸　郭

女性の胸郭は男性より小さく、下部肋骨はすぼまり、男性に比較すると卵形に近くなります。男性では下部肋骨や胸郭が広がっており、呼吸量を大きくしています（**図 2-220**）。

女性では、胸郭の下がすぼまって骨盤が広くなっているので、相対的にウエストの細さが目立ちます。ウエストのくびれが女性の美の一要素とされるのは、解剖学的特徴がはっきりとしているからかもしれません。

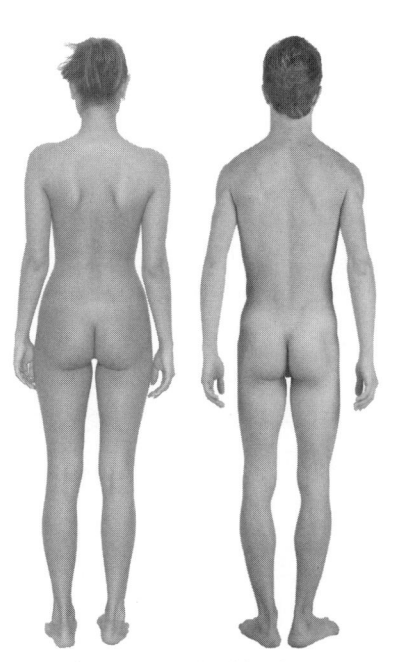

図 2-220　男女の胸郭の違い

肘

　手のひらを正面に向けて立つ姿勢を解剖学的正位と呼びます。「これが正しい姿勢だ」というのではありません。「解剖学では、この体位を基準として、前面後面、外側内側を決めよう」という体位のことです。

　実際に解剖学的正位をとってみると、楽ではありません。ちっとも正しくなんかないのです。

　解剖学的正位をとって肘を体に沿わせると、手はやや外側に行きます。この状態を、肘から下の部分が外側に反っていると考えて、外反肘と呼びます。平均して170度くらいの反りになります。

　軽い外反肘は、正常の範囲内です。たとえば、**図2-221**の男性と女性の外反肘も正常です。ただ、女性のほうが男性に比べてより外反肘になっています。女性はホルモンの影響で外反肘になりやすいのです。

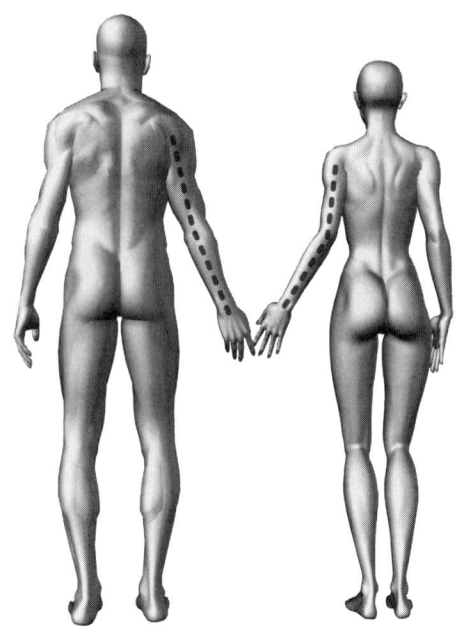

図2-221　男女の外反肘

骨盤

　骨盤の骨が完全な状態で存在すれば、99％で性別が判明するといわれます。

　女性の骨盤は、出産できるという特質のために、男性の骨盤と顕著な違いを見せます。上の開口部も下の開口部も広く、横幅が大きくなっているのは、その一つです。「女性の骨盤は洗面器、男性の骨盤はバケツ」ともいわれます（**図2-222**）。

　また、恥骨下角と呼ばれる左右の恥骨の作る角度が、女性では大きく、男性では小さくなっています（**図2-223**）。

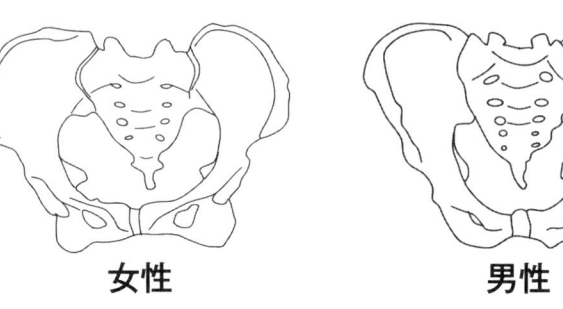

女性　　男性

図2-222　男女の骨盤の違い

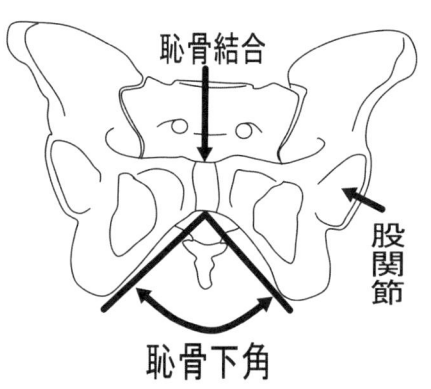

恥骨結合
股関節
恥骨下角

図2-223　恥骨下角

女性の恥骨下角は、親指と人差し指で作った「チョキ」の角度です（**図2-224**）。

男性の恥骨下角は、人差し指と中指で作った「チョキ」の角度です（**図2-225**）。

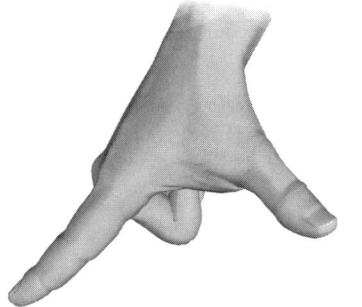

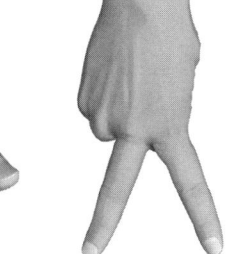

図2-224　女性の恥骨下角　　図2-225　男性の恥骨下角

女性の骨盤は横幅が大きいので、左右の大腿骨頭は男性より外側になります（**図2-226**）。

両方の足の間隔は両肩の間隔とだいたい同じになります。女性は胸郭が小さいので、足の間隔は狭くなります。

男性に比べて、女性では大腿骨頭の間隔は広く、足の間隔は狭いので、大腿骨は斜めになります。そのため、膝の関節にかかる力の方向も斜めになり、膝関節を痛めやすくなっています。

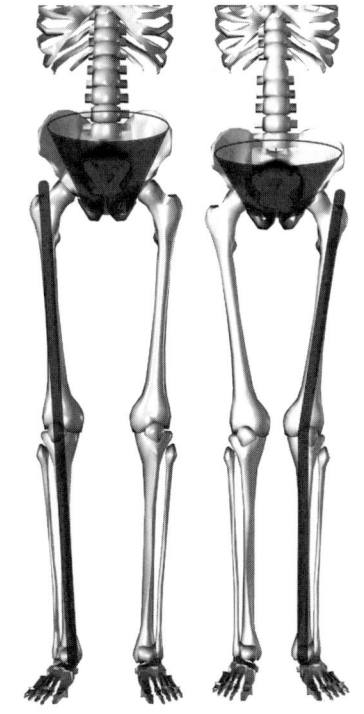

図2-226　男女の大腿骨頭の違い

大腿骨

大腿骨頚部は、大腿骨本体より前に出ています。大腿骨頚部のねじれの角度を前捻角と呼びます（**図2-227**）。

子どものときの前捻角は35度くらいですが、成人になると12〜14度になります。男性に比べると、女性のほうが大きくなっています。

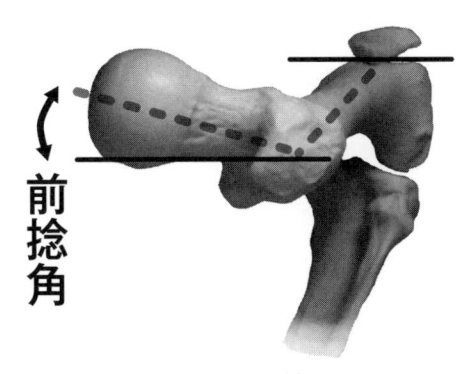

前捻角

図2-227　前捻角

02　感じる解剖

うつ伏せに寝て、膝を直角に曲げて足を上げ、大転子が最大限に外側に出てくるように大腿を回したときに、下腿が垂直線と作る角度が前捻角と同じになります（**図2-228**）。ですから、このテストをすると、男性より女性のほうが足が外側に出ます。この前捻角の違いが、男女の座り方の違いを作ります。

膝を直角に曲げて大転子が最大限に出てくるように大腿を傾ける

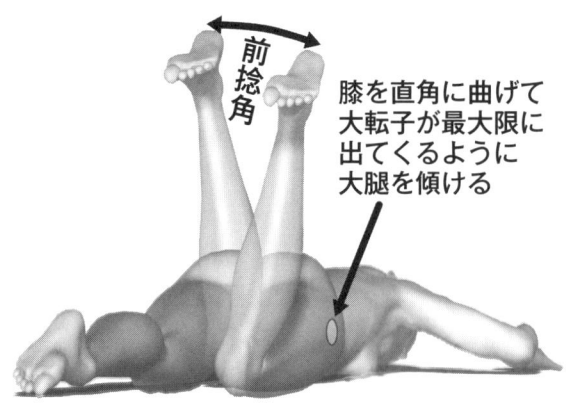

前捻角

図2-228　前捻角を知るテスト

コラム　トンビ座り

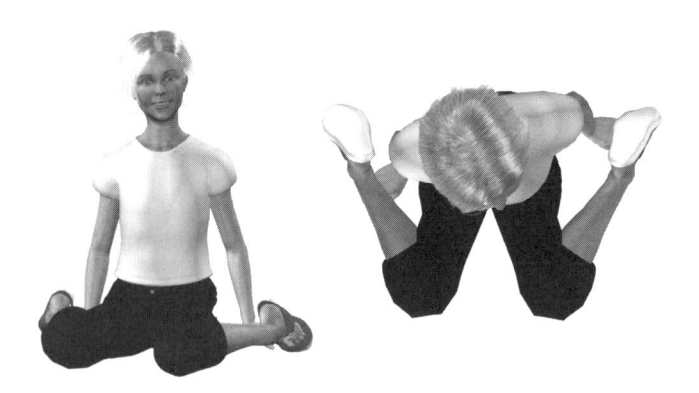

　上のイラストの座り方をトンビ座りと呼びます。上から見ると、曲げた両足がトンビが飛んでいるときの翼のように見えるからでしょう。

　女性は、トンビ座りを容易にできます。何の苦痛も感じません。大腿骨頚部の前捻角が大きいので、下腿は自然に外側に振り出されるのです。

　しかし、男性にとっては、トンビ座りが拷問になるかもしれません。子どものときは前捻角が35度くらいありますが、成人するにつれて少なくなるので、成人男性の大半はトンビ座りができません。あぐらをかくほうが、はるかに楽なのです。

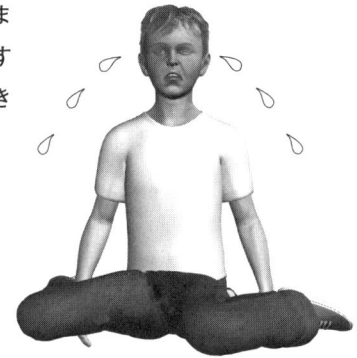

コラム 「ポッチャリしている」について

　女性ホルモンは、体つきをポッチャリさせます。男の子を泣かしていたようなたくましい女の子も、思春期になると女性らしい体つきに変わります。女性ホルモンの働きで、皮下に脂肪がつくためです。一般的に、女性が太ると皮下脂肪がついて三段腹になります。一方、男性が太ると腹腔内脂肪が増えて太鼓腹になります。いわゆるビール腹にビールはたまっていません。飲んだビールは、脂肪に変わって腹の中にたまっています。

　日本の縄文時代の祭祀用人形と思われる土偶は、すべて女性をかたどったものです。ポッチャリしています。

　フィジー島やアフリカの人々にとっての伝統的な美人は、日本なら肥満といわれるくらいポッチャリした人です。日本でも、平安時代の美人はポッチャリしていました。ギリシャ美術の大理石の女性像もポッチャリしています。

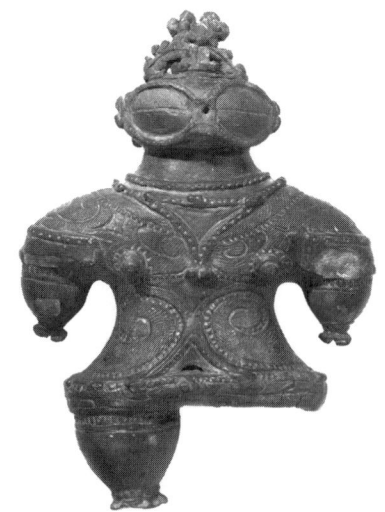

（土偶/東京国立博物館所蔵品）
Image : TNM Image Archives
Source : http://TnmArchives.jp/

　美の基準は、その時代の人々の好みを反映した「社会の合意」です。**美とは絶対的なものではなく、「その時代の多くの人が美しいと考えているもの」に過ぎません。**

　2011年現在の日本における美人の基準は、ヒトの女性の解剖学的特徴と矛盾しています。現代の文明が、美の基準を「やせ志向」に向かわせているのです。しかし、生物の自然な特徴に沿わない行動様式をとると、その生物は絶滅に向かいます。

03 安楽

　ここでは、「安楽」について考察します。「安楽」という言葉は、看護学では普通の言葉ですが、医学教育ではほとんど聞かれません。また、「安楽とは何か？」と看護教育者に問うても、明快な回答は得られません。

　この章では、医学教育を受けた人間から見た「安楽」を解説します。そのツールとして、生理学、条件反射理論、精神分析、人間性心理学を使います。現代の心理学の発達はフロイトの精神分析を無視しては語れませんので、性についての解説も多くなります。「安楽」について考察するときに、性は興味本位に語られるものではなく、科学的に語られるものであることを理解していただきたいと思います。

●安楽の定義

辞典に書かれた定義

　医師として、不思議に思うことがあります。看護で使われる「安楽」という言葉です。多くの看護師が「患者さんの安楽のために……」と言います。それで、「安楽とは何？」と聞くと、答えられません。

　ナースステーションに行って看護師に「安楽の定義が書いてある本があるかい？」と聞きました。ありません。NANDA（北米看護診断協会）の看護診断の用語の解説がありましたが、「安楽」は定義されずに使われています。「安楽」の定義がないのに、「安楽障害」なんて項目があるのでした。不思議な話。

　病院内の図書室に行くと、メヂカルフレンド社の『看護学大辞典』がありました。大辞典というだけあって、定義が書いてありました。

> **安楽**（英 comfort of patient）安楽とは、身体的にも精神的にも苦痛や不安のない状態をいう。患者は、安楽を阻害する種々の因子を持っているものであるから、できるかぎり、個別的に患者に対して安楽を阻害する誘因となるものを探り、それらを避ける、あるいは軽減させるために、あらゆる方法を用いて安楽のニードに対応しなければならない。また、阻害因子をできるだけ除去するように努めなければならない。

　定義は最初の1行、「安楽とは、身体的にも精神的にも苦痛や不安のない状態をいう」で終わりです。その後は、「安楽」に付帯するケアについての解説です。

　この定義は困りものです。「安楽」を定義するのに、「苦痛」や「不安」を定義しなければならない

からです。「苦痛」を定義するとしたら、「苦しい」ということを知らなければなりません。「苦しい」のは、どんなときでしょう？ 酸素が足りない、栄養が足りないときです。つまり、何かが足りないときです。それでは、一般化するために酸素や栄養を含む包括的な表現を考えてください。「苦しいとは何かが足りないこと」。では、何に対して足りないのか？ 「安楽になるには足りない」。あれっ、元に戻ってしまいました。

言葉を定義するときに、「……がないこと」という表現は不適切です。「……」の部分の説明を求められるからです。そして、「……」の部分に、定義したい言葉そのものが入っていると循環論法になります。「東」の定義を「北に向かって右」として、「右」の定義を「北に向かって東の方向」とするようなものです。「東は西の反対方向、西は東の反対方向」というのも同じです。

直 示

言葉を定義するとき、読者が共通して体験していることを出して定義するとわかりやすくなります。**直示**といいます。「東は太陽の昇る方角。西は太陽の沈む方角。北は北極星の見える方角。南は南十字星の見える方角」と定義すると、地球に住んで太陽や星を見るという共通の体験をしている人の間で言葉の意味が伝わります。では、どのような体験をもとにして「安楽」を定義できるでしょうか？

「安楽」の元となった英語は"comfort"です。「安楽」は、"comfort"という言葉が日本の看護界に入ってきたときに、仏教から借用された言葉です。ですから、「安楽」という漢字にとらわれていては、実際に役立つ定義ができないかもしれません。

"comfort"は「心地よい」「気持ちよい」「快適」「楽」という意味です。ですから、「安楽」を理解するために、どのような体験をしたときに「ああ、楽だなあ」と感じるのかを調べてみましょう。

●仰臥と睡眠

まず出てくるのが、「寝ているとき」でしょう。「寝ている」という言葉は「横になっている」と「眠っている」の2つの意味で使われます。苦しいときには眠れませんから、睡眠は気持ちよくて安楽でしょう。「横になる」と筋肉の緊張を低下させることができますから、安楽でしょう。ただし、「初めての枕で、ちょっと高いなと思って寝たら、起きたときに首が痛かった」というような体験をするところを考えると、ただ横になっているのではなく、体に緊張がない状態で横になっていることが安楽なようです。

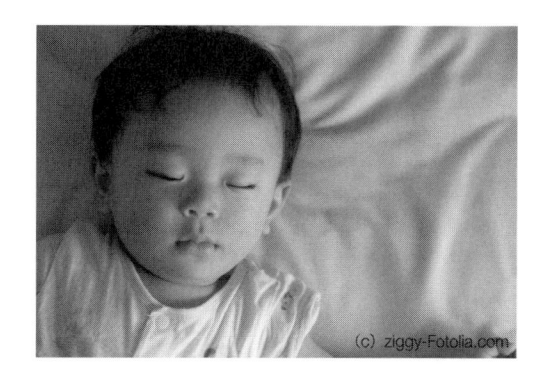

●摂　食

では、起きて座っているときはどうでしょう？　ご飯を食べているときは、苦しいでしょうか？　苦しいときには、ご飯を食べているどころではありません。ご飯を食べていられるのは、苦しいことがないからです。というわけで、食事も快く安楽です。

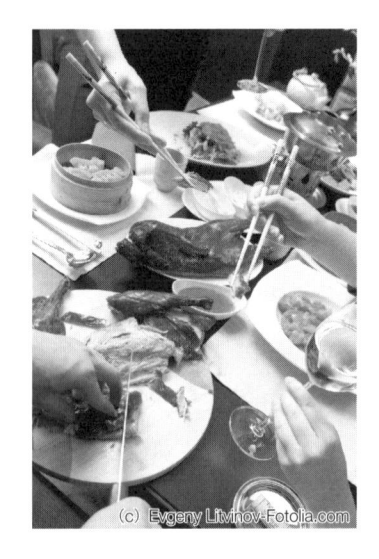

●排　泄

食事をすると、必ずしなければならないことが出てきます。排泄です。排便は、ときに苦痛を伴います。でも、それは肛門に傷や感染があるときです。肛門に傷や感染がなければ、排泄した後には、ホッとして気持ちよくなります。嘘だとお思いでしたら、ずーっと排便しないで自分の体が何を感じるかを試してみてください。苦しい思いをするでしょう。排便することは、すっきりして気持ちよくなり、安楽なのです。

排尿も排泄です。そして、これもすっきりして楽になります。人間の女性の膀胱には 700 mL くらい尿をためられます。男性では 500 mL くらいです。膀胱に 150 mL くらいの尿がたまると、排尿したくなります。400 mL くらいで我慢できなくなります。前立腺肥大の男性では、尿が 1 L 以上膀胱にたまっても出せないことがあります。気が狂いそうになります。そして、救急外来に来て導尿されると、楽になります。導尿という苦しい操作をされても楽になります。排尿も安楽なのです。

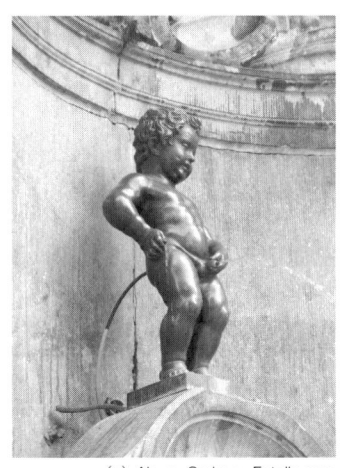

●性行為

さて、「快い」「気持ちよい」「楽」という状態を考えていくと、避けて通れない行為が出てきます。性行為です。

動物の遺伝的特性として、性行為は気持ちよいものとして刷り込まれています。もし、性行為が遺伝的に不快なものであれば、その動物は種として存続できないでしょう。人間も動物の一種であり、種が途絶えずに存続しているということは、人間にとっ

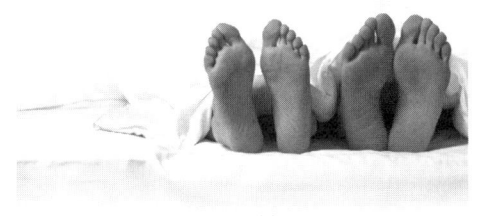

ても性行為は気持ちよいものなのです。社会、道徳、宗教がどのように教えようとも、生物学的には性行為は気持ちよいものなのです。

●呼 吸

ほかにも、「気持ちよいこと」「楽なこと」があります。くしゃみとあくびです。くしゃみは、鼻の奥がむずがゆいときに出ます。空気の通り道の粘膜についたゴミを吹き飛ばして楽になります。あくびは、大量の空気を取り込んで筋肉を収縮させた後に弛緩させて楽にさせます。動物もあくびします（図3-1）。あくびは、単調な話を聞いて眠くなったときに出ます。この文章を読んでいても、あくびが出てくるかもしれません。

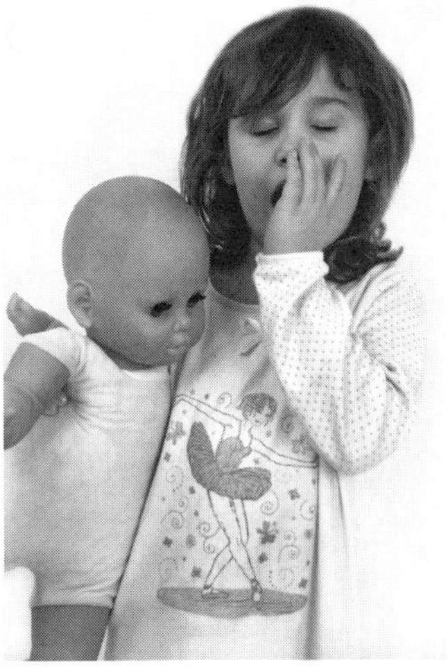

くしゃみもあくびも呼吸です。つまり、呼吸することは、本来、気持ちよくて楽なことです。多くの人は、ふだん、呼吸を意識していないので、呼吸することが楽しいことだということも意識していません。しかし、ふだんの呼吸に使わない筋肉を使ってまで呼吸しなければならなくなると「苦しい」と感じます。このことを裏返すと、ふだんは呼吸は楽で楽しいものだとわかるでしょう。

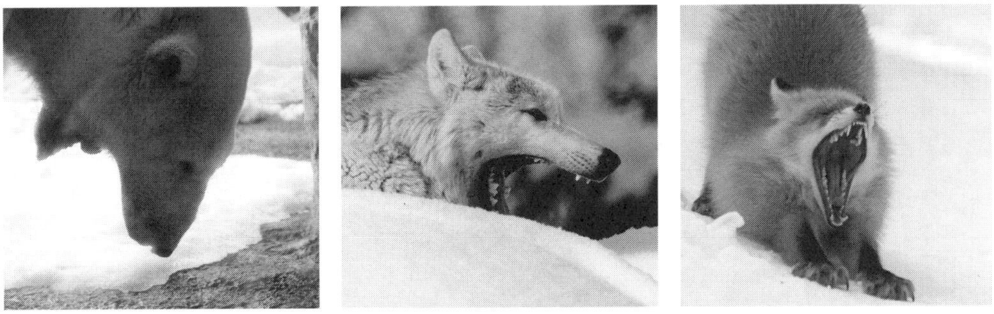

(c) st-fotograf-Fotolia.com

動物もあくびすると安楽になります
図3-1　あくびするシロクマ、オオカミ、キタキツネ
（著者撮影）

●泣 く

泣くことも楽なことです。目にゴミが入ると涙が出ます。涙でゴミが洗い流されると楽になります。くしゃみをしたときも、あくびをしたときも、涙が出ます。涙液が分泌されていることは、気持ちよく楽しいことです。ですから、悲しいときに泣くことは楽しいことです。悲しいという感情を押し殺して泣かない人に、「苦しいんだね」と一声かけると泣き出します。泣くことが楽しいことで楽になるからです。

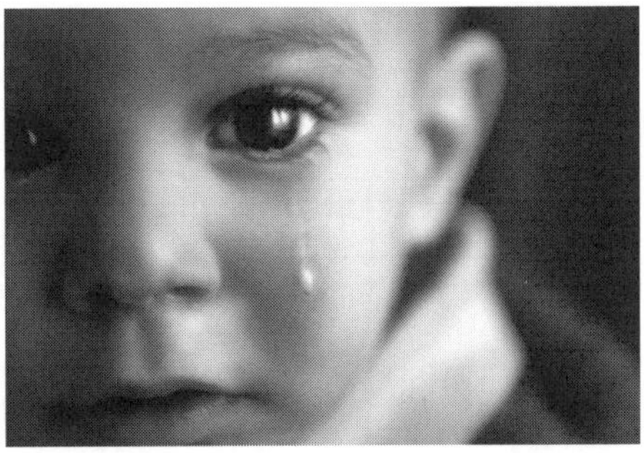

(c) olly-Fotolia.com

ここまで読んでくると、「かなり無理して引っ張ってきている」と感じるかもしれません。そのとおり、あることに気づいてほしくて引っ張ってきました。
　食事、排泄、性行為、呼吸、涙の分泌——これらには神経生理学的に共通することがあります。これらの行動は、すべて副交感神経支配なのです。
　副交感神経は、交感神経と対になって自律神経システムを作っています。次の項目で、自律神経システムと安楽について解説します。

●自律神経システム

　副交感神経は、交感神経と対になって自律神経システムを作っています（図3-2）。
　動物は、植物と決定的に違うところがあります。動物は大きく移動しますが、植物はほとんどとどまっています。しかし、どちらも「生きている」という点では同じです。動物が動くのは、筋肉を持っているからです。この筋肉を動かす神経と、外界を感じる神経を上手に使って、動物は外界の中を移動します。
　神経生理学が芽生えた頃の研究者は、動物の動きに関係している神経システムと感覚の神経システムをまとめて「動物神経」、植物とも共通の、生きるために必要な神経システムを「植物神経」と呼びました。
　動物神経や植物神経という名称では、動物の中に植物があるかのようですし、また、植物に神経があるかのような混乱を招くので、動物神経は「体性神経システム」と呼ばれるようになり、植物神経は「自律神経システム」と呼ばれるようになりました。

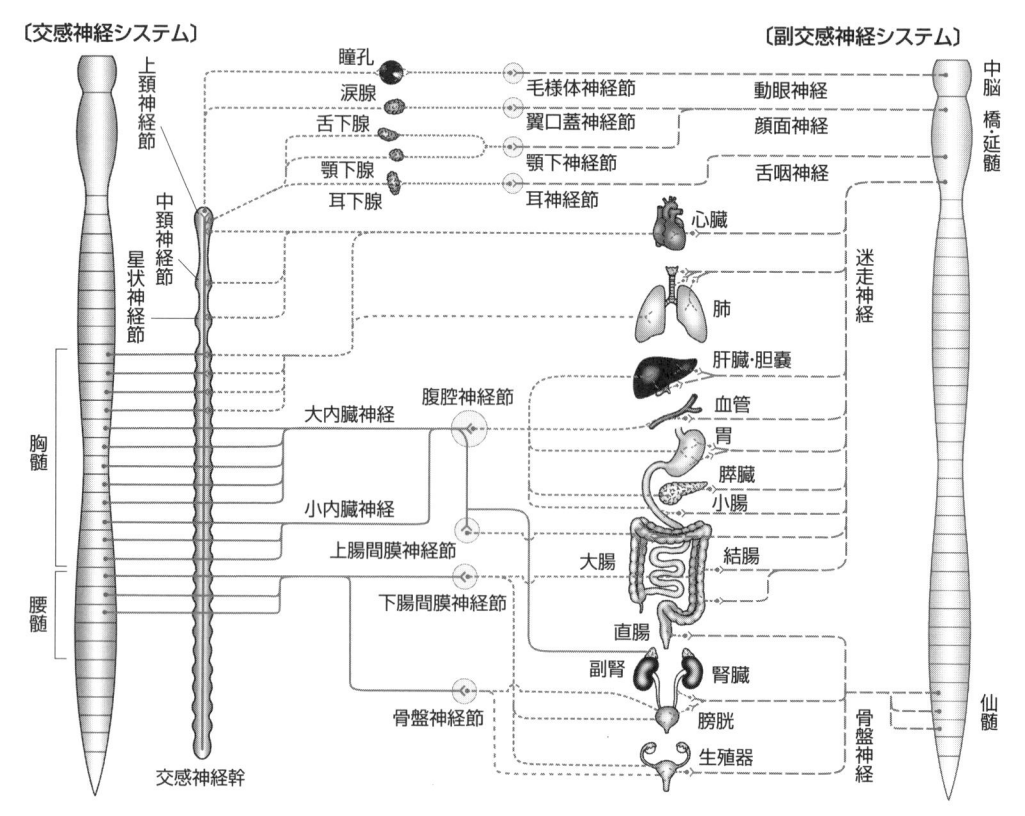

図3-2　交感神経システムと副交感神経システム

体性神経システムは、感覚神経と運動神経からできています。体性神経システムにより、外界を感じて、外界に適合するように運動神経に指令が出され、動物が生き残りやすくなっています。

自律神経システムは、心拍、呼吸、消化、排泄、生殖、外分泌、内分泌に深く関与し、体内の環境を調節しています。

交感神経システム

交感神経は、脳から脊髄を通り、胸椎と腰椎から出て、神経節を経由して、各臓器に行きます。

交感神経の主な働きは、「闘争か逃避」です。動物は生きるためにエネルギーを必要とします。エネルギーは食事で得られます。ですから、動物の世界は、エサを獲るかエサになるかです。食うか食われるかの世界です。

●闘　争

エサを獲るためには、エサとなる相手を襲わなければなりません。その準備として、体に変化が現れます。

瞳孔が散大し、粘り気の強い唾液が出て、心臓はドキドキと早打ちし、血管は収縮し、血圧が上がります。気管の平滑筋は弛緩し、肺への空気の出入りを容易にします。肝臓はグリコーゲンを分解し、グルコースにして血中に出し、体の各部にエネルギーを提供します。その結果、筋肉でエネルギーを消費すれば、体温は上昇します。胃・小腸・大腸の蠕動は低下し、消化液の分泌も減ります。汗腺の働きは活発になります。血液中のアドレナリンというホルモンが増加し、骨格筋の筋肉の中の血管が拡張します。体中の筋肉の緊張が高まり、すぐに収縮できるように準備されます。

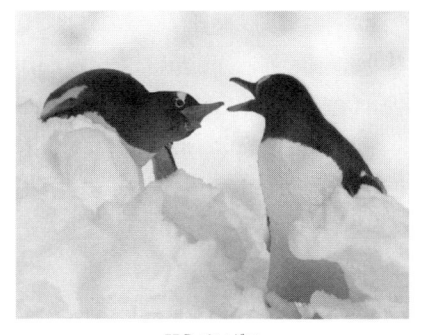

闘うペンギン

膀胱自体の平滑筋は弛緩します。膀胱から尿道への流れをコントロールしている平滑筋は収縮し、尿が漏れないようにしています。同じように、直腸の出口付近を締めつけている平滑筋も収縮し、便が漏れないようにしています。

このような準備をしてから闘います。

●逃　避

襲われる動物にも、まったく同じ変化が起こります。襲われる動物も、筋肉を収縮させて力を出し、排泄を抑制し、すばやく逃げることが必要だからです。襲われる動物では、皮膚の毛についている立毛筋が収縮し、毛が逆立ちます。ネコが怒って防御に入ったときにはっきりします。ヒトでは、恐ろしい体験をしたときに鳥肌が立ちます。鳥肌は、立毛筋の収縮により皮膚表面が縮む現象です。このような変化の後、逃げます。

このように、交感神経システムは、動物が生き残るために必要な最低限の行動、「闘争か逃避」に役立っています。

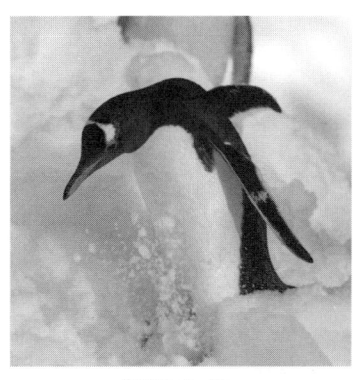

逃げるペンギン

副交感神経システム

　交感神経は胸椎と腰椎の脊髄から出て各臓器に伸びていますが、副交感神経は頭蓋と仙骨から出てきます。そのため、古くは頭蓋仙骨神経システムとも呼ばれました。

　脳からは 12 対の脳神経が出ています。副交感神経の神経線維は、第 3 脳神経の**動眼神経**、第 7 脳神経の**顔面神経**、第 9 脳神経の**舌咽神経**、第 10 脳神経の**迷走神経**の中に入っています。

　動眼神経の中の副交感神経は、瞳孔を収縮させます。瞳孔に強い光が当たると、反射的に瞳孔が収縮して強い光から網膜を守ります。

　顔面神経の中の副交感神経は、涙やさらさらした唾液を分泌させます。涙で眼球を守り、唾液で口を守ります。さらに、この副交感神経は、中耳の中のアブミ骨につながるアブミ骨筋を収縮させて鼓膜を緊張させます。こうして大きな音から内耳を守ります。

　舌咽神経の中の副交感神経は、最大の唾液腺である耳下腺に伸び、さらさらした唾液を分泌させます。

　迷走神経は副交感神経線維のみでできています。脳幹から出て頚部を通って胸郭から腹腔に至り、呼吸器、循環器、消化器に枝を出しています。また、胸腔内で反転して反回神経となり、頚部に戻り、咽頭や喉頭や声帯の筋肉の動きに影響します。発声、嚥下反射、嘔吐反射にかかわっています。

　迷走神経の興奮は、心拍を遅くし、消化管の蠕動運動を亢進させます。肝臓でのグリコーゲン合成を促進し、エネルギーを貯蔵します。気管支の平滑筋を収縮させ、気管支の内腔を狭くします。体が休息しているときには、心臓は血液をたくさん押し出す必要はありませんから、消化・吸収にエネルギーを回せます。そして、空気もたくさんは必要ありませんから、気管支の内腔を狭くして呼気に熱を奪われないようにできます。

　迷走神経には感覚神経が入っています。ストレス、疼痛、排泄、腹部内臓疾患などによって、この感覚神経が興奮すると、迷走神経を通して脳幹の血管運動中枢に興奮が伝わります。そうすると、反射的に迷走神経を通して心臓や血管の平滑筋に行く副交感神経が興奮し、心拍数の低下や血管拡張による血圧低下などを起こします。迷走神経反射と呼ばれます。

　本来、生命を維持するための防衛反射ですが、ときには過剰に反応して不具合を起こすことがあります。たとえば、排尿時の迷走神経反射により血圧が低下し、失神することがあります。排尿時失神と呼ばれます。また、いろいろな原因で迷走神経の緊張が強くなると、心臓の拍動が停止して、失神することもあります。迷走神経性発作と呼ばれます。

　このように、副交感神経としての迷走神経は、**嚥下、消化、排泄、呼吸、循環**について大変重要な役割を担っています。

排泄における副交感神経と交感神経の働き

　第 2 ～ 4 仙骨から骨盤内に出た副交感神経は、骨盤内臓神経となります。この神経は、下行結腸、S 状結腸、直腸、肛門、膀胱、尿道、内・外性器に枝を出しています。

　副交感神経の興奮は、結腸の蠕動を亢進させます。その結果、結腸の内容物は直腸へ送り込まれます。直腸下部の内肛門括約筋は、直腸の平滑筋の一部です。副交感神経は、この内肛門括約筋を弛緩させ、排便しやすくします。膀胱では、膀胱壁の平滑筋の緊張が高まり、膀胱内圧が上がります。この後、交感神経の緊張が低下すると、膀胱頚部にある内括約筋である平滑筋が弛緩し、膀胱から尿道

に尿が出ていけるようになります。

安楽と副交感神経

　副交感神経システムは、嚥下、消化、排泄、呼吸、循環という動物の生命維持の働きに深く関与しています。交感神経システムは「闘争か逃避」をまかない、副交感神経システムは「成長と回復」をまかなっています。

　自律神経システムは、交感神経システムと副交感神経システムの相互作用で機能しています。この２つの神経システムの働きのバランスが重要です。外界との交渉のときには、交感神経システムが優位になるでしょう。しかし、いつも交感神経優位では、体は成長も回復もできません。休息が必要です。その休息のときに、副交感神経システムが優位となり、体の各部分の骨格筋や平滑筋の緊張を調整します。たいていは、夜間の睡眠のときに行われます。夜間になり副交感神経が優位になると、気管支の平滑筋が収縮します。必要以上に収縮すると気道が狭くなり、呼吸が苦しくなります。このために、喘息発作は夜間に起きやすくなります。そして、交感神経の興奮を起こすのと同様の働きをする薬が、喘息の治療に使われます。

　嚥下、消化、排泄、呼吸、循環が円滑に行えることが、生物としてまともな状態です。そして、このまともな状態にあるとき、安楽です。このようにして考えると、「安楽とは、身体的にも精神的にも苦痛や不安のない状態をいう」という漠然とした定義ではなく、解剖学と生理学に基づいた定義ができるでしょう。

　「安楽とは、副交感神経システムが優位な状態で自律神経システムのバランスがとれている状態である。換言すれば、身体的な成長と回復のモードに入っている状態である」。

　このようにして「安楽」を定義すると、安楽の客観的指標を手に入れることができます。

　安楽とは副交感神経システム優位の状態です。前述したような交感神経システムと副交感神経システムの機能を調べてみると、客観的指標が得られます。

　副交感神経優位で自律神経のバランスがとれているときには、次のような状態になります。

　呼吸はゆっくり規則的になります。心拍はゆっくりして血圧は高くありません。もちろん、徐脈になったり低血圧で失神したりはしません。体温は36℃前後で安定します。胃や腸の蠕動は滑らかです。腸が動かないとか蠕動が亢進することはありません。唾液の分泌は充分で、口やのどが渇くことはありません。涙の分泌も充分で、目が乾くことはありません。発声は自分の意志を表明するのに充分で、声帯の動きは滑らかです。排尿・排便は円滑に行えます。トイレ以外では排泄を抑制でき、トイレに行って自分自身に排泄を許したときに排泄できます。

　これらの指標のうち、客観的な数値データにできるものがあります。**体温、呼吸数、脈拍数、血圧**です。これら４つは**バイタルサイン**と呼ばれています。さらに、排尿の回数・量、排便の回数・量、食事の摂取量、睡眠時間も数値データにできます。

　看護の領域では、バイタルサインも排泄の回数・量、睡眠時間も、身体的安楽の結果として語られることはありますが、「安楽の指標」であるとまでは認識されていません。多くの看護教育者が、「安楽」は身体の問題ではなく、心の問題であるかのようにとらえていたからでしょう。しかし、「安楽とは、身体的にも精神的にも苦痛や不安のない状態をいう」というような文学的で抽象的な表現では、

「安楽」をとらえることは不可能です。

　最近の医療の領域では「心と体は一つ」といわれます。もし、心身が一つのものなら、「安楽」を身体的要素で語ることができるでしょう。少なくとも、従来の文学的表現では、看護以外の分野には説得力がありません。

　もし、「安楽」を自律神経システムのバランスのとれた身体的状態、比較的副交感神経優位の状態と定義すれば、医師にも安楽についての理解が求められるでしょう。人間は、身体が安楽なときに、精神的活動の中で「今は安楽だ」と評価しているのです。安楽の基礎は身体にあります。ときには、身体的安楽ではない状態を安楽だと脳が誤認することもあります*。

脳の働き

　ヒトは単細胞生物から進化してきたといわれます。単細胞生物から多細胞生物となり、魚類の祖先が生まれ、両生類やは虫類の祖先が出てきました。は虫類の祖先から有袋類やほ乳類の祖先ができ、トガリネズミのような原始的なネズミからキツネザルや類人猿、人類の祖先が生まれました。

　この進化の過程で脳も変化しました（**図3-3**）。は虫類の脳は、ほとんどが**脳幹**です。脳幹は視床下部、延髄と橋、中脳と間脳をまとめた呼び方です。この脳幹は、解剖学的には感覚神経や運動神経の通過する経路であり、多くの神経核があり、自律神経の中枢や姿勢反射の中枢があります。機能的には、体温、呼吸、循環、消化、排泄などを支配します。

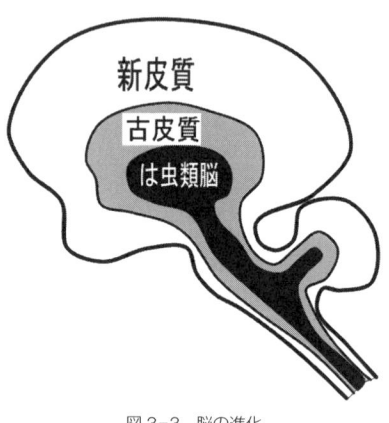

図3-3　脳の進化

　は虫類にとっては生き残ることが最大の問題です。脳幹では、体の各部から受ける刺激に対して、生存に役立つ刺激を「快」と評価し、生存を脅かす刺激（脅威）を「不快」と評価します。は虫類は、そのときに体が受けている感覚刺激に基づき「快不快の原則」に従って行動します。

　ネズミなどのほ乳類になると、大脳皮質が大きくなります。大脳皮質は、**古皮質**と**新皮質**に分けられます。ネズミ、ネコ、イヌでは古皮質が大きく、ヒトでは新皮質が大きくなります。古皮質は、知覚、随意運動、記憶をつかさどります。古皮質は、は虫類にもすこしだけ見られます。なめている物の味もわかっているようですし、行きたい方向に進めます。生存に役立つ「快・不快」を記憶できます。しかし、古皮質がはっきりするのは、ほ乳類です。ですから、条件反射の実験、学習の実験などの記憶の実験には、ネズミやイヌを使います。イヌやネコを観察するとわかるように、は虫類でも感じる「快・不快」をもとにして、「好き・嫌い」を含めた原始的な感情は古い皮質で作られます。

　新皮質はヒトで顕著に発達しています。ヒトとイヌを比べると、新皮質の機能がはっきりします。新皮質が発達すると、過去の体験の記憶を再現して将来のことを推量したり、結果を見て原因を推理したり、それらを結びつけて仮定し、思考することができます。たいていの場合、脳幹や古皮質よりも、新皮質における推量、推理、仮定、思考がヒトの行動に大きく影響します。

　一般人向けに、「古い脳と新しい脳」と表現されることもあります。このときは、「古い脳」が脳幹、「新しい脳」が大脳新皮質を指しています。大脳古皮質については、文脈で判断するのがよいでしょう。

＊　「安楽と苦の学習」の項目　で後述します。

性行為における副交感神経と交感神経の働き

前述の「安楽」についての解説では、性行為との関係を意識的に省きました。「安楽の生理学的定義」を認めた後のほうが、性行為と安楽の関係が理解しやすくなるからです。

●男性の場合

副交感神経は、陰茎海綿体（いんけいかいめんたい）へ行く動脈の血管壁にある平滑筋を弛緩させます。その結果、動脈が拡張し、海綿体へ流入する血液が増加し、海綿体が大きくなり、陰茎が勃起します。

副交感神経の興奮により陰茎が勃起した後、交感神経が興奮する時期が来ます。交感神経の興奮の結果、膀胱から尿道への尿の流れを止めている尿道括約筋が収縮します。また、前立腺と尿道球腺からの分泌を起こします。興奮が最高潮に高まると、全身の筋肉が最大限に緊張し、交感神経は陰茎の一部と精嚢（せいのう）を急激に収縮させます。尿道括約筋により、膀胱への逆流が防がれていますので、精嚢からの精子と前立腺液の混合液が精液となって、陰茎から放出されます。これが射精です。

そして、射精の後に、交感神経の興奮が収まり、副交感神経優位になります。生理学の実験によると、筋肉は最大に収縮した後に最大に弛緩します。ですから、射精の後、体中の筋肉の緊張は低下し、脱力します。楽な状態になります。

つまり、性行為は副交感神経の興奮で始まり、交感神経の興奮につながり、副交感神経優位の状態で終わります。ゆったりした気分で始まり、闘争的・攻撃的な気分になり、ゆったりした包容力のある気分になるというのが、男性の性行為についての生理学的理解です。

●女性の場合

女性の性行為の生理学的分析は、男性ほどには進んでいません。現在わかっているのは、陰核海綿体（いんけいかいめんたい）が男性の陰茎海綿体に相当すること、副交感神経の興奮により、陰核が勃起すること、子宮や卵管の血流が増加すること、腟壁からの分泌液が増加することです。また、交感神経の興奮により、子宮、卵管、腟の平滑筋が収縮します。

ピューリタン的な理解では、女性は性行為のときに攻撃的には興奮しないと考えられていますが、生理学では男性と同じです。ただし、交感神経の興奮に及ぶまでの時間は、男性に比較して長いといわれます。充分な時間をかけると、男性と同様に、ゆったりとした副交感神経の興奮状態から始まり、闘争的・攻撃的な交感神経優位の状態を経過し、副交感神経優位の全身の筋肉の弛緩状態で終わるというのが、女性の性行為についての生理学的理解です。

●性行為と安楽と自律神経システム

性行為は楽しいことです。性行為の後は安楽です。そのとき、副交感神経優位な状態で自律神経システムはバランスよく機能しています。ここに至るまでには交感神経の優位な状態を経ています。ですから、安楽は、単に副交感神経優位な状態ではありません。交感神経システムと副交感神経システムの緊張のバランスがとれていることが大切です。このバランスは、時間の経過とともに変化するものです。けっして、ある固定した状態が続くのではありません。交感神経優位の状態があっても、性行為全体としては安楽です。ですから、繁殖を目的としない性行為が行われます。

このように、人間は「ある瞬間は交感神経優位でも全体として副交感神経優位である期間」を安楽と感じています。

●性行為の安楽の生理と社会性

　性行為の射精の瞬間には、全身の筋肉の緊張が来ますから苦しいと言えるかもしれませんが、その後には全身の筋肉が弛緩し、安楽になります。この極度の緊張の後の弛緩が快いことは、両性とも同様です。そして、このときの弛緩は、普通のスポーツの後では得られないほど強力です。ですから、この快楽を求めて無理やり性行為に及ぶ人がいます。

　しかし、気持ちのよい性行為は、お互いが親密で安心できる関係のときに行われます。そんな関係がなければ、警戒し合って「闘争か逃避」の状態に入ってしまい、交感神経優位となり、人間の生理に矛盾しない副交感神経優位で始まる性行為は不可能です。たとえ夫婦であろうと、「闘争か逃避」のモードで始まるのは、生理的な性行為ではありません。最近、「夫婦間レイプ」という言葉が使われるようになったのは、気持ちよい親密な関係ではない性行為は、本来の生理的行為ではないためです。性行為には、お互いの関係性という社会性が問題になります。

●呼吸・循環・消化・排泄・睡眠と性行為の違い

　呼吸、循環、消化、排泄、睡眠において、安楽は個体の生命維持に役立っています。個体が成長し、回復するチャンスを提供します。これらの行為は、一人でできる行為です。

　性行為は、個体の生命維持に役立ちません。かえって、性行為の間に敵から攻撃されれば、ひとたまりもないでしょう。個体の生命維持には不利な行為です。また、性行為は基本的に一人ではできません。自然界では、ボノボという類人猿とヒトだけに自慰行為が観察されます。他の動物は、雌雄が対になり性行為を行います。つまり、性行為の安楽では、複数の個体の間の関係が問題になります。性行為には社会性が関係してきます。この点でも、性行為は呼吸、循環、消化、排泄、睡眠とは違います。

　性行為は、個体の生命維持のための行動ではありません。これは「種の保存」のための行動です。基本的に身体的な成長や回復は得られないのですが、種の保存に役立っています。生命はすべて、種を保存する手段を持っています。その手段を持っているから、現在存在しているのです。これには理由はありません。単に、個体が代替わりしても存在を続けるものに「生命」という名前をつけただけです。生命あるものは、誰かに命じられたわけでもなく、そのように作られたわけでもなく、単に遺伝子が生殖を続ける機能を持ったから生きているのです。そういう意味で、「人生の意味を探す旅に出る」ことは無意味です。「人生」に「意味」があるから生まれてきたのではないからです。

　呼吸・循環・消化・排泄・睡眠の安楽は、遺伝子に組み込まれています。生命維持に必要な活動だからです。そのおかげで、個体が生き残れます。同じように、性行為の結果の安楽は、遺伝子レベルに組み込まれています。そのおかげで、遺伝子が残されていくのです。

　呼吸・循環・消化・排泄・睡眠の安楽と、性行為の安楽の役割には、「個体の保存」と「遺伝子群の保存」という違いがあります。

　性行為には「遺伝子群の保存」という個体を超えたレベルの役割があります。個体レベルを超えているということは、複数の個体が関与しますから、社会性を含むようになります。性行為までが安楽なものであること、したがって安楽には社会性が関係することを理解すると、安楽に必要な心理学的条件が理解しやすくなります。

安楽な睡眠

　安楽というものが、交感神経と副交感神経のバランスがとれていて、副交感神経が比較的優位な状態と理解すると、安楽な睡眠、質のよい睡眠について理解しやすくなります。

　睡眠がすべて安楽というわけではありません。「13時間眠って目覚めたら、体がだるくて動けなかった」というような体験をしたことがあるでしょう。また、眠れないからといって誘眠剤を服用して眠ったときと、日中体を動かして自然に眠りに落ちたときでは、目覚めの質が違うことにも気づいているでしょう。

　睡眠は、大脳の機能が一時的に停止することです。体の筋肉から疲労の信号が脳に来て、情報処理され、脳幹の自律神経システムの中枢から体中に副交感神経優位な睡眠モードに入るように指令が出て、自然な睡眠に入ります。もし、外界から侵害刺激が来ると、脳は覚醒し、自律神経は交感神経優位なバランス状態になります。

　睡眠は副交感神経優位の自律神経のバランスのとれた状態ですが、ある程度の時間がたてば、交感神経優位の状態に変化できることが質のよい睡眠の条件です。朝、気持ちよく目覚めるのは、交感神経の活動が邪魔されないからです。

　薬剤を使って眠ったり、過労で眠り込んでいるときは、外界から侵害刺激が来ても、自律神経システムは交感神経優位のバランス状態に入れません。薬剤や過労が神経活動全体を低下させているからです。このような睡眠の質はよくありません。疲労感も抜けず、朝の目覚めも不快です。

　多くの人が、「寝ているときが幸せ」と言います。仕事しないで横になっていれば、安楽だと思い込んでいます。しかし、交感神経の優位な状態があるから、副交感神経優位のバランス状態になる質のよい睡眠が得られます。現実の生活を見ると、仕事や趣味をとおして、交感神経優位の「闘争か逃避」モードと、副交感神経優位の「成長と回復」モードが交互に来ることが、「安楽」を作っているようです。ですから、「安静」を強いることが、「安楽」にすることではありません。生活の維持に必要な活動を自分でできるようにして、心地よい疲労感とともに眠れるようにすることで、「安楽」を提供できます。

安楽と動きと筋肉の緊張

　安楽なときには、意識的に体を使おうとしなくても生理的機能が働いています。逆に言うと、単純な生理的機能を行うためにも、意識的に筋肉を使わなければならないときは、安楽でないということです。

　たとえば、息を吸うために肋間筋を意識的に使わなければならないときは、安楽ではありません。苦しいときです。努力性呼吸と呼ばれます。排尿時に息まなければならなければ、安楽ではありません。難尿と呼ばれます。排便時にがんばらなければ出ないときは、安楽ではありません。食事を飲み込むために努力が必要なときは、安楽ではありません。痛みのある人は、眠っていても体中の筋肉を緊張させて、痛いところが動かないように体を固めています。安楽な眠りではありません。

　このように見てみると、「安楽か否か」の判定は、筋肉の緊張で見ることができます。介助者の手の緊張を最低限にして介助を受ける人の体に触れると、その人のそのときの緊張を感じることができます。介助のときには、介助を受ける人の体全体の緊張を感じ、その人の安楽の程度を基準にして介助すると、安楽な介助を提供できます。介助を受ける人の安楽の程度を感じようともせずに介助する

ことは、介助になりません。

　眠っている人についても、触れることで安楽の程度を感じることができます。あなたの手の緊張を最低限にして眠っている人に触れたとき、筋肉が硬ければ、その人は眠っているときでも筋肉を緊張させなければならない要因を抱えていることになります。それは身体的要因かもしれませんし、心の問題かもしれません。身体的要因なら、枕やクッションを使うことで軽減できるかもしれません。心の問題なら、次の項目を参考にしてアプローチできるかもしれません。

●安楽と苦の学習

　安楽と苦は学習されます。

苦について

　安楽が生理的活動を容易にできる状態であることを認めると、「苦」がはっきりしてきます。**「苦」は生理的活動に努力が必要な状態です**。がんばって呼吸、摂食、消化、排便、排尿をしなければならないときは苦です。また、循環が悪化し、四肢に浮腫が生じたとき、肺に浮腫が生じたときも苦です。浮腫を軽減するためにがんばらなければならないからです。がんばって眠らなければならないときも苦です。がんばるという意志の働きを必要とする活動と、睡眠という意志を停止する活動は相反するものですから、がんばって眠ることはできません。うるさい環境、強い光の当たる環境、蒸し暑い環境では、安楽な睡眠は確保できないので苦になります。

　性行為は生理的活動というより種の保存活動というべきものです。それでも、がんばって性行為を行うことは苦になります。

反射と条件反射

●反射

　ビタミン B_{12} の欠乏により、脚気という病気になります。この病気は、神経の活動が鈍くなるのが特徴です。

　脚気の検査法として有名なのが膝蓋腱反射です。足を組んで上になったほうの膝の下をゴムの頭のついたハンマーで軽くたたくと、下腿がピクンと跳ねます。ハンマーで腱を打つことで、腱が伸ばされ、伸展受容器が刺激されます。その刺激が神経を伝わって脊髄に行き、運動神経に伝わり、大腿の筋肉を収縮させるのです。腱の受けた刺激が脊髄の中枢に行き、光が反射するようにすぐに戻ってきて筋肉を動かすので、反射という名前が使われました。

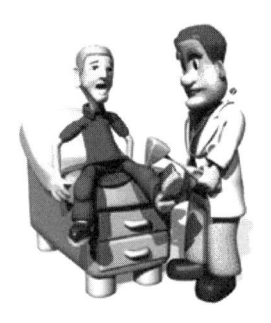

　反射は、いろいろなところにあります。上腕二頭筋の腱をたたいても、反射により筋肉が収縮します。顎の先をたたくと咬筋が収縮します。

　反射が起こるのは、骨格筋だけではありません。食べ物が胃に入ると、直腸の蠕動が亢進します（胃直腸反射）。食べ物がのどに来ると、飲み込んで食道に送り込みます（嚥下反射）。直腸に便が来ると、肛門がゆるみます（直腸肛門反射）。陰嚢の皮膚に触れると、挙睾筋が収縮して睾丸が引き上げられ

ます（挙睾筋反射）。光が瞳孔に入ると、瞳孔括約筋が収縮して瞳孔が小さくなります（瞳孔反射）。

　反射により反応する器官（効果器）は、筋肉ばかりではありません。食べ物を口に入れると、唾液が分泌されます（唾液反射）。ゴミが目に入ると、涙が出ます。排便・排尿のときに、括約筋がゆるむのも反射です。性行為で射精するのも反射です。

●条件反射理論

　20世紀初頭、ロシアの生理学者イワン・パブロフ（図3-4）は、イヌにエサを与える前にベルの音を聞かせると、やがてエサを与えなくてもベルの音を聞くだけで唾液を分泌するようになることを発見しました。これを「条件づけられた反射」と名づけました。略して条件反射と呼ばれます。**条件反射という特殊な「反射」が存在するのではありません。ある条件の下で、ある生理的な反射を起こすように習慣づけできるのです。**

　これは、「何かの刺激を与えたら、目的とする行動を起こさせる」ことができるかもしれないということになります。つまり、教育の原点かもしれないのです。そのために、アメリカの心理学者が飛びつきました。

　本来は生理学の実験として研究されたパブロフの条件反射が、アメリカの心理学界で高く評価されました。アメリカで台頭していた行動主義の心理学に都合がよかったのです。行動主義では、

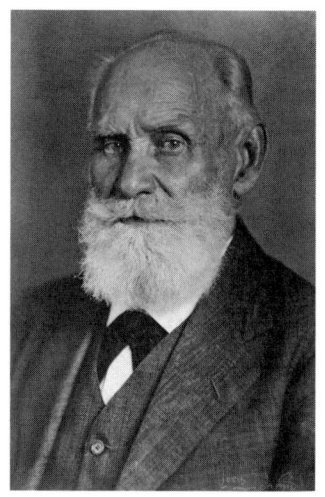

(Bettmann/CORBIS/amanaimages)
図3-4　イワン・パブロフ

「刺激が行動を起こさせる」と考えられていました。刺激から行動へのプロセスは「心」と呼ばれる機能ですが、この「心」の中は観察できません。刺激と行動だけが観察可能です。「科学的であるためには客観的データが必要だ。観察できない心を推測するのは科学ではない。客観的な観察項目から作るのが科学だ」と考えられていました。ですから、心を扱わず、刺激と行動だけ観察する行動主義の心理学にとって、条件反射理論は都合がよかったのです。

　そして、行動主義心理学は、軍隊の新兵の教育に有用でした。新兵は、自分で考えたり悩んだりする必要はありません。言われたことを、そのままやればよいのです。

　このようにして、行動主義心理学が重用され、条件反射理論が利用されました。

　ロシアでは生理学として研究され、進められた条件反射の研究が、アメリカでは心理学として受け入れられ応用されていったのは、皮肉なものです。

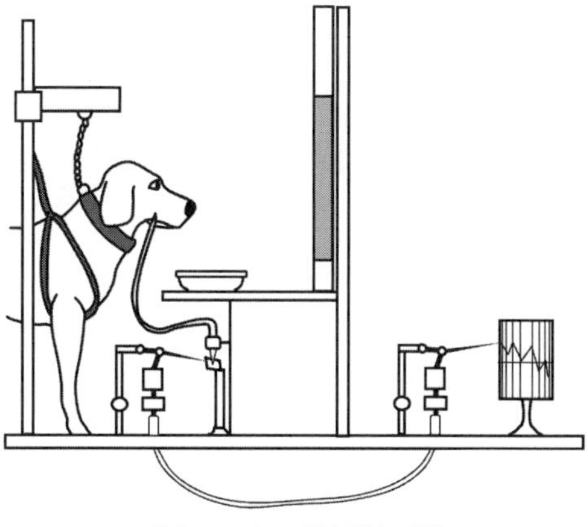

　パブロフの研究は、主としてイヌの唾液反射でした。イヌの唾液腺から出てくる管を頬の外に出し、唾液が体の外に垂れるようにしておきます。エサを与える前にベルの音を聞かせます。そのときに出る唾液の滴数を測定します（図3-5）。次に、5～6回続けてベルの音だけを聞かせます。すると、やはり唾液の出てくることが観察されます。このとき、「唾液反射がベルの音で条件づけられた」といわれます。ベルの音だけ聞かせ続けると、回を重ねるごとに唾液の分泌量が減ってきて、やがてまったく反

図3-5　イヌの唾液反射の実験

応しなくなります。このとき、「ベルによる条件づけが消去された」といわれます。行動主義心理学は、この条件づけが学習の原形であり、消去が忘却の原形と考えました。

唾液反射は、副交感神経を介して起こっています。パブロフの研究は、副交感神経の反射の中の一つが条件づけられることを示しています。調べてみると、自律神経システムの働きに関する反射のほとんどが条件づけられます。このことは、人間の生命維持に必要な自律神経システムさえ、意識によって修飾されるということです。かつては、植物神経として意識的な行動には影響されないと考えられた自律神経システムの働きも、条件づけされる意識によって影響を受けるのです。

副交感神経の反射は、安楽と深い関係があります。副交感神経の反射は、嚥下、消化、排泄、性行為に関係しています。これらすべてが条件づけされる可能性を持っています。

本来、食べ物が胃に入れば、蠕動が亢進して消化・吸収が促進されます。しかし、副交感神経が抑制されて交感神経が優位になるような状況——何かと闘ったり、逃げたりしなければならない「闘争か逃避」のモードになると、蠕動は止まり、消化・吸収は進みません。

赤ん坊は人に見られていても平気で排尿しますが、成人では、看護師の前でも、たとえ家族の前でも、排尿はできません。おむつに排便しようとすると大変な苦労です。交感神経システムの反射と副交感神経システムの反射の巧妙なバランスの上で行われる性行為においては、この条件づけは顕著です。公衆の面前で行う、嫌いな人と行うという状況を考えれば充分でしょう。条件づけされています。性行為が安楽に行える条件は、一人ひとり違うものです。

安楽は、生理的には副交感神経優位に自律神経のバランスのとれた状態ですが、それだけでは不充分です。安楽は条件づけられるのです。一人ひとりが違う条件づけをされているのです。その人の生きてきた歴史の中で作られた「安楽になるための条件」を満たす必要があります。

この条件は、生理学を超えてしまいます。「生きてきた歴史」や「今までの記憶」に影響を受けた、極めて個人的なものだからです。理解のためには、心理学が必要になります。

安楽と心理学

● 心理学の芽生え

「哲学」は"philosophie"です。これは"philo-"（好む）と、"sophia"（上質の智）から合成されました。つまり、哲学とは「質のよい知識を好むこと」でした。

哲学は2つの分野に分かれます。「そのものが何であるか」を問うことと、「そのものがどのようであるか」を問うことです。「そのものが何であるか」を論ずるのが実存論、「そのものがどのようであるか」を論ずるのが認識論です。

人間は物事そのものを自分の中には取り入れられません。感覚をとおして感じ、その感じたことをもとにして過去の体験から解釈・評価しています。これが認識です。世界そのものを問うのではなく、世界をどのようにとらえているかを問うのが認識論です。

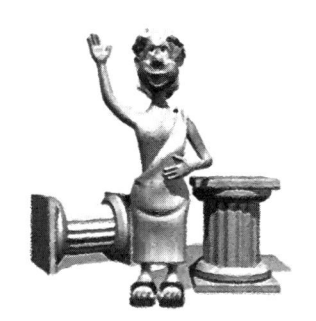

●心理学の開祖ヴント

ドイツの生理学者であったヴィルヘルム・ヴント（**図3-6**）は、動物を用いて実験を行い、認識について研究しました。それまでの認識論は、現実に基づかない抽象性の高い論議でした。ヴントは、そこに実験という科学性を持ち込み、実験心理学を確立しました。1879年には、ライプチッヒ大学に世界で初めての心理学実験室を開設しました。ヴント自身は、自分が心理学者であると言わず、生理学者だと考えていました。しかし、「心理学を独立した科学的学問分野としたのはヴントである」「心理学の開祖である」といわれます。

ヴントは実験によって心理の研究をしましたが、人間を実験材料にすることは難しかったので、動物を使いました。そのため、動物心理学とも呼ばれます。その拡張には限界があり、人間の心理に応用することはできませんでした。

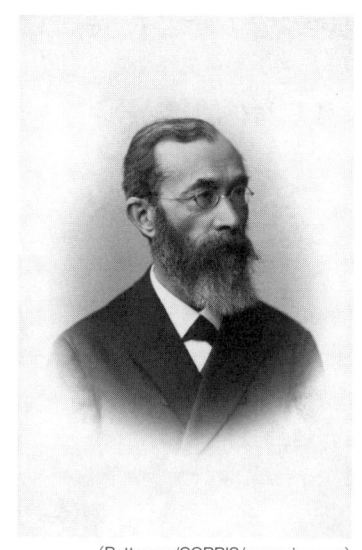

（Bettmann/CORBIS/amanaimages）
図3-6　ヴィルヘルム・ヴント

●精神分析のフロイト

ジークムント・フロイト（**図3-7**）はオーストリアの医師でした。

20世紀に入ると第1次世界大戦、世界恐慌、第2次世界大戦という世界的な苦境が訪れ、多くの人が心に苦しさを感じていました。特にオーストリアは、かつてのヨーロッパの貴族文明の中心でありましたが、第1次世界大戦で負け、世界恐慌で失業率が高まり、人々は自信を失い、閉塞感に苦しんでいました。キリスト教の神の教えに従っていても、苦しいだけで、心の助けは得られなかったのです。

そのオーストリアで開業していたフロイトは、自由連想法を開発し、人間の深層心理にアプローチする方法を研究し、精神分析を創りました。

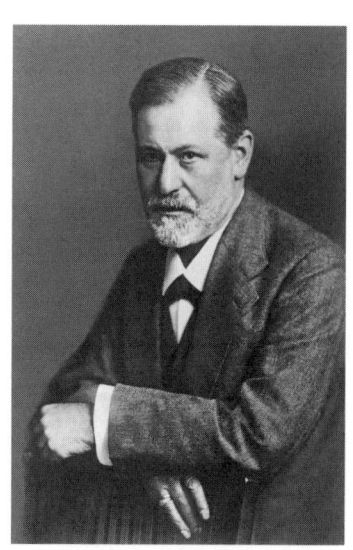

（Bettmann/CORBIS/amanaimages）
図3-7　ジークムント・フロイト

○**性と精神分析**

フロイトは、「人間の心は、超自我、自我、エスの3つからできている」と考えました（図3-8）。

生まれたばかりの人間には、いわゆる人間らしい心はありません。人間以外の動物と同じように、生命維持のための必要性に従って行動します。このときは、心の中に原始的な欲求に従う心だけがあります。これを**エス**と呼びました。エスというのは、ドイツ語で「それ」という代名詞です。

フロイトは、「人間の原始的な欲求を満たそうとする心を自分で意識することはできない」と考えました。ですから、今まで定義された言葉では表現できないとして、単なる「それ」＝エスと名づけました。存在しているが、説明はできないものとしたのです。ですから、エスは意識されない知覚とその知覚に対する反応の源です。欲望、願望、憧憬となって現れます。

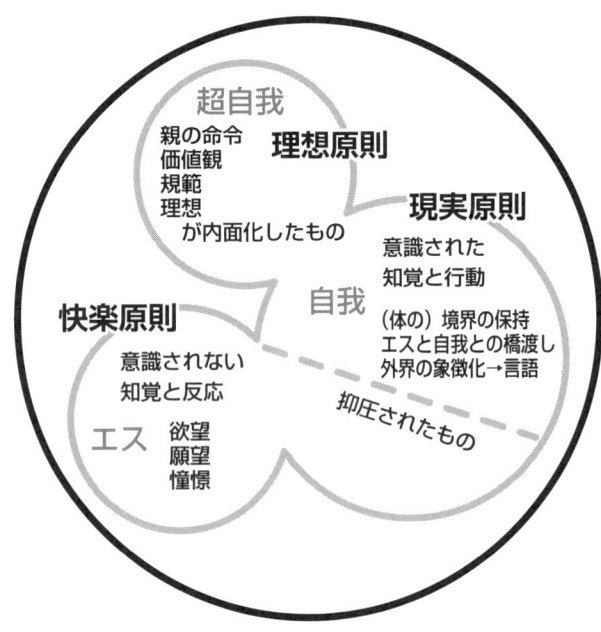

図3-8　心の内面モデル

大人になるにつれて、社会から制約を受けます。子どもは、この制約をあたかも自分の考えであるかのように受け入れます。親の命令、社会的価値観、社会規範、理想などが心の中に入り込みます。これを**超自我**と呼びました。

超自我は、心の中にあたかも以前から存在するかのように居座ります。ところが、エスが意識の下から、超自我に反する欲求を出してきます。このままでは、心は矛盾する欲求を抱え、壊れてしまいます。そこで、エスは自分を守るために、エスの外側を超自我とすり合わせるために変性させます。これが**自我**です。つまり、自我は、動物としてのわがままで個人的で原始的な欲求を出す心と、社会規範に従おうとする心をすり合わせる働きをします。

フロイトは、人間の行動を引き起こす精神的エネルギーとして「**リビドー**」というものの存在を仮定しました。そして、「リビドーの正体は性欲である」と言いました。

リビドーは、自我の下の無意識の層にあるエスの中から湧き起こり、自我と超自我に精神的エネルギーとして供給され、人間のすべての精神活動をまかなうものです（図3-9）。ですから、フロイトは、エスへの抑圧をやめることが精神的エネルギーを高めて元気になる方法だと考えました。リビドーの正体が性欲ですから、結局、「性を抑圧するな」としたのです。

エスは楽になるほうに働きます。快楽原則と呼びます。

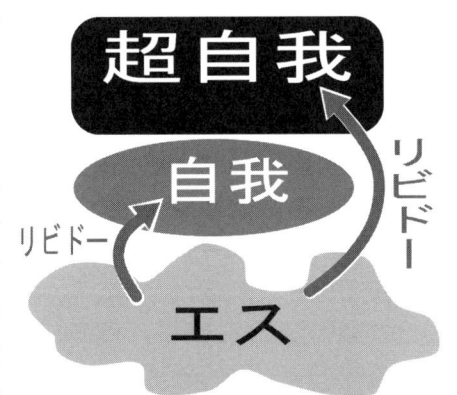

エスが自我と超自我にリビドーという精神的エネルギーを供給します

図3-9　エスとリビドー

超自我は「かくあるべし」という社会的理想を追います。理想原則と呼びます。自我はエスと超自我の折り合いをつけて社会の中で生きていこうとします。現実原則と呼びます。

フロイト以前には、「自分で気づかず行っていることは、神がそのようにさせているのだ。神の御心である」と考えられていました。しかし、フロイトは、このような行動は自分自身の心の深層である無意識の層にある心がそのようにさせているのだと主張しました。人間のすべての行動は、神ではなく、自分自身の欲求によるものだと言ったのです。これは、キリスト教に支配され、神の御名の下に抑圧されていた人々にとって福音でした。キリスト教の席巻により奪われていた自分の行動を、神から取り戻したのです。

このようにして、フロイトの精神分析は、ヴント以来の実験心理学・動物心理学ではできなかったこと、つまり人間の心理の理解を進めました。

精神分析がすべて正しいとは言えません。「自分で意識できない無意識の存在」を認めることは、「自分が知ることのできない神の存在」を認めるのと同じことだからです。**それまで「神の御心」と呼んでいたものを、自分の中にある「無意識」と呼び換えたに過ぎないかもしれません。**

しかし、大切なことは、フロイトの精神分析理論が世界中の多くの知識人を納得させたという事実です。多くの知識階級が自身の行動に照らし合わせて、楽を求めるときに性というものの影響が大きいことを認めたのです。ですから、安楽を考えるとき、性行為についての考察は欠かせません。

○フロイトの時代

精神分析において性欲がリビドーとして考えられたのは、当時の社会情勢に影響されています。

フロイトは1856年にオーストリアに生まれました。1866年、フロイトが10歳のとき、オーストリアはプロイセンと戦争して負けました。それまでウィーンを中心としたヨーロッパの文化的国家として君臨してきたオーストリアは、零落していきました。隣国のプロイセンは、ドイツ第二帝国を作り、勢力を拡大していきました。ドイツ第二帝国は近隣諸国と同盟し、ヨーロッパに君臨するようになりました。

オーストリアはドイツに振り回されました。1914年に第1次世界大戦が勃発した当時、オーストリアはドイツ、トルコ、ブルガリアと同盟し、一つの陣営を作っていました（同盟国）。この年、フロイトは「精神分析入門」の講義をウィーン大学で開始しています。1917年に『精神分析入門』を執筆しました。

1918年、同盟国側は戦争に負けました。ドイツはワイマール共和国になり、社会主義を主張するナチスが台頭しました。1923年、ワイマール共和国は第1次世界大戦の賠償金のためにひどいインフレとなりました。1929年に世界恐慌となり、国民の90％が失業しました。こうした時代背景にあって、フロイトは『続精神分析入門』を書き上げました。

1933年、ヒトラーが首相となり、ドイツはナチスの独裁体制に進みました。1938年、フロイトはイギリスに亡命し、その直後、オーストリアはドイツに併合され、ナチスに占領されました。1939年にフロイトは亡くなりました。

フロイトが精神分析を作り出し、活用した時代は、**戦争に対する不安と焦燥の時代**でした。社会は個人の安全を保証せず、かえって個人の生命を平気で奪う時代でした。そのため、人々は社会との関係で安楽を得られず、極めて個人的な安楽、生理的な安楽を求めました。その最たるものが性欲でした。ですから、フロイトが性欲をリビドーと見たのは、当時の社会情勢の中で人間が期待できる唯一の安楽であったためかもしれません。**人間の欲求は社会情勢の変化とともに変わるものです。**

○**精神分析と生理学**

　フロイトの考えたエスは、自我の下の意識できない無意識のレベルにあります。意識できない知覚と、それに対する反応の源です。エスの欲求には自分で気づくことがありません。しかし、楽を求めて行動するように、エスが人間を推し進めるというのです。

　人間は自律神経の働きに直接気づくことはありません。しかし、個体の生存のためにも、遺伝子の継代のためにも、副交感神経優位のバランス状態に向かうように人間の遺伝子は構成されています。このように、フロイトの考えたエスは、自律神経システムの働きに近いものと言えます。

　フロイトは、成長に伴いリビドーの消費される場所が移ると考えました。赤ん坊のときは、口唇でリビドーが消費されます。だから、赤ん坊はミルクを飲むことに専念します。すこし大きくなると肛門になります。排便をコントロールすることで親から称賛を浴び、予想しないときに排泄することで親を罰することができるというのです。その後、成長して成人となり、リビドーは性器で消費されるようになると考えました。

　成長の途中でリビドーが次の場所に移っていかないとき、「リビドーが○○に固着した」と考えました。そのために、成人になっても行動が成熟せず、神経症になるというのです。

●ライヒ、性格の発見

　フロイトの弟子であったヴィルヘルム・ライヒ（**図3-10**）は、リビドーが固着するのはフロイトの主張するところばかりでないと考えました。いろいろなところに固着して、実際の筋肉を緊張させます。そして、同じタイプの刺激に対しての行動パターンが決まってきます。**このような「固定した反応パターン」は、他の人から見たときに、「性格」と呼ばれます。**「あの人はすぐに泣く」とか、「いつも怒ってばかりいる」「何事にもちゃらんぽらん」というのは性格と呼ばれますが、内容は行動パターンです。ライヒは、精神ではなく「固定した反応パターン」である性格を分析する性格分析を創始しました。

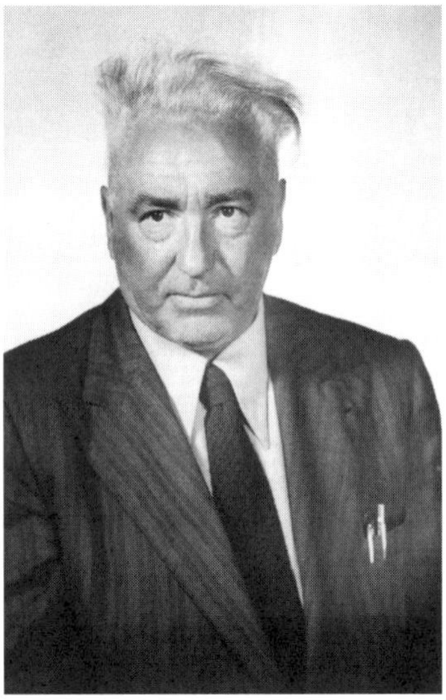

　ライヒは、当時の精神医学界で天才と褒めたたえられましたが、後に固着したリビドーが粒子として観察できると主張するに至り、精神医学界から追放されました。

　リビドーが物質として観察できると主張したことには同意できませんが、「**性格、つまり行動パターンが、体の各部に筋肉の緊張を作る**」という考え方は受け入れられます。

（Bettmann/CORBIS/amanaimages）
図3-10　ヴィルヘルム・ライヒ

　世の中には、いろいろなセラピーが存在します。においを嗅がせたり、足の裏を押したり、手をかざしたりするだけで、肩凝り、腰痛、冷え症が治ったりします。肩凝り、腰痛、冷え症などの原因が自分自身の作り出す筋肉の緊張にあると考えると、どんな理論を持ったセラピーであれ筋肉の過剰な緊張をやめることのできる条件を提供しているだけということが理解しやすくなります。

　ライヒは、体の各所に固着したリビドーを解放するために、体に触れるセラピーを創始しました。ライヒアンセラピーと呼ばれます。これが、現在、巷間に広まるボディワークと呼ばれるものの始まりと考えられます。

●マズローの人間性心理学

フロイトの深層心理学は、発表当時、大変斬新で画期的なものでした。多くの人がフロイトの精神分析を学習し、臨床に生かしました。しかし、時がたつにつれて、精神分析に対して疑問を持つ人々が出てきました。

アブラハム・マズローは、1908年にアメリカのニューヨークの貧困家庭に生まれました。1931年に心理学修士となりました。心理学者として活躍し、1962年には人間性心理学会を立ち上げました。

当初は、フロイトの精神分析を学び実践していましたが、自分の子どもを見たときに、「精神分析は心を病む者のことしかわからない。動物心理学は動物のことしかわからない」と気づき、人間の心理学を探究しました。そして、フロイトが欲求として性欲のみを主張したことを批判しました。人間には人間独自の心の働きとして欲求があると考えました。マズローは、人間の欲求について、まず5つの段階に分けました。

○フロイトとマズローの生きた社会情勢の違い

ここで注意していただきたいのは、マズローは世界大戦に勝った国に生まれ育ったということです。フロイトの生きた、国家から個人の安全が提供されない社会ではなく、戦争に勝ち、賠償金を得て経済の発展する国で生きていました。マズローの生きた社会は、フロイトよりも社会に対する信頼を持てる世界でした。ですから、生きるための心的エネルギーであるリビドーは、個人的なレベルの「性欲」ではなく、社会との関係で生まれる「欲求」だと考えたのでしょう。

○欲求5段階説（図3-11）

欲求の最も低い段階は、生物の生命維持機能から来る欲求です。呼吸、食事、水、性、睡眠、体内の機能のバランスをとるホメオスターシス、排泄です。

これが満たされると、自分の「安全の欲求」が出てきます。安定性を求めるのです。何について安定を求めるかというと、身体、雇用、自分の活動のための資源、道徳、家族、健康、資産について安定を求めるといいます。

このレベルの欲求が満たされると、愛を求め、何らかの集団に帰属する欲求が出てきます。友情、家族、親密な性的関係を求めるというのです。

そのうえで、尊敬を求めます。自尊心、自信、達成感、尊敬に値する人々、自分を尊敬してくれる人々を求めます。

ここまでの欲求は、何かが足りないための欲求でした。これらは満たされると

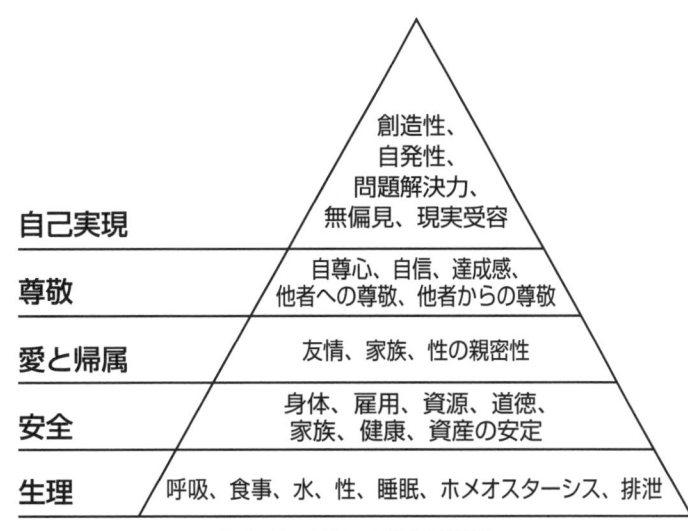

図3-11 マズローの欲求5段階説

満足します。しかし、これらが満たされた後でも、「何か物足りない」と感じるとマズローは考えました。そして、社会的に成功したとみなされている人々に面会したり、資料を調べたりして、「自己実現の欲求」があると結論づけました。

自己実現とは、「ああ、やった。おれはやったぞ」という気持ちになるような一瞬です。入試に合格する、試合に勝つ、仕事で成功するというようなことです。この自己実現は一瞬です。仕事で成功しても、また次の仕事をしたくなります。ですから、自己実現は満たされることのない欲求です。下に置かれた4つの欲求とは質が違います。ですから、「欲求」と呼ぶことが無理かもしれません（たまたま得られたものを、いつも得られると思い込んで求めているようなものです。童謡の「待ちぼうけ」のように）。

とにかく、マズローの自己実現の欲求は、社会に歓迎されました。特に、企業の経営者に歓迎されました。従業員に「自己実現しなさい」と教育すると、従業員は仕事を達成しようとして効率が上がるからです。

マズローは、アメリカ心理学会の会長にまで上り詰めました。しかし、晩年には、自己実現の上に「自己超越の欲求」があると主張しました。自分一人のことではなく、自分の属する世界全体のために生きるという欲求があって、自己犠牲もいとわないと考えたのです。こうして、マズローは個人を超えた心理学を扱うトランスパーソナル心理学会を作り、初代の会長になりました。現在、トランスパーソナル心理学会は、超常現象まで含む広範囲なテーマを扱うので、すべての心理学者に認められるということではないようです。

マズローの欲求段階は、下から順にすべて満たされねばならないというのではありません。「寒くても恋人といると幸せ」と言う人はいます。尊敬を得るために健康を犠牲にする人も多いです。

マズローの欲求段階の最下層は、すでに解説した生理学のレベルです。その一部に、フロイトが重要視した性の欲求が入っています。マズローは、性は大切であるが、それがすべてではないと考えました。

マズローによれば、生理的レベルの上に、個人の心理的レベルがあります。それから、社会性に関する欲求、つまり愛と帰属の欲求があります。その上に、さらに抽象性を増した尊敬のレベルがあります。つまり、個人の具体的な欲求から、だんだんと社会との関係で作られる抽象性の高い欲求になっています。それらが人間の欲求であり、満たされることで安楽になるのです。つまり、マズローの主張したことを取り入れると、**安楽とは、個人の生理的な欲求が満たされたうえで、それまでに条件づけされた社会的関係が満たされることで得られる**と言えます。

マズローは、多くの場合、欲求が最下層から順に満たされると考えました。しかし、生理学の知識と条件反射理論を用いると、逆にも解説できます。

人間は、社会性獲得のために、生理的反射を条件づけています。赤ん坊は、トイレに行って排泄することを学習してから、幼稚園や小学校という社会への参加が認められます。「気持ちよく排便するのはトイレでだけ」という条件づけがされます。そのほかにも、コンサートの最中にお腹が空いても、せんべいをかじることは我慢します。場所を選ばずに性的欲求に身を任せると、社会的に刑罰を与えられます。「社会が認めた限定された場所でのみ、生理レベルの欲求を満たす」という条件づけがされています。

それらの条件は、生理的レベルより高い欲求で条件づけされています。自尊心を傷つけるようなところでは排泄できません。雇用が不安定では食事ものどを通りません。つまり、**最も安楽にできるのは生理的レベルの欲求を満たすときであり、それより上の欲求は、生理的レベルの欲求を満たすため**

の条件づけになっているのです（図3-12）。

　このように考えると、人に安楽を提供しようとしてケアするときに最も大切なことは、生理的な欲求を満たすために条件づけられている、**生理的欲求より高いと見られている欲求を満たすことだ**とわかります。

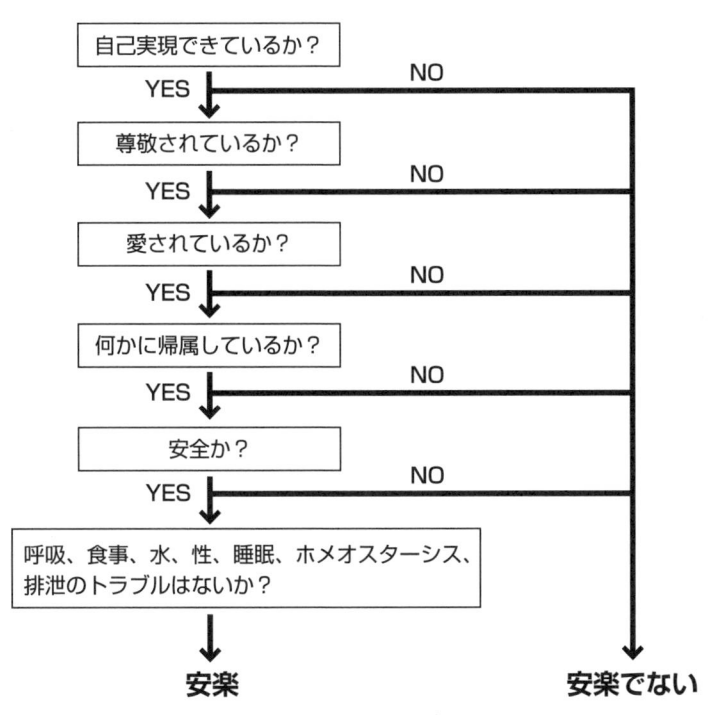

```
自己実現できているか？
    │YES    NO──────┐
    ▼               │
尊敬されているか？    │
    │YES    NO──────┤
    ▼               │
愛されているか？      │
    │YES    NO──────┤
    ▼               │
何かに帰属しているか？ │
    │YES    NO──────┤
    ▼               │
安全か？             │
    │YES    NO──────┤
    ▼               │
呼吸、食事、水、性、睡眠、ホメオスターシス、
排泄のトラブルはないか？
    │               │
    ▼               ▼
   安楽           安楽でない
```

図3-12　安楽の条件づけ

学習としての安楽と苦

　生理学的レベルの安楽の上に、自己実現から安全までの心理学的レベルの安楽が条件づけられています。これらの心理学的レベルの条件づけは、社会の中で生きていくうちに学習されたものです。社会の文化、習慣、慣習、掟に規定されています。

　本来、これらのレベルの条件は、満たされなくても安楽でいられます。しかし、社会で生きていく中で条件づけられ、満たされないと「息が詰まる」「腹が煮えくり返る」「肩が凝る」というように身体的症状を呈し、生理学的にも苦しくなります。自らが苦を作っているのですが、条件づけに気づかない人々は苦しみます。

●安楽を提供する2つの方法

　このように考えると、安楽を提供するには、少なくとも2つのやり方があります。一つは、**条件を上のレベルから一つずつ満たしていき、生理的欲求を満たしてあげる**ことです。もう一つは、**生理的欲求を満たすために邪魔をしている条件、実現不可能な高いレベルの欲求の条件づけを消去する**ことです。

　言い換えるならば、**生理学的に無理のないやり方をしているだけでは安楽になれません。本人の条件づけとしての価値や社会観を満たすか、それを変えるか**をしなければならないのです。

たとえば、脳梗塞で半身が不全麻痺の人が、「速く歩きたい」と願い、イライラして眠れないとしましょう。睡眠という生理的レベルの欲求を邪魔しているのは半身の麻痺だと考えれば、リハビリテーションに励むように勧めるでしょう。毎日、歩行練習につき合うことになるかもしれません。

しかし、睡眠という生理的レベルの欲求を満たす邪魔をしているのは、より高次の欲求、たとえば、「他の人から褒められたい」という尊敬の欲求レベルだと考えれば、その条件づけを外すこともできるかもしれません。「あなたは、ものすごく努力しています。これ以上トレーニングすると、体を壊すほどです。もし、体を壊したら、戻すのは大変です。今まで以上の時間がかかるでしょう。今、あなたの体が充分に動かないことは、医学的にはっきりしています。そうしたら、今、行うことは、動かそうとすることではなく、大切に扱って壊さないことかもしれません。あなたは今まで充分かんばりました。これからは、壊さないように気をつけてみたらどうでしょう」と言うこともできます。このように言われた人が納得すれば、睡眠を邪魔していた、尊敬の欲求レベルの不足がなくなります。条件が満たされるのではなく、条件づけがなくなるのです。

どちらの場合でも、生理的レベルの反応は同じになります。安心して眠れるでしょう。これは心理学的アプローチとも言えますし、哲学的アプローチとも言えます。

「今、ここ」の再発見

人間性心理学の提唱者は、マズローだけではありません。クライアント中心療法のカール・ロジャース、ゲシュタルト療法のフレデリック・パールズ、論理情動行動療法のアルバート・エリスなどがいます。この３人は、「グロリアと３人のセラピスト」というビデオの中で、それぞれのカウンセリングを解説し、実践して見せています。現代のカウンセリングの基礎を作りました。

この３人に共通するキーワードは「今、ここ」です。**人間は過去を変えることはできない、未来を決定することもできない、自分で変えられるのは「今、ここ」で行っている自分の行動だけだと言います。**

このような「今、ここ」を重視するのは、人間性心理学だけではありません。この時代に台頭したサルトルをはじめとする実存主義哲学者も同じです。そして、この実存主義の考え方は、仏陀（ブッダ）にさかのぼることができます。ですから、人間性心理学を調べていくと、ときとして「これは宗教じゃないか」と思うことがあります。神を絶対的判断基準としないことが、宗教でないことを示していますが。

３人のセラピストは、自分の変えられないもの（過去、未来）を変えようとすることが心の苦しさを作ると考えています。つまり、それらが安楽を邪魔するのです。

●好感と嫌悪感

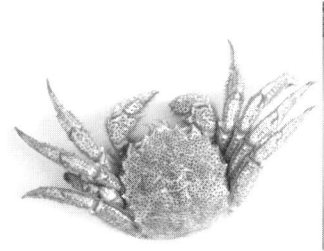

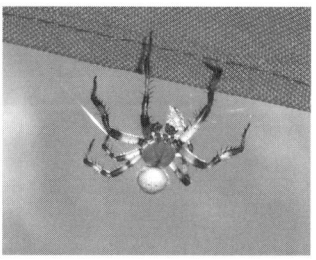

相手に対して、嫌悪感を持っているときには安楽になりません。親密な人と共に食べたときにはおいしかったメニューでも、初めて会う人や嫌いな上司と共に食べるならば、それほどおいしくありません。性行為に至っては、嫌いな人とはできま

せん。

多くの女性はクモを見ると「気持ち悪い」と嫌悪感を露わにします。その一方で、ケガニを見ると「大好きなんです」と言います。生物学的には、クモもケガニも8本足なのですが……。

「脳の働き」の項目 で、大脳の古皮質が記憶をつかさどることを解説しました。好感と嫌悪感は、それらの記憶の産物です。何かを見たり聞いたり体験したときに、自分の体内に生じた感覚が記憶に残ります。それが気持ちよい感覚なら好感となり、反対なら嫌悪感となります。時間を経て同様の体験をしたときに、記憶が蘇ります。それにより、かつて体内で起こった変化が再現され、感覚となり、好感と嫌悪感が生み出されます。

ある人と初めて会ったときに、タバコの煙を吹きかけられるというような不快な体験をすると、次回はその人の顔を見ただけで不快な感覚が呼び戻されます。もう近づくこともないでしょう。**嫌悪感は感覚ではありません。**嫌悪感は条件づけられた反応です。消去するには、以前の体験が誤解であったと納得できるほどの感動的な体験が必要になるでしょう。

●介助時の安楽の心理的条件

安楽になるための心理的条件は複雑です。一人ひとりのたどってきた歴史によって大きく変わるからです。ですから、ある人を安楽にしようとすると、その人の歴史を知りたくなります。その人の歴史を知るために最も簡単な方法は、本人に尋ねることでしょう。

しかし、生まれてから今までのことを聞く必要はないかもしれません。介助の場面なら、いっしょに動くだけで役立つ場合があります。**介助者がある動きをしてみて、その動きによって相手がどのように反応して動いたかを感じてみれば、介助を受ける人の歴史がどのような反応を起こしているかがわかります。**介助の場面で必要なことは、介助を受ける人の歴史が、今のその人に起こさせる反応です。ですから、試しに、相手の動きを認めていることを話しながら、仲良く、安全な範囲で、いつでも戻れる速さで、極めて小さな力で、ちょっと動いてみるということが、大変役立ちます。

上記のような介助は、マズローの言う**安全・愛と帰属・尊敬の欲求を満たし、「今、ここ」に焦点を合わせた介助**になります。

●まとめ

安楽について、生理学、条件反射理論、心理学を主軸に解説を展開してみました。これだけでは、充分でないことははっきりしています*。

安楽は極めて個人的なことですから、すべての人に当てはまる理論は作れません。しかし、目の前にいる人について、仮説を立てて、実際に提案し、いっしょに行動し、その結果を見て仮説の妥当性を検証することができます。このようにすると、相手と自分の行動について実証された仮説のグループができてきます。これが「理論」です。「あなたとわたし」という当事者2人の間に共通した理論ができます。このような考え方が科学的態度です。

人間が他の人間の行動を手伝うという介助行為を安楽に行うには、このような科学的態度が大切です。介助の仮説を立てるときに、安楽についての広い視野が役立つかもしれません。

---

* マズローの唱えた安全・愛と帰属・尊敬・自己実現の欲求は「社会の中の個人としての自己同一性(アイデンティティ)の確保」と言えます。自己同一性の確立が安楽の根幹となります。 「動きの進化発生学」の章 では、生命の誕生という視点から、自己同一性の確立が安楽の第一条件であることを説いています。

03 安楽

04 感覚

　人間は筋肉を収縮させることで表現します。筋肉をまったく動かせなければ、何も表現できなくなります。しかし、それでも何かを感じます。

　もし、感覚がなくなったら、筋肉を収縮させても、自分が何をしているかわかりません。コップをつかもうとしても、コップがどこにあるかわかりません。手に何が触れているかもわかりません。手の筋肉を収縮させたつもりになっても、収縮しているかどうかがわかりません。

　人間は生きている限り動いています。しかし、その動きには必ず感覚によるフィードバックが伴います。感覚がなければ、目的を持って動くことができません。**すべての動きには感覚が必要です。**

　多くの人が、「動けないならば、筋肉を鍛えなければならない。骨や腱や靭帯を強くしなければならない。神経の伝達を速めなければならない」と考えます。しかし、本当に大切なことは、「自分が何をしているか」を感じることです。そして、「自分が何を邪魔しているか」を知ることです。「自分が自分のやりたい動きを邪魔している」と気づいた人だけが、自分のやりたいことを自由にできるようになります。

●感覚の哲学・心理学

　「哲学」という言葉は"philosohie"の翻訳です。"philo-"は「好む」という意味です。"sophia"は「上質の智」です。ですから、哲学は「質のよい智を好む」ことでした。上質の智を得るには、いろいろなことを知り、推論し、確かめることが必要でした。この態度が、現在では科学的態度と呼ばれます。

　哲学者は、興味の対象物が「何であるか」と「どのようであるか」を知ろうとしました。「何であるか」を問う学問は「存在論」と呼ばれ、「どのようであるか」を問う学問は「認識論」となりました。認識の基盤は感覚にあります。歴史的流れの理解のために、感覚の生理学の前に、感覚の哲学・心理学を解説します。

「知る」と「知らされる」

　古代アテナイをはじめとするポリス国家では、評議会で政策が決まりました。ですから、議論をして論理的に相手に勝つことが大切でした。そのために言葉と論理を巧みに操ることを教えるソフィスト（詭弁家）と呼ばれる人々がいました。ソフィストは、「世の中で起こることの意味は、それを受け取る人の主

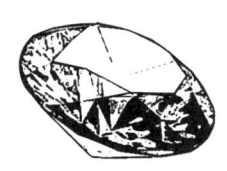

観で決まる」と唱えました。ある人にとっては貴重な宝石も、欲しくない人にとっては単なる石ころです。このように主張すれば、すべての議論には客観性がなくなり、負けないのです。

しかし、古代ギリシャの哲学者プラトンは「絶対的真理が存在する」と考えました。それをイデアと名づけました。芸術を見て「美しい」と感じるのは、その芸術品の中に「美のイデア」が存在するからだと考えました。世の中に善悪が存在し、それを判別できるのは、「善のイデア」があるからだと考えました。「美のイデア」を完全に持つ人間は存在せず、「ちょっと美しい女性」と「とても美しい女性」の違いは、「美のイデア」を分有する程度の違いだとしました（図4-1）。

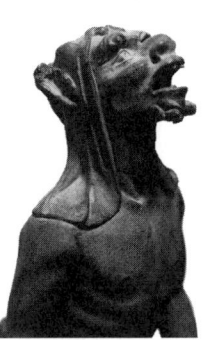

少ない
ケルン大聖堂のガーゴイル
（レプリカ/著者所蔵品）

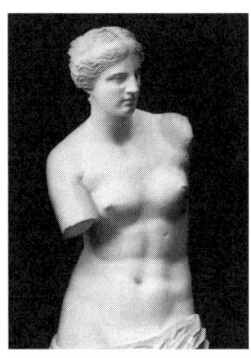

多い
ミロのビーナス
(Bettmann/CORBIS/amana images)

図4-1　美のイデアの分有

プラトンの考えでは、「もの」の中には、減ることのない「イデア」が存在しています。わたしたちは、その「イデア」を直接は受け取らないのですが、わたしたちの理性で知ることができるといいます。

この考えを進めると、何かを見たり触れたりして「これはあれだ」と知るということは、そのものの中に「知られうるもの」があり、その「知られうるもの」が、わたしたちに「知らせている」と考えられます。赤いリンゴについて言えば、赤いリンゴの中の「知られうるもの」として「赤」や「リンゴ」というメッセージが入っていて、わたしたちは見たり触れたりすることで、そのメッセージを受け取り、「知らされる」ことになります（図4-2）。

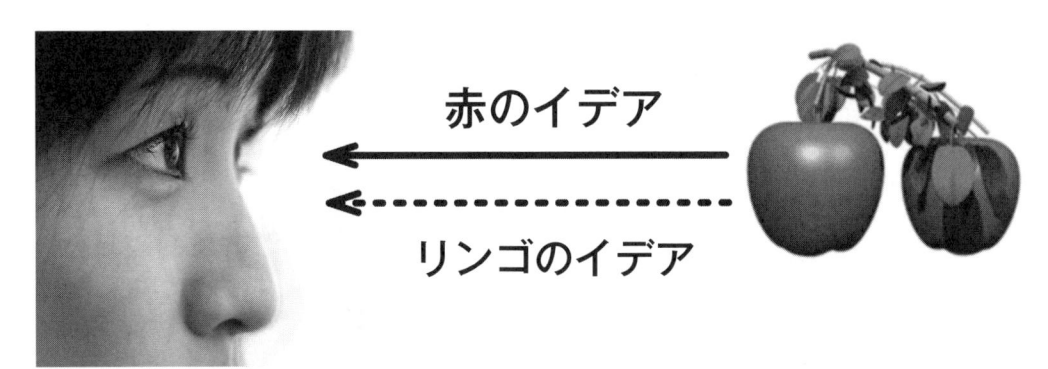

図4-2　赤いリンゴのイデア

現代の多くの人は「自分が知る」と思っています。しかし、古代の人々は「知られうるものが自分に知らせている」と考えました。

「考える」というラテン語の動詞は"cognio"です。フランスの哲学者デカルトの有名な言葉"cogito ergo sum"（吾思うゆえに吾あり）の"cogito"は、"cognio"の一人称単数形です。自分で考えることが"cognio"ですが、「知られうるものを受け取ることで知らされる」という動作は、「考える」とは動作の向きが逆です。「考えさせられている」のです。自分から積極的に知ることではなく、受動的に知らされています。ですから、「反対向き」を示す接頭辞の"re-"をつけました。"recognitio"です。これが英語の"recognition"（認識）の語源です。"cognio"（考える、知る）とは反対向きの「知らされる」という行為が、「認識」だと考えたのです。

アフォーダンス

1988年、情報工学者で心理学者のドナルド・ノーマンは、対象物がそのものの使用の可能性について観察者に訴えかけていると主張しました。「不思議の国のアリス」では、アリスの見つけた小ビンに「わたしを飲んで」と書いてあります。そこまで明白ではなくとも、ドアのノブは、その形から「わたしをつかんで回して」と訴えかけているというのです（**図4-3**）。このような訴えかけるものを「アフォーダンス」と呼びました。英語の"afford"は、「提供する」という意味です。ドアのノブは、「ドアを開ける」というアフォーダンスを持っているというのです。建築や工業製品のデザインでは、明確なアフォーダンスを持っていると使いやすくなると考えられました。こうして、建築デザインの認知心理学的研究が始まりました。

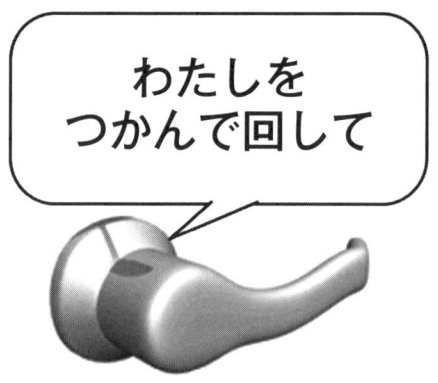

図4-3　ドアノブのアフォーダンス

この「アフォーダンス」も、「認識は受動的に起こる」という古代ギリシャ時代の考えと矛盾しません。

認識から認知へ

哲学では、感覚と認識についておおざっぱな理解しかありませんでした。19世紀後半、生理学者であったヴィルヘルム・ヴントが心理学を確立しました。ヴントは、いろいろな感覚が統合されて認識されると考えました。

認識についての心理学的研究が進むにつれて、認識についての理解は変わってきました。わたしたちは、単に対象物から「意味」をもらっているのではありません。その対象物から来た刺激により得られた感覚受容器からの信号をもとにして、記憶を探り、過去の体験と照らし合わせ、オリエンテーションを確かめ、判断し、統合しています。その統合されたものから、これから起こるであろうことを予想し、その「予想」を対象物の「意味」と考えています。このように考えると、**認識とは受動的なものではなく、能動的なものです。わたしたち自身がそのものの「意味」を作り出しています。**

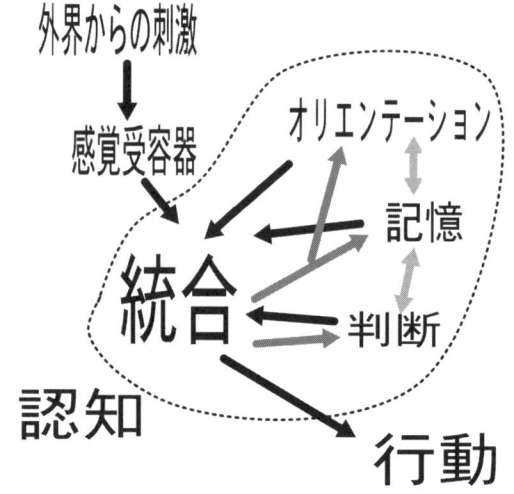

図4-4　認知の仕組みと作用

ここまで来ると、哲学から発生した"recognition"（認識）という言葉と内容がずれてしまいます。そこで、「対象物からもらう」という意味の接頭辞"re-"を外して、"cognition"という英語が作られました。"recognition"という英語はラテン語から輸入された外来語ですが、"cognition"という言葉は、英語として後から作られた言葉です。日本語では、「認知」と訳されました。そして、哲学の中で研究された「認識」は、心理学の中では「認知」として研究されるようになりました。このような認知の仕組みやその作用を研究する学問として認知科学ができてきました（**図4-4**）。

●感覚、知覚、認知

　哲学の分野では「認識」とまとめて考えられていた事柄が、生理学と心理学の発達により細かく観察されるようになりました。ここで、感覚と知覚と認知の違いを説明します。

　"recognition"という概念が日本に紹介されたときに、「認識」と翻訳されました。しかし、「認識」と翻訳された言葉は、もう一つあります。"perception"です。

　"perception"は、"ception"（受け取る）という言葉に、"per-"（すっかり）という接頭辞がついたものです。「対象物の提供しているものをすっかり受け取る」ということです。つまり、外界の刺激で感覚受容器に起こった変化の意味を受け取ることが"perception"です。

　"perception"も"recognition"も「認識」と翻訳されたので、感覚についての生理学も心理学も理解が難しくなりました。日本語で「認識」と書いたら、どちらの意味かわからないのです。そこで、"perception"には「知覚」という訳語も使われます。

　知覚という言葉を使うと、認知について解説しやすくなります。生理学と心理学の知識を入れると「外界からの刺激は感覚受容器に変化を起こす。これが狭義の感覚である。この変化が神経中枢に伝わり、脳の中で過去の記憶から意味づけされる。これが知覚である。視覚、聴覚、触覚などのいろいろな感覚から得られた知覚による情報が脳の中で統合されて、解釈された結果が認知である」と言えます（図4-5）。

　このようにしても、まだ視覚や聴覚という分類の「狭義の感覚」と、「狭義の感覚」・知覚・認知を含めた「広義の感覚」とを区別しなければなりません。そこで、「狭義の感覚」については、後述する「感覚のモダリティー」という言葉が使われます。

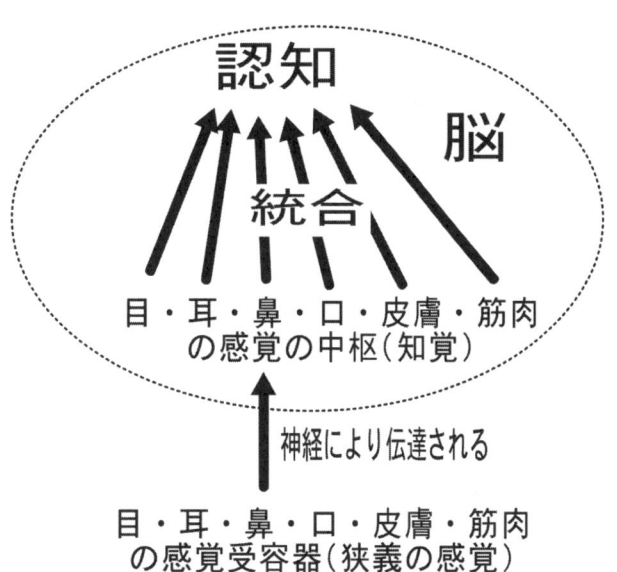

図4-5　情報が認知されるまで

コラム 感覚の表現

多くの人が感覚を言葉で表現しようとします。

「ねぇ、ねぇ、ここに陳列しているお菓子はなに？」
「あっ、それは今月の新商品です」
「どんな味がするの？」
「オレンジとグレープとレモンを混ぜたような味です」
「えっ、なに、それってわかんない」
「それじゃ、グレープフルーツとワインを合わせてアルコールを飛ばしたような味ではどうです？」
「ますます、わかんない」

　文字や言葉は、共通な体験を基盤にしている人の間での理解を助けるシンボルです。ですから、お互いに共通の体験から感じたことのない事柄について言葉で語ることは無意味であり、誤解を広めるだけです。
　また、あなた自身の感覚についても、昨日と今日では変わります。気温、気圧、天候、前日の感情体験により、あなたの体自体が変化しているからです。
　感覚は言葉では伝わりません。感覚は言葉で知るものではなく、自分で感じて知るものです。 禅では「冷暖自知」と教えられます。冷たいか暖かいかは、人から知らされることではなく、自ら知ることだというのです。
　質問者自身がかつて体験したことのないことについて問われたときには、次のように答えることができます。
　「自分で体験してごらんなさい。そうすれば、**他人に言葉で聞く必要はなくなるから**」

●感覚と知覚の生理学

「人間には五感がある」といわれます。視覚、聴覚、嗅覚、味覚、触覚です。ギリシャ時代の科学者アリストテレス（図4-6）の分類だと伝えられています。

わたしたちは、小学生のときから「五感」という言葉を教えられ、理論的でない判断については「第六感」という言葉で丸め込まれました。その結果、上記の5つ以外に感覚は存在しないかのように思われています。

実際に自分の体の中を感じてみると、五感だけでは表現できないものがあることに気づくでしょう。

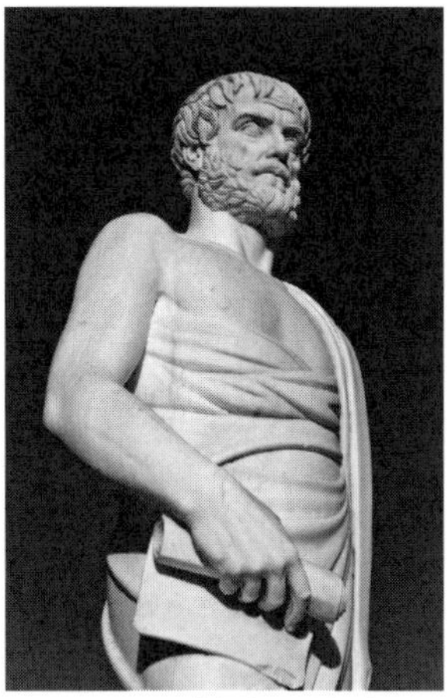

(c) Panos-Fotolia.com
図4-6　アリストテレス

実験　いろいろな感覚

お風呂に入ります。

お湯は温かいでしょう。どこで「**温かさ**」を感じていますか？

浴槽から出て、水をかぶってみます。冷たいでしょう。どこで「**冷たさ**」を感じていますか？

前腕の内側をつねってみます。痛いでしょう。どこで「**痛さ**」を感じていますか？

腕を動かしてみます。腕が軽いでしょう。どこで「**軽い**」と感じていますか？

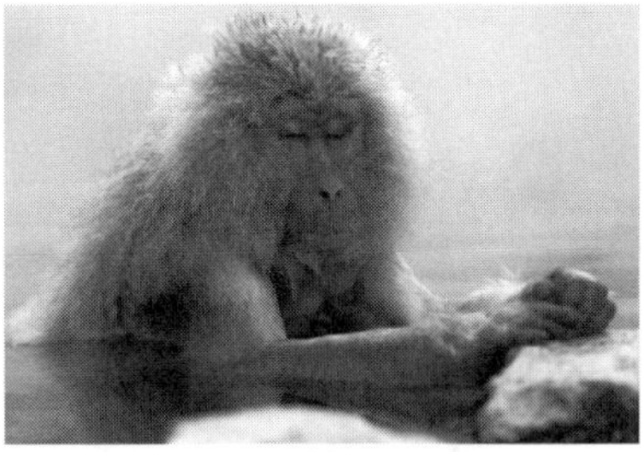

(c) hallucion_7-Fotolia.com
温泉につかるサル

お風呂から上がります。

お腹が空いたかもしれません。どこで「**お腹が空いた**」と感じていますか？

食事をします。お腹いっぱいになるまで食べます。どこで「**お腹いっぱい**」と感じているでしょう？

お腹いっぱいになるまで食べたら、さらにチョコレートアイスクリームを1000 mL食べます。そして、ビールを大ビンで3本飲みます。読んでいるだけでも吐き気がするでしょう。どこで「**吐き気**」を感じていますか？

「実験」のために、もう一踏ん張りします。

野球のバットを持ってきて、バットの先を床につけて立てます。バットのグリップエンドを額に当てて、バットの周りを全速力で5回まわります（一般にグルグルバットと呼ばれます）。目が回るでしょう。どこで「**めまい**」を感じていますか？

食べ過ぎて、お腹が痛くなるかもしれません。どこで「**お腹の痛み**」を感じていますか？

上記の「実験」はいつでもできます。毎日の生活で起こっていることです。

感覚の分類

　アリストテレスの時代に気づきやすかった感覚が、「五感」という言葉として伝えられています。しかし、人間は、古典的な「五感」にとどまらず、たくさんの刺激を感じています。

　何らかの刺激に対して体が起こした反応が感覚です。ですから、刺激の発生源によって、感覚を大きく2つに分けることができます。「**刺激の発生源が体の中にあるもの**」と、「**刺激の発生源が体の外にあるもの**」です。

　「刺激の発生源が体の中にあるもの」は、内臓の動きを感じる内臓感覚、内臓の痛みを感じる内臓痛、それに痛覚と固有覚です。固有覚とは、皮膚より深いところにある筋肉・腱・関節で筋肉・腱の伸び、関節の曲がりを感じる感覚です。

　「刺激の発生源が体の外にあるもの」は、さらに2つに分けられます。「刺激の発生源が体に触れているもの」と、「刺激の発生源が体から離れているもの」です。

　「**刺激の発生源が体に触れているもの**」**は、主に皮膚で感じます**。触覚、温覚、冷覚、振動覚があります。また、味覚は、化学物質が舌の味蕾に接触して化学反応を起こすことで感じます。嗅覚は、化学物質が鼻の奥の粘膜にある嗅細胞に接触して化学反応を起こすことで感じます。前庭覚は、頭の傾きや回転の加速度を感じます。重力が内耳前庭のリンパ液を動かすことで感じます。

　「刺激の発生源が体から離れているもの」は聴覚と視覚の2つです。聴覚は、体に接触していないものが振動し、そのときに起こした空気の振動を鼓膜に受けて感じています。もし、振動しているものが体に触れていれば、振動覚により感じられます。

　空気の振動の周波数が低ければ、音ではなくて体を直接動かす振動として感じられます。体が触れている床の振動としても感じられます。ステレオの重低音と呼ばれるものは、音ではなく振動です。

　固有覚は、体内の変化を感じています。自分の筋肉で動くときは刺激源が体内ですが、ほかからの力で動かされるときは、体に触れているものを感知しています。

　視覚は、体から離れたものが発した光を感知しています。電磁波の振動が網膜の視細胞を刺激して感知されます。

● 感覚のモダリティー

　感覚は脳で完成されます。たとえば、痛みがあっても、さすると痛みが和らぎます。痛覚の信号を触覚の信号が脊髄で抑制すると考えられています。これは、痛覚の受容器が興奮しても、脳で知覚されなければ感覚は完成しないことを示しています。また、さすることで痛みが和らぐということは、それぞれの感覚がお互いに抑制したり、促進したりすることを示しています。

　このことを研究するには、感覚という大きな機能を細分化する必要があります。そこで、モダリティーという区分を作ります。感覚という大きな機能の中に、視覚、聴覚、触覚、前庭覚、痛覚などのモダリティーがあると考えます。

●遠隔感覚と近接感覚

視覚と聴覚は、遠くのものの情報を得ることができます。遠隔感覚と呼ばれます。触覚、固有覚、温覚、冷覚、振動覚では、自分の体に触れているものの情報を得ることができます。近接感覚と呼ばれます。**近接感覚は、自分自身について認識するのに役立ちます。遠隔感覚は、自分の周りの環境を認識するのに役立ちます。**

以上に説明した感覚の分類をまとめると**表4-7**のようになります。

表4-7 感覚の分類

刺激の発生源			刺激の原因物質等	刺激エネルギー	受容器の場所	モダリティー
体の中			化学物質・力	化学的 物理的	内臓	内臓感覚
			力	物理的	内臓	内臓痛
			力	物理的	筋肉・腱	固有覚
			力	物理的	皮膚・筋肉・骨・その他	痛覚
体の外	体に触れている	近接感覚	力	物理的	皮膚	触覚
			力	物理的	皮膚・筋肉	振動覚
			温度	物理的	皮膚	温度覚
			化学物質	化学的	舌	味覚
			化学物質	化学的	鼻	嗅覚
	？		重力・加速度	物理的	内耳前庭	前庭覚
	体から離れている	遠隔感覚	光（電磁波の振動）	物理的	眼球	視覚
			音（空気の振動）	物理的	内耳蝸牛	聴覚

感覚の能力の範囲

各モダリティーに対する刺激量には適正な範囲があります。目は明る過ぎても暗過ぎても見えません。網膜にある光の受容器に対して、ちょうどよい光刺激の範囲があります。適正な範囲の量の刺激に対しては、受容器はその刺激量に比例した反応を示します（**図4-8**）。

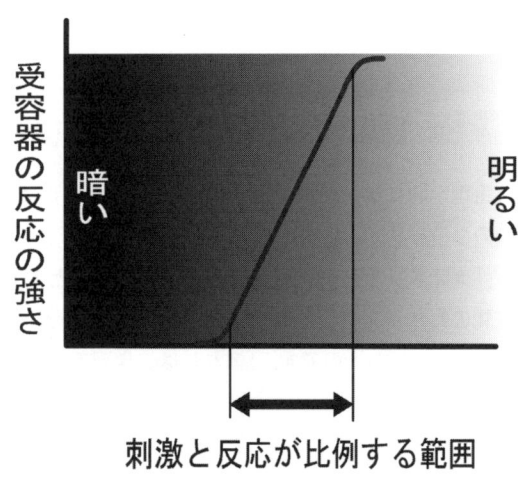

図4-8 刺激と反応の関係

●順 応

実験 暗順応と明順応

明るい部屋から、暗い部屋に入って周りを見ます。
しばらく、その部屋にとどまり、ものの見え方がどうなるかを試します。
視力が回復したら、明るい部屋に戻ります。
ものの見え方はどうなっているでしょう?

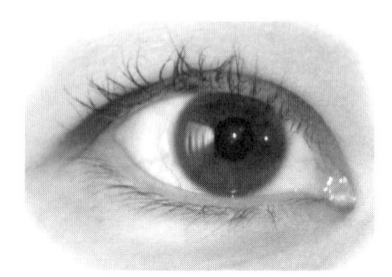

明るい部屋から暗い部屋に入ると、真っ暗で何も見えません。時間が経過するにつれて、だんだんと見えてきます。部屋の中の暗さは変わらないのに、目が暗い環境になじんでくるのです。これが順応です。

暗順応したときには、暗い部分は見やすくなっていますが、明るい部分の識別能はなくなっています。また、明順応したときには、明るい部分は見やすくなっていますが、暗い部分は真っ黒に見えます。

順応とは、感覚器の持っている感受性の幅をシフトすることです。感受性の幅を広くしたり狭くしたりするのではなく、ずらすのです(図4-9)。

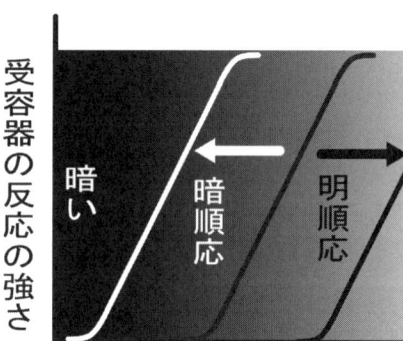

図4-9 暗順応と明順応

コラム 「順応」と「慣れ」の違い

生理学的には、感覚の順応と慣れは違うものです。初めは鱈の白子を見て「気味悪い」と言っていた人が、食べてみてから「大好き」と言うのは、「慣れた」ということです。これは、味覚の幅がシフトしたのではなく、「見た目と味は別物」ということを学習したのです。「慣れ」は、学習の結果です。

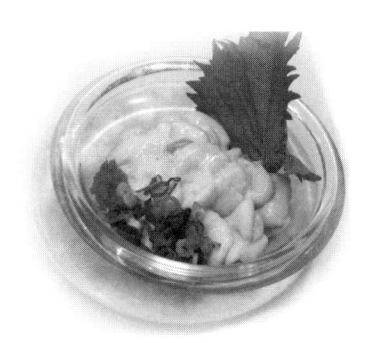

真鱈の白子のポン酢和え(タチポン)

●感覚と知覚の解剖と生理学

　感覚のモダリティーの中で最も詳しく研究されているのは視覚です。研究がやりやすく、結果も目に見えるからです。

　人間は成長するにつれて、運動能力が高まり活動範囲が広がりますから、遠くのものにまで影響を与えられるようになります。また、遠くのものから影響を受けるようになります。そのため、遠隔感覚、特に視覚が頻用され、視覚に依存するようになります。しかし、どんなに運動能力が伸びようとも、その運動能力の基盤は自分の体を感じることにあります。

　ここでは、自分の体を感じる感覚から解説を始めます。

触　覚

　皮膚では接触と振動を感じます。皮膚には、接触と振動を感じるための装置があります。皮膚機械受容器と呼ばれます（**図4-10**）。機械的刺激＝力学的刺激に反応するからです。

　接触と振動には、強さ、速度、加速度（速度の変化）という性質があります。皮膚機械受容器は、これらの特性を感じます。

　どの受容器がどの特性を感じるかは、完全には解明されていません。おおよそ、パッチーニ小体は振動（加速度）、マイスナー小体は接触（速度）、毛包受容器は毛に対する接触（速度）、ルフィニ終末は圧と温かさと冷たさ、メルケル盤と触覚盤は圧と振動（強さ）を感じると考えられています。

　パッチーニ小体は皮下組織の中にあり、刺激に対する順応が非常に速く、マイスナー小体と毛包受容器は真皮の中にあり、刺激に対する順応が速く、メルケル盤と触覚盤は表皮近くにあり、刺激に

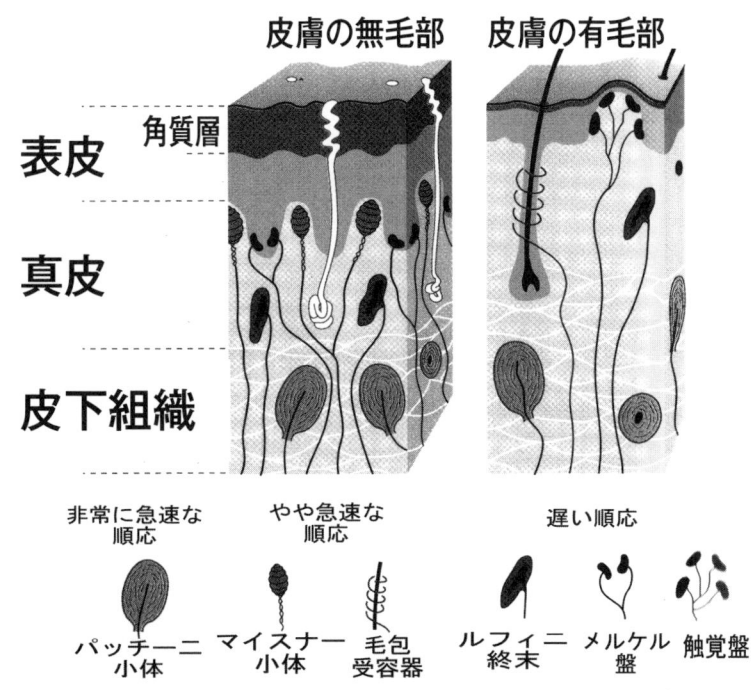

(Birbaumer N, Schmidt RF : Biologische Psychologie, 2nd ed., Springer, 1991.)
図4-10　皮膚の構造と皮膚機械受容器

対する順応が遅いです。

つまり、加速度はパッチーニ小体で感じ、速く順応します。速度はマイスナー小体と毛包受容器で感じ、比較的速く順応します。強さはメルケル盤と触覚盤で感じ、順応が遅いということです。

🧪実験 手のひらでテーブルを感じる

テーブルの前に座り、目を閉じます。

右手の手のひらに注意します。手のひらを感じるでしょうか？

テーブルに手のひらを置きます。手のひらでテーブルを感じるでしょう。

しばらくそのままにします。手のひらはずーっと同じようにテーブルを感じ続けるでしょうか？

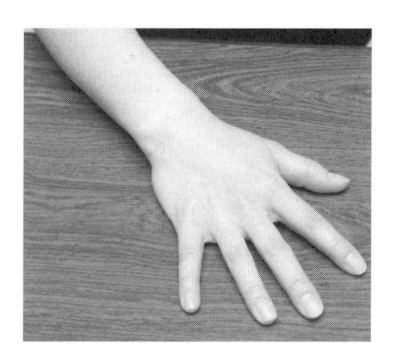

触覚は順応しやすい感覚です。ですから、衣服を着ていられます。順応しにくい感覚だったら、衣服を着ていると、常時刺激されてイライラするでしょう。アダムとイブは裸でいることを好み、人間はいまだにエデンの園で楽しく暮らしていたかもしれません*。

触覚はすばやく順応しますから、時間とともに感覚量は少なくなります。接触の質が変わると、再び感じるようになります。ですから、物の感触を確かめようとするときには、手を動かして接触の質を常に変えています。

🧪実験 革手袋をつけた手でテーブルを感じる

使い慣れた革手袋を手につけます。

テーブルに触れて、その表面を感じてみます。

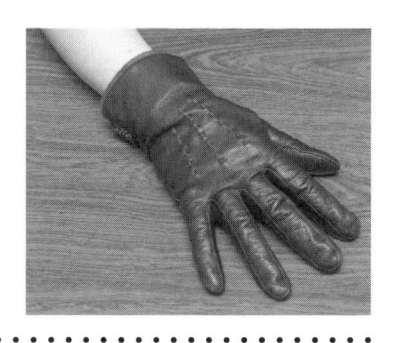

---

* 旧約聖書『創世紀』より。アダムとイブの住んでいたエデンの園には、様々な木があり、実をつけていました。その中に生命の木と善悪を知る木がありました。神は、アダムに他の木の実を食べることを許しましたが、善悪を知る木の実だけは食べることを禁じました。しかし、ヘビがイブに近づき、善悪を知る木の実を食べるようにそそのかしました。イブはその実を食べ、アダムにも勧めました。善悪を知る木の実を食べたアダムとイブは、自分たちが裸であることに気づき、イチジクの葉で腰を覆いました。神は、アダムとイブがイチジクの葉を身につけているのを見て、禁を破ったことを知り、怒り、2人に衣を与えて園から追放しました。

●触覚の延長

　革手袋をつけても、触っている物を感じることができます。触覚はすぐに順応するので、革手袋をつけていることを感じなくなります。そして、革手袋の外側に触れている物を感じます。**触覚は延長されます**（図4-11）。

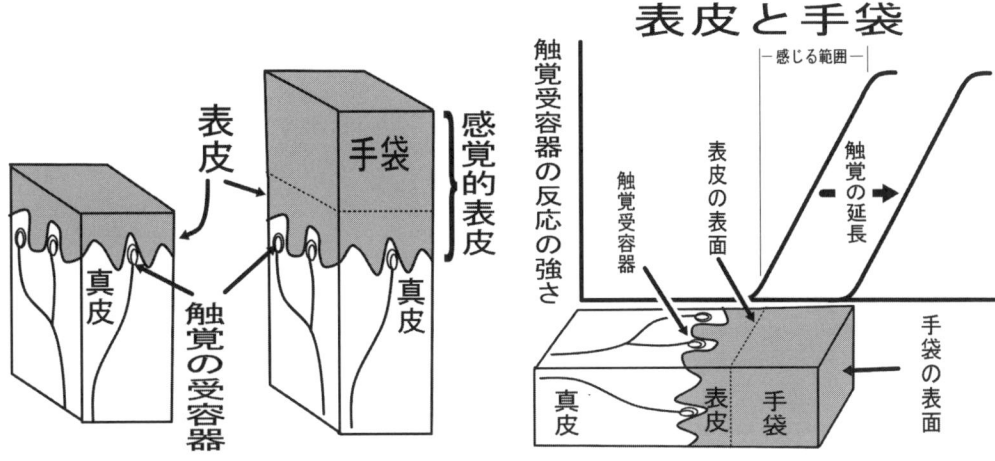

図4-11　触覚の延長

　手袋をつけていないときの皮膚の表面は表皮です。触覚の受容器は、表皮の下、真皮の中にあります。触覚の受容器は、表皮の上から来る力学的エネルギーを電気信号に変えて、神経に伝えています。

　手袋をつけた瞬間には、その接触による速度、加速度、強さを感じます。しかし、すぐに順応します。順応してしまうと、あたかも手袋が表皮と一体になったかのようになります。そうなったときに、手袋の上から力学的エネルギーが与えられると、触覚の受容器は厚い表皮の上に接触を受けたように反応します。

　触覚の延長は、道具を使っているときにも起こります。箸を使って豆腐をつかむとき、フォークを肉に刺すときにも起こっています。散歩中に靴底越しにグニュッとした柔らかい抵抗を感じ、「ギャッ、犬の××だ！」とわかるのは、靴底の裏まで触覚が延長しているからです。

　触覚は敏感な感覚です。そして、すばやく順応します。そのために、わたしたちは衣服を着て活動できますし、道具を使うこともできます。

　触覚は順応することで延長します。様々な感覚で順応は生じます。固有覚も、順応により脳内での情報処理が変化し、延長します。**触覚と固有覚が延長すると、自分の触れている人の体に起こっていることも感じられるようになります**＊。

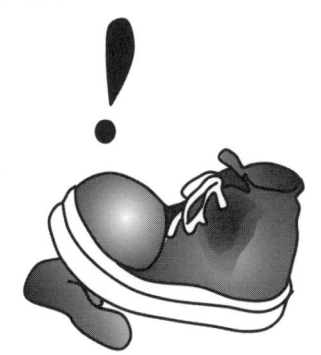

＊　脳内の情報処理により、触れている人の体のイメージを作り、そのイメージの変化を「感じた」と認知します。

●触　診

　触覚は真皮の中の圧を感じています。真皮の中の圧は力で変わります。自分がどのくらいの力で手のひらを押しつけているかによって、感じる深さが変わります。

実験　パートナーに触れる

　パートナーに楽な形で寝てもらいます。
　パートナーの手か足に軽く触れ、表面をなでます。
　自分の手のひらを押しつける力をわずかに増して、同じことをしてみます。
　手のひらを押しつける力をいろいろに変えてみて、同じことをしてみます。

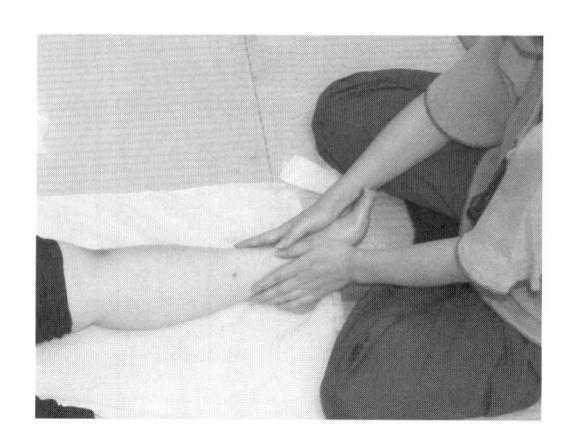

　手のひらを軽く当てているときには、パートナーの表面のみを感じます。産毛（うぶげ）を触れるだけでしょう。すこし力を強くすると、真皮を感じることができます。さらに強くすると、皮下脂肪から筋肉を感じるでしょう。最も強くすると、骨を感じます。骨を感じるくらい強く押していると、実は触覚だけでなく、自分の関節を押しつけられる感覚も寄与していることに気づくでしょう。自分がパートナーを押す力を自分の関節で感じているのです。そして、この感覚も触覚の一部として感じています。

　触覚は自分の筋肉の力と密接な関係にあります。自分の筋肉の力を調節できなければ、触覚をまともには使えません。パートナーに触れるか触れないか程度に軽く触れることのできる人が、パートナーの骨の髄まで感じることができます。浅いところを感じられない人は、深いところを感じようとしても、ただむやみと押しているだけで感じてはいません。

　自分の押す力を調節することで、表皮、真皮、筋肉、骨が感じられますから、パートナーの表面をなでていれば、パートナーの体の断面像を作れるでしょう。

超音波検査では、超音波の反射の深さから断面像を作って見ています（**図4-12**）。触覚でも同じことをできるでしょう。あなたの触覚なら、縦横斜め、どの方向にもなでられますから、超音波エコー装置より正確な3次元像を作ることも可能でしょう。いわゆる触診は、このような感覚を用いています。

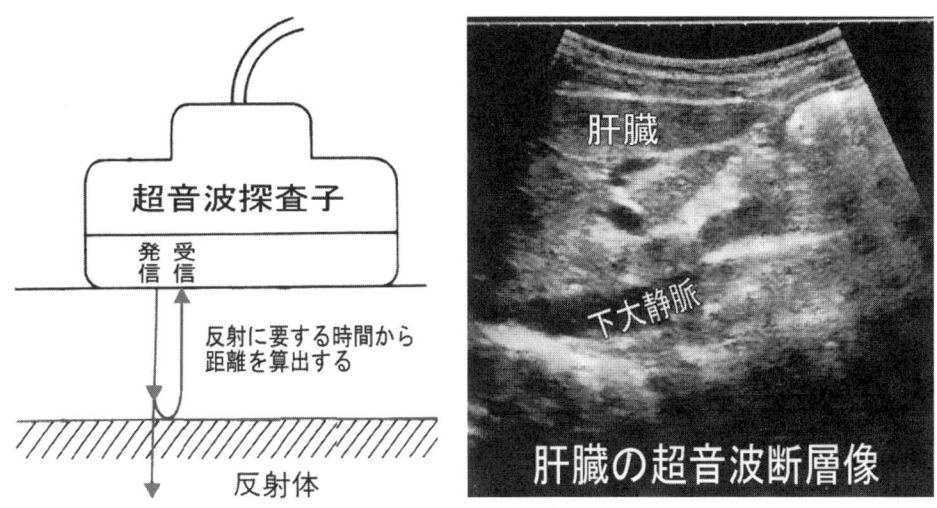

図4-12　超音波検査の仕組み

●触覚の発達

　触覚は発達します。生まれたばかりのときは、自分の手足さえ自分のものと認識できていません。赤ん坊にとって自分のものとわかるものは、エネルギーを取り込む入り口、つまり口唇だけです。口唇だけは自分のものとわかっていますから、乳房に吸いつき、生きるための栄養を確保できます。

　乳房に吸いつく行為は何度も繰り返されますから、まず口唇の周囲の触覚が発達します。いわゆる頬がいつでも乳房に接触し、触覚、温覚、振動覚という体性感覚で乳房を感じるようになります（**図4-13**）。大人になっても、フワフワしたもの見ると頬にすりつけたくなるのは、この頃の学習成果かもしれません。

　赤ん坊は、口唇に触れるものは口の中に入れて、舌の触覚も使って確かめます。このようにして、口唇と舌の触覚を基盤として体の各部を感じるようになります。

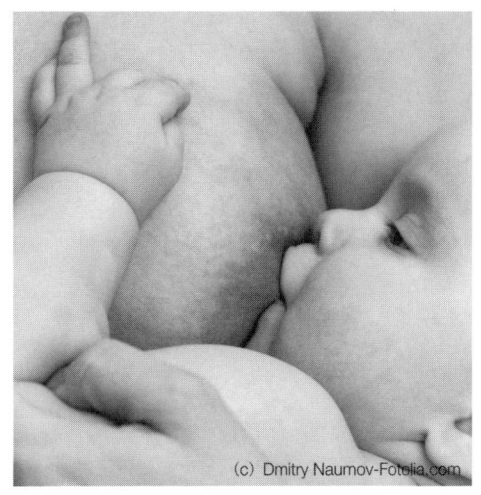

図4-13　乳房に吸いつく子ども

まず、口の近くに持ってくることのできる手を口の中に入れます。さらに、足の先も口の中に入れます（**図4-14**）。このようにして、口で手足の先を刺激し、その刺激が感覚として返ってくると、手足を自分の体の一部と認められます。口唇と舌で自分の体の末端を認識します。体のオリエンテーションの原型ができます。

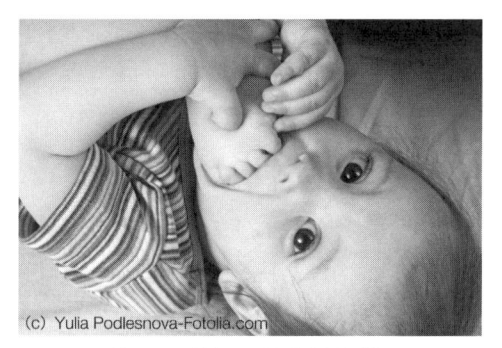

図4-14　足を口の中に入れる子ども

このようにして、手や足を自分の一部と認識してから、手足に触って遊び始めます（**図4-15**）。接触と動きの感覚を磨き始めます。

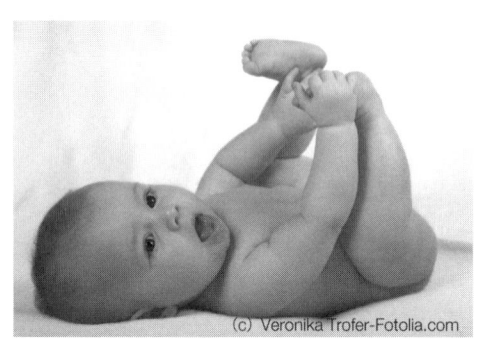

図4-15　手足に触って遊ぶ子ども

最後には、その手足を使って外界を探ることができるようになります。手で周りを探り、足で大地を探りながら歩き始めます（**図4-16**）。

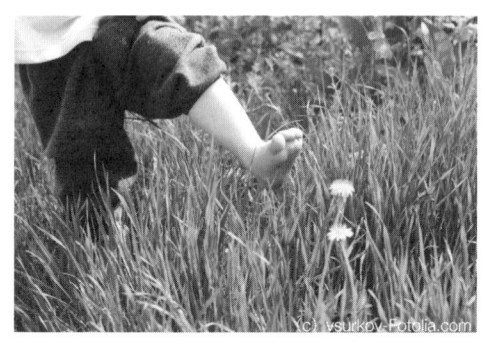

図4-16　大地を足で探り、歩く子ども

264　基礎知識

固有覚

　固有覚は、自分がどんな姿勢をとっているのかを感じる感覚です。ここで言う「姿勢」とは、「体の各部分の相対的位置関係」のことです。頭と胸椎の折れ曲がりの角度、回転の向きと角度、胸椎と腰椎の折れ曲がりの角度、回転の向きと角度などのように、頭、胸郭、骨盤、上肢・下肢がどのような相対的位置関係を持っているかを意味します。その相対的位置関係の統合されたものと重力との関係を合わせて、立位、臥位、座位などという「体位」の呼び名がつきます。

●姿勢と体位

　座位を例にして説明しましょう。座位は、「骨盤と両下肢がほぼ直角に屈曲した姿勢で、頭と胸郭にかかる重力が骨盤を通して支持面にかかる体位」です。

　座位はすべて、「骨盤と両下肢がほぼ直角に屈曲した姿勢」です。そして、頭と胸郭にかかる重力は骨盤から支持面に落ちています（図4-17）。

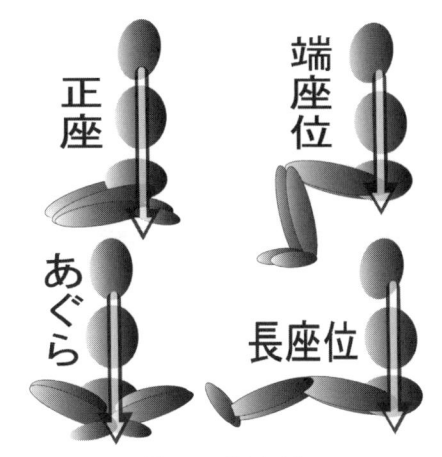

図4-17　様々な座位

　図4-18では、骨盤と両下肢がほぼ直角に屈曲しています。姿勢は長座位と同じです。しかし、骨盤と胸郭にかかる重力は、頭と下肢の2方向にかかっています。ですから、座位ではありません。

　仮に、この体位を「頭足位」と呼びます。

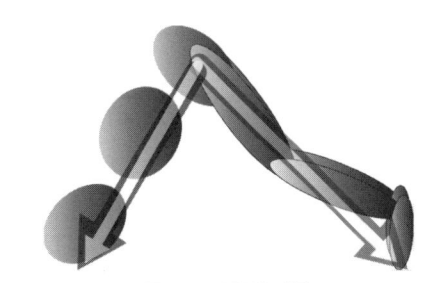

図4-18　頭足位（仮）

　宇宙の無重力空間にいれば、長座位も頭足位も同じです。重力がかからないので、体位は感じません。しかし、姿勢は感じられます。頭や手足がどのような角度で胴体から出ているかを感じているからです（図4-19）。

　このように、自分の体の頭、胸郭、骨盤、四肢という各部分が、どのような位置関係を持っているかを感じる感覚が固有覚です。体の固有の状態を感じる感覚です。

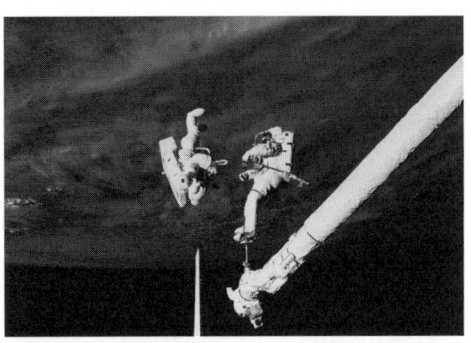

船外作業する宇宙飛行士は、重力の助けがないために安定した姿勢をとれません

（NASA公開資料より）

図4-19　宇宙の無重力空間

●固有覚と関節

体の各部分のつなぎ目には関節があります。関節があるので相対的位置関係が変化します。固有覚は関節の曲がり具合を感じています。

関節そのものにも、関節の曲がり具合を感じるための受容器がついています。関節の曲がり具合を調節する筋肉にも受容器があります。そして、筋肉の力を骨に伝えている腱にも受容器があります。

●膝蓋腱反射

いわゆる「膝のお皿」は膝蓋骨です。この膝蓋骨の足側には腱があります。椅子に座り膝を曲げて下腿を動きやすくしておいてから腱をたたくと、下腿がピョンと跳ねます。膝蓋腱反射です。

この反射は、腱がたたかれた瞬間に腱が伸ばされることで起こります。膝蓋骨の下の腱が伸ばされると、その腱がつながっている大腿四頭筋が収縮するのです。

●腱の受容器

腱は筋肉と骨をつないでいます。筋肉が収縮して腱を引っ張り、腱が骨を引っ張って動かします。その結果が体の動きとなって見えます。

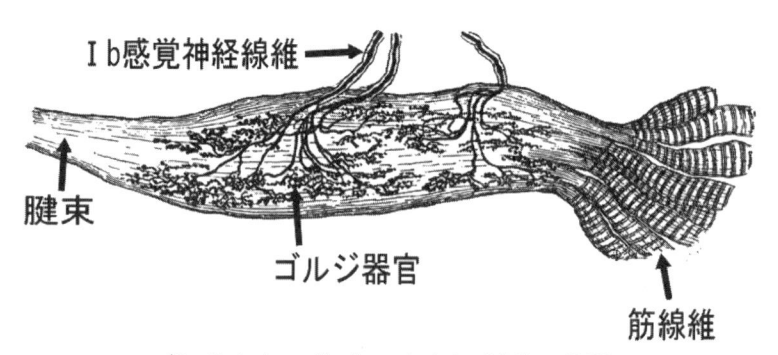

（Gray H : Anatomy of the Human body, Lea & Febiger, 1918.）
図4-20　腱の受容器

腱には伸びを感じる受容器（**伸展受容器**）があり、ゴルジ器官と呼ばれます（図4-20）。腱の伸びを感知し、**Ⅰb感覚神経線維**を通して脊髄へ信号を送っています（図4-21）。

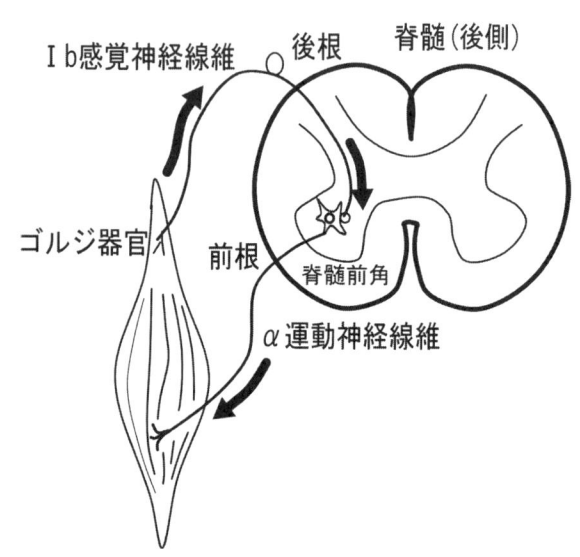

図4-21　ゴルジ器官から脊髄までの信号経路

●伸張反射

膝の下の腱をたたくと、ゴルジ器官から「腱が伸ばされた」という信号が発生します。この信号は、Ⅰb感覚神経線維を伝わり、脊髄の後側にある後根から脊髄の前側の脊髄前角にある運動神経細胞に伝わり、α運動神経線維を通して大腿四頭筋に伝わります。こうして大腿四頭筋が収縮し、下腿がピョンと上がります（図4-22）。

この反射は、急激な力を外界から受けたときに抵抗するのに役立ちます。さらには、反動をつけて速く動くのにも役立ちます。

ジャンプで高く跳び上がろうとするときには、一度、屈みます。屈むことで大腿四頭筋を伸ばし、腱を伸ばすと、ゴルジ器官から発生した信号が感覚神経を通って脊髄に送られ、反射的に運動神経が興奮して、次の瞬間に大腿四頭筋を収縮させて、大きな跳躍ができるようになります。

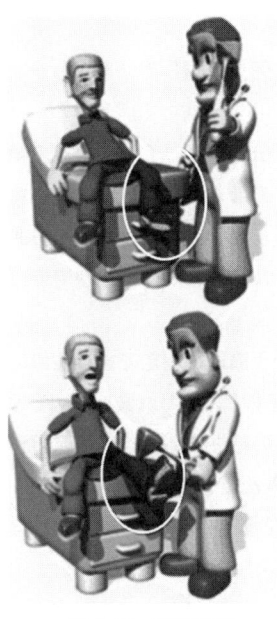

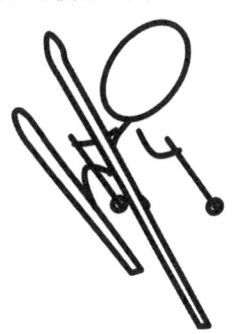

図4-22 膝蓋腱反射

●筋肉の受容器

筋肉は筋線維の塊です。筋線維には、脳からの「収縮しろという」指令を伝える運動神経（α運動神経線維）がつながっています。

筋線維の塊の中に、紡錘形をした器官があります。その形から**筋紡錘**と呼ばれます。筋紡錘の中に伸展受容器があります。この受容器は、それ自体が引き伸ばされたときにⅠa感覚神経線維に信号を出します（**図4-23**）。

伸展受容器の両端には**錘内筋**と呼ばれる小さな筋肉がついています。この筋肉は、筋紡錘の外側の筋肉とは違う神経（γ**運動神経線維**）から指令を受けて収縮します。

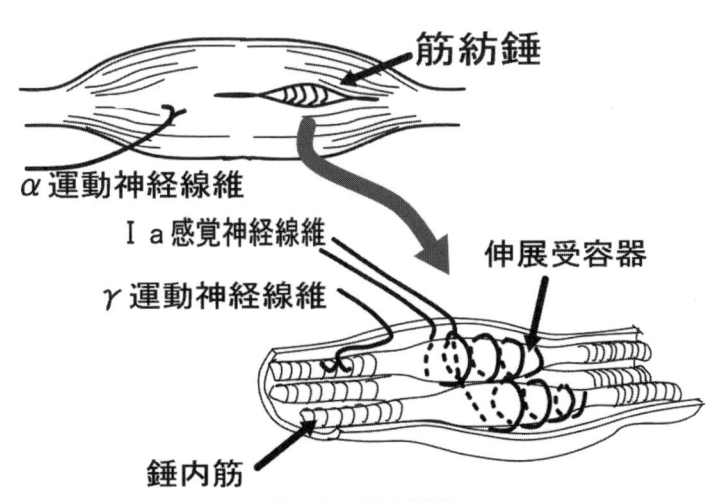

図4-23 筋肉の受容器

コラム　神経線維の分類と命名

　神経の分類による名前を聞くと、最初はチンプンカンプンです。しかし、何を分類しているかわかってしまえば、恐ろしくありません。

　神経線維の前についている α、γ、Ⅰa というのは、神経線維を太さと伝導速度、そして神経の鞘（髄鞘）の有無により分類した命名です。α も γ も髄鞘を持ちますが、α のほうが太く伝導速度も速いです。Ⅰa も痛覚の神経よりは太くて伝導速度が速いです。しかし、Ⅰa と Ⅰb には太さや伝導速度の違いはなく、神経終末の行き先、つまり筋紡錘に行くか、腱器官（ゴルジ器官）に行くかで分けています。

　神経の機能を研究し始めたときには、太さ、髄鞘の有無、伝導速度という簡単に測定できるものによる分類しかできませんでした。そのため、研究の発表は、これらの分類をもとに行われました。その後の研究でも、歴史的な資産を利用するために、この分類を使いました。その結果、複雑になりました。

　人間の日常の動きを理解するのに、この分類法による命名がとても大事というのではありません。単に、「筋紡錘に伸びている運動神経線維」と書くより、γ 運動神経線維と表現したほうが簡単なので使います。

　筋紡錘があるので、筋肉が伸びたことを感じることができます。しかし、筋肉が縮んだことは感じられません。筋肉がどのくらい縮んだかを感じることができなければ、わたしたちはどのようにして筋肉の動きを調節しているのでしょう？

●錘内筋の働き

　伸展受容器の両端には錘内筋がついています。錘内筋がピンと張っているときに筋肉が伸ばされると、伸展受容器のスイッチが入り、信号が感覚神経に送られます（図4-24）。

　ところが、伸展受容器は、筋肉が伸びたままではそれ以上の伸びをチェックできません。そこで、錘内筋が弛緩します。すると、伸展受容器は基準の状態にリセットされますから、また伸びを感知することができるようになります。

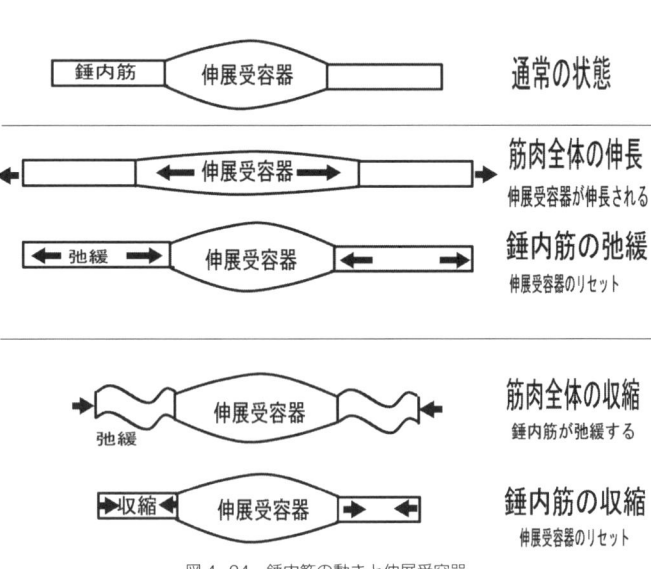

図4-24　錘内筋の動きと伸展受容器

　筋肉全体が収縮すると、錘内筋が弛緩して伸展受容器は何も感じません。伸展受容器は、伸びを感知するだけで、縮みは感知できないからです。ここで錘内筋が収縮すると、伸展受容器は伸びを感じることができます。一度、収縮した筋肉が伸ばされるときに、その伸びを感じることができるのです。

筋肉の収縮に合わせて錘内筋を収縮させることで、筋紡錘はいつでもその筋肉の伸び具合に応じて伸びの変化を感知することができます。つまり、**筋肉の伸びを常に感知するためには、筋肉の伸びの信号が中枢に来るたびに、中枢はγ運動神経線維を介して錘内筋の緊張を調節し、伸展受容器をリセットし続ける必要があります。**このようにして、常に体の各部の筋肉から中枢に筋肉や腱の伸び具合の情報が送られ、脳の中で自分の体のイメージを刷新することができます。そのイメージに従って、次の瞬間の動きが作られます。

●皮膚と関節の受容器

皮膚が引っ張られると、そのことを感じます。皮膚にも伸展受容器があります。また、関節自体にも伸展受容器があります。

●姿勢を感じる

目を閉じていても、自分の手がどこにあるのか、足が頭とどのくらい離れているのかを知ることができます。腱、筋肉、皮膚、関節の伸展受容器の情報を脳が統合して、体中の関節の曲がり具合、その方向を計算して、脳の中で体のモデルを作るからです。暗闇で手を伸ばして歩けるのは、固有覚があるからです。

脊髄の疾患で固有覚の伝わる神経経路が損傷されると、体を感じなくなります。目を開けていると立っていられますが、目を閉じたとたんに崩れ落ちます。このような状態になった人は、「自分の体がなくなる」と表現します。

●作動筋と拮抗筋

筋紡錘は、筋肉の伸びだけを感知できます。筋肉が収縮しているときには、その筋肉の中の筋紡錘では感知できません。

筋肉は骨を動かします。しかし、1つの筋肉だけでは元に戻れません。反対側に動かす筋肉と必ず組になっています。

ある動きをする筋肉を**作動筋**と呼びます。作動筋の反対の動きを起こす筋肉を**拮抗筋**と呼びます。動物が移動できるのは、作動筋と拮抗筋があるからです。たとえば、上腕にはいわゆる力こぶを作る上腕二頭筋と、上腕の裏側の上腕三頭筋があります。肘を曲げるときには、上腕二頭筋が作動筋で、上腕三頭筋が拮抗筋です。肘を伸ばすときには、上腕三頭筋が作動筋で、上腕二頭筋が拮抗筋です（図4-25）。

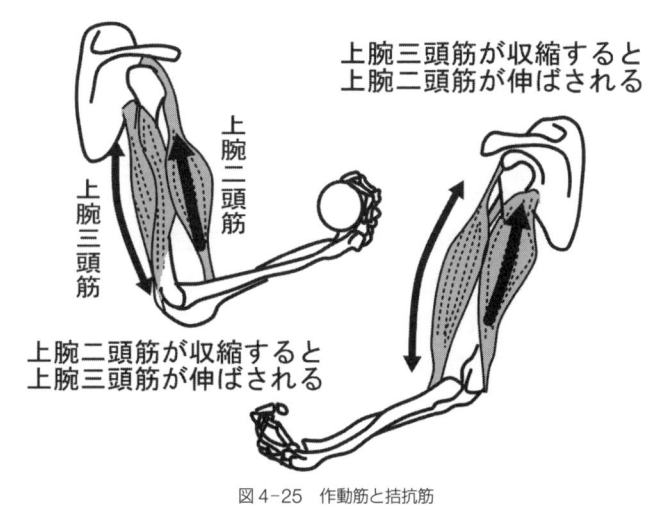

図4-25 作動筋と拮抗筋

作動筋が収縮するとき、拮抗筋は伸ばされます。このとき、作動筋の収縮の程度は、拮抗筋の筋紡錘で感知されます。つまり、**拮抗筋は作動筋の収縮の程度を測るセンサーになります。**

作動筋を使うときに拮抗筋の緊張を最低限にできれば、拮抗筋は最高のセンサーとなって筋肉の収縮を中枢に伝えます。このようなときは、動きはとても滑らかで優雅に見えます。逆に、作動筋を使うときに拮抗筋を緊張させると、作動筋の収縮のモニターは不正確で雑になり、動きはぎくしゃくして汚く見えます。

●センサーとしての筋肉

　筋肉はセンサーです。

実験 センサーとしての筋肉でパートナーの体を感じる・・・・・・・・・

　パートナーと共に行います。

　肩を寄せ合って、2人並んで座ります。
　パートナーの体の緊張を最低限にしてもらいます。風に揺れる柳になったようにしてもらいます。
　あなたの体をガチガチに緊張させて、肩でパートナーの体を揺すります。
　自分の動きとパートナーの動きを感じるでしょうか？

　次に、あなたの体の緊張を最低限にします。
　パートナーに体をガチガチに緊張させてもらい、肩でパートナーの体を揺すります。
　自分の動きとパートナーの動きを感じるでしょうか？

　次に、2人とも体の緊張を最低限にします。
　肩でパートナーの体を揺すります。
　今度は、どのように感じるでしょうか？

・・

　人の体に触れて軽く揺すって、「この人は緊張して体を固めている」と感じるときのセンサーは筋肉です。パートナーを動かすとき、動かされたパートナーの動きが、自分の体を動かします。そのほかに、パートナーを動かそうとする自分の動きで、自分自身の体にも力がかかります。これらの力で自分の体が動かされ筋肉が伸ばされることで、パートナーの動きと硬さを感じます。
　もし、**自分の筋肉を緊張させて固めていると筋肉は伸ばされませんから、パートナーの動きを感じなくなります**。力を入れて人を動かそうとすると、自分の筋肉はガチガチになり、動きを感じなくなります。力を入れて介助しようとする人は、自分がどんな動きをしているのかを感じません。そんな状態では、まともな介助はできません。

> コラム　**仲良し**

　仲良しがいっしょに写真を撮られるときには、くっつきます。相手の存在がはっきりと認識できて、安心できます。接触は気持ちがよいのです。ガチガチに緊張した状態では、点でぶつかり合うことになり、痛い思いをします。緊張を低下させると、接触面が広くなり、楽になります。

　わたしたちは、赤ん坊のときからの連綿とした体験に基づき、好きな人に接するときは緊張を低下させたほうが気持ちよいことを知っています。ですから、緊張のない人に触れられたときには、その人が自分に敵意を持っていないことを知ります。触れられた人は、気持ちが楽になり、緊張が低下します。触れた人は、相手が緊張を解いたことから、自分が受け入れられたことを知ります。

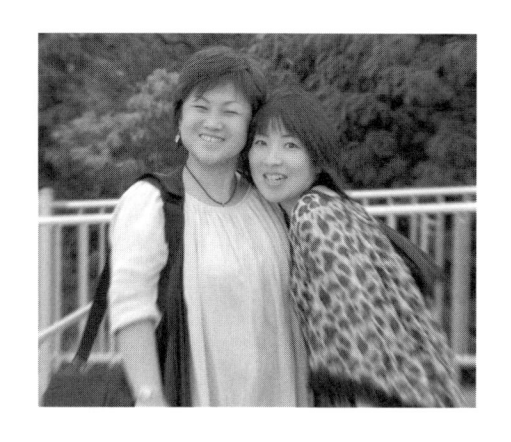

　接触は、言葉よりも多くを語るコミュニケーションになります。

●固有覚の質

　固有覚は関節の角度を感じます。これによって、視覚によらずに、四肢、頭部、体幹の位置の相互関係を知ることができます。**姿勢の感覚**です。

　また、関節の角度の時間的変化を知ることで、関節運動の速度と大きさを知ることができます。**運動の感覚**です。

　そして、関節角度を一定に保つように筋肉に力を加えることで、**力の感覚**が得られます。

> コラム　**リズムを感じる**

　音楽には、音程と**リズム**があります。耳の聞こえない人には音程がわかりません。しかし、リズムはわかります。体を揺らしたり、つま先を上下させたり、手を振ったりして、体を使いリズムを感じます。体の一部を振り子のように動かして、筋肉の感覚でリズムを感じています。つまり、リズムは固有覚で感じています。音楽を聴いて、ノってくると体が動くのは、音楽のリズムを感じているからです。ノリのよい音楽は体で感じます。

温度覚

体の表面の温度は皮膚で感じます。

実験 3つのバケツ ・・・

バケツを3つ用意します。
右のバケツには冷たい水を入れます。
左のバケツには温かいお湯を入れます。
真ん中のバケツには、なまぬるいお湯を入れます。
左右のバケツに片手ずつ入れます。
1分たったら、両手を真ん中のバケツに入れます。
左右の手は、なまぬるいお湯をどのように感じるでしょうか？

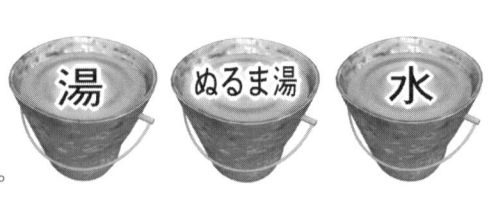

・・・

　皮膚の温度覚は、比較的速く順応します。ですから、わたしたちは衣服の中の温度を気にしないで生きています。
　「実験」の例で言えば、右手も左手も、つけられている水の温度にすぐに順応します。そして、真ん中のバケツに両手を入れたとき、その順応した温度とバケツの中のなまぬるいお湯の温度からの違いを感じます。人間の体は、絶対的な温度を感じるのではなく、相対的な温度を感じています。
　武道などの精神論者は「心頭滅却すれば火もまた涼し」と言います。心や頭で余計なことを考えることをやめれば、火に向かおうとも熱さを感じないという主張です。達人ならできます。しかし、熱傷や凍傷は絶対的な温度による物理学的な損傷です。ですから、火に触れればやけどします。「熱さを感じない」ということと、「やけどしない」ことは別です。

痛覚

　痛覚は、体の組織が侵害され、破壊されたときに生じます。体を壊す刺激を**侵害刺激**と呼びます。物理的外力、熱刺激、化学的反応など様々なもので体が壊れます。
　一般に味覚として考えられている辛みは痛覚です。ですから、とても辛いカレーやキムチを食べると口の中が痛くなりますし、翌日の排泄時には肛門に痛みを感じます。辛みも熱も侵害刺激です。ですから、辛いものも熱いものも、英語では"hot"と表現されます。
　痛覚は侵害刺激に反応していますから、痛みを感じたときは、体が壊れかけています。何らかの動きの最中に小さな痛みを感じたとき、その時点で動きをやめれば、体を壊さないで済みます。壊れたとしても、小さな傷で済みます。しかし、痛みを無視して行動すれば、必ず大きなケガをします。ですから、体に痛みを感じたら、動きを止めて休まなければなりません。
　そのようにして、多くの動物は生き残っています。もし、痛みを感じない動物がいたとすれば、その動物は繁殖する前に死に絶えてしまいます。多くの人は**「痛みに耐えてがんばる」**ことが人間として崇高なことであるかのように教えられて育ちます。しかし、**「痛みに耐えてがんばる」**ことは、自らの体を壊し、存在を危うくし、そのとき行っていることの完遂を不可能にします。けっして、賢い

やり方ではありません。痛みを感じたら、動きを止めて痛みの原因を探り、対処するのが、動物としてのまともな行動です。

実験　手をつねる

右手の親指と人差し指で、左手の甲の皮膚を強くつねります。痛いでしょう。
次に、左手の手のひらの皮膚を同じ強さでつねってみます。痛みは同じでしょうか？
同じことを左手の人差し指の先端でやってみます。

痛覚の受容器については深く研究されていません。多分、痛覚の受容器は神経の自由末端だろうと考えられています。

痛覚を感じる点を痛点と呼びます。手の甲には指の腹の3倍くらいの痛点があります。圧や温度を感じる点は指の腹のほうが圧倒的に多いのですが、痛点は手の甲のほうが多く、指の腹のほうが少なくなっています。ですから、子ども同士では、ゲームに負けた罰として手の甲をつねります。指の腹では負けた罰にならないのです。

糖尿病の自己血糖測定をしている人は、採血のために指の腹または側面を刺します。手の甲を刺すと、痛くて自己採血による血糖コントロールをするのが嫌になります。自己採血を行う部位としては、痛点が少なく、自分の手の届くところが推奨されています（**図4-26**）。

侵害刺激が痛覚の受容器を刺激して、痛覚信号が神経を伝わり、脊髄に入り上行して大脳に伝わり、「痛み」として認知されます。このプロセスの途中で信号が抑制されると、痛みの感覚が薄まります。ときには、無痛になります。

局所麻酔薬は痛覚の受容器のレベルで細胞の興奮を抑制し、内服の鎮痛薬は末梢から脊髄に伝わるところで効果を示すようです。また、麻薬は大脳に直接作用します。

疼痛を生じている部位への軽い接触は、脊髄レベルで痛覚信号を抑制をします[1]。ですから、痛いところをさするだけでも痛みは軽減されます[2]。

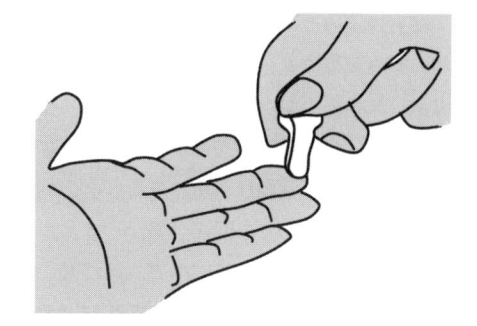

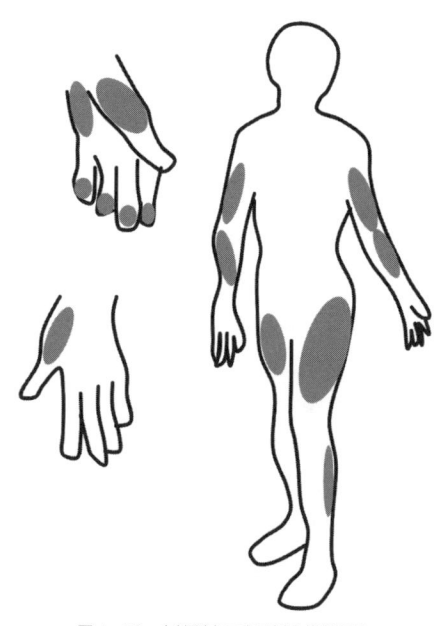

図4-26　血糖測定の自己採血推奨部位

---

[1] 触覚が痛みを脊髄への入り口でコントロールするように見えるので、ゲートコントロールセオリーと呼ばれます。
[2] スウェーデンでは、触れることで痛みを和らげるタクティールケアという手技が教育されています。

04 感覚

● 苦　痛

「苦痛」という言葉があるために、痛覚自体が苦であるようにとらえられます。しかし、本当でしょうか？

実験　手の甲をつねる

右手で左手の甲をつねってみます。痛くなるまでつねります。苦しいでしょうか？

　痛覚は痛みという感覚です。感覚自体は苦ではありません。すべての感覚について言えることですが、感覚刺激は適正であれば苦ではありません。針先でちょんちょんとつついているときには、苦ではありません。針をズブリと刺して息も止まるほどに痛いときに、苦しさになります。
　強い光、大きな音、濃過ぎる味、大きな圧、激しい動きは苦しいものです。呼吸、消化、循環という基礎的な生理活動が邪魔されるほどの刺激が苦しさとなります。
　特に呼吸と苦しさの関係は強いです。ガスがたまると、呼吸がしづらいので苦しくなります。肋骨骨折では、呼吸すると痛むので、息が吸いづらくなり苦しくなります。
　痛みそのものが苦ではなく、呼吸などの基礎的生命活動を邪魔するほどになって苦になります。

コラム　鎮痛薬の使用

　わたしは、外科医であったときに、虫垂炎になり手術を受けました。同じ病院の先輩外科医は「同業者の手術は情が移ってやりづらい」と言い、隣町の先輩医師の病院に搬送されました。
　術後、痛むのでナースコールを鳴らし、「痛み止めをお願いします」と言いました。すると、看護師は「我慢できないほど痛いですか？」と問いました。カチンときて、「鎮痛薬はわたしの手元にないのですから、我慢しろと言われれば、死ぬまで我慢できるでしょう。しかし、術後に痛むとわかっているから、疼痛時の指示が出ているのではないですか？」と言いました。すぐに鎮痛薬の筋肉注射をしてくれました。しかし、翌日注射部位を見ると、しっかりと皮下出血していました。
　痛みは我慢することができます。しかし、我慢するためには筋肉に力を入れて固めなければなりません。胸郭、腹部、四肢まで筋肉を緊張させた状態で、息を吸うために肋間筋をゆるめるというのは、大変な技能を要します。呼吸は浅くなります。疲れます。呼吸するだけで疲れる生物は長生きできません。痛みが呼吸を妨げるほどになるとき、苦になります。
　ですから、**鎮痛薬の投与を依頼された場合、まずその人の呼吸を観察することが大切です。**人の生命活動の中で、呼吸は視覚的に最も観察しやすく、痛みに影響を受けやすい活動だからです。

体性感覚

触覚と固有覚、それに温度覚、痛覚を含めて、**体性感覚**と呼びます。自分の体を感じ、動きの基盤となる感覚モダリティー群です。

最初に生まれた動物は、簡単な感覚器しか持っていなかったでしょう。自分の体の内部と表面のみを感じたでしょう。その感覚が体性感覚です。

サカナには側線と呼ばれる感覚器があります。サカナの体の横にエラから尾ビレまで線状に並んでいます。サカナは側線で水圧、水流、温度を感じています。サカナの体性感覚は側線で感知しています。視覚、嗅覚、前庭覚は体性感覚の後に生じ、聴覚は前庭覚が進化して感じるようになりました。

●体性感覚野

体性感覚は、脊髄から延髄、中脳、視床を通って大脳の中心溝の後側の皮質に行きます。ここが体性感覚の中枢とみなされています。体性感覚野と呼ばれます（**図4-27**）。ここで、過去の体験の記憶と照らし合わせて、感覚として意識されます。

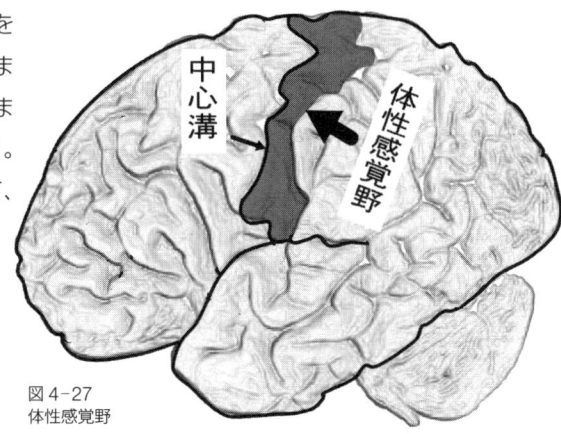

図4-27
体性感覚野

●感覚のこびと

体性感覚野の上に展開される人体は、現実の大きさとまったく違います（**図4-28**）。唇と手がとても大きく、体幹はとても小さいです。**感覚のこびと**と呼ばれます*。

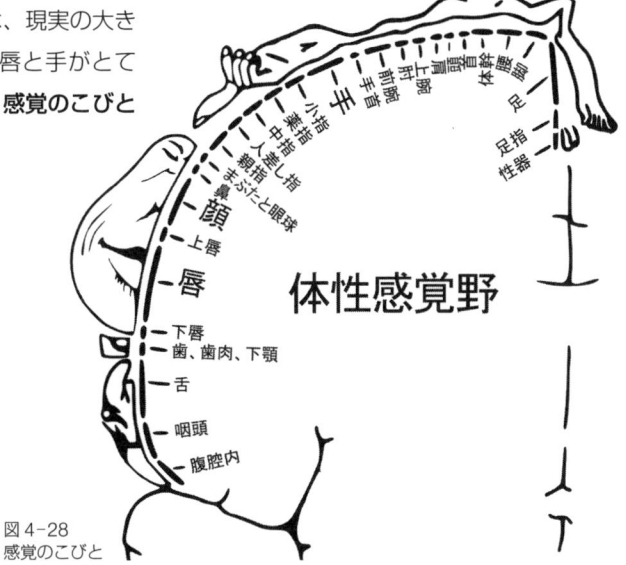

図4-28
感覚のこびと

---

* 図4-28「感覚のこびと」と図4-30「運動のこびと」は、1930～40年代の神経外科医ワイルダー・ペンフィールドの研究の成果です。最近のMRIを用いた研究では、この図の顔の向きは上下逆が正しいだろうといわれています。(Servos P, et al : fMRI evidence for an inverted face representation in human somatosensory cortex. Neuroreport. 1999 May 14 ; 10 (7) : 1393-5.)

●運動野

大脳の中心溝の前側には、運動をコントロールする運動野があります（**図4-29**）。

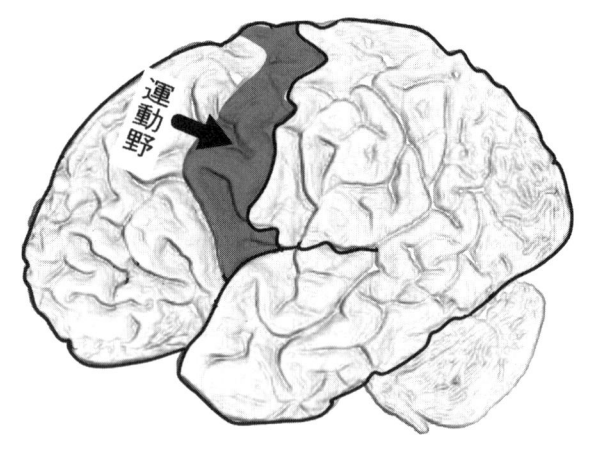

図4-29 運動野

●運動のこびと

運動野の上に展開される人体も、感覚のこびとと同じく、現実の人体とプロポーションが大きく違います。**運動のこびと**と呼ばれます（**図4-30**）。

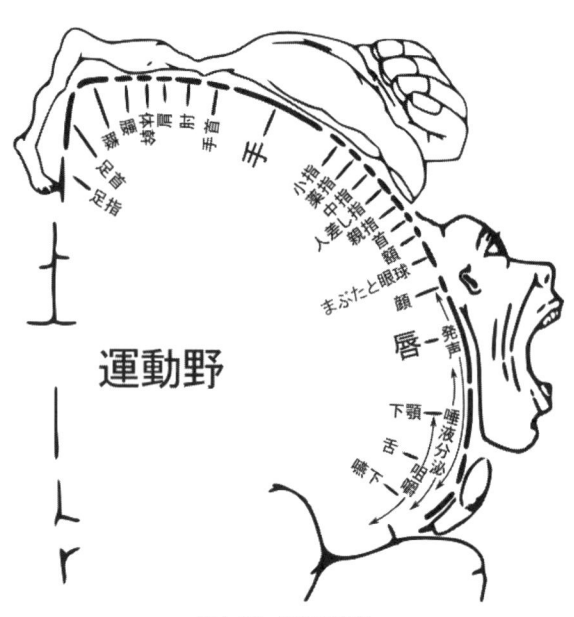

図4-30 運動のこびと

感覚のこびとと運動のこびとのプロポーションは、ほとんど同じです（**図4-31**）。人間が動くときには、自分の動きを感じながら、動きを修正しているためです。

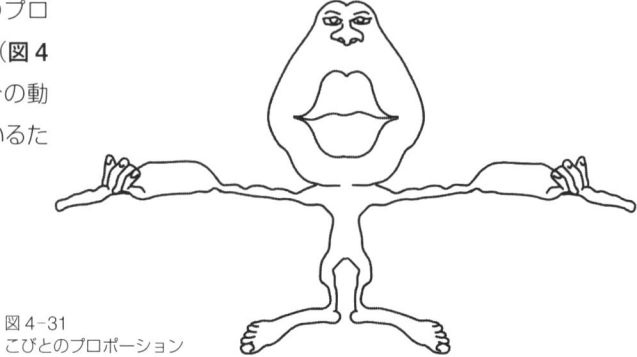

図4-31 こびとのプロポーション

> **コラム** ホムンクルス

感覚のこびとの「こびと」は"homunculus"の訳語です。ホムンクルスとは、中世の錬金術師が作ろうとした人造人間です。人間よりはるかに小さく、フラスコの中で作られ、フラスコの中でだけ生きられ、すべての知識を持っているとされました。

感覚のこびとも運動のこびとも、頭の中で作られ、頭の中にだけ存在し、自分という存在についてすべてを知っています。

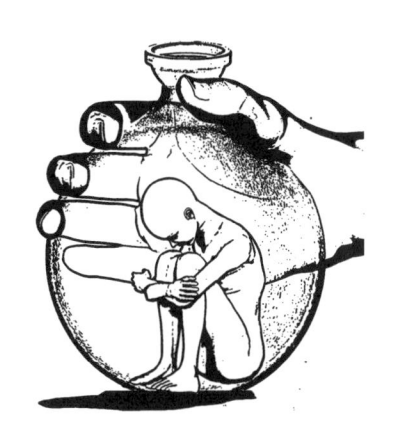

前庭覚

頭の横には耳があります。耳の穴がある骨は側頭骨です。側頭骨の中に鼓膜があり、その奥に音と頭の傾きを感じる**内耳**があります。

内耳は、音を感じる**蝸牛管**と、頭の傾きの加速度を感じる**前庭**、頭の回転の加速度を感じる**半規管**でできています（**図4-32**）。

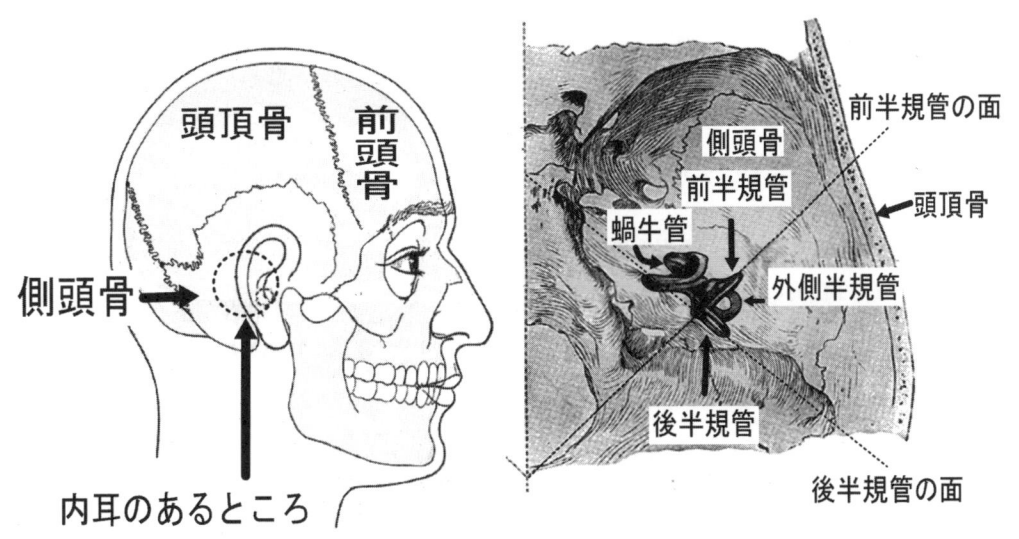

図4-32 内耳の構造

前庭には、膨らみがあります。その形状から、**球形嚢**と**卵形嚢**と呼ばれます。また、半規管は3つあり、その位置から、**前半器官、後半器官、外側半規管**と呼ばれます。それぞれの半規管の前庭よりには膨らみがあり、**膨大部**と呼ばれます（**図4-33**）。

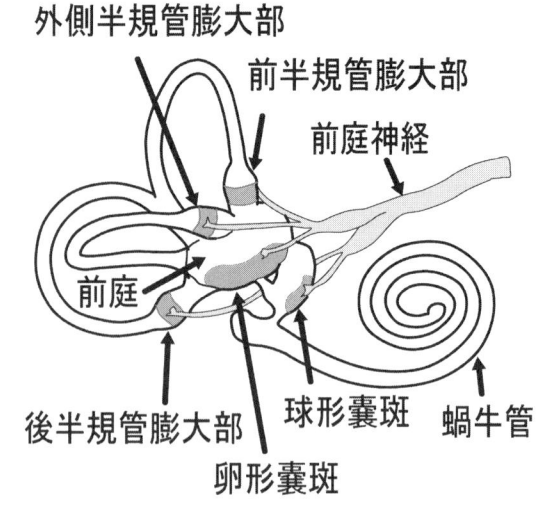

図4-33　前庭と半規管

● 前　庭

実験　頭を傾ける

頭を左に3度くらい傾けます。右に3度くらい傾けます。

次に、ゆっくりと小さくお辞儀をしてみます。

目を閉じて同じことをしてみます。

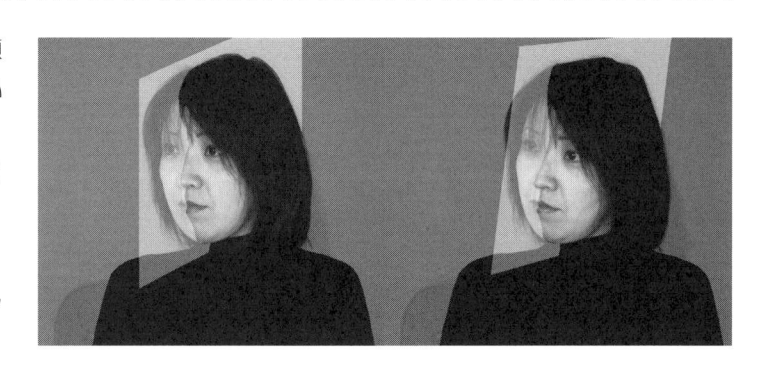

球形嚢と卵形嚢の中には、**球形嚢斑**と**卵形嚢斑**（合わせて**平衡斑**と呼ぶ）という器官があります（**図4-34**）。

平衡斑では、感覚毛と呼ばれる突起を持つ有毛細胞の上に平衡砂膜というゲルが乗り、その上に小さな石灰である耳石が乗っています。

頭が動いても、耳石は慣性の法則に従い、その場にとどまろうとしますから、頭ほどには動きません。その結果、耳石の乗っているゲルは感覚毛を傾けます。感覚毛の傾きを有毛細胞が電気信号に変え、前庭神経を通して中枢に伝えます。このようにして、平衡斑は頭の動きの加速度を感知しています。

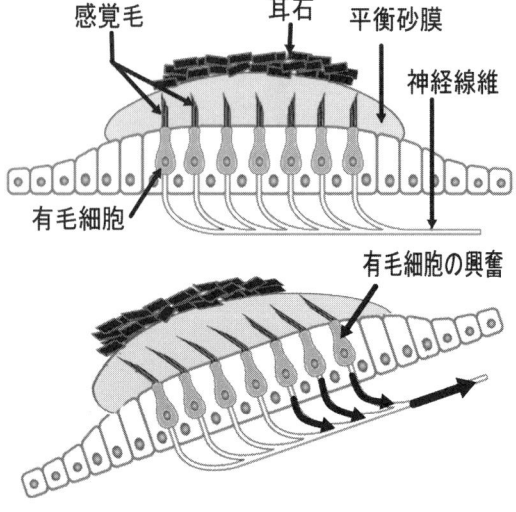

図4-34　平衡斑の構造と働き

卵形嚢斑は水平面にあり、頭の水平方向の加速度を感じます。つまり、左右への頭の傾きと、お辞儀のような前後への頭の傾きを卵形嚢斑が感知します。卵形嚢斑があるので、目を閉じても頭の傾きを感じることができます。

　自動車を急発進させたり、急ブレーキをかけたりしたときのスピードの変化を感じるのも卵形嚢斑の働きです。

　球形嚢斑は垂直になっているので、上下方向の加速度を感じます。エレベーターで上がったり下がったりするのを感じるのは球形嚢斑です。

●半規管

実験 回転椅子で回る

　回転椅子に座り、パートナーにゆっくりと椅子を回してもらいます。

　目を閉じて、「回っている」ことを感じてみます。

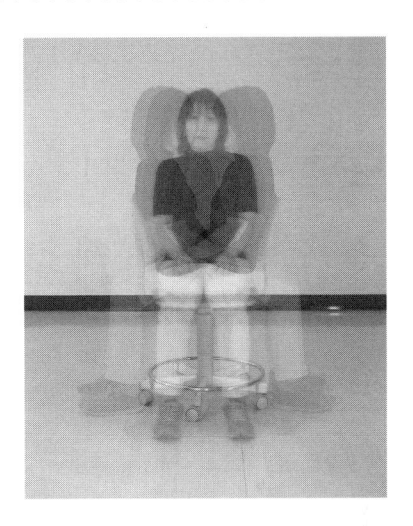

　半規管の中は、内リンパと呼ばれる液で満たされています。半規管の膨大部にも、有毛細胞があります。感覚毛は、クプラといわれるゲルの中にあります（**図4-35**）。

　頭を回しても、内リンパは慣性の法則に従い、すぐには動きません。その結果、相対的に内リンパは反対方向に流れ、クプラを倒します。感覚毛はクプラと共に傾き、有毛細胞は電気信号を前庭神経に送ります。このようにして、膨大部では頭の回転を感知しています。

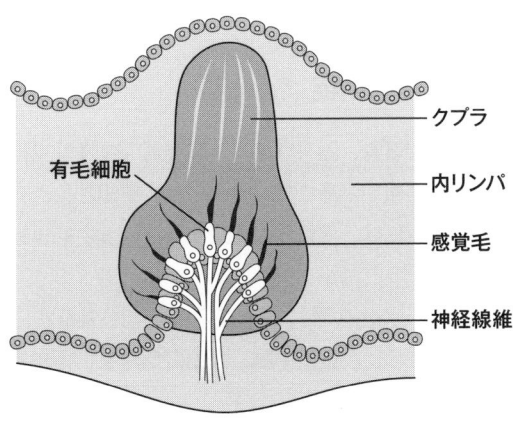

図4-35　半規管膨大部の構造

右の前半規管と左の後半規管は同じ垂直平面にあり、反対の回転を感じます。左の前半規管と右の後半規管も同様です。右の外側半規管は頭の右向きの回転を感知し、左の外側半規管は左向きの回転を感知します（図4-36）。

目を閉じても「回っている」と感じられるのは、半規管が回転を感知しているからです。

前庭で感じる前後左右上下の加速度の感覚と、半規管で感じる回転の加速度の感覚を、**前庭覚**と呼びます。

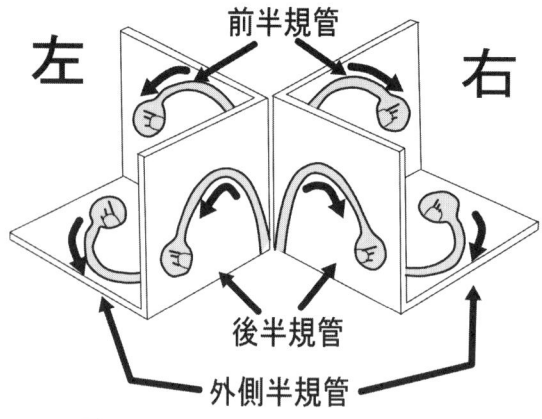

図4-36　前・後半規管、左右の外側半規管の関係

●めまい

実験 グルグルバット

広い場所を使います。
グリップを上にして、バットを立てます。
額をグリップエンドに当てて、10回、ぐるぐると速く回ります。
回り終わったら、目を開けます。

速く回転すると、体の回転を止めても、半規管の中の内リンパは慣性の法則で動き続けます。その結果、体は止まっていても、脳では動いていると認識されます。目を閉じていれば、体が回っていると感じられます。しかし、目を開けると、視覚は外界が動いていないと脳に伝えます。視覚と前庭覚が食い違います。視野が体を中心にして回っていると認識されます。こうして、「目が回る」と表現されます。

●前庭覚の中枢

触覚、温度覚、固有覚は、大脳皮質の体性感覚野で体中から来る信号が演算され、統合され、認知されます。しかし、前庭覚には、演算して認知するという中枢がありません。

前庭から来た神経は、延髄に入り、前庭神経核に行きます。そこから、小脳、中脳、大脳に信号を伝えます（図4-37）。

小脳では、自分自身の動きをコントロールするために、予定した動きと前庭覚を比較しています。中脳では、動眼神経核と連絡し、頭の傾きと眼球の動きを反射的に同調させています。大脳では、視覚や聴覚の中枢と連絡し、視覚や聴覚という遠隔感覚と自分の頭の傾きを統合しています。

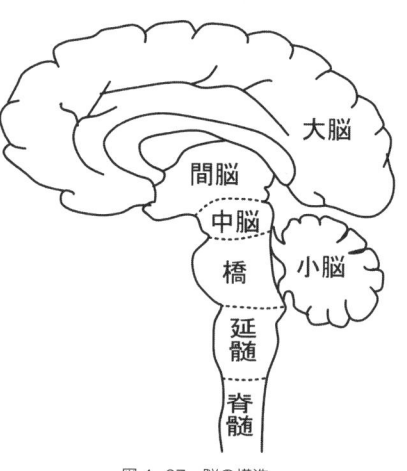

図4-37　脳の構造

このように前庭覚は、特定の中枢で独立して感じられるのではなく、他の感覚の精度を高めたり、全体の調和をとったりするために使われます。

触覚、温度覚、固有覚などの体性感覚と前庭覚は、他のすべての感覚の基盤となっています。

動きの感覚

生理学では、触覚、固有覚、前庭覚などと各モダリティーを分けます。研究や実験がしやすいからです。しかし、実際の生活で感覚のモダリティーを区別して生きている人はいません。

ダンスやスポーツをする人は、**動感覚**や**筋感覚**という表現をします。また、キネステティクスでは、**キネステティク感覚**という表現をします。これらは**動きの感覚**を示しています。

動くときには、必ず筋肉を使いますから、固有覚が使われます。しかし、それだけではありません。道具やパートナーに触れなければなりませんから、触覚も使われます。動くと若干でも移動が関与しますから、前庭覚が使われます。

つまり、動きの感覚は、時間の経過に従って、触覚、固有覚、前庭覚が次々と、または同時に使われて統合された感覚です（この統合された感覚を固有覚と定義する人もいます）。

自分が、何にどのように触れて（触覚）、どのような姿勢でどのような体位をとっているのか（固有覚）、そして、どの方向にどのように移動しているのか（前庭覚）を感じて、初めて動きの感覚が完成します（図4-38）。動きの感覚がきちんと機能したときに、自分のしていることがわかり、自分のしたいことができます。そして、今行っていること以外のこともできるようになります。次の瞬間に必要な動きをできるようなります。

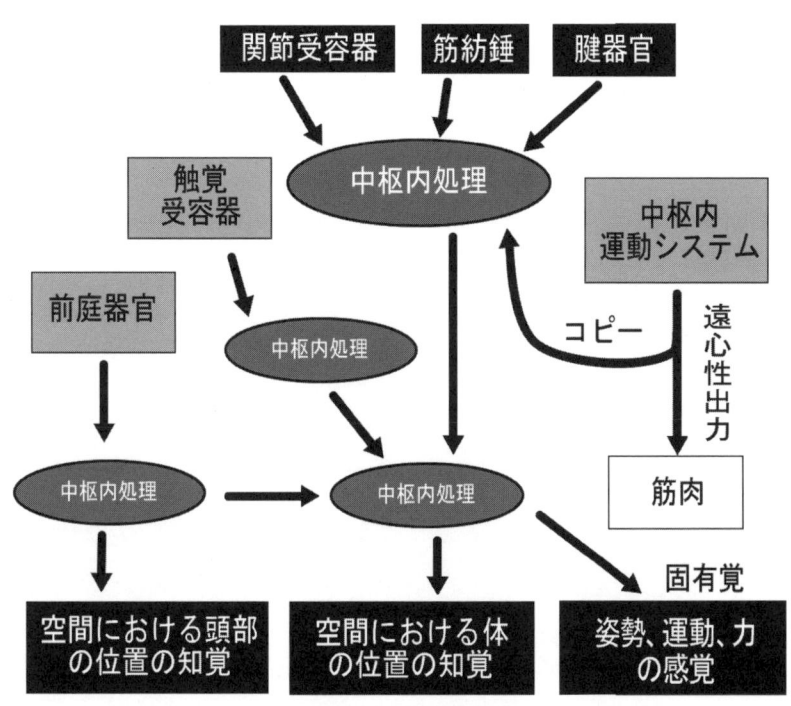

図4-38 動きの感覚

●体を感じる「動きの感覚」

実験 目を閉じて、自分の体を感じる

目を閉じて、自分の体を感じてみます。

肩はどこにあるでしょう？　肘はどこにあるでしょう？　右の肩甲骨の下の角はどこにあるでしょう？　第3趾の先はどこにありますか？

触覚と同様に、固有覚も順応します。同じ姿勢でいると、体の各部分の位置は、だんだんとはっきりしなくなります。改めて問われると、動かして確認します。このとき、体を感じるのは固有覚のみではなく、触覚や前庭覚を含めた「動きの感覚」です。もし、確認しようとして、すばやく力を入れて筋肉を収縮させると、感じるものは自分の体ではなく、衣類との接触だけになります。

コラム　前庭覚の進化

古生物学者のニール・シュービンは、『ヒトのなかの魚、魚のなかのヒト―最新科学が明らかにする人体進化35億年の旅』（垂水雄二訳、早川書房、2008年）の中に、興味深いことを書いています。

内耳では、有毛細胞がリンパの流れにより傾くことで、加速度を感知しています。ほ乳類は内耳に3つの半規管を持っています。現代の魚類の多くも半規管を3つ持っていますが、原始的な魚類では2つです。また、魚類より古いと見られている無顎類（円口類）は1つしか持っていません。

魚は水の流れを感じる水流感覚器を持っています。側線と呼ばれます。魚の左右の体側に引かれた1本または2本の線のように見えます。

側線では、鱗や皮膚の凹みから体の中のリンパで満たされた管に水圧を伝えています。リンパで満たされた管の中には、有毛細胞を持つ感丘があります。魚が泳いで周囲の水圧が変わると、水圧の変化がリンパの動きを作り、有毛細胞を圧し曲げるので水流が感知されます。

ヒトの内耳の発生も魚の水流感覚器の発生も、Pax-2と呼ばれる同一の遺伝子がスタートさせます。

側線も内耳も、原始的な器官の進化した形です。原始的な器官が、魚では水流を感知できるように進化し、ヒトでは二足歩行に役立つ三半規管に進化しました。

Pax-6と呼ばれる遺伝子は、眼の発生をスタートさせます。Pax-2とPax-6は関連しています。そして、ハコクラゲ類は体中に20個以上の眼を持ちますが、Pax-2もPax-6も持っていません。ハコクラゲ類の持っている遺伝子は、Pax-2とPax-6の混合したようなものです。

このことから、眼も内耳も、同一の原始的器官から分化してきたものと考えられています。

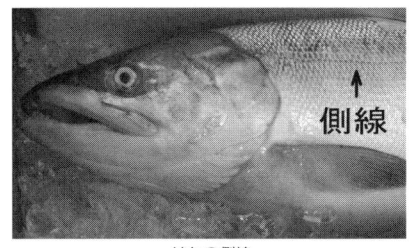

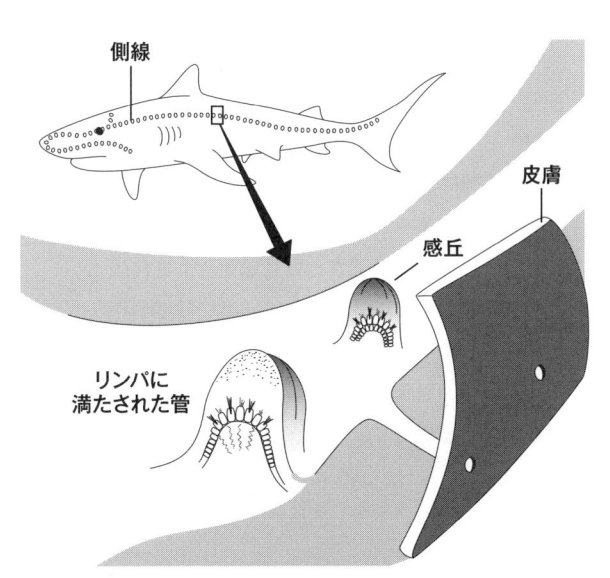

サケの側線

（ニール・シュービン著，垂水雄二訳：ヒトのなかの魚、魚のなかのヒト―最新科学が明らかにする人体進化35億年の旅，早川書房，2008.）

嗅覚

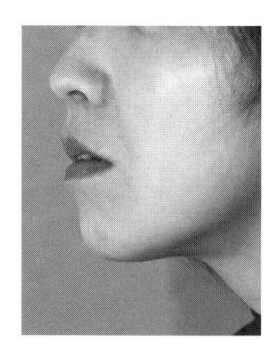

実験 においを感じる

お好みのにおいを用意します。
静かに呼吸してにおいを楽しみます。どこで感じているでしょう？
そのにおいを、よりたくさん嗅ごうとして、意識して鼻から息を吸い込みながら、においを感じてみます。

においは鼻で感知します。鼻の奥の上のほうには**嗅上皮**と呼ばれる約 5 cm² の粘膜があります。嗅上皮には嗅細胞があり、神経線維を出しています。気体相の物質が水に溶けて嗅細胞を刺激して、細胞に電気的興奮を起こします。その電気的興奮が嗅細胞から出ている神経線維に伝わります。この神経線維が集まって嗅神経となり、頭蓋の骨である篩骨を突き抜けて**嗅球**に行きます。嗅球に届いた電気信号は、**嗅索**と呼ばれる神経線維の束を通って脳に入ります（**図 4-39**）。

においをたくさん嗅ごうとして息をたくさん吸うと、鼻の中の空気が速く流れ、においははっきりしなくなります。さらに、息を吸うことに気をとられ、においを味わえません。

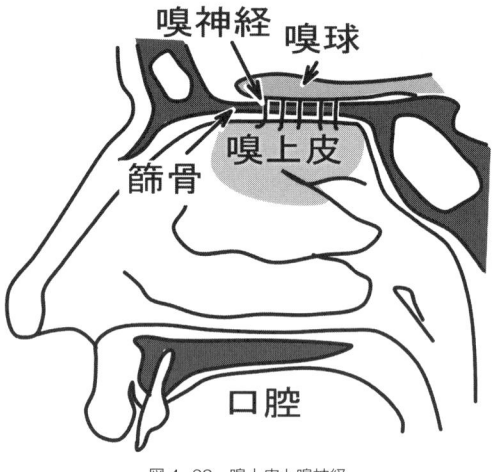

図 4-39 嗅上皮と嗅神経

嗅覚は大変敏感です。1 mL の空気中に 10^7 個のにおい物質の分子があると、においを感じます。また、大変速く順応します。道を歩いていてすれ違った異性の香水には敏感ですが、ふだんから親しんでいる、自分の体臭や家庭のにおいには気づきません。

におい物質は、嗅細胞の受容器の化学物質と化合して細胞を興奮させます。嗅細胞の化学物質が枯渇すると感知しなくなります。ですから、においにはすぐになじんで感じなくなります。においの受容器には、その受容器の持っている化学物質により様々な種類があります。これらの受容器のうち、においを感知した受容器の組み合わせにより、においが判別されます。

●嗅覚の中枢

　嗅球と嗅索を合わせて嗅神経と呼びます。嗅神経は脳の一部で、第1番目の脳神経です。嗅神経以外の11対の脳神経は中脳または延髄から出ていますが、嗅神経だけは大脳から直接出ています。そのために、「においは大脳に直接作用する」と主張する人もいます。しかし、解剖学的構造と生理学的作用は別です。

　嗅球からの神経線維は、嗅索を通り、**扁桃体**へつながっています。扁桃体は、情動に深く関係するといわれます。そういう点で、においは情動と結びつきやすいといわれます。扁桃体を通った神経線維は、**内嗅領野**に至ります。内嗅領野でにおいとして認識されます（**図4-40**）。

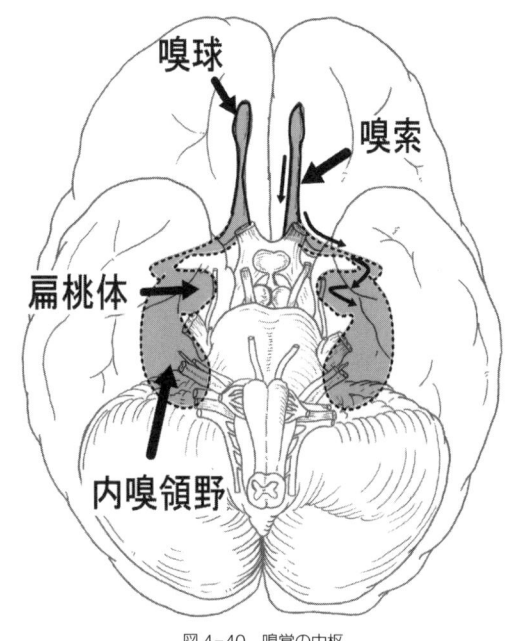

図4-40　嗅覚の中枢

●嗅　脳

　脳を進化に合わせて、①は虫類脳、②旧ほ乳類脳、③新ほ乳類脳に分ける考え方があります。これらの部位を機能に合わせて、①反射脳、②情動脳、③理性脳と呼ぶ考え方もあります。脳の解剖学から見ると、①脳幹（延髄、橋、中脳、間脳）*、②大脳辺縁系（海馬、扁桃体）、③大脳皮質に相当します。この大脳辺縁系は**嗅脳**とも呼ばれます（**図4-41**）。

　進化の点から見ると、原始的なほ乳類では嗅覚の役割が大きいこと、機能の点から見ると、生命に直結する判定である快・不快という情動に大きな影響を与えていること、解剖の点から見ると、情動を感じる扁桃体と記憶に関係する海馬に直接連絡していることを示しています。この点からも、嗅覚は情動や記憶と強く結びついていることがうかがわれます。

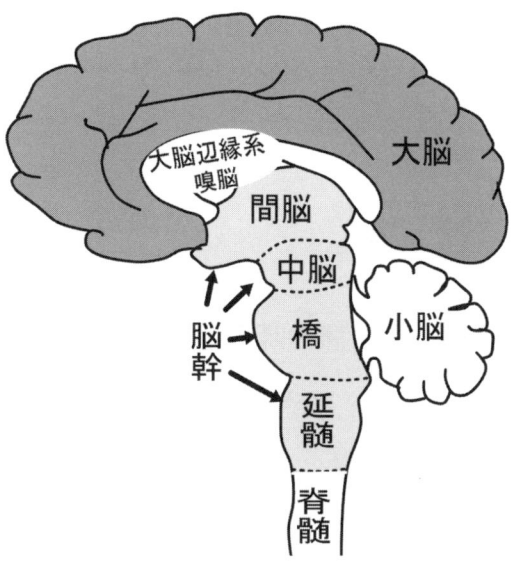

図4-41　嗅脳（大脳辺縁系）

＊　ここでは、脳幹を間脳、中脳、橋、延髄の総称として使っています。しかし、ときには中脳と対立させて、橋と延髄だけを脳幹と呼ぶこともあります。

コラム アロマセラピー

　アロマセラピーというものがあります。名前を聞くと、においが特別な働きをするように思います。入門書を見ると「リラックスするには、このにおい、元気を出すには、このにおい」というように書かれています。

　あるとき、試してみようと入門書を見ると、「リラックスして眠るには乳香がよい」と書かれていました。乳香は、イエスが生まれたときに、東方の三賢人が捧げたものの一つです。ほかの2つは黄金と没薬です＊。わたしもイエスのような立派な人間になれるかもしれないと思い、さっそくアロマショップに行って乳香を買い、夜、枕に数滴垂らして寝ました。

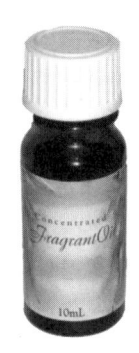

　一晩中、眠れませんでした。生まれてから嗅いだことのないにおいではリラックスできませんでした。香水やアロマを日常的に使っているヨーロッパ文化では、なじみのある香料なのでしょう。子どものときから慣れている人には、子どものときの楽しい思い出と共に楽な気分にしてくれるアロマなのでしょう。しかし、生まれてから一度も嗅いだことのないわたしにとっては、強烈な刺激で不快でした。

　アロマセラピストによっては、「その人の好みのアロマを使う」と指導している人もいます。そのほうが現実的でしょう。また、アロマは単独で用いられるよりも、マッサージやカウンセリングなどの他のセラピーと併用するほうが効果的なようです。

　においは情動の記憶を呼び起こしやすい刺激です。情動の記憶が気分の転換に役立ちます。アロマそのものに何らかの効果があるのではありません。鼻の粘膜から直接吸収されて身体的・精神的効果をもたらす物質は、アヘン、大麻、ヘロインのような特殊な薬だけです。

味　覚

実験　食べ物の味を感じる

　食事のときに、食べ物を口まで運んだら、目を閉じて噛み、歯ごたえ、味を感じます。

　風邪をひいて鼻が利かなくなったときに、同じことをします。

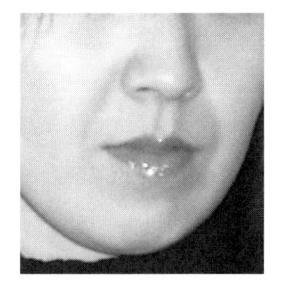

＊　没薬は、ミルラノキ属の樹木から分泌された樹脂です。香料として使われます。

286　基礎知識

味覚は味蕾で感知します（図4-42）。味蕾は成人で2000個あり、舌に70%、軟口蓋や喉頭蓋に30%があります。

味蕾の中に味細胞があり、味細胞の表面の水分に溶け込んだ化学物質と味覚の受容器が反応して、味物質の刺激を電気信号に変えています。味細胞の寿命は、ほぼ10日です。

味蕾は舌だけでなく、口の中全体にありますが、入れ歯を入れて歯茎の味蕾を覆ってしまうと味覚は低下します。また、高齢者の味蕾の数は成人の1/3に減少していますので、高齢者の味覚は低下しています。高齢者と若者の味覚が違うのは生理学的事実です。

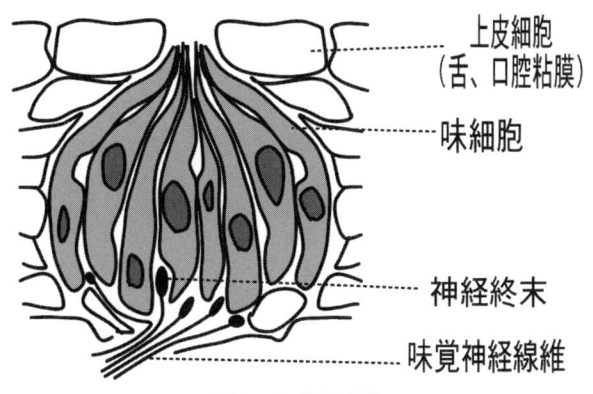

図4-42　味蕾の構造

軟口蓋や喉頭蓋にも味蕾があるので、高級なお茶の甘味は、のどごしで感じられます。ビールの味も、のどごしで感じられます。

嗅覚も味覚も、化学反応により感知します。嗅覚は空気中にある化学物質を嗅上皮の上の水分に溶かし込んで感じていますが、味覚はすでに溶け込んだ物質を味細胞で感知しています。

味覚の絶対的感受性は嗅覚より低く、感覚刺激となるためには、1 mL当たり10^{16}個の分子が必要です。順応性が高く、同じ味刺激では、すぐに感じなくなります。

味には、酸味、塩味、苦味、甘味、旨味があります。「辛味」は味覚ではなく、温覚や痛覚として感じています。辛いものを食べると、体は温かいものを食べたと同じ反応をし、激しい辛さに対しては痛みを感じます。激辛カレーを食べた翌日の排便時には、味蕾のない肛門で痛みとして感じます。

コラム　食事の作法

味蕾は口腔の中全体にあります。「味覚はすぐに順応して同じ味は感じなくなる」という特徴を理解して食事の味を楽しもうとするなら、食べ方に気を配る必要があります。口腔の中全体に食べ物を動かすには、1口の量は少なくして、ゆっくりと噛み、舌を動かさなければなりません。のどごしのうまさを味わうには、よく噛んですこしずつ飲み込むことが必要です。同じ味を続けていると順応して感じなくなりますから、あるものを食べたら次にはほかのものを食べる必要があります。味覚物質は水に溶けてから味蕾で感じられますから、ときどき液体を口に含み、食べ物と充分に混ぜ合わせなければなりません。

これらのことを行うと、必然的に日本の古来の食事作法と同じになります。「飯と汁とおかずを交互に食べなさい」「よく噛んで味わいなさい」「丸飲みするな」「食べるときはしゃべらない」などの昔から指導された「食事のしつけ」は、食べている物を味わうための方法だったのです。今食べている物を楽しむことを発見した人が、そのやり方を子どもに伝えたのでしょう。

しかし、長い年月の間に、そのようなやり方の目指すところが忘れられ、形だけ伝えられています。形だけまねさせられるので、子どもたちは、そのようなことを教えられることが苦痛になります。大人になった、余裕のできた人が作法を習い始めます。そのとき、生理学的意味を知っていると、上達が早いかもしれません。

●舌

舌は筋肉の塊です。筋肉の上を上皮が覆っています。

多くの筋肉は骨を動かしています。表情筋でも一端は骨についています。睾丸の皮膚についている筋肉と広頚筋だけは皮膚から始まり皮膚に終わります。舌は下顎骨と舌骨から出ていますが、その先は口の中の空中にあります。

舌は口の中の食べ物を動かすこともできますし、感じることもできます。舌には、味覚、温度覚、触覚、痛覚、動きの感覚があります。

加齢に伴い舌の動きが悪くなると、味覚は低下し、嚥下の具合も悪くなります。

コラム まぼろしの「味覚地図」

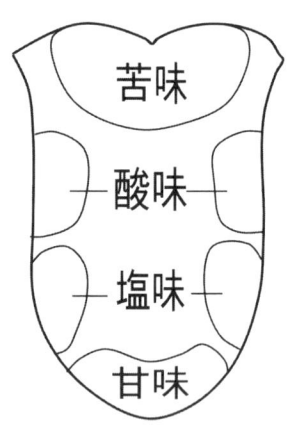

1970年頃まで「味覚地図」が信じられていました。舌の各部分に特定の味を感じる機能が局在しているというのです。左の図のように、舌の先端で甘味を感じ、舌の側面の前方で塩味を感じ、側面の後方で酸味を感じ、舌の根元で苦味を感じると教えられていました。

しかし、現在では「味覚地図」は否定されました。味覚は舌全体で感知しています。舌先でも苦味を感じますし、舌の奥でも甘味を感じます。

さらに、味蕾は口腔粘膜にも存在しますから、味覚は口の中全体で感じます。「舌で味を感じる」と思っていると、味わおうとするときには、食べ物を舌の上に保持するようにするでしょう。それでは、口腔粘膜の味蕾が使われないままです。「食べ物の味は口の中全体で感じる」と理解すると、食べ物を噛みしめて、口の中全体に広げることができるようになります。そのようにして食事すると、「食べ物を100％味わえる」ことになります。

コラム 味覚修飾物質

西アフリカ原産のミラクルフルーツという果物があります。コーヒー豆ほどの大きさの赤い果実です。

ミラクルフルーツの実自体は甘くありません。しかし、この実を食べてから、レモンやライムのような酸っぱいものを食べると、甘く感じます。この効果は1時間くらい続きます。

ミラクルフルーツの果実は、糖タンパクであるミラクリンを含んでいます。このミラクリンの分子は、舌の味蕾に結合して味の感じ方を変化させる味覚修飾物質です。食べ物の中の味物質と化合するのではなく、味覚の

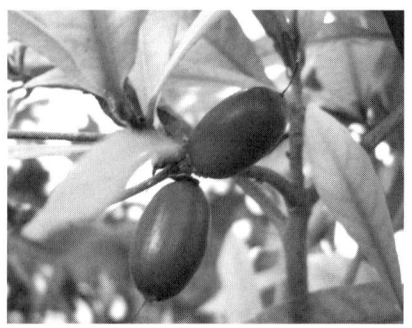

（写真提供：ブルーミングスケープ社　http://www.bloom-s.co.jp/）

受容器のタンパクと反応して味の感じ方を変えます。

　ミラクルフルーツは、舌だけでなく、口の中全体にまんべんなく塗るようにして食べなければ、次に食べた物の酸味が消えません。味蕾は舌だけでなく口の中全体にあるからです。

　マレーシアに自生するクルクリゴの実から抽出されるクルクリンも、ミラクリンと同様の作用を持つ味覚修飾物質です。マレーシアに自生するストロジンの葉をかじると、冷たい水を甘く感じます。インド原産であるギムネマ・シルベスタの葉にはギムネマ酸が含まれていて、甘味を感じなくさせた上に、腸内での糖分の吸収を阻害します。ダイエット食品に配合されています。ナツメの葉に含まれるジジフィン、ケンポナシの葉の中のホタロシドも甘味を感じなくさせます。

　これらの味覚修飾物質は、甘味や酸味という特定の味に作用します。塩味や苦味は変化しません。甘味、酸味、塩味、苦味は、それぞれ別の受容器で感じているからです。

コラム 味覚と「味わい」

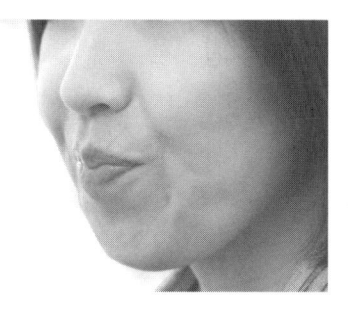

　食べ物の味として感じているものは、味覚だけではありません。「日本料理は器で味わわせる」といわれます。また、料理の盛り合わせには彩りに配慮します。

　目を閉じて食べると、「味わい」が変わります。舌の動きの感覚がはっきりします。歯ごたえという歯根の触覚、顎関節にかかる圧の感覚もはっきりします。噛むにつれて食べ物がつぶされていく音を聴覚でとらえやすくなります。口の中の食べ物の温度を感じやすくなります。口の中で作られた食塊からにおい物質が出て、咽頭から鼻に抜けて、味わいの一部になっています。

　通常、反射的に0.8秒に1回噛んでいますが、目を閉じていろいろな感覚を楽しむようにすると、意識的にゆっくり噛むことができるようになります。食べた物が臼歯でつぶされて食塊となり、舌で奥に送られ、のどに送り込まれたとたんに、舌の後部が盛り上がり、口腔と咽頭を遮断し、反射的に食塊を食道に送り込むのを感じられるようになります。

　風邪をひいて、いわゆる「鼻が詰まる」状態になると、においが感じられなくなり、音が聞こえづらくなり、料理の味が平板に感じられます。入れ歯を作り、噛み合わせが変わると、「味」が変わります。アイスクリームを食べて口の中が冷えると、「味」を感じなくなります。歯科治療のために歯茎に麻酔を受けても、「味」は変わります。

　目を閉じて食べてみると、「味」と呼ばれているものが、味覚だけでなく、視覚、聴覚、触覚、温度覚、嗅覚の総合的な感覚であることがわかります。わたしたちは「味」を、舌、唇、口の中全体、顎、鼻、耳、目で感じています。そして、器の手触り、持ち上げたときの脊柱への力のかかり具合、体のバランスをとる下肢の動きまでも使って、「今、ここ」にあるものを味わっています。

●味覚の中枢

味覚神経を通して伝えられた味覚情報は、延髄、視床、第1次味覚野（大脳皮質味覚野）に送られます。第1次味覚野で味の質や強さが判断されます。

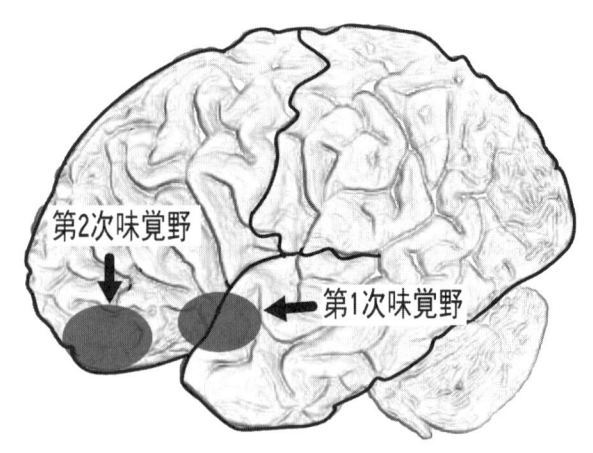

第1次味覚野から、目の裏側に位置する第2次味覚野（大脳皮質前頭連合野）と同時に、視床下部や扁桃体にも情報が送られます。扁桃体は、快・不快の情動に深く関係しています。第2次味覚野で、咀嚼や視覚、聴覚などの情報と統合され、食べ物の認知や好き嫌いなどが判断されます（図4-43）。

図4-43　第1次味覚野、第2次味覚野

コラム　おいしさと食文化

フランス人が「おいしい」と言うブルーチーズを「食べられたものではない」と言う日本人がいます。また、日本人が「おいしい」と言う味噌汁を「便のにおいがする」と言うアメリカ人もいます。関東以北で好まれる納豆も、一昔前まで関西では好かれませんでした。東京のうまいものであるクサヤの干物は、他の地域の人にはアンモニア臭が強くて好かれません。ニシンの缶詰であるシュール・ストレンミングは、スウェーデンでは食されますが、においがきついため他の国の人はおいしいと言いません。飛行機には持ち込みを禁じられています*。韓国の人は200ｇくらいのキムチを平気で食べます。発酵食品をおいしいというのは、その食品を食べる国の食文化です。

フランスのお菓子はとても甘く、日本人には甘過ぎるといわれます。伝統的なフランス料理ではチーズやクリームがふんだんに使われるため、日本人は消化不良を起こします。食べ過ぎではなく、乳脂肪を消化しきれないのです。フランスのリヨンは内臓料理で有名です。わたしは牛の大腸のフライを食べて、吐きそうになりました。フライの中の大腸が半生でした。中国では、サルの脳やクマの掌、コウモリの目玉をごちそうとして食べます。

日本でも、ハチの子やイナゴを食べる地方があります。雑煮に角餅を入れる地方や丸餅を入れる地方があります。あんころ餅を入れる地方もあります。それぞれの地方が、「これがおいしい」と言います。子どものときから食べ慣れているのです。

「おいしさ」は味覚ではありません。「おいしさ」は味覚から得られた情報を、記憶に照らし合わせて、前頭葉で評価したものです。学習の結果を基準にして評価しています。

---

* シュール・ストレンミングの缶詰の中ではニシンが発酵を続けており、缶が膨張して爆発寸前になっています。そのため、開けるときに内容が飛び散ることが多くあります。注意書きには、家の中で開けるな、不要な衣類をまとってから開けろ、冷凍庫で冷やしてから開けろ、風下に人のいないところで開けろ、バケツに水を張ってその中で開けろと書かれているそうです。飛行機に持ち込み禁止なのは、気圧の低下により爆発するかもしれないという危惧からです。しかし、爆発したことはありません。

聴覚

音は耳から入ってきます。耳は頭の両側についています。一般に「耳」と呼ばれているのは、軟骨の上を皮膚が覆った耳介です。耳介のほぼ中央に穴が開いていて、外耳道によって頭の中に続いています。外耳道の突き当たりには鼓膜があります。

鼓膜にはツチ骨がついています。ツチ骨の先にキヌタ骨、アブミ骨がついています。この3つを耳小骨と呼びます（**図4-44**）。

「前庭覚」の項目 で説明したように、側頭骨の中に内耳があります。三半規管と前庭の先に蝸牛管と呼ばれる、カタツムリのような形の器官があります。

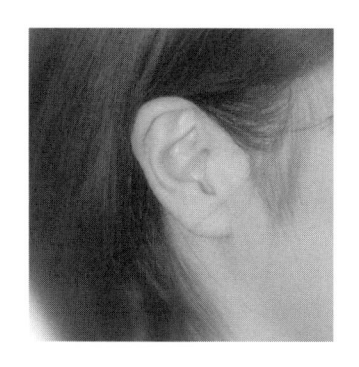

3つの耳小骨は「テコ」として働き、鼓膜の振動を増幅して、アブミ骨のついている内耳前庭の卵円窓に伝えます。卵円窓は、蝸牛管の中の内リンパに振動を伝えます。

鼓膜の内側、つまり耳小骨のある側は中耳と呼ばれます。中耳は耳管を通して鼻につながっています。耳管が開放されていると、中耳の内圧は大気圧になり、鼓膜の内外の圧力差はありません。このとき、鼓膜はよく振動し、音がよく聞こえます。風邪をひいて鼻が詰まると、耳管が閉塞して耳が聞こえづらくなります。

耳管から始まり、ツチ骨の根元近くにつながる小さな筋肉があります。**鼓膜張筋**です。また、中耳の壁から始まり、アブミ骨につながる筋肉があります。**アブミ骨筋**です。大きな音がする場所では、これらの筋肉が収縮して、耳小骨の動きを抑制して、聴覚を守ります。ですから、視覚の明順応のように、聴覚も大きな音に順応できます。

アブミ骨は、魚類の舌顎骨に相当します。ツチ骨とキヌタ骨は、は虫類の顎関節の下顎側の関節骨と頭蓋側の方形骨に相当します。進化のプロセスで、舌顎骨、関節骨、方形骨が不要になり、耳の中で音の増幅装置として使われるようになりました。アブミ骨筋は舌顎骨を動かす筋肉、ツチ骨についている鼓膜張筋は顎の関節骨を動かす筋肉でした*。

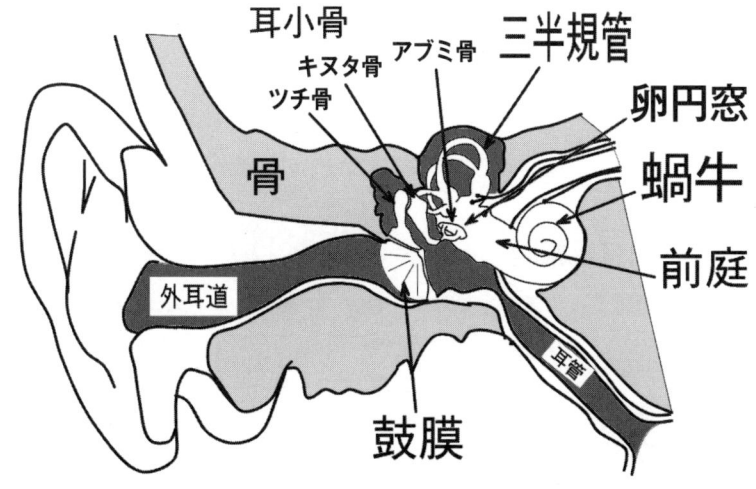

図4-44 外耳・中耳・内耳の構造

---

* 耳小骨の進化については、「動きの進化発生学」の章 で解説しています。

鼓膜張筋もアブミ骨筋も、顔面神経の枝に支配されています。顔面神経麻痺になると、これらの筋肉で音の感受性を調節できなくなり、大きな音に悩まされたり耳鳴りを訴えたりします。また、いつも大きな音がする職場、ロックミュージックのコンサート、ヘッドフォンでの大音響の聴取などにより、これらの筋肉が習慣的に収縮するようになります。その結果、筋肉の短縮・拘縮により小さな音を聞き取れなくなり、難聴になります。

　蝸牛は、管となって2巻半巻いています。管の中は3層になっています。鼓室階の上に基底膜があり、コルチ器が乗っています（**図4-45**）。

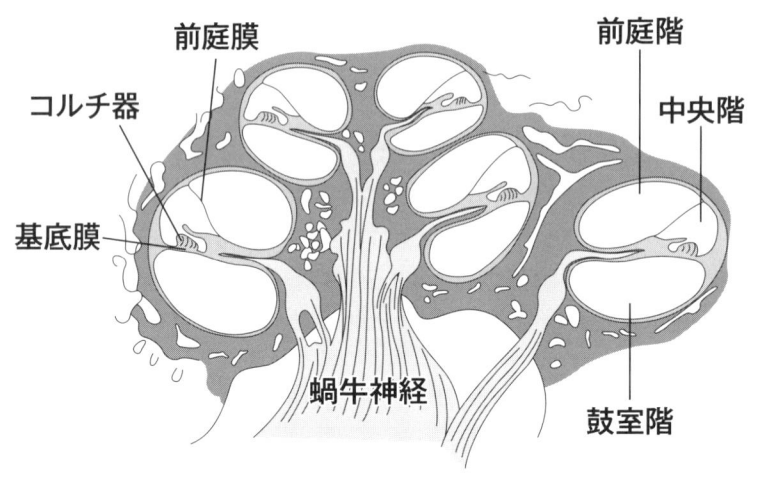

図4-45　蝸牛の構造

　コルチ器の上は蓋膜で覆われています。蓋膜の下には有毛細胞があります（**図4-46**）。前庭器官と同様に、有毛細胞は、蓋膜が動いて毛が動かされると、電気的興奮をして信号を出します。この信号は、蝸牛神経を通って中脳に行き、大脳に送られます。

　コルチ器は、蝸牛の先端に行くに従い、細くなっています。先端の有毛細胞は周波数の高い音に反応し、基部の有毛細胞は周波数の低い音に反応します。

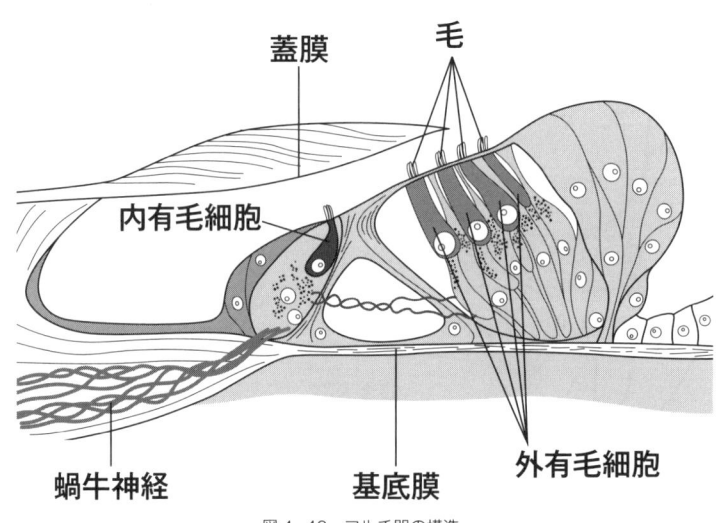

図4-46　コルチ器の構造

> **コラム** 電話を通して聞いた声

　人の声や楽器の音は、いろいろな周波数を含んでいます。様々な周波数の比率が音色として認識されます。電話では低音域と高音域がカットされます。周波数成分の比率による特徴は薄くなります。そのため、電話を通して聞くと、息子の声も父親の声も同じように聞こえます。携帯電話が出現する前は、家族が電話機を共用していましたから、家族の取り違えはよく起こりました。

　他人でも泣きながらの声を電話を通して聞くと、低音域と高音域がカットされ個人の特徴が消されるために、詐欺犯と家族との判別は困難になります。このようにして、「振り込め詐欺」の被害者が出てきます。

　耳は頭の両側についていますから、360度すべての音を拾えます。左右の耳に到達する音の時間差から、音の発生源までの距離を推測することが可能です。盲目の人では、この機能が発達しています。全盲の人でも、壁に向かって歩いていき、壁の直前で止まれます。研究によると、そのような人は自分の足音の反射をもとにして、距離を感じています。本人の意識には上らずに、大脳が自動的に処理しています。視覚がないために、距離を音で測るように学習したのです。

実験　周囲の音を聞く

手を休めて、周囲の音に注意を払います。
今、何が聞こえていますか？

目を閉じて、同じことをしてみます。
目を閉じると何が聞こえてきましたか？

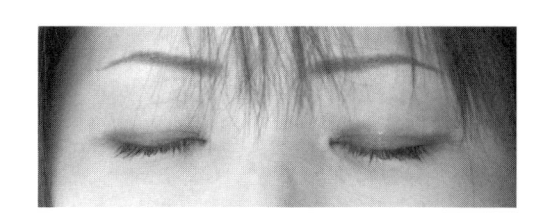

　わたしたちの周りでは、いろいろな音がしています。まったく音のない状態は極めてまれです。注意を向けてみると、周りはかなりうるさいことが大半です。しかし、わたしたちは、そのような雑音には気がつきません。うるさい工場の中でも、自分の聞きたい音は、よく聞こえます。風の音なら気にならなくても、人の話し声は気になります。注意を向けた音を選択して聞いています。

　目を閉じると、音が鮮明になります。真っ暗闇にいると、何も音がないところでも、「シー」という音が聞こえます。体を動かすと、関節の動く音が聞こえます。ときには、自分の鼓動や呼吸の音が聞こえることもあります。何かをしようとして懸命にがんばっているときには、聞こえません。

●聴覚の中枢

大脳の外側には側頭葉があります。多くの人では、左半球の側頭葉に聴覚の中枢があり、聴覚情報を処理しています。聴覚野と呼ばれます（図4-47）。ここが損傷されると、音として認識できなくなります。

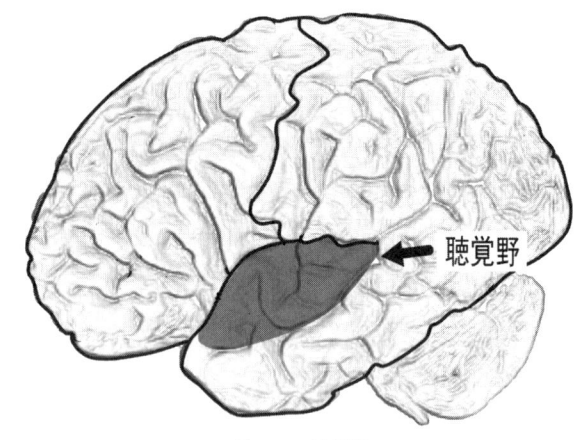

図4-47 聴覚野

実験 音を聞く

録音するためにレコーダーを用意します。できるだけ感度の高いものを用意してください。
録音を開始します。
目を開けて周囲を見ながら、自分の周りで発生している音を聞いてみます。
目を閉じて、もう一度、自分の周りで発生している音を聞いてみます。
充分聞いたら、レコーダーを再生して録音されている音を聞きます。

目を開けて聞いていたとき、目を閉じて聞いていたとき、録音を聞いたときで、聞こえているものは同じでしょうか？

●「音が聞こえる」ということ

多くの人は、「聞いているもの」を「聞こえているもの」だと思い込んでいます。目を閉じて聞いてみると、目を開けていたときには気づかなかった音に気づきます。録音を聞くと、「雑音」が多いことに気づきます。「雑音」は「自分にとって必要ない」と判断して「聞かなかった音」です。その雑音は周囲に存在していたのに、聞かなかったために聞こえなかったのです。わたしたちは、聞きたいと思う音を聞くという性質を持っています。

●「音を聞く」ということ

「自動車の音が聞こえる」というのは、「聞こえているもの」ではありません。「聞いているもの」です。「ブーブーという音が聞こえる」というとき、「ブーブー」は「聞こえているもの」を語っています。「自動車の音」と表現しているものは、考えていることです。あなた自身が、「聞こえている音」をもとに状況から判断して考えているものです。「自動車の音」として聞こうとして聞いています。

そのような判断をやめたときに、「聞こえているもの」を聞くことができます。

●中枢性聴覚処理障害

　中枢性聴覚処理障害（central auditory processing disorder ; CAPD）は、子どもの発達障害の一つで、聴覚による理解が障害されている状態です。中枢性聴覚処理障害の子どもは、耳と脳の働きが協調していないので、耳から入った情報をきちんと処理できません。音として耳に入ってくる声を認識し、解釈することが困難なのです。静かな部屋で、ゆっくりと話されれば音声的理解は改善しますが、普通の人が会話できる程度の雑音でも注意を集中できず、コミュニケーションに障害が出ます。

　中枢性聴覚処理障害の子どもの特徴は、突然の大きな音で混乱する、雑音が多い環境では落ち着かない、音声での指示に従うのが難しい、会話よりも読み書きのほうが上手、抽象的言葉は理解しづらい、算数の問題を読み上げられると答えられない、がさつで忘れっぽい、同年代の普通の会話についていけないことです。

　原因としては、頭部外傷、鉛中毒、注意欠陥・多動性障害（AD／HD）、中耳や内耳の慢性炎症などが挙げられていますが、原因不明のものもたくさんあります。

　言語の意味を理解できる年齢、たいていは8～9歳になって診断がつきます。最近では、この障害を持つ子どもは、教育環境の整備をすることで改善することが判明してきました。

　雑音によって注意をそがれるので、静かな環境を提供します。聴覚による指示では記憶に残りづらいので、視覚による言葉、つまり書いたものや印刷物を教育に多用します。音声を区別するのが苦手ですから、話しかけるときには、はっきりとわかりやすく話し、音の似た言葉は言い換えます。他人の話を長い時間聞いていることは苦手ですから、短くわかりやすい文章で話しかけます。

　人間の聴覚からの言語的理解は、人間の記憶、判断、オリエンテーションに大きく影響していますから、これらの注意点は、中枢性聴覚処理障害の子どもだけではなく、認知症の高齢者のケアにも大変有効です。

実験　静かなところで耳を澄ます

　できるだけ、音のない静かなところに行きます。
　目を閉じて、耳を澄まします。
　何が聞こえるでしょう？

シーン

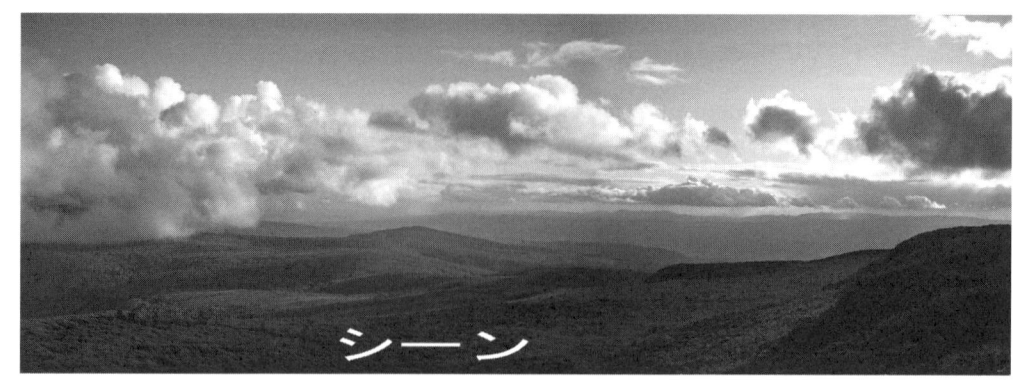

函岳山頂からの眺望(北海道美深町)

　静かなときに「シーンとしている」と表現します。つまり、音のないところでも、「シーン」という音が聞こえます。「静寂の音」*です。

　外界で発生した音波は、鼓膜を震わせ、コルチ器で電気信号になり、聴神経を通って大脳の聴覚中枢に送られます。聴覚中枢では、この電気信号から聞きたい音を抽出して知覚しています。聞きたくない音は、信号として伝わってきていても、中枢が認知することを拒否しています。ガード下のうるさい環境でも会話できたり、人込みの中でも知り合いの声を聞き分けられるのは、聴覚中枢で「聞きたい音」と「雑音」を弁別しているからです。

　この弁別は、記憶と比較して行われます。聴覚中枢は、単に聴神経を通ってきた信号を変換しているのではなく、過去の体験という記憶と照らし合わせて演算をして知覚しています。また、聴覚中枢は他の感覚中枢からも信号を得ています。他の感覚中枢の信号を参照して音を選別し知覚しています。つまり、聴覚中枢では、常に演算が行われています（**図4-48**）。

　まったく音のない状態になれば、聴神経から信号は来ません。しかし、ふだんから比較に使っている記憶との連絡はあります。また、他の感覚中枢からの信号も来ます。それらの情報と「無音」という聴神経からの情報が演算されて知覚されます。まったく静かな状態を表現する「シーン」という音が聞こえるのです（**図4-49**）。

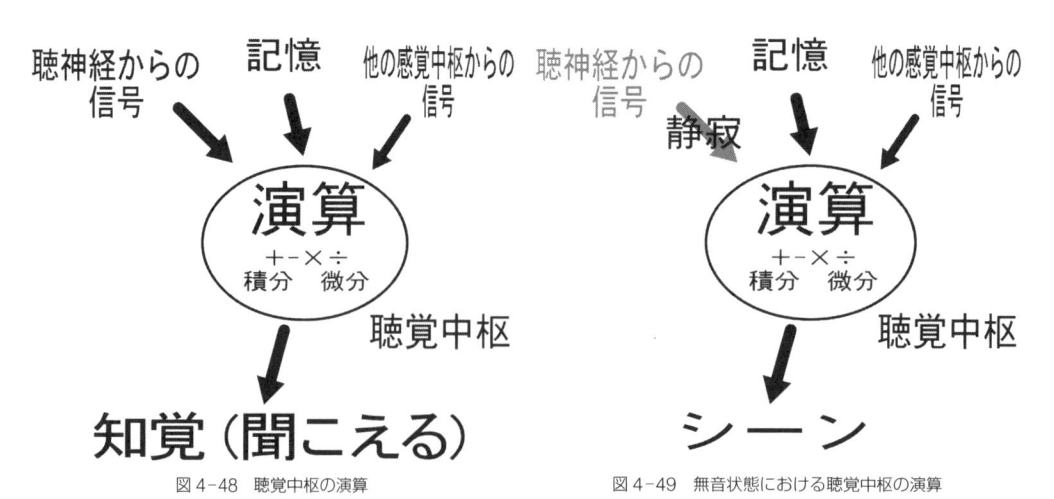

図4-48　聴覚中枢の演算

図4-49　無音状態における聴覚中枢の演算

* 英語で書くと"Sound of Silence"、サイモンとガーファンクルの有名な曲の題名です。しかし、ここで解説する内容は、サイモンとガーファンクルの曲とは関係ありません。この命名は、わたしのいたずらです。

●聴覚とエネルギーと介助

　音は空気の振動で、運動エネルギーです。音が聞こえるとき、体の中に音の運動エネルギーが入ってきます。空気の振動は鼓膜を震わせ、3つの耳小骨を動かし、内耳の卵円窓からリンパを動かします。このリンパの動きをコルチ器が神経の電気的興奮に変えて、脳に伝えています。

　音のエネルギーは、リンパを震わせて熱エネルギーに変わります。体熱として放散するためにエネルギーを使います。

　コルチ器の有毛細胞は、興奮した後、次の興奮のために準備をします。エネルギーを使います。

　大きな音をそのまま卵円窓に伝えると、蝸牛で感じ取れる範囲を超えてしまいますから、アブミ骨筋と鼓膜張筋が緊張して耳小骨の振動を抑制します。エネルギーを使います。

　これらの筋肉の収縮の調整のために、脳の神経が使われます。エネルギーを使います。

　音を聞くと、記憶が呼び覚まされて、呼吸・循環が変化します。呼吸筋の緊張が変わります。エネルギーを使います。

　音としての声を聞くと、その意味を理解しようとして脳は記憶を探り、思考を開始します。脳の神経細胞は活発に興奮し、エネルギーを使います。

　人間はエネルギーを使って音を聞いています。ですから、大きな声で話されると聞いているだけでエネルギーを消費します。疲れます。介助する人が親切にしようとして、次々と声をかけ続けると、理解するのに疲れます。

　何かで困っている人には、エネルギーの余剰はありません。聞き取るためにエネルギーを使うと、それだけでも疲れます。

　以下の点に注意すると、困っている人の助けになります。

- 言葉をすべて聞き取れる程度の声の大きさで、かつ、ささやくように話す。
- 相手が困惑するような、がさつな表現をしない。

視覚

視覚については詳しく研究されています。目の生理学的機能の主なものは、視力、屈折と調節、眼球運動、両眼視です。

生理学的には目は感覚器ですが、心理学的には、口以上に雄弁に語りかけてくるときがあります。

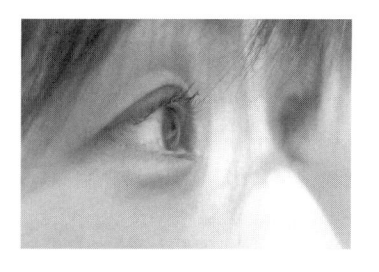

実験 外に出て、遠くを見る

外に出て、地平線または水平線を見ます。それらがないところでは、できるだけ遠くのものを見ます。

だんだんと近くを見てきて、自分の手を見ます。

眼球はどのような動きをしているでしょうか？

遠くを見るときと近くを見るときで、何が変わったでしょう？

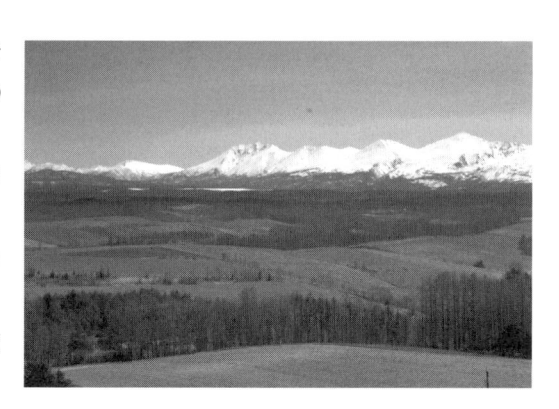

●目の構造

ものを見るときには、そのものが発する光、または、そのものが反射している光を感知しています。何かが存在していても、暗闇の中で光がなければ見えません。

光が途中で遮られずに目に達すると、その光は彎曲した角膜で内側に屈折され、水晶体に届きます。水晶体を通った光は、硝子体を通過して網膜に届きます。網膜にある光受容器が光により電気的に興奮し、視神経を通して脳に情報を伝えます（図4-50）。

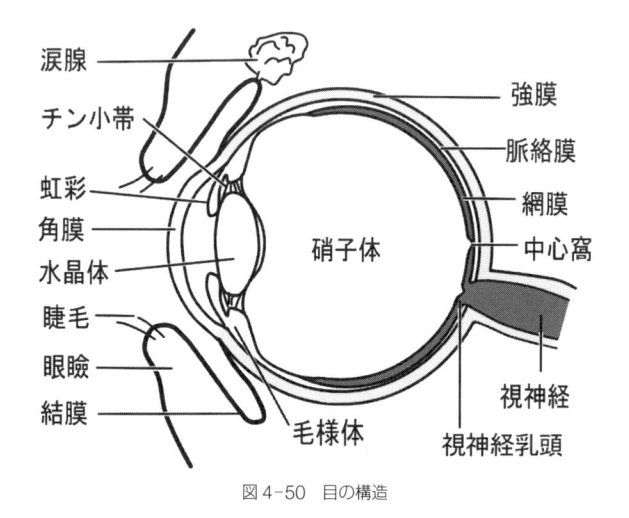

図4-50 目の構造

298　基礎知識

水晶体は、水とタンパクでできたゼラチンのようなゲルが膜に包まれたようになっていて、弾力があります（**図4-51**）。生まれたばかりのときは、眼球は小さく、水晶体も小さくて球に近い形をしています。成長するにつれて直径が大きくなり、相対的に前後の厚みの比率が減ります。加齢とともに中心の核のタンパクが硬くなります。

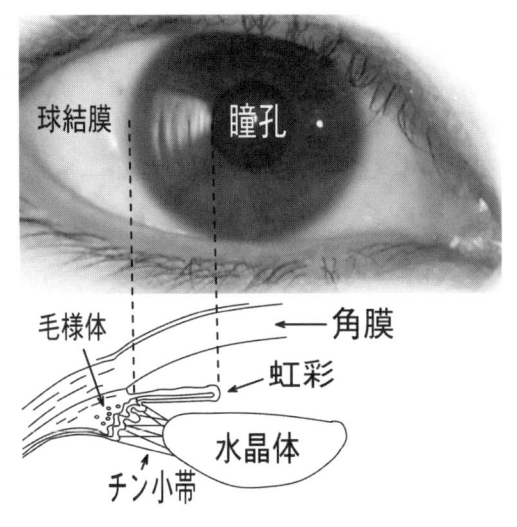

図4-51　水晶体の状態

　眼球の中は、硝子体というコロイドで満ちています。硝子体と水晶体の間には、リンパと組成のよく似た水があります。房水と呼ばれます。房水は水晶体に栄養を与えています。房水は毛様体で作られ、水晶体の前の前房水と後ろの後房水に分かれます。前房水は水晶体の前面を通り、虹彩の前を回り、角膜と強膜の境目にあるシュレム管という管から排出されます。後房水は水晶体の後ろから硝子体の前を通り、脈絡膜に吸収されます（**図4-52**）。

　この房水の産出量と排出量の差により房水の圧が決まります。房水が硝子体を圧しているので、眼球内圧は大気圧より10 mmHgくらい高くなります。眼球内圧が眼球の壁である脈絡膜と強膜を圧して、眼球を球形に保っています。

　この房水の吸収が悪くなると、眼球の内圧が高くなり、視神経乳頭を圧迫します。圧迫された視神経は萎縮して視力が落ちます。これが緑内障です。放置すると失明します。

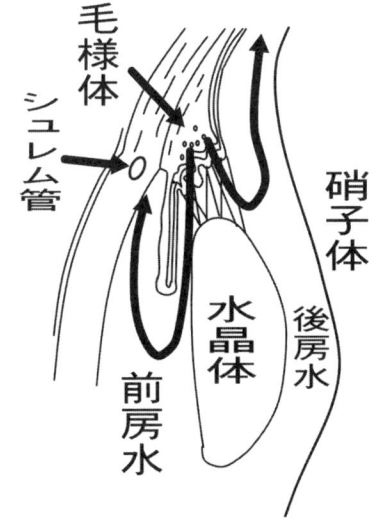

図4-52　房水の流れ

● 遠近調節

硝子体は眼球の脈絡膜を中から外に圧しています。つまり、脈絡膜には常に広げようとする力がかかっています。

毛様体は輪状の筋肉で、眼球の中にある内眼筋です。収縮すると輪が小さくなり、弛緩すると輪が大きくなります（**図4-53**）。ですから、毛様体が弛緩すると、脈絡膜の広がろうとする力が直接、チン小帯にかかり、水晶体を引っ張り薄くします。毛様体が収縮すると、輪が縮みます。輪が縮むとチン小帯はゆるみ、水晶体は自らの弾力で厚くなります。このようにして、水晶体の厚みが筋肉で調節されています。

重要なことは、水晶体自体が厚くなろうとする弾力を持っていること、水晶体が厚くならないように眼球の壁である脈絡膜が水晶体を伸ばすように引っ張っていること、この脈絡膜の引っ張る力を毛様体の収縮で遮断することで水晶体が自らの弾力で厚くなって近くにピントが合うということです。

毛様体が緊張していなければ、目のピントは遠くに合っています。つまり、**人間の目は遠くを見ることが普通の状態です。近くのものを見るのは筋肉の力を使った特別な行動**です。

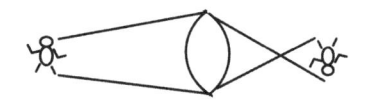

網膜の上に映し出された像のピントを合わせるためには、毛様体筋を収縮させて水晶体の厚みを調節しなければなりません。自分の「見たい」と思う対象物に合わせて、毛様体の筋肉の収縮を調節したときに、はっきりと見ることができます（**図4-54**）。

生まれたばかりの赤ん坊には、このような調節機能はありません。また、眼球自体が小さいので水晶体と網膜の距離が短く、焦点が合いません。生まれたばかりでは明暗を感じる程度だろうと考えられています。

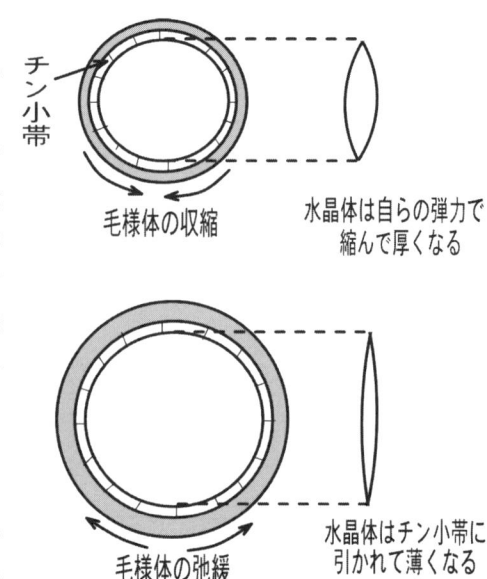

図4-53　毛様体の収縮と弛緩

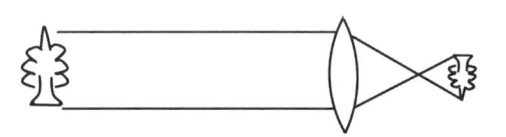

図4-54　水晶体の厚みの調節

赤ん坊は、「見たいと思うものを見るように毛様体を調節する」ということを体験から学習して、視力を身につけていきます。だんだんものがはっきり、細部まで見られるようになり、遠近の視力が正確になってきます。「見たいと思うもの」がなければ、視力は身につきません。母親やその周囲の人々が、赤ん坊をあやしているときに、「見たいもの」を提供しています。こうした学習過程は、6歳頃まで行われると考えられています。目と脳がいっしょに働いて、初めてものを正確に見ることができるのです。

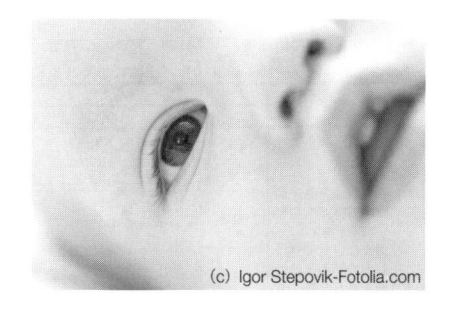

　水晶体で屈折された光は、硝子体を通過します。そして、網膜の表面に逆立ちの像が映し出されます。この逆立ちの像を、大脳の働きで、正立像として認識しています。網膜に映った2次元の像を、3次元の立体として認識するのも大脳の働きです。

コラム　テレビゲームと視覚の発達

　1997年12月16日、テレビアニメの中で光が明滅する場面を見て、てんかん様の発作を起こす子どもが続出しました。「ポケモン事件」と呼ばれています。子どもの視覚と光刺激について注目されるようになりました。

　その後の3次元映像の普及に伴い、電子技術情報産業協会（JEITA）は、1999年に「3次元映像の生体影響総合評価システムの開発に関するフィージビリティスタディ」という報告書を発表し、2003年には「3次元映像に関するガイドライン試案」を刊行しました。後者の資料の中の「視聴者と使用環境に係わるガイドライン試案-1」「同-2」（図）を見ると、視覚の様々な機能が生まれてから10歳くらいまでの間に徐々に成熟してくることがわかります。

　両眼立体視機能が完成するには6歳くらいまでかかります。ですから、2010年に3Dゲーム機が出現したとき、「6歳以下の子どもに3Dテレビゲームは適切ではない」とゲーム業界自体が注意喚起しました。

　子どもは10歳くらいまでかかって触覚と動きの感覚をとおして視覚の機能を高めます。つまり、10歳くらいまでは接触と動きで学習します。先生とくっついて、いっしょに学習します。10歳を過ぎてから、「見て学ぶ」ことができるようになります。

　3Dテレビで100m先に見えているものも、目の前30cmに見えているものも、テレビの画面の同じ位置にあります。本物とは異なる疑似立体映像です。脳は体験から左右の網膜に映る映像を統合して立体と認識しています。そして、脳は認識した距離にある物体に水晶体の焦点を合わせるように眼球内の毛様体に指令を出します。外眼筋にも指令を出します。しかし、脳が想定したところを見るように毛様体や外眼筋が収縮すればするほど、目のピントは合いません。脳は3Dテレビの見方を学習しなければなりません。ですから、3D映像を長時間見ると、脳と毛様体と外眼筋が疲れます。眼精疲労と呼ばれます。

　大人に比べて子どもの両目の感覚は成熟していないので、大人には立体視できる映像も子どもには大きな負担になります。視覚の機能をトレーニングしている時期の子どもには、大人には想像もできないほど、3D映像が負担を強いています。

対象：視聴者と使用環境　　分類：視聴者の資質
項目：年齢（関連項目：機器開発／視聴者制限（1））

視聴者と使用環境に係わるガイドライン試案-1

ガイドライン	基礎データベース 実験結果・過去の知見・参考データ・参考文献	評価方法・注意
● 視覚機能の発達段階において不適切な映像を与えると、健全な視覚発達に影響を与える可能性があるため十分な注意が必要である。 ● 使用する装置の取扱い説明書等に記載されている年齢制限に従うことが大切である。	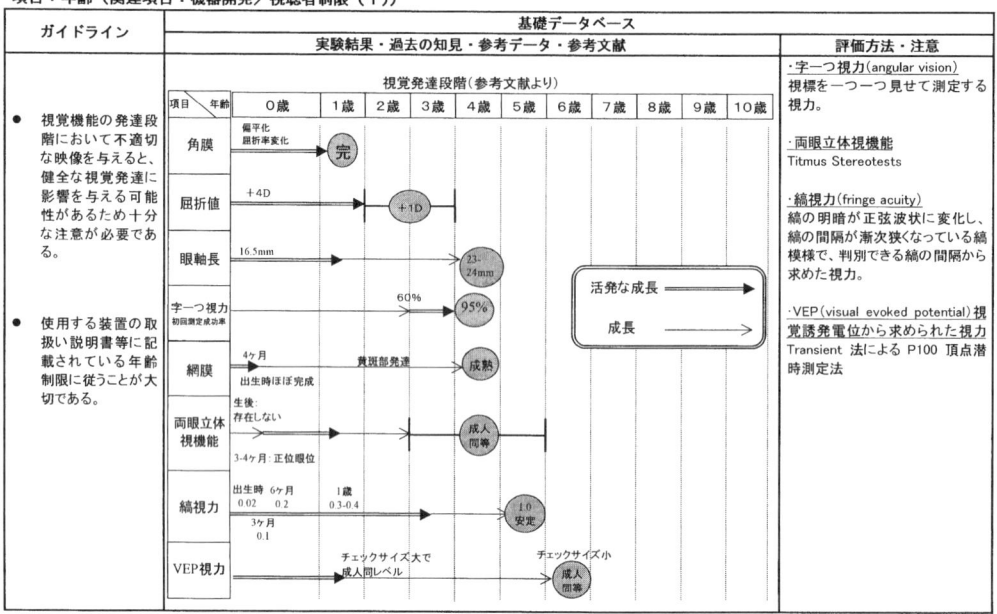 視覚発達段階（参考文献より） 項目＼年齢　0歳　1歳　2歳　3歳　4歳　5歳　6歳　7歳　8歳　9歳　10歳 角膜　偏平化・屈折率変化　完 屈折値　+4D　+1D 眼軸長　16.5mm　23-24mm 字一つ視力　初回測定成功率　60%　95%　活発な成長　成長 網膜　4ヶ月　出生時ほぼ完成　黄斑部発達　成熟 両眼立体視機能　生後：存在しない　3-4ヶ月：正位眼位　成人同等 縞視力　出生時 6ヶ月　1歳　0.02 0.2　0.3-0.4　3ヶ月 0.1　1.0安定 VEP視力　チェックサイズ大で成人同レベル　チェックサイズ小　成人同等	・字一つ視力（angular vision） 視標を一つ一つ見せて測定する視力。 ・両眼立体視機能 Titmus Stereotests ・縞視力（fringe acuity） 縞の明暗が正弦波状に変化し、縞の間隔が漸次狭くなっている縞模様で、判別できる縞の間隔から求めた視力。 ・VEP(visual evoked potential)視覚誘発電位から求められた視力 Transient法によるP100頂点潜時測定法

視聴者と使用環境に係わるガイドライン試案-2

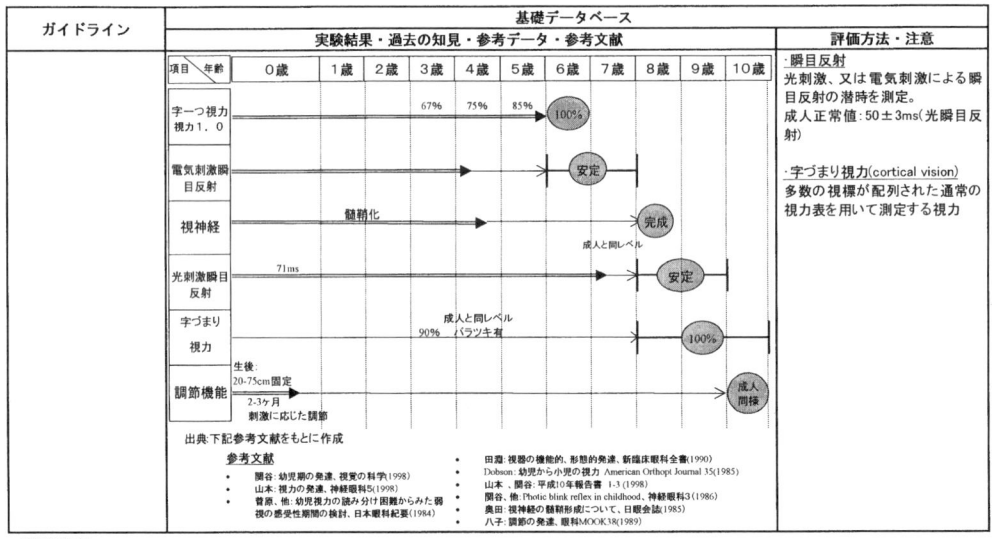

ガイドライン	基礎データベース 実験結果・過去の知見・参考データ・参考文献	評価方法・注意
	項目＼年齢　0歳　1歳　2歳　3歳　4歳　5歳　6歳　7歳　8歳　9歳　10歳 字一つ視力 視力1.0　67% 75% 85% 100% 電気刺激瞬目反射　安定 視神経　髄鞘化　完成　成人と同レベル 光刺激瞬目反射　71ms　安定 字づまり視力　成人と同レベル 90% バラツキ有　100% 調節機能　生後：20-75cm固定　2-3ヶ月：刺激に応じた調節　成人同等 出典：下記参考文献をもとに作成 参考文献 ・関：幼児期の発達,視覚の科学(1998)　・田淵：視器の機能的,形態的発達,新臨床眼科全書(1990) ・山本：視力の発達,神経眼科5(1998)　・Dobson：幼児から小児の視力 American Orthopt Journal 35(1985) ・菅原,他：Photic blink reflex in childhood,神経眼科3(1986)　・山本、関谷：平成10年報告書 1-3 (1998) ・視の感受性期間の検討,日本眼科紀要(1984)　・奥田：視神経の髄鞘形成について,日眼会誌(1985) ・八子：調節の発達,眼科MOOK38(1989)	・瞬目反射 光刺激、又は電気刺激による瞬目反射の潜時を測定。 成人正常値：50±3ms(光瞬目反射) ・字づまり視力（cortical vision） 多数の視標が配列された通常の視力表を用いて測定する視力

＜補足説明＞
(1) 視機能は、網膜にピントの合った像が両眼に同時に結像することで正常に発育していくが、その多くの発達は6～9歳までに完成する。従って、この時期に特殊な人工的画像等を負荷することについては慎重を要する。
(2) 縞視力は正弦波（fringe acuity）を使用する場合もあるが、矩形波（grating acuity）を用いることもある。

（電子技術情報産業協会〔JEITA〕：3次元映像に関するガイドライン試案, 2003. http://home.jeita.or.jp/ce/report/3D_GL_Shian.pdf）
図　視聴者と使用環境に係わるガイドライン試案

> **コラム** ピント合わせ

レンズを使ってスクリーンに像を映すためにピントを合わせるには、3通りの方法があります。レンズの厚みを変えること、レンズの位置を変えること、スクリーンの位置を前後させることです。

ヒトの眼球では、レンズである水晶体の厚みを変化させています。空気と水晶体の屈折率の差が大きいので、水晶体の厚みを変えると焦点距離が変わるからです。

水の中に住んでいるサカナでは、水と水晶体の屈折率が近いので、光を屈折させるために、水晶体は球状になっています。球状の水晶体の厚みを変えることは至難の業ですから、サカナの眼球では、水晶体の位置を前後させてピントを合わせます。陸上に住む動物であるヘビも水晶体を前後させてピントを合わせます。スクリーンである網膜の位置を前後させてピントを合わせる動物はいません。

●光を感知する

水晶体で屈折させられた光は、網膜の中心窩を中心に像を結びます。中心窩は視野の中心であり、ここでは神経のつなぎ目が周辺に押しやられていて、光に反応しやすくなっていて、ここに像を結んだものがはっきり見えるようになっています（図4-55）。

網膜には光の受容器があります。その形から桿体細胞と錐体細胞と呼ばれます。桿体細胞は少ない光でも反応しますが、色を感知できません。錐体細胞は色を感知しますが、感知するために桿体細胞より100倍強い光を必要とします。桿体細胞は網膜全体に広がっていますが、錐体細胞は中心窩を中心に存在します。

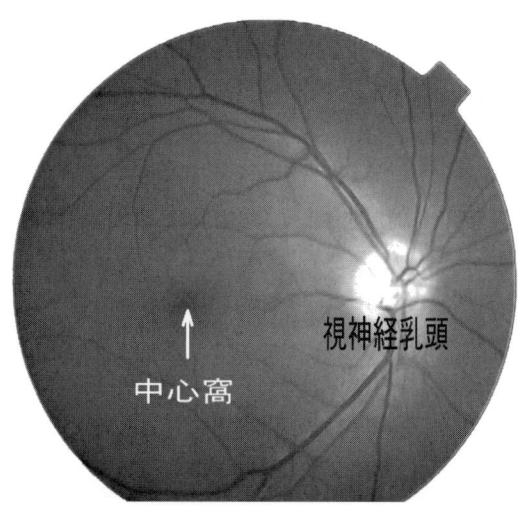

右の網膜を瞳孔からのぞいた写真
図4-55 中心窩

桿体細胞の光受容器の中には、ロドプシンというタンパクがあります。ロドプシンは、オプシンというタンパクの中に、レチナールが入り込んだ構造をしています。

ロドプシンに光が当たると、レチナールの形が変わり、オプシンの中から出てしまいます。このときに、桿体細胞は電気的に興奮し、視神経に伝えます（**図4-56**）。

錐体細胞には、桿体細胞とは違うタイプの3種類のオプシンがあり、赤、青、緑の色に反応します。光の三原色は、すべての生物にとっての三原色ではなく、人間の錐体細胞の感受性を示しています＊。

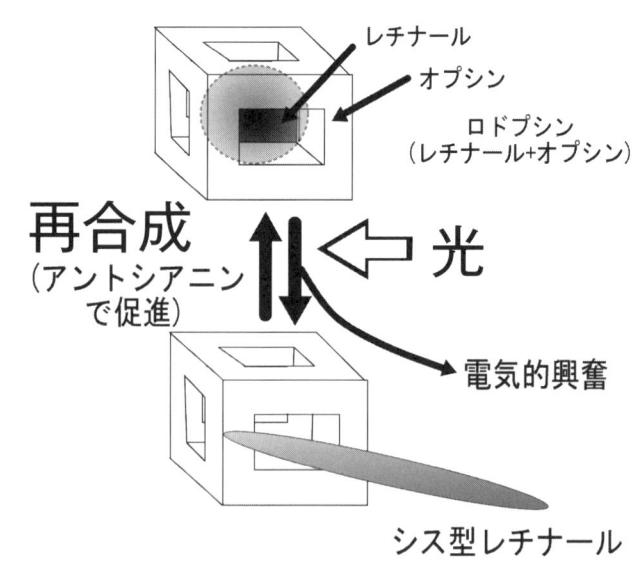

図4-56　桿体細胞の光受容器とタンパク

ビタミンAは、レチノール、レチナール、レチノイン酸の総称です。カボチャやニンジン、ホウレンソウなどの緑黄色野菜に含まれる色素のβ-カロテンは、体内でレチナールに変化します。緑黄色野菜が目によいといわれますが、それはビタミンAの不足している目についてだけ言えることです。

●暗順応と明順応

暗いところでは、網膜の光を感じる細胞の中の光感受性物質が合成されて蓄積されていきます。さらに、俗に「黒目」と呼ばれている瞳孔が大きく開いて、より多くの光を網膜に取り入れるようになります。光受容器の感度が高くなることと、網膜に到達する光の多くなることで、暗くても見えるようになります。**暗順応**と呼ばれます。

明るい部屋に戻ると、瞳孔が開いているために、光受容器の光感受性物質がすぐに消費され枯渇します。一時的に目が見えなくなります。枯渇した光感受性物質が合成され蓄えられて、瞳孔が縮小すると見えるようになります。**明順応**と呼ばれます。明順応は暗順応に比べてはるかに短時間で済みます。暗順応は30分～1時間かかるのに対して、明順応は40秒～1分です。

暗順応も明順応も、瞳孔の開き具合と、光感受性物質の合成・蓄積により、感知できる範囲を環境の明るさに合わせています。明るい環境にでも暗い環境にでも視覚が順応できるようになっているのです。

＊　赤、緑、青、黄の四原色説もあります。これは、網膜上の神経節で赤と緑の対立（第1色盲、第2色盲）、青と黄の対立（第3色盲）があるためです。

コラム 視力とブルーベリー

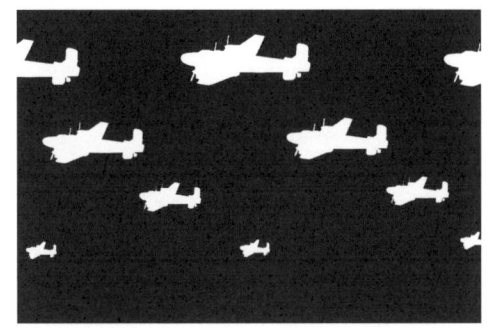

第2次世界大戦中、夜間爆撃の成績のずば抜けたイギリス空軍パイロットがいて、調べたところ、ビルベリー（ブルーベリーの一種）を出撃前にたっぷり食べていたことがわかったという都市伝説があります。そのため、ブルーベリーが視力回復に効果があるといわれます。

理論的には、レチナールがオプシンの中に入り込み、ロドプシンとして再合成されるのを、ブルーベリーに含まれるアントシアニンが促進します。それにより、一度反応した桿体細胞が回復する時間が短くなり、弱い光でも視力が保てることになります。

しかし、この効果を得るためには、アントシアニン 90 mg 以上、ブルーベリーにして 120 g 以上が必要です。「ブルーベリーエキス配合」程度のガムでは無理ですし、ジャムでは糖分が多いので肥満になります。また、ロドプシンの再合成を促進するだけですから、ブルーベリーを食べるだけで近視や老視が改善することはありません。

● 微小振戦

眼球は常に動いています。1点を凝視しているつもりでも動いています。特殊な装置を使って眼球の動きを止めると、見ているものが見えなくなります。同じ受容器の細胞に光が当たり続け、ロドプシンがレチナールとオプシンに分かれたままとなり、反応が回復しないためです。微小運動により、網膜の上に結ばれる像は常に動いています。それでも、わたしたちがめまいを感じないのは、脳が常に、見ているものを修正しているからです。このような修正は、生まれた後に学習した能力です。

● 外眼筋

眼球には筋肉がついています。上下左右には真っすぐ後ろに引く筋肉があり、眼球を上下左右に回転させます。さらに、上斜筋と下斜筋は、眼球の前後方向を軸にして回転させます。つまり、見えている像を傾けるように働きます（図 4-57）。

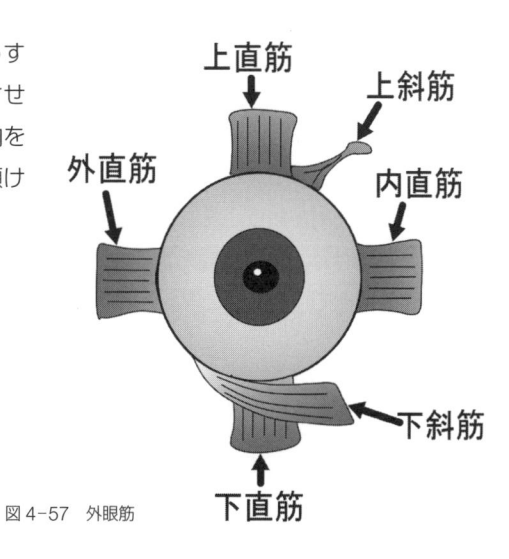

図 4-57 外眼筋

左右の眼球は、見たいものが見えるように動きます。対象物の距離により、左右の眼球の向く方向は違います。また、顔自体の向いている方向により、眼球の動きも変わります。わたしたちは、意識しなくても左右の外眼筋を微妙に調節して眼球を動かしています（図4-58）。

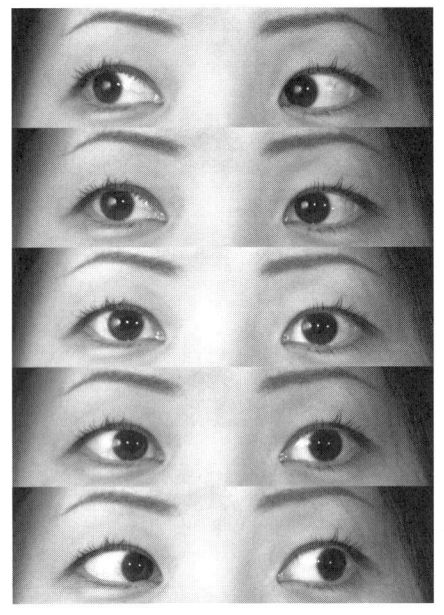

図4-58　眼球の左右への運動

●輻輳運動

遠くのものを見ているときには、両方の眼球の視線はほぼ平行になっています。しかし、近くのものを見るときには、視線は対象物のところで交差します。両方の眼球が内側に回ります。もし、右側の近くのものを見るときには、右の眼球は外側に向き、左の眼球は内側に向きます。このような眼球の共同した動きを**輻輳運動**と呼びます（図4-59）。

両眼の内側に向く角度から、対象物への距離が計算できます。このようにして、わたしたちは視覚から距離を測っています。

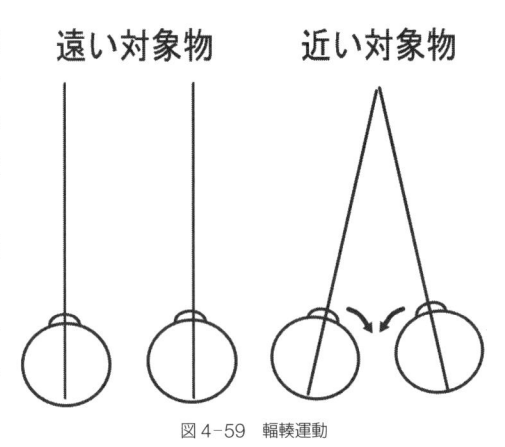

図4-59　輻輳運動

●虹彩の働き

虹彩は、眼球の中に入る光の量を調節します。明るいところから暗いところ、暗いところから明るいところに移動すると、瞳孔の大きさが変わり、網膜に到達する光の量を調節しています。虹彩の中心近くには輪のようになった筋肉があり、収縮すると瞳孔を縮小させます。虹彩の周辺から中心に放射状に向かう筋肉があり、収縮すると瞳孔を散大させます。瞳孔が縮小すると、明るいところでもまぶしくありません。瞳孔が散大すると、暗いところでもよく見えます。その調節は「対象物を見る」という脳の機能で行われています。

虹彩は、光の量を調節すると同時に、対象物にピントを合わせます。カメラの「絞り」が同じ働きをします。カメラの絞りはＦ値という指標で表されます（図4-60）。レンズの焦点距離をレンズの最大有効口径で割った数です。Ｆ値が小さければ絞りが開かれて光がたくさん入り、Ｆ値が大きければ絞りが絞られてレンズの中心近くを通るすこしの光しか入りません。

カメラの絞りを絞ると、ピントの合う範囲（被写界深度）が大きくなります。近景から遠景まで鮮明な画像が撮れます。風景写真に適しています。カメラの絞りを開くと、ピントの合う範囲が狭くなります。周囲をぼかし、対象物を周囲から区別して見せるのに適しています。女性や花を撮るときに絞りを開くと、きれいに撮れます。

人間の目もカメラの機構も、虹彩が収縮して瞳孔が小さくなったほうが被写界深度が広くなり見やすくなります。

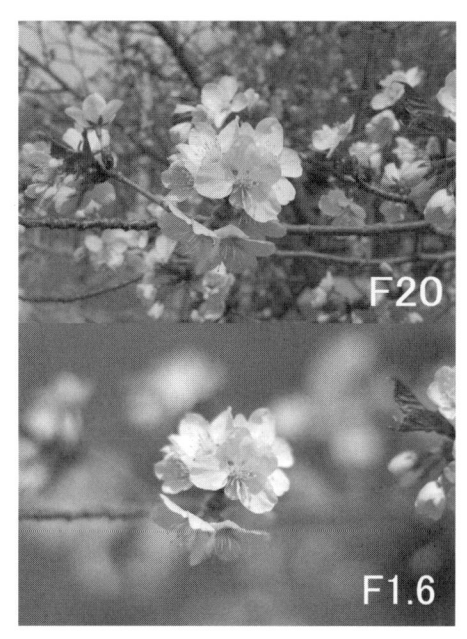

図4-60　カメラのＦ値

●近見反応

近くを見るとき、①輻輳(ふくそう)運動が起こり、②毛様体が収縮し、③虹彩(こうさい)が収縮して瞳孔が縮小します。この３つを合わせて近見反応と呼びます。

つまり、近くを見るときには、外眼筋の働きで両目の見ている方向を合わせ、毛様体の収縮によりピントを対象物に合わせ、虹彩の収縮により瞳孔を縮小して被写界深度を大きくします。近くを見るというのは、筋肉を使った行動です。そして、生まれた後に学習する反応です。

●まぶたと視力

近視の人は目を細めます。まぶたの隙間(すきま)を小さくすることで、瞳孔を小さくするのと同じく、被写界深度を深くする効果を得られます。同様に、何点かの穴を開けたアイマスクをかけることでも、視力をよくすることができます。

コラム　まぶたとサングラス

　まぶたは眼球に来る光の量を調節できますが、雪上、海上、山頂などの光の強いところでは、充分ではありません。紫外線が空の太陽から来るだけでなく、雪面、海面、岩肌に反射して下からも角膜に当たってきます。その結果、紫外線による熱傷で角膜表層が壊死します。紫外線性角膜炎、いわゆる雪目です。そのようなところでは、サングラスをかけて光の量を減らすことができます。ガラスの発見されなかった時代から、エスキモーはサングラスを使っていました。

　エスキモーの人々は、木や動物の骨を加工し、自分の顔の彎曲（わんきょく）に合わせてスリットを開けました。スリットを開ける部分には厚みをつけます。そして、スリットの天井と床に相当するところを焼いて炭化させて黒くします。

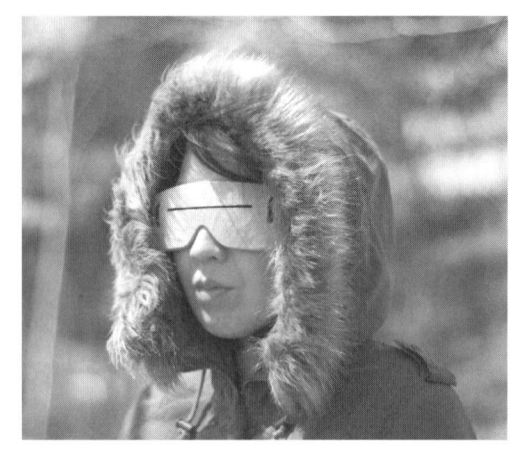

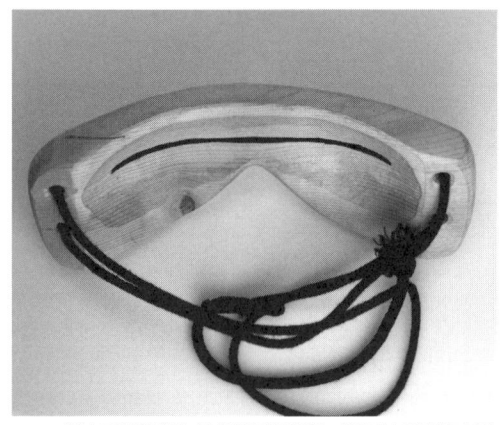

（どんころ野外学校〔北海道南富良野町〕　隆平どんの厚意による）

　このようにすると、太陽から直射したり雪面で反射したりした、スリットに斜めに入る紫外線は、炭化して黒くなった天井や床に吸収されて角膜に届きません。こうして、紫外線性角膜炎を予防できます。まぶたの機能を拡張することができます。

　エスキモーの人々は、雪原でアザラシを待ち伏せして撃ち、食料や衣類にしていましたから、水平視野の広いエスキモー式サングラスはとても有効でした。しかし、現代社会で、このサングラスをかけて自動車を運転すると、信号機が見えないので危険です。

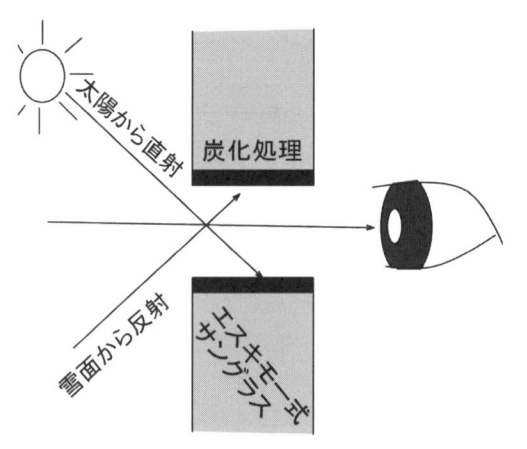

斜めの光はスリットの天井と床に吸収されて角膜に届きません

●水平視差

両眼の像はわずかにずれています。水平視差と呼ばれます。この両眼の像のズレの情報が脳の中で処理されて、対象物への距離が計算されます。この距離の計算が時間的に連続的に行われることで、近見反応が効果的になります。対象物の移動や自分の移動に合わせて外眼筋が収縮して、動いているものもはっきり見えます。６ｍより遠いところにある対象物では、両眼の視線は平行になり、水平視差がなくなり、距離を測れません。

実験 ものを見ながら眼球を軽く押す

何かを見ます。
右手の人差し指で右の眼球の横を軽く押します。
見ていた対象物はどうなりましたか？

対象物を見ているときは、両目の見ているものを脳の中で融合させて、１つの像として見ています。片目を外力で動かすと融合がうまくできず、像が二重に見えます。

●単眼視

片目で見ていても、頭を動かすと眼球の位置と見る角度が変わるので、網膜上の像は変化します（**図4-61**）。この像のわずかなズレをもとにして脳の中で距離を計算することもできます。ですから、片目で見てもある程度の距離感は得られます。生まれたときから、脳はそのような目の使い方を学習しているのです。

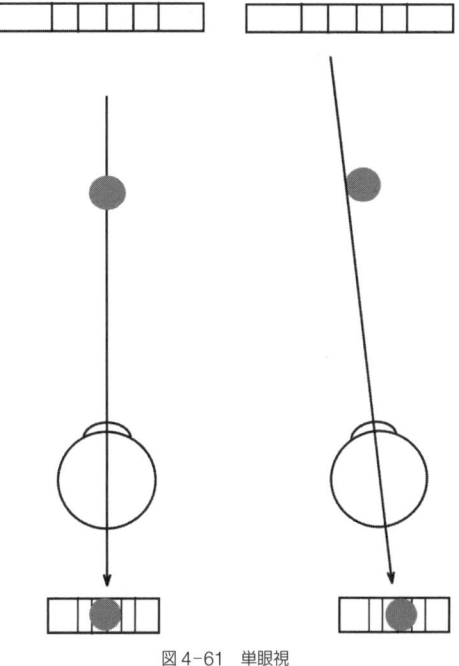

図4-61　単眼視

●近視と筋肉の動き

　近視は、遠くのものを見たときに、レンズである水晶体を通った光が網膜より前に像を作ってしまい、ものがぼやけて見える状態です。この原因は2つあります。一つは水晶体が薄くならない状態、もう一つは眼球が前後方向に長くなった状態です。前者を**屈折性近視**、後者を**軸性近視**と呼びます（**図4-62**）。

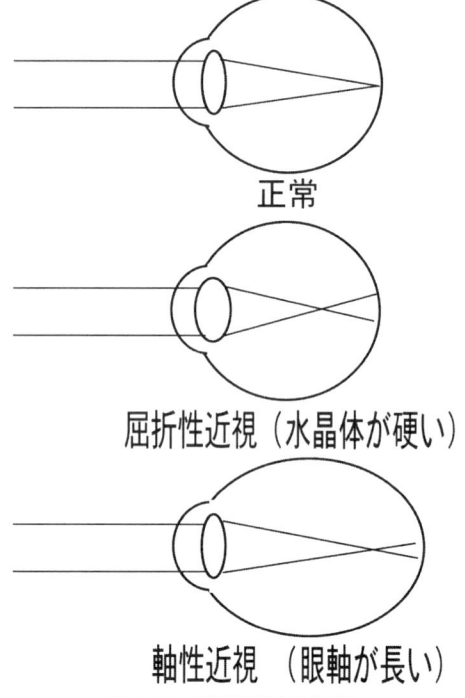

図4-62　屈折性近視と軸性近視

○屈折性近視

　遠近調節は、毛様体という筋肉で行っています。この筋肉が完全に弛緩したときには、6.5m先に目のピントが合っています。目が緊張していない状態は、遠くを見た状態です。

　ところが、時計修理などの細かい作業をしたり、顕微鏡をのぞいたり、会計の帳簿をつけたりという仕事をするときには、近くにピントを合わせなければなりません。毛様体は、常に収縮することを求められます。また、水晶体は、常にその弾力で厚くなったままになります。このような状態が続くと、毛様体は収縮した長さに慣れてしまい、伸びなくなります。水晶体も弾力を失います。また、毛様体を調節する神経は、毛様体を収縮させる信号だけを出すことに慣れてしまいます。調節機能が低下して、遠くを見ることが難しくなります。このようにして、毛様体による水晶体の調節に不具合の出たものが、屈折性近視です。

○軸性近視

　何らかの原因で眼球の前後軸が長くなると、水晶体と網膜の間の距離が大きくなり、屈折性近視と同じく網膜の前で像が結ばれるようになります。

●前庭眼反射

頭を動かすと、網膜の上の像は動きます。もし、頭の位置の変化が視野に直接影響するならば、わたしたちは歩くだけでも目が回るでしょう。

実際には、前庭覚からの情報をもとにして、外眼筋を自動的に調節する反射があります[*]。頭が右に向けば、眼球は左に動きます。頭が右に向けば、眼球は左に向きます。上下も同様です。また、いわゆる小首をかしげる動きをして顔が傾くと、上斜筋と下斜筋により眼球自体が前後軸を中心に回転します（**図4-63**）。デジタルカメラの光学的自動手ぶれ補正は、この機構を模しています。

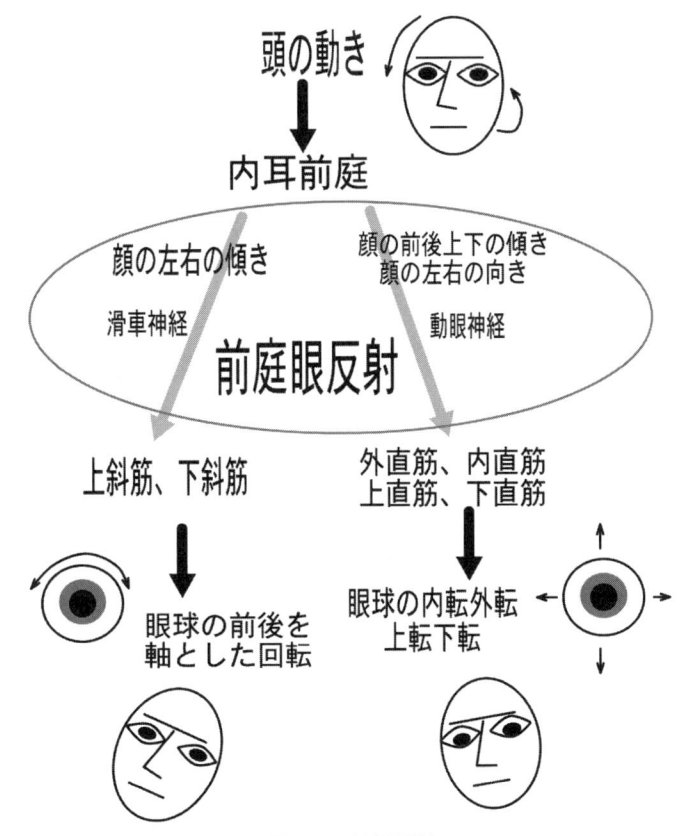

図4-63　前庭眼反射

●視運動性眼球運動

電車に乗って窓の外に電柱が次々と見えてくる場合を想像してください。迫ってきた電柱を見ていて、その電柱が通り過ぎていくと、次の電柱を見ます。このとき、眼球は迫ってくる電柱を追って動いていて、突然次の電柱を見るように動きます。電柱という対象が視野の中心にあるように眼球を動かしています。網膜への光刺激から生じた電気的興奮が脳幹を通り、前庭神経のある中枢に伝わり、前庭動眼反射と同じ経路から眼球の運動を調節しています。

人間は、前庭覚と視野から眼球の運動を調節し、大脳皮質による補正により視覚を安定させています。

---

[*] 頭を左右に回旋すると眼球が動く反射を、前庭動眼反射と呼びます。動眼神経が興奮するからです。頭を傾けても眼球は動きます。この動きは、動眼神経ではなく滑車神経によります。ここでは両者を含めて前庭眼反射としました。

> **実験** めがねと動き・・・
>
> ぶつからずに歩ける広いところを用意します。
> めがねをかけている人は、外して歩いてみます。
> めがねをかけていない人は、フレームだけのめがねをかけて歩いてみます。フレームだけのめがねがなければ、厚紙でめがねフレームを作ってかけて、歩いてみます。
> めがねをかけたときとかけていないときで、歩き方の違いを感じてください。

目が動いて視野が動くと、視野を追って頭が動きます。視運動性眼球運動です。眼球が動いたら、慌てて頭を動かす必要はありません。大脳で補正してくれます。眼球がある程度動いてから、頚の筋肉が収縮し、頭を回します。頭の回旋だけで足りなければ、胸郭、骨盤と次々と回旋します。興味のある対象を「見る」という動きは、全身で行う動きです。

めがねをかけていなければ、眼球が入っている頭蓋のくぼみすべてを使って眼球を動かすことができます。眼球の動く範囲すべてが視野になります。しかし、めがねをかけている人は、レンズの覆っている範囲しかピントが合いません。眼球をちょっと動かしたら視力が極端に落ちます。ですから、興味を持った対象物を見ようとすると、外眼筋の緊張を固定したまま、頚の筋肉を収縮させます。外眼筋は緊張が持続して疲れます。頚の筋肉も疲れます。このようにして、めがねをかけている人は、目の周りの筋肉と頚の筋肉を酷使しています。多分、ウエスト・股関節・肩の筋肉も固めているでしょう。「目が疲れて、肩も背中も痛くなる。腰まで痛くなるように感じる」と言う人がいます。

外眼筋と頚の筋肉の緊張を解いてあげると、楽になるかもしれません。ですから、しばしば「めがねを外して、遠くの緑を眺めましょう」といわれます。

高齢者になると遠近両用レンズを使う人が出てきます。このレンズは、目の遠近調節能力の弱った人には便利なものです。しかし、はっきり見える範囲は単焦点レンズよりもとても狭くなります。遠くを見るときはレンズの上側を使い、近くを見るときはレンズの下側を使います。遠くを見るときは顎を引き、近くを見るときは顎を浮かせます。毛様体で行っている遠近調節を、頚の筋肉による頭の屈伸で補っています。はっきり見える代わりに、外眼筋や頚の筋肉に負担がかかります。

視力が落ちていたり、白内障などの病気があったりするときには、動きに影響が出ています。

● 視覚の中枢

視覚の中枢は後頭葉にあります。視神経の電気的興奮は、大脳の後頭葉の第1次視覚野に伝えられます。ここで網膜の上に作られた映像が処理され、脳の中に展開されて知覚されます。その視覚的知覚が高次の視覚野に送られて、対象物の動きや位置が判断され、対象物が何であるか、過去に見た何と似ているかが判断されます（**図4-64**）。

人は「目で見ている」と思っています。しかし、生理学的には目は光の受容器です。**「見ている」のは脳です。**

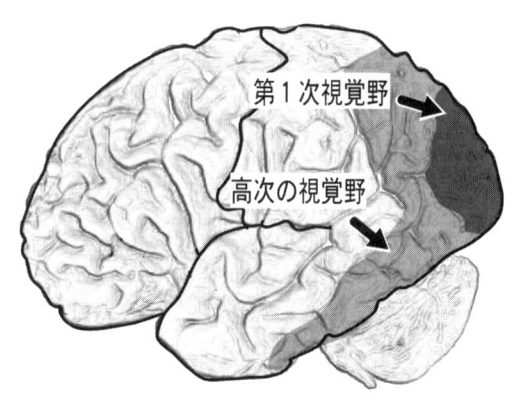

図4-64 視覚の中枢

●盲　点

実験　盲　点 ・・

●　　　　　　　　　　　　　　　　　　　　　　　　　　　　＋

右目を閉じ、左目だけで＋印を見ます。
そのまま図に向かって顔を近づけていくと、●印が見えなくなります。

・・

　神経が眼球の外に出ていくところがあります。視神経乳頭と呼ばれます。ここには錐体細胞も桿体細胞もありませんから、光は感知できません。ですから、網膜の上に結ばれた像のうち、視神経乳頭の部分に像を結ぶ対象点は見えません。盲点と呼ばれます（**図4-65**）。

　盲点から視覚情報は来ませんが、視覚中枢では一瞬前の像、反対側の目からの情報を使い、見えているかのように処理します。わたしたちは、目に入ってくる像をそのままで見てはいません。脳の中で情報処理をして欠損部を補い、見やすい像にして見ています。デジタルカメラのデジタル手ぶれ補正は、この処理を模しています。上記の「実験」をしても、光刺激のないはずの盲点のところは暗黒にはなりません。

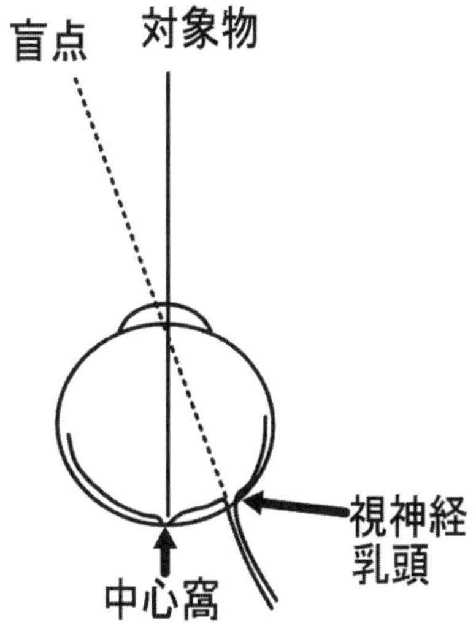

図4-65　視神経乳頭と盲点

　上記の「実験」に慣れたら、面白い実験ができます。左目の視点を1点に固定しておき、左手の人差し指を伸ばして指先を盲点に持っていきます。指先を移動させると、盲点周囲では比較的はっきり指先が見えます。しかし、盲点では、指先があるように見えますが、はっきりしません。盲点では、暗黒ではなく、後ろの風景が見えているように感じます。

　わたしたちは目で見ているように思い込んでいますが、実は視覚中枢で見ています。網膜に映るものそのものを感じているのではありません。脳が見たいと思うものを見ています。

● 錯　覚

　図4-66の下を手で覆い隠し、上半分の三角だけを見てください。左右の灰色の明るさは同じでしょうか？

　左右の灰色の濃さを比べたら、手を離して灰色の三角をつないでいる帯を目で追ってください。左右の灰色は同じ濃さです。

　網膜の上には、光学的に同じ明るさで灰色の像が作られています。しかし、その像は視神経を通り、大脳の視覚中枢に行ったところで、脳が認識しやすいように加工されています。この錯覚の例では、「明るさの違い」を鮮明にするように脳の中で処理されています。

　わたしたちの脳は、外界から来た光刺激をそのまま取り入れて、脳内にイメージを作っているのではありません。他の感覚と統合して、行動に移しやすいように、記憶に残しやすいように処理して、認識しています。わたしたちの脳は、「ありのままの世界」を見ているのではなく、「脳の見たい世界」を見ています。

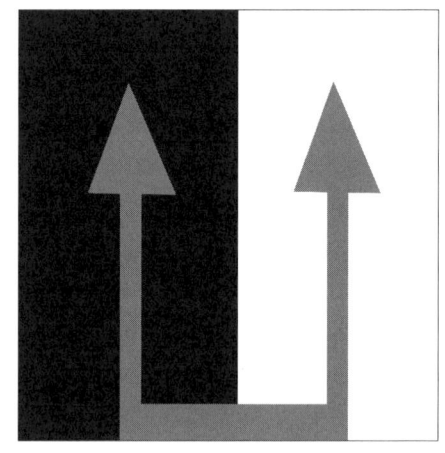

図4-66　錯　覚

コラム　めがねを変えたとき

　めがねやコンタクトレンズを使っている人なら、めがねやコンタクトレンズの強さを変えた体験をしているでしょう。変えたばかりのときは、歩き出すと世界がゆがんで見えます。足下が遠く見えたり傾いて見えたりします。目を閉じても歩けるところが、めがねをかけているとよろよろします。視覚が自分のバランス感覚に強く影響しています。目を閉じれば楽なのに、目を開けると目の周囲のみならず、顔全体、顎や頚の筋肉さえ硬くなります。視覚が筋肉の緊張に強く影響しています。

　白内障その他で視力の落ちた高齢者は、同じような状態になっています。そのような高齢者に、どんなに筋力をつけようとも、反射神経を刺激する訓練をしようとも、動きは改善しないでしょう。めがねを変えるか、視力に合わせた動きを手伝うのが賢明です。

●皮質性視覚障害

　脳の梗塞や外傷で第1次視覚野が損傷されると、見えていることが認知されなくなります。光を当てると瞳孔が縮小する対光反射はあります。ですから、網膜は光に反応しています。しかし、脳が認知しないので何も見えなくなります。

　高次の視覚野が障害されると、人の顔が認識できなかったり、栓抜きを見ても栓抜きであると判断できなくなったりします。

実験　撮影した風景を見る

　デジタルカメラを用意して、戸外に出ます。
　好きな風景を見つけたら、じっくり見ます。
　その風景をデジタルカメラで撮影します。
　撮影したものを紙にプリントします。
　紙にプリントされているものを、端から順に見ていきます。
　風景を見たときに、気づかなかったものがあるでしょうか？

●「見えているもの」と「見ているもの」

　わたしたちの視覚は、とても高度な機能を持っています。いろいろなものを見せてくれます。見たいものを見せてくれます。盲点については、見えていないものまで見せてくれます。しかし、見たくないものまで見せてくれるのではありません。あなたが注意を向けないものは、存在しても「見えている」と認識できません。何かの意図が強く働けば働くほど、視覚は現実から離れたものを見せます。
　「この目で見たから、間違いない」と断言する人がいます。でも、実際には「あなたの目で見たから、間違いかもしれないのです」というのが、真実に近いかもしれないのです。見ようとして見なければ、現実が「見える」かもしれません。

実験　両目を覆って見る

　目を閉じます。
　両手をお椀のようにして、眼球を押さないようにして、両目を覆います。
　何が見えますか？

　目を閉じて手で覆ったときには、光は網膜にほとんど届きません。しかし、暗闇の中に輝く点や線が見えます。「漆黒の輝き」です。

視神経から脳の視覚中枢には信号が行きません。しかし、視覚中枢は働き続けています。

　視覚中枢では、盲点に移っているだろう映像を一瞬前の映像から作り出しています。頭を動かしたときには、網膜に映る映像は激しく揺れ動いているのに、視覚中枢はその映像を一瞬で修正しています。もし、修正しなかったら、頭を動かすたびにめまいがするでしょう。

　森の中でじっとしているリスは見えませんが、ちょこちょこと走るリスは見えます。視覚中枢は動くものを弁別して認知するように働いています。視覚中枢は、記憶や他の中枢からの信号をもとにして、演算して知覚しています（**図4-67**）。

図4-67　視覚中枢

　視覚中枢は常に働いています。目を閉じて手で覆うことで視神経から信号が来なくなっても、視覚中枢での演算は続いています。「見えているもの」は、視覚中枢で演算し、知覚したものです。つまり、「漆黒の輝き」は、無信号のときの視覚中枢の演算の結果です（**図4-68**）。

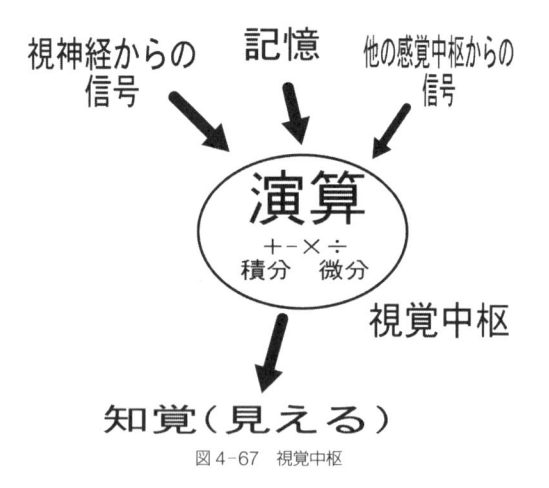

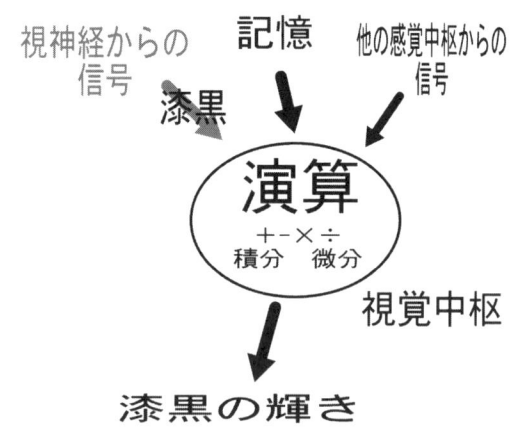

図4-68　無光状態における視覚中枢での演算

実験 「漆黒の輝き」

　自分の周囲を見回します。どのくらい細かいところまで見えるでしょう？

　視力検査表があれば、壁に張って、視力を確かめられるようにしておきます。

　黒いものを複数個見つけます。

　見つけた黒いものにゆっくりと順繰りに目を移します。

　黒さの程度に注意し、より黒いものに目を移していきます。

　両目を閉じ、両手をお椀(わん)のようにして目を覆います

　「漆黒(しっこく)の輝き」の黒い部分に注意を向けます。光っている部分は、そのままに放っておきます。

　先ほど見つけた最も黒いものを思い出して、そのイメージを作ります。

　「漆黒の輝き」の中の黒い部分が徐々に広がり、最も黒いもののイメージと同じように黒くなると想像します。

　疲れたら、ゆっくりと手を取り除き、目を開けます。

　周囲を見てみます。どのくらい細かいところまで見えるでしょう？

　何度か繰り返してみます。

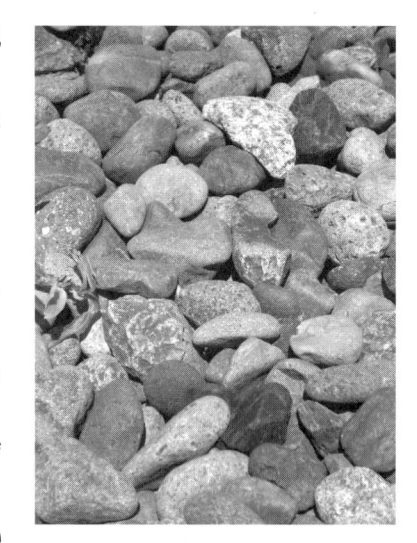

　「漆黒(しっこく)の輝き」は視覚中枢で作られた光です。視神経から来る信号がなくなったために、視覚中枢の演算だけがいつもと同じように行われ、作られる映像です。これは聴覚では「静寂の音」に相当するノイズ（雑音）です。ですから、視覚中枢の活動を光のない状態に見合ったレベルに下げれば、ノイズである「漆黒の輝き」は減ります。目を閉じたときの暗闇が広がり、見えていない光は減ります。

　わたしたちは、視覚中枢で知覚して見ています。ですから、網膜にはっきりした映像ができても、視覚中枢がうまく働かなければ、その映像をもとにして演算した結果は、ぼやけた映像として知覚されるだけです。視覚中枢が見たいものを弁別し、毛様体の筋肉の収縮を調節してピントを合わせ、近見反応により外眼筋を調節して網膜上の映像を鮮明にします。視覚中枢は、その映像をもとにして、記憶や他の感覚モダリティーからの情報を演算して見せています。これは意識されることもなく、努力することもなく起こっています。

　黒いものを見て「視覚の記憶」を鮮明にし、「漆黒の輝き」の黒い部分が広がるように想像すると、視覚中枢は視神経からの信号がない状態に順応(じゅんのう)してきます。その結果、漆黒が広がります。このとき、視覚中枢は今までより「まともな状態」に近づいています。この状態で目を開けると、ノイズのない鮮明な映像が視覚中枢で作られることになります。今までいい加減に演算されていた部分もきちんと演算されるようになり、細かいところを識別できるようになります。目がよくなったと感じるでしょう。

コラム ベイツ法

イギリスの眼科医であったウィリアム・ホレイショ・ベイツ（**右図**）は、視力が悪くなるとすぐにめがねを処方するという治療に疑問を持っていました。近視の子どもにめがねを使っても、視力は悪化を続けるからです。ベイツは、めがねを使わないで視力を回復させる方法を研究しました。1920 年に The Cure of Imperfect Sight by Treatment Without Glasses（めがねなしの視力回復）という本を出版しました。

この本の中でベイツは、イヌにストレスをかけた結果について書いています。ベイツは、レチノスコープ（検影検眼鏡）を用いて眼底へ光を投射し、眼底からの反射光の動きと方向との関係から、屈折度を板付きレンズを用いて測定しました。

まず、屈折度を測定し、屈折度が正常であることを確認したイヌを用意しました。次いで、イヌの目の前にエサを出して見せ、イヌが尾を振って喜ぶのを確認した後、エサを 5 m 離れたところに持っていきました。そして、エサが遠くに持っていかれたこ

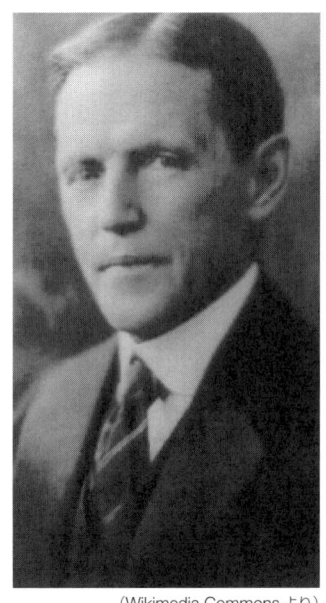

（Wikimedia Commons より）

とをイヌが認知したことを確認して、イヌが見えるようにエサをゴミ箱に捨てて持ち去りました。そのとき、イヌの目の屈折度を測定しました。屈折度は高くなり、イヌが近視になったことを示しました。

この実験と、ストレスにさらされた臨床例の観察から、ベイツはストレスが近視のもとだと考えました。「ストレスという緊張が視力を悪化させるから、めがねを処方しても、緊張が解消されないので視力が悪化する」と考えたのです。

眼科学の発達初期には、近視について解明されていませんでした。ドイツの生理学者・物理学者であったヘルマン・フォン・ヘルムホルツは、水晶体の屈折が変わることで近視になると主張しました。現在の眼科学でも、このヘルムホルツ理論が支持されています。

しかし、ベイツは、ストレスにより外眼筋の緊張が生じ、眼球の長さが変わることで近視になると主張しました。時代の主流であるヘルムホルツ理論を真っ向から否定し、めがねを処方することが視力を悪くすると主張したので、他の眼科医から白い目で見られました。

現代でも、近視についてベイツ理論を支持する眼科医は少数派です。ただし、視力回復センターと呼ばれるところでは、ベイツ理論に従った方法が多く用いられています。いわゆるピンホールめがねによる視力トレーニングは、ベイツの手法です。前述した「漆黒の輝き」についての「実験」は、ベイツの著書から取り出したものです。

精神的なストレスは、交感神経の興奮を招きます。交感神経の興奮は、体全体を「闘争か逃走」のモードに入れます。「闘争か逃走」のためには、近くのものがはっきり見えるほうが望ましいです。外眼筋に力を入れて視点を固定するでしょう。眼球を固定するために頭を固定します。そのために首に力が入り、体中の筋肉は緊張を高めます。

つまり、精神的ストレスの下では、近くのものをはっきり見るために毛様体の筋肉を収縮させると同時に、体中、特に頚から胸郭の筋肉を緊張させてしまいます。このように考えると、精神的ストレスに常時さらされていることで、外眼筋の緊張とともに、眼球内部の毛様体の習慣的収縮を招き、水

晶体が引き伸ばされて薄くなりづらくなることが説明できます。ヘルムホルツの屈折理論に矛盾しません。

　1920年代のベイツの時代には、脳の研究は進んでいませんでした。ベイツは、実践的で視力回復に役立つ方法を見つけました。その方法を手技としてだけ伝授していれば、問題はなかったでしょう。しかし、ベイツは、その当時の知識をもとにして理論を展開しました。ヘルムホルツの屈折理論を完全に否定してしまいました。実践的で役立つ方法に言葉をつけるという段階で、うまくいきませんでした。ベイツが現代に生きていれば、当時と違う理論を展開したでしょう。

　日本には剣術や柔術などの格闘技、華道や茶道などの芸事にいろいろな流派ができました。それぞれの流派の開祖は、とても上手に動いたのでしょう。多分、開祖同士であれば、お互いのやっていることを理解できたでしょう。しかし、その教えを弟子に伝えて言葉にする段階で表現の違いができました。その結果、お互いのやり方を否定するようなことも起こりました。

　ヒトという生物の行動は、個体ごとに大きく変わるものではありません。実践でうまくできることでも、言葉にして理論化する段階で失敗し、実践自体が否定されてしまうことがあります。

コラム　視覚と芸術

　絵画は王族や貴族の肖像画として普及しました。肖像画はモデルの容貌を写し取ります。写実するのです。このようにして、絵画の写実主義が誕生しました。肖像画は家の中で描かれますから、光は弱く暗い画面が多くなります。当時は画家が絵の具を作って絵を描いていました。しかし、チューブ入り絵の具が開発されたことにより、画家は絵の具の作成から解放されました。簡単に絵の具が手に入るようになり、明るい戸外に出ることができるようになりました。光のあふれた風景、刻々と光の当たり方の変わる風景を描くことができるようになりました。

　光の当たり方が刻々変わるので、絵を速く描き上げようとすると、細かいところは省略されます。このようにして、光の当たり方に焦点を合わせた絵が描かれるようになりました。写実ではなく、自分の見たものの中で心に残ったものを描きました。モネの描いた絵の「印象、日の出 Claude Monet Impression, soleil levant.1873」という題名から、印象派と呼ばれるようになりました。ほかにドガ、ルノワール、セザンヌなどがいます。

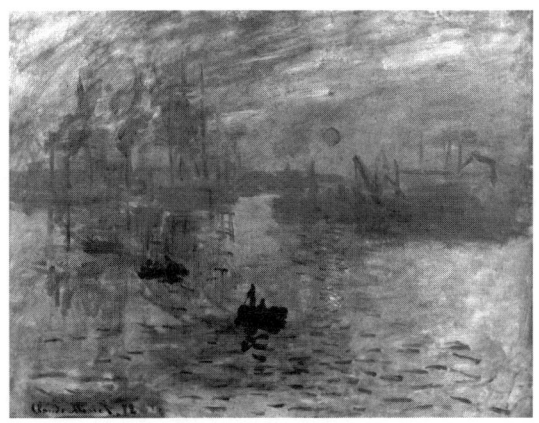

印象、日の出 Claude Monet Impression, soleil levant.1873

　印象派は絵画を写実から解放しました。その解放を受けて、さらに鮮やかで激しい色彩を好むマチスなどが出てきました。「野獣」（fauve）のようだとしてフォービズムと呼ばれます。

　印象派が対象を光や色に分解したのと同様に、ピカソやブラックは対象を幾何学的な形に分解しました。幾何学の立方体（cube）にちなんでキュビズムと呼ばれます。

　印象派やキュビズムの出てきた絵画史の流れを、視覚生理学的に見ることもできます。写実主義で

は、網膜に写る像を忠実にキャンバスに表現していました。しかし、印象派では、文字どおり脳の中に作られた「印象」（イメージ）をキャンバスの上に表しています。網膜に受けた光刺激をもとにして、視覚中枢が脳の中で作るイメージを描いています。視覚中枢は、外界をカメラのように写しているのではなく、自分が面白いと思った興味のあるものを見ているのです。画家自身が感動したものを視覚中枢は見せています。ですから、印象派の絵画は画家の主張です。それだけ強烈なメッセージを伝えます。

　フォービズムは、さらに写実から解放されています。視覚に影響を与える情念が前面に出されます。キュビズムでは、色や光ではなく、視点を変えることまで表現されます。ピカソの絵では、しばしばねじ曲がった顔が描かれます。これはいろいろな方向から見た対象の顔を1枚の絵にするからです。右目は正面から描かれ、左目は側面から描かれ、鼻の形は側面からの像でありながら、鼻孔は正面から描かれていたりします。しかし、一つひとつのパーツの描写はしっかりしています。下手なのではなく、上手に写実できる能力を持っていて、視点を変えているのです。視覚中枢にできる、異なる視点からのイメージを描いています。

　写実主義から印象派、そしてフォービズム、キュビズムへという流れは、絵画という表現手段が、網膜に写った像をそのまま表現することから、視覚中枢に作られたイメージを表現することへ、そして情動や時間的空間的違いを表現することへと変化したことです。このように理解すると、芸術を神経生理学的に理解しやすくなります。

　芸術とは、感覚受容器からの刺激で脳の中の中枢に作られたイメージを、体の筋肉を使ってキャンバスと絵の具、粘土、楽器、料理、ダンスなどの、他の人に感じられるもので表現することです。自分の中に作られた感動を外に出すことです。人間はお互いの脳の中にできたイメージを直接のぞくことはできません。しかし、芸術を介することで、作者の脳の中にできたイメージを共有できるかもしれません。そのためには、聴衆・観衆にも、高い感受性が求められます。芸術家を作るのは、芸術大学の教育や評論家の言葉ではなく、よい聴衆・観衆です。あなた自身の感覚を縛りつけたり塞いだりすることなく解放することが、芸術家を育てます。

●視覚とエネルギーと介助

付録 DVD Disc 1 No.7「いっしょに歩く」で実例を紹介しています。

　視覚は光エネルギーを感じています。光の持っているエネルギーが網膜の細胞のロドプシンを変化させて、電気的興奮を起こさせます。これが脳に伝えられ、いろいろな反射・反応を起こします。さらにその反射・反応が体に影響し、他の感覚受容器を刺激し、活動に結びつきます。

　ロドプシンが化学的に変化した後、その変化を戻すことで、視覚が維持できます。ロドプシンを元に戻すためのエネルギーは、自分の体から供給されます。つまり、光のエネルギーを受けたら、受けた分を消費してロドプシンを回復させなければなりません。光を感じることはエネルギーを受けることですが、感じた後には回復するエネルギーが必要です。

　また、光の物理的なエネルギーの補充だけではなく、視覚情報を処理するために脳が活動し、エネルギーが使われます。意識に上る前に抑制される視覚情報がたくさんありますが、その抑制にもエネルギーが使われます。視運動性眼球運動をはじめとする視覚から生じた様々な反射・反応にもエネル

ギーが使われますから、視野の隅で動いたものに反射的に目をやるだけでも、外眼筋や内眼筋が収縮してエネルギーを消費します。つまり、わたしたちはものを見るだけでもエネルギーを消費しています。

介助の場で、介助者の癖になっている、必要のない動きをすると、介助を受ける人はその動きを見ることでエネルギーを消費します。**親切のつもりで「何かしよう」としてちゃかちゃかと無駄に動く人は、「親切にしよう」として逆に介助を受ける人に負担を強いています。**介助の現場では、落ち着いて確実に必要な動きを行う人が好まれます。

●感覚の発達と学習

近接感覚

●出生前

近接感覚は胎児のときから使われます（**図4-69**）。近接感覚は、感覚受容器ができれば、すぐに使われます。羊水が動けば皮膚の表面を羊水が流れます。触覚が使われます。心臓の鼓動は胎生5週目から観察されます。心臓の鼓動は体全体に響きます。振動覚や固有覚が使われます。

筋肉が大きくなってくると、胎児自身の動きが出てくるようになり、固有覚が発達しやすくなります。このようにして、胎児は生まれるまでに、触覚、固有覚、振動覚という近接感覚の使い方を学習していきます。

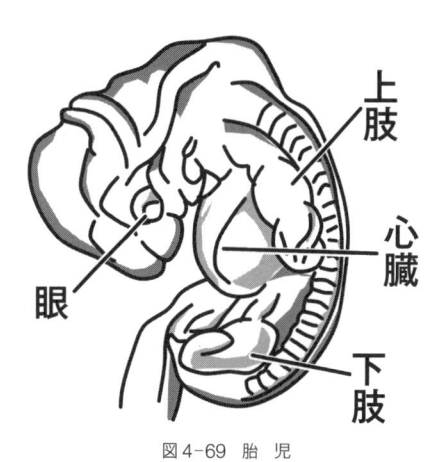

図4-69 胎児

●出生後

胎内では子宮の壁しかありません。羊水に浮かんでいますから、ほとんど無重力の世界です。生まれたとたんに、強大な重力で支持面に押しつけられます。前庭覚が「まったく知らない世界に来た」と知らせます。

酸素はもう、臍の緒から供給されません。苦しくなります。あまりの苦しさに体中のわずかな筋肉を収縮させます。弛緩させたとたんに胸郭が反動で広がり、空気が肺に入ります。こうして、産声を上げます（**図4-70**）。筋肉は思ったように使えません。それどころか、自分の手さえ、自分のものだとわかりません。胎内ではそんな使い方は必要なかったからです。

赤ん坊は必要なものを手に入れられません。栄養さえ人に頼らなければなりません。呼吸だけができます。

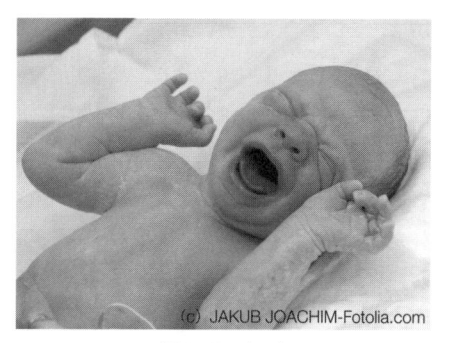

図4-70 産声

そして、不快なことがあれば、のどの筋肉を収縮させて呼気で泣き叫ぶしかないのです。しかし、その鳴き声を聞いて、周囲の人間が面倒を見てくれます。抱きかかえて、ミルクを与え、おむつを替え、体をきれいに洗ってくれます。ミルクを飲むときに空気もいっしょに飲み込んで苦しければ、抱きかかえてゲップを出させてくれます。このように大人に抱きかかえられることで、接触と動きの感覚が使われ、

その使い方を学習していきます。

　不快なことがなければ、赤ん坊は手足を自由に動かします。しかし、その手足を動かすことさえ満足にできません。自分の手であることさえわからないのです。**手を口にくわえたときに、手を動かしたときに感じる動きの感覚と唇の触覚から、手が自分のものであり、どこにあるかを学習していきます。**そして、その手で他の手を探り、手の使い方を学習します。足についても同様に学習します。

　このようにして、自分のものとも思っていなかった手足の使い方、動きの感覚を学習していき、寝返りをして、座り、ハイハイして、立ち上がり、歩くまで、約1年をかけて学習していきます。

　移動ができるようになると、接触と動きの感覚から、距離を知るようになります。空間のオリエンテーションを学習します。

コラム　赤ん坊の接触と動きと学習

　赤ん坊は母親の胎内にいるときから、接触と動きの感覚を使っています。生まれた直後でも、体が何かに触れていることや手足を動かされていることを感じることができます。ただし、接触や動きの感覚を情報にすることができません。赤ん坊が胎内で体験しているのは、羊水という液体の中での接触や動きの感覚だからです。

　赤ん坊は生まれて空気中に出てから、接触と動きの感覚を磨かなければなりません。幸いなことに、たいていの母親は赤ん坊に対して寛大です。体温を保てるような衣服を与え、柔らかく抱きかかえてくれます。赤ん坊は母親との生活の中で接触と動きの体験を繰り返して、空気中での接触と重力の下での動きの感覚を学習していきます。

　生まれたばかりの赤ん坊では、大脳はもちろん、脊髄から中脳までの動きの中枢も未熟です。上位の中枢は下位の中枢の反応をコントロールできません。接触や動きの刺激により、脊髄の動きの中枢で反射が起こり手足が動きます。大脳は関与しませんから、眠っているときでも反応します（図）。赤ん坊は、このような刺激に対する反応の体験を繰り返していきます。その積み重ねの中で、だんだんと上位の動きの中枢が下位の中枢を抑制するシナプスが作られていきます。自分を抱きかかえる母親やほかの大人との接触と動きにより、手足を動かすことを学習していきます。

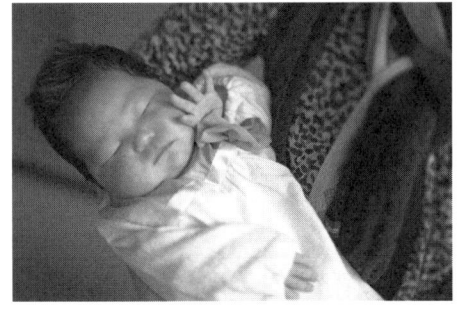

図　生後1か月の赤ん坊

　ウマやラクダは脳が成熟した状態で生まれてきます。生まれたとたんに立ち上がり歩けます。しかし、ヒトは脳が大変未熟な状態で生まれてきます。**ヒトがヒトとして感じ、動くためには、未熟な脳を成熟させるための体験が必要です。その体験の基盤は周囲のヒトとの接触と動きにあります。**

遠隔感覚

　胎児は子宮の中で音を聞くことができます。しかし、すべては羊水を通して聞こえます。わたしたちが空気中で話す言葉のようには聞こえません。音の抑揚や切れ目という特徴は学習できます。ですから、生後間もない赤ん坊でも、周囲で母親が話していると安心します。音のパターンを学習しています。

　視覚については、子宮の中は極めて不利です。胎児は目を閉じていますから、さらに不利です。わずかに明暗を感じる程度しか訓練されずに生まれてきます。毛様体、外眼筋、虹彩（こうさい）の使い方は生まれた後で学習します。

　視覚と聴覚という遠隔感覚は、体から離れたものを感知します。それが何であるかは、生まれたばかりのときにはわかりません。それが何であるかは近接感覚で知ります（図4-71）。近接感覚で知ったことをもとにして、遠隔感覚で感知したものを知ります。近接感覚により確認した距離をもとにして、視覚や聴覚による距離感が作られます。

　自分で移動できるようになると、距離や立体視についての学習が進みます。視覚の完成までは、6〜10年かかります。

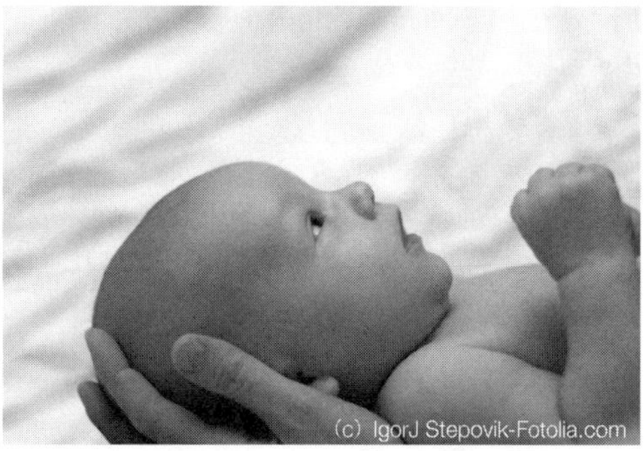

赤ん坊の視覚と聴覚は生まれた後から発達します
見たり聞いたりしているものを近接感覚から学習します

図4-71　近接感覚からの遠隔感覚の学習

コラム　46年目の光

　マイク・メイ氏は、3歳のときに化学薬品の爆発事故で角膜を損傷して失明しました。数度の角膜移植でも回復しませんでした。46年後、角膜上皮幹細胞移植と角膜移植を受けて開眼しました。包帯を取り、目を開けると、そこにはぼんやりした世界がありました。物の形はわかるのですが、輪郭がぼやけます。段差を認識できません。見えていても、白杖（はくじょう）で探って初めて段差とわかります。

　メイ氏が失明したのは3歳のときでしたから、視覚を統合する学習が不充分でした。失明後は、視神経から送られてくる信号を映像として認知する体験ができませんでした。そのため、視覚を学習していなかったのです。つまり、網膜の上に像を結べるようにしただけでは、視力は獲得できませんでした。開眼後に様々な体験をして視覚を回復していきました[*]。

　光を与えた後には、それの感じ方を学習するプロセスが必要です。この学習のプロセスは、遠隔感覚では著明です。実は、すべての感覚にとって、「使い方を学習する」ことが必要なのです。

---

[*]　ロバート・カーソン著，池村千秋訳：46年目の光―視力を取り戻した男の奇跡の人生，NTT出版，2009．

感覚の学習

固有覚は姿勢を感じます。また、時間という要素を加えることで動きの速度を感じます。運動中枢から筋肉に送られた指令を加えると、力を感じます。姿勢に前庭覚で感じる重力を加えると、体位を感じます。姿勢、動きの速度、力の感覚に触覚を加えると、空間の中での位置を感じます。

姿勢、動きの速度、力の感覚、体位は自分の「体のオリエンテーション」です。空間の中の位置は「空間のオリエンテーション」です。この2つのオリエンテーションをもとにして、音や光の来る方向と距離が判断できます（**図4-72**）。

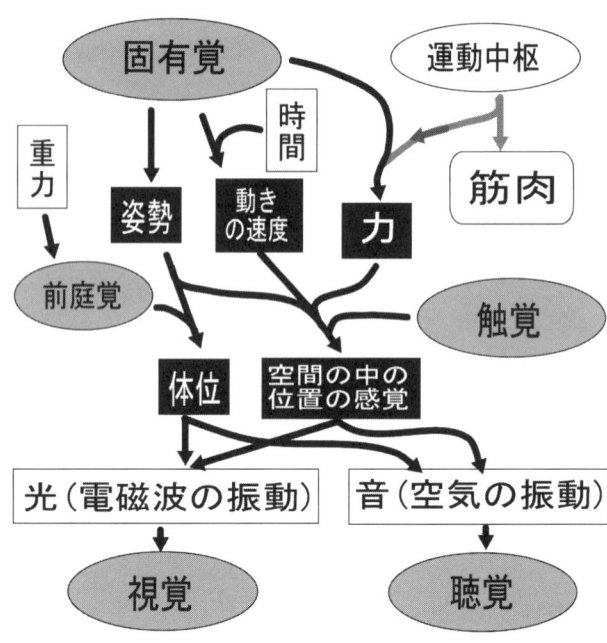

図4-72　感覚の学習

近接感覚から作られた「体のオリエンテーション」をもとにして「空間のオリエンテーション」を獲得していき、その結果、視覚と聴覚という遠隔感覚が学習されます。

言語と感覚

言葉の理解には、聴覚が大きな役割を果たしています。

人間は、何かを体験しているときに、言葉を聞いて、その言葉に込められている意味を知ります。今、自分が体験していることを、言葉の意味として記憶します。体験と言葉を結びつけます。つまり、言葉は体験を思い出させるシンボルになっています。体験を思わせるシンボルは、聴覚から入る言葉でなければならないということはありません。視覚から来る文字でもよいですし、何かに触れることでもよいのです。しかし、人間の生活の中で、言葉の形成には聴覚が便利です。たいていの場合、人間は何かをするときには視覚を使います。対象物を見て操作しているときには、視覚のモダリティーは、その操作で占有されています。そのようなときにも、聴覚のモダリティーが使えます。そのため、言葉を聴覚から覚える機会が多いのです。

このように、たいていの場合は、聴覚を使って言語を習得し、理解しています。聴覚と言語の結びつきは大きなものです。

視覚も言葉になります。ビールの看板を見ると、「ビール」という飲み物とその味わいを思い出すでしょう。看板もシンボルとしての言語の役割を果たしています。さらにはっきりしているのは文字です。聴覚から理解した言葉を視覚情報の文字にできます。手話は、動きでメッセージを表現し、視覚でメッセージを受け取っています。手話は、非言語的コミュニケーションではなく、言語的コミュニケーションです。

解剖学的には、視覚野からウェルニッケ中枢（感覚性言語中枢）に神経線維の連絡があります。脳の梗塞や外傷でこの連絡が障害されると、文字を読んで理解することができなくなります。

触覚をとおしても、シンボルとしての言語を使えます。点字です。

●感覚と介助

感覚とエネルギーと介助

「聴覚」の項目 と 「視覚」の項目 で解説したように、感覚の受容器が感じられるように準備するにはエネルギーが必要です。また、外部から来たエネルギーを情報に変換した後のエネルギーを捨てることも必要です。感じることでエネルギーを消費します。ですから、情報の伝達に必要最小限のエネルギーでコミュニケーションできれば快く感じます。必要以上のエネルギーを外部から受けることは不快です。**必要以上のエネルギーがコミュニケーションの障害であることに気づくと、人を介助するときには、「押されている」と感じない柔らかい触れ方をする（触覚）、小さな力で動きの方向を示す（動きの感覚）、よく聞こえるが小さな声で話す（聴覚）、わかりやすいが大げさではない身振りで示す（視覚）、暑苦しくしない、冷たい手で触れない（温度覚）、振り回さない（前庭覚）、強い香水を使わない（嗅覚）ということが理解できるでしょう。**

見て覚えることと介助

多くの人が介助を見て覚えようとします。手をつくところ、足を置くところ、体の動かし方を見れば、介助を覚えられると思っています。また、「よく見てくださいね。こうやって動かすんです」と見せて教える教師もいます。

「コラム：テレビゲームと視覚の発達」で解説したように、視覚が成人と同じ程度に成熟するのは10歳頃と考えられています。しかし、実際には、10歳になれば皆が同じような視覚を得るわけではなく、個人差があります。成人になっても3Dテレビの疑似立体像が立体に見えない人もいます。つまり、成人になっても視覚が成熟していない人もいるのです。

子どものときに、接触と動きの体験、視覚を統合する機会が少なかった人は、見ただけでは動きをまねできません。ですから、介助を教育するには、教科書の図やビデオでは不充分です。図やビデオを見た後で、必ず体験により、その意味を確認するプロセスが必要です。

この本には、付録として、わたしが講演に用いたムービーをつけました。ムービーの中には、見ただけで違いがわかるものもあるでしょう。しかし、そのようなときでも、自分で体験するまでは、その意味を断定しないでください。見ていると思っているものと、実際に触れて動いたものとは、まったく違いますから。

言葉についても同じことが言えます。言葉と体験はまったく違います。ですから、ムービーの字幕に書かれている言葉が、あなたの体験そのものである保証はありません。そもそも、字幕にすべてを書き込むことはできません。ムービーを参考にして、自ら触れて動くことから学習することができます。

05 感じる神経

　この章では、神経の構造から人間の脳の働きまでを概説します。その過程で、記号論理学やデジタル論理回路の話が出てきます。聞き慣れないために理解は難しいかもしれません。しかし、**デジタル理論回路と神経回路の類似性を知ることは、人間の脳と神経システムの働きの理解に役立ちます。理解できなくとも、一読してください。**

●神経の構造

　神経細胞には突起があります。樹状突起と軸索という突起を持っています。軸索は長く伸び、その末端は他の神経細胞や筋細胞に接しています。軸索末端が他の神経や筋細胞に接するところをシナプスと呼びます（**図5-1**）。

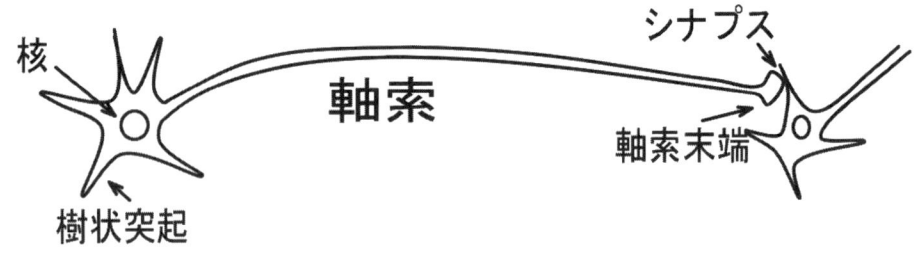

図5-1　神経の構造

　シナプスには2種類あります。化学シナプスと電気シナプスです。

化学シナプス

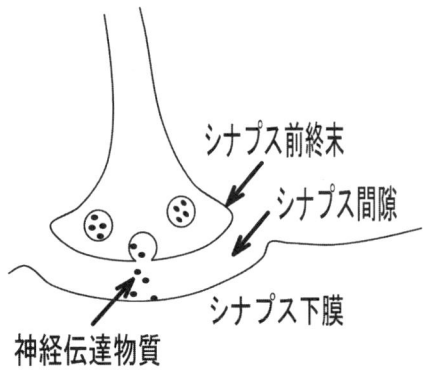

図5-2　化学シナプス

　化学シナプス（**図5-2**）では、軸索の末端であるシナプス前終末と隣の細胞の受け手側であるシナプス下膜とは接触していません。シナプス前終末とシナプス下膜の間の隙間をシナプス間隙と呼びます。

　シナプス前終末には神経伝達物質を含んだ小胞があります。神経が電気的に興奮すると、この小胞がシナプス間隙に神経伝達物質を放出します。神経伝達物質がシナプス下膜に作用して、シナプス下膜が電気的興奮を起こします。このようにして、電気的興奮が神経細胞を伝わっていきます。

1個のシナプス下膜が興奮したからといって、受け手側の細胞がすぐに興奮するわけではありません。受け手側の細胞についているシナプスのうち、興奮したシナプス下膜の電気的興奮の総和がある値を超えたときに、受け手側の細胞が興奮します。いわば、多数決で興奮するか否かが決められます。神経細胞は興奮するかしないかのどちらかの状態しかありません（全か無の法則）。

　神経伝達物質の代表はアセチルコリンです。アドレナリン、グルタミンなども神経伝達物質になります。γアミノ酪酸（GABA）も神経伝達物質になります。このGABAが神経伝達物質となっているシナプスは、シナプス下膜の興奮を抑制します。**シナプスには、興奮を促すシナプスと、抑制するシナプスがあります。**

電気シナプス

　細胞が直接に接していて、電気的興奮が直接に隣の細胞を興奮させる電気シナプスもありますが、多くはありません。

シナプスの役割

　化学シナプスでは、刺激の伝導が一方向になります（一方向性）。樹状突起にシナプス結合を受けることで、1つの細胞が多くの細胞から信号を受け取ることができます（多入力）。逆に、軸索の先端が分枝した神経細胞では、1つの細胞から多くの細胞に信号を送ることができます（多出力）。神経の興奮と抑制を伝えられます（肯定と否定）（**図5-3**）。

　これらの機能を使うと、コンピュータのような論理回路を組むことができます。実は、コンピュータは、人間の神経回路を模倣して進歩してきました。

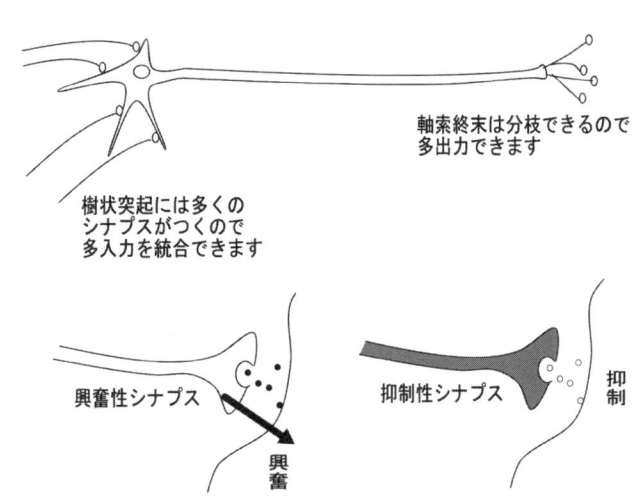

図5-3　シナプスの役割

●記号論理学入門

「ウォーリーをさがせ！」

『ウォーリーをさがせ！』（フレーベル館）は、1987年にマーティン・ハンドフォードが作った絵本です。多くの人々が描き込まれた絵の中から、赤と白の横縞シャツを着たウォーリーを探すのです。ウォーリーは長靴下、帽子、ジーパンを着けて、めがねをかけて杖を突いています。

このように、多くの人の中からウォーリーを探すには、どのようにするでしょうか？ まず、絵の中から赤白の縞模様の服を着た人を探します。その人が、長靴下をはいているかを見ます。長靴下をはいていなければ、別の人を探します。長靴下をはいていたら、ジーパンをはいているかを見ます。ジーパンをはいていたら、帽子をかぶっているかを見ます。帽子をかぶっていれば、めがねをかけているかを見ます。めがねをかけていたら、杖を持っているかを見ます。杖を持っていたら、多分ウォーリーです（**図5-4**）。

このように、多くのものから何かを選ぶためには、選ぶための「条件」が出てきます。この条件を重ねて対象を絞っていきます。『ウォーリーをさがせ！』では、いろいろな条件を設定して遊ぶことができます。たとえば、条件を「靴下、杖、帽子、シャツはウォーリーと同じで、細長いめがねをかけている人を探せ」として遊べます。

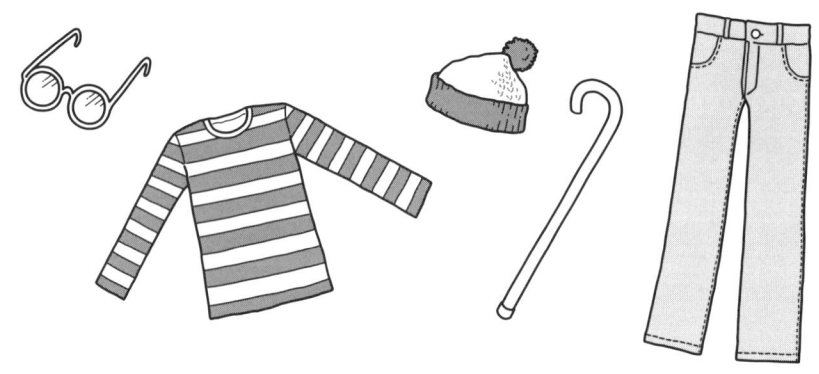

図5-4 ウォーリーの条件

対象を絞る

「赤と白の横縞シャツを着ている」という条件をA、「長靴下をはいている」という条件をBとすると、ウォーリーであるためには、AとBの2つを条件を同時に満たす必要があります。このように条件Aと条件Bを同時に満たすことを「AかつB」と表現します。**AND条件**といいます。

対象を広げる

「赤と白の横縞シャツを着ているか、長靴下をはいている」というように、条件Aと条件Bの少なくともいずれか一方を満たすことを「AまたはB」と表現します。**OR条件**といいます。このとき、「赤と白の横縞シャツを着ていて、さらに長靴下をはいている」人も条件を満たすと考えます。

基礎知識

対象を反対にする

「赤と白の横縞シャツを着ていない」という条件も作れます。「Aでない」という条件を、条件Aの**否定**、**NOT条件**といいます。

いろいろな条件を作る場合、条件の組み合わせは上記の3つの組み合わせになります。たとえば、「男性で身長180 cm以上で年収4000万円以上が理想的」という条件は、「男性」かつ「身長180 cm以上」かつ「年収4000万円以上」です。形式は、「AかつBかつC」です。「わたしは、年収5000万円あるなら、身長140 cmなくてもよい」という条件は、「年収5000万円以上」または「身長140 cm以下でない」です。形式は、「AまたはBでない」です。

論理を計算する

「AかつB、または、Aの否定かつBの否定」という表現では紛らわしいので、記号で条件を書くように決めることができます。「AかつB」はA AND Bと書き、「Aの否定」はNOT Aまたは$\bar{A}$と書きます[1]。すると、「AかつB、または、Aの否定かつBの否定」は(A AND B) OR ((NOT A) AND (NOT B))となります。これを論理式と呼びます。

条件が満たされるとき1という値を与え、満たされないときに0という値を与えることにします。すると、条件Aが満たされて、かつ条件Bも満たされるというとき、A AND Bは満たされます。1 AND 1=1となります。条件Aか条件Bが満たされないときは、1 AND 0=0、0 AND 1=0となります。両方とも満たされなければ0 AND 0=0です。このように見ると、ANDはかけ算と同じです。1×1=1ですし、1×0=0、0×1=0、0×0=0だからです。

OR条件について見ると、1 OR 1=1、1 OR 0=1、0 OR 1=1、0 OR 0=0となります。0と1しかない世界を想定すると、0以外は1になります。すると、1+1は0にならないので、1ということになります。このような世界では、1+1=1、1+0=1、0+1=1、0+0=0になり、OR条件と同じになります。

0と1しかない世界では、0の反対は1、1の反対は0です。つまり、(NOT 0)=1、(NOT 1)=0です。

このようにすると、数学のかけ算と足し算で論理を計算することができます。これが記号論理学です。このようにすると、複雑な場合分けも、数字の0と1と簡単な記号の集まりで示すことができます。複雑な条件の解析が二進数の演算でできるのです[2]。

●デジタル論理回路入門

二進数の演算と言えば、デジタル回路です。ここで、デジタル回路の基礎知識を学習しましょう。

---

[1] AND、OR、NOTと書くのは面倒なので、実際にはA∩B（エー キャップ ビー）、A∪B（エー カップ ビー）、$\bar{A}$（ナル エー）と書き、発音します。

[2] 記号論理学では、すべて真と偽に分類されます。これは、ギリシャ時代のアリストテレスの考え方です。アリストテレスは、「〜であるもの」と「〜ではないもの」に二分することを繰り返すことで、自然界の動植物の分類法を確立しました。範疇論（カテゴリー論）です。しかし、人間社会には、良くも悪くも、白黒のいずれかに決めることのできないものがあります。ですから、人間の判断をすべてコンピュータで演算できるというのではありません。記号論理学は理論的な学問です。そのままで実社会に使うことはできません。

デジタル回路は、トランジスタを組み合わせたスイッチです。トランジスタは、アナログ回路では増幅装置です。ピークが 0.1 V の入力を、5 V までピークを上げて出力するときに使います。

デジタル回路では、入力は 0 V か 5 V、出力も 0 V か 5 V というように、入出力は同じですが、条件により出力が変わります[*1]。ですから、0 V を「0」、5 V を「1」とみなすと、記号論理学に基づいた演算が可能です。

デジタル回路の設計図には、トランジスタ 1 個 1 個を描き込みません。集積回路を 1 つのシンボルにして描きます。

AND 回路

図 5-5 の左の図は AND 回路です。A と B の 2 つの入力の AND を演算し、出力 C を出します。出力 C は「A かつ B」になっています。

一方向性で多入力

入力		出力
A	B	C
1	1	1
1	0	0
0	1	0
0	0	0

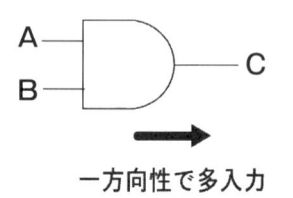

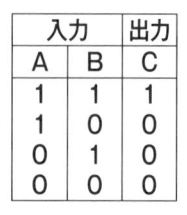

図 5-5　AND 回路

NOT 回路（否定回路）

図 5-6 の左の図は NOT 回路です。入力が 0 なら出力は 1、入力が 1 なら出力は 0 になります。

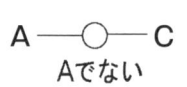

A でない

入力	出力
A	C
1	0
0	1

図 5-6　NOT 回路

OR 回路

OR 回路は AND 回路の記号の入力部を凹ませて描きます（図 5-7 の左上の図）。

A と B の 2 つの入力を NOT 回路で否定してから、AND 回路に入力し、結果を NOT 回路に入力すると、OR 回路と同じ結果が得られます。つまり、OR 回路は NOT 回路と AND 回路の組み合わせでできます（図 5-7）[*2]。

OR 回路

入力		出力
A	B	C
1	1	1
0	1	1
1	0	1
0	0	0

AND 回路の入出力を NOT 回路で否定

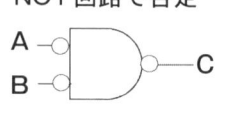

入力		入力の否定		出力	出力の否定
A	B	Ā	B̄	C	C̄
1	1	0	0	0	1
0	1	1	0	0	1
1	0	0	1	0	1
0	0	1	1	1	0

入力の否定を AND 回路に入れて結果の否定をとると OR 回路になる

図 5-7　OR 回路および NOT 回路と AND 回路の組み合わせ

---

*1　出力の電圧は 5 V に決まっていません。低消費電力のための低電圧タイプでは、3.3 V や 2 V 以下もあります。ただし、低電圧タイプは、ノイズ対策のために精密な技術が必要になるので高価です。

基礎知識

NAND 回路

AND 回路の出力に NOT 回路をつけたものが NAND 回路です（**図 5-8**）。NOT ＋ AND です。出力は、AND 回路の出力を否定したものになります。

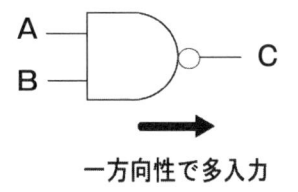

入力		出力
A	B	C
1	1	0
1	0	1
0	1	1
0	0	1

一方向性で多入力

図 5-8　NAND 回路

NAND 回路の利点は、いろいろな回路を作れることです。たとえば、AND 回路だけでは NOT 回路を作ることはできませんが、NAND 回路の 2 つの入力に同じ信号を入れると NOT 回路ができます（**図 5-9**）。

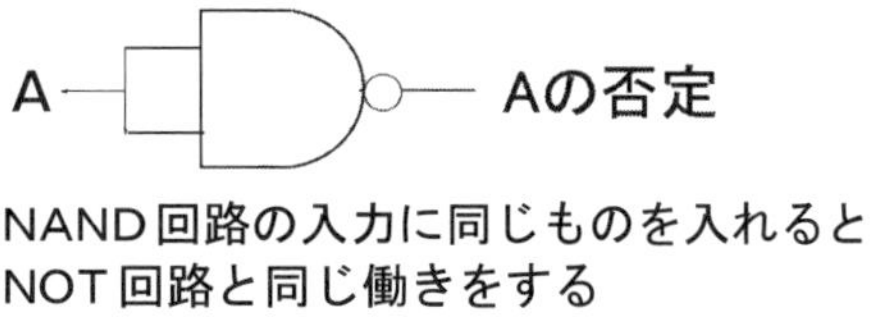

NAND 回路の入力に同じものを入れると NOT 回路と同じ働きをする

図 5-9　NOT 回路として働く NAND 回路

NAND 回路があれば、NOT 回路を作れますから、AND 回路も OR 回路も作れます[*3]。ですから、デジタル論理回路の工作では、NAND 回路があれば何でも作れます。

2 入力 NAND 回路を組み合わせると、4 入力 NAND 回路を作れます（**図 5-10**）。

C と D に同じ信号を入れれば、3 入力 NAND 回路になります。

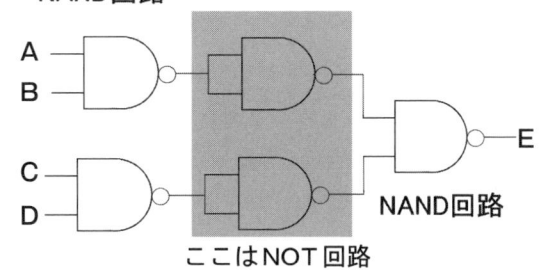

ここは NOT 回路

全体として 4 入力 NAND 回路として機能する

図 5-10　4 入力 NAND 回路

デジタル回路は、たくさんのトランジスタが集積されていますから、入力と出力の間には必ず遅れが出ます。NAND 回路を 4 段にすると、出力は変わりませんが、信号を遅らせることができます。遅延回路と呼びます（**図 5-11**）。信号の立ち上がりを検出するのに使えます。

信号の伝達が遅れる

図 5-11　遅延回路

遅延回路と AND 回路を組み合わせると、二進数の微分[*4]計算ができます。微分できれば、距離を速度に変換したり、速度を加速度に変換したりすることができます。

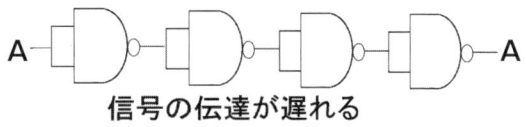

[*2]　この関係は、(A OR B) ＝ NOT ((NOT A) AND (NOT B)) と書けます。これは、「『A または B』ということは『A でもなくかつ B でもないというものではない』」を論理記号で書いたことになります。

[*3]　NAND 回路の結果を NOT 回路に入れれば、AND 回路と同じになります。OR 回路が NOT 回路と AND 回路の組み合わせでできることは前述しました。

[*4]　微分と積分については、「微分と積分」の項目で解説しますので、ここでは記憶にとどめるだけにしておいてください。

4個のNAND回路を組み合わせると、記憶回路ができます。**図5-12**の入力Sが1のときだけ、出力が変わります。つまり、入力Sが変化するまで、出力Dは保たれることになります。これは、データを記憶できるということです。

記憶回路には、いろいろな種類があります。図に示したのは、Dフリップフロップと呼ばれます。フリップフロップとは、シーソーのようにパタパタ動くものを意味します。Dフリップフロップは、入力Sの変化により出力がパタパタと変わります。

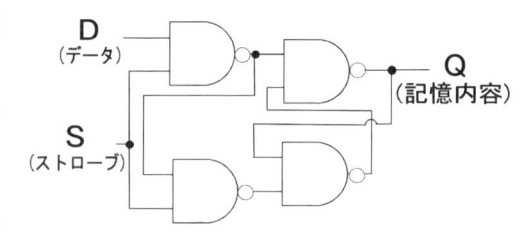

入力		出力	
S	D	Q	
1	0	0	入力Dをそのまま出力
1	1	1	入力Dをそのまま出力
0	0	Q	直前のQの値のまま
0	1	Q	直前のQの値のまま

図5-12 記憶回路（Dフリップフロップ）

記憶できれば、信号を足していくことができます。ある時間ごとの加速度を足していけば、速度になります。また、時間ごとの速度を足していけば、距離が計算できます。これは積分になります。

AND回路とNOT回路があれば、論理演算、四則演算、そして微分・積分までできます。

スーパーコンピュータの中では、これらの論理回路が何億個も使われています。

●脳と神経システム

人間の脳と神経システムはデジタル論理回路と似ています（**図5-13**）。神経細胞が電気的に興奮しているときが1に相当し、興奮していないときが0に相当します。

神経細胞の電気的興奮は、神経細胞と神経細胞の接続点であるシナプスを通して伝わります。しかし、1個のシナプスが興奮したからといって、次の神経細胞が興奮するのではありません。シナプス1個の興奮では電気的興奮刺激が不足しています。実際には、数個から数十個のシナプスが同時に興奮したときに、次の神経細胞が電気的興奮をします。

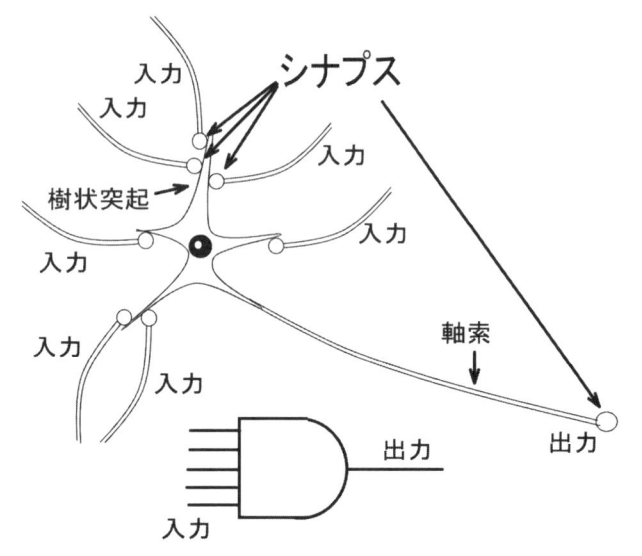

図5-13 神経システムとデジタル論理回路の類似性

つまり、**神経細胞は多入力のAND回路になります。**

神経の軸索は、隣の細胞の樹状突起とシナプスからの電気的興奮を伝えます。**シナプスの中には隣の細胞の電気的興奮を抑制するシナプスもあります。NOT回路と同じ働きをします。**

神経は複雑なネットワークを作ります。ある反応に介在する細胞が多くなれば、反応全体は遅くなります。遅延回路と同じことが起こります。

デジタル論理回路の AND 回路と NOT 回路があれば、論理演算、四則演算、微分・積分までできることを説明しました。そして、神経細胞は基本的に多入力 AND 回路です。そして、抑制性シナプスという NOT 回路も存在します。このため、**神経システムは、コンピュータと同じように論理回路として機能し、論理演算、四則演算、微分・積分までできます**。そして、人間の神経細胞の数は、現在最高水準のスーパーコンピュータの中のデジタル論理回路の数以上あります。人は、有史以来最高水準のコンピュータを内蔵しているのです。

灰白質と白質

脊髄は、色の濃い灰白質と、色の薄くて白っぽい白質の 2 つに分かれています（**図 5-14**）。灰白質には神経細胞の本体がたくさんあり、白質には軸索が伸びた神経線維がたくさんあります。白質の中を上下に神経線維が走り、脳と末梢、脊髄の各分節にある動きの中枢を結んでいます。

灰白質には神経細胞があり、樹状突起を伸ばし、他の神経線維の軸索とシナプスを作り、ネットワークを形成しています。脊髄各分節の動きの中枢は灰白質にあります。

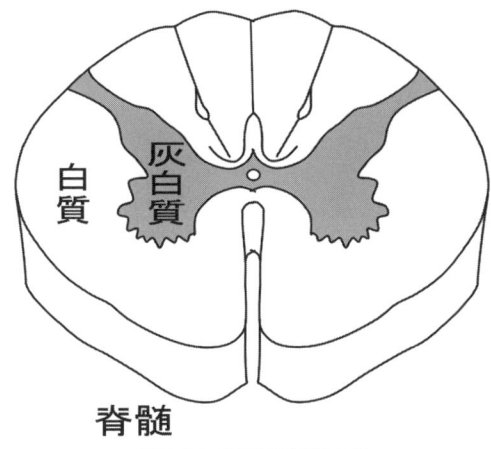

図 5-14　脊髄の灰白質と白質

大脳皮質の表面から数 mm は灰白質です。神経細胞がたくさんあります。その下に白質があり、真ん中近くにも色の濃い部分があります。たとえば、尾状核やレンズ核という部分で神経細胞が密に集まっています。神経核と呼ばれます（**図 5-15**）。

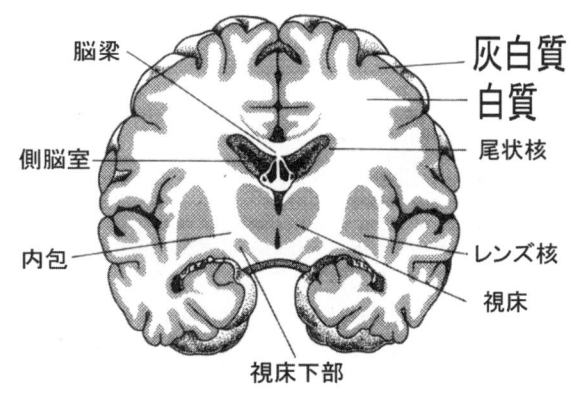

図 5-15　大脳の灰白質と白質

大脳皮質には、いろいろな形の神経細胞が6層に重なっています（図5-16）。それらの細胞の間に密なシナプス結合があります。**神経細胞のネットワークが作られています。ここで神経細胞が AND 回路や NOT 回路を作り、それらを単位として複雑な論理演算回路、四則演算回路、微分回路、積分回路を作り上げています。**

白質には神経線維がたくさんあり、神経核や大脳皮質灰白質との間を結び、連絡しています。

デジタル論理回路として脳と脊髄の神経システムを見ると、大脳皮質の灰白質、脳の神経核、脊髄の各分節の動きの中枢という集積回路の間を、白質という通信線がつないでいるように見えます。

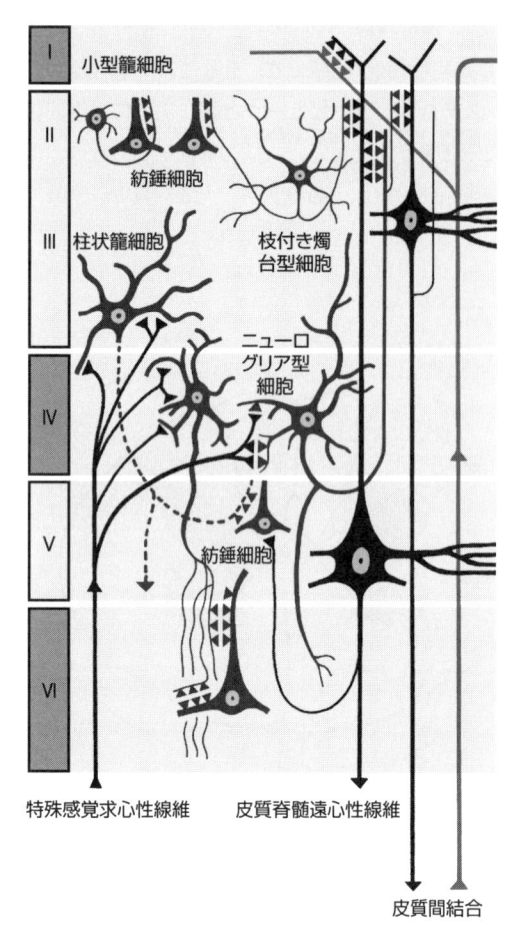

(R.F. シュミット著, 佐藤昭夫監訳：コンパクト生理学, 医学書院, 1997. p.49.)
図 5-16　大脳皮質の神経細胞ネットワーク

微分と積分

ここまでの解説の中で、しばしば微分・積分という言葉が出てきました。ともに高等数学に出てきます。微分とは、ある連続した変化の中のほんの小さな単位の変化です。積分とは、ある連続する変化の集積です。……と書いても理解できないので、具体的な例で示します。

自動車が走っているときは、速度が変化しています。時速50 kmで走っていた自動車が、1分間で時速60 kmに速度を上げたとします。1分間に時速を10 km速くする力が加えられたのです。この力を加速度と呼びます。単位時間当たりの速度の変化率とも言えます。時速10 km／1分間です。

加速度はメートルと秒を単位として見ますから、時速10 kmは、10 km/hr = 10×1000 m/60×60 秒 = 10000 m/3600 s = 2.8 m/s。つまり、1秒間に2.8 m/sずつ速度が上昇しました。2.8 m/sの変化が1分間 = 60秒の間に起こったので、加速度は2.8 m/sを60sで割って2.8/60 = 約0.05 m/s^2 になります。

このようにして加速度を出したとき、「速度を時間で微分して加速度が得られる」といいます。

実験 目を閉じて肘を曲げる①

目を閉じて、手のひらを上にして右上肢を水平に伸ばします。
手を軽く握って、肘を一定の速度で曲げます。
曲げ始め、曲げている途中、曲げ終わりに、どんな力を感じるでしょう？

　体の筋肉や腱には固有覚の受容器があります。この受容器は筋肉や腱の伸びを感知します。肘を曲げる屈筋である上腕二頭筋を収縮させると、拮抗筋である上腕三頭筋が伸ばされます。上腕三頭筋の筋肉や両端の腱から、「伸ばされた」という信号が脳に来ます。この伸びる速度を脳が微分することで、伸ばされているときの力を測定できます。

　肘を曲げ始めたときは、速度0からある一定の速度まで上がります。つまり、正の加速度がかかります。(曲げるために)「力を入れている」と感じます。途中は一定の速度になりますから、加速度は0になります。力はずっと少なくなります。曲げ終わりは速度が0に減ります。つまり、負の加速度がかかります。加速度の正負は方向を示すだけです。結局、止めるための力を使います。肘を曲げるのを止めるときには、抵抗を感じます。これは上腕二頭筋ではなく、伸ばされている上腕三頭筋の緊張による力です。

　これらの力を感じるとき、脳の中で速度から加速度の算出が行われています。現在、神経生理学では、このような微分の機能は小脳にあると考えられています。

実験 目を閉じて肘を曲げる②

前述の「実験」を繰り返してみます。
目を閉じて、手のひらを上にして右上肢を水平に伸ばします。
手を軽く握って、肘を一定の速度で曲げます。
この経過中に、握った右手の拳の位置を感じてみます。

　見渡す限り平らなところで、初めの1時間は時速5kmで北に向かって歩き、その後の1時間は時速5kmで東に向かって歩きました。出発して2時間後には、出発点から見てどの方角で何kmの地点にいるでしょう？
　2つの辺の長さが5kmの直角二等辺三角形の斜辺の長さは約7kmですから、**図5-17**のように北東に約7kmの地点にいます。
　この問題のように、時速に時間をかけて足していくと、距離が出ます。速度と方向

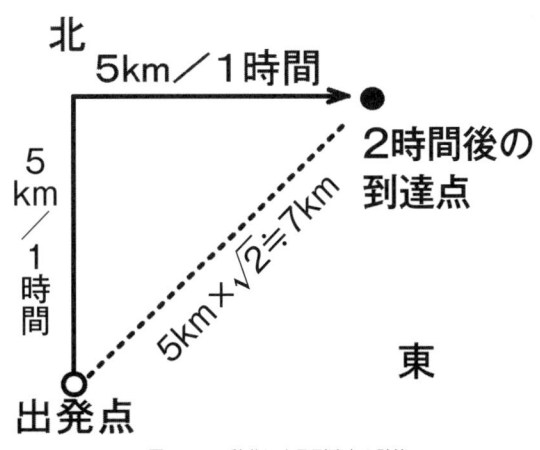

図5-17 積分による到達点の計算

を時間ごとに足していけば、最終到達点が出せます。この操作を積分といいます*。

　目を閉じて肘を曲げたときに拳の位置がわかるのは、肘を曲げる速度と方向を脳の中で積分しているからです。このような積分の機能は大脳にあると考えられています。

　脳を含む神経システムの中で、上記のような微分や積分が行われ、自分の姿勢を認識しています。この演算は固有覚に限りません。視覚でも対象物の境界線を認識するのは微分の働きです。すべての感覚について、感覚量の経時的差異は微分でわかりますし、全体は積分でわかります。

脳は、感覚量を論理演算、四則演算、微分・積分して、自分の体のオリエンテーションと空間の中のオリエンテーションをつけています。

促通

　神経システムが、コンピュータの論理回路と決定的に違うところがあります。コンピュータの論理回路は、自分で自分の回路を作り直すことはありません。しかし、神経システムは、自分自身を改造します。いつも、A→B→C→D→E→F→Gと信号が流れると、A→Gという流れを作ります。つまり、AからGへの新たなシナプスを作ります（**図5-18**）。

　たとえば、トランペットで速い曲を演奏したいときには、まず、ゆっくり演奏して音の連続に耳を慣らします。指の動きを繰り返します。繰り返すうちに、聴覚刺激に反応して指が動くようになります。「**考えなくても指が動く。考えると逆に指が遅くなる**」ということになります。聴覚から**思考回路への無駄な経路をバイパスしたのです**。このように、新しいシナプスを作り信号の通過を促すことを**促通**と呼びます。

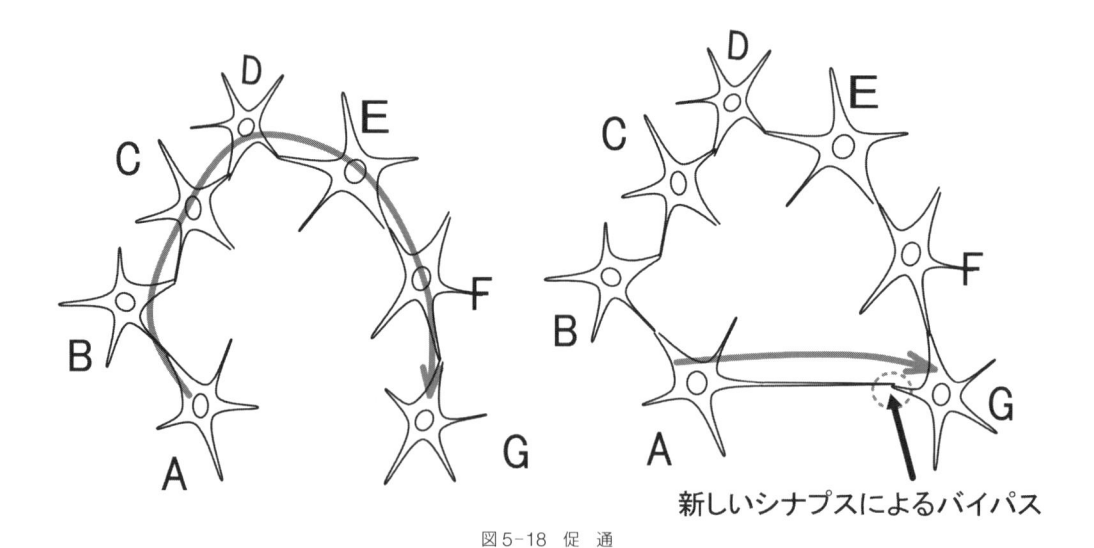

図5-18 促通

新しいシナプスによるバイパス

---

* 正確に言うと、この例の場合、速度ベクトルを積分しています。

癖と抑制

A→Gという流れが邪魔だとなれば、AからGへの抑制性シナプスを作ります。もしくは、Gに対する抑制性シナプスを作る神経細胞へシナプスを作り、Gの電気的興奮を抑制します（図5-19）。

たとえば、トランペットの演奏で、あるフレーズを練習したときに、似たようなフレーズで一部のリズムが違うと、以前のフレーズの癖が出て、うまく演奏できないときがあります。このようなときも、倍の遅さでゆっくり演奏して練習すると、だんだんと癖が抜けてきます。初めは意識して癖を遮断していても、最後には意識しなくてもうまくできるようになります。**古い癖が修正されたときは、古い癖につながる回路の神経細胞に対する抑制性のシナプスが作られたのです。**

神経システムは、古い癖を修正するときに古いシナプスを積極的には破壊せずに、抑制性シナプスを作ります。ですから、抑制性シナプスを刺激している細胞の電気的興奮が低下すると、古い癖の回路に信号が流れ、古い癖が戻ってきます。禁煙に成功したヘビースモーカーは、強いストレスを受けると再び喫煙を開始します。**シナプスは破壊されるのではなく、抑制されているだけなので、いつでも古い癖は戻ってきます。**

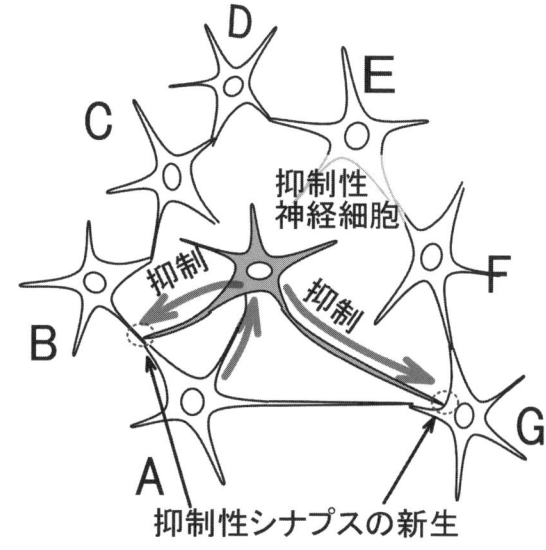

図5-19　抑制性シナプス

短期記憶と長期記憶

記憶には、すぐに忘れてしまう走り書きのメモのような短期の記憶と、高齢になっても覚えている子ども時代の思い出のような長期の記憶があります。

短期記憶は、脳の神経回路の中の電気的興奮の持続として維持されています。 つまり、神経システムの機能を使って覚え続けています。長期記憶は、意識の底に沈んでいて、覚えていると自覚していなくても、必要なときに思い出されます。長期記憶では、器質的に脳が変化しています。**長期記憶では、記憶回路の中の細胞に専用のシナプスが作られています。**

睡眠と神経回路の新生

　筋肉もタンパクでできています。骨はタンパク質の骨組みにカルシウムがついて硬くなります。日中、激しく動いているときは、体は回復も成長もできません。夜間、眠っているときに、体はアミノ酸からタンパクを合成して、筋肉や骨を作ります。古来、「寝る子は育つ」といわれます。生理学的にも、そのとおりなのです。

　神経細胞もタンパクでできています。シナプスもタンパクでできています。日中、体験したこと、反復されたことは、神経システムの中の回路の中の電気的記憶としてとどめられています。A→B→C→D→E→F→Gという電気的興奮の体験が、神経回路の中に記憶されています。

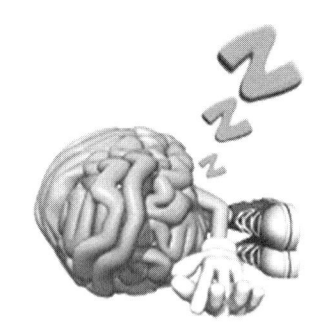

　この記憶が新たなシナプスの創出を促します。夜、眠っている間にタンパクが合成されて、A→Gというシナプスが作られます。または、A→Bという癖になった経路に抑制シナプスが作られます。このようにして、夜、寝ている間に学習が進みます。日中は体験に忙しくて、タンパクの合成までエネルギーが回らないのです。**体を休養させ回復しているときに、脳や脊髄の中でシナプスが作られ、新しい回路が作られ、学習が固定します**。体験が身についていきます。

　学習を固定するためには、休息をとることが必要です。つまり、学習には、がんばることではなく休むことが大切なのです。ですから、フェルデンクライス・メソッドなどの体を使った学習セミナーでは、必ずワークの間に休息をとります。ワークの途中で眠ってしまっても、そこまでの学習は身につきます。介助を受ける人の意識がなくても、丁寧に動かされれば、その動きのために緊張をゆるめることを学習する可能性があります。

　このようにして、夜、眠っている間に学習が固定すると、「昨日まではできなかったことが、今朝、目を覚ましたらできるようになっていた」ということが起こります[*]。学習には、促通または抑制するシナプスを新生させるタンパク合成が大きな役割を演じています。

動きの学習と栄養

　タンパク合成は、学習にとって大きな役割を演じています。ですから、睡眠と同じことが栄養についても言えます。**学習にはシナプスを作るための材料が必要です。それは栄養として入ってきます**。特にタンパクが必要です。タンパクの構成単位であるアミノ酸でもよいです。

　タンパクやアミノ酸がシナプスの形成に必要だからといって、タンパクを摂っていればよいのではありません。学習は「質のよい体験」が脳内に記憶されることから始まります。最初の体験をしないで食べてばかりでは学習できません。

　タンパクの合成にはエネルギーを使います。生体のエネルギーの素（もと）はブドウ糖＝グルコースです。グルコースは炭水化物の分解で得られます。米、小麦、トウモロコシなどの穀類が役立ちます。これらの食物からグルコースを作るには、消化しなければなりません。消化の時間が必要です。ですから、食事の後は充分に休むことが学習に役立ちます。だからといって、食べて寝てばかりでは学習になり

---

[*] 眠っている間に英会話の録音を再生して学習しようとする睡眠学習があります。睡眠学習は、動きの学習ではなく、「知識の習得」です。言葉の記憶ですから、意識のない状態では学習できません。寝ながら英語が習得できることはありません。わたしの体験です。

ません。

エネルギーは、脳の中の神経細胞のタンパク合成にだけ必要なのではありません。**神経細胞は、電気的興奮をするためにエネルギーが必要です。また、シナプスで分泌された神経伝達物質を回収するためにもエネルギーが必要です。これらのエネルギーは、ブドウ糖を酸化することで得られます。ブドウ糖の酸化により、脳は熱を発生します。**

成人の消費エネルギーの20%は脳で消費されます（**図5-20**）。1日2400 kcal の摂取とすると、2400 kcal/24 hr = 100 kcal/hr。その20%が脳で消費されますから、20 kcal/hr です。0℃の水200 mL を1時間で沸騰させるエネルギーです。

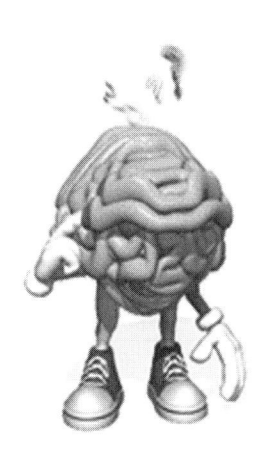

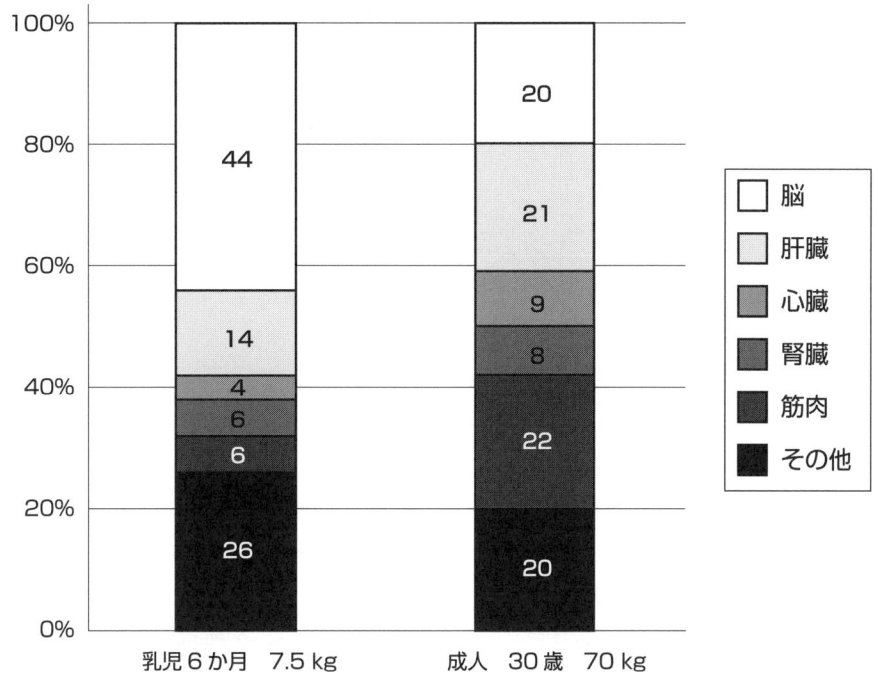

(J. S. Garrow, et al: Human Nutrition and Dietetics, 10th ed., Churchill Livingstone, 2000.)
図5-20　乳児と成人の基礎代謝に対する各臓器別エネルギー消費率

実際には、脳で発生した熱は血液を温め、その血液が四肢に運ばれて、冷却された血液が脳を冷やします。脳が活発に活動すると、熱の産生も増加します。子どもでは脳に比較して四肢が小さいので、筋肉の発熱より脳の発熱の比率が高くなります。さらに、四肢の表面積が小さいので、放熱が少なくなり頭が熱くなります。幼児がはしゃいで脳の活動が高まると、頭が熱くなります。電気的興奮が脳の各所で起こり、記憶されます。そして、しばらく騒いでいると突然眠ります。脳の激しい活動により神経細胞が疲れてしまい、活動を停止するのです。活動を停止した脳は、体験で記憶したことを固定します。

反射と反応

　動物が生まれながらに持っている反応が「反射」です。膝蓋腱反射や上腕二頭筋反射に代表される脊髄反射が典型例です。刺激が来たら、間髪を入れず、その刺激に対してのみ反応します。脊髄より上位の脳を切除したカエルに痛み刺激を与えると、走って逃げます[*1]。生まれて間もない新生児の体幹を支えて足を床につけてあげると、歩くかのように両足を動かします[*2]。これは、四肢と体幹の間で接触と動きに関する情報が交換されて反射しているからです。前庭器官の平衡機能や後頭葉の視覚機能は必要ありません。

　しかし、脊髄反射がそのまま出てしまうと、脳幹レベルでの姿勢反応が邪魔されます。姿勢反応が出るときには、脊髄反射は抑制されます。逆に言うと、脊髄反射の動きの中枢に対して、脳幹から抑制性神経細胞が軸索を伸ばし、抑制性のシナプスが充分に作られたときに、姿勢反応が出てきます。同じことは、中脳レベルの立ち直り反応についても言えます。脳幹レベルの姿勢反応の中枢に対して、中脳の抑制性神経細胞が軸索を伸ばし、抑制性のシナプスが完成したときに立ち直り反応が出てきます。大脳レベルも同様です。一般に、**上位の反応の中枢が下位の反応の中枢に対する抑制シナプスを完成させたときに、上位の反応が出てきます**。さらに、意識の主座と見られている前頭前野から大脳皮質、中脳、脳幹に抑制性のシナプスが作られます。このようにして、意識による動きの支配が完成します。

思考と動き

　ときには、意識による動きの支配が、やりたいことを邪魔することがあります。「速くしよう」「力いっぱいやろう」「カッコよくやろう」というときです。人間には記憶があり、過去の記憶から未来を予測することができます。「昨日はここまでできたのだから、今日はここまでやろう」というように、自分が「今、ここ」でできる以上のことをしようとします。また、「ああ、まだあんなに残っている」と考えて、やる前からうんざりすることがあります。**過去や未来を考えるという前頭前野の思考が、動きを抑制するシナプスを作ります**。

　前頭前野の思考が、いちいち下位の動きの中枢を抑制しなければ、人間は自然に速く滑らかに動けます。

反応の学習と安楽

　受精卵が子宮内で発育し、筋肉を持った胎児になります。このときから、胎児は動き始めます。胎児の前頭葉はまだ発達していませんから、思考はできません。胎児にわかるのは、楽か苦かということだけです。胎児は苦しいことを好みませんから、楽な動きをします。その結果、神経システム内に楽な動きに適するように抑制性または促通性のシナプスが作られます。このようにして、胎児は動きを学習します。

　誕生した後も、学習は続きます。体をコントロールできませんから、むちゃくちゃに動かします。

[*1]　脊髄カエルと呼ばれます。「動きの中枢と日常生活の動き」の章 で解説します。
[*2]　自動歩行と呼ばれます。「動きの中枢と日常生活の動き」の章 で解説します。

そのときに、**気持ちよい楽な動きを感じると、繰り返します。**体幹を思いどおりに動かすことはできません。頭を転がします。顔が向いたほうと反対側の頚の筋肉が引き伸ばされます。そちら側の上肢をむちゃくちゃに動かしますと、楽になります。屈曲させたら、突っ張らないようになったのです。顔の向いたほうでは、肩が顎にぶつかりそうになります。そちら側の上肢をむちゃくちゃに動かしますと、のどが楽になります。上肢を伸展させて肩が動き、のどから楽になったのです。繰り返すことで、頭を転がしたときに苦しさを感じないうちに四肢を屈伸するようになります。

　疲れると眠ります。眠っている間に、脳幹レベルでシナプスが作られ、促通します。体験が学習記憶になり、翌日には楽な動きをしやすくなります。このような学習が集積して、脳幹レベルの非対称性緊張性頚反応ができます。

　脳幹の姿勢反応レベルの動きをし、遊びながら楽に手足を振り回し、手足を引っ張っているうちに、中脳レベルでの立ち直り反応が促通されます。こうして、寝返りできるようになります。

　寝返りし、座れるようになり、体をむちゃくちゃに、しかし楽に動かしていると、大脳皮質で平衡反応や保護伸展反応が促通されて歩行できるようになります。

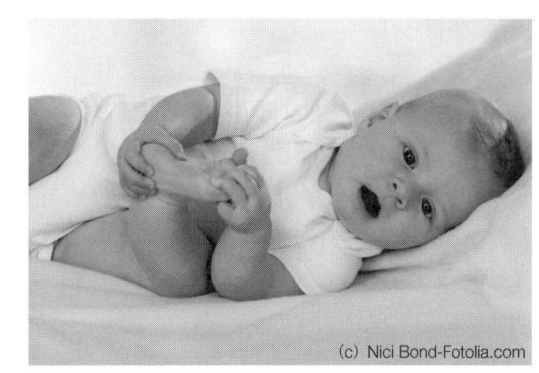

　ここでの**キーワード**は「楽で楽しい」ということです。楽にできる、簡単にできることを繰り返すうちに学習は促進します。

動きの学習を邪魔する「親の見栄」

　もし、**これらの動きを親が手伝うと、赤ん坊は完全な動きを学習できません。**「手伝われて動くこと」を学習します。自らの感覚と筋肉だけで動くことを習得できません。しばしば、親が「隣の子どもより早く歩くようにさせたい」と思い、赤ん坊の両わきを支えて歩かせます。赤ん坊は「支えられて歩く」ことを学習しますが、「自分で歩く」ことを学習できません。「親の見栄」が赤ん坊の学習を邪魔するのです。赤ん坊が学習しているときには、大人は手を出さずに、見守ることが助けになります。

　赤ん坊にがんばらせても学習できないのと同じく、人生のいつの時点でも、苦しいこと、がんばることでは学習は進みません。「がんばったからできた」と思っているものは、実はがんばらなくてもできたかもしれません。

　このようにして、胎児から思春期までの間に、**「楽で楽しい」を基準とした試行錯誤と発見**により、神経システム内に抑制と促通のネットワークが作られていきます。**遊びながら楽な動きを学習することで、脳内に神経細胞同士のシナプス結合として固定されます。**これが、反応として観察されています。

　姿勢反応、立ち直り反応、平衡反応、保護伸展反応などの反応は、遺伝子に組み込まれ固定された動きではありません。人間として生まれたから必ず持っているという動きではありません。胎児となったときから、環境との気持ちよいインターアクション（相互作用）により、学習されたものです。

動きの学習

　脊髄反射と脳幹・中脳・大脳皮質レベルの反応だけでは、目標到達運動も姿勢保持運動もできません。様々な反射・反応の発生順序やタイミングを合わせることで、意図した動きをできるようになります。やりたいことを邪魔する反射・反応を抑制しつつ、好ましい反射・反応を促通することで、意図した動きをできるようになります。

　各レベルの反応を学習したときと同じく、楽で楽しい動きをしていることで、眠っている間にその動きに適したシナプスが作られます。寝るまでの間、短期記憶として動きを覚えているためには、エネルギーが必要です。シナプスを作るタンパク、神経細胞が活動を続けるエネルギーは、食物から栄養として得られます。

　栄養を取り込み、体の細胞を作り、古くなった細胞を処理することを新陳代謝と呼びます。**子どもの新陳代謝は速く、タンパクの合成も旺盛です。シナプスも作られやすくなります。**子どもはすぐにいろいろなことを覚えます。楽に楽しく学習できれば、習い事はすぐに上手になります。

　大人は子どもと違います。子どもよりもいろいろな体験をしています。その結果、すでに作られたシナプスがあります。古い癖が残っています。新しい動きを学習するには、古い癖を抑制するシナプスを作らなければなりません。そのために栄養を使います。古い癖を抑制してから、新しい動きが促通されて、やっと学習できます。

　さらに子どもに比べて大人が不利なのは、新陳代謝が子どもより遅いことです。タンパクの合成も遅いのです。ですから、抑制性シナプスができるのも、促通性シナプスができるのも、子どもより遅くなります。子どもが1年でできることに、大人は10年かかっても不思議ではありません。

　しかし、**「楽に楽しく」続けていれば、高齢者でさえも、生きてさえいれば、確実にすこしずつ学習は進みます。**続けることをやめると学習は止まります。やめている間に、環境から望ましくない影響を受けて、逆方向に促通されることもあります。ですから、動きの学習をするときは、明らかな進歩が見えなくても、続けることが大切です。

脳血管障害の回復と動きの学習

　脳の神経細胞は再生しません。ごく一部の特殊な細胞の再生は実験的に証明されていますが、臨床的には脳梗塞や脳出血のために死んだ神経細胞が再生することはありません。

　脳梗塞や脳出血などで麻痺が生じるのは、神経細胞が死んだためだけではありません。血管が詰まったために梗塞を起こし、その部分が腫れて周囲を圧迫します。その圧迫のために、周囲の神経細胞の機能が低下します。この神経細胞は死んでいません。急性期を過ぎて脳梗塞になった部分の腫脹が減ってくると、周囲の神経細胞の機能が回復します。麻痺が急によくなったように見えます。これが主として急性期に見られる回復です。

　梗塞巣の中心には、死んだ神経細胞があります。この神経細胞が元気なときには、何らかの機能を担っていました。たとえば、上肢の動きや下肢の感覚という機能です。死んだ細胞の担っていた機能は失われます。

　死んだ細胞の周囲には、死んだ神経細胞にシナプスを作って電気的興奮を伝えていた神経細胞があります。感覚経路が残っていて、前頭葉が死んでいなければ、これらの細胞には電気的興奮が伝わってきます。しかし、伝える先の細胞は死んでいます。このとき、死んだ細胞に伝える代わりに、他の

細胞に信号を伝えて、いくつかの神経細胞を経由した迂回路を作ることができます（図5-21）。この迂回路は、多くのシナプスを経由しますから、動きは遅くなります。

わかりやすい感覚、明瞭な意志があり、ゆっくりと動けば、脳の中に電気的興奮の伝わる回路として迂回路が作られます。 この体験が繰り返されて、ゆっくりと眠ることができれば、夜の間に新しいシナプス結合ができるでしょう。そうなれば、死

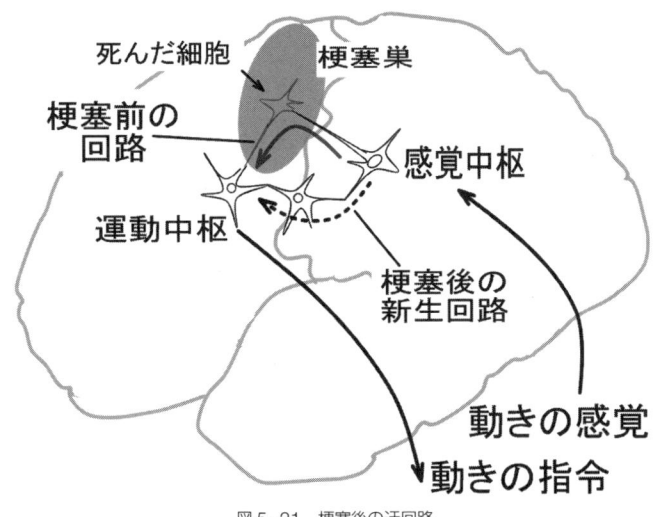

図5-21　梗塞後の迂回路

んだ細胞の機能を周囲の細胞が代行することになります。代行がほんのすこしでも起これば、ありがたいことです。もし、代行が完璧に行われれば、機能は完全に回復します。実際に、小さな脳梗塞で完全に回復した人はたくさんいます。

このように、神経細胞は再生しませんが、周囲の細胞が機能を代行することで機能を回復する性質を可塑性（plasticity）と呼びます。「塑」とは、本来、粘土のように柔らかく形の変わることです。脳は形は変えませんが、柔軟に機能を変えることができます。学習するからです。

脳の機能が回復するときに**大切なことは、わかりやすい感覚と、明瞭な意志という神経細胞への入力刺激**です。そして、さらに大切なのは、その入力に呼応した動きという出力を作ることです。**この入力と出力を結ぶショートカットを神経システムが作ります。**

もし、脳血管障害で麻痺になった人がすこしでも動ければ、本人の動きをもとにして神経システムを刺激できます。もし、本人が動けなければ、介助することで、この刺激と動きの関係を作ることができます。これは、本人の動きを代行することでは達成できません。赤ん坊の学習と同じです。代行は学習を邪魔します。本人の足りない動き、本来ならできるだろう動きを補充することが介助です。ですから、動きの支援が大きな意味を持っているのです。

子どもが動きを学習するときと同じく、楽に楽しく動くことを手伝えば、神経システムは最大の速度で新たな電気的迂回路を作ることができます。そして、**安楽な睡眠が得られれば、新たなシナプスの創出につながり、機能は回復に向かいます。** もし、周囲の人が、介助を受ける人の感覚など無視して、力任せにテコとモーメントしか考えず力学だけを頼りに動かすと、介助を受ける人は防御反射で硬くなります。そして、神経システムは、その防御反射を促通するシナプスを作り上げます。その結果、緊張の強い、硬い人ができあがります。

脳の機能障害を持つ人に対して、動きを介助するということは、神経システムが損傷を受けたことを受け入れ、そのうえで最大の機能を発揮するための学習を手伝うことです。**介助を受ける人は楽に楽しく動くことを支援されたとき気持ちよくなり、介助者は最大の報酬＝介助を受ける人の回復を享受できます。**

死を迎えるときでも動きを学習できる

　死を迎えようとしている人は、「痛みや倦怠感があるために動けない」と思われていることがあります。介助する人が「この人は死が近づいていて動けない」と思っていることもありますし、本人が「力がなくて動けない」と思っていることもあります。

　そのような場合でも、動きの学習はできます。本人が積極的に動くための作動筋を緊張させられなくても、拮抗筋の緊張を低下させるだけで動きやすくなります。ひょっとしたら、拮抗筋の緊張をゆるめるだけで動けるようになるかもしれません。**死を迎えようとしている人の作動筋の動きを強化することは大変なことです。しかし、拮抗筋の緊張を低下させることはできるかもしれません。そのために必要なことは、質のよい動きの体験と、動きの感覚を支援することです。**

　本人が痛みを訴えるときには、痛くない部分を動かすことを手伝います。そうすることで、痛みを感じる部分にかかっていた力を減少させることができます。たとえば、がんのために腹痛を訴える人は、上肢や頭を丁寧に動かしてクッションに乗せることができます。上肢や頭で腹部が引っ張られることがなくなれば、脊柱の周囲の緊張が低下します。それに伴いがんの周囲の緊張も低下し、痛みも少なくなるかもしれません。上肢がだるいと訴える人には、背中や肘の下にクッションを入れて、肩を浮かせて上肢を動かしやすくできるかもしれません。もし、上肢を自分で動かせれば、だるさは減るかもしれません。「こうすれば必ずよくなる」というものはありません。対策の評価は、介助を受ける人の反応で決まります。

　行うことは以下のとおりです。介助を受ける人の問題を明確にする（subject）、どんな環境にあるかを観察する（object）、介助を受ける人と環境の問題点の重みを考える（assessment）、対策プランを立てる（plan）、介助を受ける人と環境の間の問題が減少するようにプランに沿って実践する（do）、介助を受ける人の反応と自分の感覚で実践の結果を評価する（evaluation）。

　これは、看護記録様式に使われているSOAPそのものです。そして、この「S、O、A、P、do、evaluation」は、フィードバック・コントロールによる生物的行動パターンです。

　実は、死を迎えようとしている人も、今生まれたばかりの新生児も、人間の動きを支援するという点からは違いがありません。体の抱える問題は違いますが、何らかの動きの支援を提供できるかもしれないという点で同じです。その問題点を把握して対処することが、動きの支援であり介助です。

　死を迎えようとしている人の動きの改善のためにできることには、もう一つあります。**感覚の支援**です。乱暴に速く力強く動かされると、介助を受ける人、特に死を迎えようとしているほどに弱っている人は、動きを感じられません。ベッドの上の移動、食事や排泄、清拭のときの動きを丁寧に支援することで、「動きの感覚」を支援することができます。排泄と清拭は特に大切です。皮膚をさするという行為が必須だからです。気持ちよい接触をすることで、皮膚の触覚を支援することができます。触覚は、体のオリエンテーションのために重要な感覚です。丁寧に皮膚をさすられると、気持ちよくなります。軽く触れてさするようなマッサージをすると、さらに効果的です*。

---

*　接触と動きの効果については、「アウェアネス・スルー・タッチ」の章で解説します。

●終末期がんの方の褥瘡が改善した例

付録 DVD Disc 3 No.22「動きを診る」を参照してください。

　内藤さん（仮名）は、膵臓がんの末期でした。「褥瘡ができた」と褥瘡対策委員会に報告があり、わたしが褥瘡回診に行きました。仙骨部に 4×2 cm くらいの褥瘡があり、中心が 1×1.5 cm ほどの楕円形に赤黒く変色していました（図 5-22）。

　看護師は、「膵臓がんの末期で、痛みが強く、食事できないので、栄養は点滴だけで、痛みにはモルヒネを使っています」と言いました。内藤さんに聞くと、**動くと痛いし、動かしてもらうと看護師さんに悪いので、動かないで一日中じっと寝ている**」と言います。

　本人に自分で動いてもらいました。ベッド上での横への移動、頭側への移動のときに、静かに足を踏んでもらいました。痛みを感じずに動くことができました。内藤さんは「**こうやって動くと気持ちいい！**」と言いました。そこで、**動き方を指導しました**。付き添っていた妻が動き方をじっと見ていました。

　回診の終わりに、「内藤さんが自分でお尻を上げて動こうとしてくれるだけで、介助者は助かります。そして、一日に何度も、お尻を上げてくれれば、褥瘡は改善するでしょうし、その治療を指導するわたしも大変助かります。ですから、**痛くない範囲で自分で動かしてください**」と内藤さんにお願いしました。

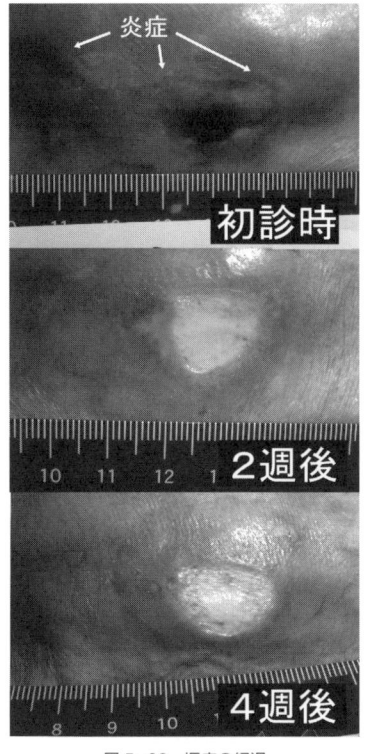

図 5-22　褥瘡の経過

　2週間後、褥瘡を診察に行きました。褥瘡は改善していました。周囲の炎症は消失していました。ずっと寝続けていたための圧迫がなくなったのです。褥瘡の中心の変色した部分は自己融解し、周囲の真皮から表皮が再生してきていました。

　「うわっ、すごくよくなっているね」と言うと、内藤さんは、「**妻が前回の回診のときに、先生が動かしてくれたのを見ていて、見よう見まねで動かしてくれるんだ**」と言いました。妻は、「**看護師さんは忙しそうだし、夫は前回気持ちいいって言っていましたから**」と言いました。わたしは、「ありがとうございます。おかげさまで、褥瘡はよくなっています。奥さんの無理のない範囲で続けてください」とお願いしました。

　内藤さんは、**自分の体の緊張を下げて、妻の動きを許すことを学習しました**。妻は、夫の体の緊張が減ったときに、軽くなったところが移動するように動きを手伝うことを学習しました。

　その2週間後、最初の回診から4週間後、診察に行くと、内藤さんは寝ていました。痛みが強くなって、モルヒネが増量されたのです。褥瘡は、周囲の皮膚が軽度の機械的な炎症を示していました。下痢が強くなったようでした。褥瘡の診察が終わっても、本人は目覚めることはありませんでした。その後、1週間で内藤さんは亡くなりました。

　死の近づいているときでも、人間は動きを学習できます。

06 動きの中枢と日常生活の動き

● 2種類の動き

人間が何かをするには、2つの動きが必要です。

一つは体の姿勢を保持する動き＝**姿勢保持運動**です。地球の重力と調和して、立ったり、座ったりした姿勢を保つことで、食事や排泄が可能になります。重力と共存できない人は、食事や排泄という生命維持の活動ができません。

もう一つは**目標到達運動**です。食事をするためには、食べ物をつかまなければなりません。排泄するためには、排泄する場所に移動することが必要です。目的とするものを獲得したり、目標に移動するために行う運動です。

しかし、上肢を使って物をつかんだり、下肢を使って移動したりするときには、必ず姿勢を保たなければなりません。つまり、目標到達運動をしているときには、必ず姿勢保持運動が行われています＊。

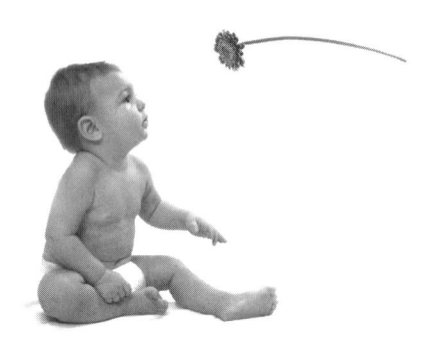

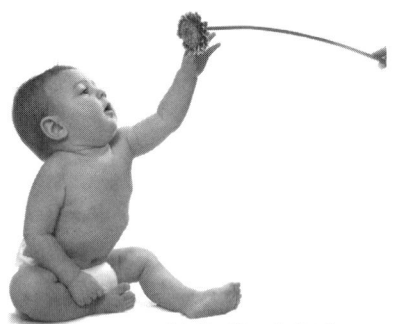

(c) Irina Magrelo-Fotolia.com

●動きの中枢の階層構造

動きの中枢は、生理学で運動中枢と呼ばれます。運動中枢は、大脳皮質から脊髄まで広い範囲に存在します。

何らかの**感覚刺激**により、大脳皮質または皮質下で「〜したい」という**動機**が生まれると、連合皮質に指令が送られ、**運動の計画・プラン**が作られます（**図6−1**）。何かをするには、姿勢を保ちながら、目標物を捕獲するか、目標点に到達しなければなりません。目標到達運動です。その計画に従って、大脳基底核と小脳で目標到達運動の**プログラム**が作られ、指示が出されます。その指示について、視床で「安楽か否か」が判定され、運動皮質に伝わります。運動皮質では、今までの動きの学習成果を加味して脳幹に動きの指示を送ります。この指示は小脳にも送られ、動きを微細にコントロールします。脳幹では、体が目標到達運動を行うのを支えるために**姿勢反応**をコントロールします。脳幹（中脳と 橋(きょう)）が、姿勢と目標到達運動に最適な動きの指示を脊髄に送ります。脳幹のコントロールの下(もと)に、

＊ 姿勢保持運動は、キネステティクスでいうところの「保つ動き」、目標到達運動は「運ぶ動き」に相当します。

基礎知識

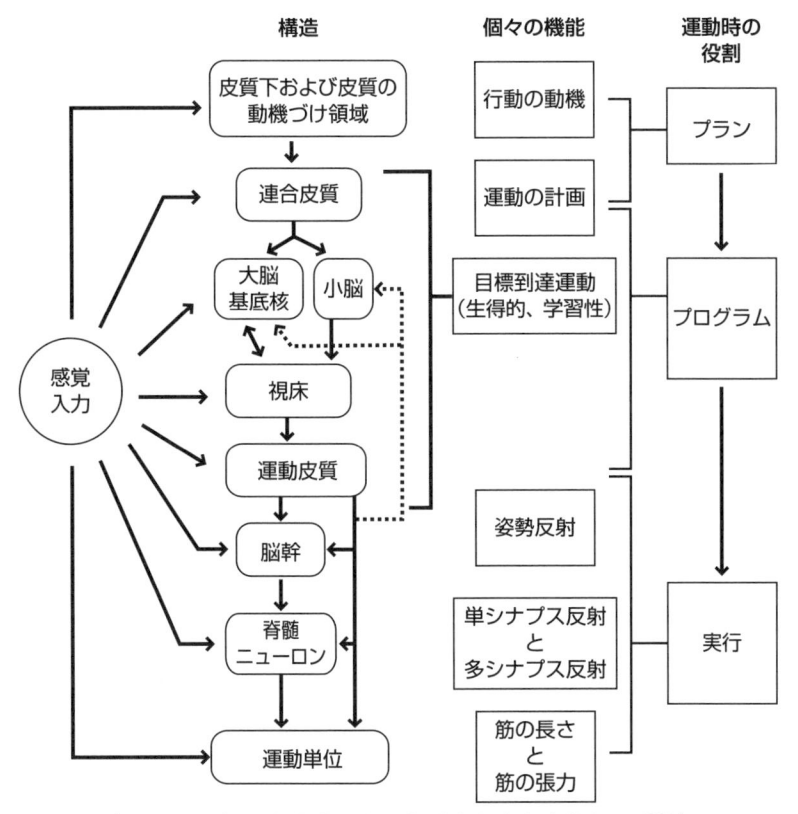

(Birbaumer N, Schmidt RF : Biologische Psychologie, 2nd ed., Springer, 1991.)
図6-1 運動系の概要

脊髄で伸張反射などの**単シナプス反射**、屈曲反射、交叉性伸張反射、交叉性屈曲反射などの**多シナプス反射**で単純な反応が行われます。

このようにして、コントロールされた動きが全身の**運動単位**、つまり筋肉と神経終板に送られ、全身の筋肉の弛緩と収縮による動きとして行動を**実行**します。

コラム　ぎこちない動きと美しい動き

　動きのプランは、大脳皮質、皮質下、連合皮質という「新しい脳」でプランされます。これは、「〜したい」という考えの下に行われますから意識されます。しかし、プログラムや実行のレベルは、大脳基底核、小脳、視床、運動皮質、脳幹という領域で行われ、意識されません。もし、この領域の仕事を意識的に変更すると、自然な動き*のプログラムが邪魔されます。ふだんは何気なくできているのに、意識したとたんにぎこちないギクシャクした動きになります。多くの人が、「意識は行動の質を上げる」と考えます。ですから、動くときに「どのようにしようか」と考えます。しかし、たいていは考えたとおりに動けません。意識＝思考が、自然な動きのプログラムを邪魔するからです。

＊　わたしがキネステティクスの本を翻訳したときに使い始めた言葉です。その後、動きのパターンや形と誤解されていますが、この本では、動きの形ではなく、その動きの中で起こっている神経生理学的なプロセスを指しています。大脳皮質、中脳、脳幹、脊髄の反射・反応を妨げず、体に損傷を起こさない動きのことです。

意識的に動くことが悪いのではありません。意識的に動くことの功罪を知らずに考えることが、不具合を作っているのです。

滑らかな動きを習得するには、「**意識的に丁寧に動く**」ことが役立ちます。丁寧に動くということは、「今、自分の行っていること」に気づいて行動することです。何かを持とうとするときに、持ち上げるのに抵抗を感じたら、動きを止めて戻れば楽になるでしょう。そのときに、「〜しなければならない」と思い込んで動かないものを動かそうとすると、体は苦しい思いをします。ときには、自分の力で自分の体を破壊します。職業病としての腰痛の多くは、このようにして起こります。

茶道や華道では、美しい動きを教わります。多くの人が形をまねします。茶道や華道の先生も形から教えます。しかし、実際には**形をまねするだけでは何も学習しません**。柄杓（ひしゃく）やはさみを持つという動作に伴う感覚に気づくと学習できます。自分が楽にできる動き、道具を使いやすい動きを自分で見つけることで、美しい動きになります。そして、「自分で見つけることができる」と知った人が、高いスキルを身につけます。いつでも、その場に合わせた最適な動きを自分で発見できるからです。

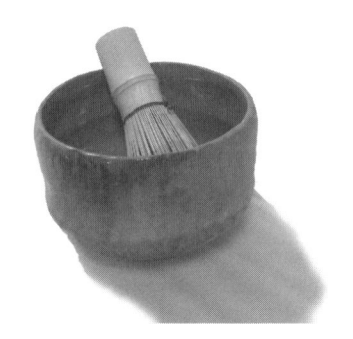

意識的に丁寧に動くことで、大脳基底核、小脳、視床レベルでのプログラムが改善されます。今まで行っていた余計な動きを排除して、必要な動きだけをプログラムできるようになります。今までの無駄な動きを含んだ動きのプログラムから、滑らかな動きだけのプログラムを作るように、脳の中のシナプスが形成されます。脳の中で再プログラムが行われます。

ロシアからイスラエルに亡命した物理学者モーシェ・フェルデンクライスは、このような機構を自らの体と同僚の体を使って研究し、「意識的に小さな動きをゆっくり行うことで、脳の再プログラムが行われる」ことに気づき、**フェルデンクライス・メソッド**を開発しました。

オーストラリアの舞台俳優であったフレデリック・マサイアス・アレクサンダーは、「行動する前に抑制する」ことを教えました。すぐに動かないで一呼吸置いて、「今、自分の行っていること」に注意を払うことで動きの改善に結びつける**アレクサンダー・テクニーク**を開発しました。

何を習うにしても、体を使って動くならば、大脳から脊髄までの運動中枢がスムーズに機能しなければなりません。大脳がプランを立てたら、大脳基底核や小脳の働きを邪魔しないことが大切です。考えて動くときは遅くなります。滑らかに動けません。しかし、一つひとつの動作を意識して動いているうちに、動きの感覚と実際の動きが基底核・小脳以下のレベルで神経回路のシナプスを作り、すばやく反応できるようになります。こうなったときに、考えないで体が反応する状態になります。

かつて巨人軍にいた野球選手の長嶋茂雄氏は、「ホームランを打つコツを教えてください」というインタビューに対して、「ボールをよく見て、近づいてきたら、ガツーンと打てばいいんです」と答えました。聞いている人は、笑っていました。しかし、本当に自由に動ける人にとっては、長嶋氏の言葉が真実です。自由に動くときは、大脳がプランしさえすれば、その後は大脳の制約を離れて体が自然に動くのです。

神秘主義者のピーター・ウスペンスキーは、The Fourth Way という本の中で、「わたしたちは自分の中にとても大きくて精密な装置を持っています。しかし 自分だけがその使い方を知らないのです」と書いています。ウスペンスキーの言うとおりなのです。現代の神経生理学では、「中枢と末梢の神経ネットワーク、運動器官、ホルモン分泌」と呼んでいるものを「精密な装置」と呼んでいるだけです。

神経生理学の発達する前の時代では、自分の体で感じることがすべてでした。そして、自分の体で

実行できたことをもとにして理論を作りました。現代の神経生理学の理論とは違うことを言葉にしました。ときには、非科学的・神秘主義的な言葉や表現を使いました。しかし、ある人が滑らかに動いて何かを行うときに大切なことは、理論ではなく、その感覚と動きです。理論は大脳の前頭葉で作られます。理論に基づいて動いている限り、動きはぎこちなく遅くなります。大切なことは、理論ではなく、理論を離れて自然に動けることです。そのような人が達人と呼ばれるようになります。

茶の湯を創始した千利休には、師匠はいません。形を教えられたのではなく、自らが柄杓を持って茶碗を揺するうちに、気持ちのよい動きを見つけていき、弟子に教えました。利休の死んだ後、茶の湯を広めたいけれど、利休ほどに自由でない人々は、利休の教えた形を守って教えました。本当に自由な人は、形から離れて、自分の茶の湯を作りました。

利休は「守破離」と教えました。「初心者は師匠の動きをまねしなさい。教えを守りなさい。熟練してきたら、教えをすこし破って自分自身に合った動きを探しなさい。完全に自分のものになったならば、教えから離れなさい」と教えました。この考え方は、剣道や柔道などの武道で取り入れられています。

人間が動きを学習するプロセスは、何百年たとうと変わりません。神秘主義も、茶の湯も、神経生理学も、人間の動きをまともに研究すれば、同じ結論に向かいます。究極に達すれば、理論は必要なくなります。ですから、ある芸事の名人は、他の芸事の名人の話がよくわかります。

●反射学

前項の**図6-1**を見ると、運動は「姿勢反応」と「単シナプス反射」「多シナプス反射」で「実行」されることになっています。動きは反射・反応をツール（道具）として実行されます。

反射とは、何らかの刺激を受けたときに自動的に動くことです。代表的なのは、脚気の検査として有名な膝蓋腱反射です。膝のお皿の下をゴム製の小さなハンマーでたたくと、下腿がピョンと動きます。まるで光が鏡で反射するように、ある刺激が入力されると、いつも同じ動きの反応が脊髄から返されるのです（**図6-2**）。

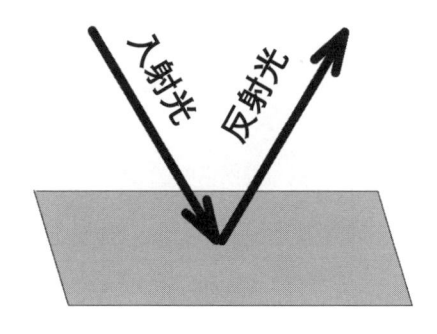

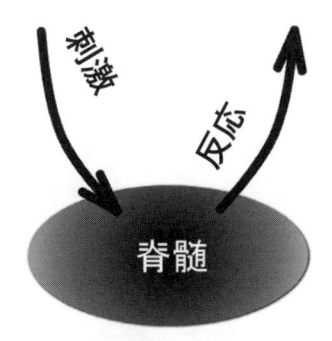

図6-2 反射

> ### 反射・反応を学ぶことの意義

　ここでは反射・反応について解説していきます。反射・反応は、日常生活の動きの中で役立っています。反射・反応のおかげで意識することなしに無理なく動けます。危険を回避できます。いろいろな反射・反応を知り、それらを邪魔することなく滑らかに動ければ、生きることは楽になります。

　しかし、反射・反応を根拠に人間の動きを決めつけることはできません。「この反射・反応があるから、このように動くのが自然だ」とは言えません。「この反射・反応を邪魔しないようにすると、うまく動けるかもしれない」と言えるだけです。

　人間には多くの反射・反応があります。まったく反対の動きをする反射・反応もあります。それらの多くの反射・反応のいくつかが抑制されることで動いています。すべての反射・反応が同時に起これば、姿勢を保つことも移動することもできなくなります。多くの反射・反応が時間的に次々と抑制を解かれることで、連続的に滑らかに動けます。1つの反射・反応だけを使って動くことはできません。

　反射・反応は体を動かすためのツールです。そのツールの存在を知れば、体を動かしやすくなります。しかし、「このツールを使う」と決めたとたんに、もっと自然に滑らかに動けるツールを捨てているかもしれません。反射・反応を学ぶ意義は、**その反射・反応を使うことではなく、その反射・反応が出てくるときに邪魔しないことを学習できる**ことです。

●脊髄反射

　頭蓋の下には俗に「背骨」と呼ばれる脊椎があります。脊椎の中には脳から続いてくる脊髄があります（図6-3）。脊髄には動きの中枢があり、脊髄神経と呼ばれる神経を体の各所に伸ばしています。

　脊髄神経は、8対の頸神経、12対の胸神経、5対の腰神経、5対の仙骨神経、1対の尾骨神経からなり、左右で31対あります。頸神経は同番号の頸椎骨の上、胸神経以下は同番号の脊椎骨の下を

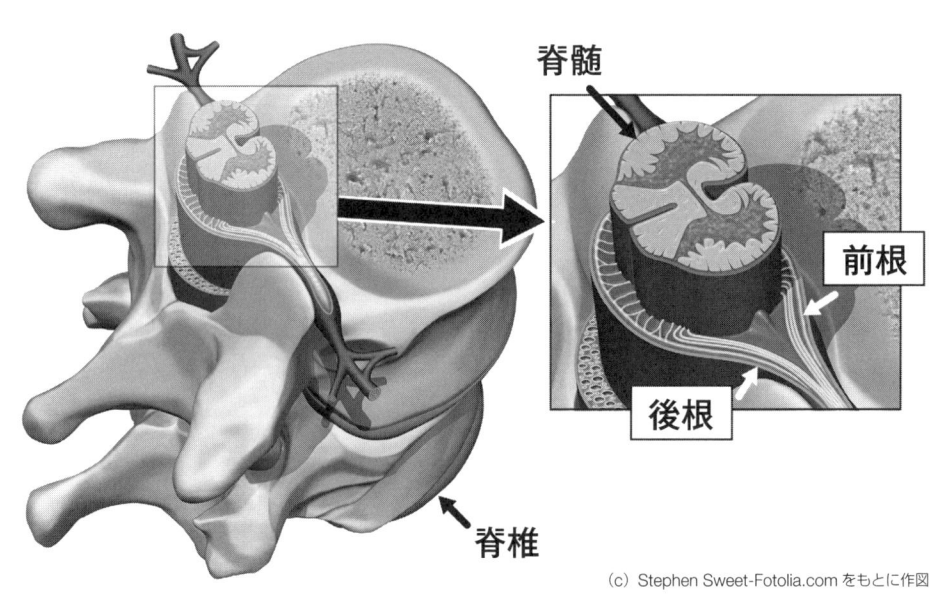

(c) Stephen Sweet-Fotolia.com をもとに作図

図6-3　脊椎と脊髄

通ります。

　脊髄神経は、後根と前根に分かれています。後根は感覚神経であり、脊髄の後半にある脊髄後角に入ります。前根は運動神経であり、前根は脊髄の前半にある脊髄前角から脊椎の外に出て行きます。

脊髄以下の運動神経と感覚神経

● α運動神経

　中枢からの指令が脊髄を通って**脊髄前角の**α**運動神経細胞**に電気的興奮として伝わると、**α運動神経線維**を電気的興奮が伝わって軸索末端につながっている筋細胞を興奮させ、筋肉を収縮させます（図6-4）。

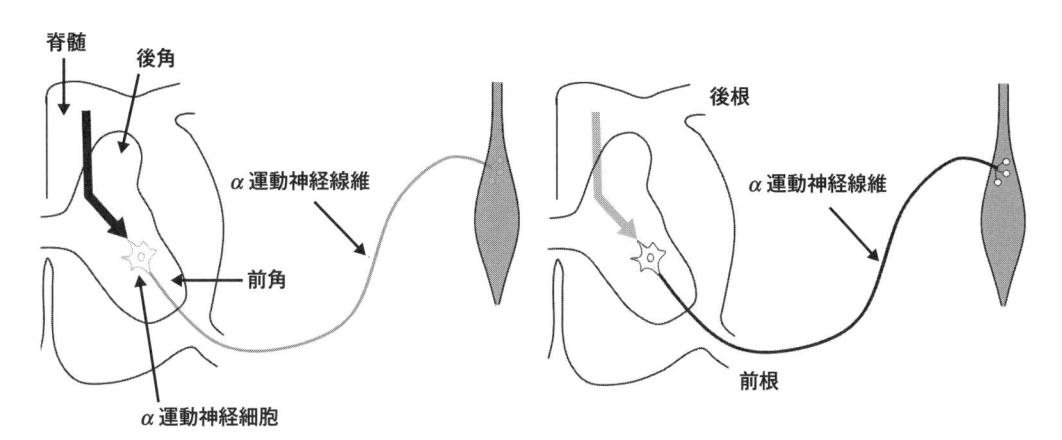

　α運動神経の興奮により、筋肉はすばやく収縮します。

図6-4　α運動神経の興奮

● 伸展受容器とⅠa感覚神経

　筋肉には「伸び」を感知するセンサーがあります。伸展受容器と呼ばれます。

　伸展受容器から感覚神経が出ています。神経の太さの分類から**Ⅰa感覚神経**と呼ばれます。Ⅰa感覚神経は、脊髄の後根を通って脊髄後角に入ります（図6-5）。

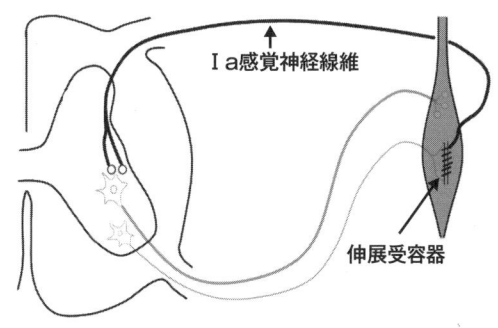

図6-5　伸展受容器とⅠa感覚神経

脊髄での反射

　最も単純な反射は、感覚神経の興奮が脊髄で運動神経に伝わる脊髄反射です。

　脊髄反射は生まれたときからあります。生物として生き抜いていくために必要最小限の機能です。**体を守ることに役立っています。**

●伸張反射

　膝蓋腱反射と同じことは、上腕の屈筋である上腕二頭筋や、伸筋である上腕三頭筋でも起こります。ここでは、上腕二頭筋反射を例に説明します（図6-6）。

図中1：上腕二頭筋と前腕の尺骨をつないでいる腱をハンマーで軽くたたきます。

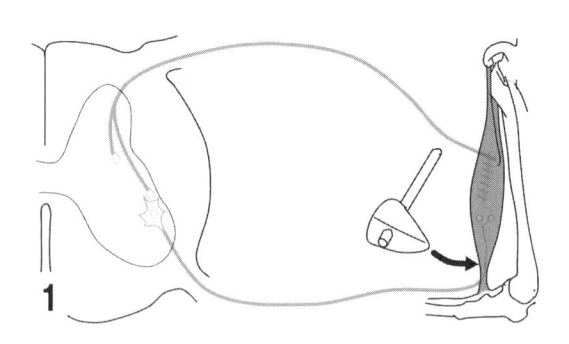

図中2：上腕二頭筋の**伸展受容器**が伸ばされます。その刺激は、**Ⅰa感覚神経**を通って脊髄の後根から脊髄後角に入り、脊髄前角に伝えられます。

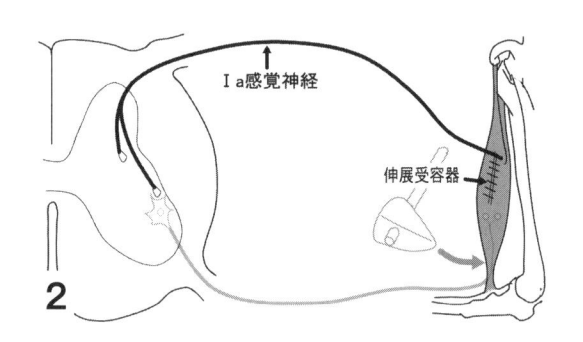

図中3：脊髄前角の**α運動神経細胞**が興奮して、上腕二頭筋を刺激します。

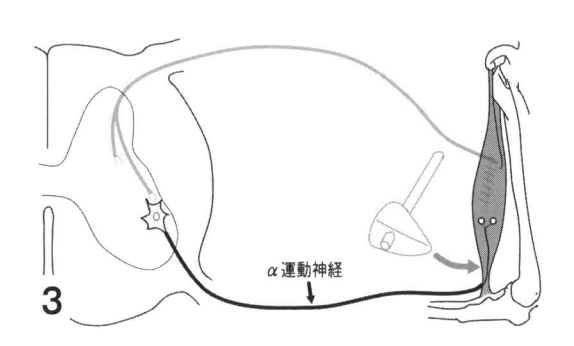

図中4：上腕二頭筋がピクッと収縮します。

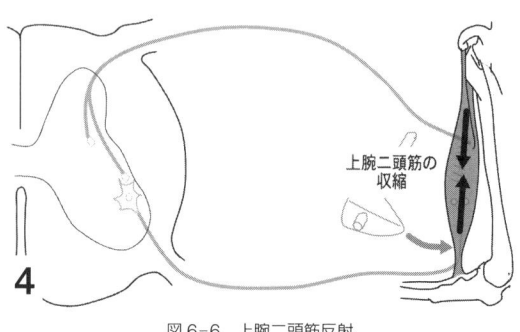

図6-6　上腕二頭筋反射

このような反応が「反射」*と呼ばれます。刺激から筋肉の収縮まで、光の反射のように、定型的にすぐに反応するからです。この上腕二頭筋反射は、筋肉の伸張を刺激にして起こるので、伸張反射と呼ばれます。この反射の経路を**反射弓**(はんしゃきゅう)と呼びます。

　Ⅰa感覚神経とα運動神経細胞のような**神経のつながりをシナプスと呼びます**。反射弓には必ずシナプスがあります。反射弓に存在するシナプスが1個のものを**単シナプス反射**、複数のものを**多シナプス反射**と呼びます。上腕二頭筋反射は単シナプス反射です。

　もし、伸張反射がなければ、どうなるでしょう？　かばんを持ち上げるときを考えてみましょう。かばんを持ち上げるときは、意識していなくても、あらかじめそのかばんの重さの見当をつけています。そして、その重さに見合った筋肉の緊張状態を作ってから、実際に持ち上げます。そのとき、かばんが想定した重さより重かったときには、肩の周囲の筋肉は伸張されます。伸張反射がなければ、肩の筋肉が伸びきって断裂したり、肩関節が脱臼(だっきゅう)したりするかもしれません。しかし、実際には伸張反射がありますから、肩の周囲の筋肉が伸張されたとたんに筋肉は収縮し、過度に伸張することはありません。重いかばんを持つたびに肩を脱臼することはありません。このように、伸張反射は筋肉の過度の伸張を防いで、体を守っています。

●伸張反射の抑制

　パーキンソニズムという病気では、体が刺激を受けるたびに、いつでも反射が出てきます。歩こうとして膝を前に出そうと股関節を屈曲したとたんに、反対側の筋肉に伸張反射が起こって足を前に出せません。体全体の筋肉が動きづらくなり、ご飯を食べるのも大変です。伸張反射が抑制されていないのです。

　普通の人は、自分の意志で動くとき、つまり**随意運動するときには、伸張反射を抑制する指令が上位中枢から脊髄の中枢に送られています**。わたしたちは、伸張反射の抑制ができるので、自由に動けます。

---

* このような刺激と反応の関係に「反射」という名前をつけたのは、フランスの哲学者・科学者であったルネ・デカルトです。デカルトは、自然科学全般、特に光の反射について研究しました。その研究の序論が『方法序説』です。その本の中で、「わたしが唯一疑うことのできない事実、つまり、何かを疑うことのできる自分がいるという事実をもとにして、考察することができる」と述べ、「**吾思う故に吾あり**」との言葉を残しました。デカルトは敬虔(けいけん)なクリスチャンであり、心身二元論を唱え、体は精神に従うものと考えました。これが現代にも精神至上主義として影響を及ぼしています。現代生理学によれば、体への刺激により神経系は大きな変化を示しますし、神経系の変化により体は大きな変化を示します。ですから、「**吾あるが故に吾思う**」とも言えます。

●屈曲反射

　誤って指先を切ったときや、熱い鍋に触れたときには、すぐに手を引っ込めます。上肢を屈曲させます。これが屈曲反射です（**図6-7**）。

図中1：指を切ると、痛覚の受容器が興奮します。その興奮は、感覚神経を通って脊髄後角の神経細胞に伝わります。

図中2：脊髄後角の神経細胞は、**興奮性介在ニューロン**と呼ばれる神経細胞を介して、脊髄前角のα運動神経細胞に興奮を伝えます。

図中3：脊髄前角のα運動神経細胞から屈筋に興奮が伝わり、屈筋が収縮します。

図中4：脊髄後角に入った刺激は、伸筋に対する**抑制性介在ニューロン**も興奮させます。抑制性介在ニューロンは、その先にある伸筋のα運動神経細胞の興奮を抑制します。

図中5：伸筋の興奮が抑制されるので、伸筋は弛緩します。屈筋は、伸筋に邪魔されることなく、充分に収縮できます。

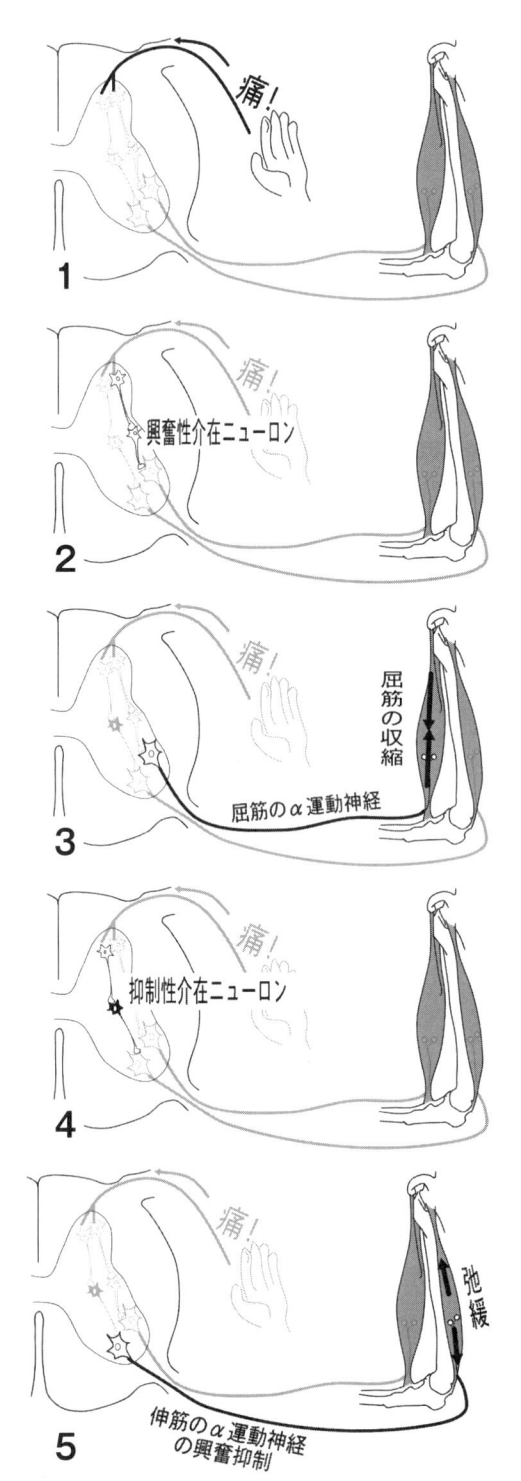

図6-7　屈曲反射

屈曲反射では、反射弓の途中で介在ニューロンを経ます。シナプスが複数ありますから、多シナプス反射です。**反射弓に含まれるシナプスが多くなればなるほど、反射は刺激以外の要因に影響を受けることになります。**ときには、反射が消失することもあります。

屈曲反射では、伸張反射と違い**複数の介在ニューロンを経て興奮が伝わりますから、遅くなります。**しかし、屈曲反射は痛み刺激や熱さから逃れるための防御反射です。屈筋の収縮だけで、伸筋が弛緩しなければ、屈曲が遅れます。屈曲が遅れれば体が損傷されます。ですから、**介在ニューロンを経ることで反応時間が多少遅れても、伸筋の弛緩と同期して屈筋が収縮するほうが生存に有利です。**

反射弓は1本の神経ではありません。複数の神経が接続して反射弓を作っています。その接続部分では、興奮の伝達や抑制が行われています。このような、**反射弓に関与するシナプスの集合が脊髄の運動中枢です。**

伸張と屈曲は対語になりますが、伸張反射と屈曲反射は対語ではありません。伸張反射の「伸張」は、反応する筋肉が伸びることです。**「伸張」という語は、反射を誘発する刺激を示しています。屈曲反射の「屈曲」という語は、反応の結果を示しています。**誘発する刺激ではありません。

屈曲反射は「痛い」とか「熱い」と感じる前に動いています。「痛い」や「熱い」と感じるのは、脳の働きです。**危険から体を守る反射は、脳が刺激を解釈する前に脊髄で生じています。**

●屈曲反射の抑制

糖尿病の自己採血のときに、指先を器具でつつくたびに屈曲反射が起こったら、糖尿病のコントロールができません。自分のやりたいことをするために、反射を適切に調節しています。屈曲反射は、上位中枢により抑制されます。子どもを助けに火の中に飛び込む人や、修行として体に針を刺す人は、上位中枢の指令で脊髄の屈曲反射を抑えています。伸張反射も屈曲反射も、すべての**脊髄反射は、脊髄より上位の中枢である延髄、中脳、視床、大脳のコントロールにより抑制することができます。**

成長の過程と脊髄反射

成人では、ふだん、脊髄反射は隠されています。病院の診察室という特殊な状況でテストされることはあっても、日常生活で容易に観察することはできません。大脳皮質、中脳、橋、延髄という上位中枢が、脊髄の中枢を抑制してコントロールしているからです。もし、そのようなコントロールがなくなれば、普通の生活を送ることはできません。

生まれたばかりの赤ん坊では、上位中枢のコントロールはありません。思春期を終えるまでの体験で、動きのコントロールを学習していきます。ですから、上位中枢の発達する前の子どもでは、下位の中枢の反射がはっきり見られます。このことを利用して、小児科医は、どんな反射が残っているかで子どもの発達程度を判定します。

動物、特に下等動物と呼ばれる動物は、大脳が発達していません。そのために、脊髄、脳幹、中脳で反射する反応を比較的容易に観察できます。

これから、主として赤ん坊のときに見られやすい反射を解説していきます。

●支持反応（supporting reflex）

赤ん坊の体幹を支えて空中に浮かせたとき、足の裏が離れると下肢を屈曲させます。足の裏が支持面につくと、下肢を伸展させて、伸筋・屈筋の緊張が高まります。**足の裏の触覚や下肢の筋肉・腱の**

固有覚の神経の興奮が、脊髄の感覚神経から脊髄の運動中枢へ反射して、下肢の筋肉の収縮を引き起こしています。

　足の裏をつけたときに下肢を伸展するのを陽性支持反応（positive supporting reflex）と呼びます。逆に、足の裏が離れたときに下肢が屈曲して筋肉が弛緩するのを陰性支持反応（negative supporting reflex）と呼びます（**図6-8**）。

　脊髄反射の支持反応だけでは、体を直立に保つには不充分です。直立を保つには、脊髄より上位の中枢で支持反応を適度に抑制し、他の反射と組み合わせることが必要になります。

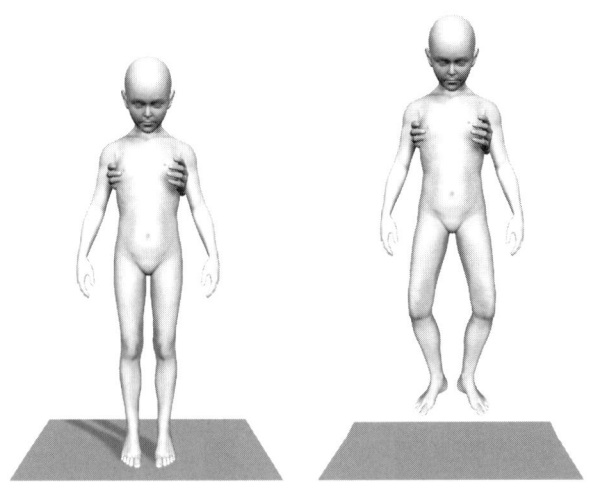

図6-8　陽性支持反応と陰性支持反応

●支持反応の臨床的意義

　赤ん坊に支持反応が存在するということは、立っていることに意識は必要ないことを意味します。軍隊の歩哨が立ったまま眠ってしまうことがあります。眠っていても立っていることはできます。ですから、自力で立てない人でも、手伝ってもらって立ち上がりさえすれば、立っていられます。ただ、そのような人は体幹や下肢の筋力がないので、時間がたつと姿勢が崩れます。そのときに、支持反応より上位の姿勢保持の反応が生じないので、長い時間は立っていられません。もし、短時間でも片足立ちをできれば、歩くことも可能です。

　この反応のみを介助に利用して、立ったり歩いたりしてもらうことも可能です。しかし、そのときに、「何をしているか」を介助者が知っていなければなりません。**立ち上がれない人に立つことや歩くことを体験してもらうことは、本人に自分の持っている動きの資源に気づいてもらうことです**＊。

●屈筋吸引反射

　伸展した下肢の足底を刺激すると、その下肢を屈曲させて刺激から遠ざかろうとします（**図6-9**）。前述した屈曲反射そのものです。

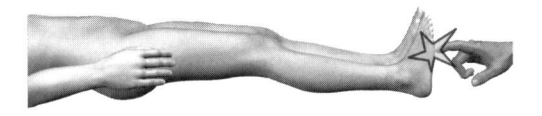

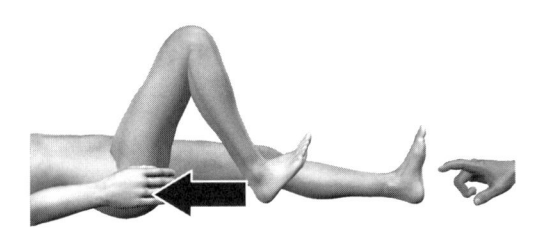

図6-9　屈筋吸引反射

＊　立ち上がれない人が立つことを介助する例は、「立っている、しゃがむ、立ち上がる、座る」の章　で解説しています。

基礎知識

●伸筋突張反射

足に刺激を受けたときに、下肢を伸ばして蹴飛ばすことで防御することもできます。

赤ん坊の下肢を屈曲させて、足底を刺激すると、蹴飛ばされます（**図6-10**）。皮膚からの刺激が、脊髄の反射弓を通り、伸筋を収縮させて、下肢を伸展させるためです。

下肢を伸展させた状態で足底を刺激すれば屈筋吸引反射が起こり、屈曲させた状態で刺激すると伸筋突張反射が起こります。下肢の伸展・屈曲のいずれの状態でも、脊髄の反射が働けば、刺激から逃げることができます。

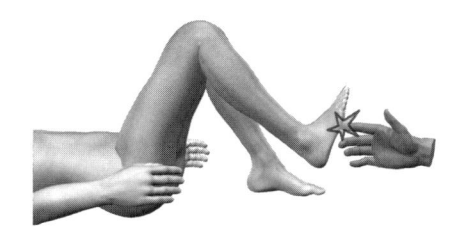

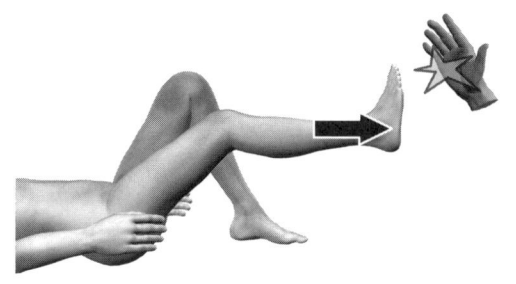

図6-10　伸筋突張反射

●屈筋吸引反射と伸筋突張反射の臨床的意義

屈筋吸引反射も伸筋突張反射も防御反射です。脳は関与しません。眠っている人に突然触れたらビクッとして大きく動くとき、これらの反射が生じています。

介助する人は、眠っている人に触れて、相手がビクッと動き、びっくりして目覚めると、「あっ、ごめんなさい。びっくりさせちゃったわね」と言います。このとき、眠っていた人は、触れられたことで目が覚めたのではありません。接触により生じた触覚受容器の興奮が脊髄に伝わり、反射して起こった筋肉の収縮によって体全体が動き、その動きから生じた固有覚、触覚、圧覚の変化が脊髄から大脳に送られ、覚醒刺激になったのです。触れたことが原因ではなく、触れたことで防御反射を起こさせたことが原因です。触れ方が強過ぎるのです。ですから、このようなことを体験した介助者は、自分の触れ方を反省すると技能が向上します。

●交叉性伸展反射

片側の下肢を屈曲させ、反対側の下肢を伸展させた状態で、屈曲した側の下肢の足底を刺激すると、刺激された下肢は屈曲し（屈筋吸引反射）、反対側の下肢は伸展します（交叉性伸展反射）（**図6-11**）。防御反射です。

大脳を経て刺激の内容を理解する必要はありません。釘を踏んだ痛覚でも、こんにゃくを踏んだ圧覚でも、氷に触れた温度覚でも、交叉性伸展反射は起こります。**足の感覚が脊髄で反射して動きになります。**大人でも上位中枢のコントロールを受けないときに出現します。

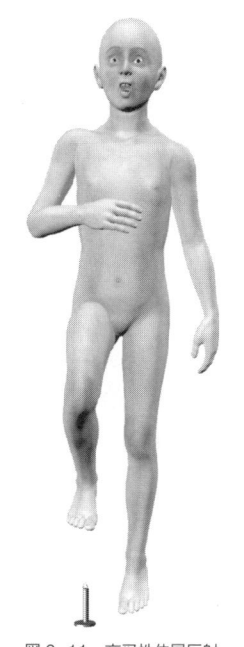

図6-11　交叉性伸展反射

●交叉性伸展反射の臨床的意義

歩いているときに気づかずに釘を踏むと、釘を踏んだ下肢を屈曲させ足底を地面から上げます。このとき、交叉性伸展反射で反対側の下肢を伸展させて立位を保持しています。交叉性伸展反射のみでは、体重を支えるほどの強力な下肢の筋収縮を起こしませんが、動き出す準備に役立っています。

●脊髄節間反射

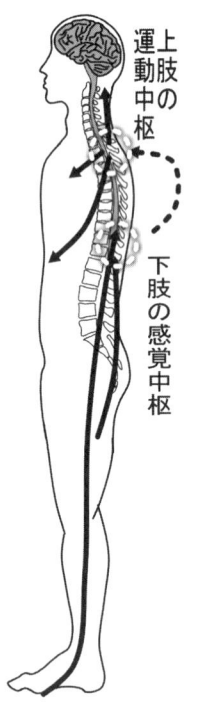

ここまでに述べた脊髄反射は、同じ脊髄レベルで反射弓を形成しています。たとえば、膝蓋腱反射では第2腰椎から第4腰椎のレベルです。

反射の中には、脊髄の高さの違うレベルの間で反射弓を作る反射があります。脊髄節間反射と呼ばれます（図6-12）。

図6-12　脊髄節間反射

○側彎反射（Galant反射）

脊柱の外側をゆっくり上から下へ爪で引っかくように刺激すると、刺激された側の筋肉が収縮して体幹が曲がります（図6-13）。

ヤツメウナギなどの無顎類は、体幹をくねらせて泳ぎます。背中の皮膚への接触刺激が、体幹の筋肉の動きに反射しています。刺激を受けた部分の感覚神経の入っていく脊髄分節と、反応して動く部分の脊髄分節は異なります。脊髄の中で、頭側から尾側、またはその逆に興奮が伝達されて生じる反応です。理論的には、脊髄節間反射だけでヤツメウナギのように移動できます。

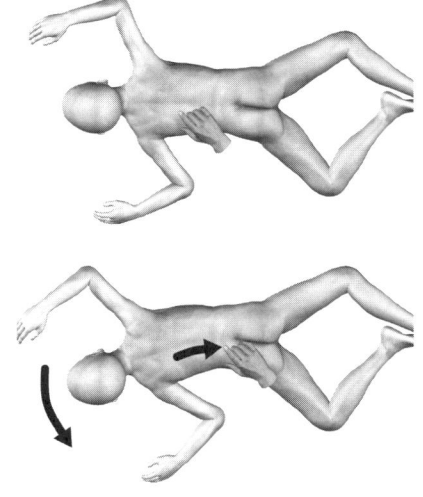

図6-13　側彎反射（Galant反射）

○水泳反射（swimming reflex）

　生後10日過ぎの赤ん坊を水中に入れると、数秒間息を止めて、ヤツメウナギのように体幹を左右に屈曲させます。手で水をかき、足で水を蹴ります。生まれながらに体幹の動きがプログラムされています。水が体の皮膚、顔の皮膚、手足の皮膚に触れ、浮力により四肢が軽くなることが、触覚、温度覚、固有覚への刺激となって、脊髄で反射して生じています。

　赤ん坊が泳ぐとき、考えてはいません。赤ん坊のときに水泳反射で泳げても、脳が発達して意識が生じ、記憶と予測が可能になると泳げなくなります。水に入って恐ろしい体験をした記憶が、大脳皮質から脊髄に抑制をかけるからです。

○引っかき反射

　カエルに麻酔をかけて頭部を切除すると、脊髄だけが残ります。脊髄カエルと呼びます。脊髄より上位の中枢からのコントロールを受けません。純粋な脊髄反射だけが残ります（図6-14）。

　脊髄カエルの背部に、希塩酸に浸した小さな濾紙を貼りつけると（**図中1**）、後肢が屈伸して、濾紙をはがそうとします（**図中2**）。**図中2～6**までを見ると、反対側の下肢も両上肢も激しく動いています。複数の脊髄分節の間で作られる反射弓が、「背中に貼られた紙をはがす」という目的を持った行動を完成させています。

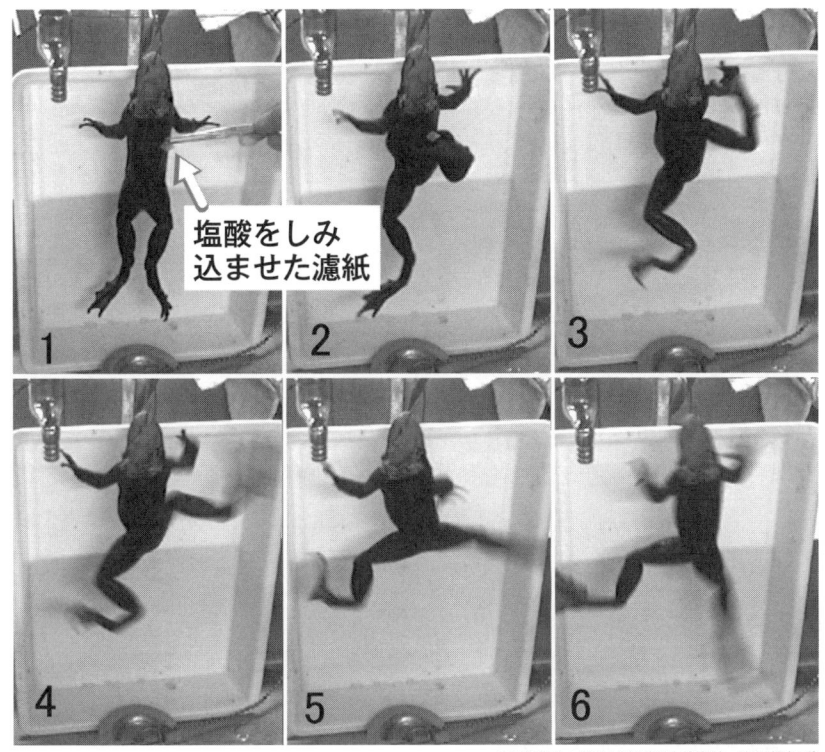

（写真提供：埼玉県立所沢高等学校　森田保久氏）
図6-14　脊髄カエルの引っかき反射

○脊髄カエルの逃走

付録 DVD Disc 2 No.9「歩行の進化」を参照してください。

　脊髄カエルを床に置いて後肢をつまむと、走って逃げます（図6-15）。つまり、**大脳、中脳、小脳、延髄がなくても、脊髄の反射だけで歩けます。足の裏の接触、下肢の筋肉の固有覚への刺激から脊髄節間反射が起こっています**。脊髄を機械的に破壊すると、この反応は消失します。

　このような危害を避ける反応は、カエルに限らず動物すべてが持っています。防御反射です。背中の皮膚と上下肢の筋肉という、まったく高さのレベルの違う脊髄分節の間で、反射弓が作られています。意識のある人間では実験できません。脳の損傷により意識のなくなった人に痛覚刺激を与えたときに見られます。

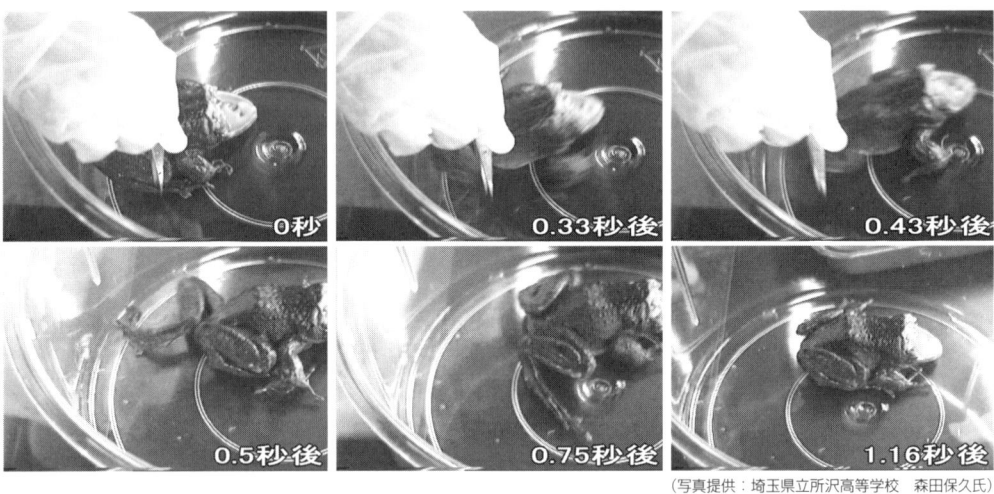

図6-15　脊髄カエルの逃走
（写真提供：埼玉県立所沢高等学校　森田保久氏）

○自動歩行

　生後1～2か月までの赤ん坊のわきの下を支えて両足を床につけ、軽く前屈みにさせると、歩き出すような足の動きをします（図6-16）。足の裏への接触がポイントです。

　これは、前述の脊髄カエルと同じく、脊髄節間反射です。足の裏の接触と下肢の筋肉の固有覚への刺激により、脊髄での支持反応が左右共同で起こっています。まだ立つこともできない新生児期に、すでに歩行に必要な脊髄反射が存在します。生後2か月ほどで上位中枢の発達により抑制され、消失します。

　赤ん坊の体を支えている手に相当するだけの筋力とバランス感覚が獲得されると、自分で歩くことができ、危険から逃れることができるようになります。

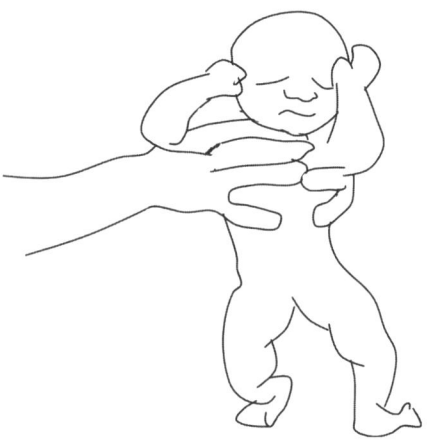

図6-16　自動歩行

> **コラム** 中枢性パターン生成器

　脊髄には、歩行や泳ぎ、引っかき反射の際の体幹・四肢の運動リズムと基本的な運動パターンを生成する神経回路があると考えられています。この神経回路は中枢性パターン生成器（central pattern generator；CPG）*と呼ばれます。CPGは体節ごとに左右に存在します。伸筋関連モジュールと屈筋関連モジュールがあり、左右の伸筋および屈筋へ逆位相となる信号をリズミカルに送り出しています。歩いたり泳いだりしているときは、上位の中枢からの指令や感覚のフィードバックなしに、CPGがシナプスを通して、四肢の伸筋と屈筋を支配する運動ニューロンへ律動的な活動をするように指令を出しています。CPG内部の構造やモジュール相互関係について、詳しいことはわかっていません。

● 脊髄節間反射の臨床的意義

　歩行は脊髄節間反射で生じます。バランスよく立つことを手伝い、下肢の筋肉の固有覚を整理してあげ、片方の足の裏への接触を丁寧に調節してあげると、人は脊髄節間反射で歩き出します。

　微妙なコントロールは、脊髄より上位の動きの中枢による抑制で実現されます。ですから、脳梗塞で大脳皮質のコントロールが使えなくなった人でも、介助者がコントロールの機能を貸してあげると歩けます。介助者がいっしょに歩き、介助を受ける人の足の裏にかかる重さを丁寧に調節して、脊髄節間反射をリードします。そうすると、本人の骨と筋肉を使って歩けます。本人の大脳皮質から脳幹が行うコントロールという機能を、介助者が貸してあげることになります。すると、筋肉の廃用性萎縮を止めたり遅くしたりできるでしょう。そうできれば、梗塞となった脳の組織の周囲の神経がシナプスを作り、機能を回復してきたときに筋肉がすぐに使えます。

　神経の変性疾患を持つ人は、脊髄の神経システム自体の機能が低下しています。そのような人を介助するということは、文字どおり脊髄節間反射を介助することです。

動きに関する脊髄の働きと脊髄反射のまとめ

　脊髄は、筋肉を動かすα（アルファ）運動神経を筋肉に出しています。速くて力強い動きをつかさどります。

　脊髄には、筋肉や腱の伸びを知らせる固有覚の感覚神経が入ってきています。この感覚神経から運動神経への反射弓を作っています。**この反射弓が最も下位の動きの中枢**になります。

　脊髄反射は粗雑ですが、経由するシナプスが少ないので速く反応できます。伸張反射や屈曲反射という**脊髄反射は、侵害刺激に対する防御反射**として最適です。

　体の支持や移動に役立つ脊髄反射が存在しますが、それだけでは支持にも移動にも不充分です。**脊髄反射は単純で粗い動きしかできません**。脊髄だけでは、平衡を保ったり体の各部分の動きを協調させたりすることができません。平衡や協調は、脊髄より上位の脳幹や中脳のレベルの反射によりまかなわれるようになります。

＊　CPGについては、「移動と動きの中枢」の項目　で解説します。

脊髄より上位の中枢が脊髄反射を抑制できるようになってから、繊細で滑らかな動きをできるようになります。赤ん坊は、粗雑な動きを繰り返すうちに、感覚神経からのフィードバックで上位中枢が刺激されて発達します。このようにして発達するうちに、脊髄反射は単独では観察されなくなります。

　神経システムの病気になると、上位中枢の抑制が失われ、いったんは観察されなくなった脊髄反射が再び観察されるようになります。これは**病的反射**と呼ばれます。病的反射は、反射自体が病気なのではなく、病気のときに観察されるようになるという意味で「病的」と呼ばれます。

　子宮の中にいるときに、**遺伝子の情報をもとにして胎児の神経のネットワーク構造が作られます。子宮内での発育のプロセスとともに、脊髄反射を習得しています。**ですから、遺伝子に異常がなく、子宮環境に異常がなければ、脊髄反射は誕生直後から活躍します。

●脳幹レベルの反応

　脊髄反射では、おおざっぱな動きしか起こりません。脊髄反射だけでは、姿勢をコントロールできません。地球の重力の支配下で体のバランスをとるには、前庭覚による平衡の維持が必要です。また、前庭覚は頭の動きや傾きを感じるだけですから、頭と体幹の関係を知るために、頚の筋肉の固有覚が必要です。

　内耳の前庭覚から、重力のかかる方向と頭の角度についての情報が脳幹に入力され、頚の筋肉の固有覚の受容器から、頭と体幹の角度についての情報が入力されます。脳幹に入力された頭部と体幹の位置関係のひずみが情報処理・演算され、四肢の筋肉の緊張（筋トーヌス）に変化を起こさせて、姿勢を維持しています。**脳幹での反応は、静止時の姿勢の維持、つまり姿勢保持運動に役立っています。**ほぼ生後6か月頃まで見られますが、それ以後は上位中枢の発達により抑制されて見られなくなります。

　脳幹での反応は、脊髄反射のように先天的に持っている反射ではありません。生後に体験学習して習得する反応です。

静的姿勢反応

　何もせずに寝ているときにも、寝ている姿勢を保つように体は微調整しています。この微調整は意識されません。脳幹での反応により自動的に調整しています。このように、ある姿勢を保つために起こっている反応が**静的姿勢反応**です。前庭神経核を含む橋と延髄の脳幹の領域に、静的姿勢反応の中枢があります（図6-17）。

　脊髄反射でも下肢は動きます。しかし、伸張反射や屈曲反射のような単純な脊髄反射だけでは、重力との関係を保つことはできません。速いけれど雑な動きの脊髄反射をコントロールしなければ、重力との関係は保てません。

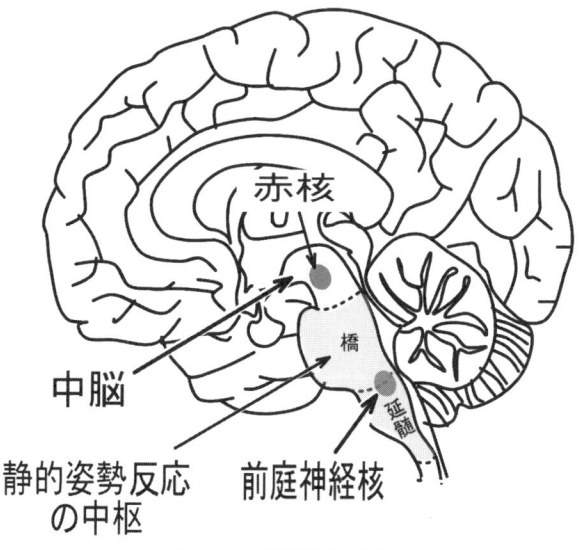

図6-17　静的姿勢反応の中枢

姿勢を保つことは、その姿勢を保つのに役立つ脊髄反射を発現させ、必要のない脊髄反射を抑制することです。脳幹が発達して脊髄反射を適切に抑制できるようになると、姿勢反応が出現します。

静的姿勢反応は、頚の筋肉の固有覚の受容器と内耳の前庭覚により、全身の筋の緊張に変化を起こさせて姿勢を変える反応です。動かずに静かにとどまっているときの姿勢を調整する反応です。

慣習的に「姿勢反射」と呼ばれています。発見当初は、脳幹で反射すると考えられていたからです。しかし、脊髄の伸張反射や屈曲反射のような単純な反射ではありません。体の他の部分からの影響や意識の状態により大きく変化します。生後の学習から習得される反応です。いまだに「姿勢反射」と呼ばれることが多いのですが、この本では、学習の結果であることを明示するために「姿勢反応」と表記します。

「○○性緊張性××反応」という名前を目にすることがあるでしょう。緊張性というのは、「**筋の緊張（筋トーヌス）に変化が生じる**」ということを示しています。○○には「対称」か「非対称」が入ります。「緊張しているときに起こる」というのではありません。これは、筋の緊張が左右同じく生じるか、異なるかということを示しています。××には「頚」や「迷路」が入ります。これは、反応のもととなる刺激が頚の筋肉か、内耳の迷路かということを示しています。

非対称性緊張性頚反応（asymmetric tonic neck reaction；ATNR）

実験 仰向けから横を向く①

仰向けに寝て、楽にします。

体の緊張が極端に高まることがないようにして、静かに楽にゆっくりと頭を右に転がして、顔を横に向けます。

何度か繰り返してみます。

生後1～4か月の赤ん坊を仰向けにして顔を横に向けると、顔を向けた側の上下肢の伸筋の緊張が高まり、反対側の上下肢の屈筋の緊張が高まります。

たとえば、赤ん坊が両上肢を体の横につけて両膝を伸ばしているときに顔を右に向けると、右肘を伸ばして体から離し、右膝を伸ばそうとします。そして、左肘を曲げて体から離し、左膝を曲げようとします。つまり、顔の向いた側の上下肢が伸展し、反対側の上下肢が屈曲します（図6-18）。非対称性緊張性頚反応（ATNR）です。

顔を片側に向けることにより生じた頚部の片側の筋肉の伸張による固有覚の変

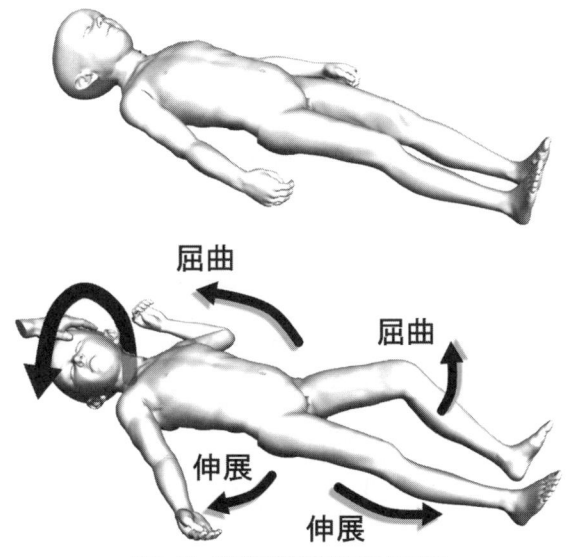

図6-18 非対称性緊張性頚反応（ATNR）

化と、頭の**左右方向の回転が半規管に引き起こした変化**が、この反応を起こす刺激となっています。

　他人に動かされなくても、自分の動きで頸の筋肉の伸張は起こります。ですから、赤ん坊が自分で頭を転がしたときにも ATNR は生じます（**図6-19**）。

　この反応は、寝ているところから起き上がるときに役立ちます。

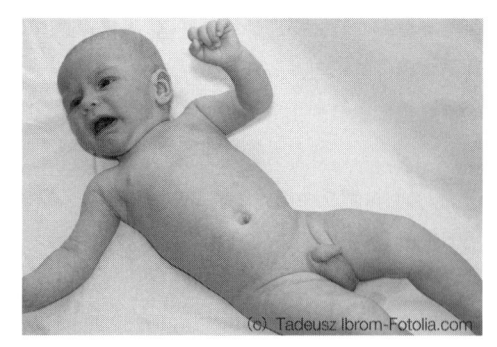

図6-19　自分で起こした ATNR

　生後6か月を過ぎると、ATNR は見られなくなりますが、この反応が存在しなくなるのではありません。反応の準備はできているのですが、上位中枢に抑制されて発現が抑えられているのです。必要なときには、この反応が出てきます。高いところにあるものを見て、手に入れようとするとき、ATNR が出てきます（**図6-20**）。

　成人のふだんの動きの中にも、この反応は存在します。野球選手が高いボールを捕ろうとするときに、顔の向いた側の上下肢が伸展し、反対側の上下肢が屈曲します（**図6-21**）。ATNR が出ています。クロールの動きにも ATNR が出てきます（**図6-22**）。すばやい反応が必要なときは、上位中枢のコントロールを受けて動くよりは、下位の中枢レベルの指令のままに動いたほうが速くなります。

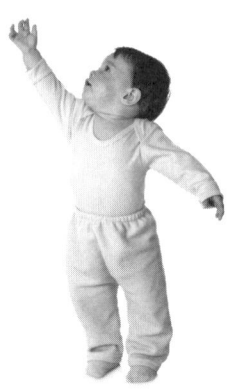

図6-20　高所へ手を伸ばすときの ATNR

　一般に「一流選手は反射神経が優れている」といわれます。しかし、**一流選手も下手な選手も、神経の伝達速度に違いはありません**。速さの違いは、感じてから動くまでの神経の中継点の数にあります。

　下手な人は、動く前にいろいろなことを考えます。ボールはどんな回転をしているか、どんなコースを飛んでいるか、自分の走る速さではどこまでいけるか、これを捕ればどれだけ称賛されるか……。これらは大脳皮質のたくさんのシナプスを通過して考えられます。それからどう動

2010年7月26日、シアトル・マリナーズのイチロー選手がホームランになる打球を跳んでキャッチ

図6-21　野球選手の ATNR

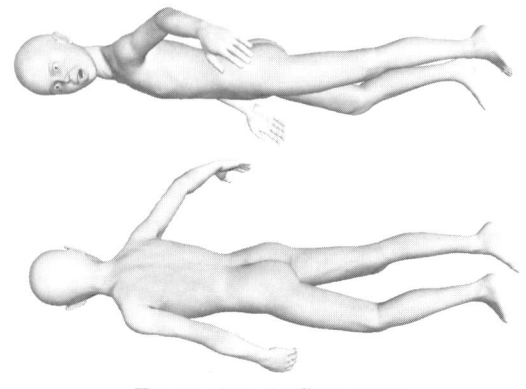

図6-22　クロールの動きの ATNR

くかを決定して動き始めます。遅くなります。

　一流選手は、バッターのバットが振り出された方向と速度を見て準備状態に入り、打たれたときの音を聞いた瞬間に動き始め、芝の踏みごたえや空気の抵抗を感じて走り方を調節し、ボールに飛びつきます。ネコがねこじゃらしに手を出すようなものです。**練習により培われたものは、思考ではなく、大脳への伝達を遮断し、脳幹以下の動きの中枢ですべてが処理できる神経の短絡回路です。**優れたスポーツ選手は、余計なことを考えないから速く動けます。

　動く前にいろいろなことを考えてしまう下手な選手の脳の神経ネットワークは、お役所の組織と似ています。上司の判をたくさんもらわなければならないお役所は、決定が遅くなります。多数の有能な実務者を養成し、実行グループを作り、そのグループに実行責任を持たせた組織は行動が速くなります。

コラム　優秀な選手と芸術家の動きの中枢と介助

　世の中では、優秀なスポーツ選手は、高度のプレイをするために複雑で難しいことをしていると思われています。しかし、実際には、複雑な神経回路を使わずに、より下位の中枢で単純な反応をすばやくすることを習得した人が優秀な選手になります。

　多くの人が、成長の過程で、習慣的でその場に適さない動きを学習してしまいます。そのような不自然で習慣的な動きが、その場の適切な動きを邪魔します。脳幹のレベルの意識されない自然な反応を抑制します。そのとき、その場で見たり聞いたり触れたりして感じたものに対する脳幹レベルの自然な反応を邪魔せずに、次々と連続して動きがつながるようにできると、滑らかでキレイな動きになります。社会の習慣に染まらない、その場に適したアドリブの動きができます。そのような人が優秀なスポーツ選手や芸術家になります。

　人の動きを介助する人についても同じことが言えます。多分、野球選手より高い能力でしょう。なぜなら、介助のときに扱うものは、意志のない、力学で近似計算可能な無機物のボールではなく、意志を持ち、力学では近似できない有機体の人間だからです。**介助を受ける人の言葉を聞き、体に触れ、体温や呼吸を感じ、いっしょに動くことで動きを感じ、これらの感覚を脳幹以下の動きの中枢で処理して反応する。**「自分の体が楽か」という感覚を大脳皮質で評価し、起こったことの社会的・道義的・職業的評価を前頭前野で一瞬に判定し、次の動きのプランにフィードバックする。これらのことを行うには、ダンス芸術家並みの能力が必要です。これは毎日の習練で獲得されます。

　行きたい方向に顔を向けたとたんに、ATNRが起きます。この反応を邪魔しなければ、力のない人でも赤ん坊のように楽に動き始めることができるでしょう。もし、「こうやって動こう」という意志が働けば、大脳の前頭葉からの指令が脳幹の反応を邪魔します。うまく動き出しません。動き始めには、「あっちのほうへ動きたい」という前頭前野での衝動は必要です。しかし、その衝動の後に、「ああやって、こうやって」という意志が働くと、動きはぎこちなくなります。

実験 仰向けから横を向く②

仰向けに寝て、楽にします。

体の緊張が極端に高まることがないようにして、静かに楽にゆっくりと頭を右に転がして、顔を右に向けます。

顔を右に向けるときに、**頚の左側の緊張**を感じてみます。**胸部の左側の緊張**を感じてみます。**左の股関節の前面の緊張**を感じてみます。

何度か繰り返してみます。

「**体は各部分の緊張を低下させるために、何をしようとしているか**」を感じてみます。

頭を右に転がして、顔を右に向けたときには、左の頚の前面、左胸部の前面、左股関節の前面の皮膚と筋肉が伸ばされます。軽く突っ張ったように感じます。この突っ張りをとるには、左側の体の前面を短くしなければなりません。しかし、頭は右を向くことで固定されていますから、動かせません。

頭を右に転がしたときの頚の突っ張りを軽減するために、左肩を上げます。また、体幹の前面から股関節に生じる突っ張りをとるには、左股関節を屈曲させて膝を曲げます。

左側の突っ張りがとれると、体幹がすこし右に傾きます。頭もすこし右に転がります。その結果、顎は右肩に近づき、のど元が狭くなります。顔を右に向けようとしているので顎は戻せませんから、この狭さを解消するには、右肩を右に動かすしかありません。右肩を右に動かすために、右上肢が右側に移動します。結果的に右上肢が伸展します。

顔を右に向けたときの突っ張りを解消するために左肩を上げ、左股関節と膝関節を屈曲させ、のど元の苦しさを解消するために右上肢を外転・伸展させる、これが ATNR として観察されていることです。

人間は、たとえ完全な体で生まれてきても、体の使用説明書を持っては生まれてきません。体の使用法は、生まれた後の試行錯誤から学習します。赤ん坊は、頭の回転に伴う頚から体の筋肉の突っ張りを軽減するように四肢を使うことを学習します。これが脳幹レベルの神経のシナプス結合を作ります。「頭を回したときの突っ張りに対して、顔の向いた側の上肢を外転・伸展し、反対側の下肢を屈曲させる」と、脳幹の神経回路に書き込まれるのです。この書き込みを、赤ん坊を観察している医師は、「ATNR が出ている」と表現します。

頚反応は、生まれた後、試行錯誤して学習した反応です。体験から脳幹に書き込まれたプログラムによる姿勢反応です。

●頚反応と介助

頚反応は、頭を回すための筋肉の収縮で生じるのではありません。頭が回ったために生じる、**頚の筋肉が引き伸ばされることによる固有覚の変化で起こります**。ですから、自分で頭を回しても他人に頭を回されても頚反応は起こります。

このことは、人の動きを介助するときに重要です。仰臥位から側臥位にしたいときは、頭を転がすようにして、これから向いてもらいたい方向に顔を向け、頚を充分に伸ばすことが、体の動きを引き出すからです。また、その後の四肢の動きの介助をどのようにすると楽に感じるかを示してもいます。

さらに、このような反応があることを理解すると、安楽な体位について大きなヒントが得られます。

頚反応を含むすべての姿勢反応を邪魔しない体位をとり、姿勢反応に従って動けるようにクッションが使われたときに楽だと感じるということがわかります。

体が動き始めたら、その後は脳幹レベルの静的姿勢反応ではなく、後述する中脳レベルの立ち直り反応が役立ちます。

対称性緊張性頚反応（symmetric tonic neck reaction；STNR）

実験　四つんばいで頭を動かす

四つんばいになります。
頭を反らせて上げてみます。うなずくようにして頭を下げてみます。
何も考えないで繰り返します。楽に動けるようになったら、確認してみます。
肘と膝と股関節はどのように動きたがるでしょう？

頭を前屈すると、上肢の屈筋と下肢の伸筋の緊張が高まります。つまり、顎を引いてうなずくようにすると、腕は曲がりやすくなり、足は伸びやすくなります。

逆に、頭を後屈すると、上肢の伸筋と下肢の屈筋の緊張が高まります。つまり、頭を後ろに反らすと、腕は伸びやすくなり、足は曲がりやすくなります。

図6-23は、大英博物館に所蔵されているネコの像のレプリカです*。実物は、紀元前663〜525年のエジプトのセイテ王朝のものと考えられています。当時の人々は、このような姿を美しく神聖なものと見たので、耳環、鼻環、首飾りをつけて飾り、神殿で神の使いとして飼っていました。すべてのネコが神聖視されたのではなく、気品のあるネコが神聖視されていました。この像を見てわかるように、2500年以上前から、ネコは**頭を上にして静止するとき、前肢を伸展し後肢を屈曲させています**。

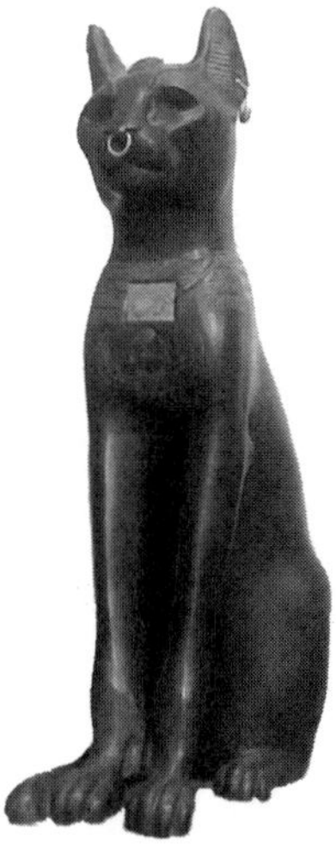

図6-23　紀元前に作られたネコの像

ヒトの赤ん坊も、生後6か月頃から、両上肢を床について上体を起こし、頭を上げるようになります（図6-24）。対称性緊張性頚反応（STNR）です。

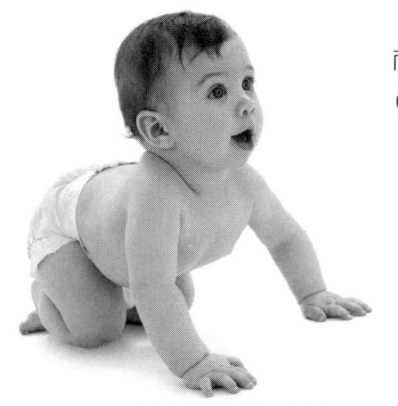

(c) Lev Dolgatshjov-Fotolia.com
図6-24　赤ん坊のSTNR①

＊　大英博物館のミュージアムショップで、わたしが購入しました。

ネコが皿に入れたミルクを飲むときの姿を見てみましょう。**頭を下にして静止するとき、前肢を屈曲させ後肢を伸展させます**（図6-25）。

ネコは脳幹が行っている姿勢反応による筋緊張の変化を上手に使って生きています。

ヒトの赤ん坊も、頭を床についてお尻を上げます（図6-26）。これもやはりSTNRです。

約2億年前に、ほ乳類が出現しました。ヒトもネコも、このとき出現した共通の祖先を持っています。ヒトは、脳幹より上位にある大脳の発達が著しく、脳幹の反応を邪魔します。脳幹の反応は顕著には見えません。ネコは、ヒトのように周囲の目を気にしませんから、脳幹の反応を邪魔せず有効に使っています。

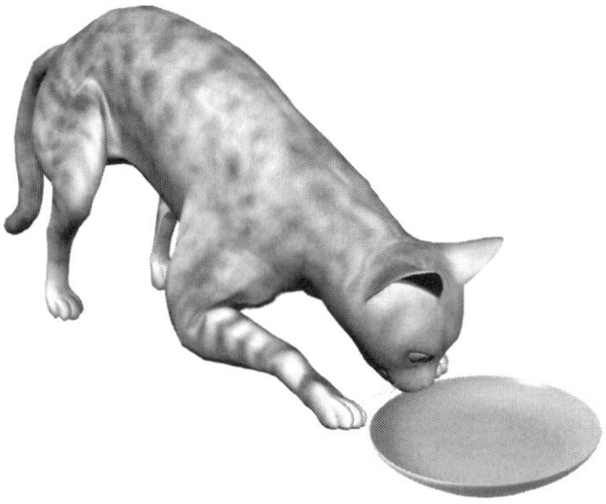

STNRも、ATNRと同様に、頚の前後の筋肉が引き伸ばされることにより生じています。両側の頚の前側の筋肉が引き伸ばされると、上肢は伸展し、下肢は屈曲します。両側の頚の背側の筋肉が引き伸ばされると、上肢は屈曲し、下肢は伸展します。

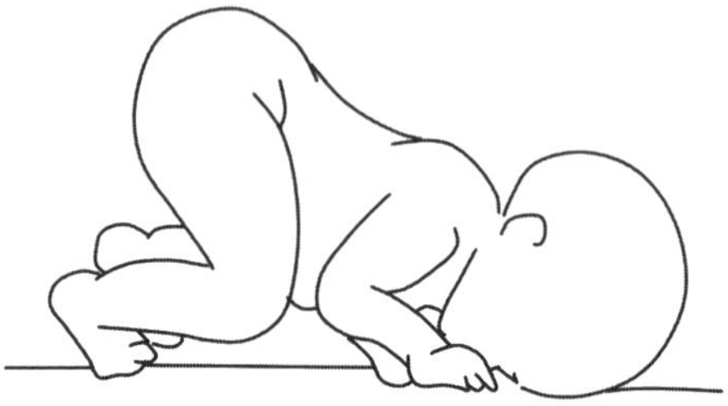

図6-25 ネコのSTNR

図6-26 赤ん坊のSTNR②

STNRは、ATNRの後にできます。体の左右の筋肉を均等に緊張させることは、非対称に緊張させるより高度なレベルの動きだからです*。

緊張性迷路反応（tonic labyrinthine reflex；TLR）

●対称性緊張性迷路反応（STLR）

内耳（迷路）前庭にある平衡斑からの情報により、全身の筋肉の緊張が変化します。

実験 寝てみる・・・・・・・・・・・・・・・・・・・・・・・・・・・・・・・・・・・・・・・

仰向けで楽に寝ます。手足を伸ばしたときと曲げたときを比べてみます。どちらのほうが自然だと感じるでしょう？

大きな枕やクッションを用意します。胸骨と恥骨を枕やクッションで支えて、うつ伏せで寝ます。手足を曲げたときと伸ばしたときを比べてみます。どちらのほうが自然だと感じるでしょう？

・・・

＊ キネステティクスでは、体の筋肉を対称的に緊張させる動き方を「パラレルな動き方」と呼び、非対称的な動き方を「スパイラルな動き方」と呼びます。運動学では、前者を"homologous movements"と呼び、後者を"contralateral movements"と呼びます。「パラレルな動き方」のほうが高度です。「スパイラルな動き方」が、歩く、走る、立ち上がるという3次元の動きを作ります。そして、注意、意志、行動を統合できるようにしています。基本的な動き方です。

1910年にシェリントンが、そして1912年にマグヌスとデ・クラインが、大脳を切除した動物を使った実験から、対称性緊張性迷路反応（STLR）を発見しました。大脳を切除した動物を使ったのは、この反応の明確な出現を大脳が邪魔するからです。

　ですから、前出の「実験：寝てみる」では、大脳の働きを完全に抑制できる人でなければ、緊張性迷路反応以外の要素が入り込みますので、正確に評価はできません。しかし、もし、仰向けのときに手足を伸ばしたくなり、うつ伏せのときに手足を曲げたくなったのなら、緊張性迷路反応が働いているのかもしれません。

　仰臥位では伸筋の緊張が高まります。腹臥位では全身の屈筋の緊張が高まります。つまり、仰向けに寝て顔が天井に向くと、体は伸びやすくなります。腹這いになり顔を下に向けると、体を曲げやすくなります（図6-27）。これがSTLRです。

　「実験：寝てみる」を水中で行うとわかりやすいかもしれません。仰向けに浮いて手足を伸ばしたときと曲げたときを比べ、うつ伏せでクラゲ浮きをしたときに手足を伸ばしたり曲げたりしてみましょう。ただし、おぼれないように注意してください。

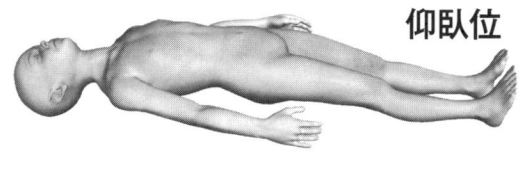

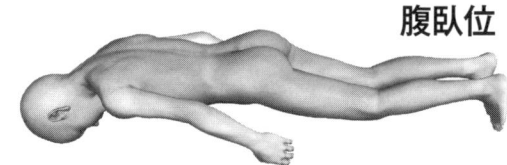

図6-27　対称性緊張性迷路反応（STLR）

●非対称性緊張性迷路反応（ATLR）

　頭を傾けて左右の平衡斑に加わる重力刺激が異なるようにすると、四肢の筋肉の緊張が変わります。頭を傾けて上になった側の上下肢の伸筋の緊張が低下し、下になった側の上下肢の伸筋の緊張が高まります。非対称性緊張性迷路反応（ATLR）です。前述のSTLRとは反対の緊張を作ります。つまり、下になった側が伸び、上になった側が屈曲します。単独で観察されることはありません。

　シェリントンやマグヌスたちの実験では、頚反応と迷路反応は切り離されていませんでした。内耳の平衡斑は頭にありますから、頭を動かすと頚の筋肉の緊張が変化して、頚反応が生じてしまいます。純粋な迷路反応は観察できませんでした。頚の筋肉から来る固有覚を遮断するというような特殊な状況を作らないと、ATLRの存在を正確には証明できません。

　次のコラムに紹介するリンゼイらは、頚反応を迷路反応と切り離して観察しました。

> **コラム** 1976年のリンゼイの実験

イギリスのグラスゴー大学のリンゼイらは、ネコを使って実験を行いました*。

まず、ネコの大脳を切除し、脳幹に対する大脳皮質の影響を排除しました。次いで、第1・2頚神経を切断しました。これによって、後頭骨と第1・2頚椎の間の筋肉による頚反応を排除しました。ネコの頭と軸椎を機械的に固定できる装置をつけ、頭の回転と軸椎の回転が別々にできるようにしました。

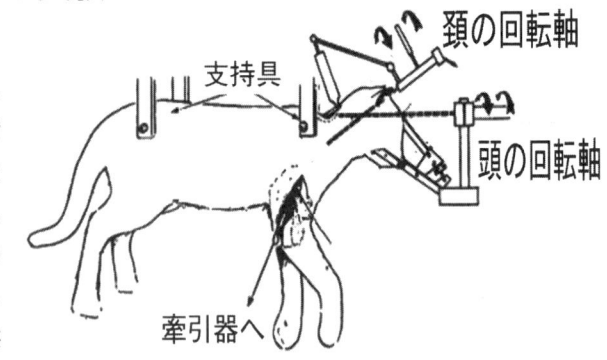

このネコの軸椎を固定して頭を回転させると、内耳（迷路）の平衡斑からの反応を生じさせることができます。頭を固定して軸椎を回転させると、頚の筋肉にねじれの刺激を加えられます。第1・2頚神経からの信号はなくなりますが、第3頚神経以下の神経からの信号で頚反応を起こすことができます。このようにしてから、前肢の伸筋である上腕三頭筋を軽く牽引して記録装置につなげ、長さの変化を記録しました。こうして、平衡斑と頚の筋肉に別々に刺激を与えたときの前肢の伸筋への影響を測定しました。

このネコの頭を片側に向けて伸筋の緊張を測定すると、迷路反応と頚反応は正反対の影響を示しました。ですから、もし頚の神経支配に異常がなければ、頭を回転させるだけでは迷路反応と頚反応は相殺して四肢の筋肉には反応を起こしません。つまり、迷路反応と頚反応の間の相互関係を壊さなければ、頭は自由に動けます。迷路反応と頚反応は一つのシステムとして考えるのがよいだろうとリンゼイは結論しました。

この実験は、上腕三頭筋の伸筋についてだけ研究していますが、四肢の筋肉すべてについて、同じことが言えるだろうと考えられています。

非対称性迷路反応と非対称性頚反応は何に役立っている？

図6-28は、直立したネコ（**図中1**）に迷路反応・頚反応が起こった後の状態を示したものです。

ネコが頭を反時計回りにすこしずつ回転させると、非対称性迷路反応が起こり、頭の下側になる側、つまりネコの右側の前肢・後肢の伸筋の緊張が増します。左側の伸筋の緊張は低下します。その結果、右の前後肢は伸展し、左の前後肢は屈曲します。体幹が時計回りに回転し、頭は水平位を保ちます（**図中2**）。

図中1の状態から頭を回転させずに頚を時計回りに回転させると、迷路反応により右の前後肢は屈曲し、左の前後肢は伸展します。しかし、脳幹より上位の中枢が迷路反応を抑制すると、頚反応で右前後肢が伸展し、左前後肢が屈曲します。結果的に、体幹は頚の回転と同じ方向に回転します（**図中3**）。

* Lindsay KW, et al：Asymmetric tonic labyrinth reflexes and their interaction with neck reflexes in the decerebrate cat. J Physiol. 1976 Oct；261（3）：583-601.

迷路反応は頭の水平を保つように働き、頚反応は頭の回転に体幹が従うように働いています。どちらの反応を発現させるかは、大脳からの指示、つまり意図により決まります。つまり、立ち続けようという意図があれば、外から何らかの力が加わって頭の水平が崩されたときに、意識しなくても迷路反応により四肢の緊張が変化して頭の水平を保てます。頭を傾けてのぞき込もうという意図があれば、頭の動きにより生じた頚反応が、意識に上ることなく四肢の緊張を変え、体幹は頭の回転に素直に従います。

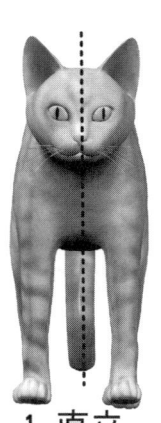

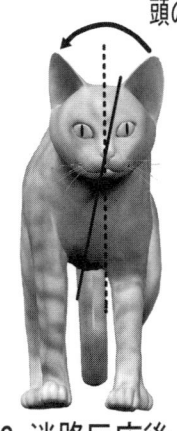

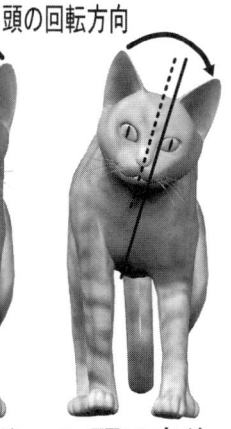

図6-28　直立からの迷路反応後・頚反応後の状態

これらの反応が中脳レベルの反応の中に組み込まれ、寝返りをはじめとする体位の変換に役立ちます。
　赤ん坊のときに非対称性緊張性頚反応が観察されるのは、迷路反応への抑制が強く、頚反応への抑制が弱い時期だからです。成長に伴い、迷路反応と頚反応はともに上位中枢の働きにより抑制されて、反応として観察されなくなります。

コラム　進化と頚反応と迷路反応

　進化論によれば、ほ乳類は魚類と共通の先祖から進化しました。ヒトの先祖は、魚類と同じような構造の祖先からサンショウウオのような両生類の構造になり、四つ足動物から直立する二足動物になりました。
　サカナとサンショウウオの構造上の違いは、頚の有無です。サカナには頚がありません。サカナは胸部を動かさずには頭を動かせません。頭を向けた方向に体が向きます。しかし、サンショウウオでは頭と胸郭が頚で区切られていますから、頭だけを動かすことができます。

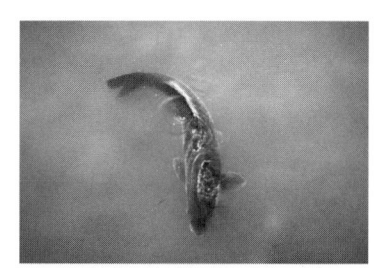

サカナの体は必ず頭のほうに向きます

　は虫類、鳥類、ほ乳類になると頚が長くなり、頭の動く範囲はとても大きくなります。頚があるために、何かに気づいたときに、すばやく頭を動かすことができ、視覚や聴覚を対象に向けることができます。それから、体を向けて防御や攻撃をすることができます。
　もともとはサカナのように頚を持たなかった丸太のような動物も、進化の過程で遺伝子に変化が起こり、頚を持つようになったのでしょう。頚を持つと、獲物を狩ることや逃走に有利になり、生き残りやすくなったでしょう。こうして、現代の陸上に棲む動物については、頚を持つものだけが生き残っていると考えられます。
　ほ乳類が魚類と共通の先祖から受け継いだ遺伝子には、「頭の向いた方向に体が向く」「体の向いている方向に頭が向く」という動きをやりやすい構造が書き込まれていましたから、頚を持って頭を自由に動かせるようになっても、顔の向いたほうに体が向くように学習します。この学習は後述する「立ち直り反応」にも当てはまります。

連合反応

脳梗塞などの疾患で片麻痺のある人に麻痺のない側の手を強く握ってもらうと、麻痺側の手または他の部分の筋肉の緊張が高まります。これを連合反応と呼びます。

コラム 脳梗塞の人への「がんばれ」

脳梗塞の人に対して、多くの人が「がんばれ」と言います。特に、看護師や看護助手は、脳梗塞の人ががんばっているのを見ると、「わあ、がんばっているね。もっと、がんばって、早く歩けるようになろうね」と言ったりします。脳梗塞の人は期待にこたえようと、麻痺のない側に力を込めて、がんばって立ち上がろうとします。

このとき、がんばらされている人には、連合反応が起きます。「がんばって筋肉を収縮させろ」と麻痺のない側に指令が与えられますが、脳幹で反応して麻痺側の筋肉を収縮させます。そして、ゆるまなくなります。意識して収縮させたのではありませんから、伸ばそうと思っても伸びないのです。このようにして、がんばり続けると、どんどん麻痺側の筋肉の緊張は高まります。気づいたときには、麻痺側の筋肉は短縮し、ガチガチに拘縮していることになります。

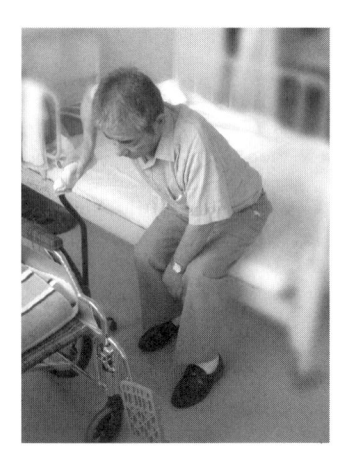

脳梗塞のときには、脳の一部に血液が回らず、脳の神経細胞が死んでいます。死んだ脳細胞が生き返ることは期待できません。その代わり、周囲の脳細胞が、死んだ脳細胞の機能を肩代わりすることが期待されます。その肩代わりには時間がかかります。死んだ細胞の周囲の浮腫（ふしゅ）がひけるまで待たなければなりません。さらに、脳の神経細胞の新たなネットワークの構築にも時間がかかります。

この回復までの時間に、がんばり続けて筋肉が短縮し、関節が拘縮すると、脳神経の新しいネットワークができて神経システムの機能が回復しても動けなくなります。

回復期には、がんばらせるのではなく、そのときに使えるものを丁寧にすべて使うこと、疲れたら休むこと、がんばることは麻痺側を固まらせるかもしれないことを教えてあげることが役立ちます。

引き起こし反応

赤ん坊の両手首をつかんで、ゆっくりと正面に引き起こして座らせます。赤ん坊の頭は、最初はのけ反っていますが、だんだんと前屈してきて、座らせたときには胸のほうに倒れるまでになります。生後5～6か月になると、赤ん坊の頚の筋肉だけでなく、上肢全体、つまり肩、肘、手首、手指の筋肉も反応するようになり、肘を曲げて手を握り、引き起こしに協力するようになります（図6-29）。

上肢の筋肉や腱（けん）が引き伸ばされるときの、伸展受容器からの信号が脳幹で反応して、上肢、頚部、胸部の筋肉の緊張を高めています。

この反応は、上肢の屈筋が引き伸ばされることで生じています。他人が上肢の屈筋を引き伸ばして

も、自分で上肢の屈筋を引き伸ばしても、この反応は生じます。仰向けから正面に起き上がろうとして、両腕を前に伸ばすとき、自分で上肢の屈筋を引き伸ばすことで、この反応を誘発し、頭を起こしています。

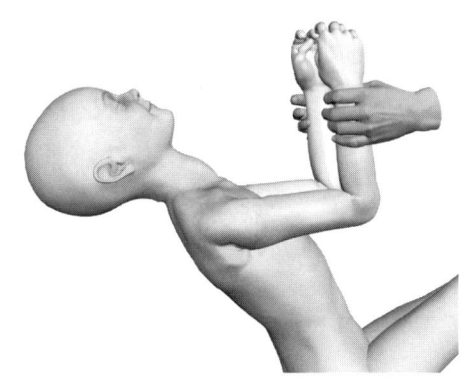

図6-29 引き起こし反応

●中脳レベルの反応

中脳では、脳幹からの情報により種々の感覚が統合されて反応が起こります。体の姿勢の崩れを補正するように働きます。そのため「立ち直り反応」(righting reflex) と呼ばれます。頭と体の方向を同じ方向にするという意味で、正向反射と呼ばれることもあります。しかし、脊髄反射の反射よりも多くの因子により修飾されるため、**反射ではなく反応と呼ぶのが適しています**。立ち直り反応は、赤核から上部の中脳レベルで統合されます。

立ち直り反応は、生後6か月頃より出現し、生後10〜12か月で最高の協調的効果を生じます。その後、上位の中枢である大脳皮質のコントロールが強まってくるに従って抑制されるようになり、5歳頃にははっきりとは見られなくなります。

脳幹のレベルの反応は、静的な姿勢を保つ反応、つまり姿勢保持運動です。何もしないで、単にそこにいるだけでも必要な反応です。**中脳レベルの立ち直り反応は、動的に姿勢を回復する反応です。目標到達運動に必要な反応です**。そこにいるだけでなく、そこで何かをする、またはそこからどこかに移動するために必要な反応です。

頚から生じて体に及ぶ立ち直り反応[*]

顔を横に向けることで、頚の左右の筋肉の緊張が変わります。この頚の左右の筋肉の固有覚の変化という情報が中脳に行き、頚の筋肉の伸張に反応して起こる反応です。

●生後初期の反応

生後1〜6か月の間の赤ん坊の頭を転がすと、体も丸太のように頭と同じ方向に転がります。頚の筋肉の固有覚に基づいて、頭と体のねじれがなくなるように動きます。頭と体が一直線になるように体全体が反応します（図6-30）。

この反応は頚の固有覚に基づいていますから、理論的には、支持面との接触や重力のない水中や宇宙空間でも生じます。

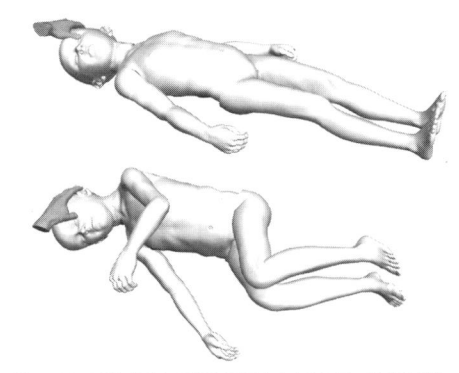

図6-30 頚から生じて体に及ぶ立ち直り反応（生後初期）

---

[*] 一般には「体に対する頚の立ち直り反応」と呼ばれます。この本では、反射の刺激源と反応する部分がはっきりするように、「頚から生じて体に及ぶ立ち直り反応」と呼びます。

06 動きの中枢と日常生活の動き

●生後6か月頃から出現する反応

　生後6か月くらいの赤ん坊を仰臥位にして、頭を転がして顔を横に向けると、体の各部分が次々と動いて顔の向いた方向に転がります（図6-31）。

　図中1の状態から頭を転がすと、脳幹レベルの反応、すなわち非対称性緊張性頚反応が生じて、顔を向けた側の伸筋が緊張します。中脳がそれを抑制することで、四肢が動き続けます。頭の回転によって生じた頚のねじれを戻すように胸郭が回転します。胸郭の回転に伴って、体幹の触覚や固有覚に左右差が出ます。それが刺激となって、骨盤が回転していきます。それに伴って、触覚と固有覚も連続的に変化を続けます。それが刺激となって、下肢も回転していきます。

　生後初期の反応は、頚の固有覚のみが刺激となりますが、生後6か月以降では、体幹の触覚や固有覚、それに脳幹の反応も統合された反応になります。理論的には、支持面との接触のない水中や宇宙空間では、このタイプの立ち直り反応は生じません。

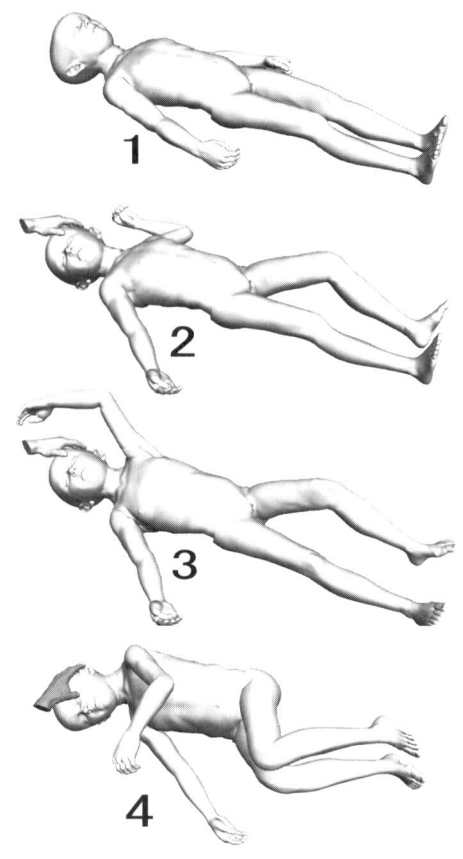

図6-31　頚から生じて体に及ぶ立ち直り反応（生後6か月頃）

体から生じて頚に及ぶ立ち直り反応

　ライオンやネコは、後肢を投げ出すようにして横座りをしていることがあります。骨盤が斜めになっていても頭は直立しています（図6-32）。体の重さのかかっている面の圧受容器への刺激が、中脳

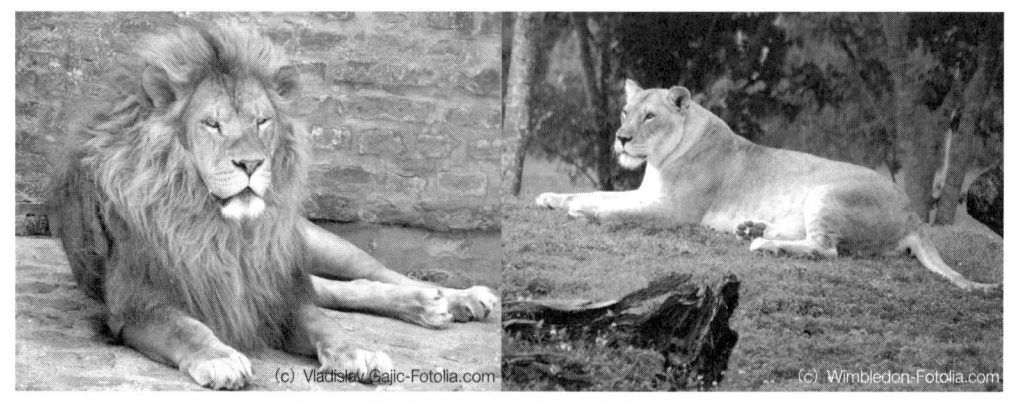

図6-32　体から生じて頚に及ぶ立ち直り反応（ライオン）

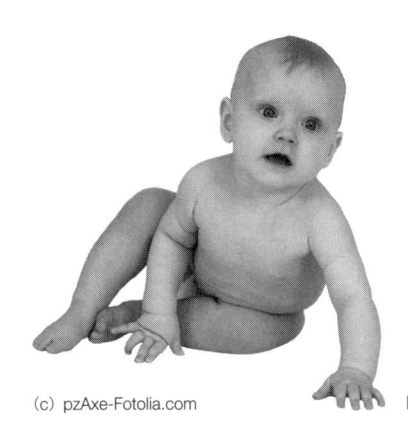

で反応して頚の筋肉に作用して、頭を直立させています。「体から生じて頚に及ぶ立ち直り反応」[1]です。

ヒトも同じように、支持面に接している体の触覚や圧覚をもとにして、頚の筋肉の緊張を調節し、頭の位置を保ちます（図6-33）。

図6-33 体から生じて頚に及ぶ立ち直り反応（ヒト）

体から生じて四肢に及ぶ立ち直り反応

支持面と触れる体の部分からの触覚や固有覚により体の姿勢を感じ取って、支持面に対する体の位置を四肢で調整する反応です。

実験 仰向けから目を閉じて横へ転がる

仰向けに寝ます。
目を閉じて気持ちが落ち着いてから、ゆっくりと横に転がってうつ伏せになります。
仰向けからうつ伏せになるときに、何を基準にして、どのように動くでしょう？

床に寝た状態から立ち上がるまで、「体から生じて四肢に及ぶ立ち直り反応」[2]が次々と出てきます。
子どもが背臥位から立ち上がるまでに使われる最も重要な立ち直り反応です。

セグメンタル・ローリング（セグメンタル・ローテーション）

頭を一方向に転がし、立ち直り反応が起こるままにすると、結果的に、頭の回転が胸郭、骨盤、下肢へと次々と伝わっていき、側臥位になります。各部分（セグメント）が回転（ローリング、ローテーション）していくように見えます。セグメンタル・ローリング（ローテーション）[3]と呼びます。

非対称性緊張性頚反応が抑制できるようになって、セグメンタル・ローリングが可能になります。

---

[1] 一般には「頭に対する体の立ち直り反応」と呼ばれます。
[2] 発達を扱う学問では、「体に対する体の立ち直り反応」と呼ばれます。「体から生じて四肢に及ぶ立ち直り反応」というのは、この本の中だけの呼び名です。わかりやすくするために、わたしが呼び方を変えています。
[3] キネステティクスでは、「マスは次々と動く」とか、「ツナギの余裕がなくなると、次のマスが回転する」と表現されます。

頭に対する迷路性立ち直り反応

生後1～2か月の赤ん坊に目隠しをして腹這いの形で空中で体を支えると、頸を反らせて頭を上げます（図6-34）。

生後6か月くらいの赤ん坊にを目隠しをして仰向けにして空中で体を支えると、頸を前屈させて頭を上げます（図6-35）。

これらは、内耳（迷路）の耳石器で感知される前庭覚が刺激され、中脳で反応して、頸の伸筋や屈筋を収縮させる反応です。

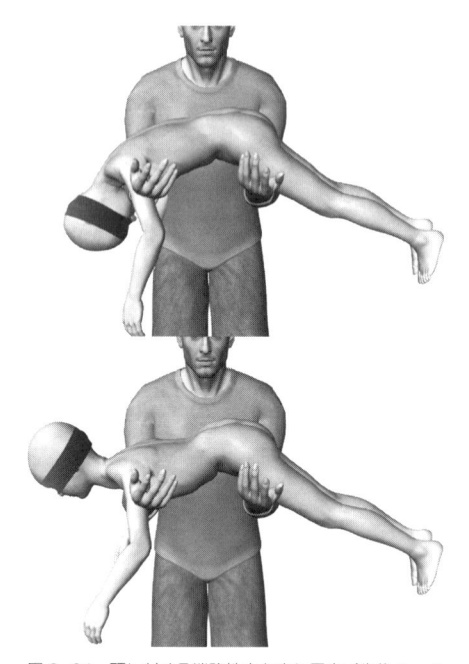

図6-34 頭に対する迷路性立ち直り反応（生後1～2か月）

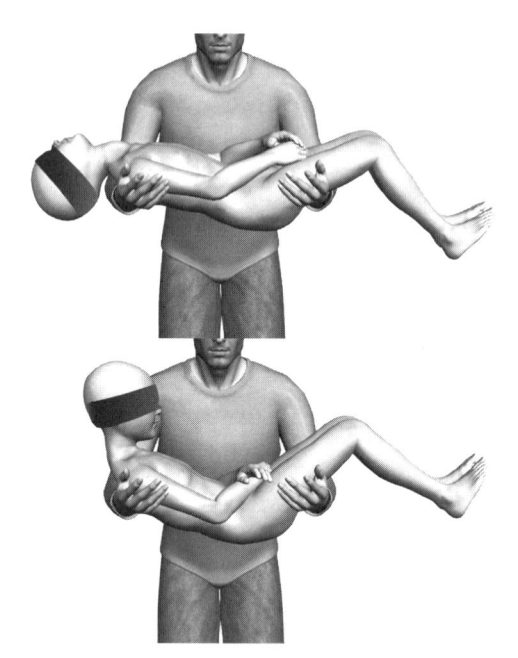

図6-35 頭に対する迷路性立ち直り反応（生後6か月頃）

両生類反応

生後6か月くらいの赤ん坊をうつ伏せにして、上肢・下肢を伸展させます。骨盤の片側に手をかけて骨盤を転がすと、骨盤を引き上げた側の肘関節、股関節、膝関節が屈曲して、這うような形になります。これが両生類反応です（図6-36）。

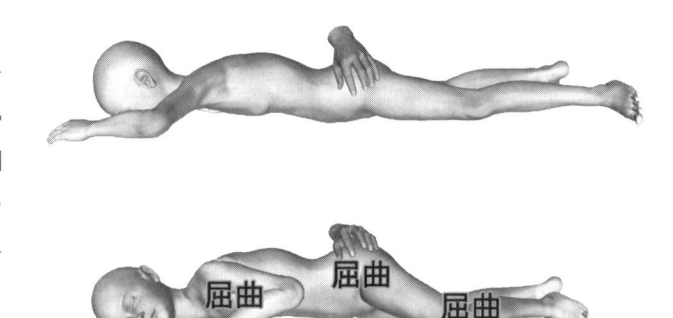

図6-36 両生類反応

実験 うつ伏せで頭側に移動する

床にうつ伏せになり、頭側に這って移動します。
体はどこから動き始めるでしょう？　どのように動くでしょう？

　典型的な両生類反応は漸次消失していくと、教科書には書かれています。しかし、健常な成人がうつ伏せで動く様子を観察していると、同様の動きをしています。腹臥位で頭側に移動するときの主な動きになります。

頭に対する視覚性立ち直り反応

　ワシやフクロウなどの猛禽類は視覚がとてもよいです。ヒョウやネコも視覚が優れています。このような動物では、視覚をもとにして頭の位置を保持するという反応があります。「頭に対する視覚性立ち直り反応」です。

　ヒトにも存在します。

　生後1～2か月の赤ん坊を腹這いの形で空中で支えると、頭を上げます（**図6-37**）。一生続く反応です。

　生後6か月過ぎの赤ん坊を仰向けの形で空中で支えると、頸を前屈して頭を上げます（**図6-38**）。この反応は、その後も生涯継続します。

　体を左右に傾けても、視覚をもとにして頭の位置を調整します。生後6～8か月で見られるようになり、生涯継続します。

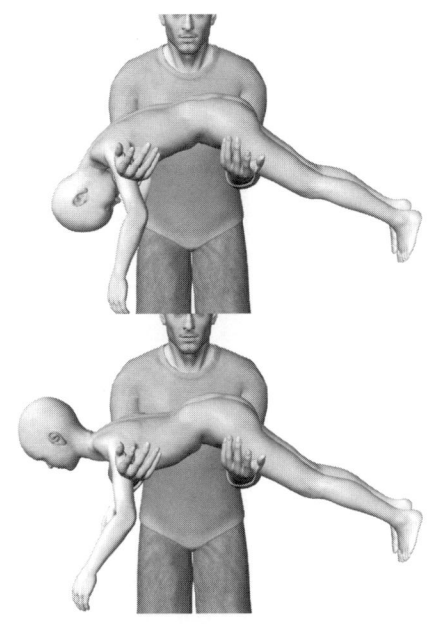

図6-37　頭に対する視覚性立ち直り反応（生後1～2か月）

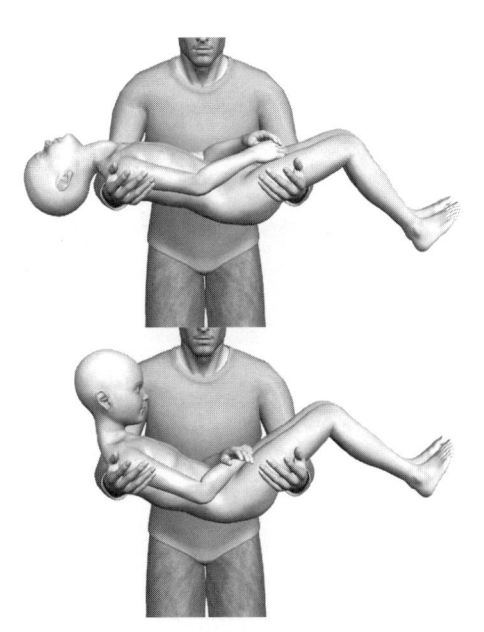

図6-38　頭に対する視覚性立ち直り反応（生後6か月過ぎ）

視覚性立ち直り反応や迷路性立ち直り反応は、いつでも典型的な形で出現するのではなく、様々な動きの中に組み込まれています。そして統合されています（**図6-39**）。

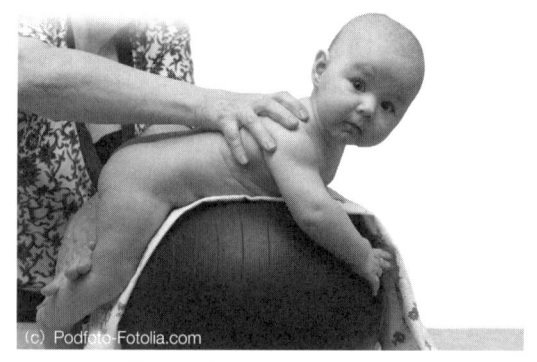

図6-39　様々な立ち直り反応の統合

実験　視覚と体のバランス

　静かに立ちます。呼吸を整えます。
　気分が落ち着いたら、ゆっくりと目を閉じます。
　自分の体全体の動きを感じてみます。頭から足先まで、ゆらゆらと揺れているかもしれません。
　体全体の動きを感じたら、静かにゆっくりと目を開けます。
　体全体のゆらゆらとした動きはどうなったでしょう？
　もし、ゆらゆらとした動きがなくなったとしたら、何が起こったのでしょう？

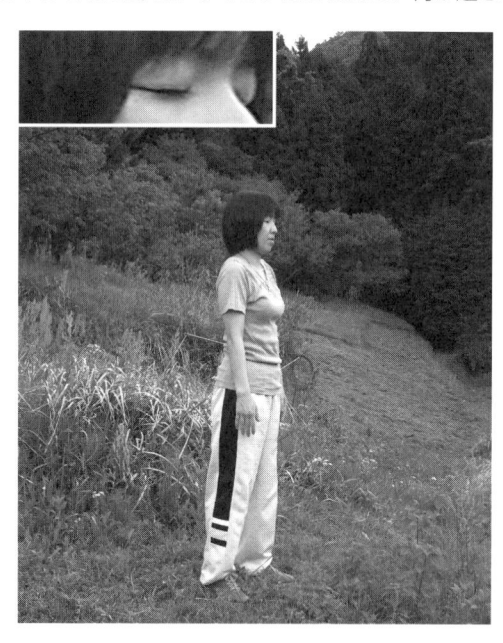

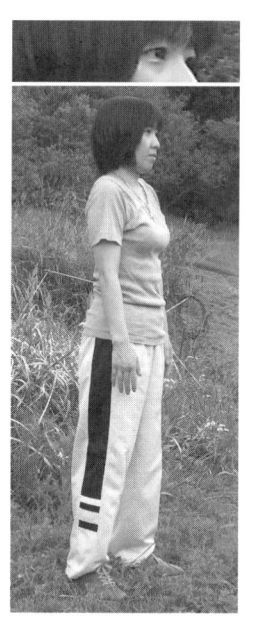

　目を閉じたときには、前庭覚と固有覚を基準にして筋肉の緊張を調節し、バランスをとっています。目を開けると、外界の縦横の線を基準にして、筋肉の緊張を調節します。視覚は動きに対して非常に敏感です。頭が動いて視野がずれると、たちまち前庭動眼反射が働き、視野を修正します。視野の補正の情報は、脳幹から小脳、脊髄に送られ、体の筋肉の緊張を調節し、バランスを修正します。視覚による姿勢の修正は、前庭覚による修正より精度が高く速いのです。そのために、**目を開けていると、体が揺れません。目を閉じると、体がバランスをとるために揺れていることを感じられます。**

> **コラム** 厳密な視覚性立ち直り反応の観察は難しい

健康な人間の赤ん坊では、純粋な視覚性立ち直り反応を観察できません。内耳迷路を遮断できないからです。手術的に内耳を破壊し頚神経を切断した動物実験で、視覚性立ち直り反応の存在を証明できます。実験に使われた動物は、めまいに悩まされるでしょうが……。

四つんばい

立ち直り反応、迷路性立ち直り反応、両生類反応、視覚性立ち直り反応が成熟すると、手足を使って移動できるようになります。四肢が頭と脊柱を空中に支えることで、体全体の移動が可能になります（**図6-40**）。

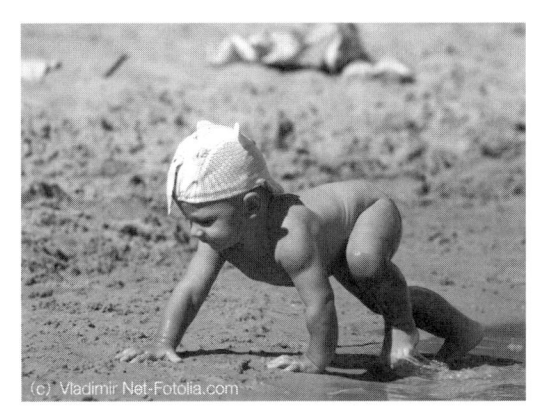

図6-40　四つんばい

中脳レベルの立ち直り反応の刺激となる感覚

中脳レベルの立ち直り反応の刺激に使われる感覚は、3つに大別できます。

1つめは、**体性感覚**です。「頚から生じて体に及ぶ立ち直り反応」では、頚の筋肉や腱の固有覚が、また「体から生じて頚に及ぶ立ち直り反応」や「体から生じて四肢に及ぶ立ち直り反応」、セグメンタル・ローリングでは、体幹の触覚や固有覚を主とした体性感覚が使われています。特に頚の筋肉の固有覚が大きな役割を果たしています。

2つめは、内耳の迷路の**前庭覚**です。「頭に対する迷路性立ち直り反応」で使われています。

3つめは、**視覚**です。「頭に対する視覚性立ち直り反応」で使われます。この反射中枢は中脳にあります。しかし、視覚中枢は大脳の後頭葉にあります。つまり、この反応は、中脳が大脳の機能を使った反応になります。後頭葉の視覚中枢が発達して周囲の風景を処理できるようになってから、この反応が可能になります。

中脳レベルの立ち直り反応の本質

　中脳レベルの立ち直り反応は、**移動の基本ツール**です。脳幹レベルの反応は静止しているための動きですから、移動して目標に到達するには脳幹レベルの反応を抑制しなければなりません。しかし、目標到達運動する間も姿勢は保持していなければなりませんから、必要な脳幹レベルの反応は残しておかなければなりません。ですから、脳幹レベルの反応を取捨選択することで、中脳レベルの立ち直り反応が作られていきます。

　脳幹レベルの反応は、中脳レベルの立ち直り反応を習得するツールです。複数の感覚刺激を処理して、ある動きに対して邪魔をする頚反応や迷路反応を抑制することで、滑らかな動きをできるようになります。中脳が感覚刺激に基づいて**「下位中枢を選択的に抑制すること」を学習する**のです。その結果が立ち直り反応です。

　ですから、発達段階では、各種の脳幹レベルの姿勢反応が出現してから、その反応が消えていき、中脳レベルの立ち直り反応が出現してきます*。

●大脳皮質レベルの反応

　脊髄反射は速いけれど、粗大な動きをします。脳幹が発達してくると、脳幹が脊髄反射を抑制して調整します。それでも、脳幹レベルの反応は、一つの感覚または一か所からの感覚刺激に対しての反射です。中脳が発達してくると、脳幹レベルの反応を抑制して調整します。中脳で、複数の感覚または複数の部分からの感覚刺激に基づいた反応を作るようになります。

　姿勢の保持について見てみると、脊髄レベルの支持反応が、脳幹レベルで対称性緊張性頚反応や対称性緊張性迷路反応に統合されます。この対称性の頚反応や迷路反応は、中脳レベルで迷路性立ち直り反応や視覚性立ち直り反応に統合されます。

　移動について見てみると、脊髄レベルの自動歩行や側彎反射が脳幹レベルで抑制・調整され、非対称性緊張性頚反応や非対称性緊張性迷路反応に統合されます。これらが中脳レベルで抑制・調整され、「頚から生じて体に及ぶ立ち直り反応」や「体から生じて四肢に及ぶ立ち直り反応」、セグメンタル・ローリング、両生類反応に統合されます。

平衡反応

●体のバランス

　平衡反応とは、「体のバランスをとる」ことです。体のバランスをとることで、足という狭い面積の上で立ち続けていられます。また、片足の狭い面積の上で立っていられるから、一歩踏み出して歩くことができます。

　綱渡りの芸人は、長い棒を横にして持ち、バランスをとります。普通の人でも平均台を渡るときには両手を広げます。しかし、ふだんの歩行では両手を広げることはありません。単に立っているだけなら両手は下げたままです。このようにしてバランスをとれるというのは、素晴らしいことなのです。

---

*　早い時期に現れる中脳レベルの反射もあります。それらは生まれながらにして中脳の中に組み込まれている反応です。脳幹以上のレベルでは、生まれながらに備わっている反射と生後に習得する反応があります。

図6-41は石を重ねたものです。上下の石の中心は、ずれています。それでもバランスがとれています。もし、4つの石の重心を一直線に重ねたら、石は崩れてしまいます。上に乗っている2個の石の合成された重心が3個目の石に乗り、上の3個の石で合成された重心が4個目の石に乗り、4個の石の合成された重心が4個目の石の基底面にかかっているので、崩れません。一度、バランスがとれてしまえば、石を動かす必要はありません。外部からエネルギーが加わらなければ、未来永劫バランスは崩れません。

もし、風が吹いてくれば、バランスは崩れます。そのときは、調整するためのエネルギーが必要です。しかし、大きなエネルギーは必要ありません。すべての石を微妙に調整するだけでよいのです。風で揺れた程度なら、風程度の小さなエネルギーで充分です。小さな変化を感じられるセンサーがあれば、すべての石を少しずつ動かして新しいバランスをとることで、石はまた安定します。

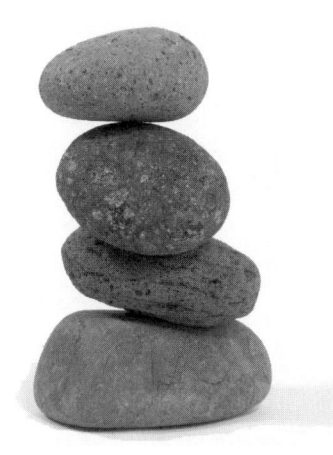

図6-41　重ねた石のバランス

人間の体も、重ねた石と同じ構造をしています。上から頭、胸郭、骨盤、下肢が重なっています。それぞれの間には、広い範囲に動く関節があります。また、脊椎自体も同じ構造をしています。一つひとつの脊椎が、下の脊椎の上に乗り、上の脊椎を乗せています。

人間が立っているときにも、重ねた石に風が吹くのと同じことが起こります。**小さな揺れは小さな力で修正できます。バランスを維持するためには大きな力は不要です。必要なものは繊細なセンサー**です。そして、**人間の体には小さな変化を感じる繊細なセンサーが無数に組み込まれています。だから、小さなエネルギーでバランスを保つことができます。**

●平衡反応のいろいろ

人間が歩いているときにも、重ねた石に風が吹いたと同じことが起こります。筋肉や腱の中に無数に組み込まれている固有覚の受容器のほかに、内耳の中の前庭で頭のバランスを感じ、頸の筋肉で頭と体の関係を知り、体の表面の触覚で体と環境の接点を知ります。目で周囲の景色を見て、視野から自分の姿勢を知ります、これらのセンサーからの情報をもとに、微妙に動いてバランスをとります。

中脳レベルの反応でもかなり高度な姿勢制御・移動制御をできますが、重力の支配下で移動するには、まだ充分ではありません。視覚や前庭覚（平衡感覚）について、中脳レベルよりも高度な統合が必要になります。また、バランスをとるというのは、手足を動かすという大きな動きではありません。体全体を柔らかく動かす微妙で小さな動きです。立っているときの、この微妙で小さな動きを体全体に及ぼすように調節するのは、大脳皮質レベルの**傾斜反応**です。さらに、突き飛ばされたり歩いたりしているときの急激な重心の変化、あるいは体幹に対する四肢の位置の変化に対応して、自動的に体全体と重力との好ましい関係を保つのは、大脳レベルの**保護伸展反応、パラシュート反応、ホップ反応、ステップ反応**です。

赤ん坊が立ち上がって二足歩行をするには、平衡反応の成熟が不可欠です。平衡反応は、動き始めるのに必要な筋トーヌスを維持できることと、大脳皮質、基底核、小脳の間の相関作用によるコントロールの成熟により獲得されます。

傾斜反応

体の軸を崩すほどに支持面が傾くと、傾きとは逆の方向に体が立ち直ります。これを傾斜反応と呼びます。たとえば、腹這いのときに支持面が傾くと、肘を伸ばして両手に体重をかけて体を支えます。各体位で傾斜反応が観察されます。

実験 脊髄カエル

カエルをビンの中に入れ、支持面を傾斜させて、前肢と後肢の使い方を観察します。
カエルの頭部を切断し、脳幹、中脳、大脳を切除して、脊髄カエルを作ります。
このカエルをビンの中に入れ、支持面を傾斜させてみます。

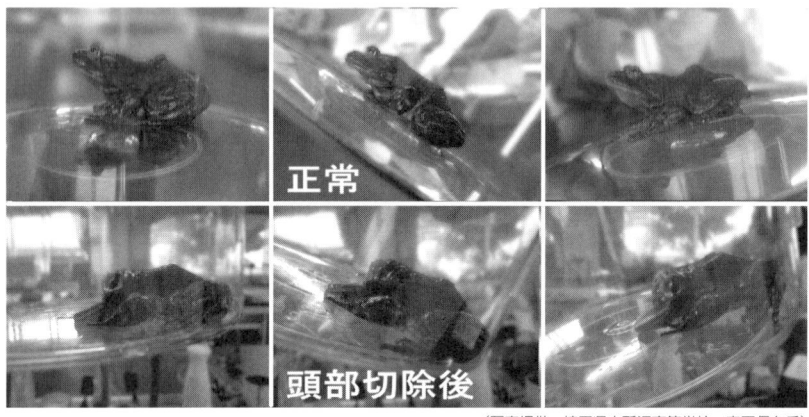

正常

頭部切除後

（写真提供：埼玉県立所沢高等学校　森田保久氏）

正常のカエルでは、支持面の傾斜に合わせて自動的に前肢と後肢の屈曲・伸展を調整します。しかし、視覚や前庭覚のなくなった脊髄のみのカエルでは、支持反応により座って静止することはできても、重力に合わせて姿勢を調整することはできません。

ヒトの赤ん坊でも傾斜反応を観察できます。

●仰臥位での傾斜反応

生後6か月以後の赤ん坊を仰向けにして支持面を横に傾けると、下になった側の上下肢の筋トーヌスが高まり、外転します。頭や体幹は上のほうへ向きます（図6-42）。

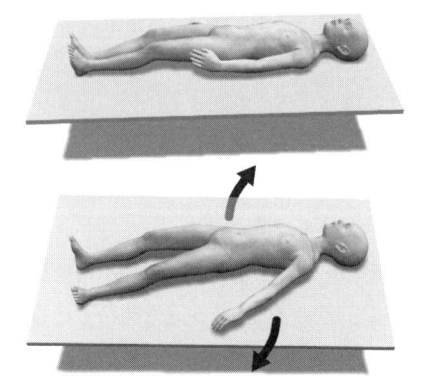

図6-42　仰臥位での傾斜反応

●座位での傾斜反応

　生後約12か月以後の赤ん坊を座らせて支持面を横に傾けると、下になった側の上肢は外転・伸展し、下肢は外転します。頭と体幹は回転して上に向きます（**図6-43**）。

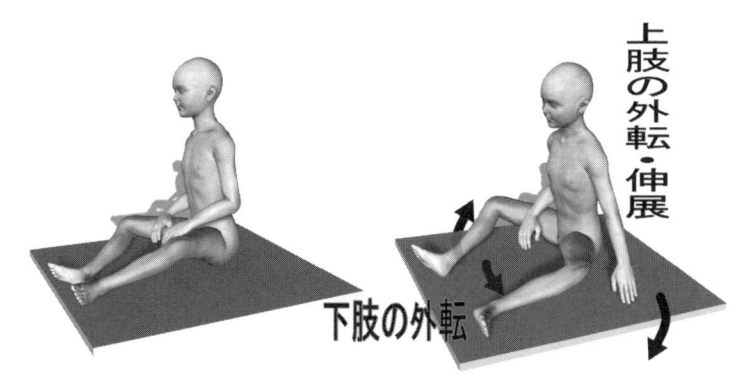

図6-43　座位での傾斜反応

●立位での傾斜反応

　生後約15か月以後の子どもを立たせてから支持面を片側に傾けると、下になった側の下肢は伸展し、筋トーヌスが高まって体を支えます。上になった側の膝関節・股関節は屈曲し、体幹は上を向くように回ります（**図6-44**）。

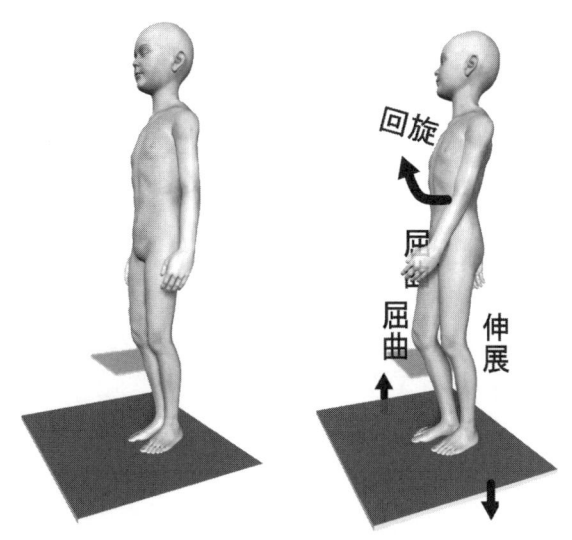

図6-44　立位での傾斜反応

実験　坂になった芝生に寝て座って立つ

　芝生の坂になったところで寝てみます。座ってみます。立ってみます。
　体のどこの筋肉が緊張し、どこが動きやすくなるでしょう？

大脳皮質レベルの反応は、成人が動くときにも生じています。ですから、わたしたちが日常生活の中で寝たり座ったり立ったり歩いたりしているときに、大脳皮質レベルの反応が起こっています。体性感覚、前庭覚、視覚が統合されて大脳皮質で反応しています。意識はされませんが、確実に反応しています。

ある体位の傾斜反応が、さらに上のレベルの体位や移動のツールになっています。背臥位での傾斜反応がなければ、支えなしには座っていられません。座位でのバランスが充分にとれなければ、四つんばいで移動することはできません。四つんばいでの傾斜反応が完全にできていなければ、二足歩行はできません。立位での傾斜反応が完全でなければ、走ることはできません。

傾斜反応は体のバランスをとる反応です。

保護伸展反応

傾斜反応で体の傾きに対処できなくなると、四肢を支持面についたり、四肢と支持面の接点を変えて体を支えたりします。「体を**保護**するために四肢を**伸展**させて体が倒れないようにする反応」を保護伸展反応と呼びます。

たとえば、座位のときに体が前後左右に傾くと、**図6-45**のように、上肢を伸ばして支持面について体を支えようとします。

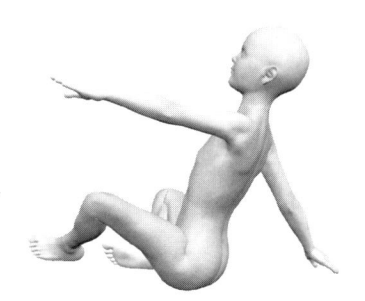

図6-45　保護伸展反応

パラシュート反応

生後6か月以降の赤ん坊をうつ伏せのまま、お腹を支えて持ち上げ、床に戻していくと、両上下肢を伸ばして体を支えようとします。落下していくパラシュートが開くように見えます（**図6-46**）。

このパラシュート反応は、ネコを抱いたときにも見られます*。

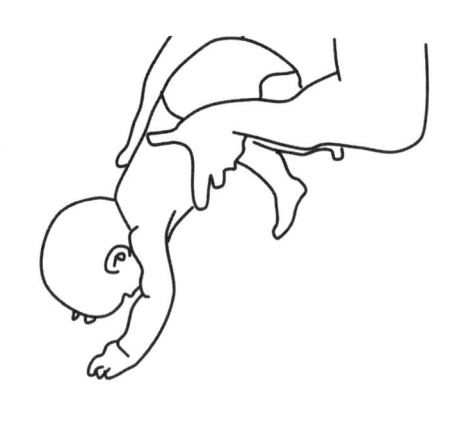

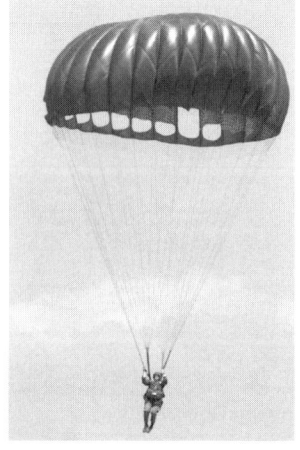

図6-46　パラシュート反応

---

*　もちろん、パラシュート反応を見せるのはネコです。ネコを抱いた人ではありません。

ホップ反応 (hopping reaction：跳び直り反応)

　片脚で立っている人を横に大きく動かすと、そちらに1歩跳ぶ反応が起こります（**図6-47**）。片足立ちをしているときにバランスを崩して、「おっとっと」と飛び跳ねてバランスをとる動きです。一人で歩けるようになると観察されるようになり、生涯継続します。
　ネコを抱いて片足だけ床につけて、横に動かすときにも見られます。

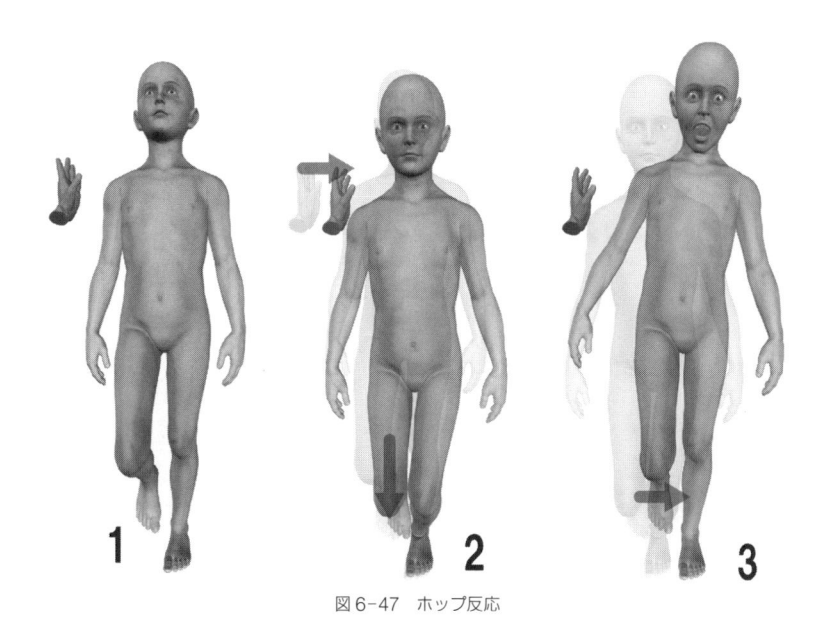

図6-47　ホップ反応

ステップ反応 (stepping reaction：足踏み反応)

　立っている人の体を急に前後あるいは側方へ、立っていられないくらい遠くへ押すと、押された方向へ足を踏み出してバランスを保つ反応が起こります（**図6-48**）。生後約15〜18か月で発現し、生涯継続します。

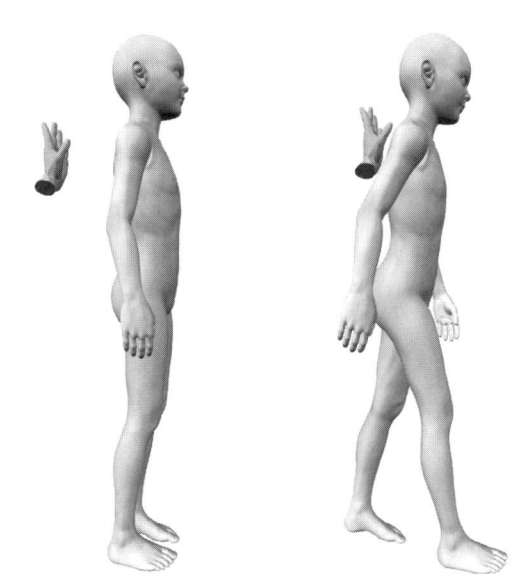

図6-48　ステップ反応

背屈反応

立っている人の体を背後から引いて後ろに傾けると、足関節と足趾が背屈します（図6-49）。

足関節が背屈することで、踵骨と床の接点が最大限後方に移動します。幼児のときに、体のバランスを崩して転ぶことを繰り返すうちに学習した反応です。

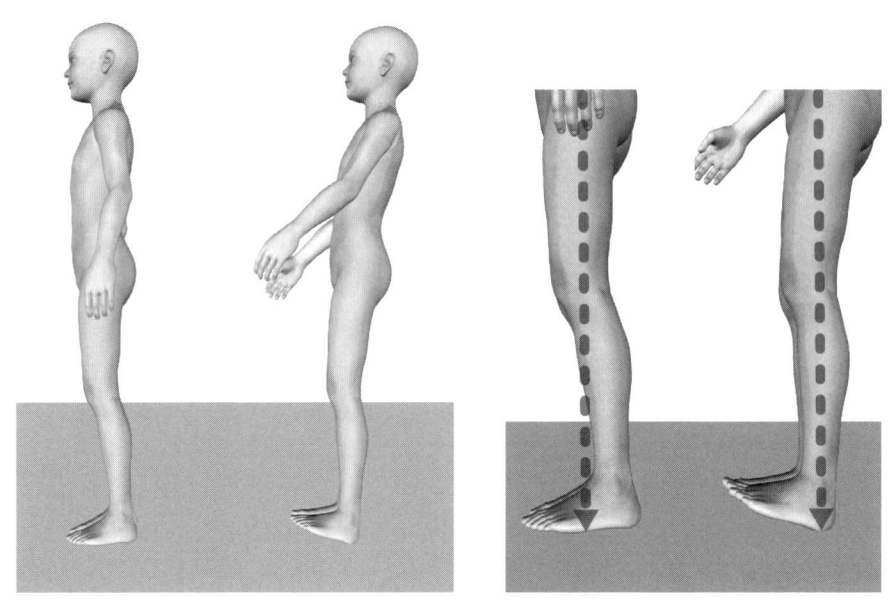

図6-49 背屈反応

ホップ反応、ステップ反応、背屈反応があるので、体全体を協調させて歩くことができます。

保護伸展反応の本質は、転んでケガすることを避ける防御反射です。

大脳皮質レベルの反応の成熟

大脳皮質レベルの反応は、中脳レベルの反応とすべての感覚の統合です。ですから、大脳皮質レベルの反応が完成し、感覚が成熟したときに完成します。時間がかかります。一生かかっても完成することは保証されません。

反射とは、光のように、入力に対していつも同じように出力されることです。生体の中では、そのような純粋な反射は脊髄反射に限定されます。これは生まれつき完成されています。

脳幹以上のレベルの反応は、純粋な反射ではありません。生まれつき持っているものでもありません。いつまでも、何歳になっても発達を続けます。脳幹以上のレベルの反応は、生まれ出た後に習練して作られるものです。そのため、動きに不都合な反応が作られることもあります。たいていは修正されますが、すべてではありません。「癖」として残るものがあります。意識することで抑えられますが、何かの拍子に復活します。「三つ子の魂百までも」といわれます。3歳までに覚えたことは、100歳になっても忘れないというのです。この「三つ子の魂」のために、苦しむ人もいます。

また、入院などの拘束により、誤った動きを習得する人もいます。本人は気づきません。周囲が善意で拘束するからです。「ケガすると家族が悲しむから、ベッドから出ないようにしましょうね」と言われるからです。

基礎知識

コラム 反射・反応の研究の特性

　反射・反応の研究は1900年前後から始まりました。動物の大脳、中脳、脳幹、脊髄をいろいろなレベルで切断したときに、残されている反射・反応を観察して研究しました。

　切断できる高さは技術的に制約されます。実際に切断できるレベルを**右の図**に示しました。**図中1**のレベルが「中脳を切除したレベル」です。**図中2**のレベルが「中脳を残したレベル」です*。中脳レベルと表現しているものが、解剖学でいう中脳とは完全には一致しません。

　生きている人間の大脳や脳幹を切断して実験することはできませんので、人間の反射・反応は、子どもの発達の観察、神経系の病気を持って生まれた子どもの観察、脳の手術を受けた人の動きの観察、脳梗塞や脳出血により障害を受けた人の動きの観察から、それぞれのレベルの反応がわかってきました。

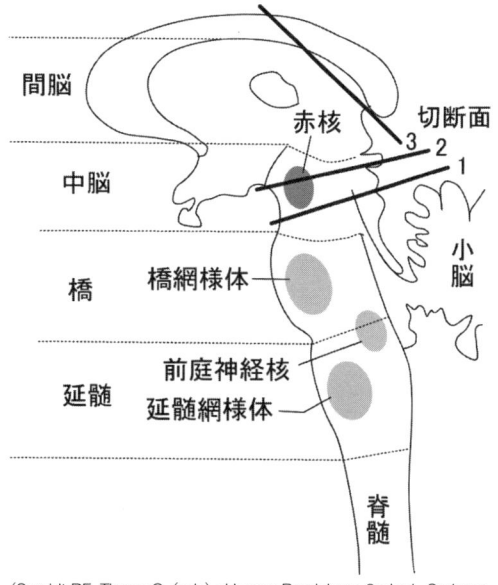

(Scmidt RF, Thews G（eds）: Human Psysiology, 2nd ed., Springer, 1989.)

　しかし、すべてが解明されているわけではありません。自動歩行の詳しい伝導路や脊髄内の信号の処理でさえ、はっきりしていません。

　人間の持っている反射・反応がすべて発見されているとは言えません。頸部以外の筋肉の固有覚による反射・反応、立位や座位のときの接触による反射・反応などは詳しく研究されていません。それまで実験されていなかったからわかっていなかったという反射や反応が発見される余地は充分にあります。しかし、何百年たってもすべてはわからないでしょう。ですから、反射・反応だけで人間の動きを理解はできません。現在、解明されている反射・反応だけでは説明できない動きのほうがはるかに多いのです。

●姿勢を保つ反射・反応の発達

　ここまで述べたように、成長に伴っていろいろな姿勢反応が生じ、見えなくなっていきます。10歳くらいまでの動きを観察してみると、姿勢を保つ反射・反応の発達には3つの段階があります。進化論で説かれる進化に似た発達をします。

---

* **図中3**のレベルは間脳を残すレベルです。間脳を残した動物は自動ロボットのようですが、自発的にリズミカルな歩行運動を行います。

反射・反応の発達の3レベル

●無顎類（円口類）のレベル

　無顎類（円口類）は、魚類より原始的と見られている動物です。代表的なのはヤツメウナギです（図6-50）。ヤツメウナギは、名前こそウナギですが、ウナギのような魚類ではありません。魚類のような顎を持っていません。吸盤のような円い口で、他のサカナに食いついて血を吸って生きています。

　ヤツメウナギには、魚類が持っている胸ビレも腹ビレもありません。頭から脊柱をくねらせて泳ぎます。

　脊髄から橋、中脳下部の中枢によって反射・反応が起こります。単純で原始的な反射・反応のレベルです。**この段階の反射・反応は、腹臥位や背臥位をとるという動きのためのもの**です。

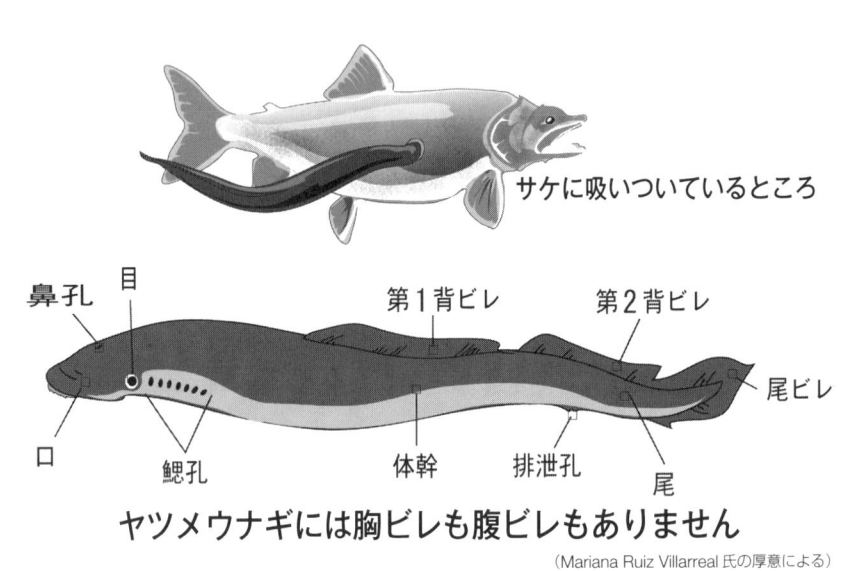

サケに吸いついているところ

鼻孔　目　　　　　第1背ビレ　　第2背ビレ
　　　　　　　　　　　　　　　　　　　尾ビレ
口　　鰓孔　　　体幹　　排泄孔　尾

ヤツメウナギには胸ビレも腹ビレもありません

（Mariana Ruiz Villarreal 氏の厚意による）

図6-50　ヤツメウナギ

●四つ足動物のレベル

　胸ビレと腹ビレを持つ魚類は、無顎類よりももっと分化した動きができます。その魚類の祖先が陸上に上がり、両生類の祖先になりました。これが四つ足動物（図6-51）の元です。

　中脳の上部に反射・反応の中枢があります。**寝返りをする、這う、座るという姿勢をとるための立ち直り反応を起こすレベル**です。四つ足動物の動きに必要な反射・反応が、この段階です。

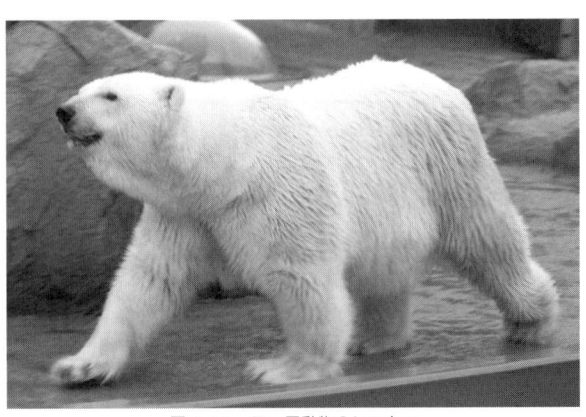

図6-51　四つ足動物のシロクマ

● 二足動物のレベル

　ヒトの特徴は直立歩行することです（図6-52）。大脳皮質により、いろいろな感覚が統合されて動きます。このレベルは、**体性感覚、前庭覚、視覚が統合され、立位となりバランスをとって歩行することのできる姿勢反応のレベル**です。

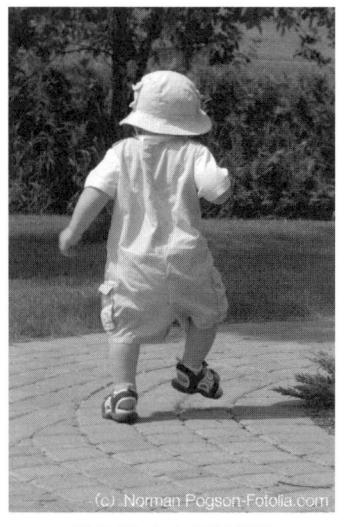

図6-52　ヒトの直立歩行

反射・反応の成熟と発達

　動きの中枢は、下位から順に、脊髄レベル、脳幹レベル、中脳レベル、大脳皮質レベルにあります。ここで脳幹と呼んでいるのは、橋（きょう）と延髄です（図6-53）。

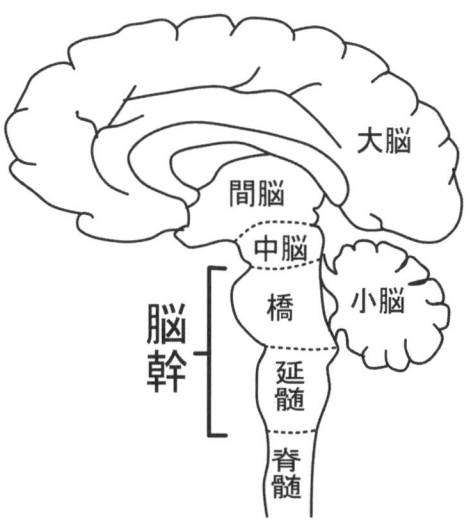

図6-53　動きの中枢

いわゆる下等動物は、主として脊髄レベルで反応し、行動します（**図6-54**）。ゴキブリは、カサカサッとすばやく動くので嫌われます。ゴキブリの足は大脳が動かしているのではありません。脊髄レベルの反射で動いています。脊髄では、前後の肢とぶつからないように動くということだけをコントロールしています。脳は脊髄の反射をコントロールしているだけです。それだけで、前後左右にすばやく移動しています。

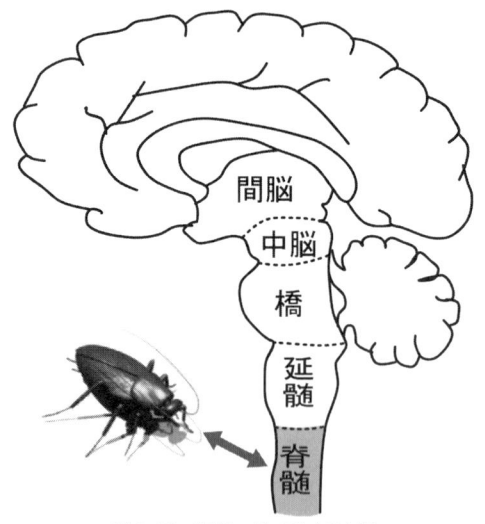

図6-54　脊髄レベルの動きの中枢

　脳幹レベルの反応の成熟により、寝たり座ったりしてとどまっていることができます。体性感覚、前庭覚、視覚が成熟してくると、中脳レベルの反応が成熟し、バランスを保って移動できるようになります。頭の水平を保ち、視覚を使って目標に到達できるようになります（**図6-55**）。これらは四つ足の両生類レベルの動きになります。

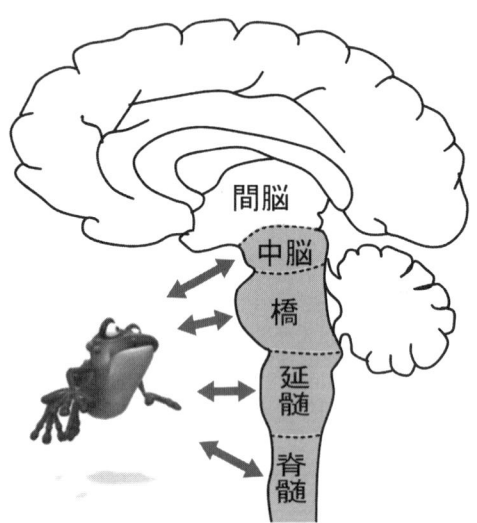

図6-55　脳幹・中脳レベルの動きの中枢

　大脳皮質のレベルの反応が成熟してくると、体全体を使ってバランスをとるようになります。すべての感覚を使って外界を認知し、行動します。大脳辺縁系の扁桃体の快・不快の情動と、海馬と大脳に蓄えられた記憶をもとに、快を求めて行動します（**図6-56**）。

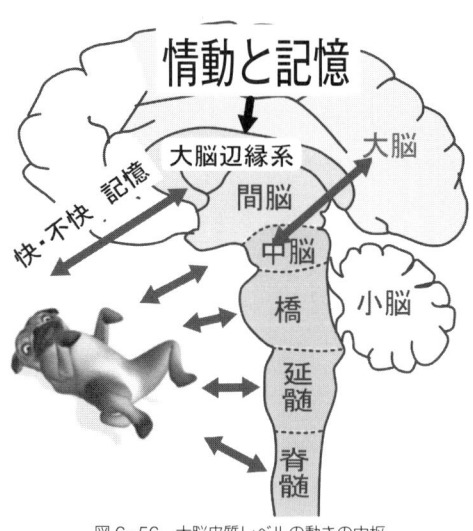

図6-56　大脳皮質レベルの動きの中枢

子どもは、成熟の過程で周囲の大人を見て、自分が立ち上がれる存在であることに気づきます。下肢の上でバランスをとることを習練し、最終的に立ち上がり、二足歩行をします。

　精神疾患のために暴れる人に対して、1990年代半ばにはロボトミー手術が行われました。前頭前野を破壊すると、おとなしくなったのです。しかし、手術の後しばらくすると、意欲が失われて「廃人」となることがわかり、ロボトミー手術は禁止されました。このことから、人間の意図は前頭前野で生じると考えられています。

　目標到達運動をするには、前頭前野で生じた意図を大脳皮質以下の動きの中枢に伝え、実行を動きの中枢に任せることで、自然に動けます（図6-57）。武術の達人が「無心で戦う」「何も考えない」と言うのは、「戦う」という意図を動きの中枢に伝えたら、その後は感覚と動きの中枢に任せることを示しています。

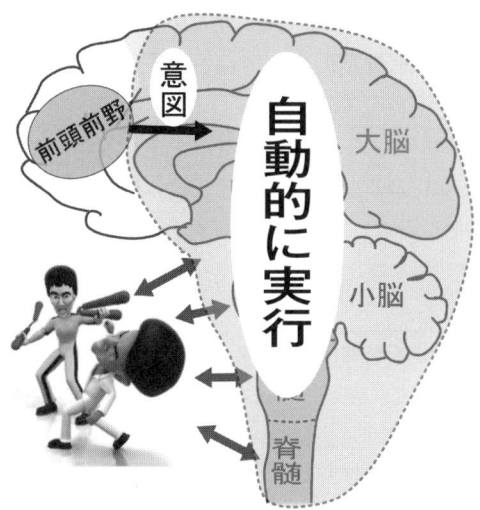

図6-57　意図の実行を動きの中枢に任せる

　前頭前野が「意図」を持ち、動きの実行を動きの中枢に任せれば、自然に動けます。しかし、「わたしたちは～しなければならない」という制約＊があると、前頭前野が常に、大脳皮質レベル、中脳レベル、脳幹レベルの反応にチェックを入れて邪魔をすることになります（図6-58）。その結果、自然に動けなくなります。動きは遅くなり、ぎこちなくなります。そして、「やりたいけれど、できない」ということになります。自分の意図が邪魔していることに気づきません。

　「動きの成熟」とは、動きを意識的にコントロールできるようになることではありません。**「動きの成熟」とは、意識しなくても意図したことを体が自動的に実行してくれることです。**

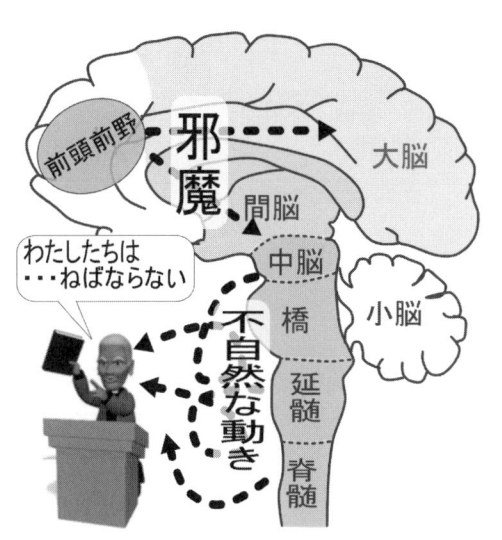

図6-58　前頭前野が動きの中枢の邪魔をする

＊　「～ねばならない」という考え方は、ドイツの哲学者カントに顕著です。カントは"sollen"と表現しました。sollenは英語のshouldに当たります。「～べきである」という社会的制約を示します。カントは「人間としてとるべき行動がある」と考えました。精神分析学者のフロイトは"Überlch"（超自我）と呼びました。自我の上位に居座り、自分の意志に反してでも行わなければならないものを、人間は自分の中に抱え込むと考えました。エリック・バーンの交流分析では、"P"（親の心）と表現されます。すべて、本人の意志ではなく、社会的要求をかなえるという制約を示しています。

06　動きの中枢と日常生活の動き

反射・反応の成熟と介助

脊髄反射は、生まれながらに持っているものです。動物として生き残るために最低限必要な防御反射が主です。脊髄より上位の脳幹、中脳、大脳皮質レベルの反応は、生まれてからの様々な体験から習得されます。すべての感覚が成熟していくことで、徐々に上位の動きの中枢が成熟していきます。

感覚の成熟には、感じる体験が必要です。感覚中枢が習練を積むことで、動きの中枢は成熟できます。感覚なしでは、動きは成熟しません。**感じることに時間をかけることが大切なのです**。特に、動きの中枢における反応の刺激源として大切なのは、触覚と固有覚です。

視覚は立ち直り反応に大きな役割を果たしていますが、視覚のない人でも動けます。特に、楽器の演奏のように接触や動きが大きな役割を演じる分野では、晴眼者よりも高い能力を示すことがあります。

「頚から生じて体に及ぶ立ち直り反応」「体から生じて頚に及ぶ立ち直り反応」では、頚の筋肉の固有覚が役立っています。「体から生じて四肢に及ぶ立ち直り反応」では、体幹の筋肉の固有覚が役立っています。セグメンタル・ローリングでは、体幹の筋肉の固有覚とともに、体幹の皮膚の床との触覚が役立っています。

これらの触覚と固有覚という体性感覚が成熟してから、平衡を感じる前庭覚や、遠くの風景を参考にバランスをとるための視覚が成熟してきて、大脳皮質の反応に結びつきます。足の裏の触覚で支持面を感じ、下肢と体幹の筋肉の固有覚でバランスを感じなければ、立っていることも歩くこともできません。ごろごろと床を転がり、這い回る動きの中で培われる感覚の中に、動きの中枢の成熟の種があります。

特に足の裏の感覚は大切です。この感覚は、四つんばいで歩いているときに習練されます。手のひらでおもちゃをつかむのと同じように、足の裏で床をつかむようにして立つことができれば、歩く準備はできています。足首、膝、股関節をはじめとして、頭、体幹、四肢が微妙に小さく動くことでバランスをとります。足の裏のどこを骨が押しているかを感じることで、大脳が反応して体全体の筋肉に指令を送ります。子どもは、「どのようにバランスをとろう」などと意識しません。前頭葉より下位の中枢が、すべてをまかなってくれます。足の裏の触覚、下肢の体性感覚が成熟し、体験を積むことで、大脳皮質が成熟し、歩くための反応を学習していきます。

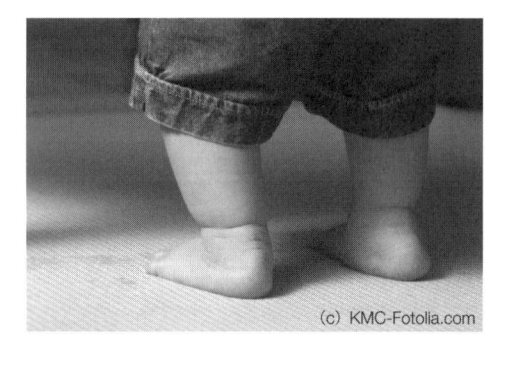

ドイツ語圏でポピュラーな育児書は、ハンガリーの小児科医エミー・ピクラーの書いたもの*です。ピクラーは「子どもが自分で立ち上がるまでは、抱いて立ち上がらせてはいけない」と指導しました。子どもは、立ち上がるための神経システム、筋肉、骨がすべて充分な状態になったら、自分から立ち上がります。もし、親が「隣の子どもより早く立たせたい。早く歩かせたい」と無意味な見栄を張り、抱いて歩かせると、不充分な神経システム、弱い筋肉、もろい骨で立つことになります。当然、転んで失敗を味わいます。子どもは広いところを這い回るままにしておけば、神経、筋肉、骨が習練を積み、立てるようになるでしょう。ですから、親が抱きかかえて立たせることは、成長を邪魔すること

---

* エミー・ピクラーの書いた育児書は、ハンガリー語、フランス語、ドイツ語で出版されています。*Laßt mir Zeit*（わたしに時間をください）と *Friedliche Babys — zufriedene Mütter*（穏やかな赤ん坊—満足した母親）の2冊が有名です。

になります。

　また、ベビーサークルも使わないように指導しました（**図6-59**）。ベビーサークルに入れられて育った子どもは、他の子どもより早く立ち上がるようになります。他の子どもは広いところを水平に這い回ることに忙しいのですが、ベビーサークルの中の子どもには、水平に移動する空間がありません。しかし、**動きの感覚を伸ばすには空間が必要なのです**。ベビーサークルに入れられた子どもは、箱の中に入れられたのと同じです。その子どもには、ベビーサークルの上の空間しか与えられていないのです。当然、子どもは自由を求めて上に行こうとします。結果的に、ベビーサークルの柵にしがみつきながら、ようやっと立ちますが、姿勢反応も立ち直り反応も平衡反応も神経も骨も筋肉も立ち上がるには不充分な状態で立ち上がるのです。「その後の成長でツケが回ってくる」とピクラーは言いました。

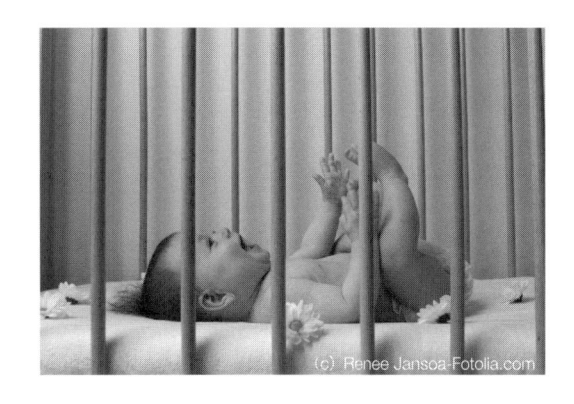

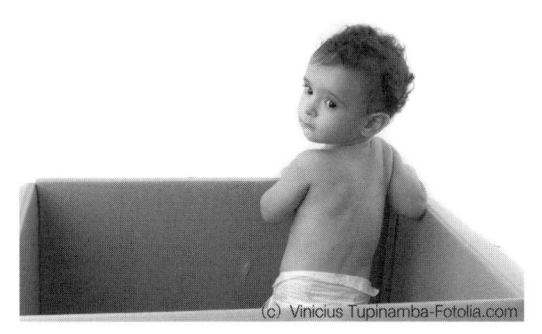

図6-59　ベビーサークルに入れられた子ども

　介助は「**忘れてしまった反射・反応を思い出させる再教育**」です。赤ん坊のときに、親と共に動くことで学んだことを、介助者と共に動くときに思い出させてあげることができます。立つこともできなくなった人を介助して車椅子に乗せたり、立つことを手伝ったりすることは、子どもの発達に協力するのと同じです。神経システムの再構築と、筋肉と骨の再構築を手伝うことです。

　しかし、しばしば、麻痺や廃用症候群から回復中の人が片足立ちをきちんとできないうちに、腰にベルトをかけて引き上げて立たせ、歩かせます。そのための専用のベルトも売られています（**図6-60**）。その結果として起こることは、自分で立ち上がる前の子どもを抱きかかえるときに起こるとエミー・ピクラーが言ったことと同じことです。介助者が「早く歩けるようにしたい」と思い、まだそのときではない体に無理を強いてしまいます。片足立ちできないのですから、まともに歩くことはできず、介助される人は挫折感や無力感に襲われ、動きたくなくなります。**ベッドの上で丁寧に動くという時間を奪っているのかもしれません。**

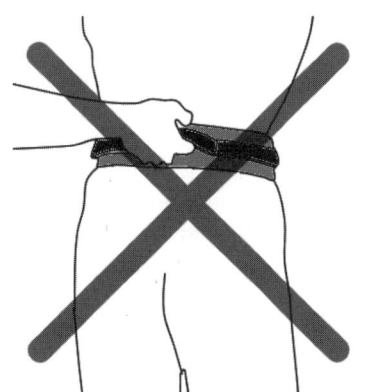

図6-60　いわゆる歩行介助用ベルト

06　動きの中枢と日常生活の動き

また、「動きが不充分だから、落ちないように」と、ベッドの周りを柵で囲うこともあります。ベッドの片側を壁に押しつけることもあります（**図6-61**）。ベビーサークルの中の子どもと同じことが起こります。柵があると水平移動はできなくなりますから、神経システムに対する動きの習練もできず、動きの能力は奪われます。また、横に移動できない人は、上に行こうとして柵を乗り越え、転落します。柵がなければ、そんなに高いところから落ちないのですが、「安全のため」といって使われた柵の

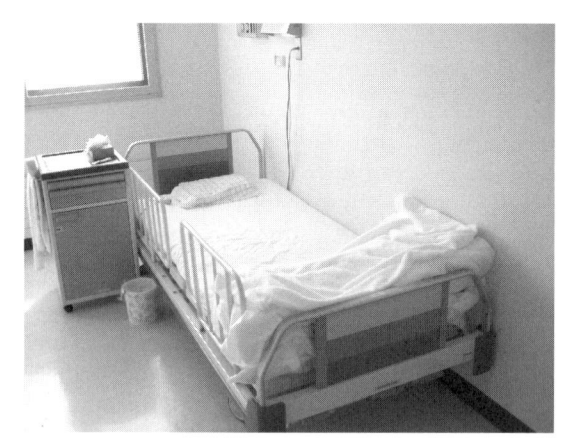

図6-61　片側を壁に押しつけられたベッド

ために重傷を負います。柵が悪いのではありません。柵をつけたり、ベッドを壁に押しつけることによって、**回復に必要な空間を奪っていると気づかない**ことが問題なのです。

　病院や施設で働く人の多くは、入院している人や利用者の成長や再成長の邪魔を自分がしていることに気づきません。大切なことは、「安全のため」に柵をつけることではなく、入院している人や利用者が動くときには柵を外して見守ること、落差のない環境に置くこと、より楽に動けるように介助すること、「自然な動き」を許して本人が動きを楽しめるようにすることです。

反射学の実践への利用

　もし、今までに知られている反射や反応のみで人間の動きを分析して、「この人には、この反射・反応が足りないから、この動きをさせよう」とか、「この年代には、このように介助しなければならない」と決めつけてしまったら、現実に合わないことを押しつけることになります。反射・反応を学ぶ目的は、動きを決めつけることではありません。

　反射・反応を学習する利点は、「邪魔をしない」ということを知ることができるところにあります。脊髄、脳幹、中脳、大脳皮質に任せておけば、「自然な動き」が自動的に起こるのですから、一挙手一投足を前頭葉で指示する必要はありません。常に前頭葉が指示すると、速くて円滑な反応ではなく、遅くてギクシャクした動きになります。感覚刺激を処理した情報が前頭葉まで来るのを待たねばなりませんし、前頭葉が動きをプランして実行させるのにも時間がかかるからです。そんな邪魔をせずに、「意識しないで動く」ままにしておけばよいのです。

　ダンス、合気道、介助などのように、他の人といっしょに動くときも同様です。意識しないで、相手の動きを邪魔せず、動くままにしておけばよいのです。

　他の人といっしょに動くとき、自分の習慣的で不自然な動きに気づきます。お互いが楽に気持ちよく動けるようになると、「自然な動き」になっています。触覚と固有覚、それらを統合したいわゆる「動きの感覚」が成熟すると、感覚の延長によりパートナーの体が自分の体の一部のように感じられます。パートナーの足の裏にかかっている重さが自分のもののように感じられ、パートナーの体の筋肉の緊張が自分のものとして感じられます。その感覚を基準にして自分の筋肉を動かせば、パートナーの体と一体となり、いっしょに動くことができます。介助がとても楽になります。ダンスも合気道も上手になるでしょう。

練習のやり方—がんばらないこと

　一人で動いていると、外界の変化により、それまでに習得した反応では間に合わない状況にまみえることもあるでしょう。そのようなときに気づけば、前頭葉が状況を判断して動きを変えることができます。そのときの動きを、下位のレベルの脳幹や中脳が学習すれば、次回からは滑らかに動けます。

　いわゆる「練習」が、このような状況を提供しています。ですから、練習のときに、「今、ここ」で感じていることに意識を向け、その感覚をもとにして前頭葉で分析し、その感覚に適合する動きをプランします。このプロセスには時間がかかりますから、当然、動きの指示は遅くなります。結果的に、ゆっくりとした動きしかできません。しかし、動きの質は高くなります。瞬間瞬間に感じていることをもとにして前頭葉が動きを変化させれば、丁寧な動きになります。茶碗を持ち上げる、柄杓に手を置くという動作の隅々まで注意を向けた動きは丁寧です。当然、速くはできません。

　このようにして、ゆっくりと丁寧に動くことで、脳幹、中脳、大脳皮質が反応を学習することを助けられます。**脳幹、中脳、大脳皮質という動きの中枢は、それより下位の中枢の成熟と感覚をもとにして習練を積み、成熟していきます。**

　お稽古を続けるうちに、だんだんと動きは洗練され滑らかになってきます。無駄な動きがなくなってきます。習練が積み重なっていくと、意識は必要なくなります。考えなくても丁寧で滑らかな動きができるようになり、初めより動きは速くなります。このとき、前頭葉は動きのコントロールから解放され、「〜したい」と考えるだけで、脳幹、中脳、大脳皮質が動きを自動的にコントロールしてくれるようになります。このような域に達した人々が達人と呼ばれます。

　いわゆる「がんばる」ことは、このようなゆっくりと丁寧に動くことと反対のことをします。「がんばろう」として筋肉に力を入れたときには、体性感覚は鈍くなります。がんばるときには、力を入れて速くしようとします。しかし、力を入れたり速く動いたりすると、未熟な人は感じることができません。動きを習練するときには、がんばらずに自分のできる範囲で楽にできることを丁寧に行うことで、自分の動きを感じることができます。「がんばる」ことで感覚を邪魔すると、上位の中枢の成熟が遅れます。

　多くの人が、「がんばって練習することが必要だ」と考えています。そのような人々は、がんばることを教えられてきたのです。そして、がんばって練習した結果として手に入れたものは「がんばったから手に入った」と思っています。しかし、**がんばってばかりいる人々は、がんばらないということをしたことがありません。**「がんばらなくても、うまくできたかもしれない。いや、がんばらないほうがもっとうまく、早くできたかもしれない」と考えたことがないのです。「いつもがんばるな」と言うのではありません。「がんばってできないときにがんばるな」「何でもかんでもがんばればできると思うな」ということです。

　大切なことは、「今、がんばっていること」の効果を感じることです。感じることからフィードバックがなければ、すべての行動はコントロール不能になります。がんばり続けると、最終的な成熟からそれてしまいます。

●日常生活の動きと反射・反応

　ここまでに解説した姿勢反射・反応と立ち直り反応は日常生活の中に組み込まれています。これから、日常生活の代表的な動きである起き上がりと歩行を例にして、反射・反応がどのように組み込まれているかを見たうえで、移動と動きの中枢の関係を解説します。

仰向けから座るまでの動き

実験　寝返る・・

　床の上に毛布を敷くか、マットレスの上に仰向けに寝ます。
　気分を落ち着け、楽しいことを考えます。
　ゆっくりと寝返りして、うつ伏せになります。
　うつ伏せになってから、思い出してみます。どこから動き始め、どのようにひっくり返ったでしょうか？

・・・

　この「実験」では、動く前に「どうやって動こうか」と考えてはいけません。考えることは前頭葉の仕事であり、動きの中枢の仕事ではありません。前頭葉が「寝返りしろ」という指令を出すだけで、動きの中枢としての脊髄、脳幹、中脳、大脳皮質は自動的に、そのときの状況に適した寝返りをしてくれます。体性感覚、前庭覚、視覚から得た情報を上手に使って、筋肉の緊張と収縮を調節してくれます。

　すべての人の中に、脊髄での反射、脳幹の姿勢反応、中脳の立ち直り反応、大脳皮質レベルの反応として「自然な動き」が組み込まれています。

　しかし、「こうやって動こう」と考えたとたんに、大脳皮質以下の動きの中枢は、前頭葉の「こうやって……」という思考に常に邪魔されることになります。大脳皮質以下の中枢が自動的に次の動きを行おうとすると、前頭葉からの指令が「ちょっと待て」と抑制をかけるのです。その結果、自然な動きができなくなります。考え始めると、ますます自分のふだんの動きがわからなくなります。自分の体の動きの支配を前頭葉が放棄することで、自然な動きが出てきます。

　様々な芸道の達人が「頭の中を空虚にする」「雑念を払う」と言います。日常生活の中の普通の動きについては、前頭葉が「〜したい」という指令を出したら、後は考えなくても下位の動きの中枢が実行してくれるようになっています。「自分が〜する」という思考を捨ててこそ、自然に動けます。

●仰向けから座るまでの例①

仰向けに寝たところからあぐらで座るところまでの動きの中の反射・反応を見てみましょう（図6-62）。

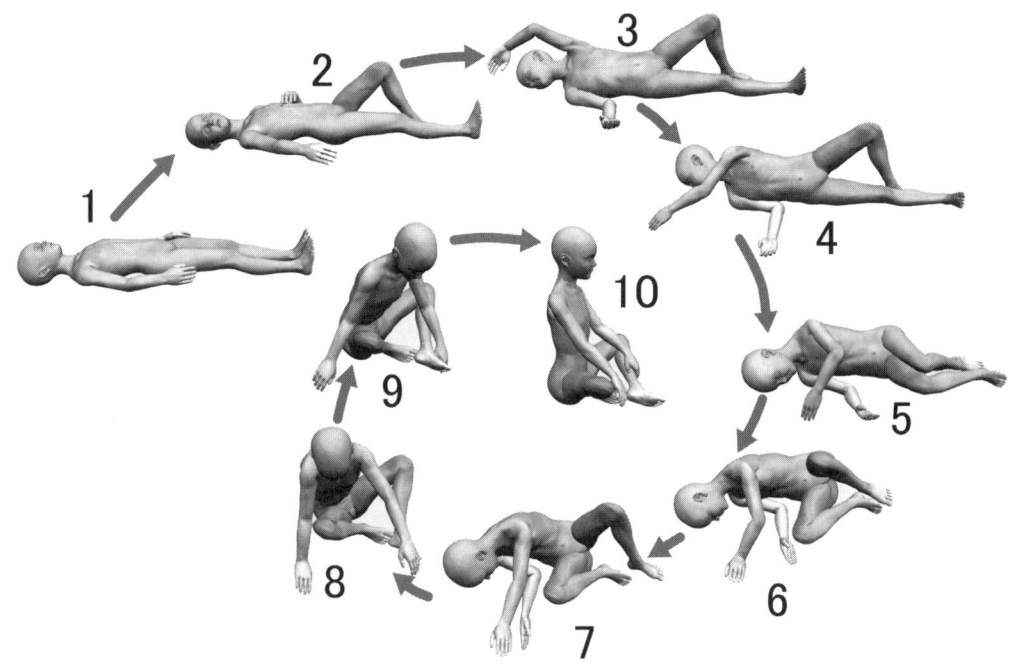

図6-62 仰臥位から座位になるまでの動き①

仰臥位（**図中1**）から顔を右に向けると、脳幹レベルの**非対称性緊張性頸反応**が生じて、右上肢が外側に伸ばされます。右下肢は伸展します。左上下肢は屈曲します（**図中2**）。

そこから顔を頭のてっぺんのほうに向けながら回していくと、中脳レベルの「**頚から生じて体に及ぶ立ち直り反応**」が生じます（**図中3**）。右上肢は屈曲し、肘は体幹に近づけられます。左下肢は伸展します。

さらに頭を回していくと、胸郭が骨盤や下肢を動かす「**体から生じて四肢に及ぶ立ち直り反応**」が生じます。左股関節の伸展により骨盤が回転します（**図中4**）。中脳レベルの立ち直り反応である**セグメンタル・ローリング**により、体が完全に横を向きます（**図中5**）。

ここで頚を屈曲させて頭の回転を保ち続けると、**非対称性緊張性迷路反応**により、下側になった右上下肢が屈曲しやすくなります（**図中6**）。右肘の上に胸郭が乗ってくると、大脳皮質レベルの**保護伸展反応**が生じ、右肘で体幹を支えます（**図中7**）。

さらに頭の回転を続けると、**セグメンタル・ローリング**により右大腿の上に胸郭が乗ります（**図中8**）。右上肢で胸郭をしっかり支えます。右手が床から離れると大脳皮質レベルの**傾斜反応**が生じ、体のバランスを維持します。脳幹レベルの**対称性緊張性頸反応**により、両上肢は伸展、両下肢は屈曲し、中脳レベルの「**体から生じて頚に及ぶ立ち直り反応**」「**頭に対する視覚性立ち直り反応**」「**頭に対する迷路性立ち直り反応**」により、頭が直立に調整されます（**図中10**）。

この一連の動きのポイントは、「頭の回転から体の動きにつなげていくことで、仰臥位から座位になるまで、**脳幹、中脳、大脳皮質の反応を妨げることなく動ける**」ということです。

もし、不都合な動きが生じるときは、脳幹、中脳、大脳皮質レベルの反応を妨げるような動きを前頭葉が命じているのかもしれません。

　臨床でよく見かけるのは、**図6-62**の**図中4**から**図中5**に移るところで、頭の回転を止めたり、頚を伸展したりしてしまうことです（**図6-63**）。このため、体の回転も止まり、体全体も伸展して反り返ります。逆に回転して仰臥位に戻りそうになります。慌てて左上肢を伸ばしてバランスをとろうとしますが、効果はありません。

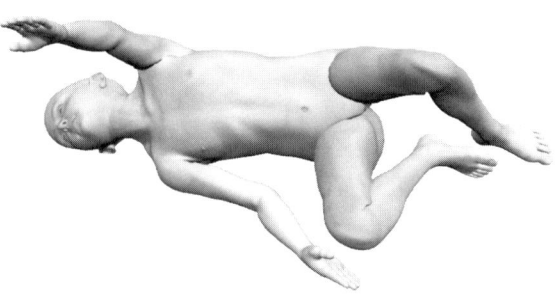

図6-63　頚を伸展した姿勢

　視覚情報から「これ以上、前に転がると危ない」とか、「ここから起き上がれる」と前頭葉が判断して回転を止めることが、「自然な動き」を邪魔しています。

　また、**図中5**から**図中6**へ進むときに、頚を固めてしまう人がいます（**図6-64**）。頚の屈曲による上下肢の屈曲が生じないので、体が伸びてしまい、胸郭は右肘の上にも右大腿の上にも乗りません。もちろん、座ることはできません。

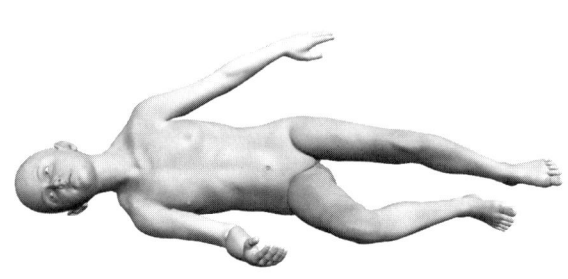

図6-64　頚を固めた姿勢

●仰向けから座るまでの例②

　仰向けから起き上がるには無数のやり方があります。**「正しい起き上がり方」**や**「正しい動き方」****はありません**。それらはすべて人為的に決められたことです。自然な動きではありません。ですから、この本の中で示すのは、すべて「例」でしかありません。

　仰向けから頭を起こして、真っすぐに起き上がることもできます（**図6-65**）。

　中脳レベルの「**頭に対する迷路性立ち直り反応**」と「**頭に対する視覚性立ち直り反応**」が生じるのを邪魔しないことから始まります（**図中2～3**）。これらの立ち直り反応により、体と四肢は屈曲します（**図中5～6**）。

　次いで、大脳皮質レベルの座位での**保護伸展反応**が生じ、上体を左右の上肢で支えます（**図中7～9**）。手が床につかないくらいに上体が起き上がると、大脳皮質レベルの**傾斜反応**によりバランスをとります（**図中10**）。上肢を前方に伸展させると、上肢の屈筋が引き伸ばされますから、脳幹レベルの**引き起こし反応**が生じ、さらに頭を前方に傾けやすくなります（**図中10～11**）。

　上体が骨盤の上に乗り、骨盤が下肢で安定に保たれると、脳幹レベルの**対称性緊張性頚反応**により両上肢が伸展、両下肢が屈曲し、中脳レベルの「**体から生じて頚に及ぶ立ち直り反応**」「**頭に対する視覚性立ち直り反応**」「**頭に対する迷路性立ち直り反応**」により頭が直立になるように調整されます（**図中12～13**）。

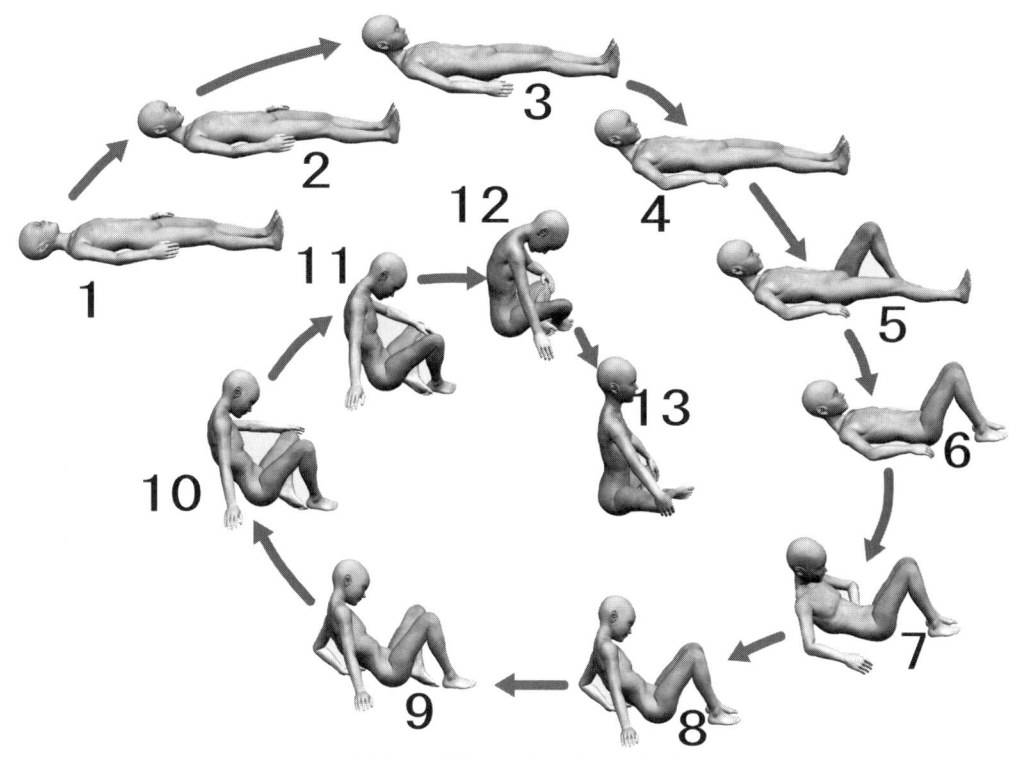

図6-65　仰臥位から座位になるまでの動き②

　この一連の動きのポイントは、「**頭をうなずくように持ち上げることで、中脳レベルの迷路性立ち直り反応、視覚性立ち直り反応を主に使って起き上がることができる**」ということです。体性感覚を使う「頚から生じて体に及ぶ立ち直り反応」や、脳幹レベルの非対称性緊張性頚反応を使っていません。前出の**図6-62**の起き上がり方は脳幹レベルの非対称性緊張性頚反応から始まったのに対して、**図6-65**では、いきなり中脳レベルの立ち直り反応から入っています。そういう点で、かなり高度な起き上がり方だと言えます。子どもがこのような起き上がり方をできるようになるのは学童期に入ってからです。

　ただし、ここで述べた起き上がり方についての反射・反応の解釈が正しくて絶対であるというのではありません。「このように反射・反応の理論を使って動きを説明することもできる」というだけです。

●仰向けから座るまでの例③

　起き上がり方は無数にあります。かなり人為的に見えるやり方で起き上がることもできます。

　図6-66は、「体幹をほとんど屈曲させない起き上がり方」です。頭から脊柱の伸展とねじり、右上肢の外転、股関節の屈曲を使っています。

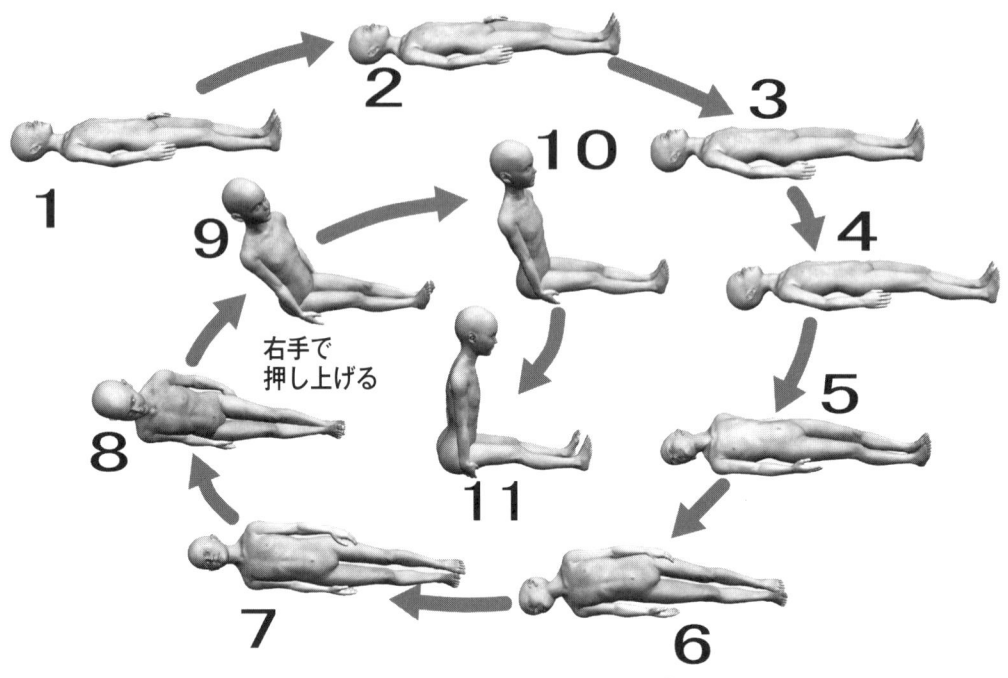

図6-66　仰臥位から座位になるまでの動き③

　仰向けから顎を天井のほうに向け、後頭部で床を押します（**図中1**）。頭で床を強く押して頚を伸ばします（**図中2～3**）。対称性緊張性迷路反応が生じ、頚と頭を伸展させ、両肩を床から浮かせます（**図中4**）。頭の回転と頚の伸展を継続し、胸郭から骨盤へと回転をつなげます（**図中5**）。セグメンタル・ローリングが生じ、体幹が回転して側臥位になります（**図中6**）。

　頭を床から離し、脊柱を真っすぐにします（**図中7**）。右の大転子の上でバランスをとりながら股関節を屈曲させ、右肘の上に乗った胸郭を右の手関節と指を使って軽く押し上げます（**図中8**）。右大転子の上でバランスをとったまま（平衡反応）、股関節を屈曲させていきます（**図中9～10**）。正面を向いたら、両下肢を伸ばした長座位になります（**図中11**）。

　かなりトリッキーな動き方に見えます。**図中8～10**では微妙なバランスをとらなければなりません。不自然に見えるかもしれません。しかし、このように起き上がるのも「自然な動き」です。自分の持っている反射・反応を前頭葉が邪魔していないからです。もし、脊柱の屈曲が厳しく制限される病気になったり、強盗に襲われて手足を縛られたら、このような動き方をしなければ起き上がれないでしょう。人間の解剖学的構造を壊さない動き方なら、すべて自然に動くことができます。「自然な動き」は、動きの形ではなく、「**体の中の自然**」として培われている反射・反応を邪魔しない動きのことだからです。

「自然」と「第二の自然」

英語の nature を辞書で調べると、「自然」と「本質・性質」という2つの言葉が出てきます。つまり、nature は「人間の意図にかかわらず、元から存在しているもの」です。ですから、あなたの持っている動きの反射や反応というツールは、**あなたの中の自然であり本質です。**

毎日の生活の中で人間の体の構造に適した動きをしたときに、各種の感覚が扁桃体に入ってきて、快・不快という情動として判定され、記憶に残って強化され、「体の中の自然」としての反射・反応が作られます。しかし、体の感覚だけが情動を作るのではありません。感覚的には不快なのに、社会的称賛という代償が得られたために快として記憶されることもあります。

小学校に入ると、背中を反らせた「気をつけ」の姿勢を習います。そんな姿勢は不快なのに、「まあ、姿勢がよいのね」と褒められたため、体を反らせて立つようになります。そして、それが楽だと思い込みます。

また、女性は子どもの頃から「膝をつけて座りなさい」と指導されます（図6-67）。**「行儀よい姿勢が褒められる」という条件づけをされます**＊。成人になり骨盤の幅が広くなって、両足の間を開いたほうが自然なときでも、無理やり両膝をつけます。足はまともに床を踏めなくなります。体は「苦しい」という信号を脳に送りますが、条件づけされている脳は感覚を封殺します。その結果、脊柱の調整ができずに、腰痛や肩凝りが生じます。

このようなおかしな姿勢や動きが「第二の自然」（second nature）です。一般的に、「癖」とか「習慣的な動き」と呼ばれます。**「このようにしなければならない」「このようにするべきだ」「気をつけの姿勢で待ちなさい」として社会から強制されたり、「背中を伸ばすのがよい姿勢です」「正しい姿勢で歩きましょう」と言われて育つことで、「第二の自然」が作られます。**

また、過去の出来事を思い出すことは、現実に目の前にあるものと同じように脳を刺激します。そして、過去に起こった出来事に対してとった防御行動が再現されることがあります。その防御行動が体に作り出す緊張は、たいていの場合、不快です。たとえば、親からいつもしかられている子どもは、親の姿を見ただけで体全体の筋肉を緊張させるようになります。この緊張自体は不快なのですが、その不快感から防御しようとして、さらに体を緊張させてしまいます。

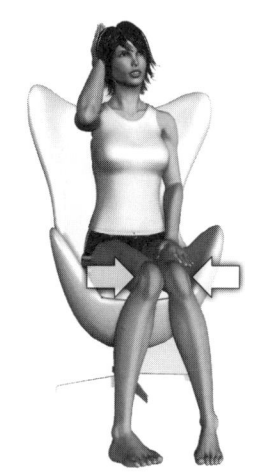

図6-67 女性の行儀のよい姿勢

このようにして、出来事から受ける感覚ではなく、記憶から生じた情動により強化された動きを学習することがあります。そのような動きのパターンは、本人にとっては「自然な動き」なのですが、他人から見ると自然に見えません。奇異に映ります。本人は他人から指摘されるまで気づきませんし、指摘されてやめようとすると不快感を覚え苦しくなります。このように、本来の目的とはずれた防御のための緊張や動きも「第二の自然」になります。

「第二の自然」は本人の性質に組み込まれていますが、その人の持っている本来の「自然」とは違うものです。「自然」を装っていますが、体の構造や機能、つまり解剖や神経生理とはずれています。**「偽りの自然」**です。しかし、本人だけでは、「第二の自然」に気づくことも、そこから脱却することも不可能です。介助、ダンス、合気道などで他の人と共に行動するときに、気づくチャンスがありま

＊ 条件づけと安楽の関係については、「安楽」の章 を参照してください。

す。介助するとき、介助を受けるときは、他の人と共に動きます。自分の中に組み込まれた「第二の自然」に気づくチャンスです。いっしょに動いたときに「何か変だ」と思ったら、そのようなチャンスが来ています。そのときに、いったん動くのをやめ、元に戻ってゆっくり動いてみることで、気づきやすくなります。この「気づき」は、介助者、介助を受ける人双方に訪れます。

　介助者が介助しているときに自らの「第二の自然」に気づくことができれば、その人の介助は気持ちのよいものになり、介助を受ける人は喜ぶでしょう。また、介助を受けた人も自分の「第二の自然」に気づき、動きが改善されるかもしれません。そして、介助する人自身の日常生活の動き、寝る、座る、立つ、歩く動きが改善され、より健康的な人間になっていきます。

> **ポイント**
> - 大人になっても、日常的な動きの中では脊髄・脳幹・中脳・大脳皮質レベルの反射・反応をツールとして使っています。これらのツールを邪魔しなければ、滑らかに速く動けます。
> - すべての動きを意識的にコントロールしようとすると、前頭葉が下位の動きの中枢の働きを邪魔するので、「自然な動き」が損なわれます。
> - 社会的に強制されたり称賛されたりする動き方をすることで、「第二の自然」＝「偽りの自然」が身につきます。
> - 他の人といっしょに動くとき、たとえば介助をするとき、介助者、介助を受ける人双方が「第二の自然」に気づき、改善するチャンスがあります。

歩　行

●歩行における動きの中枢の分散システム

　人間の歩行は、脊髄の各分節に小さな動きの中枢を持つ分散システムです。脳幹以上の中枢が頸髄の動きの中枢に指令を与えると、体幹はその指令に従って動きます。さらに、脳幹から上下肢の動きの中枢へ指令が与えられることで、四肢が動きます。そして、四肢の動きの中枢と体幹の動きの中枢の間で情報が交換されることで、脊髄レベルの反射を使って滑らかに歩くことができます。思考することなしに歩くことができます。意識的に歩こうとすると、脊髄の中の動きの中枢間の情報の流れが邪魔されて、うまく歩けなくなります。

●歩行の反射・反応

　立って足の裏を床につけて体重をかけると、足底の触覚と下肢・体幹の筋肉の固有覚が脊髄レベルで反射して、筋肉を収縮させます。**伸張反射**と**支持反応**です。立っているときに意識しないでも下肢の筋肉が緊張を維持しているのには、脊髄レベルの反射が役立っています。立っている姿勢からほんのすこし前傾すると、脊髄レベルの反射で手足を使って歩きます。**自動歩行**です。

　前につんのめったときには、トットットと前に足が出ます。自動歩行により転倒を防止できます。しかし、これは日常生活に必要な目標到達運動のレベルではありません。目標到達運動をするには、自分の体についてのオリエンテーションと、空間についてのオリエンテーションが必要です。体性感覚、前庭覚、視覚が必要です。そのため、脳幹・中脳レベルの反射が完成し、さらに大脳レベルの**傾斜反応**、**保護伸展反応**、**ホップ反応**、**ステップ反応**、**背屈反応**の完成が必要です。このレベルまで成熟してから、目標まで歩行できるようになります。

● 感じて立つ

　歩行のためには「感じて立つ」ことが必須です。前述の脊髄反射を考慮すると、**歩行の前段階として、足の裏をしっかり床につけて床からの触覚を脊髄に入力すること、体の重さをすべて下肢にかけて体幹から下肢の筋肉の固有覚を脊髄に入力することが必要です。**

　ペンギンでさえ、歩くときにはしっかりと片足立ちをしています（図6-68）。足の外側まで使って体の重さを地面に流しています。このときの足の裏の感覚が、脊髄レベルでの歩行の反射の基盤となっています。

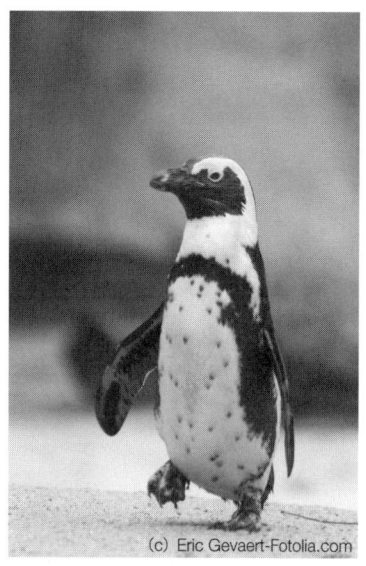

図6-68　ペンギンの片足立ち

● 歩　く

　歩行のためには、傾斜反応、保護伸展反応、ホップ反応、ステップ反応、背屈反応を使います。これらの反応が自然に使われるようにするには、「**片足立ちをしっかり行ってから、浮いた足が自然に振り出されるままにすること（ホップ反応、ステップ反応）**」「**前に出した足の踵から接地すること（背屈反応）**」が必要です。「歩く」と思っていれば、足を出そうとしなくても、片足立ちをすれば自然とわずかに前傾して、自動歩行のスイッチが入ります。「どのように歩こうか」と考えなくても歩けます（図6-69）。

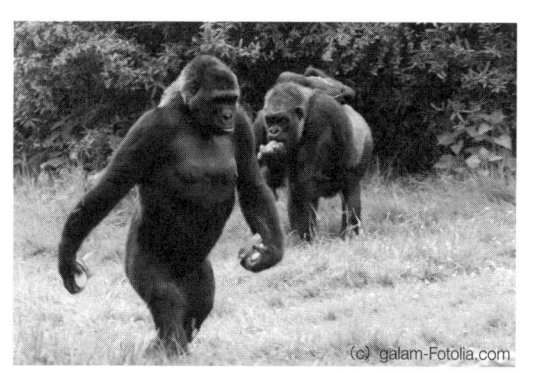

図6-69　歩くゴリラ

　歩き始めたばかりの子どもでも、歩くときには片足立ちをします。そして、頭の重さは脊柱を通って立っている足の外側にかかります（図6-70）。この重さが足の裏で圧として感じられ、脊髄に伝わり、歩行のための反射を起こします。**足の裏の感覚は、脳幹から中脳、大脳へ伝わり、体性感覚を生じます。大脳で感じられた体性感覚は、脳幹・中脳レベルで視覚や前庭覚とともに処理され、体のバランスをとり、歩行を助けます。**

　足の裏を外側まで使って床を感じることで、安定して歩くことができます。

　足の外側に重さを流してしっかりと片足立ちをすることは、何歳になっても必要です。**体が全体として機能して、頭、胸郭、骨盤の重さを足に流し、足の上で絶妙のバランスをとることで、歩くこと**ができます（図6-71）。

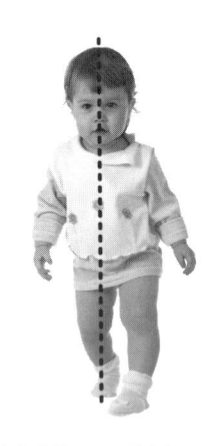

図6-70 歩くヒトの子ども①

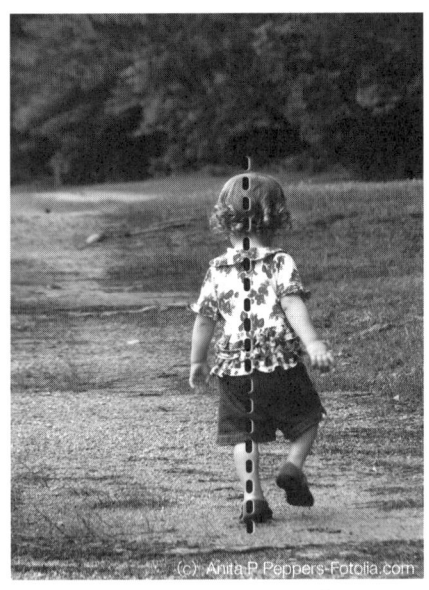

図6-71 歩くヒトの子ども②

　ヒトが歩くときには、狭い基底面の上に下肢、骨盤、胸郭、頭という塊を積み上げ、小さく揺れながらもバランスをとっています。ヒトの体は、積み上げられた石と本質的に同じです（**図6-72**）。

　頭は胸郭の上でバランスをとり、胸郭は骨盤の上でバランスをとります。骨盤は下肢の上でバランスをとり、下肢は足の上で足関節を支点にしてバランスをとります。それぞれの接点となっている頚椎、胸腰椎移行部、股関節、足関節を固めなければ、柔らかく歩けます。たいていのことは脊髄節間反射で調整してくれます。

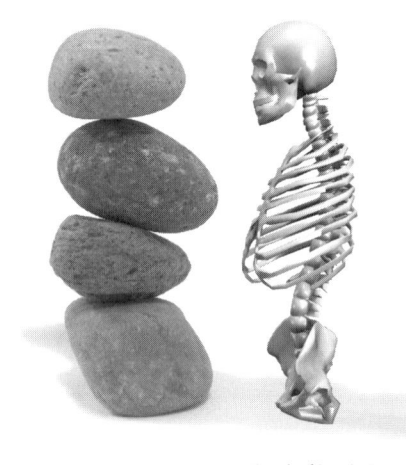

図6-72 ヒトの体＝積み上げられた石

　アフリカの人々は、重い荷物を頭の上に乗せて運びます。背負ったりするより人の解剖と神経システムに適しています。頭の上に安定して荷物を乗せられれば、歩く姿勢を変える必要がありません。自然に歩けます。脊髄、脳幹、中脳、大脳皮質の反射・反応で自然に歩けます。そのときの姿勢は機能的で美しいものになります（**図6-73**）。

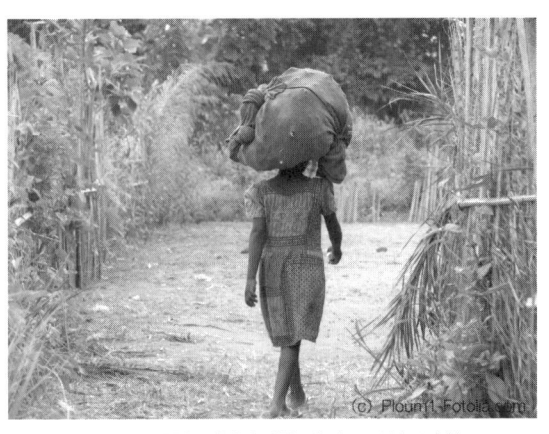

図6-73 頭上に荷物を乗せて歩くアフリカの女性

ファッションショーのモデルは、頭の上に乗せた本を落とさないように歩く練習をします。その結果、きれいに歩けるようになります。やっていることは、アフリカの荷物運びの女性と同じです。しかし、ハイヒールという不自然なものを履いているので、アフリカの女性のように自然で美しくは見えません（**図6-74**）。

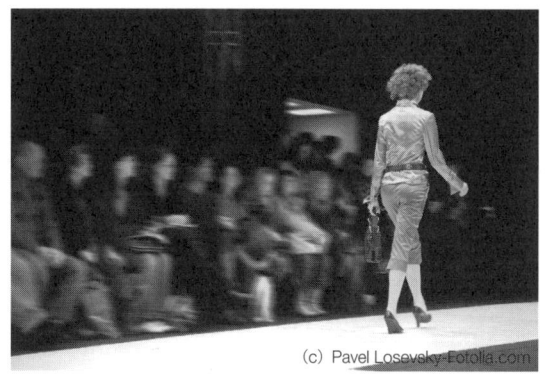

図6-74　ファッションショーで歩くモデル

　「時は金なり」という言葉を信じ、お金を儲けたいために急ぐ人々がいます。このような人々の歩く姿は石を積んだようには見えません。石をパチンコに挟んで飛ばしているように見えます。

　このような人々は、「いずれか一方の足の一部が地面についていることが歩くことだ」と思っています（**図6-75**）。しかし、これは競歩という競技の定義です。けっして、自然な歩行を定義したものではありません。

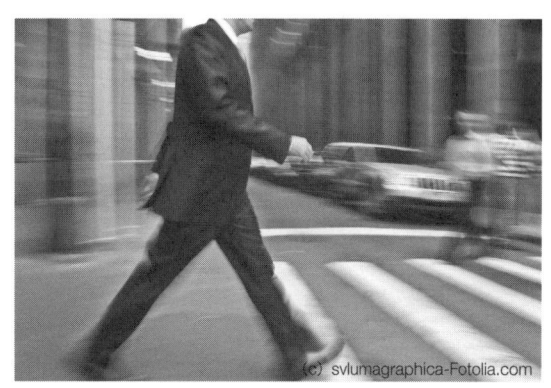

図6-75　競歩のような歩行

　歩くときには、次のことが起こります。
　①片足立ちをすると、反対側の足が浮きます。
　②体全体が動き、浮いた足が前に浮きます。
　③片足立ちのまま、浮いた足の踵（かかと）が地面につきます。必然的に1歩の幅は大きくなりません。
　④前に出て踵がついた足に重さがかかります。
　⑤体全体が前に進みます。
　⑥前に出た足の踵から、足の外側、第5趾（し）のつけ根に重さがかかっていきます。
　⑦前に出た足の上で完全な片足立ちになります。
　⑧①に戻って繰り返します。

　このようにして歩くと、禅僧の経行（きんひん）、茶道や華道の歩き方になります。また、上記③のときに片足立ちしているほうの下肢の膝を深く曲げると、浮いたほうの足を大きく前に出すことができます。このようにして歩くと、太極拳の歩き方になります。

　片足立ちを交互に行って歩くと、必ずどちらかの足にしっかりと重さがかかります。武術では「**実の足と虚の足**」という表現をします。空手や太極拳では、重さのかかっている足が「実」であり、重さのかかっていない足が「虚」です。この言葉を借りれば、自然な歩き方とは、「実の上に立ち、虚を動かす」と言えます。そして、この歩き方が、武術のみならず、禅、茶道、華道、ダンス、スポーツ、人間の行うすべての移動の基本なのです。

●学習としての二足歩行

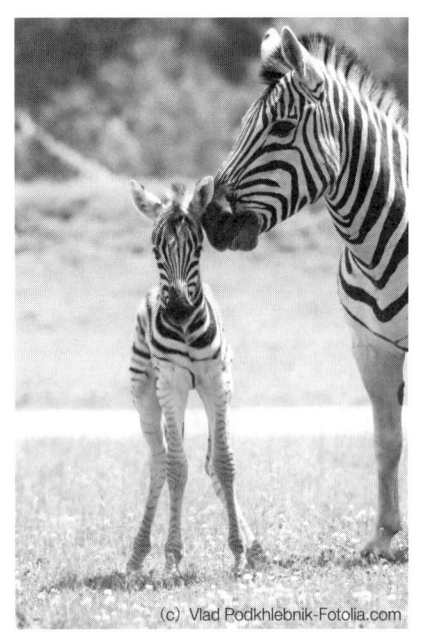

図6-76 シマウマの子ども

アフリカの草原に暮らすシマウマなどの野生動物は、生まれてすぐに歩き出します（図6-76）。そうしなければ、捕食者から走って逃げることができず、生き延びれません。歩行のための構造は遺伝子に書き込まれていて、子宮の中にいるときから四肢を動かすことで、それを機能させる神経システムが作られてから生まれてきます。

多くの人は、「ヒトの遺伝子の中に二足歩行のやり方が書き込まれていて、時期が来れば立って歩くのが当然だ」と考えています。しかし、ヒトの移動のための基本的構造は、シマウマと同じように遺伝子に組み込まれていますが、その機能をつかさどる動きの中枢は生まれたときには完成していません。生まれてから、脳幹、中脳、大脳皮質の動きの中枢の中で、体性感覚、前庭覚、視覚を伝える神経と、動きを記憶している神経と、小脳で動きを分析している神経が複雑につながり始めます。このつながりができてから、起き上がり、四つ足歩行できるようになります。

その後、赤ん坊は、自分の周りの母親や家族が二足歩行するのを見て、同じように動こうとします。まねするのです。しかし、すぐには立つこともできません。周囲の人の動きをまねるうちに、立ち直り反応や平衡反応の回路が作られていきます。そして、大脳皮質の発達に伴い、歩行の機能が統合されていきます。そして立ち上がり、歩き始めます。10歳を過ぎる頃までには、複雑で高度な動きをできるようになります。このようにして、**直立二足歩行は周囲の人の歩き方をまねるという学習により習得されます**。

ヒトもシマウマも、構造の設計図は遺伝子として持っています。シマウマの四肢の動きは単純ですから、子宮の中で四肢を動かしているうちに「体の使い方のマニュアル」を手に入れます。しかし、ヒトの直立二足歩行は複雑なので、子宮の中にいるときの試行錯誤ではマニュアルの完成には不充分です。ですから、生まれてきた赤ん坊は「体の使い方のマニュアル」を持っていません。生まれてから接する周囲の人の動きがマニュアルとなります。もし、周囲の人が特有の動き方をしていると、その特有な動きもまねします。ときには、不自然な動きを身につけることもあります。そして、「ああ、あの人影は佐藤君だ。歩き方が親父さんとそっくりだ。遺伝だねえ」と言われます。しかし、**このような家族に共通する動きは遺伝ではなく、学習の結果なのです**。

コラム アマラとカマラ

1920年10月17日、インドのゴダムリ村で2人の少女が発見されました。推定年齢は1歳半と8歳。オオカミと共にいたので、オオカミに育てられたと推測されました。発見者のシング牧師により、小さい子はアマラ、大きい子はカマラと名づけられました。

アマラとカマラはオオカミのように四つ足で移動し、生肉や牛乳を好みました（図1）。食べるときには手を使わず、四つんばいで地面に置かれた皿に顔を近づけて食べました。言葉は発せず、吠え声やうなり声を上げました。

アマラは1年後に死亡しました。カマラは、1923年、初めて2本足で直立し、ふらつきながら歩きました（図2）。1926年には30ほどの単語を覚え、翌年には簡単な文章を話せるようになりました。しかし、1929年に死亡しました。

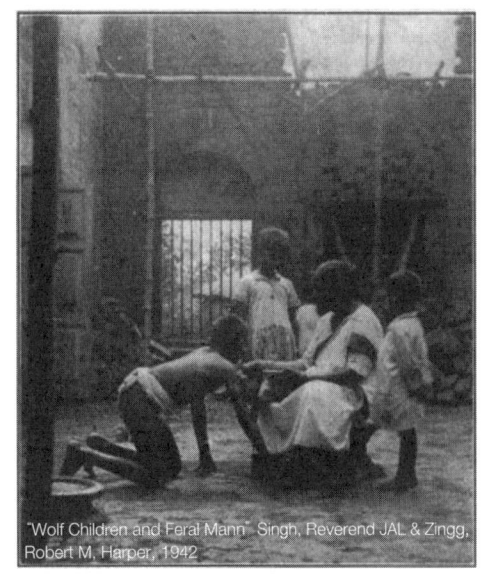

図1 四つ足で移動するカマラ

アマラとカマラの話は、オオカミに育てられたという推測に対して疑義が出されていますが、人間社会から隔絶されて育ったことは間違いありません。アマラとカマラ以外にも、同じように人間社会から隔絶されて育った子どもたちの存在が報告されています。一般に「野生児」（feral child）と呼ばれます。

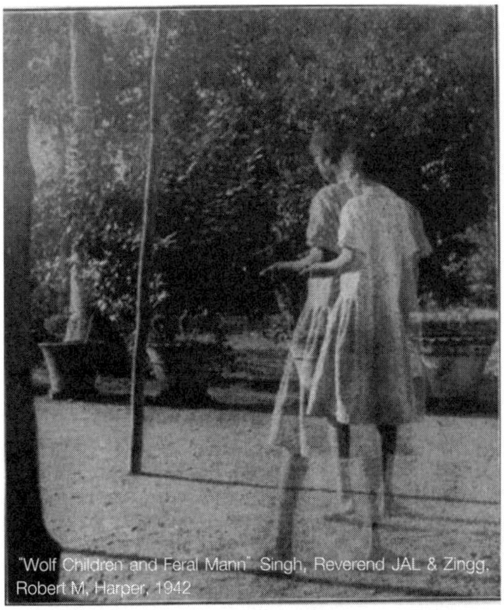

アマラとカマラのような野生児の特徴は、四つ足で歩くこと、言葉を発せないことです。**二足歩行と会話は、人が環境から学習することなのです。**

図2 二足歩行するカマラ

移動と動きの中枢

ロボットの動きの中枢

近代科学のロボットの開発において、移動は大きな問題でした。当初は、コンピュータに地形をインプットしておいて、適切な動きを計算させ、コンピュータが各部に逐一指令を出すことでコントロールできると考えられていました。しかし、実際にロボットを作ってみると、中央のコンピュータがすべてを統御するようなコントロールシステムでは滑らかな動きはできないことがわかりました。

スイスのローザンヌ連邦工科大学生物学的ロボット研究グループ（BIRG）のA.J. Ijspeertらは、ヤツメウナギの動きを参考にして、ヤツメウナギのように泳ぐロボットを作りました。また、サンショウウオの神経システムを参考にして、水中を泳ぎ、陸上を歩くサンショウウオロボットを作りました（**図6-77**）。これらのロボットは、中央のコンピュータですべてを予測して指示を出すのではなく、小さなコントロール装置を各部に分散して配置するシステムとなっています。

サンショウウオロボットの機構図を**図6-78**に示します。各体節の右側と左側がモーターの働きで縮むようになっています。

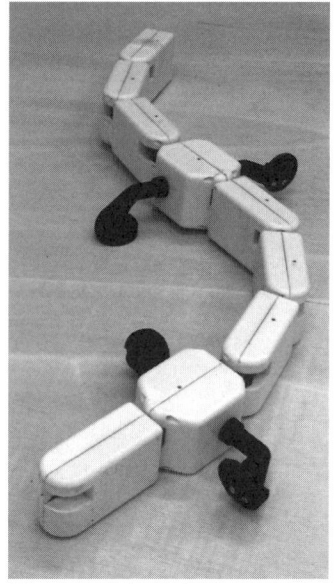

(Photograph by A.Crespi, courtesy Biologically Inspired Robotics Group, EPFL)

図6-77 サンショウウオロボット

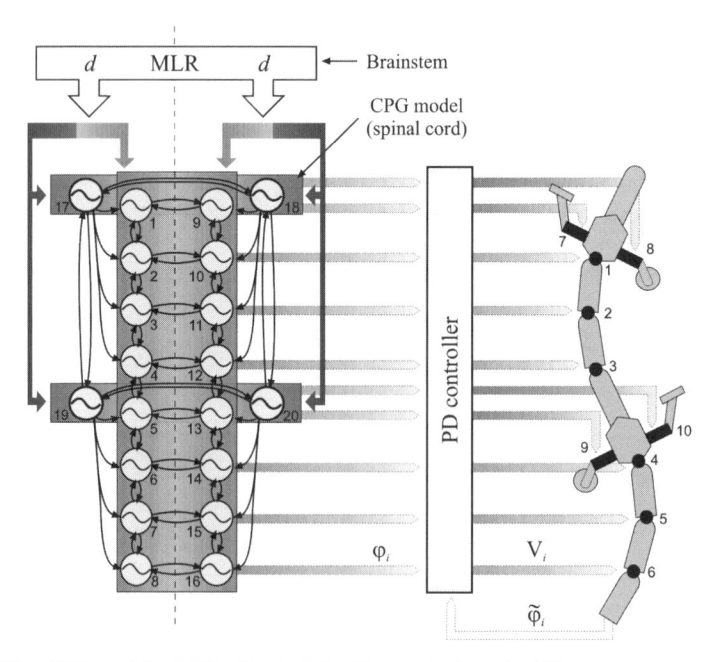

brainstem：脳幹　CPG model：中枢性パターン生成モデル　spinal cord：脊髄
PD controller：周辺装置コントローラー　MLR；mesencephalic locomotor region（中脳歩行誘発野）
φ_i：体節iの動きの位相のずれ　V_i：体節iの動きの速さ　$\tilde{\varphi}_i$：体節iからの位相のフィードバック

(Figure by A.J. Ijspeert, courtesy Biologically Inspired Robotics Group, EPFL)

図6-78 サンショウウオロボットの機構図

四肢は上腕や大腿に相当する部分を軸にして回転します。**図6-78**で1から20までの数字を振った部分が、脊髄の動きの中枢に相当します。脊髄内の各中枢（central pattern generator；CPG、中枢性パターン生成器）は隣接する体節の動きの中枢と連絡しています。それぞれの中枢は発振装置であり、各モーターに信号を送り出しています。
脳幹の中脳歩行誘発野に相当するメインコントローラーは、最上位の中枢の発振のタイミングのずれ（位相のずれ＝位相差）についての信号を送っています（**図6-79**）。このずれが順次伝わることで、全体の動きがコントロールされています。また、各体節からは実際の動きの位相のずれを各中枢にフィードバックしています。

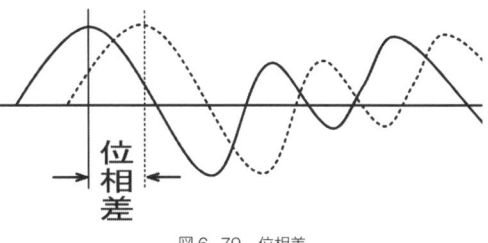

図6-79　位相差

　このロボットを使って、各体節の動きの中枢間の位相のずれが全体の動きに与える変化を観察できます。その結果と実際のサンショウウオの動きを比較したところ、多くのことがわかりました。
　泳ぐときには、頭部から尾部にかけて、波状の動きが伝わります（**図6-80**）*1。ヤツメウナギと同じ動きになります。

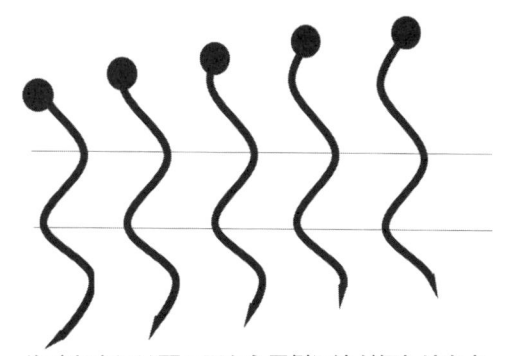

泳ぐときには頭の下から尾側に波が伝わります
図6-80　サンショウウオの「進行波」の動き

　歩くときには、体はS字状に左右交互に曲がります（**図6-81**）*2。この動きだけでは前進しません。**四肢の動きが体幹の動きに調和すると前後進します。**

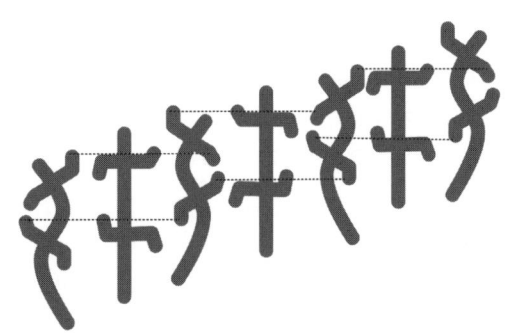

歩くときには左右交互にS字状に彎曲できます
図6-81　サンショウウオの「定常波」の動き

＊1　この波は、サーフィンをするときの波のように進みます。「進行波」と呼ばれます。
＊2　この波は、弦の振動のように同じところでS字のカーブが反対向きになるだけです。「定常波」と呼ばれます。

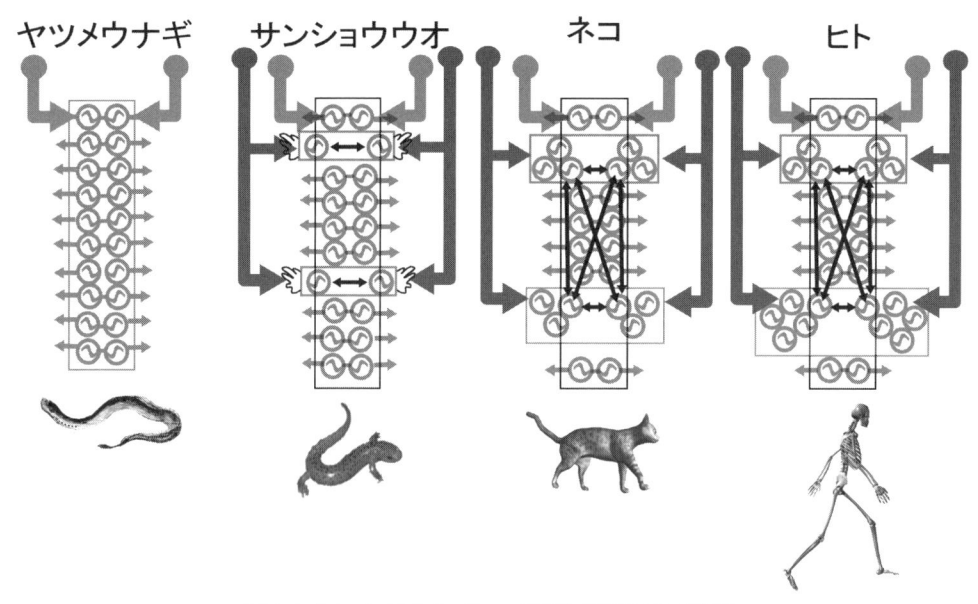

(Biologically Inspired Robotics Group（EPFL）公開資料より一部改変)
図6-82 動きの中枢システム

図6-82は、ヤツメウナギ、サンショウウオ、ネコ、ヒトの動きの中枢システムを示しています。

ヤツメウナギロボットは、隣接する体節間で動きの位相差が伝わるだけで、体をくねらせて泳ぐことができます。このとき、脳幹の中枢は脊髄の最初の中枢に次の体節との位相差の情報を送るだけです。

サンショウウオロボットでは、泳ぐときはヤツメウナギロボットと同じですが、歩くときには、体幹の体節間の位相差が頚から頭側、前肢と後肢の間、後肢から尾側の3つの部分で変わります。**体幹の動きとの位相差の情報を前肢と後肢の動きの中枢に与えることで効率的に歩けます。**

ネコやヒトのロボットは作られていません。しかし、シミュレーションからの予測で、**ネコロボット**では肘や膝の動きの中枢が必要になるだろうと考えられています。さらに、**前肢と後肢の間、左右の四肢の間の位相差の情報が脊髄内で交換されることが必要**と考えられています。つまり、脊髄の上から伝わった動きが後肢まで伝わり、後肢が動くと、その動きが脊髄を逆行して脊椎と前肢を動かすのです。

ヒトロボットでは、直立歩行のために、肘と膝に加えて**足関節、中足骨と趾骨の間の関節の中枢が必要であると考えられています。**ですから、ますます複雑になります。

前述のロボットのメインコントローラーは、ヒトでは脳幹以上の中枢に相当します。ヒトでは脳幹以上に相当する中枢で、触覚と固有覚を含む体性感覚、平衡をつかさどる前庭覚、視野から自分の傾きを感じる視覚の3つの感覚が統合され、脊髄に指令が出されています。

BIRGのロボットは、このような動きの中枢システムが生物の機構として移動という目的に適しており、生存に有利であることを示しています。

重要なのは、四肢の有無にかかわらず、「**脊髄の最上位の動きの中枢に指令が与えられると、それ以下の動きの中枢に順次伝わって、脊椎の動きが決定する**」ということです。そして、このような脊椎の動きが、運動生理学でいうところの姿勢保持運動、キネステティクスでいうところの「保つ動き」となっています。

●ヒトのCPG

1998年、ディミトリエヴィックらは、脊髄損傷の人の腰髄に周波数25〜60Hzで5〜9Vの

連続した電気刺激を与え、両下肢のリズミカルな動きを誘発することに成功しました。パターン化されていない電気刺激により、歩行のような左右交互に踏んだり伸ばしたりする下肢のパターン化された動きを引き出しました[*1]。このことから、ヒトにもCPGが存在すると認められています。上肢のCPGは頚髄膨大部にあり、下肢のCPGは腰髄の第2分節にあると考えられています。

1999年、ディーツらは、完全対麻痺の人を対象として、歩行様の動きを受動的に行わせたときの筋電図をとり、脊髄の機能を調べました。その結果、より高位で損傷を受けるほど、健常者の筋電図パターンに近いことがわかりました。このことから、ディーツらは、歩行に関するCPGとしての機能は1か所に局在するのではなく、脊髄全体のネットワークが担っていると考えました[*2]。

ディミトリエヴィックらとディーツらの研究結果は矛盾するものではありません。脊髄全体に入る感覚刺激が統合され、第2腰髄から反応としての動きが指令として発せられると考えられます。

● CPGの臨床的意義

脊髄にCPGがあり、脊髄より上位の中枢の役割は脊髄のCPGの生成パターンを変化させたり相をずらしたりすることですから、脳梗塞で半身麻痺になっても、脊髄に適切な刺激を加えれば廃用性萎縮を防げることになります。ディミトリエヴィックらは電気刺激を使いました。しかし、**脊髄への刺激は外部からの電気に限るものではありません。自分の足の裏への接触や圧、下肢の筋肉を伸張することによる固有覚への刺激でもよいのです。**介助により自分で動くときと同じ動きを提

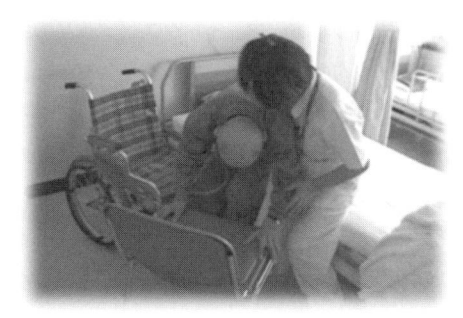

図6-83 自分で動くときと同じ感覚刺激を提供する介助

供できれば、足の裏や下肢の筋肉からの信号は末梢神経を介して脊髄に届きます（**図6-83**）。そして、脊髄の反射経路を通って各体節のCPGに伝わります。このようにして、**自分で動くかのような介助を受けていれば、筋肉を維持できます。**そして、脳内で損傷部位の周囲の神経細胞が新たなシナプスを作り、機能を回復したときには、すぐに動くことができます。

ヒトの脊髄全体としてCPGの機能を果たしていることが、「まるで自分で動いているかのように介助する」ということの大切さを裏打ちしています。

脊椎動物の姿勢保持運動

脊椎動物の構造を単純化すると、**図6-84**のようになります。

脊椎動物は脳を頭蓋という骨でくるんで守っています。頭蓋には穴が開いていて、そこから神経が出ています。視神経や聴神経などの脳神経が頭蓋の穴から外に出ています。頭蓋の穴の一つである後頭孔

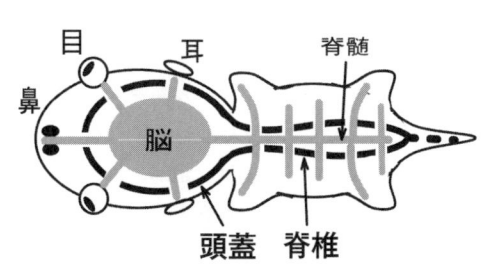

図6-84 脊椎動物の構造

[*1] Dimitrijevic MR, et al：Evidence for a spinal central pattern generator in humans. Ann N Y Acad Sci. 1998 Nov 16；860：360-76.

[*2] Dietz V, et al：Level of spinal cord lesion determines locomotor activity in spinal man. Exp Brain Res. 1999 Oct；128（3）：405-9.

からは、神経の太い束である脊髄が出ています。脊髄も脊椎という骨で守られています。

このように、脊椎動物は脳と脊髄という神経システムを頭蓋と脊椎という骨で守っています。そして、その骨が筋肉で動かされることで、姿勢を保持しています。つまり、頭と脊椎の動きで姿勢を維持しています。

姿勢保持運動は頭と脊椎の動きそのものです。また、獲物をとったり排泄したりするための移動、つまり目標到達運動をするときにも頭と脊椎を動かしています。移動とは頭と脊椎を別の場所に移すことだからです。つまり、**ロボットで示された脊髄最上位から下位へ伝わる脊椎の動きが**、ヤツメウナギからヒトまでのすべての脊椎動物の動きの根幹になっています。

コラム 動きの中枢とアレクサンダー・テクニーク

オーストラリア人でシェークスピア作品の朗唱家であったフレデリック・マサイアス・アレクサンダーは、ある日、声が出なくなりました。長い期間、自分のやっていることを鏡を見て観察した結果、声を出そうとしたとたんに**頚の後ろを緊張させている**ことに気づきました。習慣となっていたその緊張をやめてみると、声がうまく出せるようになりました。このことから、アレクサンダーは体の使い方を研究し、**アレクサンダー・テクニーク**という教育システムを作りました。そして、頚の後ろの緊張から体の動きが始まることを「**プライマリー・コントロール**」（初原的調整作用）と呼びました。

前述のヤツメウナギロボットのシステムでは、脳幹からの指令は脊髄の最上位に与えられます。次の体節との位相差の情報を脊髄の最上位に与えるだけで、波状の動きが頭の下から尾の先まで伝わります。この動きが体をくねらせた泳ぎになります。サンショウウオロボットでは、脳幹から出る指令は四肢にも与えられますが、やはり脊髄の最上位にも与えられます。ネコロボットやヒトロボットも作られれば、同じようになるでしょう。

つまり、**動物が移動するときには、必ず脊髄の最上位に位相差の情報が送られます**。その情報によって体節が次々と動き、移動を助けます。泳ぎと歩行では、脊髄に伝わる波の位相は違いますが、脊髄最上位からの情報が尾側に向けて伝わることは変わりません。

下肢から動かすときでも、脊髄最上位が頭を支える動きをしてから、下肢が動きます。その下肢の動きが脊髄の中で反応を起こし、体幹と上肢の動きに影響します。

この脊髄最上位の中枢は、頚部、特に環椎後頭顆関節と環椎軸椎関節の周囲の筋肉を支配しています。ですから、どんな行動をするにせよ、頚の後ろの筋肉を緊張させてしまうと脊髄全体の動きを抑制します。その結果、四肢との協調運動もできなくなります。

現代の神経生理学やロボット工学の研究結果を知ると、プライマリー・コントロールの大切さがよくわかります。

▷ 頚の後ろの緊張については、付録 DVD Disc 3 No.21「立ち上がり座る」で臨床例を見ることができます。

コラム 背中の緊張と動きの教育

環椎後頭顆関節から始まる脊椎の動きが姿勢保持運動となり、目標到達運動の基盤を作っています。ですから、後頭部から尾骨に至るまでの脊椎周囲の筋肉が緊張していれば、体全体の動きが悪くなります。その結果、脊椎周囲以外の体の各部で凝りや痛みなどが見られるようになります。

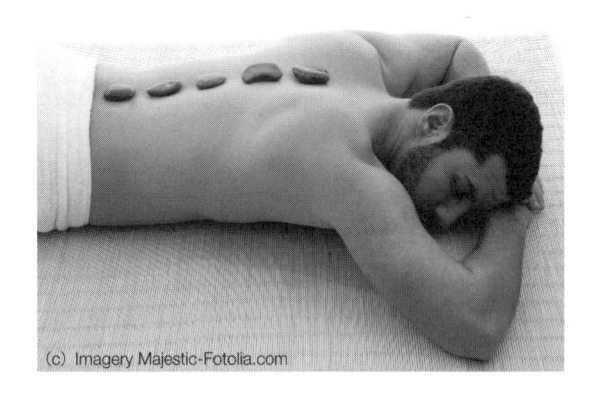

もし、何らかの刺激、たとえば局所麻酔注射、温めた石、人の手、マッサージ、鍼灸、瀉血などで物理的な刺激をどこかに与えれば、脊柱全体の動きが微妙に変わり、楽になることもあります*。このようなことで効果が出ると、「頚（背中）の凝りが〜の原因です」と言われることになります。そして、局所麻酔注射、温めた石、人の手、鍼灸、吸い玉などが「効く」と主張されます。これらの作用機序についてのいろいろな理論が展開されます。しかし、その効果のもとは、自分で習慣として作っている脊椎周囲の筋肉の緊張にあるのかもしれないのです。

多くの人は、「ある治療法が効く」と言われて体験し、効果があると、その治療法の理論が正しいと思い込みます。その理論に基づく治療法だから効くと思い込みます。その結果、自分の体の緊張に気づきません。治療を受けて体が楽になっても、習慣的な動きによる緊張を解きませんから、また苦しくなります。そして、治療を受けに行きます。自分で苦しめて、他人にその緊張を解いてもらうという習慣に気づきませんから、いつまでも治療を受けに行きます。治療者にとっては「おいしいお客」です。

しかし、ある治療を受けたときに、「自分で作っていた緊張が解けた」と理解すれば、行動が変わります。自分で作っていた緊張をやめることができるかもしれません。すぐに皆が緊張を解けるわけではありませんから、数回は体験する必要があるかもしれません。しかし、「自分で緊張を作っている」ということを学習できれば、いつかは変わるでしょう。実は、これは「治療」ではなく「教育」です。フェルデンクライス・メソッド、アレクサンダー・テクニークという「動きの教育」と、センサリー・アウェアネスという「感覚の教育」です。

---

* 「接触と動きの生理学・心理学」の章 を参照して、「アウェアネス・スルー・タッチ」の章 の実験を行えば理解できるかもしれません。

07 接触と動きの生理学・心理学

　この章では、人間の体や心に対して、動きがどのような関係を持っているか、どのように作用しているかを、主として生理学と心理学の領域から解説します。
　まずは、間質液およびリンパと血液の循環、消化、神経生理学の観点から、動きを解説します。

●動きと循環

　体にはいろいろな組織があります。筋肉は体の中でも大きな割合を占めている組織です。とてもよく動きます。皮膚も大きな割合を占めている組織です。筋肉の動きによって皮膚は動かされます。また、食道・胃・腸という消化管、気管や肺という呼吸器、心臓や血管という循環器のすべてが、筋肉の働きにより動いています。
　これらの組織や器官では、酸素と栄養・エネルギーを取り込み、何らかの変化を起こして、二酸化炭素と老廃物を排出します。酸素の取り込みと二酸化炭素の排出が呼吸であり、栄養・エネルギーの取り込みと老廃物の排出が循環です（図7-1）。

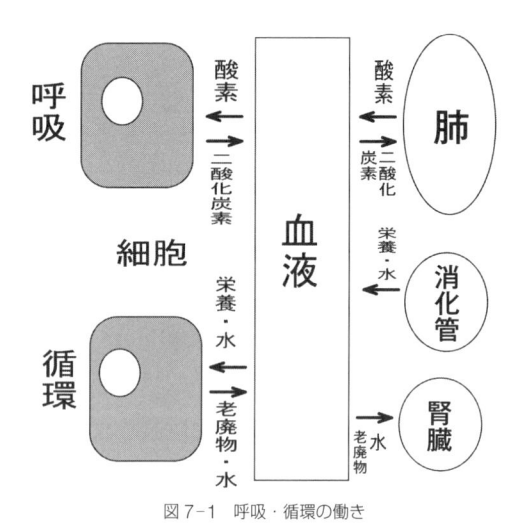

図7-1　呼吸・循環の働き

細胞の間の間質液の流れ

　体の組織には細胞があります。組織の細胞は容易には動きません。他の細胞にくっついていたり、組織の中にある線維に絡まれていたりします（図7-2）。
　そこには、細胞同士をくっつけたり、線維を作っている物質があります。
　細胞同士をくっつける細胞間接着物質としては、ラミニン、フィブロネクチンというタンパクがあります。

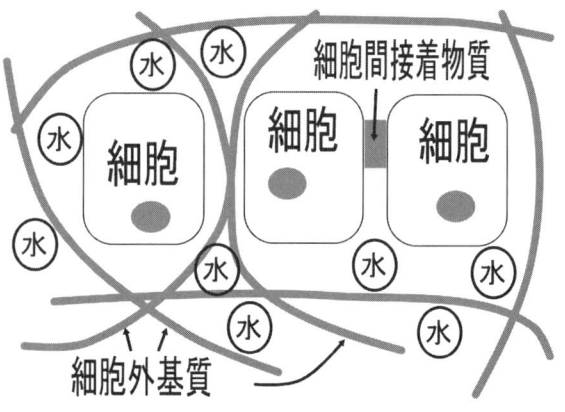

図7-2　細胞間接着物質と細胞外基質

414　基礎知識

細胞を支えている網の目のような構造を作っている物質を細胞外基質と呼びます。細胞外基質の代表は、軟骨などに多く含まれるコラーゲンです。皮膚の弾力を回復する化粧品成分として有名になりました。コラーゲンのほかに、プロテオグリカン（コンドロイチン硫酸化合物など）とヒアルロン酸があります。これらの細胞外基質は、鎖状につながった糖がタンパクにくっついたものです。コラーゲン、コンドロイチン硫酸、ヒアルロン酸は、皮下の組織の水分を保持し、皮膚に張りを持たせます。ですから、化粧品として使われます。

　コラーゲンやプロテオグリカン、ヒアルロン酸には、鎖状につながった糖、糖鎖と呼ばれるものがついています（図7-3）。この糖鎖は水の分子とくっつきやすいので、細胞外基質のあるところ、つまり細胞同士の間に水が引っ張り込まれます。この水を間質液と呼びます。間質液は、細胞の中に酸素や栄養素を溶かし込んでいます。ですから、間質液は、酸素や栄養を細胞内に送り込み、細胞内部の老廃物を運び出す運搬役をしています。体の組織の中の水が移動することで、組織は生命を維持しています。

　水の分子は、コラーゲンやプロテオグリカン、ヒアルロン酸と弱い力で付着しています。ですから、その水の分子は、後から来た水の分子に押されると移動します。

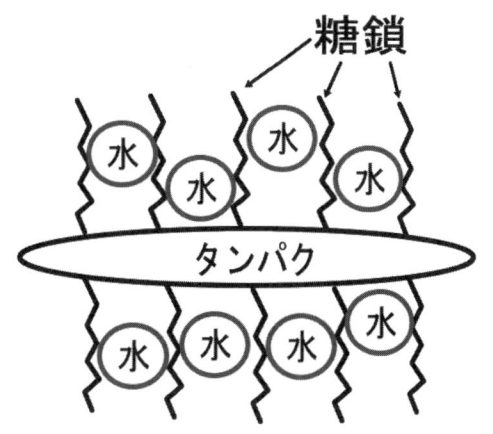

図7-3　プロテオグリカンの構造（概念図）

　組織の中の水を動かす力には2種類あります。一つは組織自体を押すことによる圧です。もう一つは間質液の流れです。

　組織を圧迫すると間質液が移動します。これは、浮腫がある場合にはっきりします。循環が悪くて下腿に浮腫のある人を見たら、お願いして軽く浮腫を押してみてください。押したところが凹みます。そして、その凹みはゆっくりと戻ってきます。皮膚を押すことで皮下の間質液が周囲に移動し、圧を除いたときに間質液が戻ってくるからです（図7-4）。

　同じことは、きつめの靴下をはいたときにも起こります。きつい靴下を脱ぐと、靴下の跡が残っています。靴下のゴムにより、間質液がゴムの周囲に押

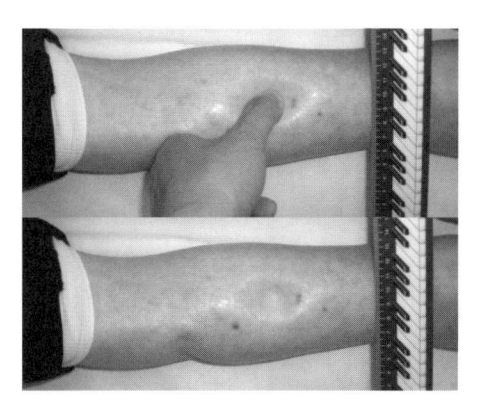

図7-4　下腿の浮腫

し出されたのです。時間がたつと、圧迫を除かれた皮下組織に間質液が戻り、靴下の跡が消えます。

　この圧迫による間質液の移動は、浮腫やきつい靴下という特殊な状況でのみ起こるのではありません。ふだんの接触や動きでも起こります。寝返りを打つ、椅子の上で動くという移動のときには、支持面に接触する部分で圧の変化が起こります。そこで間質液が移動します。動かなければ、間質液は移動せず、細胞に新しい栄養も酸素も届かず、老廃物は排出できません。細胞は損傷し、組織が痛み、褥瘡になるでしょう。

　動きにより間質液が流れるのは、支持面と接触している部分ばかりではありません。

実験　床との接触を感じる

　仰向けに寝ます。

　目を閉じて、体がどこで床に接触しているかを感じます。

　片方の膝をゆっくり立てながら、床と接触していない部分の体の変化と、体と床の接触する部分の移り変わりを感じます。

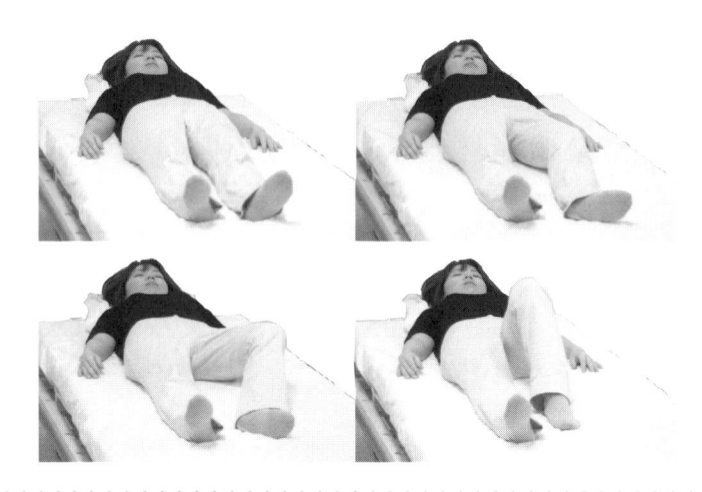

　仰向けで片膝を立てると、体と床の接触する部分が移り変わっていきます。当然、押されたところの間質液は押されていないところに移動し、押されなくなったところには周囲から間質液が流れ込みます。

　しかし、膝を立てるときに動くのは、床と接触しているところではありません。腰部の大腰筋、骨盤の中の腸骨筋、股関節周囲の筋肉、大腿の筋肉が動き、それらの筋肉を支えるために胸部や頚部の筋肉まで動きます。膝を立てるときの背中の張りや、首の張りとして感じられます。そして、これらの筋肉の収縮による骨格の変化を邪魔しないように、反対側の筋肉がゆるみます。これも動きです。

　このようにして、仰向けで寝ていて片膝を立てるだけでも、体中の筋肉が動きます。この動きにより体の中の圧が変化し、それに伴い間質液が動きます。体中の細胞の周囲の間質液が、細胞に新しい栄養素や酸素を提供し、不要となった老廃物を細胞から回収するのです。

　このような動きは、片膝を立てるという大きな動きに限定されません。上肢を転がす、手を握る、眉を上げるという程度の動きでも、その動きを起こすために収縮する筋肉、ゆるむ筋肉、それらを支える筋肉の周囲組織の間質液を動かします。目に見えるほどに大きな動きでなくてもよいのです。

　動きは意識的に行うものばかりではありません。意識せずに行っている動きでも、間質液は移動し、細胞を活性化します。代表的な動きは、呼吸の動きです。呼吸は生きている限り、止まることがありません。眠っていても呼吸の動きは止まりません。呼吸の動きは、胸郭の周囲の筋肉の動きだけではありません。胸郭が楽に動けるように支えている脊柱も動きます。また、横隔膜が楽に動けるように腹部や背部の筋肉も動きます。腹腔内圧の変化により骨盤底の筋肉まで動きます。ですから、楽に呼吸できるときは、頭の先から足の先まで筋肉が楽に動いています。人間は「楽に息している」ときに、「楽に生きて」います。

　呼吸以外にも意識せずに行っている動きがあります。

実験 体のバランスをとる動きを感じる

両足で楽に立ちます。

自分の動きを感じます。ふだん意識していない動きがあるかもしれません。

両手をゆっくり前に伸ばしてから、頭の真っすぐ上に上げます。
体はどのように動くでしょうか？

目を閉じて、同じことをします。

膝を伸ばしきって、同じことをします。

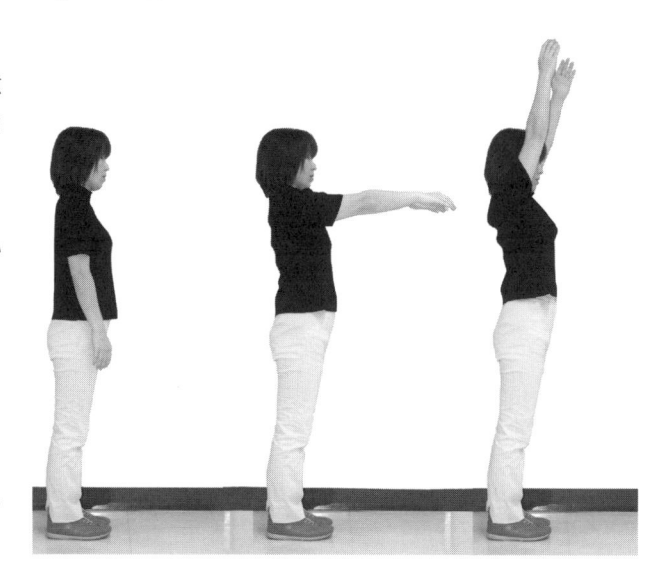

───────────────

たいていの人は「動かないで立っている」と思っています。しかし、実際にやってみると、まったく動かないで立っていることはできません。前後左右に小さく動いてバランスをとっています。動かないで立っているより、動きながら立っているほうが安定しています。

両手を前に伸ばすと、体の重さはつま先側にかかります。バランスをとるために体全体が動きます。目を閉じたり、膝を伸ばしたりしてやってみると、体全体が使われていることがはっきりします。

体は常に重力の影響を受けています。立っていても座っていても、バランスをとろうとして動きます。寝ているときでさえ、安定するためにバランスをとるための動きをします。これらの動きにより、体の間質液はすこしずつ動きます。これらの動きが全体として体全体の細胞の活性化に役立っています。

動脈の中を流れる血液がどんなに栄養と酸素に富んでいようとも、組織の中で間質液が移動しなければ、細胞には栄養も酸素も届かないのです。体の動きは、心臓の動きや胸郭・横隔膜の動きと同様に、循環や呼吸に必要なものなのです。

このように考えてくると、循環器や呼吸器の疾患で重症の人に絶対安静を強いることの不合理が見えてきます。循環システムや呼吸システムに障害があるのなら、動きを止めるのではなく、動きを支援することが必要です。損傷されている心臓や肺の機能を観察しながら、それらの負担を増やさないように**体の各部分を小さく丁寧に動かすことが、体全体の循環・呼吸の支援になります。**心臓や肺の機能は、顔の色、表情、呼吸回数、血圧、末梢血管内の酸素分圧、筋肉の緊張でモニターできます。

組織と血管の間の間質液の流れ

心臓から出る動脈は 1 本の大動脈だけです。大動脈は枝分かれしていき、末梢組織では 5×10 の 9 乗もの毛細血管になります。毛細血管は細静脈になり、最終的には胸腔内で上大静脈と下大静脈という 2 本の大きな静脈となって心臓に戻ります（**図 7-5**）。

毛細血管の直径は約 1/1000 cm と大変細いのですが（**図 7-6**）、数が多いので、断面積の合計は大動脈のほぼ 700 倍になります（**図 7-7**）。

毛細血管の総断面積が広いので、血液の流れは遅くなり（**図 7-8**）、毛細血管内の血圧も下がります（**図 7-9**）。

静脈は、動脈よりも血管の壁が薄く、筋肉も発達していないので、血液の流れに対する抵抗は極端に低くなります（**図 7-10**）。

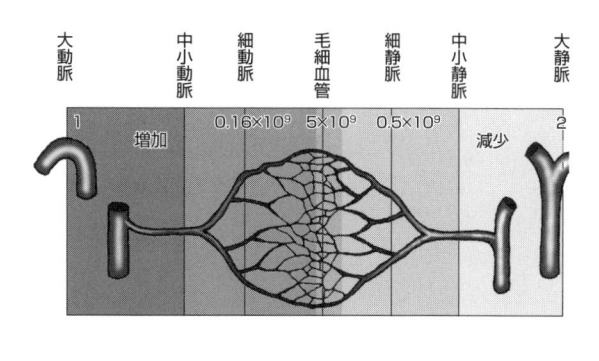

図 7-5　血管の数

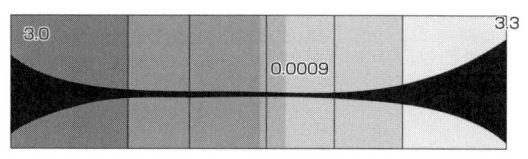

図 7-6　単独血管の直径（cm）

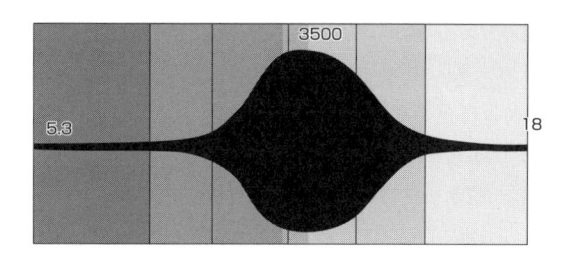

図 7-7　血管腔の総断面積（cm²）

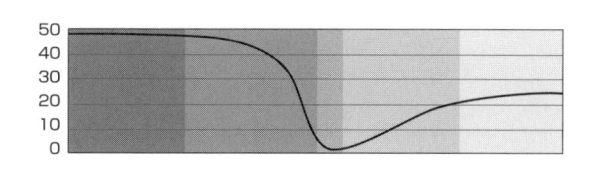

図 7-8　血流速度（cm/s）

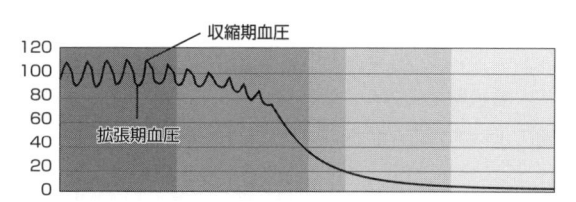

図 7-9　血管内圧（mmHg）

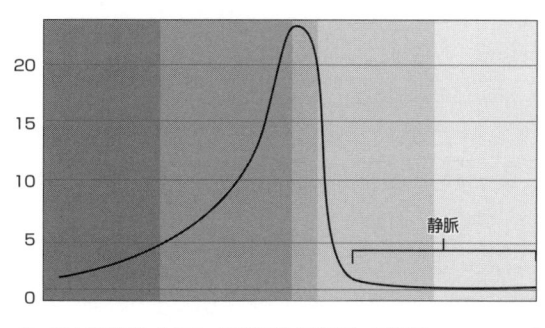

図 7-10　総血管抵抗比率（%）

（図 7-5 ～ 10：坂井建雄，松村讓兒監訳：プロメテウス解剖学アトラス—解剖学総論/運動器系，医学書院，2007，p.48.）

前述のように、毛細血管の中で血液はゆっくり流れます。血圧は、毛細血管入り口で 30 mmHg 程度、毛細血管の中を進むにつれて低下していき、毛細血管の出口付近で 15 mmHg 程度になります。

組織の圧が 20 mmHg 程度ですから、血圧が 30 mmHg くらいある毛細血管の動脈側では、血液からゆっくりと水分が濾し出されて間質液となります。静脈側では、毛細管内の圧が組織圧より低いので、間質液は毛細血管の中にゆっくりと押し込まれて吸収されます。毛細血管の動脈側から濾過された水分の 10%は毛細リンパ管に吸収され、90%は静脈側に吸い込まれます（**図7-11**）。

このようにして、動脈側の毛細血管から酸素や栄養に富んだ水が間質液として組織に供給され、二酸化炭素や老廃物を溶かし込んだ間質液が静脈側に排出されます。

圧迫されていない普通の組織では、濾過される水分量と吸収される水分量が釣り合っています（**図7-12**）。濾過と吸収が釣り合っていれば、組織には浮腫も脱水も生じませんから外見は変わりませんが、組織内部では常にゆっくりと間質液が流れています。

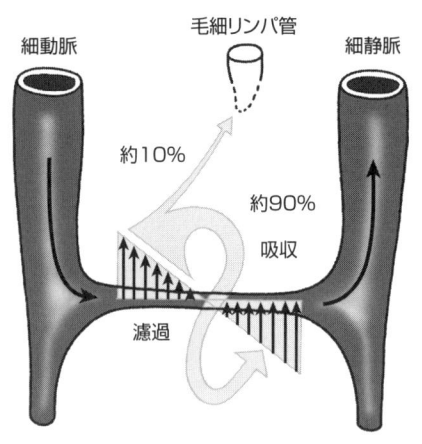

図7-11 毛細血管の濾過と吸収
（坂井建雄，松村讓兒監訳：プロメテウス解剖学アトラス—解剖学総論/運動器系．医学書院，2007，p.49．）

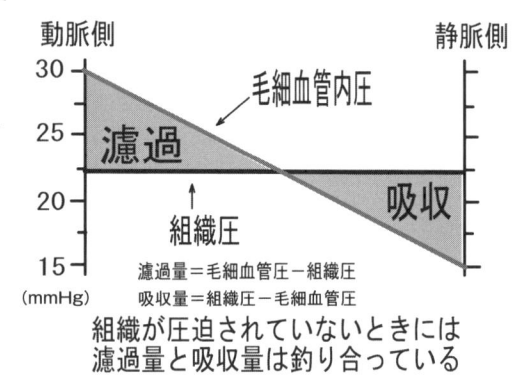

図7-12 毛細血管の濾過量と吸収量（無圧時）

組織が押されて組織圧が高まると、毛細血管の動脈側近くで毛細血管内圧より組織圧のほうが高くなります。濾過量が少なく、吸収量が多くなります。組織の水は血管の中に吸収されていきます（**図7-13**）。

体を動かしたときに、床と接触する部分は押され、間質液が血管の中に吸収されます。床と離れた部分では組織圧が低下し、血管の中から酸素と栄養に富んだ水が毛細血管内から組織に供給されます。

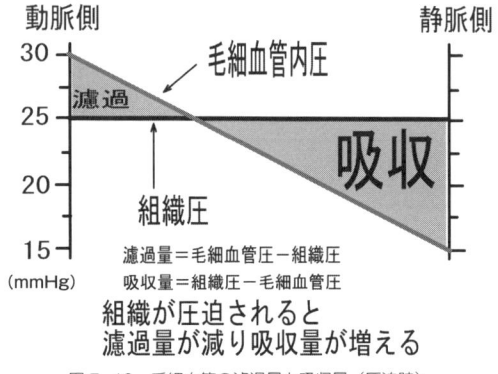

図7-13 毛細血管の濾過量と吸収量（圧迫時）

これは、床と接触する部分のみではありません。体位を変えることにより、体の各部分の圧は変化します。首、肩関節、股関節、膝、足首、肘、手関節では、はっきり感じられるでしょう。感じられないけれども圧の変化をしている部分は体中にあります。このようにして、体を動かすことで、各組織と血管の間の間質液の流れが助けられています。

組織内の間質液の動きが呼吸や姿勢制御のときに支援されていることは、すでに書きました。同じように、**組織と血管の間の水分の移動も、呼吸や姿勢制御の動きで支援されています**。

四肢の動きと静脈血の流れ

　毛細血管の静脈側に流れ込んだ水は血液の一部になります。だんだんと太い静脈に合流していき、下半身の静脈血は下大静脈へ、上半身の静脈血は上大静脈へ流れ込み、心臓の右心房に入って右心室に送られ、そこから肺に送られます。

実験 血管を軽く押しつぶしながらなぞる

　前腕を見ます。皮膚から透かして見ることのできる静脈があることを確認します。

　静脈の走行に沿って、末梢から中枢のほうへ、つまり手首から肘のほうへ血管を軽く押しつぶしながらなぞってみます。血管はどうなるでしょう？

　同じことを中枢から末梢のほうへ、つまり肘から手首のほうへ行ってみます。血管はどうなるでしょう？

　四肢の静脈には一方通行の弁があります。末梢から中枢のほうにしか流れないようになっています（図7-14）。ですから、静脈を押しつぶしながら末梢から中枢のほうへなぞっていくと、弁が開く方向へ進むので、静脈血が次々と流れ込んできて、血管は膨れたままです。しかし、同じように血管を押しつぶしながら中枢から末梢へ進めると、弁により逆流が阻止されるので、弁と弁の間では血管はつぶれたままです（中段の写真）。末梢の弁を越えると、静脈に血液が流れ込んで膨れます（下段の写真）。

　四肢の静脈には弁がありますから、静脈が押されると、静脈の中の血液は一方向に流れます。末梢から中枢、つまり四肢の先から心臓のほうへ流れます。

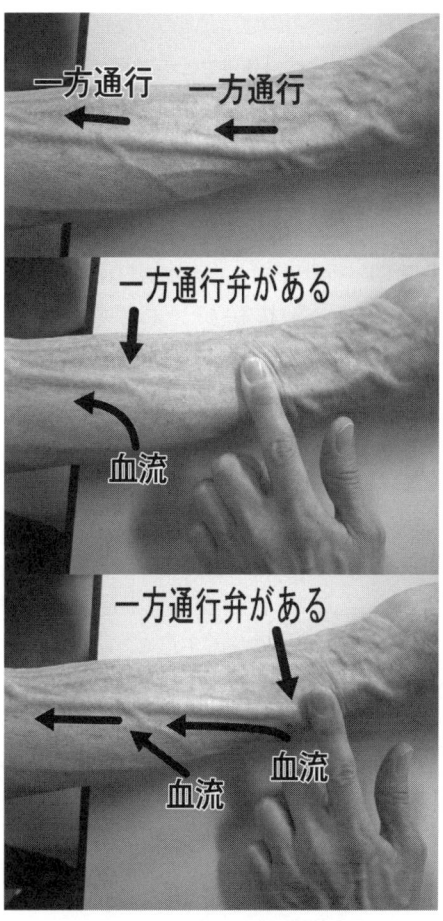

図7-14　静脈の一方通行弁

床の上で転がれば、このような四肢の静脈が床との接触によりつぶされ、血液を心臓に送り込みます。同じことは、四肢の筋肉の下の深いところにある静脈についても言えます。これらの静脈は、筋肉が動くことでつぶされます。ですから、体、特に四肢を動かすことは、静脈の流れを促進して、心臓の働きを助けることになります。つまり、四肢の筋肉は、静脈を圧迫して血液を流す仕事をしています。心臓は収縮することで、ポンプとして酸素に富んだ動脈血を四肢に供給しています。同じように、四肢の筋肉は収縮することで、老廃物や二酸化炭素を含んだ静脈血を心臓に送り返しているのです（図7-15）。

　このような静脈と筋肉の働きを**筋肉ポンプ**と呼びます。このような働きをわかりやすく表現するために、「足は第2の心臓である」ともいわれます。

　静脈血の流れに寄与する動きは、筋肉ポンプだけではありません。呼吸の動きも静脈の流れに寄与しています。

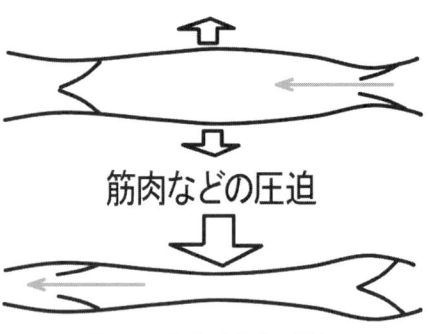

図7-15　静脈の弁とポンプ作用

呼吸の動きと静脈血の流れ

　心臓には左右の心室と心房の合わせて4つの部屋があります。右心房は、体中から戻ってくる静脈血を一時的にためて右心室に流しています。右心室は、右心房から静脈血を受け取り、収縮することで肺に送り込んでいます（図7-16）。

　筋肉は収縮するときに力を出して仕事をします。ですから、心室の筋肉は収縮して血液を送り出せます。しかし、筋肉が弛緩して元の長さに戻るときには力は出ません。仕事もできません。つまり、心臓には血液を吸い込む積極的な力はありません。

　静脈から送り込まれる血液が少なければ、心臓は空回りしてしまい、機能低下します。何らかの働きで静脈から血液が心臓に送り込まれれば、心臓は楽に機能できます。

　胸腔内には上下の大静脈があります。息を吸うときに横隔膜が下がるので、胸腔内の圧は下がり、腹腔内の圧は上がります。胸腔内の圧が下がるということは、上下大静脈の周囲の圧が下がることです。大静脈の壁は薄いので、周囲の圧が下がると大静脈内の圧も下がります。腹腔内の圧は上がっていますから、腹腔内の下大静脈の内圧も上がります。その結果、血液は腹部の下大静脈から胸腔内の下大静脈へと吸い込まれます。上大静脈へ流れ込む血液は、もともと重力の作用で上大静脈に流れ込みやすくなっています。そこに加えて、胸腔内の圧の低下により吸い込まれます。

　息を吐くときには反対のことが起こります。胸腔内圧の上昇により大静脈の中の圧はすぐに上がります。右心房は大静脈より壁が厚いので、胸腔内圧の上昇による影響はゆるやかで、心房内圧は大静脈ほどには上がりません。その結果、大静脈の中の血液は右心房の中に押し込まれます。

図7-16　心臓の構造と血液の流れ

このようにして、呼吸の動きにより胸腔内圧が変化し、それに伴い上下大静脈がポンプのように作用して右心房に血液を送り込みます。**呼吸の動きは、体の外からは空気を肺の中に取り込み、体の中からは血液を心臓の中に取り込んでいます**（図7-17）。

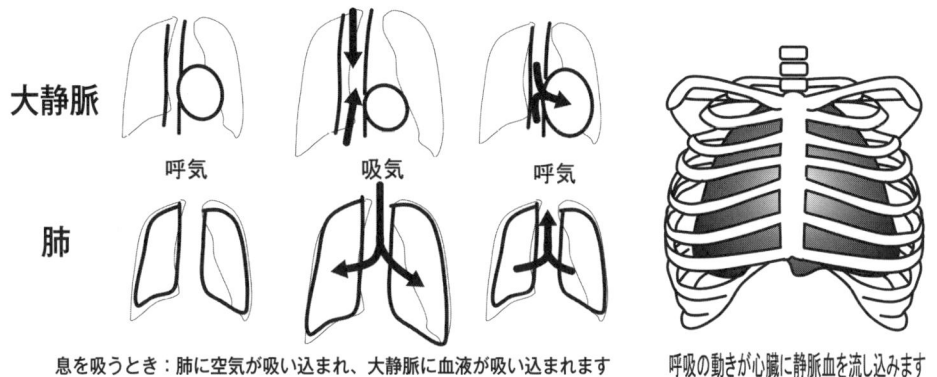

息を吸うとき：肺に空気が吸い込まれ、大静脈に血液が吸い込まれます
息を吐くとき：肺から空気が押し出され、血液が心臓に押し込まれます

呼吸の動きが心臓に静脈血を流し込みます

図7-17　呼吸と循環

> **ヒント**
>
> 　肺の機能が低下すると、人工呼吸器をつけて空気を肺の中に押し込むことがあります。ICUではよく見られることです。自発呼吸をまったく止めたときには、呼吸の動きによる胸腔内圧の低下がありません。胸腔内圧は常に陽圧です。大静脈は圧迫されます。そのため、心臓に戻ってくる血液は少なくなっています。戻ってくる血液が少ないので、心臓は頻回に動かなければなりません。もし、このような状態になった人の手足を静かに動かしてあげることができれば、筋肉ポンプの働きで心臓に戻る血液を増やすことができます。
> 　このような状態になった人に大切なことは、**まったく動かさないという絶対安静ではなく、モニターを監視し、全身状態を見ながら、心臓や肺に負担をかけないように柔らかく丁寧に動かすことかもしれません**。

リンパの流れ

　組織の中には、血管のほかにリンパ管があります。リンパ管の先端は、行き止まりになった毛細リンパ管になっています。毛細リンパ管の壁を作っている細胞の隙間から、組織の中の間質液がリンパ管に入り込みます（図7-18）。リンパ管の中にある液体をリンパと呼びます。

　毛細リンパ管は、集まってだんだんと太いリンパ管になります。太くなると、リンパ管の中に弁を持つようになります。弁があるので、静脈血と同様に体の様々な動き（筋肉ポンプ）によってリンパが流れます。

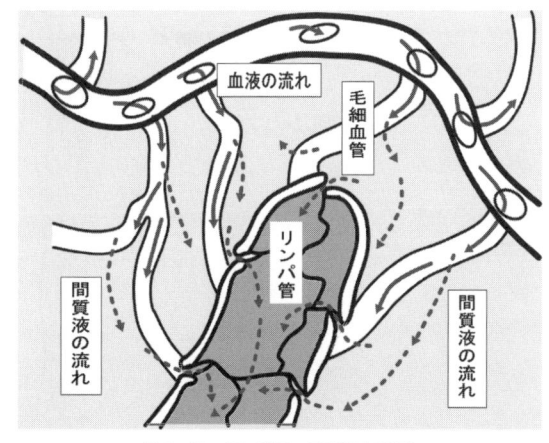

図7-18　リンパ管への間質液の流入

やや太いリンパ管では、管壁に平滑筋を持ちます。この平滑筋は極めて薄いのですが、順繰りに収縮と弛緩を繰り返す蠕動運動をします。リンパ管自体の蠕動運動と弁の働きによりリンパ管全体がポンプとして働き、リンパ管の中のリンパを流します（**図7-19**）。

　下肢のリンパは、ソケイリンパ節から腹腔内に入って、腹部のリンパと合流し、乳び槽と呼ばれる管に集められます。そこで内臓から来るリンパといっしょになり、胸腔に入って胸管と呼ばれる太いリンパ管を通り、左の鎖骨下静脈に流れ込みます。左上半身のリンパは、頚部のリンパ管から胸管に入ります。右上半身のリンパは、右の鎖骨下静脈に入ります（**図7-20**）。

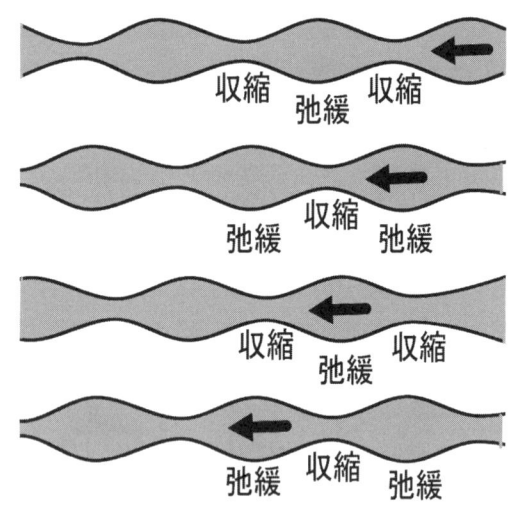

図7-19　蠕動運動によるリンパの流れ

　胸管は胸腔の中にありますから、上下大静脈と同様に呼吸による圧の変化を受けます。弁構造と共にポンプとして働き、リンパの流れを助けます。

　このようにして、呼吸や筋肉の動きによりリンパの流れが促進されます。動くことで、細胞から出された老廃物を含んだ間質液が組織から静脈やリンパ管に流れやすくなるのです。

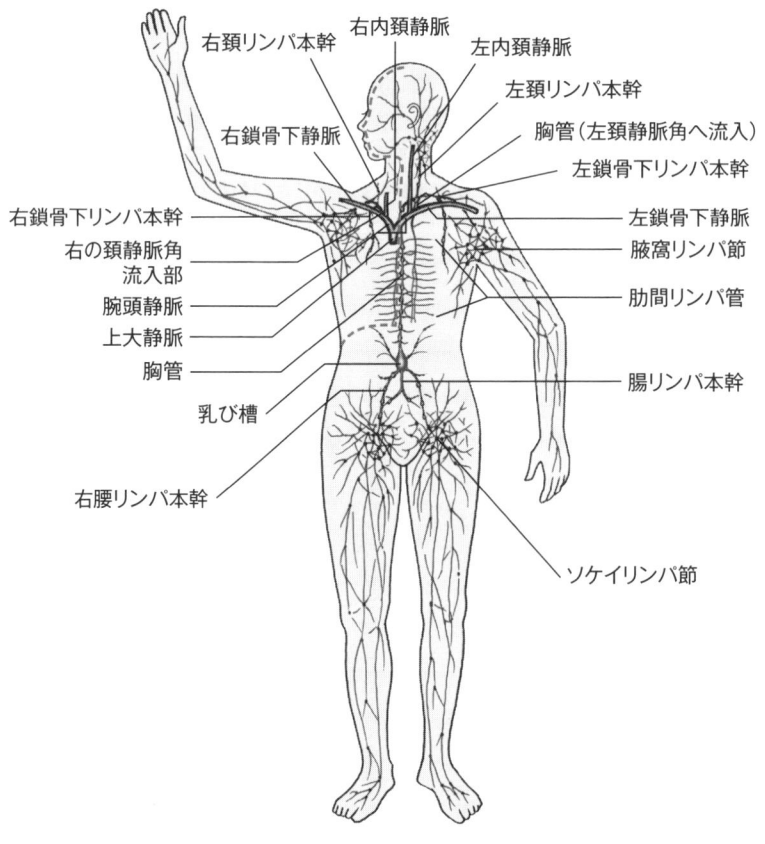

図7-20　静脈とリンパ系

動きと循環の要点

体の筋肉の動き、呼吸の動き、心臓の動きのそれぞれによるポンプによって、血液とリンパは流されています（**図7-21**）。

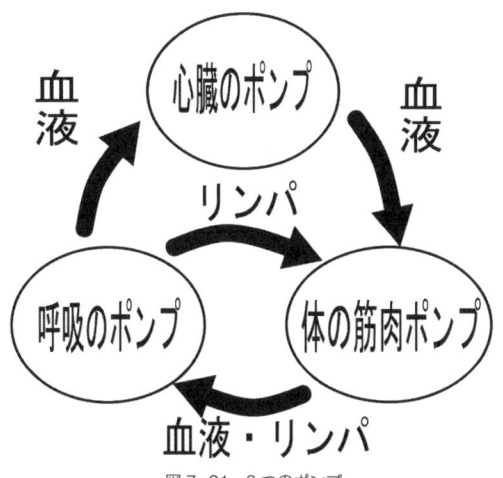

図7-21　3つのポンプ

●動きと消化

実験　アルダ・マツィエンドゥラ・アーサナ

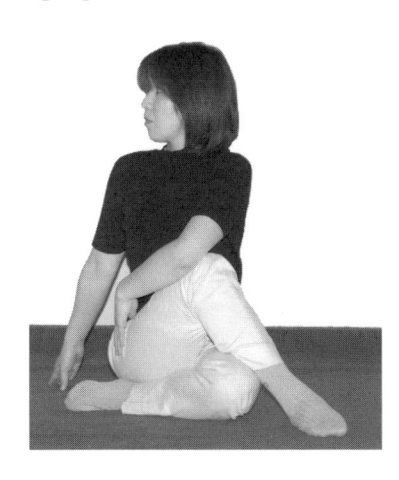

ヨガのアルダ・マツィエンドゥラ・アーサナと呼ばれる、ひねりのポーズをします。

正座から両足を右に崩して横座りし、右足を立て膝にして左足の外側に置きます。
左肘を右膝にかけて右手を腰の後ろにつき、背筋を伸ばしながら息を吸います。
息を吐きながら体を右にねじり、静止して静かに呼吸します。

大切なことは、力でねじろうとせず、吸う息で背骨をしっかりと伸ばして姿勢を安定させ、吐く息で脱力して楽に体をねじることです。首や肩を無理やりねじろうとせず、リラックスできる程度にしてください。脊柱が伸びるようにしてください。

・・・

ヨガのひねりのポーズをとってみると、腹部がねじられます。脊柱が伸びるようにしながら体をねじっている間は、ウエストが細くなっていると感じられるでしょう。

水を含んだぞうきんの両端を持って絞ると、中央部がねじれて細くなります。ぞうきんの中央部の圧が高くなり、水が絞り出されます。体をねじったときも同様のことが起こります。

　胸郭の後ろには脊柱があり、肋骨が側方に伸び、第1肋骨から第10肋骨は前方で胸骨についています。そのため、胸郭は簡単にはねじれません。

　骨盤には、腸骨、恥骨、坐骨、仙骨が強固に結合しています。これも簡単にはねじれません。

　脊柱でねじれるのは胸腰椎移行部です。体をねじっているときには、脊柱すべてがねじれていますが、最もねじれているのは胸腰椎移行部です（**図7-22**）*。

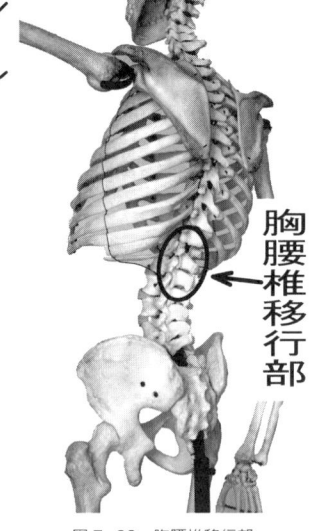

図7-22　胸腰椎移行部

実験　あぐらをかいて体をねじる・・・・・・・・・・・・・・・・・・・・・・・・・・・・

　床に座ってあぐらをかきます。胸骨の上に指先を当てます。
　左右の坐骨を床につけたまま、頭を回し、胸郭を回して、痛くならない範囲でできるだけ体をねじって後ろを見ます。
　痛くならない範囲で「最大に体をねじった」と感じるところで止めます。
　胸骨の向いている方向と骨盤の向いている方向の差を確かめます。

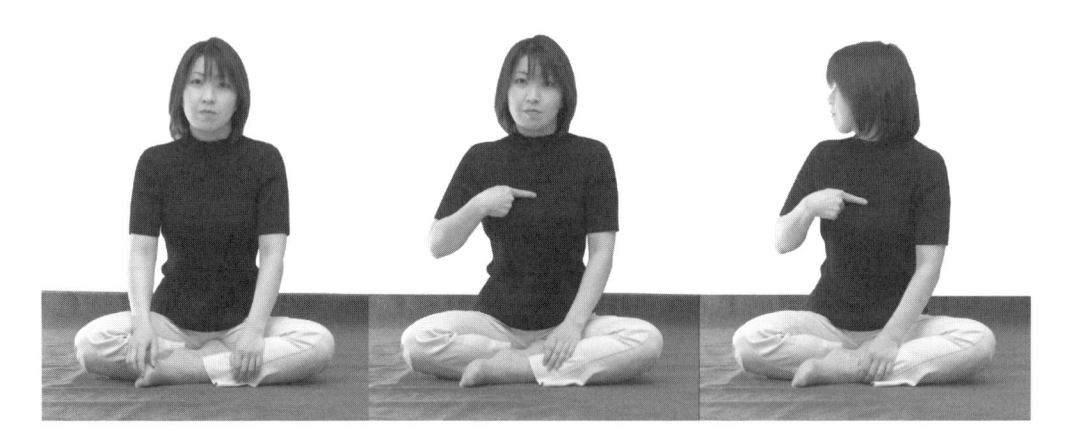

---

*　胸腰椎移行部の動きについては、「感じる解剖」の章　を参照してください。

体全体をねじっているとき、脊柱は見かけほどにはねじられていません。たいていの場合、骨盤のねじれと見えるのは、股関節での下肢の回旋です。胸郭のねじれと見えるのは、環椎後頭顆関節と環椎軸椎関節での頭の回転です。さらに、肩甲骨の移動により、胸郭の見かけのねじれが強調されます。

　胸郭と骨盤のねじれは胸腰椎移行部で起こります。わずかしかねじれなくても腹腔を絞ります。その結果、腹腔内圧が上がります。腹腔内圧が上がり、腹腔内の内臓のリンパや静脈血が押し出されます。ねじれが戻るときに、内臓の組織に血液が吸い込まれます。このようにして、腹腔内にある消化管の循環が助けられます。

　腹腔内圧の上昇と同時に、腹腔内の臓器が動かされます（**図7-23**）。消化管は平滑筋の不随意筋です。意志で動かすことはできません。便秘しているときに「腸よ動け」と念じても動きません。そんなことができれば、便秘症というものはなくなるでしょう。

　腸は自律運動しています。腸の中に内容物が送り込まれてくると、腸の壁にある平滑筋が引き伸ばされます。「腸壁の筋肉が引き伸ばされた」という信号は、腸壁の筋層間神経叢（アウエルバッハ神経叢とも呼ばれます）で反射し、引き伸ばされた部分より口側の腸壁の筋肉を収縮させ、肛門側の腸壁の筋肉を弛緩させます。その結果、内容物は次々と肛門側に送られます。これが腸蠕動です。腸蠕動は腸管の筋層間神経叢での反射ですから、腸管を支配する神経を切断しても起こります。ですから、腸蠕動は腸自体の自律運動です。

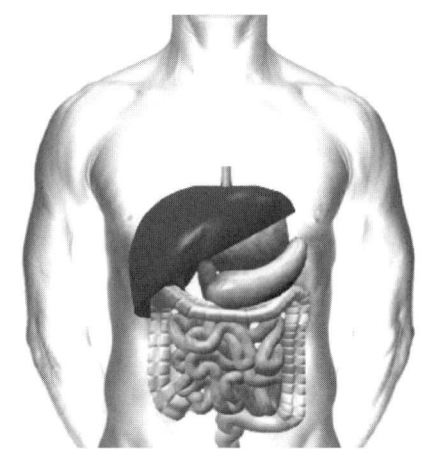

図7-23　腹腔内の臓器

　腹腔内圧の上昇により、腸管内のガスの容積が不均等に変化します。強く圧迫されたところの腸管容積は減少し、腸の平滑筋が弛緩します。腹腔内圧の比較的低いところでは、腸内のガスが腸壁を圧し、腸壁の筋肉が引き伸ばされます。また、絞られることで腸の中の内容物が押しつぶされて移動し、腸の筋肉が引き伸ばされます。この結果、腸の筋層間神経叢の反射が引き起こされ、蠕動運動が起こります。このようにして、**体をねじるような動きは、たとえ小さな動きでも腸管の動きを刺激します**。

　寝返りを打つ、起き上がる、ベッドの端に座って移動する、立ち上がる、歩くという日常の動作の中で、**体をひねる動きを丁寧にゆっくり行うことが、消化を助けます**（**図7-24**）。

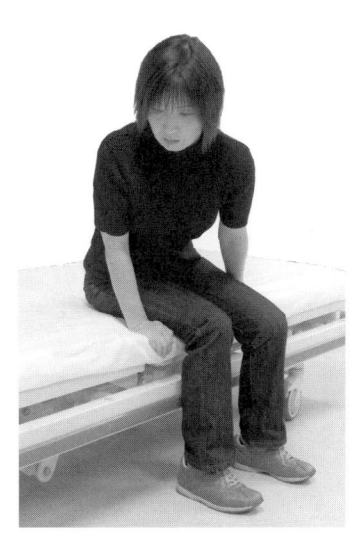

図7-24　体をひねる動き

実験 仰向けになって腹部を動かす・・・・・・・・・・・・・・・・・・・・・・・・・・・・・

仰向けになります。
腹部の大きさとねじれに注意して動きます。
両膝を立てて、片足ずつ踏んで頭側に移動します。
両膝を立てて、横に転がってから起きて座ります。
座位から横を向いて回りながら立ち上がります。
立ち上がってから、ゆっくり歩きます。
また、仰向けになります。
腹部の大きさとねじれに注意して動きます。
「エイッ」とかけ声をかけて、両膝をいっしょにして一気に同時に立てます。
「ヨイショッ」とかけ声をかけて、両足を同時に踏ん張り、骨盤を持ち上げて頭側に飛んで移動します。
仰向けから腹筋運動のように力任せに真っすぐに座ります。
座位から両足を床について、パートナーに両手を真っすぐ前に引いてもらい、立ち上がります。
立ち上がったら、骨盤を回さないように、早足で忙しく歩きます。

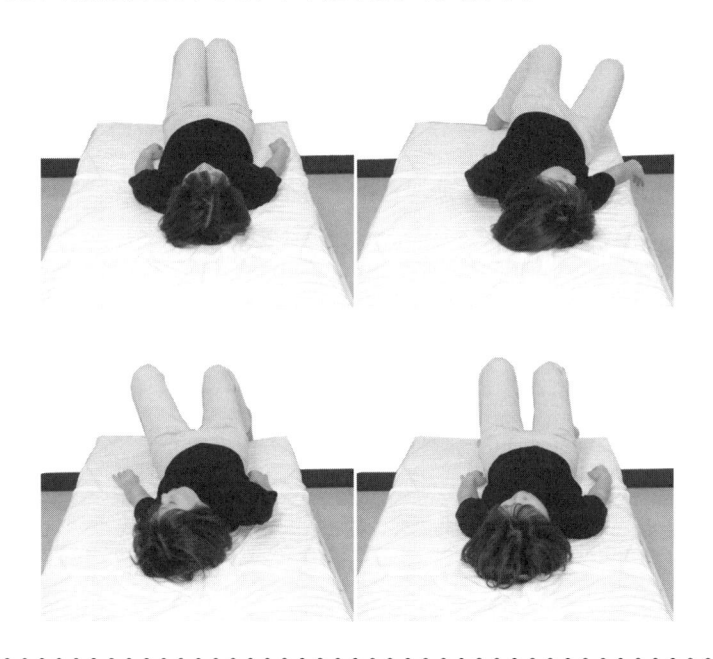

・・・

　仰向けに寝てから、横に転がったり、うつ伏せになったり、座ったり、立ち上がったり、歩いたりする、すべての動きで腹部がねじられます。日常生活の動きを丁寧に行えば、消化管の動きが刺激されます。

　同じことを体をねじらないで行うこともできます。速く動こうとするときは、体をねじることは少なくなります。ですから、たいていの場合、急いで動くと消化管への刺激は少なくなります。

> **注意**
> 　古武術研究家は「体をひねらない」と表現します。古武術の目的は、敵の油断をついて速く動いて立っている相手を倒すことです。しかし、介助は、倒れている人を安心して立てるようにゆっくりと手伝うことです。日常生活の動きは古武術ではありません。
> 　歩くときには、環椎後頭顆関節と環椎軸椎関節と股関節でねじられています。環椎後頭顆関節と環椎軸椎関節では、頭と胸郭は反対の方向に動きます。股関節でも、大腿骨と骨盤は反対の方向にねじられます。しかし、胸腰椎移行部では、胸郭と骨盤は大部分の時間、同じ方向に回ります。胸郭と骨盤は、お互いの動きに呼応して、お互いにもう一方を追うように動いています。ですから、胸腰椎移行部のわずかなねじれで間に合います。

●接触と動きと神経システム

動きの感覚

　人間には五感と呼ばれる感覚があります。視覚、聴覚、味覚、嗅覚、触覚です。このほかに、前庭覚、固有覚、温度覚、振動覚があります。これらは生理学の分類です。

　前庭覚は、耳の奥の三半規管と内耳前庭にある器官で感じます（**図7-25**）。重力に対する頭の傾きと動きの加速度を感じます。

　固有覚は、体がどんな姿勢や体位をとっているかを感じる感覚です。筋肉や腱の中に固有覚の受容体があり、筋肉や腱の伸びを感じています（**図7-26**）。筋肉や腱の伸びにより、関節の開きの角度がわかります。それぞれの骨の長さを計算すると、手先、足先、頭の先の位置がわかり、体位がわかるのです。

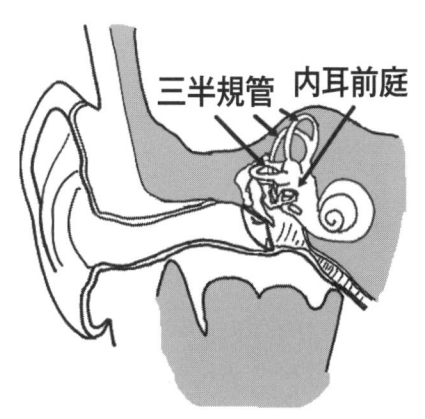

図7-25　三半規管と内耳前庭

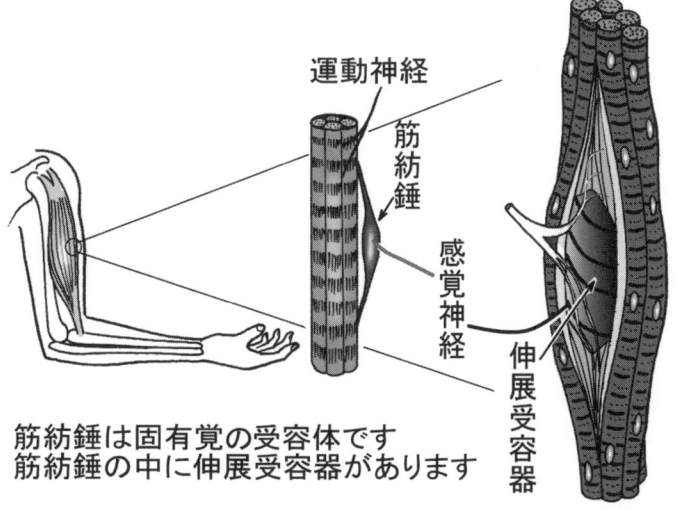

筋紡錘は固有覚の受容体です
筋紡錘の中に伸展受容器があります

図7-26　固有覚の受容体

前庭覚により、重力に対する頭の傾きや頭にかかる加速度を感じ取れますから、固有覚による体の姿勢や体位を計算に入れると、体の動きを知ることができます。これが「動きの感覚」です。

　多くの場合、「固有覚」は、生理学で研究対象とされる筋肉や腱の伸びを知る感覚を意味します。「動きの感覚」は、体を使って行動するときに役立つ、自分の動きを知るすべての感覚の統合されたものを意味しています。「動きの感覚」は、単独の生理学的研究対象ではなく、実際の生活で使われるツールと考えるとよいでしょう。

脳幹と網様体

　脳は頭蓋の中にあります。魚の白子のようにうねうねとしているのは大脳です。大脳に隠れた内部に、間脳、中脳、橋、延髄があります。中脳と橋をまとめて脳幹と呼びます。脳幹の後方に小脳があります（図7-27）。

　脳幹の中には神経が密に集まった神経核があります。これらの神経核が様々な機能の中枢であると考えられています。間脳の視床下部には睡眠、体温、血圧、摂食、飲水を調節する中枢が、中脳には姿勢の中枢が、橋には呼吸の中枢が、延髄には循環や嚥下、嘔吐の中枢があります。

　これらの中枢となっている神経核の間には、神経の線維が網のように張り巡らされています。その網のような構造から網様体と呼ばれます。網様体は、脳幹の中心部に近いところ、あるいはやや背側よりにあり、間脳、中脳そして延髄、さらに脊髄まで伸びています（図7-28）。一般的に網様体と呼ばれるものは、脊髄を除いた延髄、中脳、間脳の網様体を指しています。

　網様体には、脊髄を通ってきた痛覚線維のほか、視覚を伝える視神経、聴覚と前庭覚を伝える内耳神経、顔面の近くを伝わる三叉神経に由来する線維が入ってきます。また、大脳皮質、小脳、様々な機能の中枢である脳幹の神経核からの線維も網様体に入ります。

　網様体からは、体の緊張を調節する脊髄、自律神経システムの中枢である間脳の視床、迷走神経核や舌咽神経核がある延髄などに神経線維が出ています。

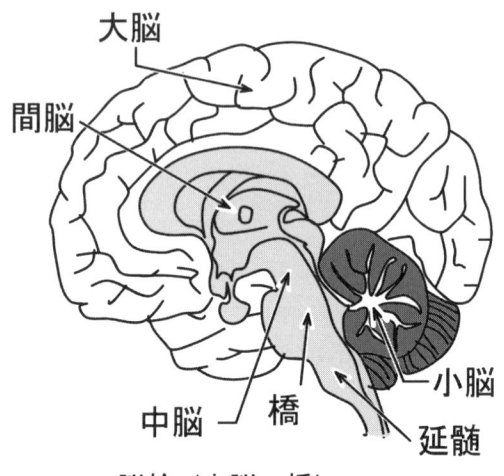

図7-27　脳の構造

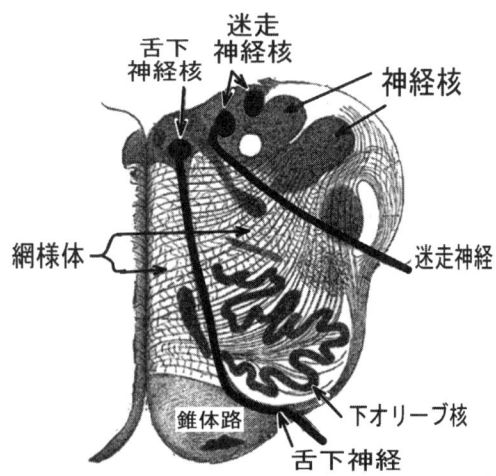

(Gray H : Anatomy of the Human body, Lea & Febiger, 1918.)
図7-28　延髄の水平断面

網様体と賦活システム

基礎的な心理学では、「意識は注意と覚醒からなる」といわれます。「おや、何だろう？」と注意を向けるためには、目覚めていなければなりません。これが覚醒です。気づきやすさです。どのくらい小さな変化に気づけるかということが覚醒レベルです。

意識は大脳にあると考えられています。大脳の神経ネットワークの中で、様々な信号がやりとりされて意識を作っています。その大脳の中の意識を保つ、つまり覚醒を続けているためには、大脳が絶えず刺激されていなければなりません。この刺激を与えるものを、神経生理学では意識賦活系と呼びます。「網様体」は解剖学的構造の名前、「意識賦活系」は神経生理学的な機能の名前です。現在の医学では、網様体という構造が意識賦活系という機能を持っているだろうと考えられています。そのような仮定の下に網様体賦活系とも呼ばれます。

網様体賦活系は、体中の情報を受けています。脊髄の網様体から、筋肉の伸びを示す固有覚、痛みの痛覚、皮膚表面の触覚、温度覚といった体が受ける様々な感覚が入ってきます。脳幹には脳神経の核がありますから、視覚、聴覚、前庭覚、味覚が入ってきます。嗅覚だけは直接脳に入ります。いわゆる五感のうちの4つが網様体賦活系に入ります。

さらに、大脳の働き自体も網様体賦活系に刺激を与えます。つまり、自分の思考自体が覚醒を高めます（図7-29）。ですから、気になることがあると眠れなくなります。

これらの感覚と思考による刺激が網様体賦活系に集まり、大脳の各部、間脳の視床下部、脳幹自体の中にある各機能の中枢に送られます。

網様体賦活系に刺激されると覚醒レベルが高まり、大脳皮質は感覚をもとに抽象的な記号を用いて思考できるようになります。間脳の視床下部では、自律神経システムの中枢が刺激されて機能が高まります。感情や記憶という大脳辺縁系の機能も高まります。延髄にある消化、循環に関する中枢、中脳にある姿勢に関する中枢の機能も高まります。

もし、防音壁に囲まれた真っ暗な部屋で、体温と同じ温度、体とほぼ同じ比重の無味無臭の液体に浮

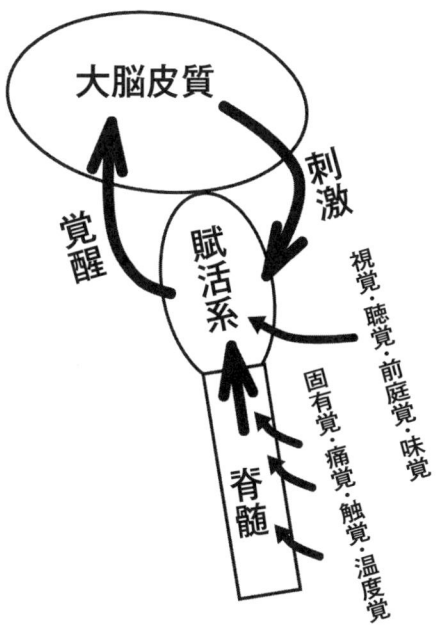

図7-29　賦活系と覚醒

かされていたら、視覚、聴覚、温度覚、触覚、前庭覚、味覚、嗅覚は大脳に覚醒刺激を与えません。思考により意識を保とうとしても、何か足りません。具体的な刺激が欲しいのです。

このようなときでも、感じられるものがあります。「動き」です。大脳から「右手を握る」という指令が出ると、右手が握られます。そうすると、右前腕の拮抗筋から「伸ばされた」という信号が生じます。手の関節からは「靱帯が伸ばされた」という信号が生じます。これらの信号が脊髄を通って網様体に届きます。もし、大脳が覚醒を続けられなくても、誰かが体の各部に触れて動かせば、網様体賦活系に刺激が加えられます。覚醒を助けます。**「接触と動き」は、自らの動きによるものであろうと、他の人からの動きによるものであろうと、網様体賦活系を刺激し、大脳の働き、脳幹を中継するすべての機能を改善します。**

脳に重大な機能障害を受け、視覚、聴覚、味覚、嗅覚が使えなくなっても、体の一部でも触れて動かしてあげれば意識を覚醒する助けになるといわれるのは、以上のような理由からです。もし、視覚、聴覚、味覚、嗅覚が使えるなら、それらを刺激することは当然です。そのような感覚は、とても強力な覚醒刺激となるでしょう。

　しかし、そのようなときでも、「接触と動き」が基本となっています。見る、聞く、味わう、嗅ぐという感覚には、必ずその感覚を使うための動きが伴います。眼球が動かなければ、注意したい方向を見ることはできません。音の来る方向を知るには、頭を動かして耳の向きを変えなければなりません。味わうためには、唇と舌が動かなければなりません。においを嗅ぐときには、においのする方向に顔の向きを変えます。自分の向いた方向や位置は、接触で感じます。**「接触と動きの感覚」が、すべての感覚による認識の基盤を提供しています。**

　意識がない人に対してでも、質のよい接触と動きは網様体を刺激します。そして、覚醒のレベルを高めます（図7-30）。

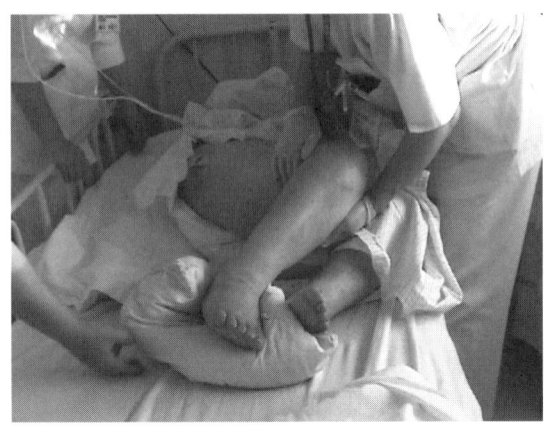

図7-30　接触と動きによる刺激

コラム　不思議な体験

（執筆：植木小百合）

　肝細胞がんのために入院した70歳代の女性の話です。

　肝臓のがんは、発見されたとき、すでに手術の対象にならないほどに進んでいました。そのため、化学療法や放射線治療などを受け、入退院を繰り返していました。ターミナル期となり、食事摂取が困難であることと、腹水と全身浮腫（ふしゅ）があるため入院となりました。

　入院時には、全身に浮腫と黄疸（おうだん）が見られました。当初は、トイレに近い大部屋に入り、自分で歩いてトイレに行っていました。食事のときには、膨らんだお腹に圧されるようにしてベッドに座り、食事を摂っていました。利尿薬や血液製剤などを使いましたが、全身の浮腫は改善しませんでした。

　そうこうしているうちに、肝不全が進行し、個室に入りました。女性は、「身の置きどころがない」と訴え、うなり声を発するようになったため、麻薬が投与されるようになりました。意識レベルは徐々に低下し、ついに痛み刺激にも反応しなくなりました。女性の家族が集められ、死が近い状態であると伝えられました。

　私が準夜勤で女性の担当になったときに、家族の方々が付き添っていました。私は、指一本さえ自分の意志で動かせなくなった女性を見ていると、「動かせなくてつらいだろうな。きっとどこか動かしたいだろうな。足先でも動かせば楽になれるかな」と思いました。

　家族の方々には別室で休んでもらい、個室で女性と2人だけにしてもらいました。左横向きに寝ていた女性の足先からゆっくり動かしてみました。女性の体は浮腫で硬く、重くなっていましたが、ゆっくりと足関節、膝関節、股関節と順に曲げたり伸ばしたりしました。手も同じように手関節、肘関節、肩関節と順に曲げたり伸ばしたり、ゆっくり回したりしました。そうしていると、突然女性が

うなり声を上げました。そして、目を開き、体を動かし始めました。

　驚いているうちに、女性は私に向かって体を起こし始めました。女性の動きはとても速いうえに、浮腫で全身が大きくなっていましたから、私一人ではコントロールできないほどでした。女性がベッドから落ちないように支えるのが精いっぱいでした。私は白衣の胸ポケットに院内用PHSを入れていましたが、取り出して応援を呼ぶこともできませんでした。

　そのとき、カーテンの向こう側で部屋のドアの開く音がして、家族の方が入ってくる気配がしました。カーテン越しに声をかけると「すぐ出ますから」と言われましたが、状況を話し、家族の方々に部屋にいていただくようにお願いしました。

　家族の方々は、それまで意識のなかった女性が動いているのを見て、大変驚かれました。女性が立ち上がろうとしていたので手伝いましたが、立ち上がることはできませんでした。前から支えて端座位を保つことだけは、なんとかできそうでした。家族の方々に「どなたか支えてくれませんか？」と言うと、1人の息子さんが家族の中から選ばれました。この女性には3人の息子さんがいましたが、この息子さんだけ他の方々より遅く来られて、以前に女性の意識のあったときには間に合わなかったのです。

　女性は、その息子さんをじっと見つめ、必死に何かを伝えようとしていました。しかし、言葉にはなりませんでした。そんな母を見て息子さんは、「どうした？　何が言いたい？」と繰り返し繰り返し問うていました。母を支えながら、息子さんは次第に声を詰まらせました。そして、涙を流して泣きながら、ただうなずくだけになりました。周囲の家族も泣いていました。女性の呼吸状態が悪くなってきたのを見て、家族の方が女性に「また明日、話そうね」と言いました。女性はうなずきました。家族の方々の意向に沿って鎮静薬が投与され、女性は再び眠りにつきました。家族の方々は「きっと、たくさん伝えたいことがあったんだね。こんな姿が見られるなんて、思ってもみなかった」と泣きながら話されていました。

　女性が再び目を開けることはありませんでした。そして、2日後に永眠されました。

●接触と動きとボディ・シェーマ

　脳の中には、体についてのいろいろな情報が入ってきます。体全体が脳の中に入るわけはありませんから、全体を縮小したモデルを脳の中に作ります。脳の中に作った世界の縮図の中で、この仮想モデルを動かすと、実際の体の各部がその仮想モデルと同じように動きます。

　1911年、イギリスの脳外科医であり神経生理学者であったヘンリー・ヘッドと臨床神経科医であったゴードン・モーガン・ホームズは、この脳の中で作られる体のモデルについて、大脳の側頭葉に損傷を受けた人の観察をもとにして、「**ボディ・シェーマ**」（身体図式）と名づけて発表しました。ヘッドとホームズは、ボディ・シェーマを「感覚と動きに基づく、体系づけられ整理された自分自身の有機的モデル」と考えました。

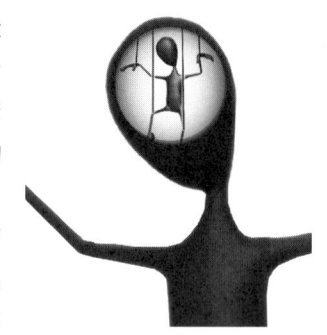

　人間は、意識せずに、自分の体から来る触覚と筋肉や靭帯の伸びの情報（固有覚）から、指や腕の長さ、体幹の長さ・太さ、大腿の長さ・太さ、膝の位置、足の大きさなどの情報を受け入れています。これらをもとに、自分がどこにいて、どんな存在かを認識できます。この脳の中に作られる体の縮図は、常に描き換えられます。新しい体験をして、新しい情報が来ると、その情報をもとにして今までの縮図に修正が加えられます。そして、この新しい縮図をもとにして、自分のいる場所や行っていることが測定されます。つまり、この縮図は常にオリエンテーションの基準になっています。そういう意味で「シェーマ」（図式）と名づけられました。

　ボディ・シェーマは、動く前に動きの基準となっています。しかし、動いたとたんに時々刻々、接触と動きの感覚により、大脳皮質の中で描き換えられていきます。

ボディ・シェーマの特性

　ボディ・シェーマは、意識されませんが、いろいろな特性を持っています。

●空間認識

　体すべてから来る触覚と固有覚が、体がどんな形をしていて、どこにあるのかを教えています。それが体のボリュームを感じさせます。そのボリュームに照らし合わせると、体のどこが木や土や床や壁に触れているかがわかります。このようにして、自分の周囲の大きさを知ることができます。意識せずともボディ・シェーマが連続的に変わるので、自分と空間についてのオリエンテーションが得られます。

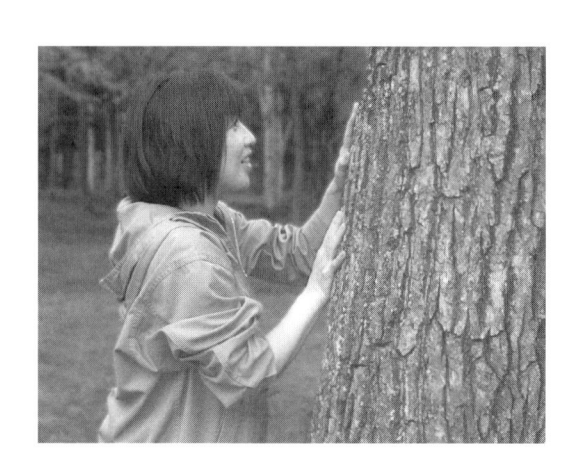

●モジュール

指、手、前腕、上腕、肩、胸郭、首、頭、ウエスト、殿部、大腿、膝、下腿、足、趾などのように、ボディ・シェーマは各部分（モジュール）に分かれてできています（図7-31）。これらのモジュールが、それぞれのボリュームと位置関係、つまりそれぞれのシェーマを持ち、統合されて体全体のシェーマになります。

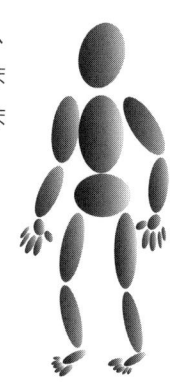

図7-31 モジュール

●動きによる連続的更新

右手を伸ばそうとすると、現在のボディ・シェーマに基づいて、右上肢を伸ばすことをプランします。そして、この右上肢を伸ばすという動きが作る感覚すべてが脳に伝えられ、連続的にボディ・シェーマが描き換えられて修正されていきます。ですから、右上肢を伸ばしきったときには、新しいボディ・シェーマが完成しています。それによって、次の動きをプランできます（図7-32）。

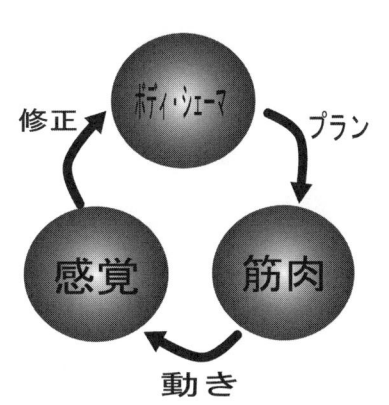

図7-32 ボディ・シェーマの修正

●適応性

ボディ・シェーマは、年齢を経て体型が変わるにつれて変化します。年齢による変化は、長い期間を経た変化です。もっと短い時間の変化もあります。手術で下肢を切断したときには、1日でボディ・シェーマが大きく変わります。

最も速い変化は、道具を使うときです。箸を使ってご飯を食べるとき、箸先の米粒の軟らかさを感じます。だから、飯粒をつぶさずに持ち上げ、口まで運んで食べることができます。自分のボディ・シェーマが箸の先まで延長されています。「**感覚の延長**」と呼びます。

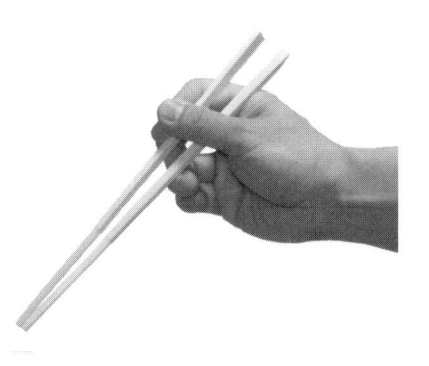

●**超感覚的認識**

ボディ・シェーマは、すべての感覚から作られ、すべての感覚に影響します。ボディ・シェーマに基づき腕を伸ばしてテーブルの上のミカンに触るとき、視覚から来る情報が、そのときのボディ・シェーマに影響を受けて補正されます。ミカンを握るときには、その修正された視覚に基づいて動きがプランされ実行されます。ミカンを口元に持ってきたときのにおいにより、嗅覚に基づいて自分の鼻の位置に関するボディ・シェーマが修正されます。味覚により、口に関するボディ・シェーマが修正されます。これらすべての感覚により全体のボディ・シェーマが作られ、すべての感覚に影響を与えます。

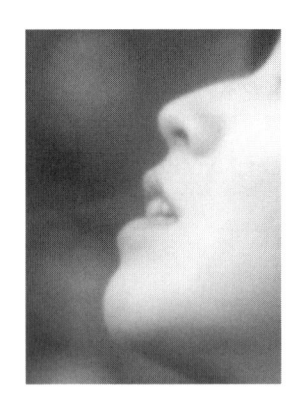

●**一貫性**

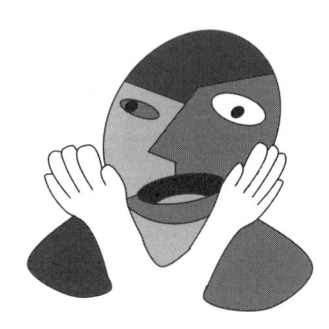

ボディ・シェーマは常に変化していますが、体の各部分の相対的位置関係は維持されます。突然、左右の目の高さが変わったり、腕が骨盤から生えたり、両腕がつながったりしていると感じられることはありません。抽象画の世界は、現実にはあり得ないイメージの世界です。

●**社会性**

自分の体についての縮図であるボディ・シェーマをもとにして、他人の体を感じています。**上手な介助者は、自分の触れている介助を受ける人の体のすべての部分を感じます。**感覚の延長により、介助者の体全体で介助を受ける人の足にかかる重さの分布がわかります。このために、いっしょに楽に動いて介助できます。これはボディ・シェーマの連続的な拡張と変化によっています。意識しなくても体が動くのです。

いっしょに動く人間のボディ・シェーマを得られれば、相手に起こっていることがわかります。それに対して何らかの動きを与え、反応をもらえば、コミュニケーションになります。このようにして、動きは言語に依存しないコミュニケーションとなります。

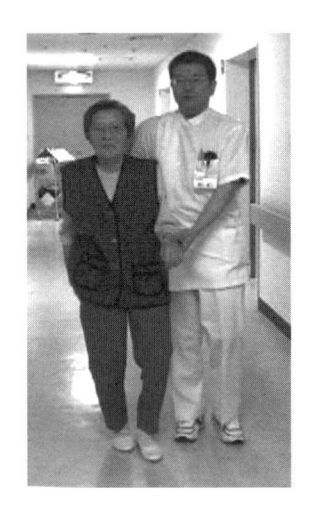

ボディ・シェーマの異常

　脳に損傷を受けると、ボディ・シェーマをうまく作れなくなります。たとえば、体の半分がないものとして無視する失認は、脳梗塞の後に見られます。このほかにも、体全体の大きさを大きく感じたり小さく感じたりする異常、「肘に手を当てて」と指示されても肩に手を当たりする異常もあります。右手の第2指に触れても、どの指に触れられているかわからない異常もあります。

　脳に損傷を受けなくても、ボディ・シェーマが異常を示すことがあります。典型的なのは**幻肢**です。あるはずのない手足を感じます。たとえば、事故や疾病で下肢を切断したのに、切断した下肢がまだそこにあるように感じます。

　下肢の切断端に残っている神経の端が、瘢痕(はんこん)の収縮などで刺激されて脳に信号を送るために、幻肢が生じると考えられています。今となっては存在しない四肢の末端に伸びていた神経が途中で切断されたために、切断端からの信号が、あたかも存在しない四肢の末端からの情報であるかのように脳に興奮を起こすのです。ボディ・シェーマは時々刻々と変化して体の変化につき従うはずなのに、その追従ができなくなっているという点で、幻肢はボディ・シェーマの異常です。

ボディ・シェーマの変化

　ボディ・シェーマは常に変化しています。自分の意識していない機能です。あなた自身が意識していなくても、あなたのボディ・シェーマは、現実とずれてきているかもしれません。

実験　趾へのタッチを感じる

　パートナーと共に実験します。
　あなたは床に楽に寝ます。必要なら、頭に枕をしてください。
　パートナーに、どちらかの足のどれかの趾(ゆび)に軽く触れてもらいます。
　どの趾に触れられたのかを感じます。

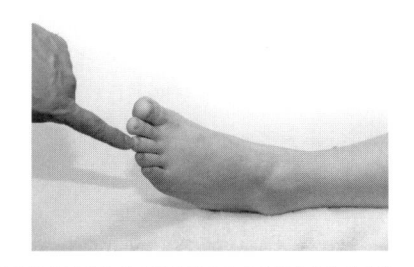

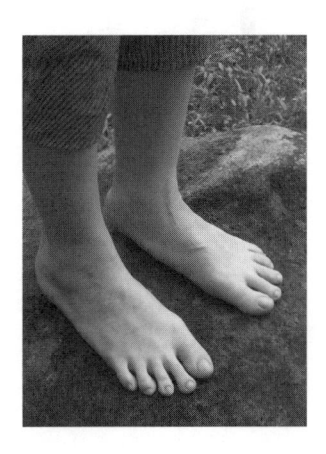

　古い時代の日本では、靴は高価でした。下駄や草鞋(わらじ)が一般的でした。第1趾(し)と第2趾の間に鼻緒(はなお)を挟んで歩いていました。草鞋は底が軟らかいので、趾(ゆび)を使って歩いていました。ですから、足の趾の感覚は敏感でした。

　現代では、趾は靴の中に一まとめに詰め込まれています。ぎゅうぎゅう詰めにされたうえに、ハイヒールなどで押しつけられたりします。その結果、趾の感覚を忘れている人がいます。趾に触れられても、どの趾なのかわからない人がいます。そのような人が趾の感覚を取り戻すと、足が新たに1本生えたかのように感じ、歩きやすくなるかもしれません。

●接触と動きの心理学

シルダーのボディ・イメージ

　ボディ・シェーマという用語は、神経生理学の分野から出た言葉です。心理学用語ではありません。1935年、ポール・フェルディナンド・シルダー（**図7-33**）は *The Image and Appearance of the Human Body : Studies in the Constructive Energies of the Psyche* を書きました。その中で、「**ボディ・イメージ**」という言葉を使いました。日本語では「身体表象」と翻訳されます。

　脳外科医であり神経生理学者であったヘッドの提唱した「ボディ・シェーマ」は、意識には上がってきません。体から来る様々な感覚が脳の中で作り上げる「体の模型」です。ボディ・シェーマは、意識されることなく動きに反映されていきます。そして、意識されることなく修正されていきます。

　しかし、人間には意識できる「体」があります。体を意識することができます。**ヘッドの唱えたボディ・シェーマは意識できないものですが、シルダーの唱えたボディ・イメージは意識できるものです**（図7-34）。

　人間は、意識しないで動くときは、ボディ・シェーマを基準にして動いています。意識して行動するときには、ボディ・イメージを基準にして行動します。ボディ・イメージを基準にして「これをしよう」と決定し、その決定を実行するときにボディ・シェーマを基準にして、脳や神経が筋肉に指令を出して動くのです。座っているときや立っているときの姿勢の保持もボディ・イメージに基づいています。

　ボディ・イメージは、フロイトの仮定した無意識の中にあったボディ・シェーマが、意識の層まで浮かび上がってきたもののようです。

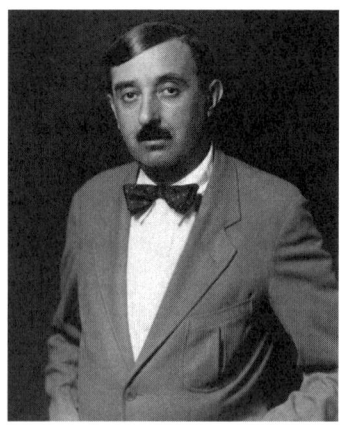

[Paul Schilder, half-length portrait photograph] 1928. From Alan Mason Chesney Medical Archives of the Johns Hopkins Medical Institutions. Portraits of Individuals Photograph Collection. Item number 180801.

図7-33　ポール・フェルディナンド・シルダー

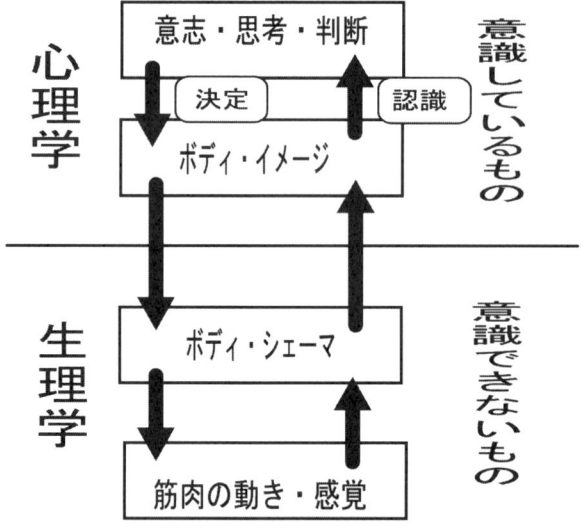

図7-34　ボディ・シェーマとボディ・イメージの違い

固有覚とボディ・イメージ

次に紹介する「実験」は、シルダーが"pronation tendency"（回内傾向）と呼んだものです。回内とは、手のひらを見てから手の甲を見るときに行っている手首の回転のことです。手の甲を見てから手のひらを見るときの手首の回転の動きは回外と呼びます。

実験 回内傾向

両手を前方に水平に伸ばします。
手のひらを天井に向け、水平にします。
目を閉じます。
両手を1分くらいそのままにしておきます。
静かに目を開けます。
手のひらはどうなっているでしょう？

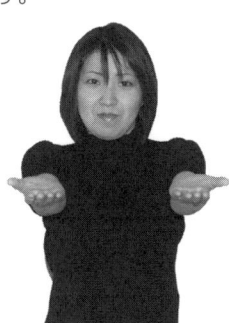

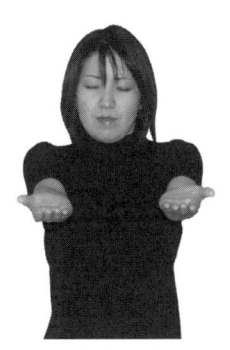

目を閉じると、「手のひらを上に向けているのは気持ちよくない」と感じます。手のひらがかなり外側に向いているように感じます。たいていの人は、意識せずに、手のひらが多少とも内側に向くように、親指が上になるように腕を回内します。このようにしても、まだ不快です。回外しているように感じます。そして、目を開けてみると、自分が思っているよりも大きく回内していることに気づきます。

接触の感覚とボディ・イメージ

静かに座っているとき、または立っているときに、目を閉じて自分が今、感じているものを探してみます。すると、皮膚を感じます。体の各部分で、皮膚を感じる感じ方は違います。骨が出っ張って、皮膚の突っ張っているところは感じやすいです。たとえば、手、特に握り拳の突き出たところや、頬骨の上の部分です。

座っているなら、お尻の下の座面と当たるところ、立っているなら、足の裏も皮膚をよく感じます。そのほかに、衣服に触れている部分も皮膚を感じやすいです。しかし、面白いことに、動かなければ、これらの部分にも皮膚を感じません。さらに、一度立ち上がってから、ゆっくりと膝を曲げてしゃがむようにして椅子に座ってみると、もっと面白いことに気づきます。お尻が椅子に触れると、まず椅子の座面を感じます。自分の皮膚ではありません。さらに腰を下げていくと、自分と椅子の間にあるもの、衣服を感じます。そして、最後に自分の皮膚を感じます。立ち上がるときの足の裏についても同様です。地面を感じ、靴底を感じ、最後に自分の足の裏の皮膚を感じます。

実験 指を硬い物に押しつける

硬い物の上に手を乗せます。
目を閉じます。
指で硬い物の表面を押していきます。
指にかかる圧がだんだん強くなるようにしていきながら、何を指に感じているかを受け止めてください。
強く押しつけたら、だんだんと弱めていきます。
最終的に指を硬い物から離します。
指が硬い物から離れていくとき、自分の指先はどのように感じられるでしょう？

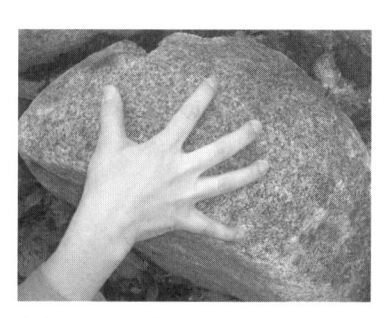

指を石などの硬い物に押しつけるとき、面白いことに気づくかもしれません。まず、軽く触れると自分の指に触れている石の表面を感じます。さらに押していくと、自分の指の表面を感じ、強く押すに従い、指の皮下脂肪を感じ、最終的には骨を感じます。

力を抜いていくと、感じる部分はだんだん浅くなり、指が石の表面から離れる直前には、指先が細く伸びたように感じるかもしれません。

視覚と記憶とボディ・イメージ

ボディ・イメージは、意識に上ってくるものですから、記憶されます。

イメージというのは、あるものが「形」となったものです。イメージを日本語に翻訳した「表象」という言葉は、「象となって表れる」ということです。イメージという言葉が示しているように、ボディ・イメージは、自分を外側から見た「形」を頭の中で想定したものです。視覚的要素が強いものです。ボディ・イメージの記憶は、視覚に強く影響されます。

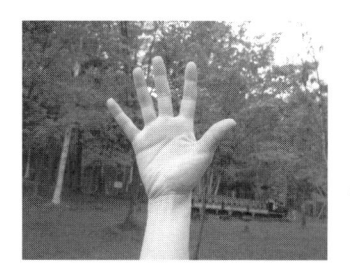

実験 手の指を開いたり閉じたり

手を見ます。
指のつけ根が見えるでしょう。
手の指を開いたり閉じたりして、指の股を見ます。
開いたり閉じたりするとき、手のひらの大きさはどうなっているでしょう？
指のつけ根はどうなっているでしょう？

多くの人が、「指のつけ根は開かないもの」だと思っています。しかし、よく見てみると、指を開くときは手のひらが広がっています。指は股から開くのではなく、手のひらの中から広がっています。

指を開くときに、指の股から先だけが広がると思っている人は、指の股が指のつけ根だと誤解しています。そんな人が手を使うと疲れます。ボディ・イメージが現実の体と一致していないのです。

実験　腕を上げ下げする

　これは、シルダーが前出の *The Image and Appearance of the Human Body* の中に書いた実験を修飾したものです。

　　静かに立ちます。
　　目を開けたまま、両上肢を前方に水平に伸ばします。
　　両上肢の高さを感じます。
　　左上肢を上方 45 度に上げ、右上肢を下方 45 度に下げます。
　　目を閉じて、おおよそ 30 秒、そのままにしておきます。
　　目を閉じたまま、ゆっくりと両上肢を前方の水平の位置に戻し、同じ高さにします。
　　静かに目を開けて、両上肢の高さを確認します。

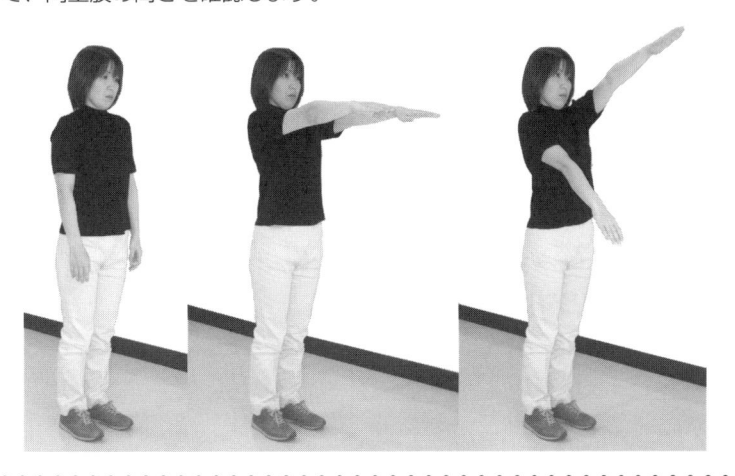

　目を閉じて両上肢を動かすと、体は変化していきます。動くことでボディ・シェーマは変化していきます。目を開けていると、ボディ・イメージは視覚情報により時々刻々と修正されていきますから、ボディ・シェーマとの食い違いはありません。ボディ・イメージをもとにして動きが意図され、ボディ・シェーマに基づいて筋肉が動かされます。意図した行動が実現されます。

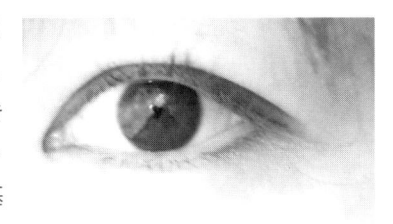

　目を閉じると、ボディ・シェーマは筋肉と関節から来る固有覚をもとにして修正されます。しかし、視覚情報がありませんから、ボディ・イメージの修正は極めて不正確になり、目を閉じる前のボディ・イメージが記憶されて残ります。

　固有覚自体には「慣れ」の現象が起こります。ある筋肉の緊張に慣れてしまうと、緊張していることが感じられなくなります。これは短時間に起こります。30 秒の間に、ある姿勢になじんでしまうと、筋肉が緊張しているのに「ゆるんだ」と感じます。ゆるめたつもりになっても若干の緊張が残ります。

　このようにして、ボディ・イメージが実際の体と食い違っていきます。そして、目を開けたときに、その食い違いをはっきりと見ることになります。そして、この「実験」では、何度繰り返しても食い違いがなくなることはありません。イメージの修正を体験から学習できないのです。「知っている」ということが、ボディ・イメージを変えることはないのです。

思考、習慣、文化とボディ・イメージ

　ボディ・イメージは意識でき、記憶されるものです。思考の影響を受けます。思考は習慣や文化に影響されます。ですから、ボディ・イメージは、その人の周りの社会の慣習、掟、文化に強く影響されます。赤ん坊の頃はボディ・シェーマに近いボディ・イメージを持っているでしょうが、年齢を重ねて社会の中に出ていくにつれて、ボディ・イメージはボディ・シェーマから離れます。逆に言うと、ボディ・シェーマに思考、記憶、文化などを加えたものがボディ・イメージになります。

コラム　テレビドラマが変えたボディ・イメージ

　かつてフィジー諸島共和国では、太っている女性が美しいとされていました。しかし、あるとき、アメリカの高校生ドラマがテレビで放映され始めました。その結果、テレビドラマに出てくる高校生のスタイル、つまりやせた体型が美しいという価値観が広まりました。若い女性は適正体重であっても「わたしは太っている」と思い込み、拒食症が増加して社会問題となりました。「太っている女性が美しい」というのも、「やせている女性が美しい」というのも、どちらも慣習的判断であり、文化です。時々、文化はボディ・イメージに影響して健康を害します。

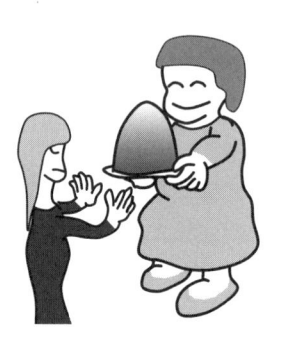

生理学と心理学の架け橋

　シルダーの考えたボディ・イメージという概念の素晴しいところは、生理学と心理学をつないでいる点にあります。心理学は哲学の中の認識論から発展しました。実態と離れた抽象的な心を扱う学問となりました。しかし、シルダーは、神経生理学のボディ・シェーマから心の中に作られる視覚的イメージとしてのボディ・イメージを心理学に取り入れることで、生理学に基づく心理学を作ったのです。

シルダーの心理学の拡張

●ボディ・イメージの拡張としての空間のイメージ

　頭の中には体の縮図があります。ヘッドは体のシェーマを考察し、シルダーは体のイメージを考察しました。これらの縮図をもとに頭の中で行動がプランされ、筋肉で実行されます。このとき、体は空間の中で動きます。ですから、行動には周囲の空間が大切です。

　ここからは、ヘッドやシルダーの作った概念を拡張してみます。

　体の周囲の空間のイメージは、体を動かしたときに作られます。体を動かして周囲の物に体が接触したとき、触覚から信号が来ます。そのときに、全身の筋肉と腱から体の姿勢についての情報が得られます。右手は脊柱からどのくらい離れているか、どの角度に伸びているか、左手はどうか、両下肢はどうかという情報がたくさん入ります。これらの情報をもとにして、自分の体が空間でどのような姿勢をとっていて、そのときに接触した周囲の物がどこにあるかがわかります。このようにして、周囲の空間の形や広がりを知ります。

●視覚の学習

　多くの人が、「空間の広がりは目で見て知る」と思っています。しかし、生まれたばかりの赤ん坊の目は、開いていても見えているものを認識していません。周囲から来た光は網膜の上に像を作りますが、視神経から脳に伝わっても認識されないのです。生まれたばかりの赤ん坊は、見えているものについての体験がないからです。

　触覚は、皮膚に接触した物の圧が、皮膚の中の触覚センサーを力学的に変形させたときに感じられます。動きの感覚である固有覚は、筋肉や腱の中の伸展受容器が伸ばされるという力学的変化で感じられます。接触も動きも、体自体が力学的に変化することです。ですから、接触と動きをとおして、空間は体の変形として直接に感じられます。触覚や固有覚は、体に接触している物を感じますから、近接感覚と呼ばれます。振動覚や温度覚も近接感覚です。

　視覚や聴覚は、対象物から出された光エネルギーや音エネルギーにより網膜や聴細胞が刺激されて、電気的興奮として感じられます。対象が体に接触していなくても感じることのできる遠隔感覚です。遠隔感覚で刺激を受けても体は変形しません。直接的な距離感は得られません。1m先からのストロボの強い光も雷の大きな音も、体を力学的に変形させませんから、距離はわかりません（「体に響く音」と表現されるものは、空気の振動を振動覚として感じているものです。耳で聞く聴覚ではありません）。

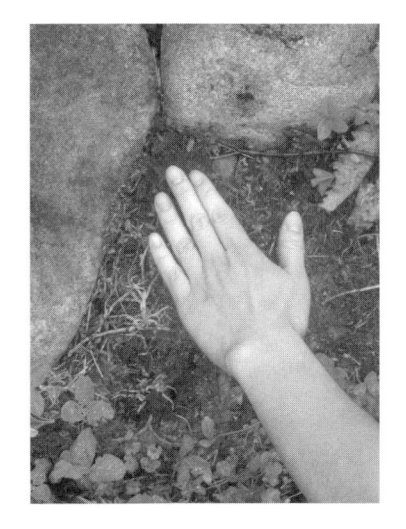

　光や音の刺激を受けると同時に、近接感覚から空間的距離の情報が得られると、この近接感覚の距離感を遠隔感覚に「翻訳」して、遠隔感覚の距離感が得られます。つまり、遠隔感覚は近接感覚から距離を学習します。同じように方向も学習します。遠隔感覚の空間認識は、近接感覚を用いて学習します。

コラム　ボールというものの認識

認識についての学問が発達する過程で、興味深い議論がされました。

「生まれつき目の見えない人が、ある日突然、目が見えるようになったとする。目が見えるようになった瞬間、その人は目の前にあるボールや立方体を認識できるだろうか」という問題です。

多くの人が持論を展開しましたが、医学の発展により解答が得られました。白内障の手術ができるようになったからです。

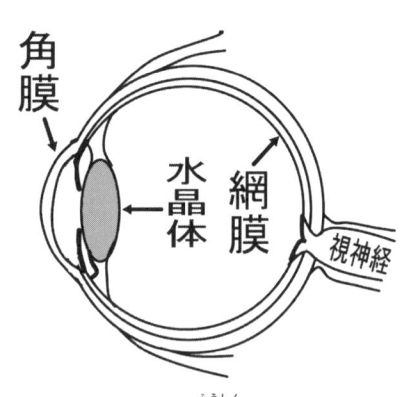

白内障は水晶体の濁る病気です。後天的には加齢や糖尿病で生じます。母親が風疹にかかると、一部の赤ん坊には先天的な白内障が出てきます。現代では、先天性白内障と診断された場合は、できるだけ早いうちに水晶体除去手術をして、コンタクトレンズの装着と視能訓練をします。しかし、手術が可能になった初期の時代には、成人してから手術を受ける人もいました。

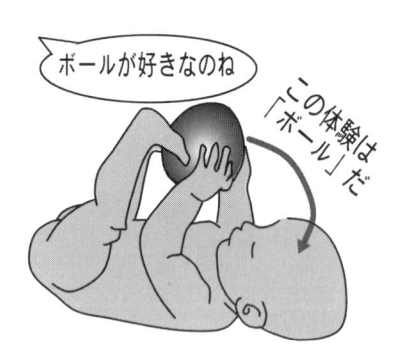

成人になってから目が見えるようになった人は、視力が得られた瞬間、「目の前に1枚の絵が貼りつけられたようだった」と表現しました。奥行きのない絵が目の前にあるだけで、それが何であるかはわからないのです。目の前のボールは見えていても、それが目の見えないときにさんざん遊んだボールであることはわかりません。眼前のボールを持ってみて、初めてそれがボールであることがわかります。その人にとって、ボールという球体は、目に見える形についての言葉ではなく、手に持って遊んだときの接触と動きの感覚についての言葉なのです。

赤ん坊は、接触と動きの近接感覚から物の存在を知り、視覚や聴覚で感じられる物の「実体」を学習します。すべての感覚について、接触と動きの感覚が、感じている物の「意味」を教えてくれます。

このようにして、視覚的な空間のイメージさえも、接触と動きの感覚から作られます。聴覚的な広がりも同様に学習されます。

空間のイメージは拡張していき、世界についてのイメージを作ります。この世界についてのイメージを「**ワールド・イメージ**」と呼ぶことにします。

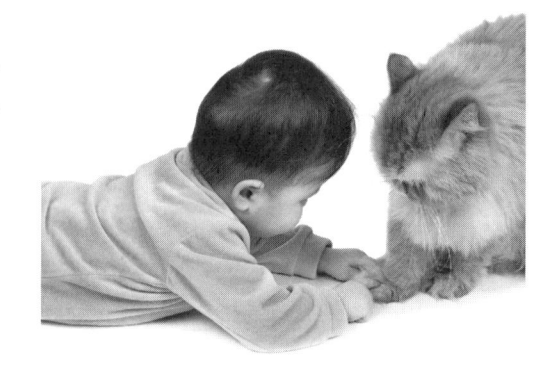

(c) Dmitry Pichugin-Fotolia.com

● ワールド・イメージと行動

　人間は頭の中でボディ・イメージを動かして行動します。このボディ・イメージの舞台はワールド・イメージです[*]。近接感覚をもとにして、すべての感覚から頭の中に作られた世界の縮図がワールド・イメージです。このワールド・イメージの中でボディ・イメージを動かして、行動をシミュレーションするのです。ですから、人間のすべての行動は、自分についても世界についても、接触と動きの感覚をもとにして作られています。

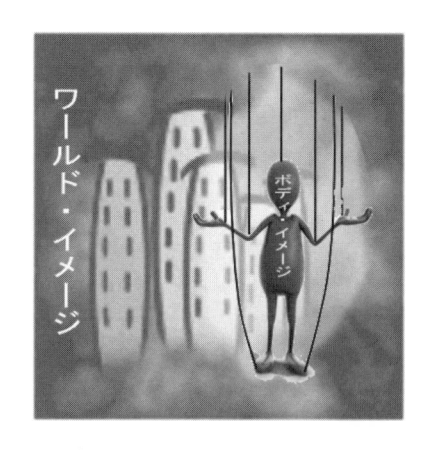

● ボディ・イメージと介助

　ワールド・イメージの中には、自分以外の人間も含まれます。自分以外の人間のイメージには、自分のボディ・イメージが強く反映されます。人間を見ると、自分と構造が同じだと思います。そして、そのときの相手の構造を直接に感じようとせず、自分のボディ・イメージを相手に投影します。

　介助のときに、このような投影を行うと、不具合が生じます。介助は2人でいっしょに動くことです。上手な介助者は、自分の感覚を延長して、いっしょに動く瞬間の介助を受ける人の体の各部分にかかる力を感じます。2人で1匹の動物になって動けます。もし、介助者が自分のボディ・イメージを正確に持っていないと、介助者自身がまともに動けませんから、介助がうまくいきません。さらに、介助を受ける人は、何らかの障害があるので、自らのボディ・イメージを正確に作れません。したがって、介助者のボディ・イメージが不正確で、その不正確なボディ・イメージを相手に投影して動くとき、悲惨なことが起こります。体の解剖に適さない動きが生じます。

　これは苦しいので、ボディ・イメージが修正されます。ところが、誤った動きから修正されたボディ・イメージは現実の体から離れていますから、ますます動けなくなります。このようにして、介助を受ける人に対して「この人は動けない」という評価が下されます。しかし、実際には、介助者のボディ・イメージが狂っているから介助を受ける人は動けないのです。

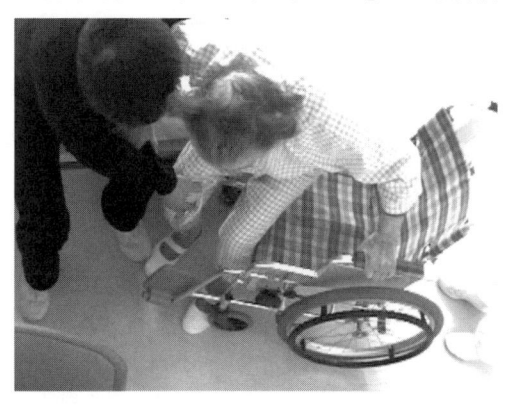

　介助者のボディ・イメージが狂っているために動けない被介助者は、自分のボディ・イメージを正確に作れません。このようにして、ますます動けなくなります。自分の周りの世界は、自分の動きを許さない世界になります。動きの適切な介助を受けられない人々のワールド・イメージは、現実の世界と違うものになっていきます。

---

[*]　ここで使う「ワールド・イメージ」は、わたしの造語です。一般的な用語ではありません。

●ワールド・イメージと行動の狂い

ボディ・イメージからワールド・イメージが作られます。ですから、ボディ・イメージが狂えば、ワールド・イメージが狂います。ワールド・イメージが狂えば、すべての自分の行動について、世界が邪魔してくるように感じます。ワールド・イメージは社会性の基盤になっています。

ワールド・イメージの狂いを自覚する人はまれです。やりたいことができないときに、「自分のワールド・イメージが狂っているかもしれない」と考える人はいません。「自分のやりたいことを邪魔するやつが周囲にいる」と考えます。このように考える人は、周囲と敵対関係になります。ますます、やりたいことができなくなります。

●ワールド・イメージと認知症

認知症の本体は、**記憶障害、判断力低下、オリエンテーションの障害**です。

記憶障害のために、朝ご飯を食べたことを忘れます。判断力低下のために、夏でも厚着をして汗だくになります。汗だくになっても厚着をやめません。オリエンテーションの障害のために、自分のいるところがわかりません。クローゼットをトイレと思い込んで排泄したり、病院をよその家と思い込んだりします。

記憶障害、判断力低下、オリエンテーションの障害は、**認知症の中心症状**と呼ばれます。脳の実質的障害のために生じている本質的な症状であり、回復できないといわれています。

認知症には、中心症状のほかに、必ず見られるとは限らない**周辺症状**と呼ばれるものがあります。**妄想、幻覚、不安、依存、徘徊、攻撃的行動、睡眠障害、介護への抵抗、異食・過食、抑うつ状態**です（図7-35）。

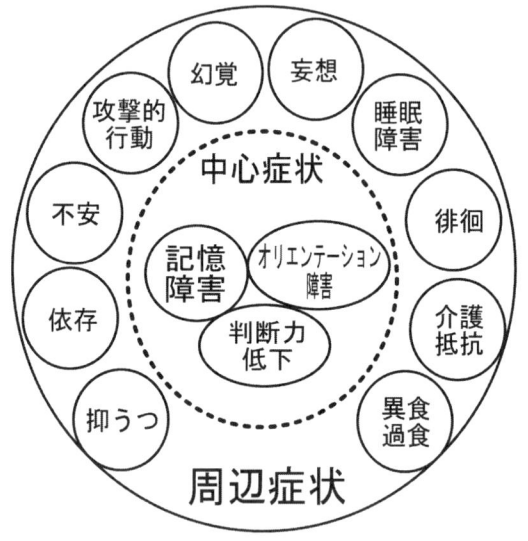

図7-35 認知症の中心症状と周辺症状

認知症の中心症状の一つはオリエンテーションの障害です。ですから、認知症の人のオリエンテーションを狂わせるようなことは避けなければなりません。

ボディ・イメージの狂った介助者が介助すると、介助を受ける人のボディ・イメージは狂い、ワールド・イメージも狂います。認知症の人にとって、「どこなのかよくわからない世界」が、さらに「自分のやりたいことを、ことごとくやりづらくする世界」に変わります。「**見えない悪魔がいつも邪魔する世界**」になるのです。

認知症の人の中には、ボディ・イメージとワールド・イメージが狂っているので、起き上がることのできない人がいます。このような人は、横に転がって起きることができないかもしれません。そうなれば、腹筋を使って真っすぐ前に起き上がろうとするでしょう。この人にとって、周りの世界は起き上がることを邪魔するように重力の働いている世界です。目に見えない悪魔が重力を使って起き上がれないようにしています。

「起こして」と言うと、親切な介助者が現れます。そして、真っすぐ前に起こしてくれます。しかし、

この起き方では、本人はいつまでも自力では起き上がれません。自分の筋力ではできない動き方で起きることを手伝われたからです。「がんばってね」と言われようものなら、ますますがんばるかもしれません。でも、がんばってもできないのです。自分のボディ・イメージとワールド・イメージの修正ができないからです。

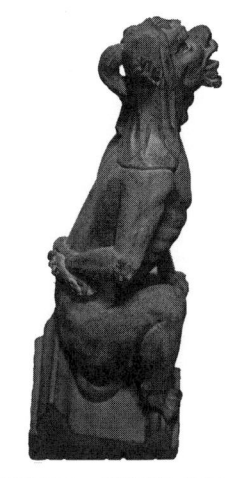

親切だけれどボディ・イメージの狂っている介助者は、見えない悪魔の化身になります。認知症の人は、いつまでも「悪魔の棲む世界」に住むのです。当然、目に見えないけれども確実に周囲にいる悪魔に対して、認知症の人は闘いを続けなければなりません。見えない悪魔は、妄想や幻覚となって悩ますかもしれません。認知症の人は不安を感じ、悪魔からの救いを求めて介助者に依存するかもしれません。悪魔が道を隠すので、認知症の人は徘徊するかもしれません。悪魔と闘うために、認知症の人は攻撃的行動や介護への抵抗を示すかもしれません。悪魔のために睡眠が浅くなり、抑うつ状態にもなるでしょう。特に、優しい言葉でがさつな触れ方をする介助者は、悪魔の化身として攻撃されるでしょう。

悪魔はしっぽを隠し親切そうに近づいてきます
ケルン大聖堂のガーゴイル（レプリカ／著者所蔵品）

もし、介助者が横に転がってから起き上がるように手伝うと、結果は変わります。認知症の人は、自分が今、持っている筋肉で動けることがわかれば、自分の持っていたボディ・イメージとワールド・イメージを修正できます。その修正が行われれば、自分で起き上がることはできなくても、楽に動けるようにはなります。

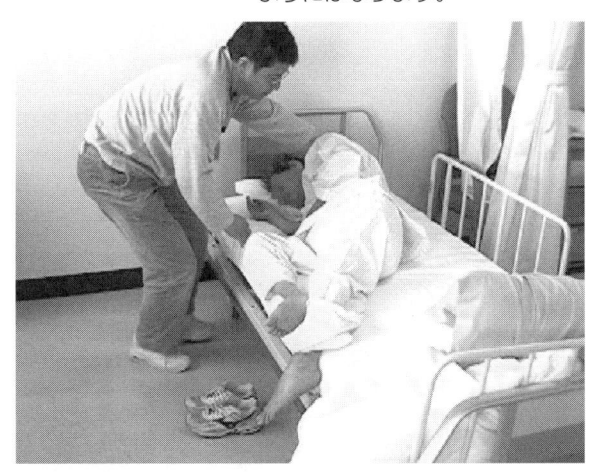

「楽に動ける」と感じられると、世界に対する認識が変わります。今までの「見えない悪魔が重力を使って自分の動きの邪魔をしている世界」から、「自分が転がって体を支えることを手伝うように重力が働いている友好的な世界」に変わります。「悪魔の棲む世界」から、「手伝ってくれる人のいる世界」に移住したようなものです。認知症の人は、「やりたいことを手伝ってもらえる」と感じ始めるでしょう。

多くの場合、周辺症状は「周辺の人々のがさつさによる症状」です。

> **コラム** 1か月間の辛抱

　高度の周辺症状を持つ認知症の人が入院してきたときに、わたしの働いている病棟のスタッフは1か月間辛抱します。徘徊や暴言、暴行、介護抵抗があっても、向精神薬や睡眠薬を減らして辛抱します。そして、毎日のささいな動きを丁寧に支援します。ベッド上の水平移動、起き上がり、靴を履く、移乗、立ち上がり、歩行……。認知症の人の動きの程度によって、どんな支援をするかは変わりますが、とにかく丁寧に扱います。丁寧に扱うというのは、自然な動きに従って動けるように時間を提供するということです。ゆっくり動かすのではありません。自分で自然な動きを見つけられるように、環境と時間を提供することです。そして、認知症の人が動いてくれたときに、「ありがとう」と言います。本当にありがたいのです。認知症の人が自分でちょっとでも動いてくれれば、介助者は力を出す必要がなく、自分の体を守れるからです。

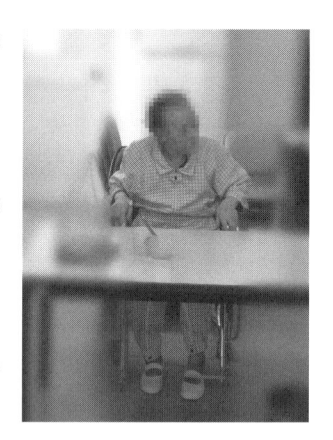

　このようにして、1か月間待つと、多くの認知症の人で変化が見られます。周辺症状が減っていきます。中心症状も軽くなります。介助者に対する態度が変わります。介助者が「ありがとう」と言うと、「どういたしまして」とか、「こちらこそ」とか、「ありがとう」と感謝の言葉が出てきます。「悪魔の棲む世界」から、「手伝ってくれる人のいる世界」に移住したのです。

　動きについての神経生理学の概念であるボディ・シェーマは、思考や記憶という心理学的要素を加えることで、ボディ・イメージに拡張されます。ボディ・イメージがワールド・イメージを作ります。そして、ボディ・イメージとワールド・イメージの狂いが、人間の動きや行動を邪魔します。

ゲシュタルト療法

　ゲシュタルト療法は、精神分析医のフレデリック・パールズ（図7-36）により創始されました*。ゲシュタルトとは「全体として意味をなすもの」です。

　ゲシュタルト療法では、「気づき」に重点を置きます。この「気づき」が、体自体に生理学的変化を及ぼし、心の不具合を修正します。代表的な手法としては、①葛藤を形成する両極の発見と対決（エンプティチェアとゴールデンチェア、勝ち犬と負け犬）、②投射（問題の対象になってみる）、③感覚の覚醒（図と地）、④責任訓練、⑤夢の作業、⑥別れを告げる体験、⑦ボディ・ワークがあります。

　感覚の覚醒（図と地）やボディ・ワークを取り入れていることからわかるように、知的作業よりも、感覚的体験が重視されています。

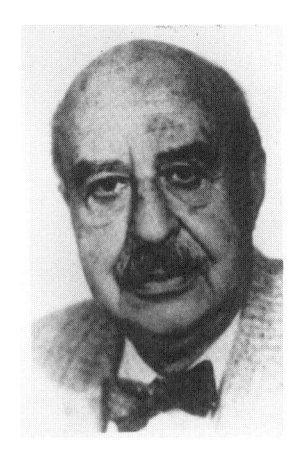

図7-36　フレデリック・パールズ

＊　ゲシュタルト療法は心理療法の名前です。基礎心理学のゲシュタルト心理学とは直接的関係はありません。

●図と地

図7-37は、「ルビンの壺」と呼ばれます。黒い部分を図として見ると、向かい合った2人の人の横顔に見えます。白い部分を図として見ると、壺の絵に見えます。顔として見ると壺は見えなくなり、壺として見ると顔は見えなくなります。

この絵の黒だけがあれば、顔ではなく黒い紙になります。白だけでも同じです。白と黒の両方がいっしょになって絵という全体を作っています。このように、全体を完成させることを「ゲシュタルトが完成する」と言います。

この絵をよく見てみると、黒い部分や白い部分に意味があるのではなく、黒い部分と白い部分の「境界」に意味があることに気づきます。

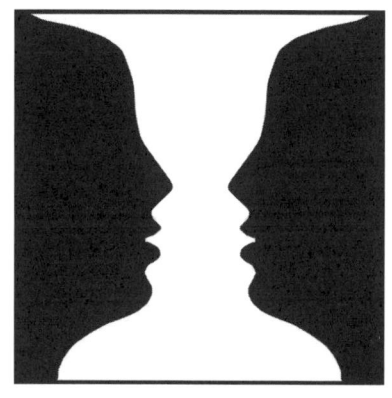

図7-37 ルビンの壺

ゲシュタルト療法は、自分というものを「図」と考えます。自分の周りは「地」です。多くの人は「図」に意味があると考えています。しかし、ゲシュタルト療法では、図と地の「境界」に意味があると考えます。自分の行っていることの意味は、自分と周りの関係で作られるのです。ですから、自分にとらわれずに、「地」としての周囲状況を認識することで、自分が何をしているのかに気づくでしょう。

●過去と未来

悩みを抱える人々の多くは、「今、ここ」ではないことを考えて苦しんでいます。「子どものときに親から愛情を与えられなかった」「あのとき、わたしはあの人を救えなかった」「将来、自分は何になればよいのかわからない」「自分が生まれてきた目的がわからない」……。

これらはすべて「考えていること」です。過去のことを変えることはできません。未来のことを確定することもできません。過去と未来を現在と同じだと思い込むことが苦しさの原因です。人間にできることは、「『今、ここ』で起きていること」に対して反応することだけです。自分が「今、ここ」で行っていることだけが変更可能です。「『今、ここで』行っていること」の変更は動きで行われます（図7-38）。

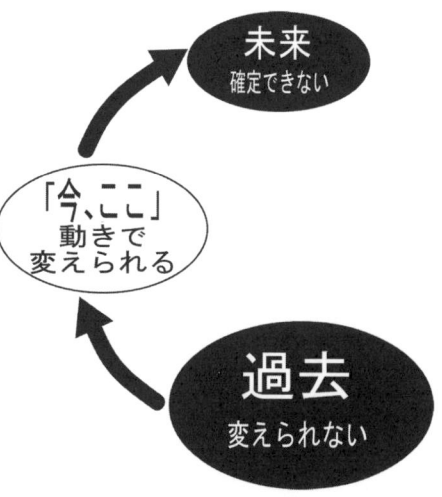

図7-38 過去・現在・未来

●「今、ここ」を感じること

ゲシュタルト療法のパールズは、「感覚」を重視しました。「感じていること」は、「今、ここ」で起こっていることです。過去のことや未来のことは、考えることはできても、感じることはできません。ですから、「感じる」という言葉と「考える」という言葉を明確に区別して使えば、過去と未来を現在から区別できます。過去と未来を現在と区別できれば、できないことをしようとして苦しむことはなくなるでしょう。これがゲシュタルト療法の骨子です。

●パールズの3つの質問

「クライアントに対して3つだけ質問が許されるとしたら、その3つの質問は次のものである。『**あなたは何をしたいのですか？**』『**あなたは何をしていますか？**』『**あなたは何を感じていますか？**』」——パールズはこのように述べました。

人間には何かしたいことがあります。目的と呼ばれます。目的を遂行するために行動します。しかし、しばしばその行動が目的の遂行にそぐわないために、やりたいことをうまくできません。自分のやりたいことと自分のやっていることの間の違いに気づけば、修正することができます。修正した結果、うまくできるとは約束できません。しかし、修正しなければ、永久にうまくできないのです。

パールズは、「あなたは何をしたいのですか？」という質問で**クライアントの目的**を明確にし、「**あなたは何をしていますか？**」という質問で**クライアント自身の行っていること**に気づかせ、「**あなたは何を感じていますか？**」という質問で**クライアントの目的とクライアント自身の行っていることの差**に気づくチャンスを提供しました。

ここで大切なことは、「あなたは何を感じていますか？」という質問です。この質問がなければ、前の2つの質問は役に立ちません。「違い」を感じ、差に気づくことが大切です。

●接触と動きとゲシュタルトの完成

外部からエネルギーか物質が来なければ、視覚、聴覚、味覚、嗅覚は感じません。しかし、地球上にいる限り必ず重力があるので、前庭覚と固有覚からなる「動きの感覚」は感じます。重力により必ず地球と接触していますから、接触も感じます。つまり、「接触と動きの感覚」は常に感じています。接触と動きの感覚が、他の感覚よりも基本的な感覚です。

ゲシュタルトを完成させるものは、「図と地」を作る「境界」の形成です。人間の境界は皮膚です（**図7-39**）。そして、皮膚を感じる感覚は接触と動きの感覚です。ですから、接触と動きの感覚がゲシュタルトを完成させる基盤になります。接触と動きの感覚を丁寧に与えることで、相手に自分という存在と、その境界をわからせることができます。特に、意識のぼんやりした人には大切です。認知症の人は、記憶とオリエンテーションに障害を持ち、判断が低下しています。その低下している判断の基礎は、「自分」と「自分ではないもの」を区別することです。

「今、ここ」で自分の触れているもの、自分に触れているものに気づけば、自分がどこにいて、どのような姿勢をとっているのかがわかります。自分と周囲の空間のオリエンテーションがつきます。

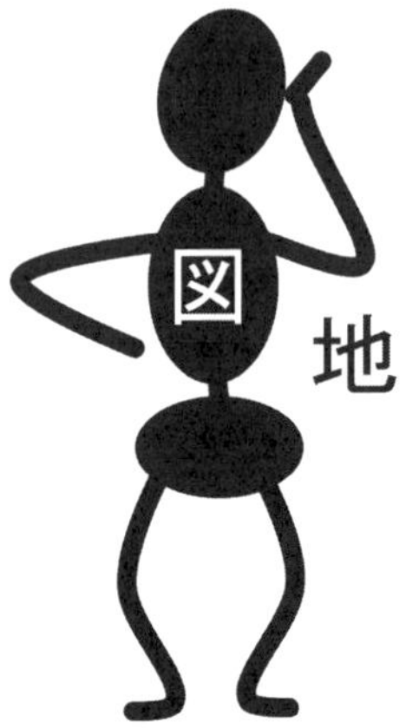

図7-39 「図と地」を分ける境界

このようにして、認知症の人のオリエンテーションと判断の能力が支援されれば、周囲との感覚的情報の混乱から生じる認知症の周辺症状が軽くなります。

●介助とパールズの 3 つの質問

　パールズの 3 つの質問は、介助にとても有効です。うまく介助できないときに、介助者が自分の行動を吟味（ぎんみ）するために使えます。

　まず、「**自分は何をしたいのか**」を問います。介助を受ける人が起き上がるのを手伝いたいとしましょう。次に、「**自分は何をしているのか**」を問うてみます。すると、「介助を受ける人の求めに応じて、前に引っ張り上げようとしている」と気づくかもしれません。そこで、「**自分は何を感じているのか**」を問うてみます。うまく介助できないのですから、体のどこかに不具合を感じているでしょう。たとえば、「腰がつらい」と感じたとしましょう。

　介助者は、感じたことをもとにして行動を修正できます。「腰がつらい」のでしたら、「腰が楽」と感じられる方向に介助を受ける人を引くことができます。または、介助を受ける人を引かずに、自分の腕で体を押し上げるように転がってもらうこともできます。とにかく、今、腰がつらいのですから、それをやめることができます。起き上がるときに、真っすぐ前に引っ張るのがうまくできないと感じているときに、やり方を変えないで続ければ、腰を壊すことはわかっています。別の方法をとっても、成功することは約束されません。しかし、方法を変えなければ腰を壊すのです。ですから、うまくいかなくても方法を変えるのが論理的です。

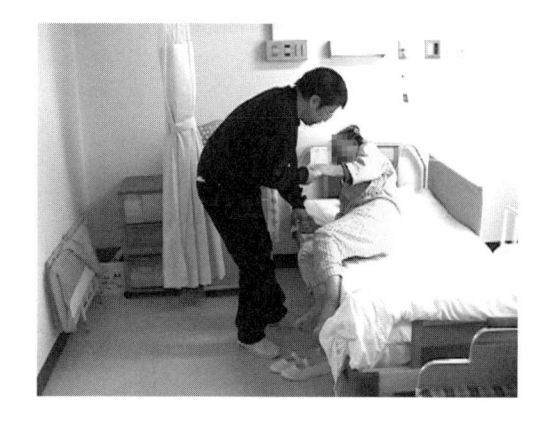

　このようにして方法を変えていけば、いつかうまくいく方法が見つかるでしょう。実際には、うまくできないために、介助を受ける人はトイレに間に合わないかもしれません。しかし、力任せに起こしていたら、自分の腰が壊れてしまいます。介助者自身が介助を受ける身となり、仕事が倍増します。

　また、この 3 つの質問を、介助を受ける人の行動に対して使うこともできます。うまく動けない人は、どこかに不具合を感じています。「この方は何をしたいのだろう？」と介助者が自らに問うことができます。「立ち上がろうとしている」としましょう。そこで、「何をしているのか」を問います。すると、「骨盤を真上に上げようとしている」ことに気づくかもしれません。「何を感じているのか」を問うと、介助を受ける人が「骨盤が重過ぎる」と感じていることがわかるでしょう。このことをもとに、介助を受ける人に話すことができます。「今、あなたは骨盤を真上に上げようとしていますが、それは重過ぎて上がらないようです。骨盤を真上に上げる代わりに、骨盤の重さを足にかけるようにしてみたらどうでしょう？」と提案できます。介助を受ける人の中に、あなたの言葉を試すだけの信頼性が築かれていれば、問題は解決するかもしれません。

　パールズの 3 つの質問は、言葉によるカウンセリングの手法ですが、自分の動きや介助を受ける人の動きを起こすときにも有効です。介助のときに、このような質問を繰り返して自問できる介助者は、言葉ではなく動きでカウンセリングをしていることになります。そして、介助者も介助を受ける人も「今、ここ」で起きていることに焦点を合わせて、「今、ここ」でできることを行うようになります。

●動きの支援とパールズの3つの質問の例

ある日の外来に、「うまく立ち上がれない」人が来ました。脳梗塞の後、力がなくなったとのことです。問診の中で、本人の動機は強く感じられず、付き添いのケアマネジャーの「うまく動けるようになってほしい」という気持ちが強く感じられました。このような場合、立ち上がる人自身の学習を支援することは簡単ではありません。

受診者は、診察台に座っています（**図7-40**）。
「では、立ち上がって見せてください」。
受診者は立ち上がろうとしますが、診察台に深く腰掛けたままなので、立ち上がれません（**図中1**）。
「自分にできるやり方で、立ち上がってみてください。椅子があったほうが便利ですか？」
パイプ椅子を目の前に置きます。受診者はパイプ椅子を引っ張って立ち上がろうとします。しかし、パイプ椅子が近寄ってくるだけで、体は上がりません（**図中2**）。ケアマネジャーがパイプ椅子を押さえようとしますが、わたしはそのままにしておくように言います。受診者は、パイプ椅子と診察台に手をつけて、座っているままです。何度も同じことを繰り返します。

図7-40 「うまく立ち上がれない」人の動きの支援（1～9）

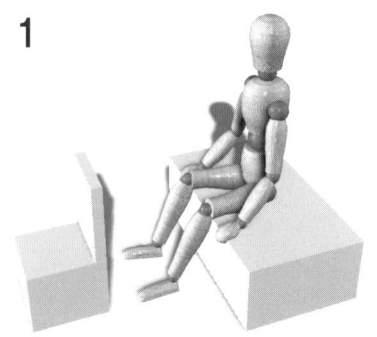

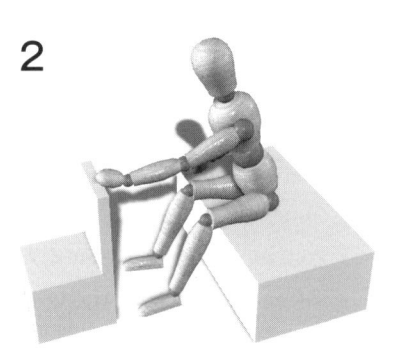

本人が立ち上がれないと感じ始めた頃に話しかけます。
「どうしました？ 立ち上がれませんか？ ……先ほどから見ていると、あなたはお尻を前に出そうと弾みをつけています。でも、それはうまくいっていません。**多くの人が『がんばればうまくいく』と教えられています。でも、うまくいかない同じことを繰り返しても、同じくうまくいかないでしょう。**そうすると、『今までとは違うことをする』のが解決へ向かう道かもしれません。1回では解決しないかもしれないけれど、同じことを繰り返すよりはマシかもしれません。同じことの繰り返しではうまくいかないことを、先ほどから体験しているのですからね。では、『立ち上がるときにお尻を前に出そう』とするのではなく、『座ったままでお尻を前に出す』ことを先にやってはどうでしょう？ お尻を前に出した後で、立ち上がることもできるのですから。そうそう、そうやって、お尻を前に出すのです」（**図中3**）。

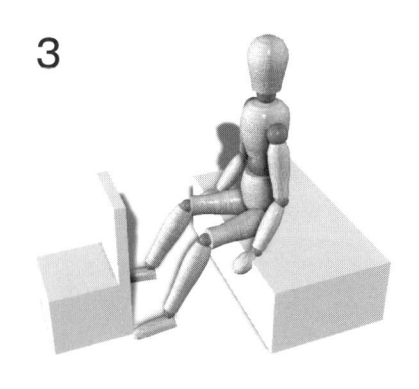

心配性の付き添いのケアマネジャーが、腰を屈めながら受診者の横に近づきます。わたしはケアマネジャーに言います。

　「あなたは何をしていますか？　落ちるのが怖い？　今、ここで、この方は診察台から落ちそうですか？　全然そんな気配はありません。**あなたは自分が心配だから近づいた。しかし、その行動がこの方を不安にさせて、前に出るのをやめさせるかもしれないということに気づいていない。あなたは、この方に『立ち上がってほしい』と言いながら、やっているのは『わたしを不安にさせないで』というメッセージを体から発散させることです。それは邪魔をしているに過ぎない。この方から離れなさい**」。

　ケアマネジャーは、自分の善意が善意にならないことを指摘され、びっくりして下がります。わたしは受診者に向き直ります。

　「それで終わりですか？　もっと前に出せませんか？　『前に出すと落ちるかもしれない』と思うかもしれません。もし、そうなら、『これ以上出ると診察台から落ちる』と感じるところまで出ることができます。前に出てください。そう、そこまで出られます。そこで座ると、お尻の下の硬い骨が診察台の前縁に来ています。そこで立ち上がってください」（図中4）。

　受診者は立ち上がろうとします。先ほどよりは、ずっとマシですが、立ち上がれません。文字どおり、いま一歩です。

　「休んでください。先ほどより、とてもよくなったようです。でも、立ち上がるには、まだ何かが邪魔をしています。立ち上がろうとすると何が邪魔していますか？　お尻が上がらないですか？　そうですね。確かにお尻が上がりません。お尻を上げようとして、お尻を足のほうへ、つまり前方へ移動させようとしていますが、それ以上前に行くとお尻が落ちてしまうので、足を突っ張って邪魔しています。あなたは、足の上にお尻を乗せようとして、お尻を前に出そうとしています。でも、そのやり方ではうまくいかない。それなら、『お尻を前に出す』のではなく、『足を後ろに引く』のではいかがでしょう？　そうです。そのようにして、足をお尻のほうに引きつけます。もっと引けませんか？　お尻を足の上に乗せるのですから、足はお尻に近ければ近いほど簡単にいくでしょう。そこでよいとお思いですか？　今まであなたが『これでよい』と思った動き方ではうまくいかなかったことを考えると、もっと冒険をして足を引いておいたほうがよいかもしれません。できるだけ踵（かかと）を診察台に近づけてみてください」（図中5）。

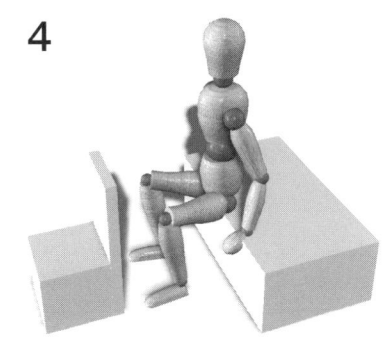

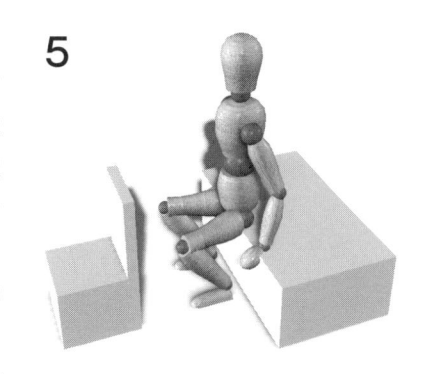

4

5

「……では、このパイプ椅子に手をかけて、あれっ、立ち上がってしまいましたね。今、わたしは『パイプ椅子に手をかけてから、支えにして立ち上がって』と言おうと思っていました。でも、あなたは自分で立ってしまった。そうでしょ？自分で立ちましたよね？」

「そうです。自分で立ちました」と言って、受診者は不思議な顔をしています（図中 6 ～ 9）。

「多くの人が、『がんばらないからできない』と思っています。しかし、あなたの場合、がんばった結果は『立ち上がらないように』することでした。**大切なことは、『がんばろう』と考えることではありません。自分は何をしようとしているのかを問うことです。**そして、やりたいことがはっきりしたら、何をしているかを観察してみることです。人から言われたことや、周りの人が示す不安や期待にこたえることではありません。そして、何をしているかを観察したら、何を感じているかを問うてください。そのとき、『**これが邪魔だ**』と**感じることがあったら、その邪魔がなくなるように、やり方を変えることができます。**一度ではできないかもしれない。でも、二度三度と修正を繰り返すと、うまくできるようになるかもしれません。そうしなければ、うまくできないことは明白なのです。では、次回の受診日まで、立ち上がるときに、自分の体に注意をして動いてください。ありがとうございました」と言って、わたしは診察を終えました。

人間がうまく動けないとき、運動器である筋肉や骨が充分でないことがあります。それでも、使い方を変えると改善されることがあります。同じように、筋肉や骨は充分なのに、使い方に気づかずに「できない」＝不可能と思い込んでいるときがあります。どんなときでも、気づけば動きは変わります。

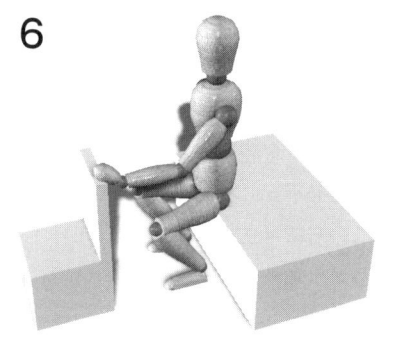

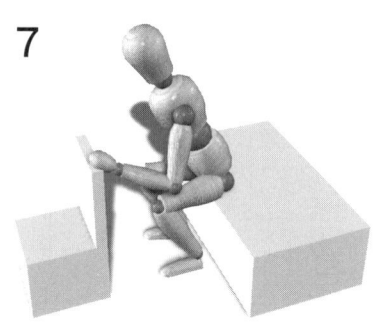

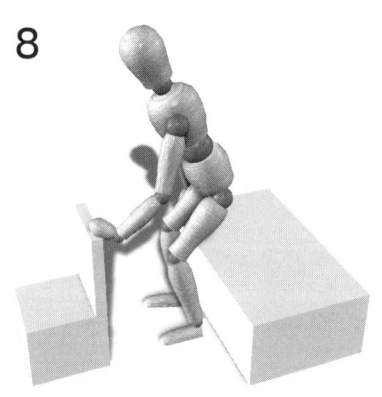

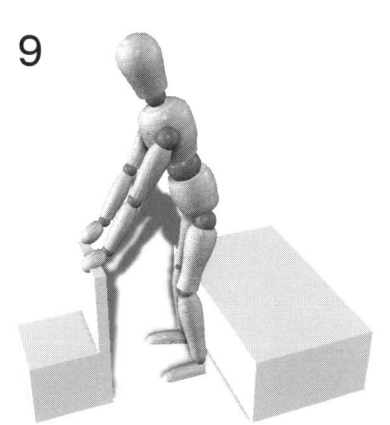

動きと認知行動療法と認知運動療法

　フロイトの精神分析の後、いろいろな治療法が開発されました。その中の一つに行動療法があります。行動を変えて心の問題の解決を図るという治療法です。しかし、行動を変えるだけでは不充分なこともあります。

　また、認知療法も開発されました。クライアントに自己観察させて、自身の「認知のひずみ」や「習慣的な判断」（自動思考）に気づかせて話題にし、そのときの感情や気分をはっきりさせ、自分が何をしているかを認識させようとするものです。うつ病や全般性不安障害、強迫性障害、各種の嗜癖・依存症に効果的です。しかし、認識させるだけでは不充分なこともあります。

　認知と行動の両方を取り入れたものが認知行動療法です。行動を変えるという宿題を与えて、自分の感じていることを認識させることで、自分自身を苦しめている呪縛に気づかせるものです。

　認知行動療法の基本は、「人間は自分自身や環境を認知して、その認知に基づき行動する。行動により認知も変わる」という考えです。認知というものが行動の基本にあり、認知自体が積極的な行動だととらえます。

　認知行動療法は、行動という大きな動きを扱います。行動は意図を持った動作の集合です。認知は動作のレベルにも大きく関与しています。ですから、小さな習慣的な動きについての不具合、日常生活動作の不具合に関して、認知レベルの修正が役立つでしょう。このようにして、認知レベルに働きかけて動きを改善しようとする人々が出てきました。

　1960年前後にイタリアの臨床神経生理学者カルロ・ペルフェッティと老人学専門のジャン・フランコ・サルヴィーニは、従来のリハビリテーションのような、運動と神経を別々に再教育するリハビリテーションではなく、人間全体として認知と運動のレベルで行うリハビリテーションを考案し、認知運動療法を提唱しました。対象者には「何かをする」のではなく「感じること」を求めます。リハビリテーションの新しい流れとして広がってきています。

●「動きの欠乏症」

　ここまで、動きの役割について解説してきました。動きが欠乏すると、生理学的レベルで、以下のことが生じます。

　循環不全からリンパや静脈血の還流が減少します。呼吸の動きが減少すると、気管支の末梢が閉じ、呼吸機能が低下します。消化管の活動が低下し、消化機能が低下します。動きによる意識への覚醒刺激が減少し、意欲が減退します。体から睡眠に向かうという疲労感が来ないため、不眠になります。動きが少なくなるため、筋は萎縮し、関節は拘縮や強直を示します。

　廃用性浮腫、沈下性肺炎、便秘、食欲減退、意欲減退、不眠、筋萎縮、関節拘縮などの多くは、「動きの欠乏症」です。これらの不具合を示す人々の動きを手伝ってあげると、苦しみから解放されることがあります。どのような動きの支援が適しているかは、各人ごとに違います。介助者や看護者がいっしょに行動して観察した結果から、仮説を立てて実行動に移して検証することで、仮説の妥当性が確かめられます。このようにして初めて科学的な介助の道が開けます。

「動きの支援の欠乏症」

付録 DVD Disc 3 No.22「動きを診る」を参照してください。

褥瘡についての解説書を読むと、褥瘡は次の要因によって起こると書かれています。**浮腫、低酸素、低栄養、意識低下、可動性・活動性の低下**です。前述のとおり、これらはすべて「動きの欠乏症」の結果として生じます。

褥瘡は動かない人にできます。死の直前まで動いていれば、褥瘡はできません。褥瘡は「動きの欠乏症」の一つです。動けなくなった人が看護を受けていた場合に褥瘡ができたとしたら、動きの支援が足りなかったのかもしれません。現在の日本では、動きの支援の必要性についてアセスメントされていないのが現実です。ですから、このような場合、褥瘡は「動きの欠乏症」と言うより、「動きの支援の欠乏症」と言うほうが適切です（図 7-41）。

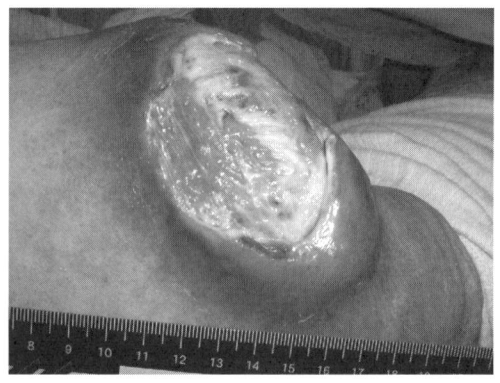

図 7-41　「動きの支援の欠乏症」

コラム　催眠と介助

付録 DVD Disc 1 No.3「足から全体へ」、Disc 2 No.11「宇宙のエネルギー？」、Disc 3 No.20「丁寧に動く」・No.24「催眠術 んっ？」とも関連する内容です。

催眠の歴史は、古代ギリシャで眠りに導いて病気を治療していた「眠りの寺院」に始まるといわれます。「眠り」を意味するギリシャ語の「ヒプノス」（hypnos）が、英語の「催眠」（ヒプノーシス〔hypnosis〕）の語源です。中世では、催眠は人の意識を失わせ眠らせて操る魔術として恐れられました。しかし、現代では、催眠は眠りではないとされています。多くの場合、意識はなくならず、催眠をかけている人の言葉を聞いて理解し、その言葉に従っています。**催眠状態とは、暗示を受け入れやすくなった状態、暗示を受け入れることを許容している状態**と考えられています。

「暗示」は英語の"suggestion"の訳語です。「提言」のことです。ですから、**暗示を与えるというのは、本人にわからないように指示することではなく、「このようにしてください」とお願いすること**です。「自分のやりたいことをできるようになりたい」と思う人が催眠術師の元に来ます。「やせたい」「人に好かれたい」という希望をかなえたいと思っています。催眠をかける人は本人の希望をもとにして「やせた自分を想像してください」とか「他の人から好かれた姿を想像してください」と提言し、本人は理想を想像します。そして、「あなたはすこしの食べ物でも味わうことができます」とか「他の人といっしょにいることは楽しいことです」という言葉を与えると、本人は自分の望むものを手に入れる方向に行動し始めます。今までやってこなかった行動をすると、今まで得られなかった結果が得られます。このようにして、「自分の望みがかなう」のです。「自分のやりたいことをできる

のですから、マズローが唱えた自己実現[*1]をできます。

　自己暗示法の創始者であるフランスのエミール・クーエは、「催眠は、それを受ける人が提言に従うことを許容した結果であり、自己暗示の一つのかたちである」と考えました。クーエは、「多くの人がやりたいことをできないのは、意識の中に誤った考えがしみ込んでいて、やりたいことを邪魔しているからだ」と言います。意識に邪魔されることなく、無意識の層にまともな考えを送り込めば、本人のやりたいことができる。その方法として、「毎日、わたしはあらゆる面でますますよくなっていく」という言葉を繰り返し唱えることを勧めました。同じ言葉を何度も繰り返すと意識は疲れてしまい、その言葉に反発することもなくなり、無意識の層に受け入れてしまうのです。クーエは、自らクリニックを開き、多くの人を治療しました。

　無意識については言語化できないので、「意識」「無意識」の代わりに、前頭前野とそれ以下の動きの中枢の働き[*2]を考えると理解しやすくなります（右図）。人は成熟と発達のプロセスの中で動きを学習し、そのパターンは大脳皮質から脊髄までの動きの中枢にシナプスとして残されています。大脳皮質が「〜したい」と望み、それ以下の動きの中枢を邪魔しなければ、やりたいことができます。つまり、前頭前野の邪魔を取り除くことが必要です。

　催眠に誘うときには、**それを受ける人にリラックスしてもらい、「①肯定文で、②具体的に、③現実的に、④繰り返して、⑤現在形で話す」ことが基本**です。

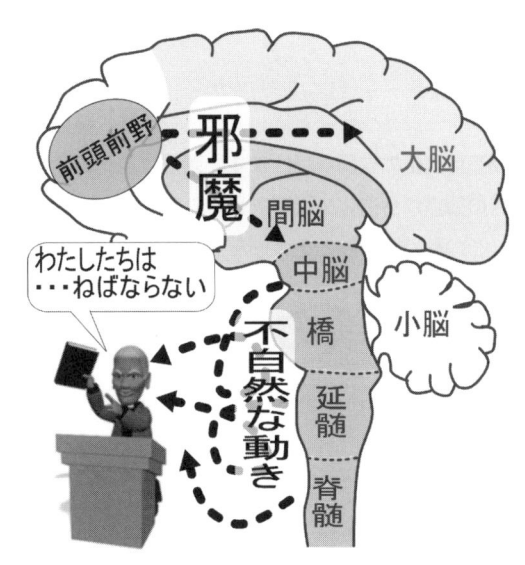

　立ち上がりの介助のときには、大脳皮質以下の動きの中枢にプログラムされている動きを手伝います。同時に、「はい、頭が前に、お尻が前に、膝が前に出ます。そうです。そして、お尻の重さがすべて足に流れたと感じられたら、頭は上に、背中は長く広くなるようにして立ち上がります。そうです。それでよいです」というように、**今行っている動きを言葉にします。がんばらせず、過去や未来を引き合いに出すことなく、今行っていることに注意を集中し、同じ言葉を繰り返します**。これは、催眠に誘導するときと同じことを行っています。ですから、「なんか、言われるままに立ち上がれた。本当に自分で立ち上がったんだろうか？　催眠術にかかったみたいだ」と言われることもあります。そうして、**動けないと思い込んでいる人の中の誤解を体験と言葉で修正していくと、驚くような回復を見ることがあります**。

[*1] 「安楽」の章：「安楽と心理学」の項目 を参照してください。
[*2] 「動きの中枢と日常生活の動き」の章：「反射・反応の成熟と発達」の項目 を参照してください。

08 動きの進化発生学

> この章の概略は、付録 DVD Disc 2 No.9「歩行の進化」にまとめました。

　人間は自分自身についてのボディ・イメージを基準にして動きます。ボディ・イメージは体のオリエンテーションをもとにして作られます。**体のオリエンテーションは体の構造に従っています。体の構造は遺伝の支配を受けます。遺伝は進化の結果です。したがって、人間の動きを理解するには、動きの観点から進化の過程を見てみることが役立ちます。**
　この章では、動きをテーマとして、呼吸、消化、移動についての進化と発生を見ていきます。

●進化論の進化

神話の時代

　日本の古事記では、天地開闢（てんちかいびゃく）から様々な神が生まれ、その中のイザナギノミコトとイザナミノミコトが結婚したといいます。その子孫として天皇があり、その民として人間がいるといいます。ヨーロッパに広まっているキリスト教では、「光あれ」の声とともに天地ができ、神の形をまねて人間が作られ、アダムとイブが「知恵の木」の実を食べたために楽園を追われ、この世界に落とされたと書かれています。どちらも神様が人間を作ったことになっています。しかし、実際には1日や1週間では人間は誕生しませんでした。46億年かかっているのです。

ラマルクの用不用説

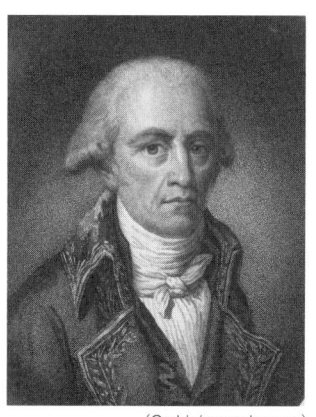

（Corbis/amanaimages）
図8-1　ジャン・バティスト・ラマルク

　ヨーロッパでは、中世までキリスト教の「創造説」が信じられていました。しかし、いろいろな動物を調べるにつれて、天地創造の話を疑問に思う人々が出てきました。
　フランスの博物学者ジャン・バティスト・ラマルク（図8-1）は、1809年の著作『動物哲学』の中で、「動物が頻繁に使う器官は発達する。使わない器官は萎縮する。世代が変わるにつれて、頻繁に使う器官が発達した種に進化する」という考えを発表しました。「用不用説」といわれます。**環境が進化に大きな影響を与える**と考えた点で画期的で、進化学の第一歩でした。しかし、後天的に獲得される能力（獲得形質）が遺伝するという考えは、現代では受け入れられません。

キュビエの古生物学

フランスの博物学者ジョルジュ・キュビエ（**図8-2**）は、いろいろな動物を解剖し、機能を比較しました。その結果、「**生物の体のそれぞれの部分は互いに関連し、全体として機能するように統合されている**」と考えました。「目の前に1個の骨しかないとしても、その骨は体全体から影響されて、その形になっているので、その1個の骨から全身が推定できる」と主張しました。「部分と全体」の関係に気づいたのでした。

一部分しか出土していない化石でも、現代に生きる動物の解剖と比較して、「部分から全体を推定する」という手法を使えば、その生前の姿を推定できます。このようにして、キュビエは世界各地から集めた化石を研究し、1811年に『化石骨の研究』を著しました。キュビエは「**過去に数回の絶滅を経て生物は進化してきた**」と考えました。しかし、キュビエは敬虔なキリスト教信者であり、生物の経てきた絶滅を聖書の記述で説明しようとし、ラマルクを攻撃しました。

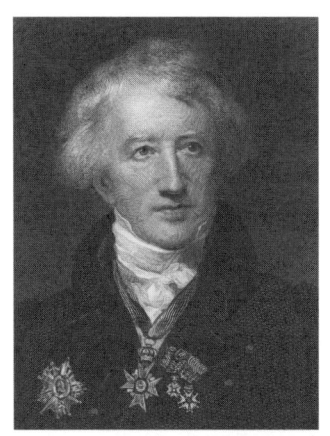

(Corbis/amanaimages)
図8-2 ジョルジュ・キュビエ

ウォレスの自然淘汰

イギリスの博物学者アルフレッド・ラッセル・ウォレス（**図8-3**）は、東南アジア、南アメリカを探検して生物を研究しました。そして、「**自然の中で生存に不利な生物は淘汰されていく**」と考えました。**自然淘汰**と呼びます。

ウォレスは「変種が元の原型から無限に離れていく傾向について」という論文の中に「**種はその前の似た種からすこしずつ進化する**」という考えを書き、ダーウィンに送り、当時科学界の重鎮であった地質学者のライエルに読んでもらうように依頼しました。

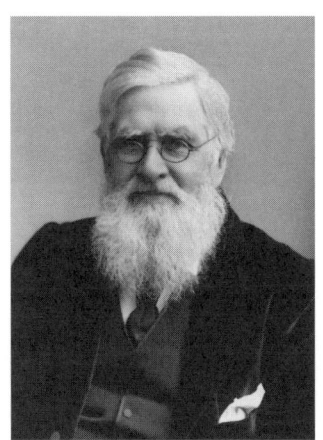

(Corbis/amanaimages)
図8-3 アルフレッド・ラッセル・ウォレス

ダーウィンの進化論

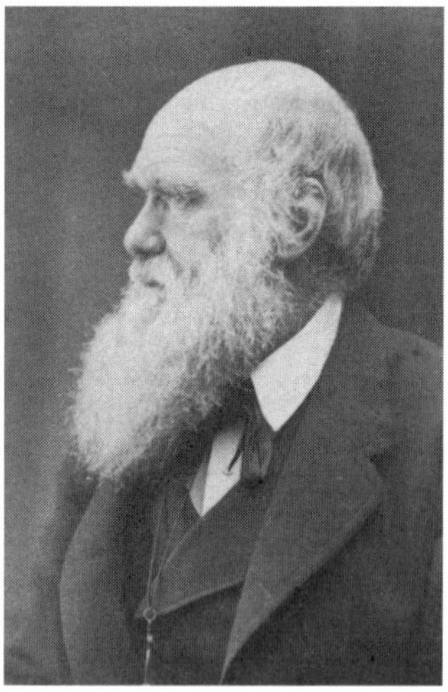

イギリスの生物学者チャールズ・ダーウィン（図8-4）は、1831年から1836年までの5年間、イギリス海軍のビーグル号に乗って南アメリカ、オーストラリア、アフリカを回り、生物を調べました。そして、生物の多様性に驚きました。

経済学者マルサスの『人口論』における「子は親より多く生まれ、人口は指数関数的に増加する。食料の増産は一次関数的にしか増えない。戦争、病気、飢餓が人口の調節に役立っている」という記述を読んだときに、生物も食料その他の環境要因により総数が制限されていることに気づきました。完璧な理論に仕上げようと時間をかけていたときに、ウォレスから論文が送られてきて驚きました。

急いで論文を仕上げ、1858年にロンドンのリンネ学会で、ウォレスの論文と自分の研究について発表しました。そして、1859年に『**種の起源**』を出版し、「自然選択説」を発表しました。骨子は以下のとおりです。

（Corbis/amanaimages）
図8-4　チャールズ・ダーウィン

- 生物は、同じ種でも個体ごとに違いがある。
- その違いには、その個体の生存に有利であるもの、不利であるもの、どちらでもないものがある。
- 子は親の数より多く生まれる。食料や天敵などの環境要因のために、すべての子が生き残ることはない。
- それぞれの個体は、生き残るための戦い＝**生存競争**を行う。その結果、生存に有利な形質を持った個体が生き延びる。これを**適者生存**という。その結果、似たような形質を持つ個体が生き延びる。
- このような**自然選択**＊というフィルターをくぐり抜けることで、種はすこしずつ変化する。その結果、環境により適した種が出現する。

ダーウィン以前の進化論に比べて、自然選択説は明快で現実をうまく説明できました。ダーウィンは「**現代の進化学の祖**」と考えられています。

ダーウィンは、細胞の中に親から子に伝わるものがあると仮定しました。それをジェミュールと名づけました。親の細胞の中のジェミュールが集められ、子の細胞の中に渡される。そのジェミュールに変化が起こると個体ごとの違いが生じると考えました。

進化論は、長い間、一般社会に受け入れられませんでした。キリスト教の聖書と対立するからです。ローマ法皇ピウス12世が「創世記は寓話である」という正式の声明を出したのは1848年でした。進化論に言及することなく間接的に認めました。カトリック教会が進化論を完全に認めたのは1996年でした。現在も、日本でも医学や看護学の中で詳しく教えられることはありません。

＊　かつては自然淘汰と呼ばれていましたが、最近では「淘汰」という言葉が適切ではないとして、「自然選択」と呼ばれるようになりました。

メンデルの遺伝法則の発見

聖アウグスチノ修道会の司祭であったグレゴール・ヨハン・メンデル（図8-5）は、エンドウ豆の交配実験を行い、形質の遺伝について研究しました。そして、生物の形質の遺伝する法則として、**優性の法則、分離の法則、独立の法則**があることを発見し、1865年にブルノで開かれた自然史学会で"Versuche über Pflanzen-Hybriden"（植物の雑種の研究）として発表しました。しかし、メンデル自身が「誰も理解できない」と思うほど反応が悪く、メンデルの生きている間は科学界から注目されませんでした。現在では、メンデルは**「現代の遺伝学の祖」**とみなされています。

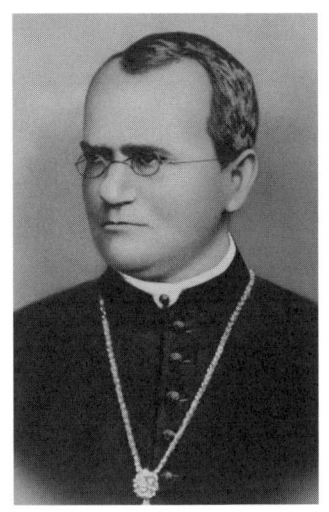

(Corbis/amanaimages)
図8-5　グレゴール・ヨハン・メンデル

ド・フリースの突然変異の発見

オランダの植物学者ド・フリース（図8-6）は、遺伝法則を再発見しました。ド・フリースは、メンデルの論文を読むことなく実験を繰り返して発見したのですが、後にメンデルがすでに発見していたことを知り、1900年に学会に報告しました。このとき、メンデルの遺伝法則が再評価されました。

ダーウィンの進化論では「個体ごとに違いがある」と考えますが、メンデルの遺伝法則では、親の形質は遺伝の法則に従って変化することなく伝わります。つまり、個体ごとの違いが否定されます。ダーウィンの進化論とは矛盾します。

ド・フリースは、オオマツヨイグサを研究して、継代するうちに個体に**小さな違いが生じること、その違いが遺伝すること**を発見しました。**突然変異**と名づけました。突然変異の発見によって、ダーウィンの進化論とメンデルの遺伝法則が整合性を持ちました。

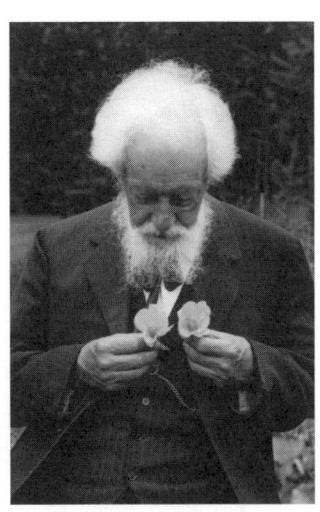

(Corbis/amanaimages)
図8-6　ド・フリース

発生学とヘッケルの反復説

　卵が受精して細胞分裂を開始し、胚から胎児となって成体となるまでのプロセスを**発生**と呼びます。1個の生物について語るとき、**個体発生**と呼びます。胎児の遺伝的障害を扱う、いわゆる**発生学**の領域です。

　生物が進化し、いろいろな系統の生物に枝分かれしていくことを**系統発生**と呼びます。**進化学**の領域です。

　ドイツの生物学者・哲学者であったエルンスト・ハインリッヒ・フィリップ・アウグスト・ヘッケル（**図8-7**）は、生物の形態を観察研究しました。そして、いろいろな生物の胚はよく似た形態をしていて、胎児として成長するにつれて分化してくることに気づきました（**図8-8**）。「**脊椎動物の個体発生は系統発生を繰り返す**」という反復説を主張しました。

　現在では、ヘッケルは事実を曲解していた*ことが判明しています。ヘッケルは強引な人物で、科学者として問題がありました。しかし、進化論と発生学を結びつけたことで、生物研究の発展に貢献しました。

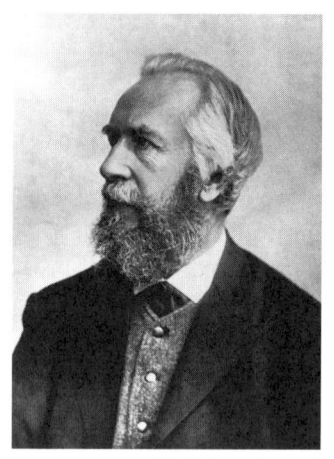

（Corbis/amanaimages）
図8-7　エルンスト・ハインリッヒ・フィリップ・アウグスト・ヘッケル

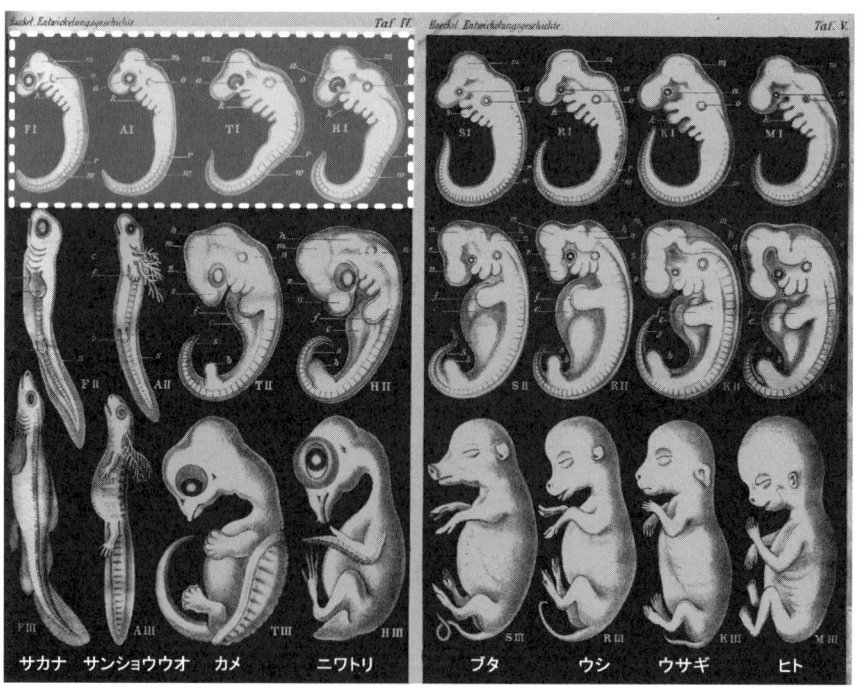

（Haeckel, E : Die Gastrea-Theorie, die physiologische Klassification des Tierreiches und Homologie der Keimblatter Jana Z. Naturwiss. 1874；8：1-55.）

図8-8　ヘッケルによる発生のプロセス

＊　ヘッケルの描いた**図8-8**の中で、白の破線で囲ったサカナ、サンショウウオ、カメ、ニワトリの胚の図は、実際の胚とは違います。ヘッケルが自説の正当性を主張するために改竄したと見られています。

現代の進化論

進化論の中でダーウィンの考えたジェミュール（gemmule）は、**遺伝子（gene）** と名づけられ、遺伝学の中に取り込まれています。「遺伝子」は遺伝学の中で使われ始めた言葉です。「遺伝を決定する因子」という抽象的な意味を持ちます。

●総合説

遺伝学では、「生物は遺伝子を持つ。両親の半分ずつの遺伝子が子に伝わる。子に伝わった遺伝子が子の形質を決定する」と考えます。生物学の進歩により、遺伝子は核の中の染色体にあることがわかりました。生化学の進歩により、物質としての遺伝子は、染色体の中のデオキシリボ核酸（DNA）であることがわかりました。発生学の進歩により、核の中の核酸がいろいろな酵素やタンパクを作るための情報を持っていること、それにより形質が発現することがわかりました。そして、突然変異は、核酸のコピーのミスまたは核酸の塊である染色体の欠損や重複で生じることがわかりました。

現代では、化石を研究する古生物学と、受精卵から胎児までを観察する発生学を一緒にして、進化発生学（Evo-Devo）[*1] と呼んでいます。進化発生学では、以下のように考えられています。

- 初期の生命の持っていた遺伝子としてのDNAが複製されて、世代交代を繰り返してきた。
- 世代交代の間に、DNAが欠損したり重複したりして突然変異が生じた。突然変異したものの中で環境に適合しやすいものが生き延びて、次の世代に遺伝子を伝えていった。

このような学説を総合説と呼びます。

●中立説

遺伝学者の木村資生は、生物の持っているいろいろなタンパクを調べ、DNAの突然変異の頻度を計算したところ、現実に形質の変化として観察されているよりもはるかに多くの突然変異が起こらなければつじつまが合わないことに気づきました。そして、形質に変化を起こさない部分の突然変異が次の世代に伝えられ、その後の突然変異の前段階となりうると考えました。自然選択に有利にも不利にもならない部分に突然変異が起こり、偶然の重なりで継代するにつれて頻度が高くなり[*2]、進化の基盤を作ると考えました。これを中立説と呼びます。

当初は総合説と対立するかのように考えられました。しかし、現在では総合説と補完する関係にあると考えられています。

[*1] 受精から胎児までの発生を研究するのが発生学です。これは "embryo"（胎児）の研究なので、embryology と呼ばれます。しかし、受精から生体になるまでを "development" と呼びます。進化は "evolution" です。進化と発生を結びつけて "evolutionary developmental biology" という言葉が作られました。略して "Evo-Devo" と呼ばれます。

[*2] 遺伝的浮動と呼ばれます。

> **コラム** 進化のプロセスを示す遺伝子の痕跡

　長い時間を経てDNAの重複複製が起こり、遺伝子は多くなっていきました。そのうちの多くは、使われないDNAとして遺伝子の中に痕跡となっています。たとえば、ヒトの祖先が水中で生活していた時代がありました。サカナの祖先と共通の祖先だったのでしょう。今のサカナのように、水中で水のにおいを嗅ぎ分けられたでしょう。ヒトに進化するプロセスで、当時のDNAが重複複製され、突然変異で空中のにおい物質と反応する受容器を作るように変化しました。しかし、重複した際に使われなくなったDNAも遺伝子として残っています。サカナの持っている水のにおいを嗅ぐ遺伝子と共通のDNAを持っています。しかし、このDNAは活性化されていません。染色体の中で使われることのない遺伝子となっています。変化しなかったDNAは使われることなく、現代のヒトの遺伝子の中に残されているのです。ですから、このような遺伝子を研究していくと、ヒトの祖先についてよりよくわかってきます[*1]。

●生命の誕生

　46億年前[*2]、地球が誕生したときは、高温ですべてがどろどろに溶けた状態でした。現代の火山の火口の中で煮えたぎり沸騰するマグマ以上の高温でした。**原始大気には酸素がなく**、窒素、二酸化炭素、メタン、硫化水素が主であったと考えられています。水は水蒸気となって大気中に存在していました。長い時間をかけて、熱エネルギーを宇宙に放射し、ゆっくりと冷えていきました。

　地球が冷えてくると、水蒸気は空気中の微少な水滴となりました。そして、雲ができたのです。雲の中の水滴は徐々にくっつき、大きくなり、大量の雨となって地表に降り注ぎました。こうして原始の海ができました。原始の海は、現代の海よりはるかに高温でした。

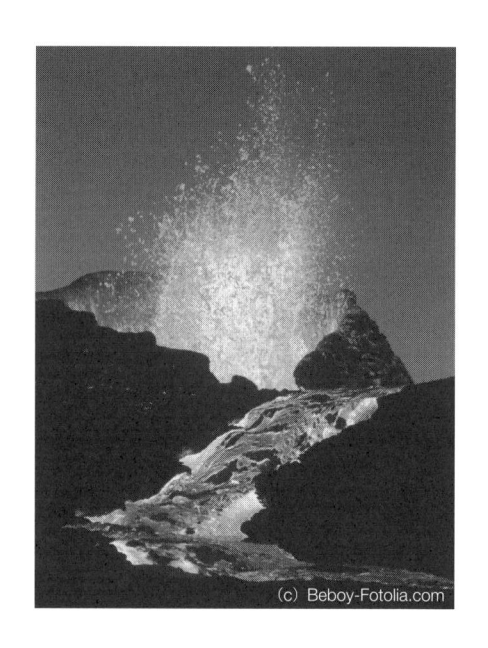

[*1] 嗅覚の遺伝子については、ニール・シュービン著・垂水雄二訳『ヒトのなかの魚、魚のなかのヒト―最新科学が明らかにする人体進化35億年の旅』（早川書房、2008年）の第8章を参照してください。
[*2] 推定です。正確な日時を測った人はいません。多分、2日間は、ずれていると思います。

このときの雨は、マグマから吹き出た硫化水素をはじめとする様々なガスを溶け込ませていました。そのため、強い酸性でした。地表に出たマグマが冷えてきて大地に変わったとき、強い酸性の雨により大地のミネラルが溶出し、海に流れ込みました。海も強い酸性になりました。

　しばしば生じる**激しい雷により、大気中の窒素、一酸化炭素、二酸化炭素、メタンなどが化学反応を起こし、有機酸やアミノ酸などの有機物が合成されました**。また、落下してくる隕石や彗星のかけらも、有機物を海にもたらしたと考えられています。このようにして、長い時間を経て、海の中に有機物が蓄積されました。

　海底から地中にしみ込んだ水は、しばしばマグマと接触し、200℃を超える熱い水となって海底から吹き出しました。この吹き出し口の周囲には金属を含む鉱物がありました。これらの金属が触媒となり、熱水の中で有機酸やアミノ酸が脱水反応や重合反応を起こし、アデニン、グアニン、シトシン、ウラシルといった核酸塩基と各種の糖ができました。核酸塩基と糖から**RNA**（リボ核酸）ができました（**図8-9**）。

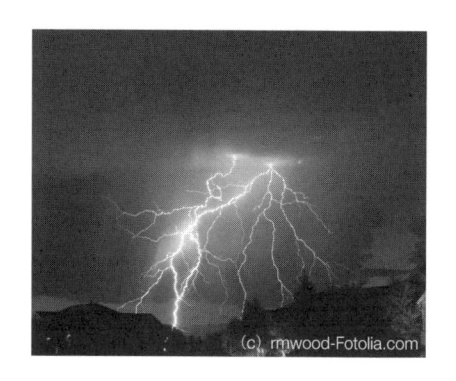

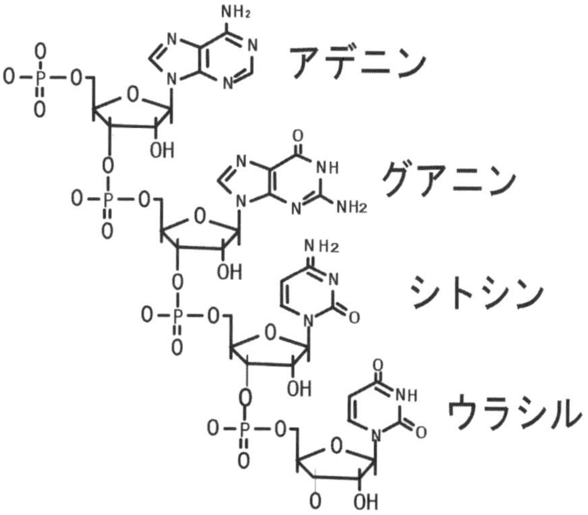

図8-9　RNAの構造（例）

最初の生命

　38億年前に、RNAの中に酵素としても機能するものが出現したと考えられています。このようなRNAは、アミノ酸や糖を材料として自分と同じRNAを複製していきました。自分自身を設計図とし、その設計図をもとにして同じ設計図を作り続けるのです。このようなRNAができたとき、**自らを増殖させ、継代するもの＝「生命」が誕生した**のです。

　自らを増殖させるためには、「自己」を自己ではないもの＝非自己と区別しなければなりません。ここで、生命は**「自己と非自己」のオリエンテーション**を獲得しました。こうして、原始の海にはRNAがどんどん増えていきました[*1]。**生命の特徴的な機能は「増殖・成長」です**[*2]。

> **ポイント**　　　生命は誕生とともに「自己と非自己」のオリエンテーションを獲得しました。

[*1] 原始生命の誕生には多くの仮説があります。実際に生命の誕生を見た人はいません。すべては仮説です。ここでは「RNAワールド仮説」を採用しました。

[*2] 生命とは、神の意志で作られたものではなく、偶然でき上がったものです。ですから、「生命とは何か」を定義することはできません。「生命とはどのような特徴を持つか」を語ることはできます。

オリエンテーションの獲得

多くの場合、オリエンテーションは認識とともに語られます。ですから、「**生命は誕生とともに『自己と非自己』のオリエンテーションを獲得しました**」と書くと、とても奇異です。しかし、ここで言う「オリエンテーション」は、認識のことではありません。

「昇る」というラテン語の動詞 "orior" の現在分詞 "oriens" から、「太陽が昇る方向」の「東」を意味するオリエント（orient）ができました。教会を建てるときには、建物の長軸方向を東西にして、聖堂を東に置きました。教会の方向を決めることをオリエンテーション（orientation）と呼ぶようになりました。「**方向性**」という意味が作られました。その後、心理学用語として「自己と関係する世界に気づいていること」をオリエンテーションと呼ぶようになりました。

たいていは、オリエンテーションは心理学の問題としてとらえられ、生理学や解剖学とは無縁のものとして扱われます。しかし、進化学から見ると、生命が誕生したときからオリエンテーション＝方向性は生じています。

この本で語られるオリエンテーションとは「**生命体の構造に基づく方向性**」のことです。このように定義すると、**介助に必要なオリエンテーションの概念を、進化学、生物学、生化学の観点から説明できるのです。そして、心理学で説明するより明確にオリエンテーションの重要性を示すことができます。**

この本では、ここから後にも、「内側と外側」「口側と肛門側」「背側と腹側」「頭側と尾側」「右と左」などのオリエンテーションが語られます。それらはすべて「構造に基づく方向性」について語っています。

脳が発達して思考できるようになったときには、これらの構造に基づく方向性に従って認識が生まれます。

「自己と非自己」のオリエンテーションの臨床的意義

生命が初めて獲得したオリエンテーションは「自己と非自己」（self and non-self）です。「自己と非自己」は、医学の中では免疫学に出てきます。「自己と非自己」を区別できなければ、免疫機構は働かず、細菌やウイルスに侵されます。

また、臨床心理学では「自己と非自己」は基礎用語です。「自己と非自己」を区別できなければ、自我は他人の心を自らのものとして融合してしまい、神経症*を引き起こすと考えられています。

介助のときには、「自己と非自己」を区別していないことがしばしばあります。「あっ、そこじゃなくて、ここに手をついてください」とか、「さっ、お風呂の時間ですから、早く入りましょう」という言葉を口にするときです。

介助者は介助を受ける人本人ではありません。介助を受ける人が自分で感じて修正できることや、自分の意志として行動することを取り上げて、介助者が決定したことに従わせるとき、「自己と非自己」を介助者は区別していません。

「〜しましょう」を頻発するとき、「自己と非自己」を介助者は区別していません。「〜しましょう」

---

* 「神経症」という言葉は、フロイトが精神分析を創始したときに作りました。超自我を無批判に自我が取り込んでしまうと「融合」という状態になり、自分の望みと行動がずれて苦しむと考えました。現在では、「器質的異常ではなく行動の異常」として、パニック障害や強迫性障害の病名がつけられます。

は「わたしとあなた」のいっしょの行動を誘う言葉です。「お風呂の時間になりました。お風呂に入りませんか？　入ってくれるとうれしいんです。起き上がるのが大変でしょうから、**いっしょに動いてみましょう**」というように使うのは問題ありません。しかし、「**時間だから文句を言わずに入りなさい**」という意味を含めて「入りましょう」と言うのは、介助者の都合を介助を受ける人のニードであるように装っています。**介助者が「自己と非自己」を区別できていません。**

このような混乱は珍しくありません。親が子どもに学習を強いるとき、看護師長がスタッフに有能さを求めるとき、診療を受ける人やその家族が医師に万能を求めるとき、医師が専門知識の理解を診療を受ける人に求めるとき、「自己と非自己」の区別はしばしば忘れられます。

生命である以上、すべての人が「自己と非自己」というオリエンテーションに目覚めていることが大切です。「自己と非自己」のオリエンテーションに気づけば、人間関係は改善し、戦争はなくなります。

●細胞と原核生物の誕生

細胞の誕生

原始の海では、RNAが増えると同じくして、有機酸が重合して脂質ができました。脂質とタンパクが組み合わされると**膜**ができます。いつしか、RNAを膜で囲んだものができました。膜は内側と外側の境界を作ります。**生命は膜を持ち、細胞となることで、「内側と外側」というオリエンテーションを得ました。**自分と周囲の世界を区別します。このようにして、約35億年前に環境に適応しやすい生命形態＝「**細胞**」が誕生しました（**図8-10**）。

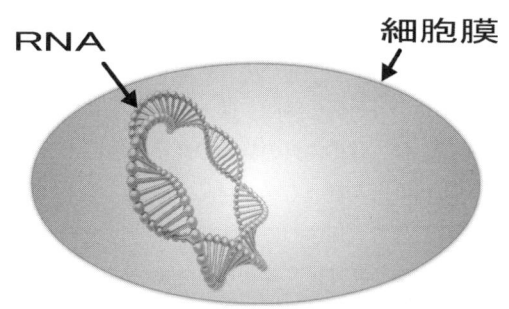

(c) Dmitry Sunagatov-Fotolia.com（一部改変）
図8-10　細胞の構造

これらの生命は、周囲の世界から自分に必要な物質を膜の中に取り込んで、環境からの影響を最小限にして、タンパクや脂質の合成を行うことができました。生き残りに有利になりました。

> **ポイント**　　生命は細胞となったときに「内側と外側」のオリエンテーションを獲得しました。

「内側と外側」のオリエンテーションの臨床的意義

実験 体の外側と内側を感じる・・・・・・・・・・・・・・・・・・・・・・・・・・・・・

　目を閉じて、体を楽にして静かに呼吸します。

　自分が外界と接しているところに注意を向けます。そこに力がかからないように、体全体の緊張を調整します。

　外界と接しているところすべてについて、同じことをします。

　外界と接しているところに力がかからないようにできたら、外界と接しているところの内側から中心に向かって注意を向けます。

・・

　自分の体の表面は、自分と外界の境界です。わたしたちは、自分の内側を感じることができ、境界に注意を向けることで外側を区別することができます。「内側と外側」、これが生命の基本です。

　「内側と外側」のオリエンテーションは、生命にとって基本的なオリエンテーションです。生命体の外側の「時間と空間と力」については、単純な関係が成り立っています。理解するには、ニュートンの時代程度の物理学で充分です。一方、生命体の内側の「時間と空間と力」は、外側と同じ法則に従いますが、その関係性は複雑です。

　生命体の「外側の時間」は、原子の振動から算出された時間で進みます。しかし、生命体の「内側の時間」は、体の内外の物事の進み具合によって決まります。

　細胞は時計を持っていません。細胞の中の酸素の消費具合、二酸化炭素や老廃物の蓄積具合、その排出の程度などによって、細胞の働きは左右されます。細胞内の時間進行は細胞内の反応の進み具合により決まります。ですから、生命体の「内側の時間」は「外側の時間」と同じではありません。生命体の温度が低ければ、細胞内の酵素による化学反応は遅くなります。細胞内の反応の進み具合が遅くなりますから、生命体内の時間進行は遅くなります。温度が高くなれば、速くなるでしょう。しかし、代謝が高まり老廃物がたまれば、反応が遅れて生命体内の時間は遅くなるでしょう。ですから、「内側の時間」は絶対的な尺度ではありません。そのときにより、速くなったり遅くなったりします。

　「時間と空間と力」は物理学の基本要素です。生命体の内側でも外側でも、同じく重要です。ですから、「内側の空間」「外側の空間」、「内側の力」「外側の力」もあります。外側の空間や力は、力学の単純な法則に従います。しかし、「内側の空間」と「内側の力」は、「内側の時間」との関係で、そのときにより大きくも小さくもなります。

　介助の臨床の場では、「内側と外側」のオリエンテーション、つまり「内側」と「外側」を区別することが大切です。外側の時間ばかりを気にして「速くしよう」と急いでいる介助者は、介助を受ける人の「内側の時間」に気づいていません。介助を受ける人の内側の時間に合わせて動けば30秒で動くのに、「外側の時間」を示す時計ばかり見ていて焦らせて、うまくできずに3分かかることも珍しくありません。場合によっては、慌てさせられた介助を受ける人が転倒して、回復に半年間を費やすこともあるでしょう。

DNAの誕生

RNAは化学的に不安定です。RNAの塩基の一つのウラシルがチミンに変わると、より安定した核酸であるDNAができます。

DNAでは、アデニン、チミン、グアニン、シトシンの4種類の塩基の中で、アデニンとグアニン、チミンとシトシンが水素結合という結合をします（**図8-11**）。**そのため、2本のDNAが対になり、らせん状に絡み合っています**（**図8-12**）。

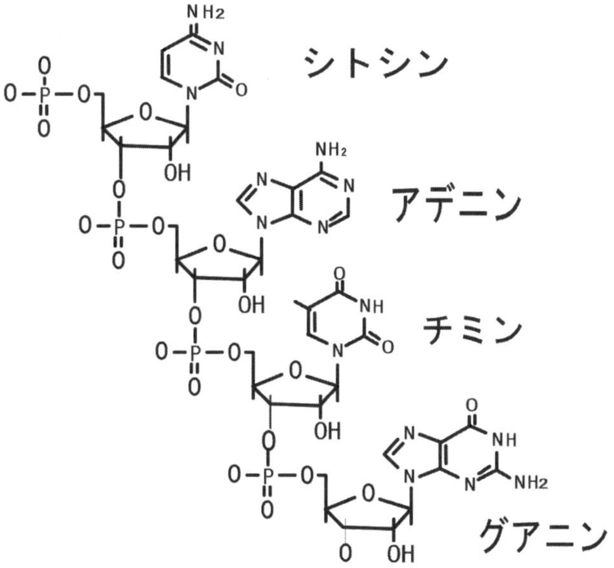

図8-11　DNAの構造（例）

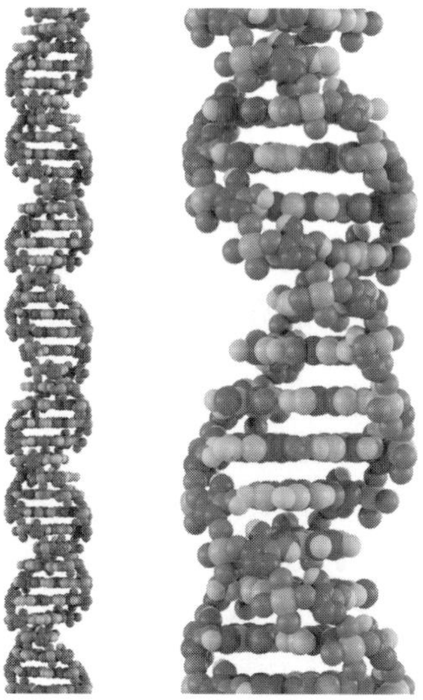

図8-12　DNAの二重らせん

原核生物の誕生

長い時間を経て、RNAよりも安定しているDNAを遺伝情報の貯蔵に使う細胞が出てきました。核を持たず、細胞膜の中にDNAがそのまま入っているので**原核生物**と呼ばれます（**図8-13**）。原核生物の代表的なものは細菌です*。

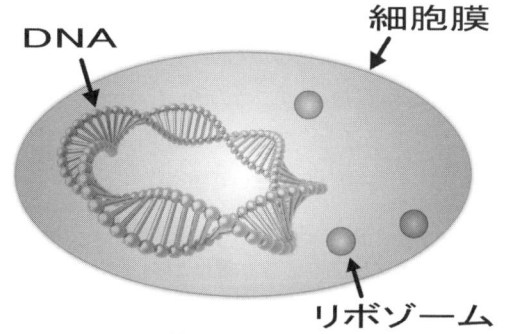

原核生物では、細胞の中の物質合成のための情報としてDNAが使われます。DNAからメッセンジャーRNA（mRNA）と呼ばれる伝達物質が作られ、細胞内のリボゾームに送られます。リボゾームでは、mRNAに基づいて、その生物に特有のタンパクなどが合成されます。こうして、DNAは遺伝の重要な情報を伝える**遺伝子**になりました。

図8-13　原核生物の構造

---

* 正確に言うと、原核生物は構造の簡単な古細菌（アーキア）と真正細菌（バクテリア）に分類されます。

DNAは、絡み合いをほどいて、自らを鋳型として、もう一方のDNA鎖を複製して増えます（図8-14）。DNAの複製時には、偶発的にいろいろな変化が起こります。一部欠損したり、同じものが重複したりします。一部欠損して遺伝子としての働きを失っても、生存できれば子孫に伝わります。このようにして、**DNAの中には働きのない、役に立たない部分が残ります**。これを分析すると進化の過程がわかりやすくなります。

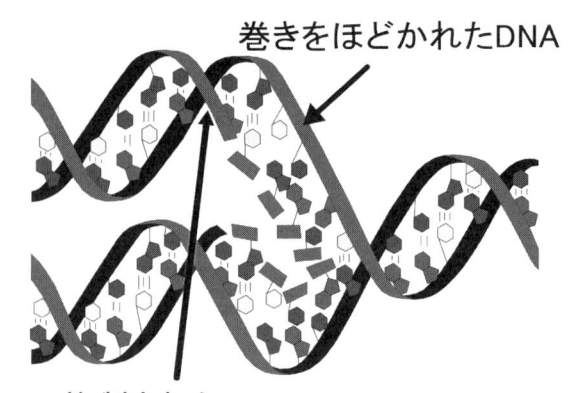

巻きをほどかれたDNA
複製されたDNA
(c) goce risteski-Fotolia.com
図8-14 DNAの複製

コラム 「祖先の記憶が遺伝子に残る」という、うわさ

「ヒトがサカナだったときの記憶が遺伝子に残っている」と表現されることがあります。事実に適合した表現ではありません。

DNAの持っている情報は、「物質の合成に関する情報」です。ですから、**DNAは生物の構造を決定します。しかし、行動を決定しません**。行動は、DNAで決定された構造の上で体験から学習されます。

現代人のDNAの中には、ヒトとサカナに共通の祖先の持っていたDNAがあります。そのときの「構造についての情報」は残されています。しかし、「構造についての情報」は「記憶」ではありません。したがって、「祖先の記憶が遺伝子に残る」ということはありません。

でき損ないのDNAと進化

複製の過程で変化したDNAをもとに体の構造を作ると、親とは違う構造を持った子ができます。突然変異と呼ばれます。その子に起こった変化が環境に適合していれば、その子孫はそれまでの生物より繁栄することになります。環境に適合していなければ絶滅します。このようにして自然選択された結果が、生物の進化として観察されます。

> **❗ ポイント** 進化とは、「より優秀な生物が出現した歴史」ではなく、「DNAの複製失敗の結果、たまたま生き延びたでき損ないの生物の歴史」です。

ここから書くのは、DNAの一部欠損・重複の結果が、たまたま環境に適合したために残っていった生命の歴史です。

でき損ないの歴史

　30億年以上前の大気は、二酸化炭素と窒素が主で、酸素はほとんどありませんでした。酸性の雨により、陸地の鉄は溶け出して海に流れ出ていました。大量の鉄は2価のイオン（Fe^{2+}）となって海水に溶け込んでいました。

　原核生物はDNAの複製を繰り返して代を累ねていきました。しばしば、DNAの複製の際に一部欠損したり、重複したりしました。そうして、でき損ないがたくさんできました。

　約27億年前、クロロフィルという色素を持つ細菌ができてしまいました。シアノバクテリア（藍藻類）の誕生です。シアノバクテリアは浅瀬に住み、クロロフィルを利用して、海の中に差してくる**太陽の光のエネルギーを使い、二酸化炭素を原料にして有機物を合成しました。光合成を行ったのです。**

　シアノバクテリアが、二酸化炭素から有機物を光合成すると、酸素が余ります。余った酸素は海水中に排出されました。排出された酸素は、海に溶け込んでいた2価の鉄イオンを酸化し、3価の鉄イオンに変えました。3価の鉄イオンは水に溶けづらいため、水酸化第二鉄$Fe(OH)_3$として沈殿しました。水酸化第二鉄は脱水されて[*1]赤鉄鉱Fe_2O_3[*2]となり、縞状鉄鉱床を作りました（図8-15）。縞状鉄鉱床の縞は、この海中の溶存酸素濃度の大きな変動を示しています（図8-16）。

　海水に溶け込んだ酸素は水面から空気中に出ていきました。こうして、**シアノバクテリアの働きにより、大気中の二酸化炭素は酸素へと換えられていきました。**それまでの二酸化炭素の大気に適合し、隆盛を極めていた生物にとって、酸素は毒でした。大気の変化に適応できない原核生物は死んでいきました。

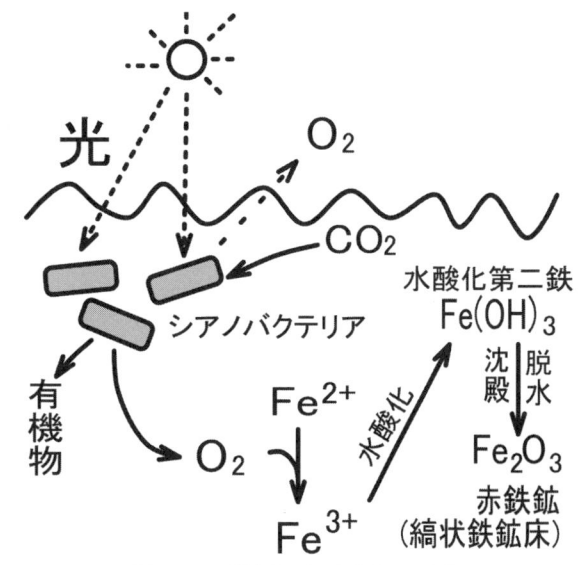

図8-15　原核生物による光合成とその影響

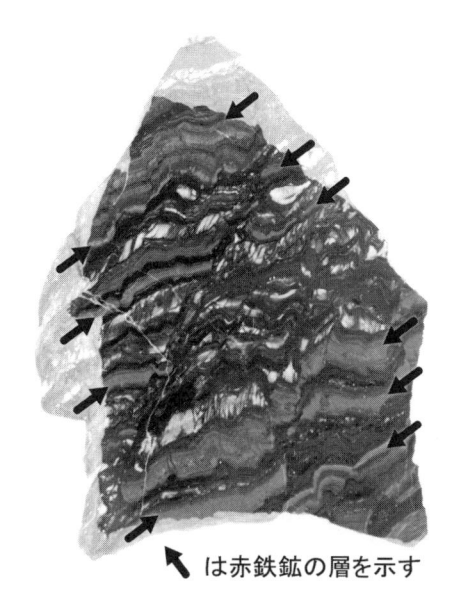

↙ は赤鉄鉱の層を示す

（先カンブリア時代〔約25億年前〕産地：オーストラリア西部 Hamersley Range／著者所蔵品）
図8-16　縞状鉄鉱床

---

*1　$2Fe(OH)_3 \rightarrow Fe_2O_3 + 3H_2O$
*2　鉄に水分がついたときの赤錆の主成分です。

●ミトコンドリアを持った細胞の誕生

　地球の大気は、どんどんと酸素濃度を上げていきました。原核生物は代を累ねていきました。DNAを完全にコピーできた由緒正しい原核生物は原核生物として代を累ねましたが、中には、DNAの欠損・重複により、でき損ないのDNAを持つ生物もできました。

　21億年前、DNAをさらに膜で包んだ細胞が出てきました。この膜を核膜といい、核膜に包まれたものを核と呼びます。DNAは、核の中でタンパクと結びついた染色体と呼ばれる構造をとりました[*1]。この細胞は、核のほかに**ミトコンドリア**[*2]を持っていました（**図8-17**）。

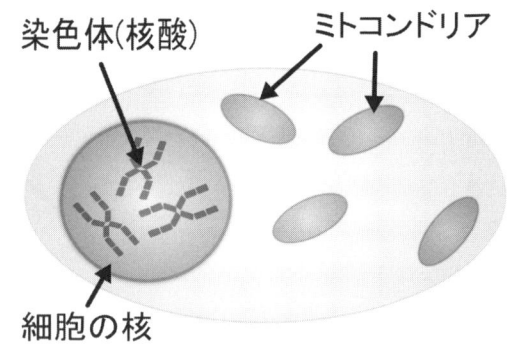

図8-17　真核生物の構造

　ミトコンドリアは、ピルビン酸、脂肪酸、アデノシン二リン酸（ADP）などを取り込み、酸素と結合させることで、アデノシン三リン酸（ATP）を作ります。このATPが細胞に活動エネルギーを提供します。このようにして、生命は**酸素を用いた効率的な呼吸**をできるようになりました。原核生物より格段に効率のよいエネルギー産生能力を獲得しました。**真核生物**の誕生です。このようにして、**酸素の存在する環境に適応した生物が生まれました**。

> **ポイント**　真核生物はミトコンドリアを持つことで酸素呼吸を獲得しました。呼吸は動くためのエネルギーを産生する効率的手段でした。

酸素呼吸という機能の臨床的意義

　地球上の生物は、いろいろなものを取り込んで活動エネルギーの源にしています。取り込まれたものは最終的にATPになります。

　呼吸の効率とは、取り込んだ物質から、どのくらい多くのATPを取り出せるかということです。生物の呼吸には「酸素を使う呼吸」と「酸素を使わない呼吸」があります。「酸素を使わない呼吸」は、アルコールや乳酸や酢酸の製造で使われる**発酵**が代表的です。糖を分解してATPを取り出すので**解糖**と呼ばれます。窒素化合物を分解してATPを取り出し二酸化窒素を排出する硝酸塩呼吸、硫黄化合物を分解してATPを取り出し硫化水素を出す硫酸塩呼吸も「酸素を使わない呼吸」です。これらの呼吸は細菌が利用している呼吸です。人間にとって嫌なにおいを出すので**腐敗**と呼ばれますが、起こっている化学反応は酸素を使わない呼吸であり、発酵と同じです。人間にとって都合のよいものを発酵と呼び、都合の悪いものを腐敗と呼んでいます。

　細菌の利用している「酸素を使わない呼吸」に比べて、細菌より高等と呼ばれる生物の使っている「酸素を使う呼吸」は、非常に多くのATPを取り出すことができます。たとえば、グルコースを解

[*1]　実際に染色体として観察できるのは、細胞分裂のときだけです。
[*2]　現代では、多くの科学者が「ミトコンドリアは、もともと他の生物であったものを、原核生物が取り込んだものだろう」と考えています。

糖するとATPは2個しか作れません。酸素を使ってグルコースを分解して二酸化炭素を排出すると、38個のATPを作り出せます*。ですから、酸素呼吸する生物は酸素を使わない生物に比べて生き残りやすくなりました。

以上のように、酸素を取り込んで二酸化炭素を排出する、つまり呼吸することは、真核生物が生き残っていくために必須です。わたしたちが「息をする」ということは「生きている」ことそのものなのです。

コラム 武道の教え

武道では「動くときに息を止めるな」と教えられます。息を止めると、酸素は取り込まれず、二酸化炭素は排出されませんから、生命活動は抑制されます。動いた後で息をすると、そこから酸素を細胞に運ぶ活動が激しく行われます。多量のエネルギーを使います。動いているときにも息を止めなければ、そのような余計な活動をする必要はありません。必要最小限のエネルギーで済みます。

介助のときには、介助を受ける人の息を止めないことが大切です。介助を受ける人が息を止めてがんばっているときには、がんばって動くことをやめることが大切です。動きをやめてから、がんばらなければならない原因を探し出し、それを除去してから動き始めると、がんばっていたために損失していたエネルギーを回復に回すことができます。「動くときに息を止めない」ということは、武道にとどまらず、生物の営みすべてに言えることです。

●単細胞生物から多細胞生物へ

単細胞生物の動き

単細胞生物は、細胞の中のゲル状の細胞質が移動することで動きます。細胞全体が変形して動きます。水の中を移動し、他の細胞や周囲の有機物を捕食します。**細胞が変形し、食物を細胞内に取り込み、分解・消化します**（図8-18）。

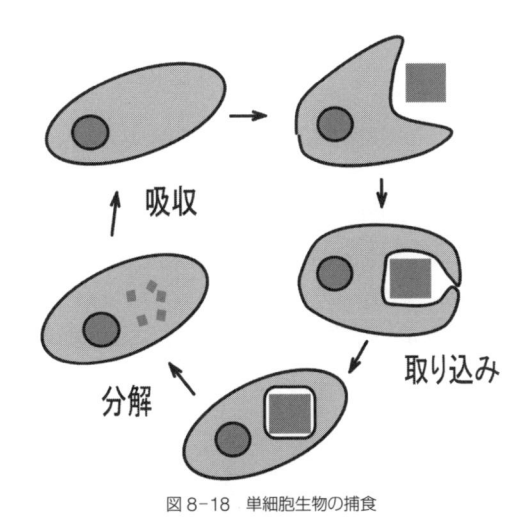

図8-18 単細胞生物の捕食

---

* ブドウ糖の分解のどの段階までの呼吸の効率をとるかによって違いがあります。36個と計算する人もいます。

群体を作る生物

池の中にはいろいろな藻が生えています。ボルボックスは藻の一種の緑藻類に分類されます。2本の鞭毛を持つ単細胞生物です。ボルボックスは一つひとつが独立した単細胞生物ですが、何千個という細胞が集まって一層に並び、直径数百μmの中空の球を作ります。その球の中に、分裂だけを請け負う細胞が小さな球体を作り、増殖します。単細胞生物ですが、群れを作って一つの多細胞生物のように振る舞います。**群体**と呼ばれます（**図8-19**）。群体の中にできた娘群体は、大きくなると親の群体を破って外に出ていきます。

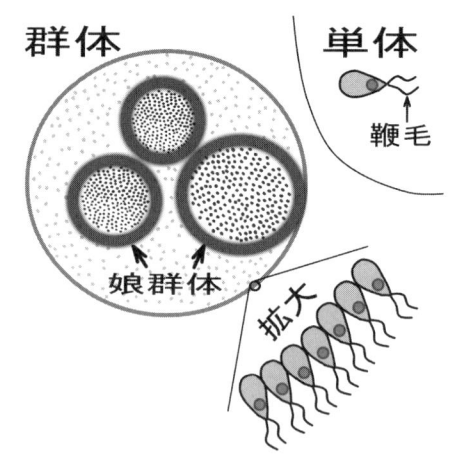

図8-19 ボルボックス

群体を作ると、外側の一層の体細胞は鞭毛を使った移動のみを行い、中の生殖細胞は娘群体を作ることだけを行うというように機能の分担ができます。能率的に生きることができます。生き残りに有利だったでしょう。

単細胞生物誕生の後、1個の細胞で独立して生きていた由緒正しい単細胞生物の中で、DNAの欠損・重複により群体を作るでき損ないができてきたでしょう。このような群体を作る単細胞生物は、機能を分担することで生存に有利だったでしょう。

> **ポイント**　単細胞生物は群体を作ることで「機能分化」という性質を獲得しました。

機能分化の臨床的意義

ヒトの体も群体と同じく機能分化という性質を持っています。機能分化が適切に行われると生存しやすくなります。たとえば、ヒトには姿勢保持運動と目標到達運動という2つの機能があります。

黙って座っているときは、座位姿勢を保持するための姿勢保持運動をしています。骨盤を下肢で動かし、下肢を骨盤で動かし、脊柱を骨盤で動かし、骨盤を脊柱で動かし、頭を脊柱で動かし、脊柱を頭で動かします。

食事をするために食べ物に手を伸ばすときは、目標に手を伸ばすという目標到達運動と、伸ばしていく上肢を体幹、骨盤、下肢で支えるという姿勢保持運動の2つを同時にしています。このとき、上肢は「目標に近づく」という分化した機能を果たし、頭、胸郭、骨盤、下肢は「姿勢を保つ」という分化した機能を果たしています。この機能の分担は、どんな行動をしているかによってダイナミックに変化します。

「機能が分化している」ということを理解していると、食事を介助するときに上記の2つの機能を分けて支援できます。「スプーンを持ってご飯を食べられない」という人を支援するときに、機能分化を考えない介助者は、介助を受ける人のスプーンを取り上げ、ご飯をすくって介助を受ける人の口の中に入れてあげようとします。機能分化を考える介助者は、「どの機能に支援が必要か」を考えることができます。そして、「実験」することができます。介助を受ける人がスプーンを持つことがで

きるのかどうかを「実験」してみます。もし、スプーンを持っていられたら、介助を受ける人の肘を支えること、つまり姿勢保持運動を支援することで、介助を受ける人は自分でスプーンを使ってご飯をすくえるかもしれません。もし、肘で支えてもスプーンを動かせなければ、スプーンを持っている手首を支えて、ご飯をすくうことを支援できるかもしれません。もし、スプーンでご飯をすくえたなら、大きな助けになります。嚥下とは、食べ物を見て、それに手を伸ばすところから始まるからです。

生物にはいろいろな機能があります。その機能分化に気づくことが大きな支援を生み出します。生物の進化は機能の分化が進んだことと言うこともできます。

多細胞生物の誕生と「口と肛門」のオリエンテーション

ボルボックスのような群体を作る単細胞生物も、DNAを正確にコピーして由緒正しく代を累ねていきました。しかし、中にはDNAを複製するときに失敗し、欠損・重複を起こすでき損ないがありました。約10～20億年前に、そのようなでき損ないの中に、たまたま環境にうまく適合できた多細胞生物*が出てきました。

●筋肉と神経の獲得

多細胞生物では、機能の分化した細胞が集まっています。その中に、**ATPの中のエネルギーを使って細胞内のタンパクの長さを変えて変形する細胞が出てきました。筋細胞です。**

原始的多細胞生物は筋肉の収縮で動きます。1か所の筋肉が収縮しても体全体に影響が出ます。すばやくは動けません。動きの方向も確実ではありません。うごめくようにして動きます。筋細胞が弛緩すると進みます（図8-20）。

筋細胞の収縮は、体の内外の刺激に反応して生じます。筋細胞の収縮には感覚が必要です。感覚は神経を通して伝わります。ですから、**筋細胞と同時に神経も出現しました。**

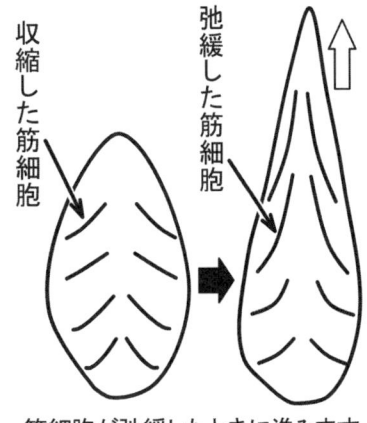

図8-20　原始的多細胞生物の移動

●袋のような動物

単細胞生物では、生物全体が変形して食物を取り込みました。原始的な多細胞生物は、単細胞生物と似たような摂食をします。袋状の体をしていて、食物を取り込む入り口と排出する出口が同じなのです。イソギンチャクやクラゲという腔腸動物が、このような構造をしています（図8-21）。

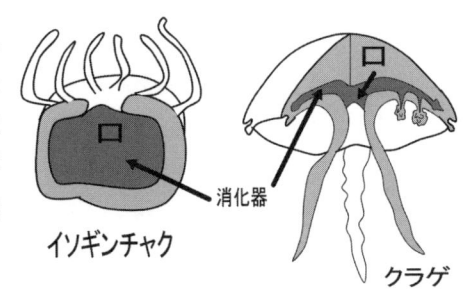

図8-21　腔腸動物

＊　最古の多細胞生物の化石は、6～5.8億年前のベルナニマルキュラ（Vernanimalcula guizhouena）と考えられていました。しかし、2010年に、21億年前と推定される多細胞生物の化石の発見が報告されました。（El Albani A, et al: Large colonial organisms with coordinated growth in oxygenated environments 2.1 Gyr ago. Nature. 2010 Jul 1; 466 (7302) : 100-4.）。2011年現在、多細胞生物出現の時期は確定されていません。

イソギンチャクは、「磯巾着」という名前のとおり、体の断面は巾着そのものです。袋になっていて口が上を向いています。海水を口から吸い込み、袋のような消化器で消化して、不要なものを口から捨てます。口と肛門の区別はありません。

クラゲの構造は、イソギンチャクの構造を上下逆にしたものです（**図8-22**）。触手の真ん中にある口から胃の中にエサを取り込みます。胃で消化された栄養は、水管と呼ばれる放射状に広がった管の中を傘の周辺まで運ばれて吸収されます。体全体の動きで、酸素を含む水と消化した栄養そのものを、水管の中に送り込んで体を養っています。

イソギンチャクやクラゲは、口、胃、水管という水管系が消化器であり呼吸器です。心臓や血管という**循環器はありません**。

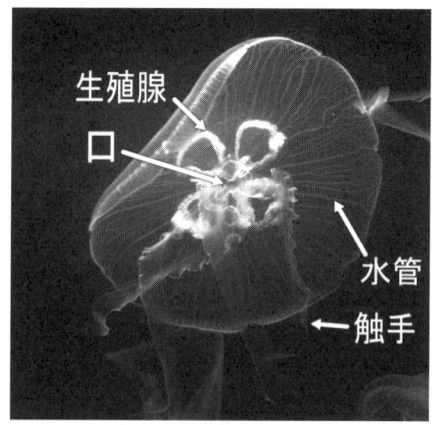

図8-22　ミズクラゲの構造

イソギンチャクやクラゲの神経細胞は体中に散在しています（**図8-23**）。神経細胞が枝を出して隣の神経細胞とシナプスを作り、信号を交換しています。「獲物に触れた」という信号が伝わると、筋細胞が収縮して棘のないトゲを出して獲物を刺し、毒を打ち込みます。毒で獲物を動けなくしてから口から取り込みます。反射で動きます。ヒトのように、**記憶したり思考したりする脳はありません**。

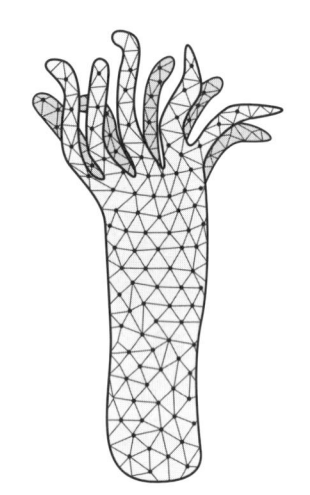

図8-23　イソギンチャクの神経細胞

●管のような動物

袋のような構造の動物の正当な系譜は、現在のイソギンチャクやクラゲにつながりました。しかし、現代までの長い間には、それまでの口と反対側にも穴が開いた、でき損ないができました。体の構造が袋から管になりました（図8-24）。

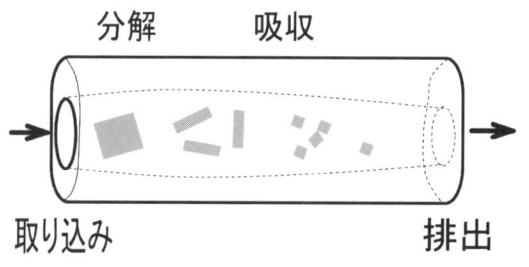

図8-24　管状の構造

袋状の構造では、1つの口から入れたり出したりしなければなりません。クラゲのように隅々まで管を張り巡らせると、出すのも大変になります。

管のような構造では、エサの取り込みと排泄が効率的でした。このでき損ないのほうが生き残りに有利でしたから、だんだんと袋のような構造の動物よりも管のような構造の動物が栄えていきました。

管のような動物の由緒正しき子孫は**ナマコ**です。ナマコは体全体が一方通行の管になっています。筋細胞の収縮により、管の一方から周囲の水を取り込み、管の中を通るものを順次分解・消化していき、管の他方の端から排出できるようになっています。取り込むほうを「口」と呼び、出すほうを「肛門」と呼びます。

心臓はありません。肛門近くの消化管から呼吸樹と呼ばれる管が枝分かれしています。この管の中に水が流れて酸素を体の中に送っています。**このレベルの動物では、消化管と呼吸器は1つの器官です**（図8-25）。

このようにして、多細胞生物は一方通行の消化管を獲得し、「口と肛門」のオリエンテーションを獲得しました。

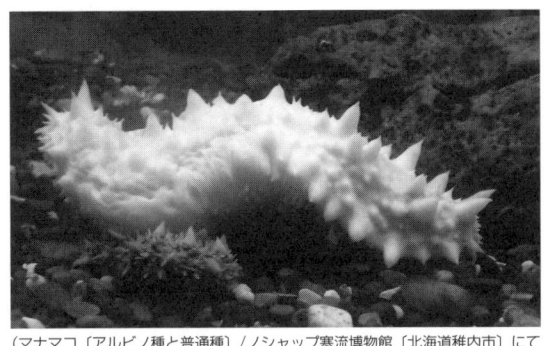

（マナマコ〔アルビノ種と普通種〕/ノシャップ寒流博物館〔北海道稚内市〕にて著者撮影）

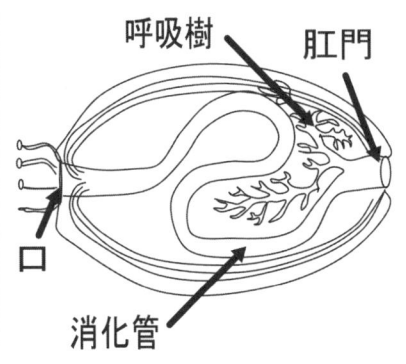

図8-25　ナマコの構造

実験 「口から肛門への1本の管」を感じる

静かに立ちます。目を閉じます。

「注意の球」というものを想像します。「注意の球」が転がっていくところに自分の注意が向くと思ってください。

「注意の球」を飲み込みます。口に注意が向きます。「注意の球」は、口から舌の表面を通り、のどに行きます。

のどの腹側には気管があります。「注意の球」は、背側の食道に転がって入っていきます。のどから胸部の食道に入っていき、胸椎の前方を落ちていきます。鳩尾(みぞおち)のところで急に広いところに落ち込み、胃に入ります。

胃はうごめくような動き（蠕動運動）をしています。この動きに乗って「注意の球」は左から右に押し出され、右の肋骨の下で十二指腸に入ります。そこからすこし下がって、また左横に押されていきます。

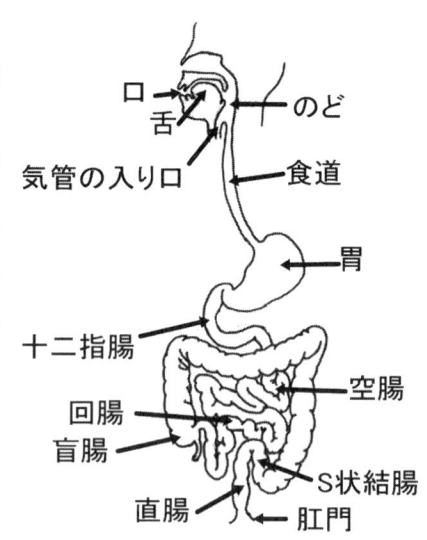

空腸と呼ばれる小腸に入り、くねくねと曲がった管の中を運ばれていきます。いつしか回腸と呼ばれる小腸の後半部分に入り、右下腹部で弁から押し出されて盲腸に入ります。盲腸から上に向かい、左に曲がります。左側腹部の肋骨の下で下に行きます。左下腹部でくねくねとしたＳ状結腸に入り、最後は直腸に入ります。しばらく直腸にとどまっていると肛門が開き、「注意の球」は外界に戻されます。

ヒトの原型は、「口と肛門を持つ1本の管」でした。そして、現在この本を読んでいるあなたも「口と肛門を持つ1本の管」です。ただ、原型よりちょっと曲がりくねっているのです。

> **ポイント** 多細胞生物は消化管を持つことで「口側と肛門側」というオリエンテーションを得ました。

●管のような動物の移動

管のような動物は、通常、頭側に移動します。頭側には口がありますから、エサを取り込むのに都合がよいのです。

ナマコには管足と呼ばれる足があります。この足をうごめかして歩きます。分速約8cmです。

進化の初期の動物では、このような管足はありませんでした。ナマコの中にも、管足を持たない隠足目と無足目があります。管足を持たないナマコは蠕動運動をします。蠕動運動とは、わたしたちの消化管のように前後の長さが部分的に変わる動きです。収縮した部分が弛緩して伸びるときに進みます（図8-26）。多細胞生物の移動の基本は「**筋細胞が弛緩するときに進む**」です。

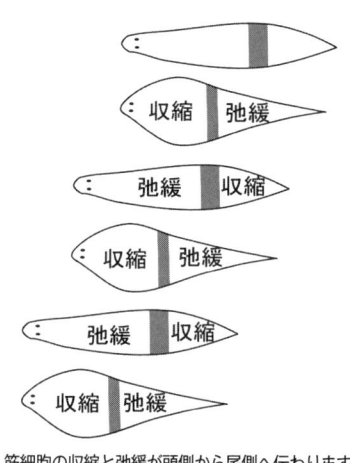

筋細胞の収縮と弛緩が頭側から尾側へ伝わります
図8-26 蠕動運動による移動

コラム　進化論の3つの原則

　ここまで、しつこく「由緒正しい」と「でき損ない」の対比を強調してきました。多くの人が、「進化は高等な生物ができてきたプロセスだ」と考えています。しかし、**実際には、進化したと見られている生物はでき損ないなのです。**

　一般に、ヒトは高等でクラゲは下等だと考えられています。イヌよりチンパンジーのほうが高等で、ヒトは生物の最高峰だと教えられます。しかし、クラゲもイヌもチンパンジーもヒトも、それぞれの生態系に合わせて生き残ってきた生物です。クラゲはクラゲの生き方に高度に適応しています。ヒトがクラゲのような生活をしようとしてもできません。溺死するでしょう。ヒトがイヌやオオカミのように雪の中で転げ回ったりじっとしていたりすれば凍死するでしょう。それぞれの生物は、進化の結果、それぞれの生きていく世界に適応しています。「この生物は高等で、あの生物は下等」というものではありません。高等生物という名前は、人間が分類のためにつけた呼称であり、その生物そのものではありません。

　進化は単なるプロセスです。由緒正しいDNAが、コピーの失敗のためにでき損ないになり、そのでき損ないのほうが生き残りやすかったので繁栄し、次のでき損ないに席巻された歴史です。

　たとえば、袋のような動物の由緒正しい子孫はイソギンチャクやクラゲです。ナマコやサカナやカエルやヒトという生物は、袋のような動物のDNAのコピーの間違いから生まれました。けっして、神に選ばれたのではありません。ヒトはおごり高ぶってはいけません。

　ときどき、「□□という動物は、○○するために××を得るように進化した」という記述を見ることがあります。これを文字どおりの意味にとらえてはいけません。「□□という動物の先代の中に、体に××が発生するようなでき損ないができた。そのでき損ないは、なんとしたことか、○○という動きができた！　そして、○○できることが□□という動物の先代の動物より生き残りに有利だった」というのが本当の意味です。これがダーウィンの唱えたことです。遺伝子に突然変異が起こること、生存競争があること、その結果、環境による自然選択が働くこと、この3つが進化論の基礎です。

　ここから後は、紙面が惜しいので、上記のことをことさら強調することはしませんが、すべての記述の根底には進化論の3つの原則があることを忘れずに読んでください。

●カンブリア爆発

　およそ5億4500万年前から5億3000万年前の間の古生代カンブリア紀に、それまでの時代よりもはるかに速く爆発的に多様化が進み、現代まで残っている動物種が出そろいました。生物種が爆発的に増えたので、「**カンブリア爆発**」と呼ばれます。

外骨格の生物

　エビやカニのように、硬い殻の中に筋肉を持つ構造を外骨格と呼びます。カンブリア紀の海では、**外骨格**の動物が多かったろうと考えられています。化石としてすぐに名前の出てくる三葉虫*は、その代表格です（**図8-27**）。

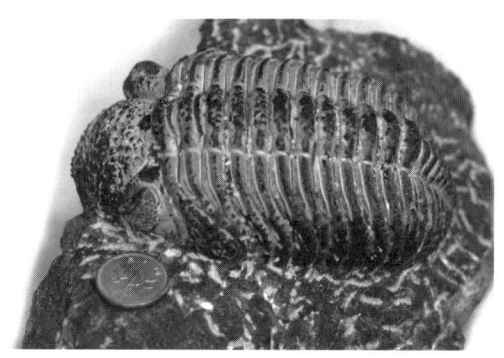

（ファコプス・ドロトプス・メガロマニクス〔デボン紀 約4億9000万年〜3億6300万年前〕/著者所蔵品）
図8-27　三葉虫の化石

無脊椎動物の動き

●ミミズの動き

　ミミズは口から肛門まで1本の管になっています。

　図8-28に示したのはミミズの動きです。ミミズは体節に剛毛が生えています。体節は、その体積を変えずに、筋肉を使って長さを次々と変えていきます。**筋肉の収縮の波が前から後ろに伝わります**。前に伸びた体節が剛毛を支持面に引っかけることで、体全体を前に進めます。

　ミミズは、筋肉を使って体節の形を左右非対称に変形させることで、ヘビのような動きで進むこともできます。

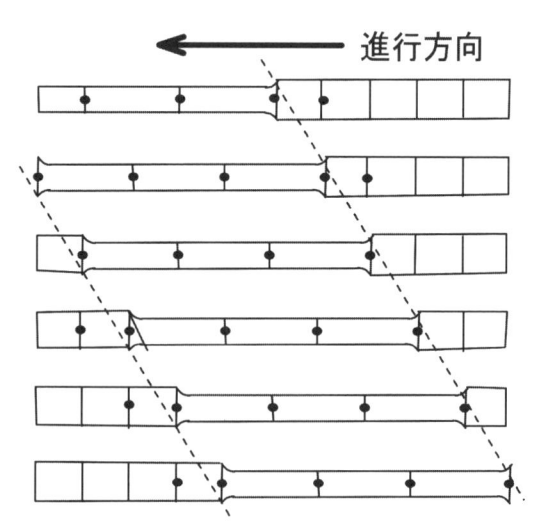

（A.G. Filler : The Upright Ape : A New Origin of the Species, New Page Books, 2007, Fig 7-2.）
図8-28　ミミズの動き

---

*　三葉虫は5億4500万年前から2億4500万年前まで生息していました。その種類により時代が判定できるほどに、多くの種類に分かれました。地層の年代を判定する示準化石となっています。

●ゴキブリの動き

ゴキブリも外骨格です。ゴキブリはすばやく走ります。**図8-29** の淡い灰色に塗られた3本の脚で体の重さを支え、その脚を伸展させることで体を前に出します。

ゴキブリは6本の脚を脳でコントロールしていません。それぞれの脚が隣の脚と交叉しないように脊髄でコントロールされています。まず頭側の脚が動き、その動きによってその直後の脚の動きが決定されます。このようにして、ゴキブリでも**筋肉の収縮の波が脊髄の中を前から後ろに伝わります**。

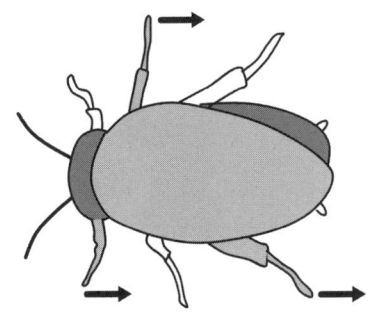

(A.G. Filler : The Upright Ape : A New Origin of the Species, New Page Books, 2007, Fig 7-2c.)
図8-29 ゴキブリの動き

> **ポイント**　ミミズの動きもゴキブリの動きもサカナの動きもサンショウウオの動きもクマやウマの動きも、基本は同じです。**前に進むときには、筋肉の収縮の波が前から後ろに伝わります。**

植物と昆虫の陸への進出

細菌から藻類へと進化した植物は、海の中から陸上へと進出しました。雨が降って川となって海に流れ込む汽水域から沼沢地へと植物は進出していきました。海の中で生きていた甲殻類から昆虫に進化したものが出ました。陸上の植物を食べるべく、昆虫は陸へと進みました。陸上には植物と昆虫が栄えるようになりました。こうして、陸は大きなエサ場になっていきました。

●原索動物の誕生

多細胞生物が継代を繰り返すうちに、DNAの複製の失敗が起こり、新しい生物が生まれ出ました。**図8-30** に示したピカイアは、体の中心に**脊索**と呼ばれる1本の芯を持ちました。**原索動物***と呼ばれます。

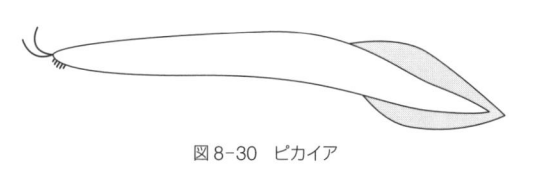

図8-30　ピカイア

---

* 脊索を持つ動物を脊索動物と呼びます。脊索動物の中に、ピカイアやナメクジウオのような原索動物と、ヤツメウナギなどの無顎類、魚類、両生類、は虫類、ほ乳類からなる脊椎動物の2種があります。原索動物は硬骨を持ちませんから、そのままでは化石になりません。死骸を包んだ泥が鋳型となって化石になります。

原索動物の動き ―「右と左」のオリエンテーション

　原索動物にはサカナのようなヒレはありません。脊索の両側に筋肉がつき、この筋肉が左右交互に収縮して反対側を伸ばすことで「くの字」の動きをします。体全体の「くの字」の動きで移動します。**それまで、うごめくように縮むだけだった生物が、体の中に硬い構造を持つことで、伸びることができるようになりました。**水中で流線型をしていれば、筋肉が弛緩して体が真っすぐになると、丸みがあり水の抵抗の少ない頭側に進みます（**図8-31**）。

　同時に、**原索動物は「右と左」というオリエンテーションを獲得しました。**

　このようにして、原索動物は、それまでの生物よりも大きな移動能力を獲得し、生き残りやすくなりました。

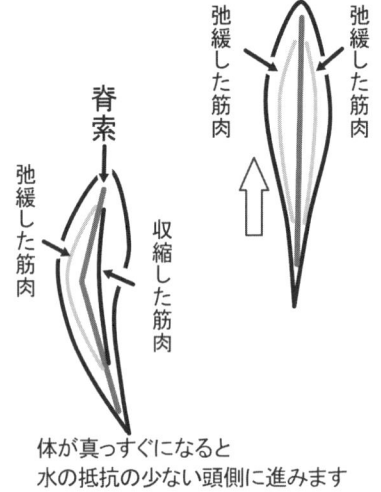

図8-31　原索動物の移動

「背側と腹側」のオリエンテーション

　現代も生きる原索動物の代表はナメクジウオです。ナメクジウオでは、脊索の両側に頭から尾にかけてV字状の筋肉が並んでいます（**図8-32**）。脊索があるので、体を片側に曲げることができます。泳ぐことができます。

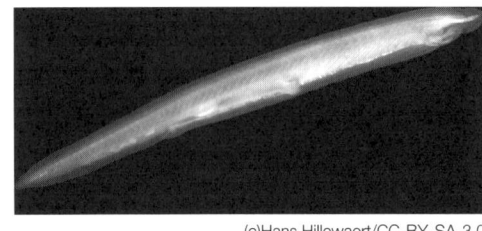

(c)Hans Hillewaert/CC-BY-SA-3.0

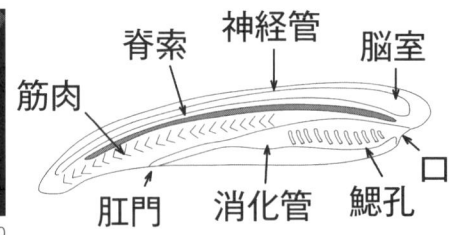

図8-32　ナメクジウオ

　神経組織が中空の管となった神経管を持っています。背側にある神経管に沿って光受容器を持っていますが、目はありません。中空の神経管の端は膨らんでいて脳室と呼ばれますが、脳ではありません。歯も顎もありません。口の周囲には触手があり、口に蓋をしています。口から入ったところは咽頭で、その周囲にはエラ（鰓）があります。**繊毛で水流を作り、エラで酸素を取り込んで二酸化炭素を排出してから、鰓孔＊を通して体外に水を出すというエラ呼吸をします。**咽頭はエサを消化管の中に送り込みます。消化された後の残滓は肛門から排泄されます。

　原索動物にとって、呼吸も消化も、口と咽頭の働きで外界からエネルギーを取り込むことです。**口と咽頭は呼吸と消化の基盤となって、生存に重要な役割を果たしています。**

　原索動物は、脊索より背側に神経管を持ち、腹側に消化管を持ちます。神経管と消化管の間に**脊索を持つことで、「背側と腹側」というオリエンテーションを獲得しました。**

＊　鰓裂とも呼ばれます。

実験　背と腹を感じる

ベッドや布団などの柔らかいところに横向きに楽に寝ます。

「楽に」寝たときには、どんな形になっているかを確認します。

脊柱に注意を向けます。脊柱は体の中にあります。脊柱の前側にあるものと後側にあるものを感じてみます。

ゆっくりと体を伸ばします。

脊柱はどうなったでしょう？　前側はどのように感じているでしょうか？　後側はどのように感じているでしょうか？

ゆっくりと体を丸めます。

脊柱はどうなったでしょう？　前側はどのように感じているでしょうか？　後側はどのように感じているでしょうか？

脊柱があるので、背中と腹を区別できます。

> **ポイント**　原索動物は脊索を持つことで「右と左」「背側と腹側」というオリエンテーションを得ました。

●脊椎動物の誕生

外骨格とは逆に、硬い骨格を筋肉で包む構造を内骨格と呼びます。ヒトは内骨格です。ここからは、内骨格の動物の進化を追っていきます。

サカナの誕生

原索動物が継代し、DNAを複製していくうちに、しばしば失敗しました。でき損ないのDNAから、従来の原索動物よりも環境に適合する子孫が出てきました。サカナです*。

最初のサカナとみなされているのは、5億2500万年前のカンブリア紀前期に出現したミロクンミンギアです（図8-33）。**ミロクンミンギアは、軟骨の脊椎骨からなる脊柱を持っていました。脊椎動物です。**

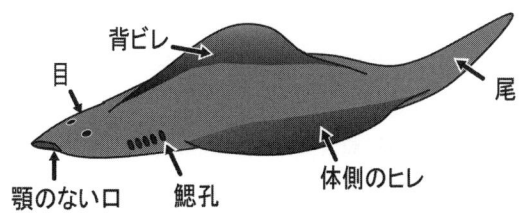

図8-33　ミロクンミンギア（想像図）

---

* ミロクンミンギアの化石は、前述のピカイアの化石より古いですが、進化の過程を考えると、原索動物の後に脊椎動物が発生したと考えられます。

原索動物では単なる膨らみだった脳室は、**脳になりました**。光の受容器は体の先端近くに集まり、目となりました。頭ができたのです。しかし、ナメクジウオと同様、顎はありませんでした。丸い口で海底のエサを吸い込みながら生きていたと考えられています。**顎がないので無顎類と呼ばれます**[*1]。

脊椎の役割

原索動物であるナメクジウオの神経管は、脊索の背側にあります。神経管を守るものはありません。

ミロクンミンギアでは**神経管の周囲に骨ができ**ました。**頭蓋と脊椎です**[*2]。「神経管の周囲にある、軟骨もしくは硬骨の塊が体の軸に沿って連続的に並んだもの」を脊椎と呼びます（図8-34）。

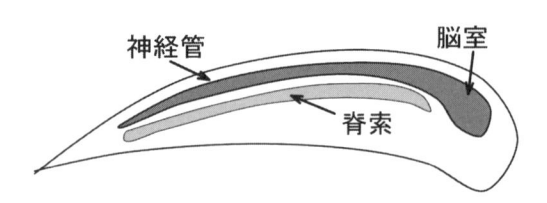

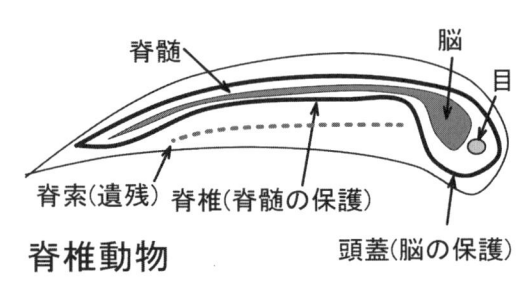

図8-34 脊椎の役割

脊索と脊椎の動きの差

原索動物のナメクジウオでは、体の中心軸は1本の棒状の脊索です。1本の棒よりも、脊椎動物のように小さな円柱を重ねて、柔らかいクッションでつないだもののほうが強度が増し、そして曲げ伸ばししやすくなります（図8-35）。筋肉が収縮して大きな「くの字」を作り、筋肉が弛緩することで真っすぐになれば、1回の移動距離が伸びます。こうして、**脊椎動物は原索動物より動きやすくなり、生き残りやすくなりました**。

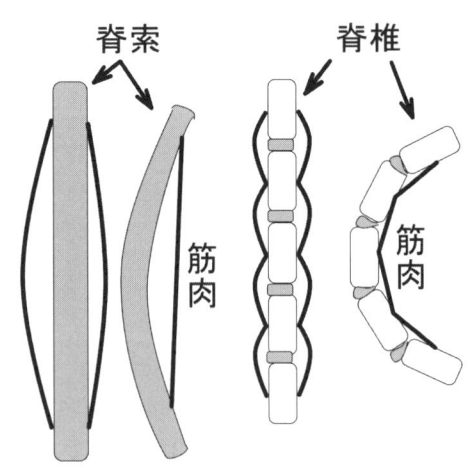

脊椎は硬く曲がりやすい

図8-35 脊索と脊椎の動き

[*1] 無顎類を魚類に入れるか否かについては議論があります。この本では、水の中を泳ぐものを「サカナ」と書きました。無顎類と軟骨魚類、硬骨魚類を含めています。軟骨魚類と硬骨魚類を「魚類」としました。

[*2] 頭蓋も脊柱も、「神経を守る」という役割は同じです。ドイツの哲学者であり詩人であったゲーテは、「ほ乳類の頭蓋骨は、変形した椎骨の連なりに過ぎない」と考え、頭蓋骨椎骨説を唱えました。ゲーテは、あらゆる動物の原型パターンが存在すると考えたのでした。

●無顎類の繁栄と絶滅

無顎類は現代のサカナのような胸ビレ・腹ビレという2対のヒレを持っていません*。遊泳力は弱かったでしょう。時代を経るにつれて、図8-36のドレパナスピス・ゲムエンデンシスのように、硬い殻のような皮骨を持つものが出てきて繁栄しましたが、3億6700万年前のデボン紀末期に絶滅しました。

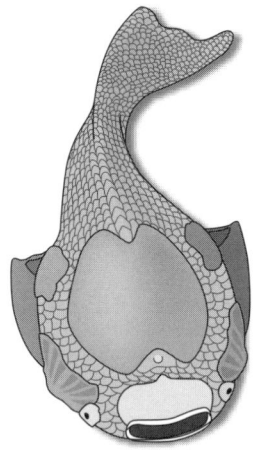

（濱田隆士監：生物の進化 ワイドV, 学習研究社, 1991.を参考に作図）
図8-36 ドレパナスピス・ゲムエンデンシス

現代に生きる無顎類

現在生きている無顎類は、ヤツメウナギ（**図8-37**）、ヌタウナギです。ウナギという名前はついていますが、ウナギではありません。

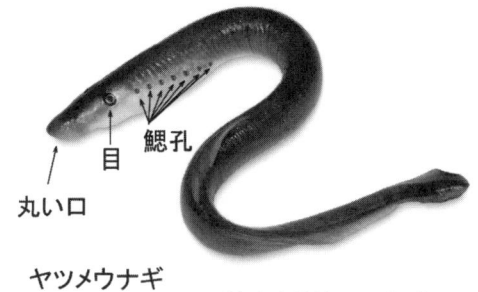

丸い口　目　鰓孔
ヤツメウナギ
(c) Andrei Nekrassov-Fotolia.com

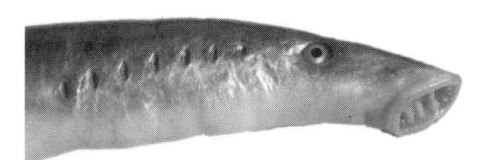

Courtesy : M. Buschmann Germany (GNU Free Documentation License, Version 1.2)

図8-37　ヤツメウナギ

ヤツメウナギは、吸盤のような丸い口で他のサカナに吸いつき、血液を吸って生きています。目の尾側に鰓孔が7つあり、まるで8つの目があるように見えるので、ヤツメウナギと呼ばれます。ヌタウナギは、川底の泥を丸い口で吸い込み、エサをとっています。

無顎類は、口腔の後ろにある筋肉のついた膜（縁膜）の動きによって咽頭内の圧を下げることで、血液や泥を吸い込みます。

---

* たいていは胸ビレも腹ビレも持っていませんでしたが、貧弱な1対のヒレを持つものはいました。

無顎類の呼吸

　ヤツメウナギはエラで呼吸します。咽頭と食道・エラの境目に縁膜があります。縁膜が咽頭の後部を閉じてから咽頭内圧を下げると、口腔を通って咽頭に水が入ります。舌で口腔を閉じて縁膜を開き、咽頭内の圧を上げると、咽頭内の水は食道に押し込まれます。**咽頭は口腔に入ったものを消化器に送り込むポンプとして働いています**（図8-38）。

(Encyclopaedia Britannica, 11th ed., vol. 7, The Encyclopaedia Britannica Company, 1910, 7, p.688. を参考に作図)
図8-38　ヤツメウナギの断面

　ヤツメウナギの咽頭の奥にはエラがついています。エラは鰓嚢と呼ばれる袋状の構造をしています。咽頭の作り出す陽圧で水をエラに送り込み、エラは血液中の二酸化炭素を水に溶かして排出し、水中の酸素を血液に取り込んでいます。つまり、**ヤツメウナギは咽頭をポンプのように使ってエラ呼吸しています**（図8-39）。

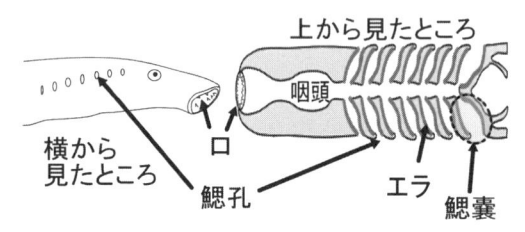

図8-39　ヤツメウナギの呼吸器

無顎類の鼻

　ヤツメウナギの頭には1個の鼻孔があります。鼻孔の先は嗅球嚢*という袋になっています。嗅球嚢の中で水に溶けた化学物質が、粘膜のにおい受容器を刺激します。におい受容器からの信号は嗅脳に伝わります。嗅脳は原始的な大脳皮質であり、ほ乳類では新皮質に囲まれた古皮質と呼ばれる部分です。ヤツメウナギの大脳皮質はほとんどが嗅脳です。ヤツメウナギにとっては、水のにおいがとても大事なのです。

　ヤツメウナギは、1個の鼻孔から嗅球嚢の中の水を出し入れして、においを嗅いでいます。ヤツメウナギにとって、においを嗅ぐことと呼吸は、まったく別のことです。

＊　鼻嚢とも呼ばれます。

ヤツメウナギの泳ぎ方

ヤツメウナギは胸ビレも腹ビレも持ちません。尾ビレを持っています。水中で体をくねらせて進んでいます。

図8-40は、ヤツメウナギが進むときの筋肉の収縮と弛緩の伝わり方の模式図です。黒いところは筋肉の収縮しているところ、白いところは弛緩しているところです。

筋肉の収縮するところと弛緩するところが、順次、頭側から尾側に移っていきます。筋肉が収縮したところは彎曲し、反対側に凸の「くの字」に曲がります。この曲がりが頭から尾に進み、水をかいて進みます。**体幹の左右の筋肉の収縮の波が前から後ろに伝わります。**

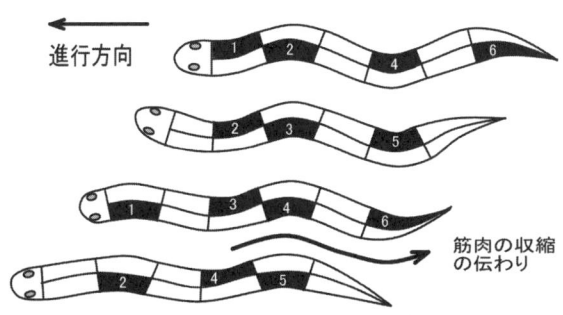

体全体の左右の体節が順繰りに収縮します
筋肉の収縮が頭から尾に伝わっていきます

図8-40　ヤツメウナギの泳ぎ方

> **ポイント**
> ・ヤツメウナギは、全身を連続的に「くの字」にして、ヘビのように体をくねらせて泳ぎます。
> ・基本的な動きは「頭の直下から、体の左右の筋肉の収縮と弛緩が順繰りに尾側に伝わっていくこと」です。

実験　ヤツメウナギになる

床に腹這いに寝ます。
ヤツメウナギになったと想像します。
ヤツメウナギにはヒレがありません。ですから、あなたは手足を床につけずに動きます。
楽に体を動かして、前に進んでください。
できるでしょうか？

床の上でうごめいても、なかなか進めません*。
しかし、水中なら体幹の動きだけでも進めるでしょう。

---

* ヘビは体の下になった鱗で腹部をその場にとどめておけるので、進むことができます。

無顎類の体幹のひねり

ヤツメウナギもヌタウナギも、つかまれそうになると体幹をひねることができます。体全体でひねりを生み出します。脊柱はひねることができるようになっています。

体幹を単純に側方に「くの字」にするだけでは前進しかできません。体をひねりながら屈曲させたり伸展させたりすると、前進する力と同時に斜め方向の力が生じます。旋回できます。「横8の字」を描くように尾ビレを動かせば、前進しながら上下に泳げます（図8-41）。

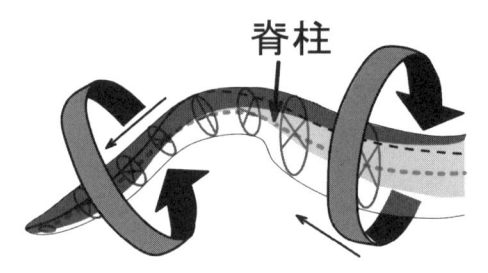

無顎類は体幹のひねりで進行方向を変えます
図8-41　無顎類の体幹のひねり

無顎類が得たもの

ヤツメウナギには脊索がしっかりと残っています。図8-42の神経弓と記された構造が、神経の周囲を囲む軟骨性の脊椎です。

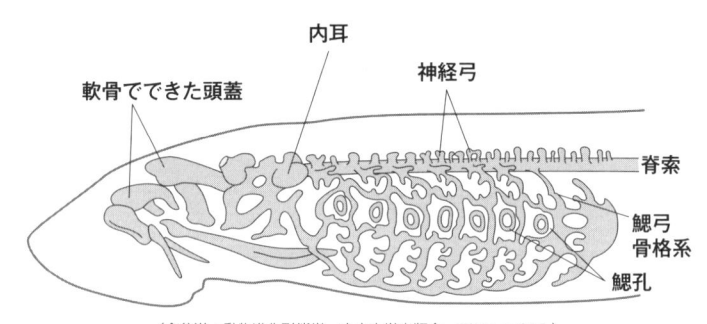

（倉谷滋：動物進化形態学，東京大学出版会，2004, p.297.）
図8-42　ヤツメウナギの骨格

ヤツメウナギは、原索動物にはない目や耳、そして味を感じる器官、においを嗅ぐ器官を持っています。それらは脳についていて、その脳を守るように軟骨が囲んで、原索動物にはなかった頭蓋を形成しています。つまり、脳を納めた「頭」を持っています。

原索動物は、目も鼻も脳も頭蓋も持っていません。「口側と肛門側」というオリエンテーションしかありません。**無顎類は、頭蓋を得たことで「頭側と尾側」というオリエンテーションを獲得しました。**

実験　頭と尾を感じる

静かに立ちます。
自分の体を感じてみます。
体の「てっぺん」は頭にあります。ここが端です。頭では光、音、におい、味を感じることができます。
体のもう一方の端を感じて探してみます。どこにもう一方の端があるでしょう？

ゆっくりとしゃがみます。
仰向けに寝ます。
静かに楽に呼吸できるまで待ちます。
静かに両手を天井のほうに上げます。
体全体を感じてみます。
体の一方の端は頭にあります。
「もういいな」と感じたら、静かに両手を下ろします。
両足をゆっくりと静かに楽に天井のほうに上げます。
体全体を感じてみます。
頭と反対側の体の端はどこにあるでしょうか？
「もういいな」と感じたら、静かに両足を下ろします。

ヒトの体の長軸は頭蓋と脊柱です（図8-43）。長軸の一方の端は「頭端」です。もう一方の端は骨盤の中にある「尾端」です。四肢は付属品です。

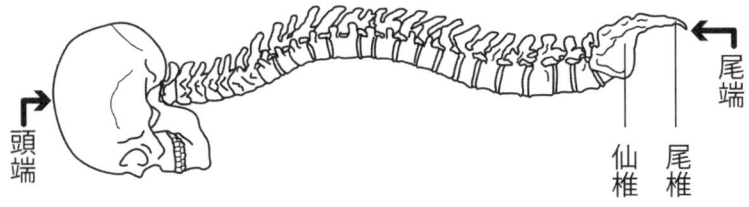

図8-43　ヒトの体の長軸

骨盤は、恥骨、腸骨、坐骨、仙骨でできています。恥骨、腸骨、坐骨は、進化発生学的には下肢の一部です。仙骨は脊椎の一部の5つの仙椎と肋骨相当部分が癒合したものです*。仙椎の先に尾椎があります。尾端は尾椎の先端です。

> **ポイント**　脊椎動物は頭蓋と脊椎を得ることで「頭側と尾側」というオリエンテーションを得ました。

---

*　「両生類の誕生」の項目　で解説します。

●顎口類の誕生

無顎類が代を累ねるうちに、しばしばDNAの複製に失敗し、でき損ないができました。その中に顎を持つ動物がいました。このでき損ないは、従来の無顎類より環境に適合していきました。

顎を持つ動物の誕生

無顎類のヤツメウナギには7つの鰓孔とエラがあります。そのエラは、鰓弓骨格系と呼ばれる軟骨の弓状の組織で支えられています。

図8-44の上段は、無顎類の骨格です。脳を納める神経頭蓋と鰓弓骨格系を示しています。上顎も下顎もなく、歯もありません。

4億年前の古生代オルドビス紀に、図8-44の中段のように、無顎類のエラを支えていた鰓弓骨格系の前方の第1鰓弓と第2鰓弓の軟骨が上顎と下顎へ変化しました。上顎と下顎の軟骨から歯を支える硬い骨（歯骨）が作られました。顎と口を持つ顎口類*の誕生です。鰓孔は6つに減りました。

図8-44の下段のように、口を閉じても咽頭に水を取り込めるように、第1鰓孔が水を取り込むための孔となるものも出てきました。噴水孔（spiracle）と呼ばれますが、働きは取水口です。

顎口類には軟骨魚類と硬骨魚類の2種ができました。

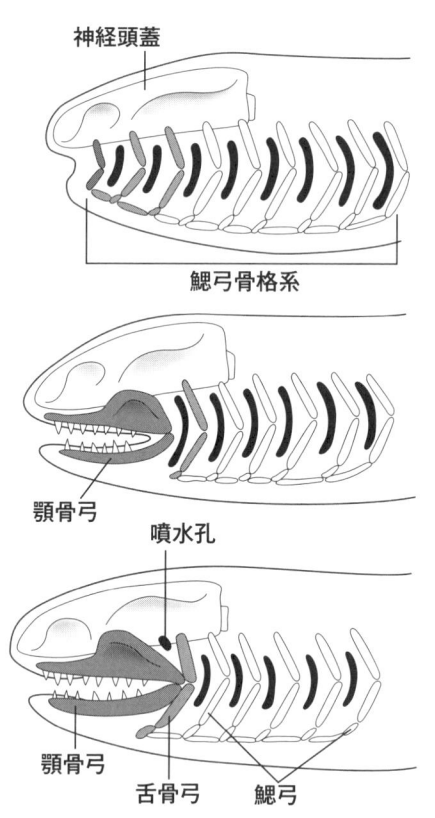

（倉谷滋：動物進化形態学，東京大学出版会，2004, p.287.）
図8-44　鰓弓骨格系の進化の古典的理解

軟骨魚類の誕生

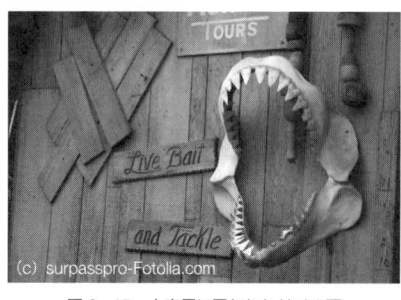

図8-45　土産屋に置かれたサメの顎

無顎類と同じように頭蓋と脊柱を軟骨で構成しながら、発達した顎を獲得したのが**軟骨魚類**です。歯骨だけが硬骨で、頭蓋も脊柱も軟骨のままです。現代のサメやエイです。

南国のおみやげ屋さんに、大きな口に鋭い歯の密生したサメの顎が売られています（図8-45）。サメの頭蓋骨や骨格標本は売られていません。サメの歯骨以外の骨は軟骨なので、死んだ後には頭蓋骨や脊柱は残らないからです。

---

*　無顎類以外の魚類や両生類、は虫類、ほ乳類のように、顎の骨を持ち、口を閉じることのできる動物を顎口類と呼びます。

化石についても同じことが言えます。サメの頭蓋や脊柱の軟骨は化石になりませんから、サメの歯だけが化石として出土します。

図8-46は、サメの軟骨の骨格です。頭蓋と脊柱は他の部分よりカルシウムを多く含んでいて強度が高くなっていますが、軟骨です。

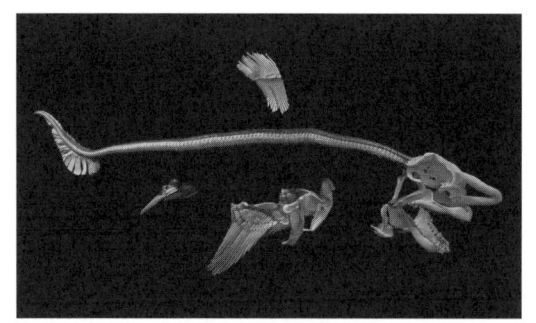

Image courtesy of Dr Steven Campana, Bedford Institute of Oceanography, Canada
図8-46　サメの軟骨の骨格

サメのエラ呼吸

サメは咽頭に水を取り込み、エラに送り込んで呼吸します。鰓蓋はありません（図8-47）。

スピードが速く、エサを追い回す回遊性のサメ、たとえば**ホオジロザメは、泳ぐことで口から水を咽頭に取り込んでエラに送ります**。酸素を取り込んだ後の水を鰓孔から出します。泳ぐのをやめると、口から水が入ってこないために、酸素不足となって死にます。ホオジロザメは常に泳ぎ回っていなければなりません。動くことと呼吸を分離できない構造になっています。ホオジロザメは、生きているから動くとともに、動いていることで生きています。

スピードが遅く、獲物を待ち伏せて捕食するタイプのサメ、たとえばネコザメは、第1鰓孔の変化した噴水孔を持ちます。**ネコザメは噴水孔から水を咽頭に取り込んでエラに送っています**。ですから、じっとしていても死にません。移動という機能と呼吸という機能を分けることのできる構造を持っています。

ホオジロザメのタイプもネコザメのタイプも、**咽頭のポンプの動きが呼吸に使われています**。

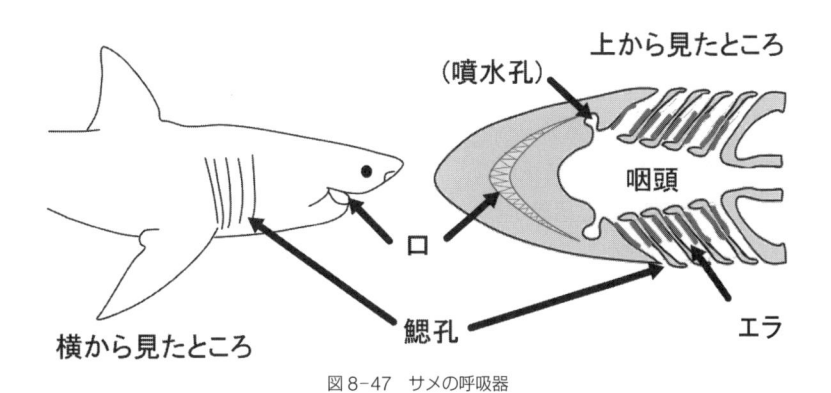

図8-47　サメの呼吸器

硬骨魚類の誕生

　筋肉を収縮させるエネルギーはATPです。リンが必要です。また、筋肉の収縮にはカルシウムが必要です。海で生きていたサカナは、リンやカルシウムの少ない淡水では生きていけませんでした。
　貝類の殻はカルシウムです。しかし、貝の殻は炭酸カルシウムであり、体内に戻すことができません。再利用不可能です。しかし、海に棲んでいたサカナは、やがて**リンとカルシウムをリン酸カルシウムとして体の中に蓄えることができるようになりました**。リン酸カルシウムは血液の中に溶かして戻すことが可能です。筋肉のエネルギーとしてのATPに必要なリン、筋肉の収縮に必要なカルシウムを備蓄できるようになったのです。エネルギーの貯蔵が可能となり、動くのに有利になりました。**このリン酸カルシウムの貯蔵庫が硬い骨＝硬骨です**。脊髄を守る組織として出現した脊椎にリン酸カルシウムを貯蔵することで、脊柱は硬骨となりました。リン酸カルシウムを骨の中に貯蔵して硬骨が増え、大きくなるにつれて、脊索は押しやられました。そして、ついには**脊索は脊椎の間の椎間板になりました**。サケやタイのような**硬骨魚類の誕生**です（図8-48）*。

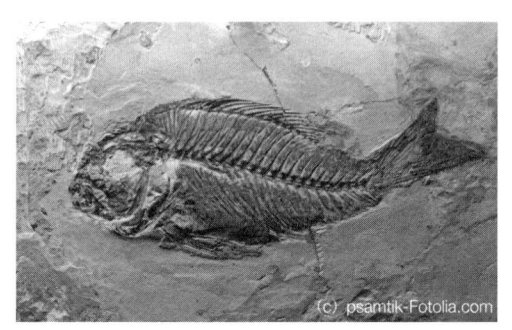

図8-48　硬骨魚類の化石

硬骨魚類の血液循環

　サカナの心臓は筋肉のポンプです。心房という袋に、静脈から来た血液を一時的に蓄えます。心室が収縮して血液をエラに押し出します。心室の筋肉の収縮が終わり心室が拡張すると、心房にたまっていた血液が心室に流れ込みます。また、始めに戻って繰り返します。
　ウキブクロは、胃や筋肉などの普通の器官と同じく、エラで酸素化された血液を受け取ります。ウキブクロの一部にある組織から、血液中のガスがウキブクロの中に移されます（図8-49）。

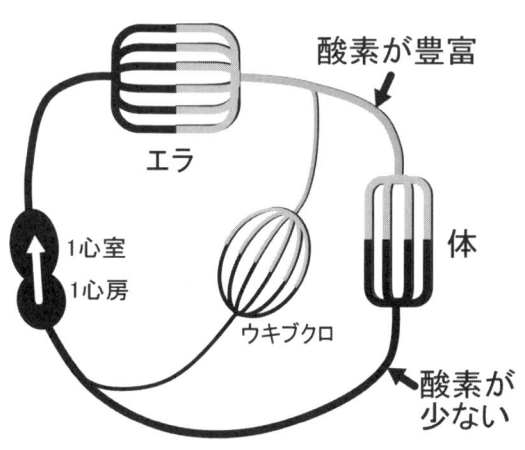

図8-49　硬骨魚類の血液循環

---

* 現在の海水魚が、初めから海に棲んでいて硬骨を得たのか、淡水である川に移り住んでから硬骨を得て海に帰ってきたのかは、今も議論されています。確定的なことは言えません。

硬骨魚類のエラ呼吸

硬骨魚類のエラには鰓蓋があります。鰓蓋を閉じて口を開けると、水が口腔を通り咽頭の中に入ります。**口を閉じて鰓蓋を開けて咽頭の筋肉を収縮させると、咽頭の中の圧が上がり、咽頭内の水はエラを通って咽頭外に出ます**（図8-50）。そのときに血液中の二酸化炭素を排出し、水中の酸素を血液に取り込みます。ですから、硬骨魚類は動き回っていなくても呼吸できます。胸ビレと腹ビレを動かして1か所にとどまっていることができます[*1]。移動機能と呼吸機能が分かれています。

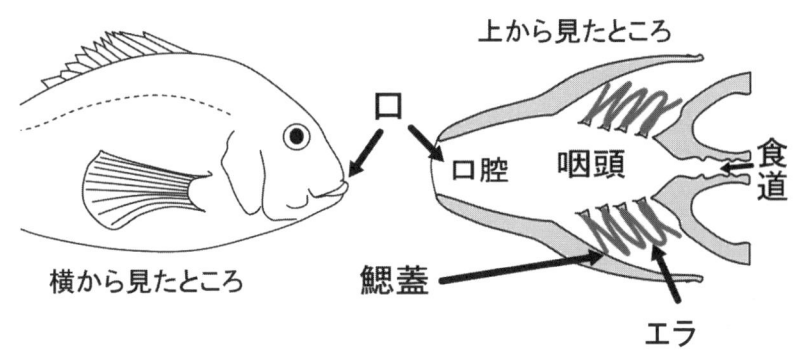

図 8-50　硬骨魚類の呼吸器

ウキブクロ

先に述べたように、硬骨魚類は、無顎類や軟骨魚類が持っていない**ウキブクロ**（鰾）を持っています。ウキブクロは消化管である咽頭から発生します。咽頭に開口しますが、最終的にはウキブクロが咽頭と連絡を絶つサカナもたくさんいます。

ウキブクロの中にはガス[*2]がたまっていて、体全体の浮力を調節しています。ウキブクロの中のガスの大半は、血液から排出された二酸化炭素です。浮力がつき過ぎるときは、ウキブクロの中のガスを咽頭に排出します。

サメやエイのような軟骨魚類はウキブクロを持ちません。サメは肝臓にスクワレンを主とする脂肪を蓄えて浮力をつけていますが、体重と釣り合うだけの浮力を確保できません。ですから、サメは泳ぐのをやめると沈みます。

[*1] マグロを代表とする多くの回遊魚は、多量の筋肉を持ち、速く泳げます。しかし、酸素の消費も多いため、泳ぎ続けないとエラへの水流が不足し、窒息しておぼれます。とどまっていられません。

[*2] ウキブクロの中のガスは、深海の高い水圧につぶされてしまいます。深海魚のシーラカンスのウキブクロの中には脂肪がたまっています。

硬骨魚類の顎

硬骨魚類の頭の骨は1つではありません。形も大きさも違う骨が多数集まって頭蓋を作っています。**歯骨、角骨、上角骨、関節骨**の4つの骨が下顎を作っています（図8-51）。

ヒトの下顎や顎関節とは構造が違います。顎関節は単純なちょうつがいの形をしています。そのまま閉じれば、くわえたものが滑って外れてしまいます。歯で滑りを止めながら、歯骨、角骨、関節骨が動いて下顎全体を変形させ、くわえたものを失わないようにしています。

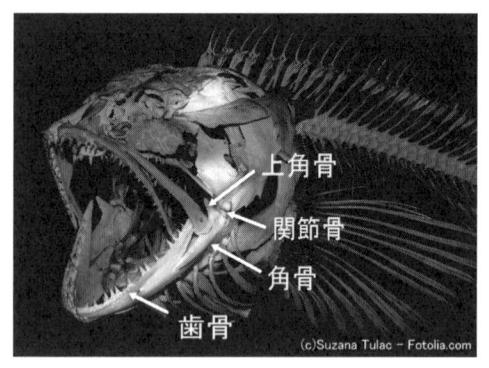

図8-51　硬骨魚類の顎と頭の骨

顎の役割

無顎類は、のどの奥にある縁膜を動かして、水といっしょにエサを吸い込んでいました。水底にあるエサを吸い取って食べていました。**魚類となって顎を持つことで、口を閉じることができるようになりました**。その結果、水中にあるエサを口の中に入れて飲み込むことができるようになりました。**歯骨に生えた歯で食いつくことができるようになりました**。噛みちぎることができるようになりました。無顎類よりはるかにうまくエサを捕ることができました。水底から解放されて、海の中すべてで生きることができました。

また、無顎類よりも口をしっかりと閉じることができるようになりました。**咽頭内圧を上げられる**ので、エラに水を送りやすくなりました。呼吸の効率が上がりました。このため、顎のない無顎類より、顎のある顎口類のほうが栄えることになりました。

顎の獲得の臨床的意義

動物は顎を獲得したことで、口を閉じることができるようになりました。口を閉じることができるので、飲み込むことができるようになりました。口を閉じるという機能が確実にできることで、嚥下が効率的になりました。口を閉じることで、呼吸も効率的になりました。

高齢者になると、嚥下がうまくできなくなります。そのような人をケアするときには、口を閉じる機能を手伝うこと、その前に顎の関節が楽に動かせるように手伝うこと、**顎が楽に動かせるような姿勢保持運動**という機能を手伝うことが大切です。

姿勢保持運動を手伝うには、多くの場合クッションを使います。しかし、**いわゆる褥瘡予防のポジショニングのように、接触圧を基準にしてクッションを使ってはいけません**。姿勢保持運動という機能の支援のためには、動けることが大切です。接触圧を下げることだけを目的とするポジショニングでは、動きの支援はできません。

咽頭の役割

サカナは顎ができたことで口を閉じることができるようになりました。しかし、口を閉じただけでは口腔内の水はエラに送られません。口腔内のエサは食道に送られません。

口腔からエラの間、食道の前の咽頭が拡張し、水やエサを取り入れて口を閉じてから咽頭が収縮することで、水はエラへ、エサは食道へ送り込まれます。**サカナの咽頭は水やエサを送り込むポンプとして働いています。**

咽頭の中の第 2 の顎

映画の『エイリアン』では、口の中から第 2 の顎が出てくる宇宙人が描かれます。同じことを見せるサカナがいます。

ウツボ（図 8-52）やベラ亜目のベラ科やシクリッド科のサカナは、エイリアンのような第 2 の顎を持っています。進化の過程で、エラを支える骨が変形して第 2 の顎になりました。**咽頭顎**と呼ばれます。

口のところにある顎（口顎）を使って噛みついたエサに、咽頭の奥から咽頭顎が噛みつき、口にくわえたエサを咽頭の中に引き込みます。

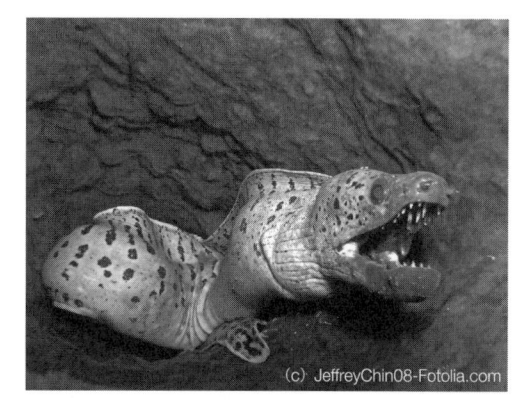

図 8-52 ウツボ

ウツボは岩の裂け目などにいます。体の幅は狭く、胸ビレも腹ビレも持っていません。体の幅が狭いので、咽頭を大きく拡張させてエサを吸い込むのには不向きです。咽頭を膨らます代わりに、咽頭顎で口腔内のエサを取り込むように進化したことで環境に適応しています。

ウツボの頭蓋の形は普通のサカナとは大きく違います。サカナよりもヘビの頭蓋によく似ています*。ヘビは四肢を持たず、ウツボもヒレを持たないという点でも似ています。それでも、頭蓋の一部の方形骨が下顎の関節骨と関節を作ること、下顎が関節骨、角骨、上角骨、歯骨からできることは、他のサカナと同じです（図 8-53）。

---

* 「は虫類の顎」の項目 にヘビの頭蓋の写真を載せています。ウツボと比較してください。

方形骨

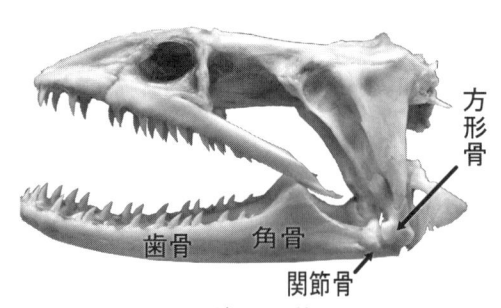

歯骨　角骨

関節骨

ウツボの頭蓋

（写真提供：渡辺太朗氏　http://osakanabanashi.seesaa.net/）

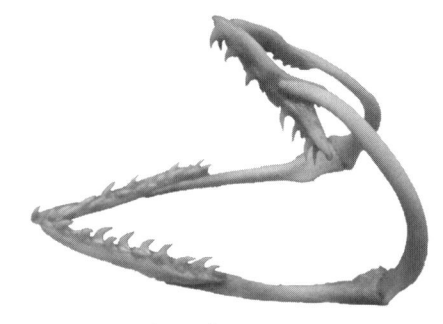

ウツボの咽頭顎

（写真提供：渡辺太朗氏　http://osakanabanashi.seesaa.net/）

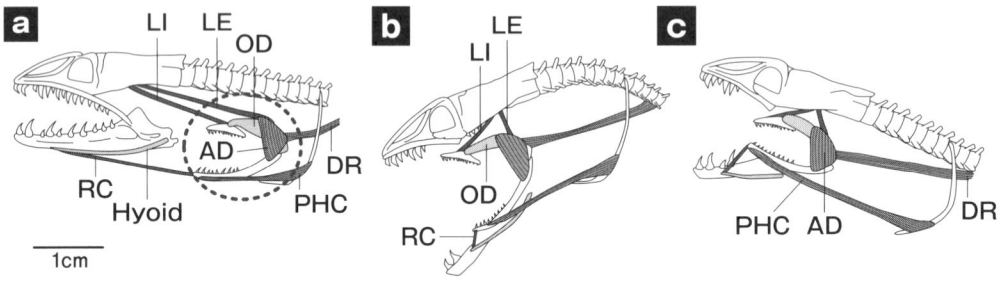

a LI LE OD
AD
RC Hyoid PHC DR
1cm

b LE LI
OD
RC DR

c PHC AD DR

a～cでは左歯骨を省略、bとcでは左上顎骨を省略。

a：静止時の咽頭顎。Hyoidは舌骨
b：突出時の咽頭顎。内側挙上筋（LI）、外側挙上筋（LE）、総直筋（RC）、背側斜筋（OD）の収縮により咽頭顎は口腔内に引き出される
c：外転筋（AD）が収縮して咽頭顎で噛みつく。背側牽引筋（DR）、咽頭擬鎖骨筋（PHC）が収縮して咽頭顎を元の位置に戻す

(Mehta RS, et al : Raptorial jaws in the throat help moray eels swallow large prey. Nature. 2007 Sep 6 ; 449（7158）: 79-82. 破線の円は著者が追加)

図8-53　ウツボの頭蓋と咽頭顎

サカナの耳

　サカナには鼓膜も中耳もありません。内耳はあります。**耳石と平衡斑があり、体の傾きや加速度を感知しています**。しかし、この内耳にはヒトのような蝸牛管はありませんから、内耳では水中の「音」を感じられません。

　水中の「音」は水の振動です。水の振動は、サカナの体の横に走る**側線**と呼ばれる器官で感じます（図8-54）。鱗に小さな穴が開いていて、鱗の裏に小さな空間があります。その中に、ヒトの聴覚器にあるような有毛細胞があり、水の振動を感知しています。

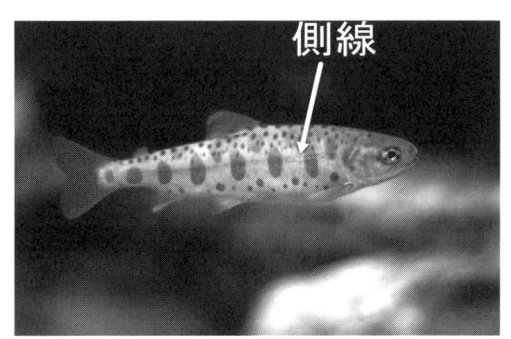

側線

図8-54　ヤマメ（サクラマスの陸封型）の側線

対鰭の出現 ―「中枢と末梢」のオリエンテーション

　無顎類と魚類との違いは、顎の骨の有無だけではありません。魚類には無顎類にはない**胸ビレと腹ビレ**があります（**図8-55**）。胸ビレと腹ビレは背と腹の境目にできています。胸ビレと腹ビレの端が魚類の体の左右の端になります。それまでは体幹のみで移動していた動物が、体幹＝「中枢」とヒレ＝「末梢」というオリエンテーションを得ました。

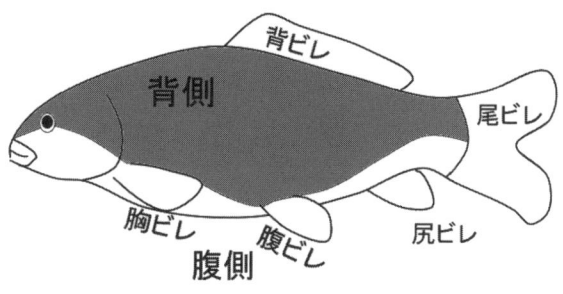

図8-55　魚類（コイ）の胸ビレと腹ビレ

　胸ビレと腹ビレは、左右に1対ありますので、対鰭と呼ばれます。背ビレ、尾ビレ、尻ビレは、中心軸に沿って1つしかありませんので、不対鰭と呼ばれます。

> **ポイント**　　魚類は胸ビレと腹ビレを得ることで「中枢と末梢」というオリエンテーションを得ました。

対鰭の役割

　胸ビレと腹ビレを得たことで、移動も変化しました。
　図8-56はコイが泳いでいるところです。コイは、頭側が丸く尾側が薄くなった流線型をしています。コイの体に沿って水を流すと、頭側から尾側に流すときに最も抵抗が小さくなります。コイは筋肉を収縮させ体全体を「くの字」にします（**図中1～3**）。その後、筋肉を弛緩させて脊柱を真っすぐにすることで進みます（**図中4～5**）。コイの体は流線型なので、「くの字」から真っすぐに変形するときに水の抵抗の少ない方向は頭側だからです。

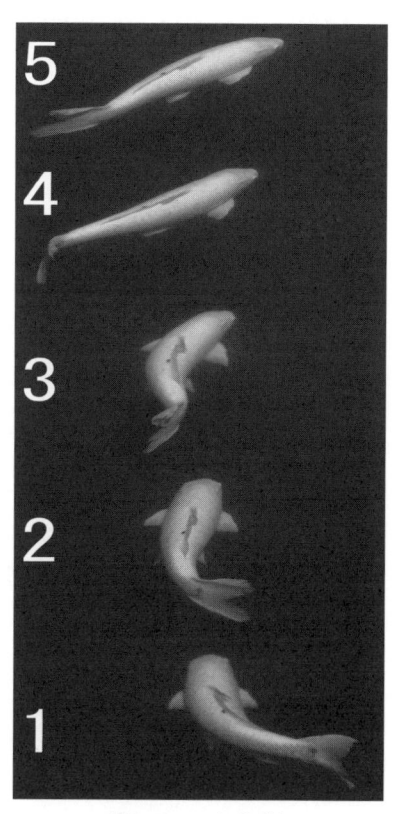

図8-56　コイの泳ぎ方

移動の基本は、ヤツメウナギと同じく「くの字」の動きです。**体幹の左右の筋肉の収縮の波が前から後ろに伝わります**（図8-57）。

　尾ビレは、水から大きな抵抗を受けて、「くの字」を真っすぐにする動きから作られる推進力を効率的に使えるようにしています。不対鰭の背ビレと尻ビレは、左右の進行方向を決める舵として働いています。さらに、魚類はヤツメウナギにはない胸ビレと腹ビレを持っています。

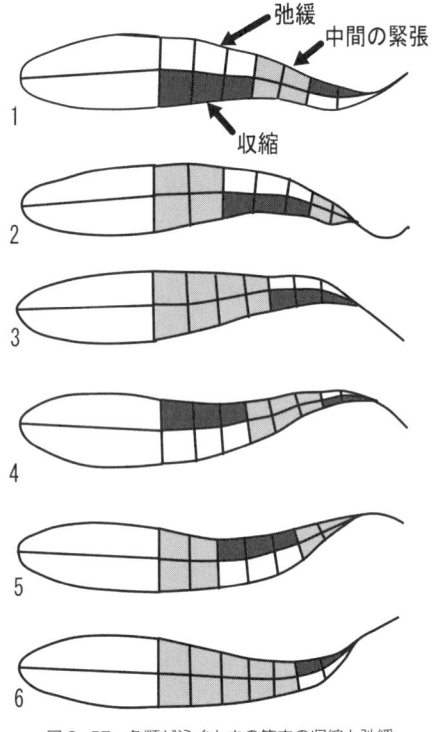

図8-57　魚類が泳ぐときの筋肉の収縮と弛緩

揚力型のヒレと抗力型のヒレ

　ホオジロザメやマグロのように流線型の体をしていて、海中を跳ぶように泳ぐ魚類の胸ビレは、飛行機の翼のように働きます。ヒレの上面と下面の水流の速度の差が水圧の差を生みます。水圧の高い面から水圧の低い面のほうに力がかかります。揚力といいます。この揚力が体幹の進行方向を変えます。このようなヒレは揚力型と呼ばれます。

　揚力型のヒレを持つマグロでは、海流に乗って高速で泳ぐときは、胸ビレが体に格納されます。体幹で作る推進力がとても大きいので、胸ビレの揚力さえ抵抗になるのでしょう。ホオジロザメの胸ビレや腹ビレは、潜水艦の潜舵の役目をしています。

　流れのゆるいところにいる魚類、たとえば海底を這うように移動するアンコウや、海岸近くに棲むハゼは、局所旋回や後進をすることで、エサをとったり外敵から逃げたりします。このとき、胸ビレは水をかき、水の抵抗力で体幹の向きを変えます。このようなヒレは抗力型と呼ばれます。

　揚力型であっても抗力型であっても、対鰭である**胸ビレと腹ビレの重要な役割は体をとどめること**です。揚力型の胸ビレは、左右の揚力の違いによる抵抗で進行方向を変えます。

図8-58は、ギンザケが後ろからの水流に抵抗してその場にとどまっているところです。胸ビレで水を前に押し出すようにして停止しています。胸ビレは、前に水をかくことで**ブレーキとして働いています。右左の胸ビレを交互に使っています。**後ろに歩くように見えます。前に進んでいるときに片方のヒレだけ使うと、そちら側に抵抗がかかって曲がります。たとえば、右の胸ビレで水を前に押し出すようにすると、ギンザケは右に曲がります。左の胸ビレで水を前に送るようにすると、体は左に曲がります。**両方のヒレを使うときには、頭蓋と脊柱を水中に浮かせてとどめることができます。**ヤツメウナギにはできない後退もできます。

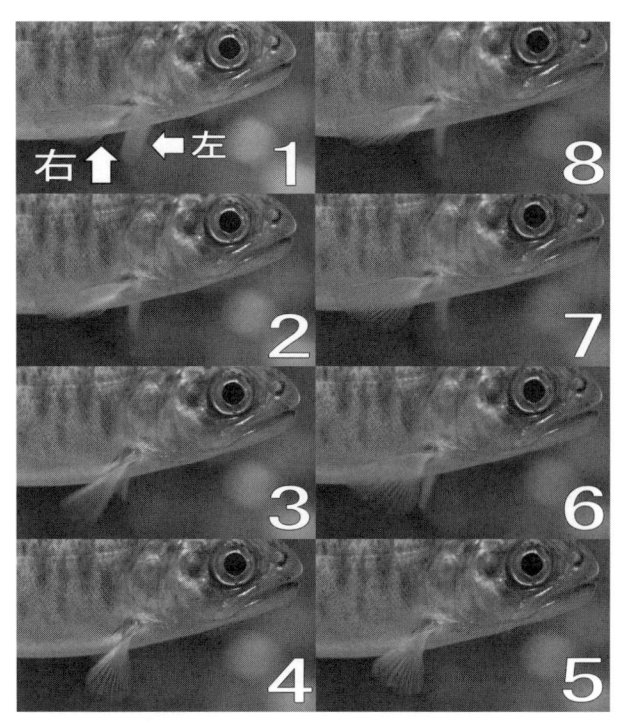

図8-58　前に流されないようにとどまっているギンザケ

サカナのヒレの動き

　図8-58で胸ビレの動きをよく見ると、「8の字」に動いています。
　図8-59に、クギベラの胸ビレの動きを示しました。胸ビレが振り下ろされるときにベラは進みます（図中a→e）。胸ヒレが振り下ろされた後、その先端はすばやく前下から後ろ上に移動します（図中e→f→a）。元の位置に戻ってから、再び振り下ろされます。

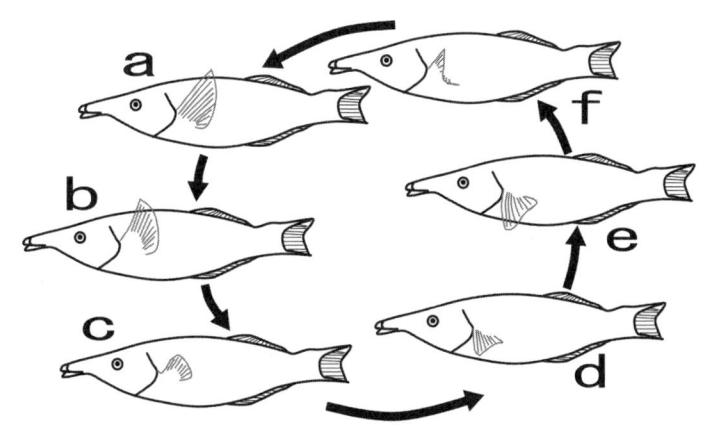

図8-59　クギベラの胸ビレの動き

08　動きの進化発生学

図8-60は、ベラの左胸ビレの先端にマーカーをつけて、左側面からマーカーの動きを追ったものです（矢印は著者が描き加えました）。ベラのヒレのつけ根を原点にしています。

ベラの進行速度が変わっても、「8の字」に動くというパターンは変化しません。変化するのは胸ビレを振り下ろす距離と戻す速さです。移動速度が速くなると、「8の字」の背側のループが小さくなります。

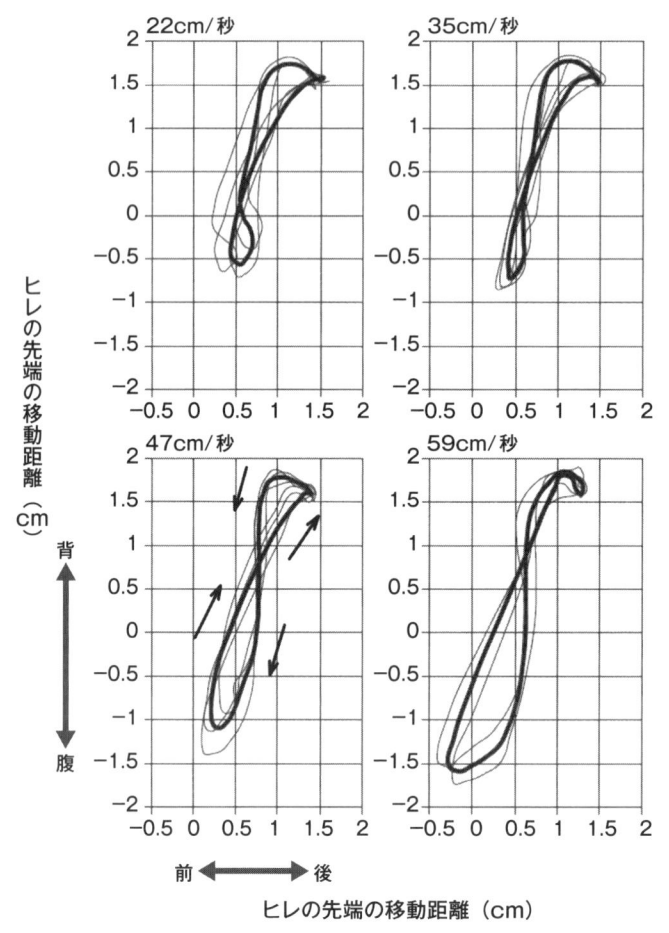

(Walker J, et al : Labriform propulsion in fishes : kinematics of flapping aquatic flight in the bird wrasse Gomphosus varius (Labridae). J Exp Biol. 1997 ; 200 (Pt11) : 1549-69.)

図8-60　ベラの左胸ビレの先端の動き

実験　「8の字」の動き

あなたの左腕で、「8の字」の動きをゆっくりとまねしてみてください。
終わったとき、腕は疲れていますか？　楽になっていますか？

原索動物の中に体幹から突き出た突起を持った動物が出てきました。その動物がサカナとヒトの共通の祖先です。その突起はサカナではヒレになり、ヒトでは四肢になりました。見かけは違いますが構造の基本は同じです。

> **ポイント**
> - サカナの胸ビレは「8の字」の形に動いています[*1]。この「8の字」の動きは、わたしたちの体の動きにも残されています[*2]。
> - サカナの移動の基本は、頭から尾までを「くの字」に曲げて水をかき、胸ビレと腹ビレで水中に体をとどめることです。進む力は体幹で作られ、対になったヒレは頭と体幹をとどめるために使われます。

サカナの肩甲骨

タイの中に「鯛中鯛」と呼ばれる骨があります。タイの形に似ています（**図8-61**）。鯛料理を食べるときに、この骨を取り出して持っていると、運がよくなるといわれます。「鯛中鯛」は、肩甲骨と烏口骨に相当します。

タイに限らず胸ビレを持つサカナは、この肩甲烏口骨を持っています。肩甲烏口骨は胸ビレを支える骨です。

図8-62を見てわかるように、肩甲烏口骨は脊柱についていません。ヒレは脊柱から生えてきたのではなく、脊柱とは関係なくできたものです。両生類から、犬歯類（後述）、ほ乳類と変化するプロセスで、肩甲骨は脊柱に近づきました。

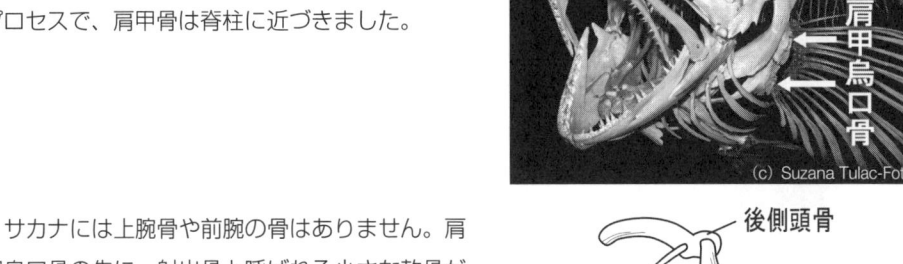

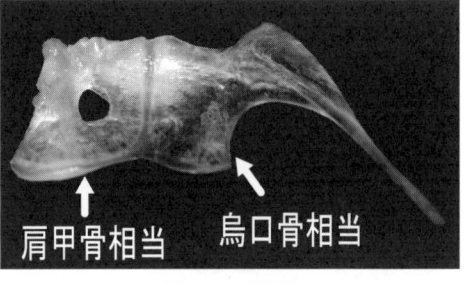

図8-61 鯛中鯛

サカナには上腕骨や前腕の骨はありません。肩甲烏口骨の先に、射出骨と呼ばれる小さな軟骨があります。その先には鰭条と呼ばれる細い軟骨が扇のようについています（**図8-62**）。

ヒトとサカナは共通の祖先を持ちますが、ヒトは上肢帯の骨を持つように進化し、サカナは射出骨と鰭条を持つように進化しました。

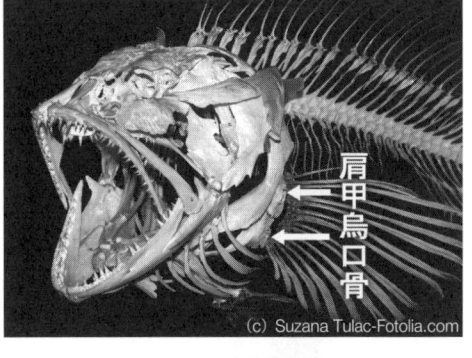

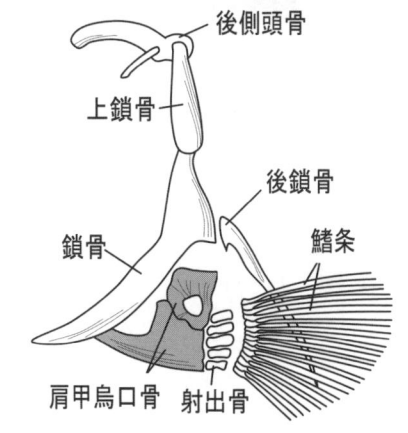

図8-62 サカナの肩甲烏口骨

[*1] 加藤直三・他：魚の胸ひれ運動と水中ロボットへの応用，日本流体力学会数値流体力学部門Web会誌，12（3），2005，p.143-53．
[*2] この動きについては、「歩行」の章 で詳しく解説します。

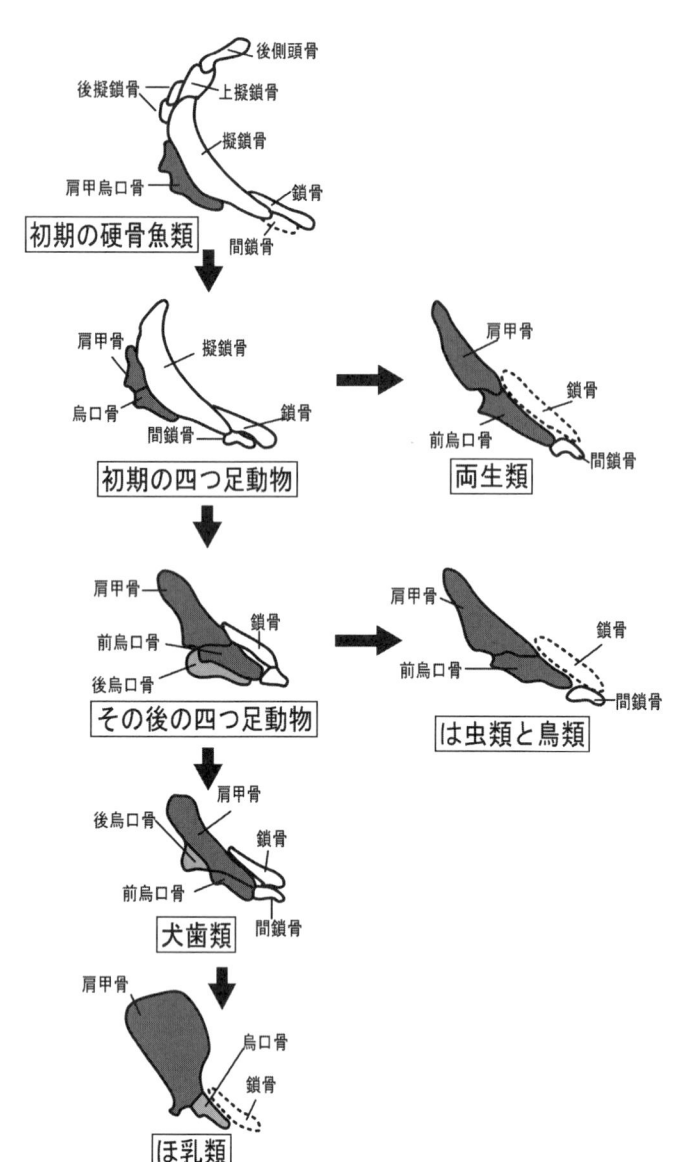

初期の硬骨魚類では、肩甲烏口骨は1つの骨です。

初期の四つ足動物になり、肩甲骨と烏口骨に分かれました。両生類では、エラがなくなり頚ができたために擬鎖骨がなくなり、肩甲骨と前烏口骨が肩帯を作っています。

その後の四つ足動物では、烏口骨は前後に分かれました。は虫類と鳥類では、後烏口骨は消失しました。

犬歯類（正確には獣弓類全体）からほ乳類になると、前烏口骨が消失し、後烏口骨が烏口骨となりました（図8-63）。

図8-63　肩甲骨と烏口骨の進化

ヒトでは、烏口骨は烏口突起となり、肩関節で上腕骨を支えるようになりました（図8-64）。

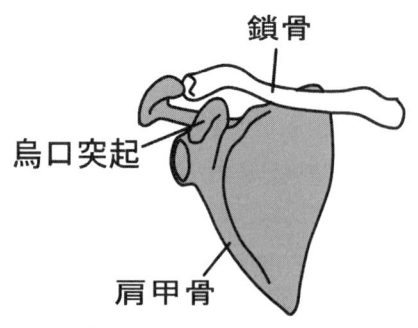

図8-64　ヒトの肩甲骨と烏口突起

ヒトの中のサカナの動き

　ヒトの胎児は羊水の中で浮かんでいます。羊水の中では四肢を動かして泳いでいます。生まれたとたんに羊水の浮力はなくなり、それまで感じたことのない強力な重力で支持面に押しつけられます。寝返りさえできません。手足をジタバタさせても移動できません。砂浜に打ち上げられたサカナのようです。

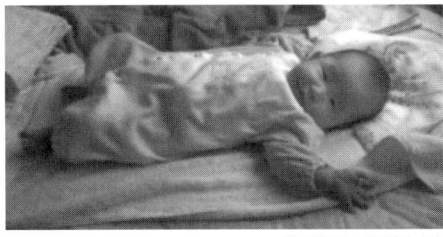

（写真提供：千廣信一氏）

　ベッドの上では移動できない赤ん坊でも、頭と脊柱の「くの字」の動きはできます。生後2週〜5か月の間は、お腹を下にして水中に入れられると、泳ぐように手足を動かします*。

　ヒトは、生まれたときには、サカナ程度の移動能力は持っています。しかし、水から上がってしまえば、まったく役に立ちません。ヒトは、地上での**赤ん坊の移動能力の欠乏を親が代行する**ことで、自然選択の網をくぐり抜けて生き残ってきました。

●浅瀬で生きるサカナ

淡水魚の出現

　海はサカナでいっぱいになっていきました。生存競争が激しくなりました。

　汽水域や淡水の川には、エサとなる植物や昆虫がたくさんいました。しかし、海の中には塩としていっぱいあるナトリウムや電解質が、淡水にはほとんどありません。神経や筋肉の興奮に深く寄与しているナトリウムは、サカナにとって不可欠なものです。しかし、海水に棲むサカナは、余分なナトリウムを出すことはできても、

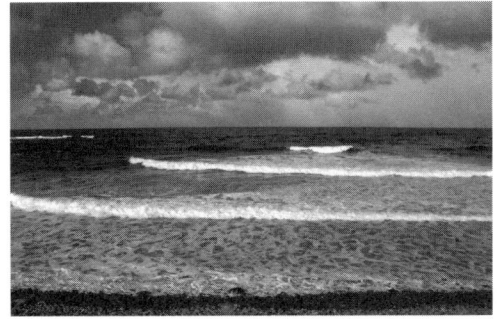

（北海道忍路〔おしょろ〕の海岸にて著者撮影）

ナトリウムを出さないようにはできなかったのです。さらに、海水の浸透圧は高いので体内の水が体の外に出ていきますが、淡水では体内に水が入ってきます。積極的に水を排出しなければなりません。海水に棲むサカナは淡水では生きられませんでした。

　しかし、時がたつと、海の生存競争に参加できない弱虫のサカナの中に、でき損ないができました。腎臓に遠位尿細管を持つようになり、**尿に出たナトリウムを再吸収できるようになりました**。このようにして、淡水で生きることができるサカナが出てきました。これが海から淡水への進出を可能にしました。エサの豊富な淡水域で栄えることとなりました。海の中の生存競争を逃れた意気地なしが、脊椎動物としてのヒトの祖先です。

---

*　"a primitive fetal activity, marked by well-coordinated movements, that is exhibited when the infant's face is placed in water. It normally disappears at 6 months of age."（著者訳：乳児の顔を水につけたときに生じる原始的胎児性反応。四肢と体幹の協調された動きが特徴。通常、生後6か月までに消失する）（Mosby's Medical Dictionary, 8th ed., Mosby, 2008.）

ヒレから四肢へ

　腎臓の発達により淡水で生きられるようになったサカナに、もう一つの変化が加わりました。ヒレの変化です。

　図8-65は、魚類と両生類の祖先の前肢の骨です。図の右側が頭側になります。

　ユーステノプテロンとパンデリクティスは魚類です。現代のサカナと同じく、前肢の先はヒレになっています。

　アカントステガとトゥレルペトンは両生類です。手の骨を持っています。

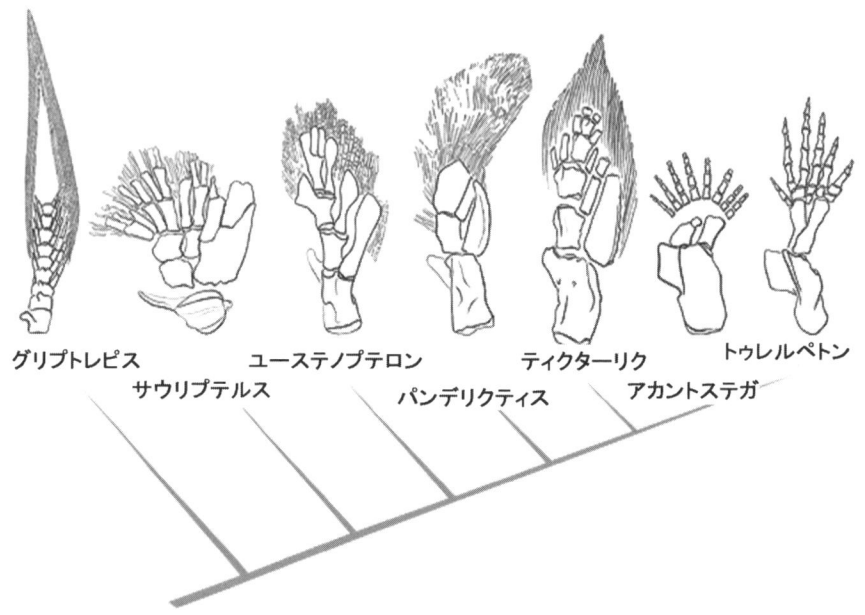

(Shubin NH, et al : The pectoral fin of Tiktaalik roseae and the origin of the tetrapod limb. Nature. 2006 Apr 6 ; 440 (7085) : 764-71.)

図8-65　魚類と両生類の祖先の前肢の骨

　図8-64でパンデリクティスとアカントステガの間に描かれているティクターリクは、3億7500万年前に誕生したサカナです。ティクターリクはサカナですが、胸ビレの骨が変化した上腕骨、橈骨、尺骨を持っています（図8-66）。

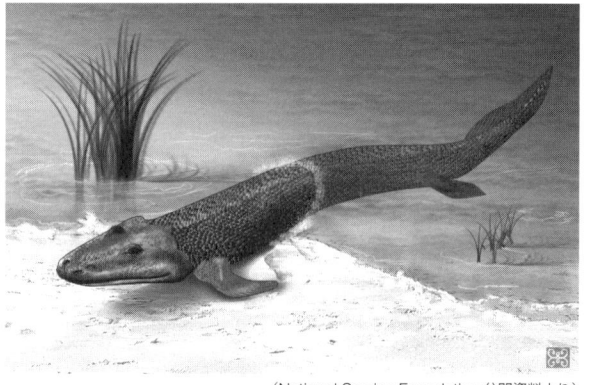

(National Service Foundation 公開資料より)
図8-66　ティクターリク

腕立て伏せするサカナ、ティクターリクの前肢

図8-67は、ティクターリクの前肢です。脊椎動物の上腕骨の内側上顆は、前後の目印になります。内側上顆は脊椎動物の外側か尾側を示します。ですから、図の右側がティクターリクの尾側です。

上腕骨の先には2本の骨があります。頭側が橈骨、尾側が尺骨です。尺骨の先には、ヒトの手根骨に相当する骨がついています。

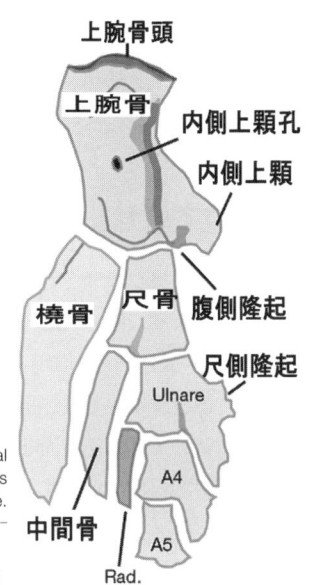

(Long JA, et al：An exceptional Devonian fish from Australia sheds light on tetrapod originds. Nature. 2006 Nov 9；444（7116）：199-202.)

図8-67　ティクターリクの前肢

図8-68の**図中a・b**はティクターリクを左前方から見たところ、**図中c・d**は腹側から見たところです。図の上方が頭側です。**図中a・c**は水中を泳ぐときの状態、**図中b・d**は前肢で支持面から体を持ち上げているところです。

ティクターリクには、ヒトの肩甲骨の烏口突起に相当する突起と上腕骨をつなぐ筋肉が腹側にあり、**図中b・d**のように、その筋肉を収縮させて肩関節と肘関節を屈曲させ、支持面を押して体を浮かせました。そのとき、尺骨は**図中d-3**のように軽く内側に回り、橈骨は**図中d-2**のように回転し、肘は**図中d-1**のように屈曲しました。「手」を横断する関節は**図中d-4**のように伸展しました。このようにして、ティクターリクは、上腕骨と胸の間の筋肉を収縮させることで、泥の中から体を起こすことができました。

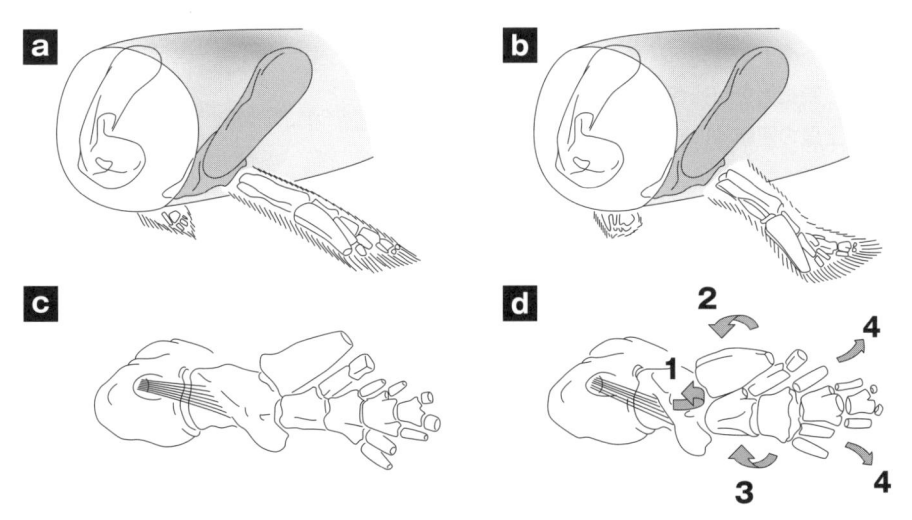

(Shubin NH, et al：The pectoral fin of Tiktaalik roseae and the origin of the tetrapod limb. Nature. 2006 Apr 6；440（7085）：764-71.)

図8-68　ティクターリクの前肢の動き

ユーステノプテロンとパンデリクティスはサカナでしたから、泳ぐことはできましたが、歩くことはできませんでした。しかし、**ティクターリクは「腕立て伏せ」できましたから、前肢を使って体を地面から浮かすことができました**。多分、浅瀬の泥のような軟らかい支持面で体を浮かせ、這いずるようにして歩いて移動できたでしょう。

　このようにして、ヒレが四肢に変化したサカナは、他のサカナが生きられない浅瀬でエサを捕ることができ、生き残って増えていきました。

●「腕立て伏せ」のやり方

　ティクターリクが地上で体を持ち上げるときの前肢の動きを見てみます（図8-69）。

　まず、尺骨から尺側の手根骨から指に相当する骨で体を支えておきます。それから、尺骨を軸にして橈骨を回転させ、橈骨の末端で支持面を押しています。このとき、尺側の手根骨から指に相当する骨は伸展しています。

　つまり、ティクターリクは、**小指側を中心軸として、親指側を回転させるようにして前肢で体を押し上げます**。

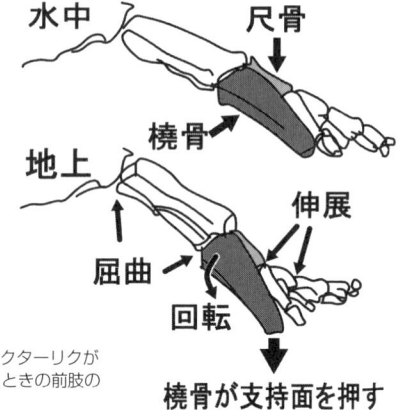

図8-69　ティクターリクが体を持ち上げるときの前肢の動き

コラム ヒトの腕立て伏せ

　ヒトも腕立て伏せをします。

　ヒトが腹這いで伏せたときは、尺骨から小指側の手根骨に重さを流しています。体を持ち上げるときには、尺骨を軸にして橈骨を回し、親指のつけ根近くの橈骨末端にも重さを流します。ヒトもティクターリクと同じように、**小指側を中心軸として、親指側を回転させるようにして上肢で体を押し上げます**。上肢の回転軸は肘から第5指（小指）の先です。

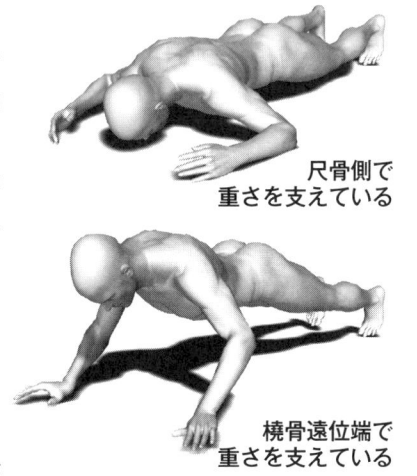

尺骨側で重さを支えている

橈骨遠位端で重さを支えている

　静かにとどまっているときは、体の重さを流しているのは尺骨から第5指に続く部分です。体を起こして移動するときには、上肢の橈骨と第1指にも重さを流します。橈骨と第1指は移動のために使われます。上肢では**第5指側の尺骨が重さを支える軸になっています。第5指が重さを支えます。前腕の橈骨と第1指に一時的に重さをかけて移動しています**[*]。この動きは、ティクターリクが浅瀬に出たときから同じです。

---

[*]　この前腕の動きは、ベッドの上で起き上がるときに現れてきます。

ティクターリクの「歩行」

　ティクターリクはサカナですから、胸ビレは図8-70のように「8の字」の動きをしたでしょう。

　「8の字」の動きの傾きを反時計回りに大きく倒して、胸ビレで体幹を持ち上げて、脊柱の「くの字」の動きを併用すると、歩くことができます。

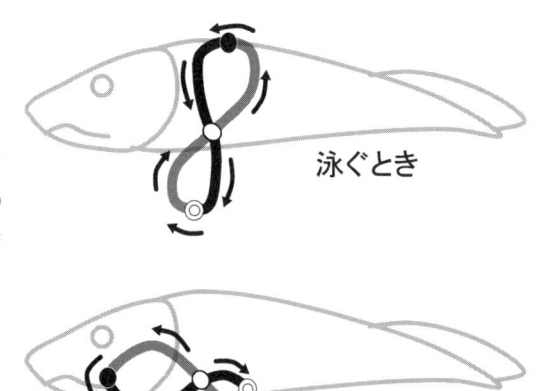

図8-70　ティクターリクの胸ビレの動き（想像図）

　図8-71は、ティクターリクの「歩行」の想像図です。便宜上、左の胸ビレだけ描いています。

図中a：左胸ビレを地面につけます。
図中b：左胸ビレを支点にして体を持ち上げます。
図中c：体幹の「くの字」の動きを使い、右半身を前に出します。
図中d：右胸ビレが前に振り出され、右半身が着地します。
図中e：右胸ビレを支点にして体を持ち上げます。左胸ビレの前端を浮かせます。図8-70の◎に相当します。
図中f：体幹の「くの字」の動きを使い、左半身を前に出します。左胸ビレを前方に移動させます。図8-70の●に相当します。
図中g：左胸ビレを下げて着地させます。図中aと同じになります。同じ動きを繰り返します。

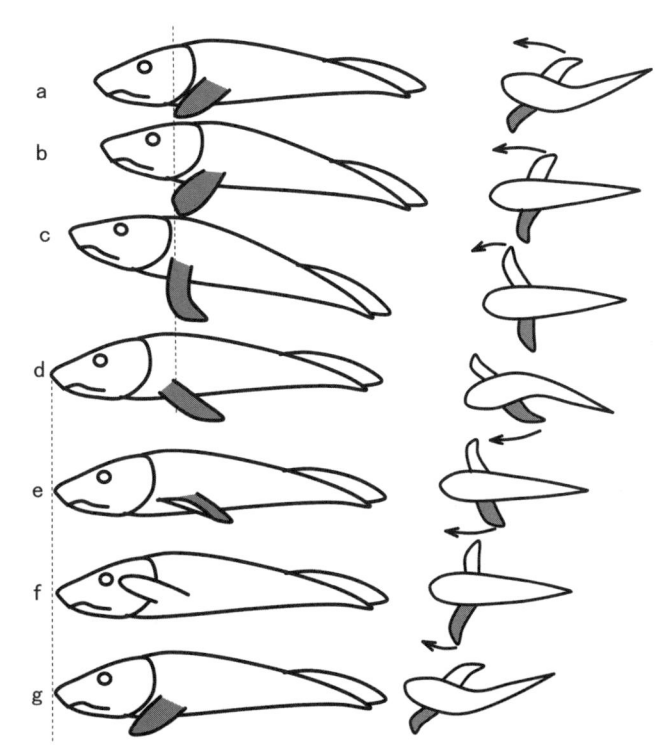

図8-71　ティクターリクの「歩行」（想像図）

　このようにして、サカナは「歩行」という移動手段を手に入れました。

●肺呼吸するサカナの誕生

　ティクターリクは、四肢に変化したヒレにより浅瀬で移動することができました。しかし、浅瀬では、空気に触れて粘りの強くなった泥がエラに詰まりますから、エラ呼吸には不利でした。

　浅瀬ではウキブクロは必要ありません。不要になったウキブクロに空気を入れ、酸素を取り込むサカナが出てきました[*1]。肺を持つサカナ、**肺魚**の登場です（**図8-72**）。

　余分なガスを咽頭に排出していたウキブクロは、咽頭から外気を取り込む装置となりました。最尾側のエラに伸びていた動脈がウキブクロにつながりました。この動脈から来た酸素の少ない血液に、ウキブクロの中で酸素が取り込まれるようになりました。ウキブクロは血液を酸素化する肺になったのです。こうして、エラに行く動脈は肺動脈になりました。

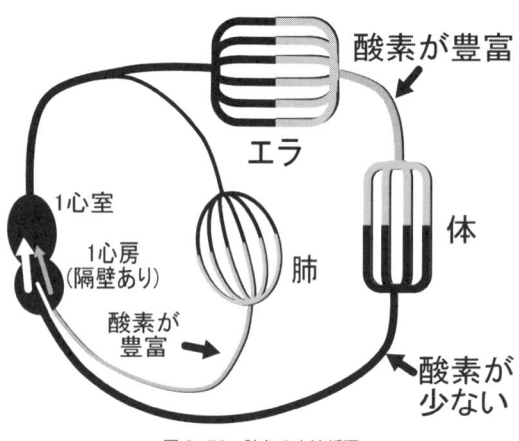

図8-72　肺魚の血液循環

　肺魚の心房には不完全な隔壁があります。肺から来る酸素に富む血液と体から戻ってくる酸素の少ない血液が混じりづらくなっています。

肺の進化

　図8-73は、肺の進化の変遷を描いたものです。

　多くの硬骨魚類のウキブクロは、咽頭に直接つながった単純な袋です（**図中1**）。一部の硬骨魚類のウキブクロは、咽頭の側面から出る管でつながっています（**図中2**）。肺魚の仲間のウキブクロは、酸素などのガスを交換しやすいように内面に襞のある袋になっていて、咽頭の側面から出ている管とつながっています（**図中3**）。ポリプテルス[*2]というサカナは、空気を呼吸でき、咽頭の前面から出る管は二分して左右のウキブクロにつながっています（**図中4**）。両生類になると、咽頭の前面から出た気管に左右の肺がつながっています（**図中5**）。多分、**図8-73**のようなプロセスを経て、魚類の祖先から両生類の祖先に進化したと考えられています。

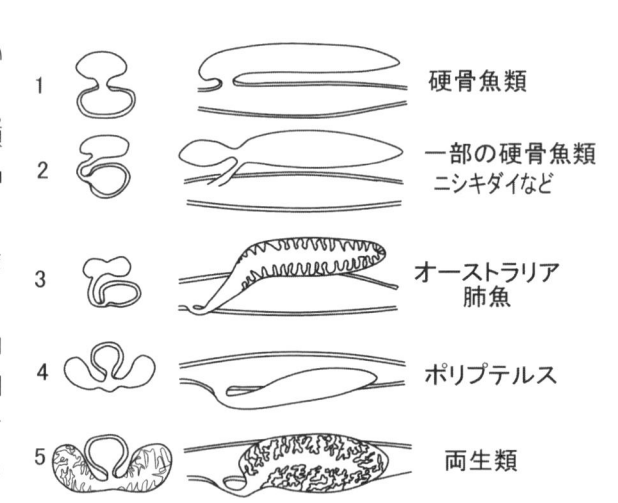

(A.S. Romer : The Vertebrate Body, 4th ed., W.B. Saunders co., 1971.)
図8-73　肺の進化

[*1] ドジョウは口を水面から上に出して咽頭を膨らませ、空気を咽頭に吸い込みます。その後、咽頭を収縮させて空気を食道から腸に送り込みます。腸で酸素を吸収し、残りの気体を肛門から排出します。ですから、ドジョウはときどき放屁します。水面を密閉するとドジョウは溺死します。

鼻孔の進化

図8-74は、鼻孔の進化の変遷を描いたものです。

ヤツメウナギでは鼻孔は1個です。鼻孔は嗅球嚢または鼻嚢[*3]と呼ばれる1個の袋につながっています。鼻嚢の中には嗅神経があり、水のにおいを感じます。咽頭とはつながっていません。**ヤツメウナギの鼻孔は呼吸器ではなく感覚器です。**

軟骨魚類のサメは左右一対の鼻嚢を持ちます。サメの鼻嚢も単なる袋です。ただ、蓋がついていて中を仕切っています。外側からは2個の孔が見えます。頭部の先端に近いほうの入水孔から水を入れ、尾側の出水孔から出します。水の流れは一方通行になりますから、効率的に水のにおいをかげます。サメは水中の傷ついた獲物のにおいを遠くからでも嗅ぎ分けられます。

図8-74 鼻孔の進化

硬骨魚類の鼻嚢は完全な管になっています。前外鼻孔と後外鼻孔の2つの孔があります[*4]。前外鼻孔から水を取り入れ、後外鼻孔から出します。図8-75のコイでは、前外鼻孔と後外鼻孔の間に衝立がついていて、後外鼻孔から出た水が前外鼻孔に再び入りません。前方のにおいだけを嗅げるようになっています。

肺魚では、後鼻孔が咽頭に開口しています。内鼻孔とも呼ばれます。

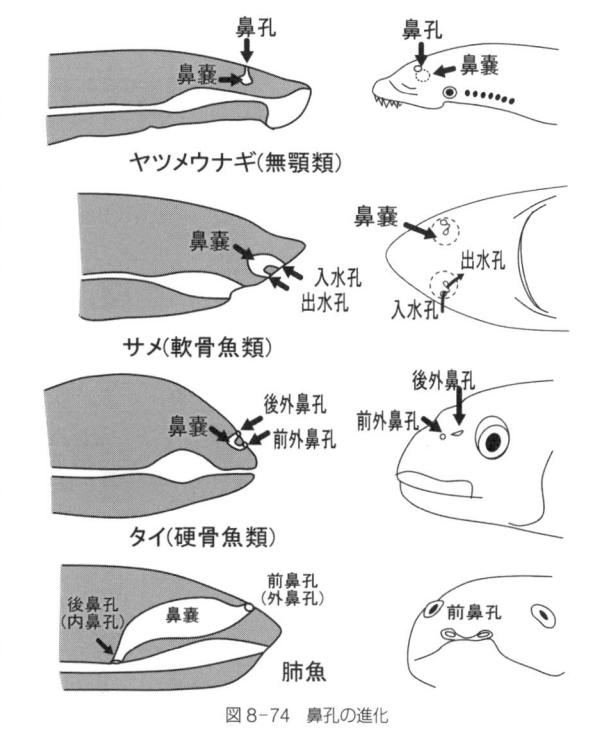

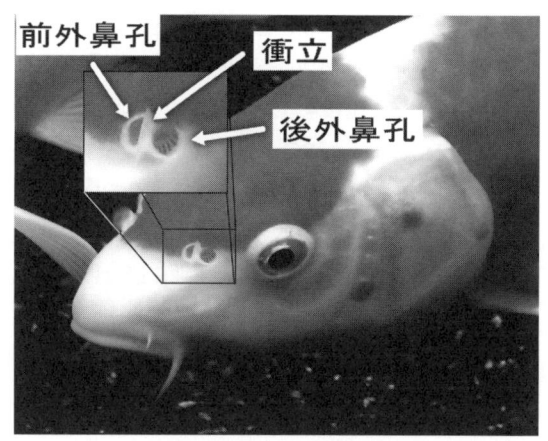

図8-75 コイの鼻孔

[*2] 魚類は、軟骨魚類と硬骨魚類に分かれて進化しました。硬骨魚類は、タイやヒラメのようにすべての骨が硬骨である真骨類と、軟骨が多く残っている軟質魚類に分けられます。ポリプテルスは軟質魚類に分類されます。ポリプテルスは外鰓と肺を持っています。受精卵が胚になるときの細胞の分かれ方（卵割）は、魚類では一方の端の細胞が分かれていく盤割ですが、ポリプテルスは両生類と同じく全割です。これらの点から、魚類と両生類の共通祖先の特質を残している古代魚と呼ばれます。

[*3] ヤツメウナギの脳をテーマに語るときは、嗅球嚢と呼びます。鼻の進化をテーマに語るときは、他の動物と整合させるために鼻嚢と呼びます。同じものです。

[*4] 前外鼻孔と後外鼻孔の間の隔皮が欠如すると鼻孔隔壁欠損症と呼ばれます。人工採苗のタイに多く見られます。天然物のタイにもまれに見られるといわれます。

肺魚の鼻孔の進化

デボン紀前期4億1000万年前頃の肺魚ユンゴレピスでは、頭部先端に左右1対の前外鼻孔と後外鼻孔があります（図8-76の図中b・c）。

3億9500万年前の肺魚ケニクティスでは、後外鼻孔は下に移動して前上顎骨と上顎骨の間に割り込んでいます。つまり、この肺魚の唇の下の骨は分かれた状態*でした（図中a・d・e）。

さらに、デボン紀後期3億6700万年前頃の肺魚ユーステノプテロンでは、歯列を断絶する位置＝口腔内に移動して内鼻孔となっています。内鼻孔ができてから、鼻は呼吸器になりました（図中f・g）。

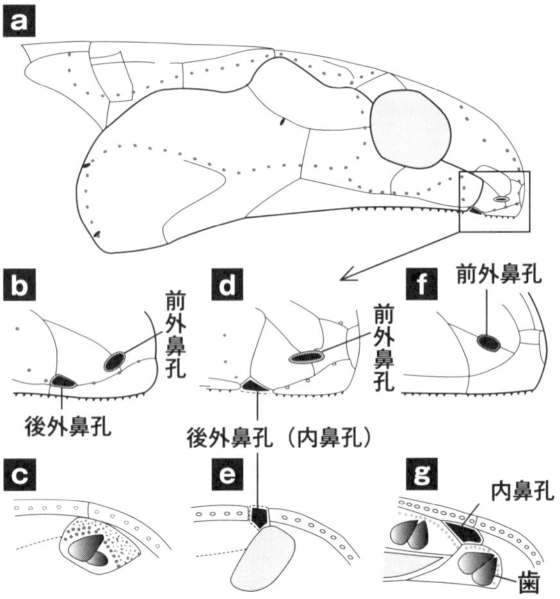

肺魚は、頭部の先端を水上に出し、前鼻孔から空気を吸って咽頭にため、前鼻孔を閉じて咽頭を収縮させて肺に空気を送ります。肺に送り込んだ空気の酸素を血液に取り込み、血液中の二酸化炭素を肺の中の空気に排出します。体の弾力と咽頭のポンプの陰圧の力で肺の中の空気を咽頭に移動させ、口から吐き出します。このようにして、肺魚は浅瀬でも息をできるようになりました。海の中のエサの奪い合いから解放されて、肺魚は文字どおり一息つけました。

サカナが肺を得たことは、原核生物から真核生物が生まれ、酸素呼吸を手に入れたのと同じくらい画期的な変化でした。呼吸が陸上生活に適合しました。

a：ケニクティスの頭部側面　b, c：ユンゴレピス
d, e：ケニクティス　f, g：ユーステノプテロン
b, d, f：側面　c, e, g：口蓋面

（Zhu M, et al：The origin of the internal nostril of tetrapods. Nature. 2004 Nov 4；432（7013）, 94-7.）

図8-76　後外鼻孔から内鼻孔への進化

> **! ポイント**　ウキブクロから肺への変化により、肺魚は空気呼吸の機能を手に入れました。

＊ 口唇が口から鼻孔にかけて裂けている、俗に「ミツクチ」と呼ばれる先天的形態異常があります。ヒトが初めから今の外見になるように、つまり内鼻孔を口の中に持つように設計されていれば、このような形態異常は生じません。ヒトは単細胞生物からDNAの複製の失敗を繰り返してきた生物で、肺魚の祖先と同じDNAを受け継いでいて、そのDNAの活性が発生の途中で終わると口唇裂になると考えられます。

●頚のあるサカナの誕生

図8-77に、魚類の祖先から両生類の祖先までの進化を示しました。下から2つ、ユーステノプテロンとパンデリクティスは肺魚です。鱗(うろこ)を持ち、エラ呼吸と肺呼吸をしていました。頭と胴は一体となっていて、頭と体幹の区別がありません。つまり、頚がありません。目、鼻、耳、口という感覚器を持つ頭を、胴体より上に出すことができません。

ティクターリクは鱗を持ち、エラも持っていたサカナでしたが、肺呼吸もしました。鰓蓋(さいがい)に相当する骨が小さくなり、後頭部の骨と脊椎の間に余裕ができました。頭だけを動かすことができました。つまり、**ティクターリクは頚を持っていました**。注意を向けたい方向に頭を向けられるようになりました。頚を獲得した動物は、エサを探したり、敵の接近を知ってあらかじめ遠ざかって身を守ったりするのに有利でしたから、増えていきました。

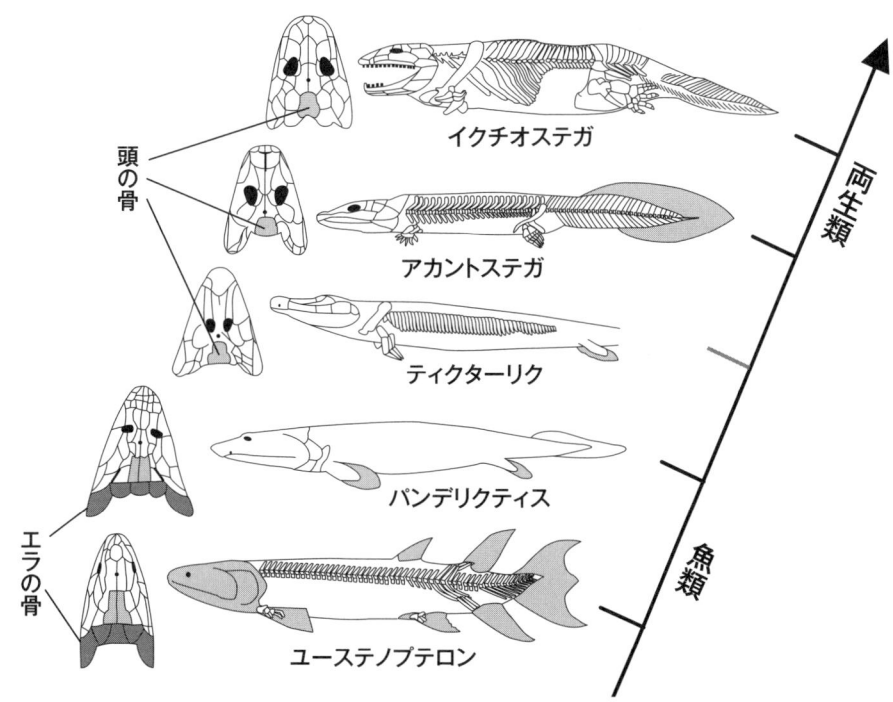

(Ahlberg PE, et al : Palaeontology : a firm step from water to land. Nature. 2006 Apr 6 ; 440 (7085) : 747-9.)
図8-77 魚類の祖先から両生類の祖先までの進化

●両生類の誕生

「腕立て伏せ」のできるティクターリクのようなサカナが浅瀬で栄え、代を累ねていくうちに、DNAの複製に失敗して一部欠損したり重複したりするでき損ないがたくさんできました。その中に、ヒレが肢になったでき損ないができました。両生類が誕生しました。

図8-78は、2億8000万年前の両生類、ブランキオサウルスです。頭の尾側にエラの骨が残っている化石が多いので、英語では"gill lizard"と呼ばれます。"gill"はエラ、"lizard"はトカゲを指しますから、直訳すると「エラトカゲ」です。正確な英語では、サンショウウオはsalamanderですが、素人はトカゲとサンショウウオを区別しません。

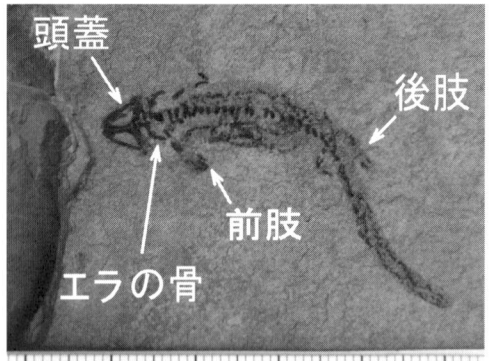

(ブランキオサウルス ペトロレイ (両生類)／ペルム紀前期〔約2億8000万年前〕／著者所蔵品)
図8-78　ブランキオサウルス ペトロレイの化石

サンショウウオとイモリとカエル

浅瀬から淡水に棲み、陸に上がった魚類から、両生類は出てきました。つまり、両生類の祖先は淡水魚です。陸で栄えた後、一部の両生類は海に行きましたが絶滅しました。現在、生き残っている両生類は、すべて淡水の中か周辺に棲んでいます。

両生類は、尾のない無尾目と尾のある有尾目に細分されます。無尾目はカエルです。有尾目はサンショウウオ（salamander）とイモリ（newt）です。サンショウウオとイモリの明確な違いはありません。イモリと名づけられたもの以外はサンショウウオと呼ばれます。歴史的にイモリと呼ばれるものは、成体になっても水中で生活することが多いといわれますが、例外もあります。この本では、両生類の有尾目をサンショウウオと呼び、無尾目をカエルと呼びます。

両生類の皮膚呼吸

両生類は、皮膚の表面の水に溶けた酸素を皮膚から取り込み、二酸化炭素を排出します。**すべての両生類は皮膚で呼吸しています**。両生類の基本的呼吸は皮膚呼吸です。皮膚呼吸では筋肉の力を使いません。皮膚呼吸に使うエネルギーは微々たる量です。体温が低ければ、基礎代謝が少ないので少量の酸素で生きていけますから、皮膚呼吸の比重が高くなります。現代の両生類であるスポッテドサラマンダーでは、15℃で呼吸の50%以上が皮膚呼吸になります[1]。両生類は冬眠します。体温が低くなると皮膚呼吸だけで生きていけますから、水中でも冬眠できます。温度が高くなると多くの酸素を必要とするので、肺呼吸の比重が増えます。

多くの両生類は、成熟するとエラがなくなり、肺で呼吸するようになります[2]。

両生類の血液循環

魚類は1心房1心室ですが、両生類は心房を2つ持っています（図8-79）。

心室を出た血液は体と肺に向かいます。肺に行った血液は、酸素を取り込み、二酸化炭素を排出して、右の心房に戻ります。右心房から心室に吸い込まれると、体から戻ってきた酸素の少ない血液と混じって再び体や肺に送られます。体に送られた血液のうちで皮膚に流れた血液は、二酸化炭素を排出して酸素を取り込み、心臓に戻ります。筋肉や臓器に流れた血液は、組織に酸素を与えて二酸化炭素を受け取り、静脈血となって左の心房に戻ります。心室に吸い込まれ、右心房からの血液と混じって再び体と肺に送られます。

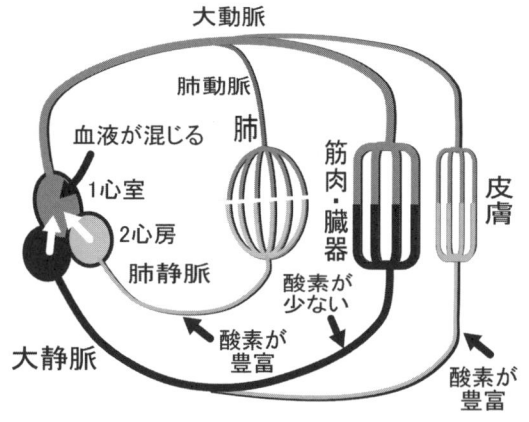

図8-79 両生類の血液循環

コラム 両生類と水

両生類は肺呼吸だけでは不充分です。皮膚呼吸が必要です。そのために、いつも皮膚が濡れていなければなりません。また、魚類と同じく両生類の卵はフニャフニャで、水の中でなければ乾いて死にます。幼生はエラ呼吸をするので、水の中でなければ死にます。多くの両生類は、成体になると陸に上がって生きていきます。水中では生活しません。しかし、水から離れて生きていくことはできません。幼生のときに水中で棲み、成体となって陸に棲むので、「両棲類（りょうせいるい）」と呼ばれました。しかし、「棲」が常用漢字ではなかったので、「両生類」と書かれるようになりました。

---

*1 Whitford WG, et al：CUTANEOUS AND PULMONARY GAS EXCHANGE IN THE SPOTTED SALAMANDER, AMBYSTOMA MACULATUM. Biol Bull. 1963 Jun; 124（3）: 344-54.
*2 「ウーパールーパー」として知られるメキシコサラマンダーは、肺を持たないサンショウウオです。ムハイサラマンダー科に分類されます。成体になっても肺を持たずエラ呼吸しています。サンショウウオの中には、ハコネサンショウウオのようにエラも肺も持たずに皮膚呼吸だけで生きるものがいます。カエルの中では、ボルネオのバルボウルラ・カリマンタネシス（Barbourula kalimantanensis）だけが肺を持たず皮膚呼吸だけで生きるカエルです。

両生類の鼻

図8-80に、両生類のカエルの呼吸器を示しました。両生類の鼻孔は、肺魚と同じく内鼻孔で咽頭と同じ空間の口腔につながっています。外鼻孔を開いたり閉じたりできます。**口腔は咽頭につながり、咽頭は筋肉の力で狭めることができます**。咽頭と肺の境界に喉頭があり、開いたり閉じたりして肺への空気の流入と流出をコントロールできます。

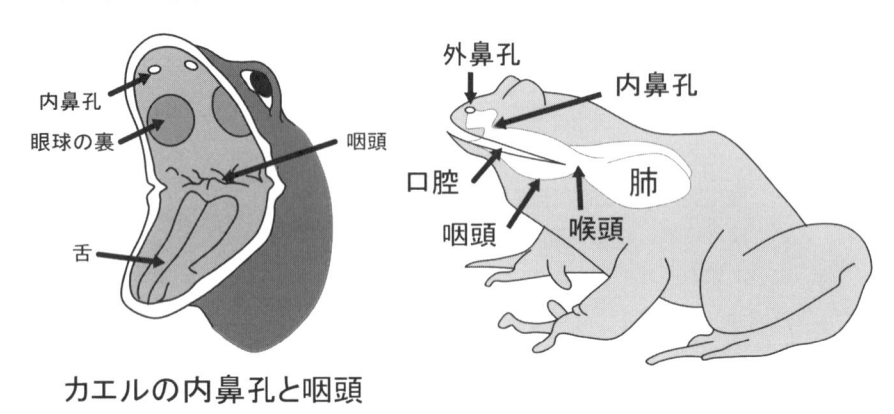

カエルの内鼻孔と咽頭

図8-80 カエルの呼吸器

咽頭呼吸

両生類のサンショウウオは肺で呼吸しますが、ほ乳類のような横隔膜を持ちません。また、図8-81で見られるように、肋骨が短いため、肋骨を上げ下げして胸郭を広げたり狭めたりする胸式呼吸ができません。

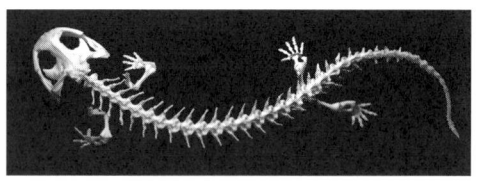

（写真提供：日本オオサンショウウオセンター〔三重県名張市〕）
図8-81 サンショウウオの骨格標本

サンショウウオは、空気を肺に入れるために、サカナが水をエラに送ったのと同じ動きを使います。つまり、**咽頭を使って空気を肺に送り込みます。咽頭呼吸と呼ばれます**（図8-82）。

まず喉頭を閉じ、外鼻孔を開いて咽頭の底部、つまりのどを下げます。すると咽頭の内容積が増して陰圧になり、外鼻孔から空気が吸い込まれます（**図中1**）。外鼻孔を閉じて喉頭を開き、咽頭の底部を押し上げます。咽頭内の容積は小さくなって陽圧になり、空気は肺に押し込まれます（**図中2**）。**図中1**〜2のプロセスを繰り返し、肺を膨らませます。喉頭を閉じて、肺の空気と血液の間で酸素と二酸化炭素のガス交換をします（**図中3**）。外鼻孔と喉頭を開きます。体の弾力で肺が押しつぶされて、肺内の空気は外鼻孔から体外に押し出されます（**図中4**）。

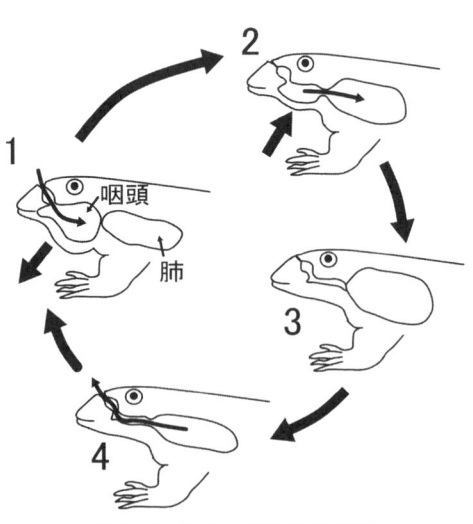

図8-82 サンショウウオの咽頭呼吸

カエルの肋骨はサンショウウオより貧弱です。カエルでは、咽頭の底部が別室になっていて、薄く大きく広がるようになっています。そこに空気をためて、咽頭と空気を往来させて音を出します。このようにして、カエルは空気を口から出さずに鳴くことができます（図8-83）。

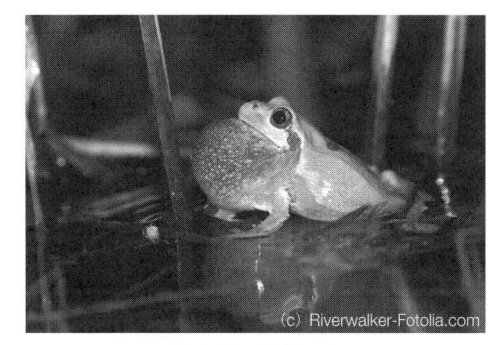

図8-83　鳴くカエル

咽頭呼吸の臨床的意義

慢性閉塞性肺疾患（COPD）のような肺自体の病気になると、空気から血液に溶け込む酸素が少ないので、呼吸が苦しいと感じます。そのため、高い濃度の酸素を提供されると、病気の肺でも酸素を取り込めるようになり、楽になります。

しかし、小児麻痺にかかったり頚髄を損傷した人は、横隔膜や肋間筋などの呼吸筋が麻痺しています[1]。肺に入る空気自体が少ないことで、呼吸が苦しいと感じています。深呼吸ができなかったり、まったく息を吸うことができなかったりします。このような人に高い濃度の酸素を投与すると、酸素自体の毒性で肺を損傷します。また、二酸化炭素を排出できませんので、二酸化炭素中毒になります。

さらに、1回に吸い込む量が少ないので、咳の力が弱く痰が出せません。容易に肺炎になります。呼吸筋の麻痺している人では、1回の換気量を大きくすることが必要です。2000年代になり、呼吸リハビリテーションとして重要視されています。

このような場合、1回換気量を大きくするために、舌と咽頭を使うことができます。**舌咽頭呼吸法**（glossopharyngeal breathing；GPB）[2] と呼ばれます。1950年代に小児麻痺を持つ人が発見しました。

---

[1] 横隔膜は第3〜5頚神経からなる横隔神経支配です。肋間筋は第1〜11胸神経の支配です。腹筋は第6胸神経〜第1腰神経の支配です。つまり、第3頚椎以下の頚髄の損傷では、呼吸筋の麻痺が起こります。
[2] 舌咽頭呼吸法はカエル呼吸とも呼ばれます。

舌咽頭呼吸法では、舌と咽頭、喉頭をポンプのように動かして肺に空気を送り込みます（**図8-84**）。

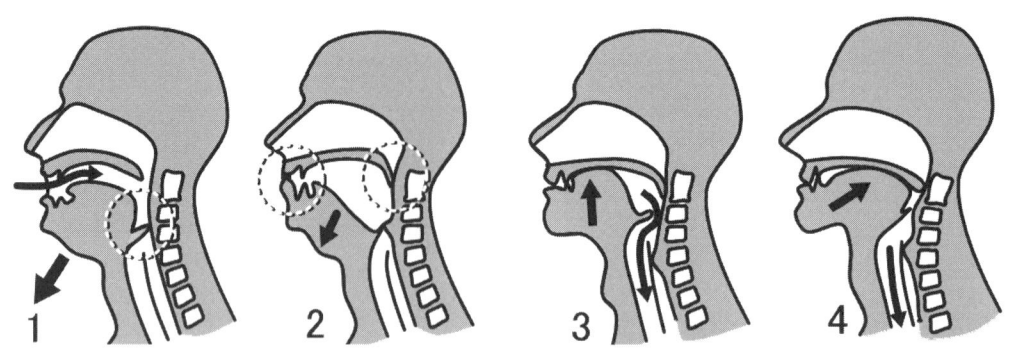

図8-84 舌咽頭呼吸

唇をちょっと開き、喉頭蓋を閉じて舌と下顎を下げます（**図中1**）。軟口蓋を咽頭後壁につけて、後鼻孔を閉じて口腔と咽頭いっぱいに空気を満たし、口を閉じます（**図中2**）。舌と下顎などの口腔下部、喉頭を挙上し、同時に舌を口蓋につけます（**図中3**）。舌を変形させて空気を喉頭から気管へ押し込みます（**図中4**）。できるだけたくさんの空気を押し込んだ後、喉頭蓋を閉じます。**両生類の呼吸そのものです**。これにより、1回に約60 mLの空気を肺に押し込むことが可能です。**図中1〜4を10〜20回繰り返し、肺に空気をため込んでから、喉頭蓋と口と後鼻孔を開くと息を吐けます。

習熟すると、胸式呼吸や腹式呼吸では呼吸できない人でも、日中の仕事をできるようになります。夜間、人工呼吸器を使っている人でも、舌咽頭呼吸法ができると、停電のときにも数時間自分で呼吸して待つことができます。

動物は酸素を呼吸するようになり、魚類のエラ呼吸から両生類の咽頭呼吸へと進化しました。胸式呼吸や腹式呼吸は、さらに上のレベルです。ヒトは魚類や両生類と祖先が同じです。同じ祖先のDNAを使い回して、現在のヒトになっています。**ヒトの構造は、現在の魚類や両生類に発展したのと同じ構造を基盤にしています。ですから、胸式呼吸や腹式呼吸という高いレベルに分化した呼吸を使えなくなったときでも、魚類や両生類の使っている舌咽頭呼吸を使えます**。進化のプロセスで消化だけに使われるようになった咽頭を、再び呼吸の機能のために流用できます。

高いレベルの動きの機能が使えなくなったときに、低いレベルの動きの機能を使うことは、環境への高度な順応です。

両生類の呼吸の臨床的意義

両生類は頚を得て、咽頭がポンプとして動くことで肺呼吸を獲得しました。また、空気を肺に入れ、食べ物を食道に入れるという分別も咽頭で行うようになりました。もし、咽頭の動きが邪魔されると、呼吸も消化も邪魔されます。

ヒトと両生類は共通の祖先を持ち、共通のDNAを持っています。両者とも肺を使って呼吸します。両者の咽頭は同じ働きをします。ですから、ヒトの姿勢を支援しようとするなら、両生類レベルの機能が充分に働くようにすることが役立つでしょう。どんな姿勢であっても、咽頭が楽に動くような姿勢をできるように手伝うことです。形ではありません。**嚥下と呼吸という咽頭の機能が充分にできるように、クッションの当て方や手足の配置を配慮するとよいのです**。

酸素欠乏とヒトの呼吸の変化

　ヒトは、酸素が足りなくなると、より多くの酸素を取り込もうとして呼吸のやり方を変えます。**腹式呼吸**から**胸式呼吸**になり、その後、鎖骨や肩甲骨を上下させて呼吸するようになります。いわゆる肩で息をする状態です。肩呼吸と呼ばれます。さらに酸素が足りなくなると、口を開けて下顎を上下させてあえぐように呼吸します。**下顎呼吸**と呼ばれます。

　呼吸はヒトにとって最優先の動きです。ヒトは、ふだんの呼吸で足りなくなったときは、すべての動きを使い、より原始的な呼吸法を使ってでも、酸素を取り込もうとします。

両生類の耳

●サカナの顎から両生類の耳と鼓膜へ

　無顎類の第1鰓弓は、硬骨魚類では方形骨、関節骨、角骨となり、顎の骨になりました。第2鰓弓は**舌顎骨**になり、鰓蓋の支えになっています（図8-85）。舌顎骨はエラのない両生類ではお役御免になりました。他の機能に役立つことになります。

　デボン紀後期のサカナであるユーステノプテロンでは、現代の軟骨魚類であるネムリブカやネコザメのように**噴水孔**があります。噴水孔は第1鰓孔であり、咽頭へ水を取り込んでエラに送る取水口です。ユーステノプテロンの噴水孔は、舌顎骨と鰓蓋骨の間を通って頭蓋の外につながっています。両生類に近いサカナのパンデリクティスでは、噴水孔は太く真っすぐになっています。舌顎骨は頭蓋の中の空間に垂れ下がっています。両生類のアカントステガには鰓蓋はありません。鰓蓋骨を支えるという舌顎骨の必要性はなくなります。両生類ではお役御免になった舌顎骨は、頭蓋から離れて内耳の卵円窓の蓋になりました。**両生類とは虫類では耳小柱**と呼ばれ、**ほ乳類ではアブミ骨**と呼ばれます（図8-86）。

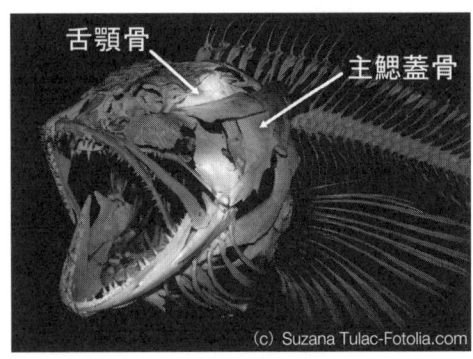

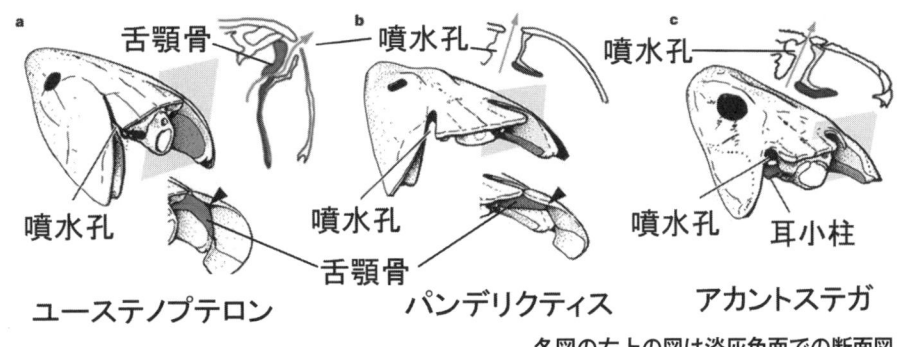

図8-85　サカナの舌顎骨と主鰓蓋骨

各図の右上の図は淡灰色面での断面図

(Brazeau MD, et al : Tetrapod-like middle ear architecture in a Devonian fish. Nature. 2006 Jan 19 ; 439 (7074) : 318-21.)
図8-86　四つ足動物の中耳の進化

サカナにとって、噴水孔はエラのための水の取り入れ口でした。しかし、両生類は肺呼吸するようになり、噴水孔から水を取り込む必要はなくなりました。さらに、肺呼吸するための空気は鼻孔を通って咽頭に行くので、噴水孔は空気を通過させる必要もなくなりました。いつしか、**噴水孔は中耳になり、皮膚の延長の膜で閉じられて鼓膜となりました**。その鼓膜の裏に舌顎骨からできた耳小柱がつき、内耳に鼓膜の振動を伝えるようになりました。噴水孔が咽頭に開いていた部分は、ヒトの耳管として残っています。飛行機に乗って気圧が下がったときに唾を飲み込むと耳が痛くならないのは、噴水孔の遺残である耳管により中耳の圧が咽頭の圧と同じになるからです。

> **ポイント**　サカナではエラの支えに使われていた**舌顎骨は、両生類になると内耳の卵円窓の蓋に使われる**ことになりました。**第1鰓孔は中耳と耳管**になりました。

●カエルの耳

　カエルには鼓膜と中耳があります。雄はのどを震わせて鳴き、雌を誘います。カエルは空中に跳び上がって地面から離れることがありますから、空中の音を聞くために鼓膜と中耳という空中の音を拾いやすい器官が発達したほうが有利でした（図8-87）。

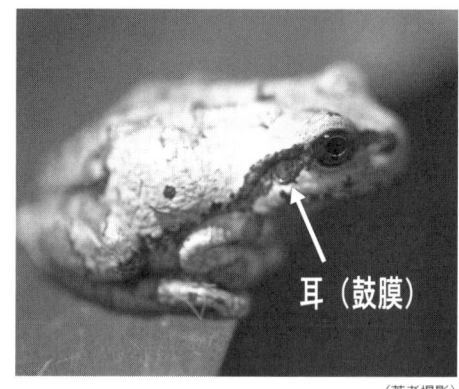

（著者撮影）

図8-87　カエルの鼓膜

カエルの内耳には、中耳に向けた開口部が2つあります。卵円窓と正円窓です。
　空気の振動は鼓膜を震わせ、鼓膜の振動は耳小柱を震わせます。耳小柱から卵円窓に伝わり、外リンパに伝わった振動は、コルチ器（基底乳頭）に伝わり、コルチ器と両生類乳頭の有毛細胞を刺激して聴覚刺激となります。コルチ器や両生類乳頭を震わせた振動は、中耳に開口した正円窓に抜けていきます（図8-88）。

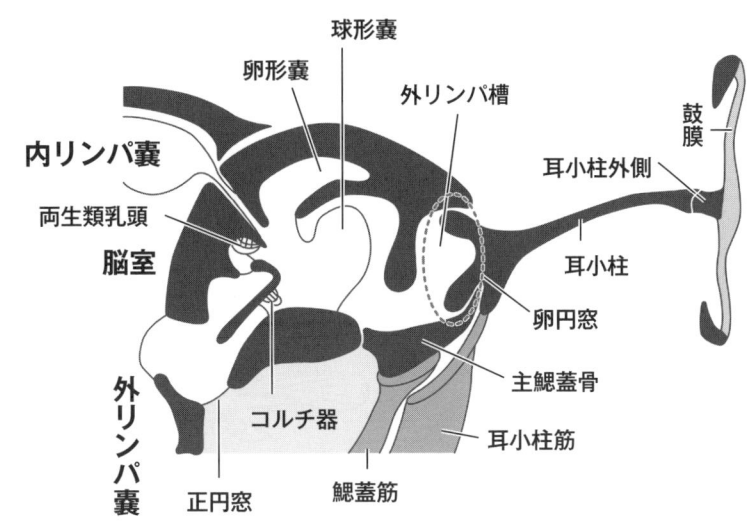

(Wilczynski W, et al : The auditory system of anuran amphibians. Prog Neurobiol. 1984 ; 22（1）: 1-38.)
図8-88　カエルの内耳

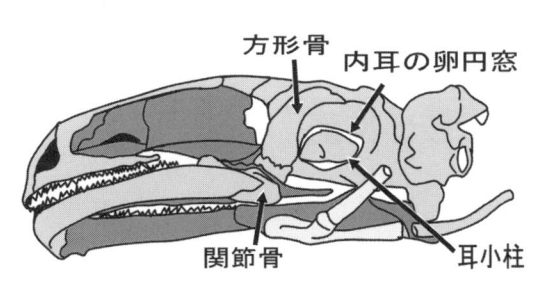

●サンショウウオの耳

　サンショウウオには鼓膜も中耳もありません。正円窓もありません（図8-89）。
　体に与えられた振動は、膜や結合織で境された卵円窓から内耳の外リンパに伝わります。この振動が内耳を刺激して聴覚になり、脳に伝わります。サンショウウオは四肢が短くて体の高さが低く、通常は地面に下顎をつけています。外敵が接近すると地面からの振動が下顎に伝わります。サンショウウオは下顎から頭蓋に伝わる地面の震えを聴いています。

図8-89　サンショウウオの耳

サンショウウオは正円窓を持たないので、卵円窓から入った振動は中耳に抜けていけません。卵円窓に入った振動は、外リンパに伝わり、脳を横切り、反対側の耳の卵円窓から抜けていきます（図8-90）*。サンショウウオでは、文字どおり「右の耳から入った言葉が左の耳に抜ける」のです。

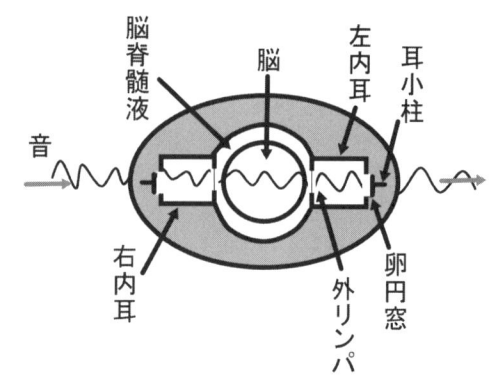

図8-90　サンショウウオの耳に入った振動の伝わり方

骨盤の出現

シーラカンスでは、ヒレの中にしっかりした骨があります。このようなサカナを肉鰭類と呼びます。肉鰭類の中ででき損ないが生まれ、**腹ビレの基部に大きな骨を持つサカナが出てきたと考えられています（図8-91）。その大きな骨が骨盤を作る3つの骨、すなわち坐骨、恥骨、腸骨**です。

もともとはヒレですから、初期の骨盤は脊柱にくっついていませんでした。代を累ねるうちに骨盤は脊柱と癒合して、後肢で体の重さを支えやすくなりました。

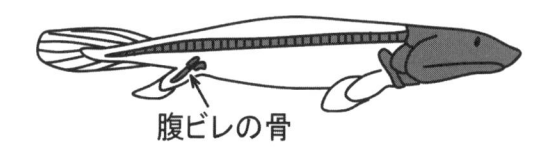

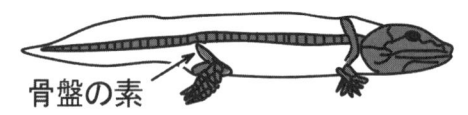

図8-91　両生類における骨盤の出現

四肢の役割

両生類は陸を歩くことができます。両生類の四肢は魚類のヒレに由来します。魚類の胸ビレと腹ビレの役割は、頭蓋と脊柱からなる体幹を水中に「止める」「とどめる」ことです。陸に上がった両生類でも同じです。**四肢の役割は頭蓋と体幹を空中にとどめることです**。中枢である体幹を末梢である四肢が支えることで歩行ができます。

> **ポイント**　両生類は四肢を獲得し、「歩行」の機能を獲得しました。

* Wever EG : Sound transmission in the salamander ear. Proc Natl Acad Sci USA. 1978 Jan; 75（1）: 529-30.

両生類（サンショウウオ）の動き

現代の両生類は、無尾目のカエルと有尾目のサンショウウオに分けられます。サンショウウオには尾がありますが、カエルには尾がありません。サンショウウオは歩きます。カエルも歩きますが、ときに跳ねます。形態の進化のプロセスから見ると、カエルのほうが跳ねるという特殊な動きに特化した形をしています。カエルよりサンショウウオのほうが祖先に近いです。歩くという動作を見るには、サンショウウオのほうが適しています（**図8-92**）。

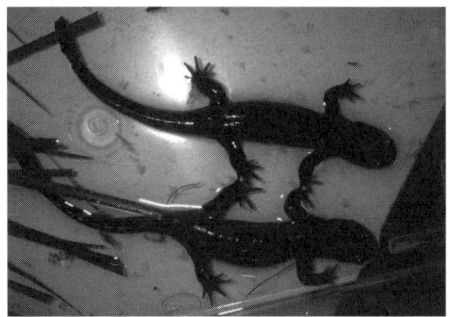

（写真提供：湘南アクアリウム社〔神奈川県藤沢市〕）
図8-92　歩くサンショウウオ

「頭と胸」のオリエンテーション

両生類の卵には殻がありません。フニャフニャです。硬い殻がありませんから、卵は水の中でなければ生きていられません。その卵から幼生が孵ります。

カエルとサンショウウオの幼生の体の構造は親と違います。手も足もなく、一見サカナのような形をしています。肺を持たず、エラで呼吸します。カエルの幼生のオタマジャクシのエラは体の中にある内鰓ですが、サンショウウオの幼生のエラは体の外側に出た外鰓です。サンショウウオの幼生はサカナのような形をしていて、サカナのように泳ぎます。一部のサンショウウオ[*1]は成体になっても外鰓を持っていますが、多くのサンショウウオの幼生は、成長すると手足が出てきて[*2]、肺ができ、エラがなくなります。そして、肺で呼吸するようになります[*3]。このようにして、頚がはっきりします。頚があることで、胸と頭を別に動かすことができます。体の向きを変えずに、目や耳や鼻という感覚器を望む方向に向けられます。敵やエサの位置や方向を探査しやすくなりました。このようにして、両生類は生き残りに有利になりました（**図8-93**）。

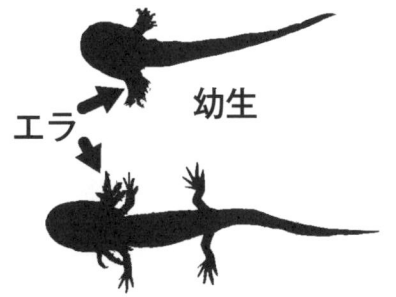

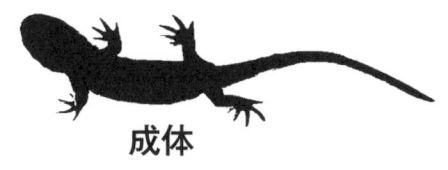

図8-93　サンショウウオの幼生

> **！ポイント**　両生類は頚の獲得により「頭と胸」のオリエンテーションを手に入れました。

---

*1　ウーパールーパーと呼ばれるペットがいます。正式な名前はメキシコサラマンダーです。メキシコサラマンダーは高地の湖に住むサンショウウオです。外鰓を持った幼生の形のまま性成熟し、交尾して繁殖します。幼形生殖（ネオテニー）といいます。水位、水温、pHの変化により甲状腺ホルモンの分泌が増えると、外鰓が吸収されて成体形に変化します。

*2　アメリカ民謡「リパブリック賛歌」の替え歌で「おたまじゃくしは蛙の子」という歌があります。「おたまじゃくしは　蛙の子　なまずの孫では　ないわいな　それがなにより　証拠には　やがて手が出る　足が出る」と歌われます。しかし、現実のカエルは足が出てから手が出ます。手が出てから足が出てくるのはサンショウウオです。

*3　カエルの幼生は、後肢が出てくる前から肺呼吸を始めます。サンショウウオでも、エラがなくなる前から肺呼吸が始まります。飼育する場合は、早めに水槽の中に陸を作ってあげないと、おぼれ死にます。

サンショウウオの足と骨盤

サンショウウオの後肢は、膝が骨盤から外側に向かって出ています。そして、後肢の趾をいっぱいに広げて地面をつかみます（図8-94）。ワニの足よりもサカナのヒレに近い動きをしています。

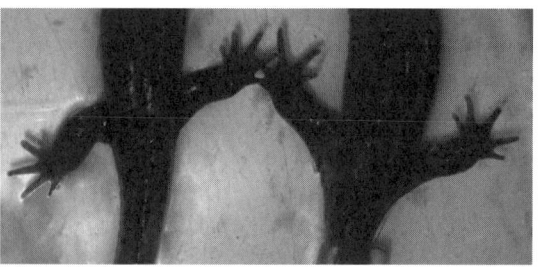

（写真提供：湘南アクアリウム社〔神奈川県藤沢市〕）
図8-94　クロサンショウウオの後肢

サンショウウオの水中の移動と陸上の移動

水中では両生類の成体も幼生と同じように泳ぎます。そして、幼生と異なり、陸に上がって歩きます。図8-95は、代表的な両生類であるサンショウウオの泳ぐ姿と歩く姿の連続写真です。

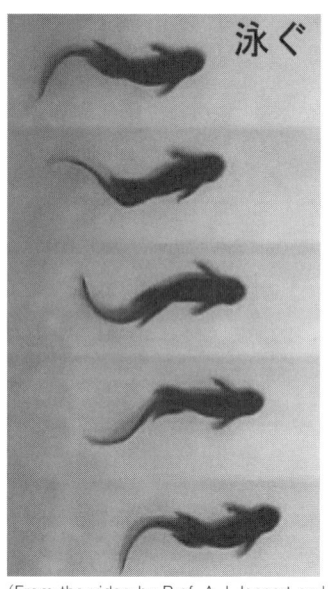

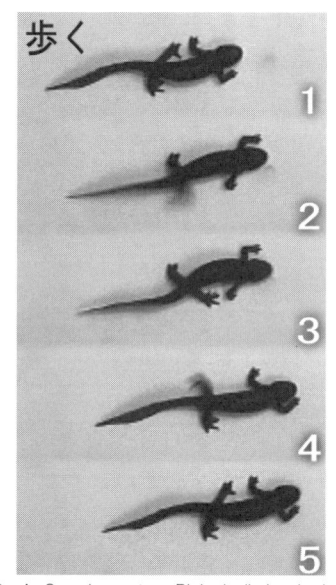

図中1：右後肢を後ろに、左後肢を前に出して体幹を右に凸の「くの字」にします。

図中2：左前肢を前に出します。左後肢を床につけて、そこを回転軸にして骨盤を回します。右後肢が前に振り出されます。

図中3：右後肢が床につき、脊柱は左に凸の「くの字」になります。

図中4：右前肢を前に出します。右後肢を軸にして骨盤を回します。

図中5：左後肢が前に振り出されて着地します。

(From the video by Prof. A. I Jspeert and Dr. A. Crespi, courtesy Biologically Inspired Robotics Grop, EPFL)
図8-95　サンショウウオの泳ぎ方・歩き方

　サンショウウオは、脊柱のくねるような動きで骨盤を動かし、その骨盤の動きを利用して四肢を振ることで歩いています。**体幹の左右の筋肉の収縮の波が前から後ろに伝わります。**サカナは「くの字」になったときに水の抵抗を獲得し、真っすぐになるときに水の抵抗の少ない頭側に進んでいます。サンショウウオはサカナのDNAを受け継ぎ、脊柱という構造を持っています。その脊柱を筋肉の収縮で「くの字」に曲げたときに支持面の抵抗を獲得し、筋肉を弛緩させて脊柱を真っすぐにするときに進んでいます。この移動方法はほ乳類までつながっています。

サンショウウオの足の「8の字」の動き

サンショウウオは四肢を振り出すようにして歩きます。図8-96は、サンショウウオの左前肢の使い方を示したものです。

図中a：左前肢を前に振り出してペタッと床につけます。

図中b：左前肢に重さを流して体幹を支えます。

図中c：左前肢を尾側に向けて伸ばすと、反動で右前肢が前に振り出されます。

図中d：右半身が前に進みます。ここで重さを右前肢と左後肢に流します。

図中e：左前肢の前端から浮かします。

図中f：浮いた左前肢を頭側に振り出します。

図中g：左半身が前に進みます。

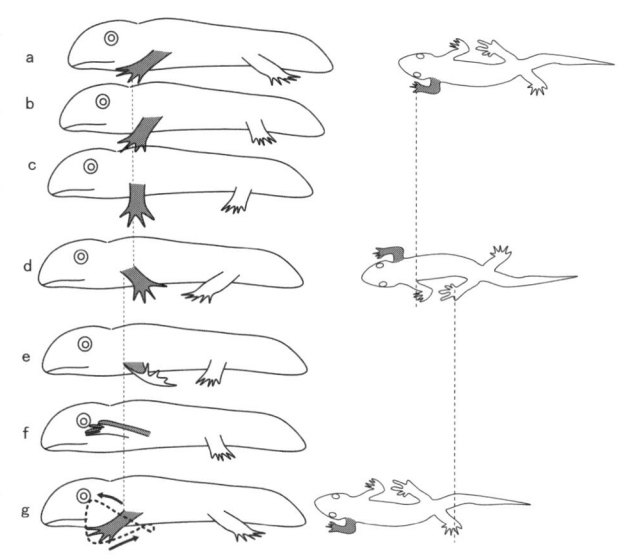

図8-96　サンショウウオの左前肢の使い方

　上記の解説では左前肢について書いていますが、右後肢も同じ動きをしています。体幹が「くの字」の動きをするので、前肢と後肢は左右逆の動きをします。

　左前肢の先端は、**図中g**に破線で示した「8の字」を描きます。サカナのヒレと同じ動き方をします。サカナのヒレを作るのと同じ遺伝子を、サンショウウオは四肢を作るのに使います。その結果、サンショウウオの四肢はサカナのヒレと基本構造が同じです。基本構造が同じものを楽に動かす動き方は、基本的に同じ動き方になります。基本的で楽な動き方が「8の字」の動きです。

　サンショウウオの四肢すべてが「8の字」の動きをしています。

コラム　トリの「8の字」の動き

　ハチドリはハチのように花の蜜を吸います。羽ばたきながら空中にとどまります。ハチドリが空中にとどまるときには、翼を前後に「8の字」に動かします。翼が前から後ろに行くときも、後ろから前に行くときも、翼面の上の空気の流れが、翼面の下の空気の流れより速くなって揚力を生み出します。ヘリコプターと同じ原理で空中にとどまります。

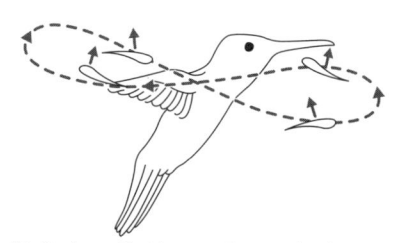

(K. Kardong : Vertebrates : Comparative Anatomy, Function, Evolution, 5th ed., McGraw-Hill, 2008.)

　サカナの胸ビレやサンショウウオの前肢と同じく、ハチドリの翼は「8の字」の動きをしています。

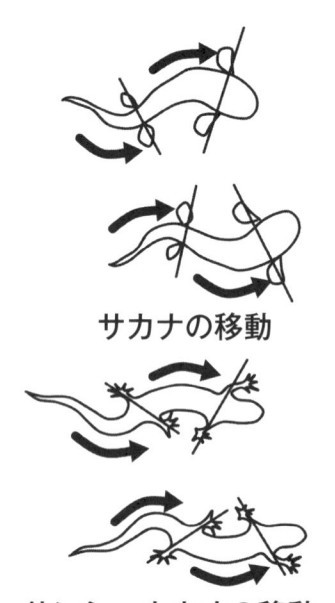

サカナとサンショウウオの移動

サカナは、頭から尾に向けて、次々と「くの字」に曲げていくことで泳いでいます。サンショウウオの幼生が泳ぐときも、サンショウウオの成体が泳ぐときも、サカナと同じように「くの字」が使われています（図8-97）。

サンショウウオの成体も、体幹をくねらせて泳ぎます。水中で四肢をヒレのようにして体幹を安定させ、体全体を左右に「くの字」にくねらせて進みます。基本はサカナと同じです。

サンショウウオの成体が歩くときは、四肢で体幹を安定させて、体全体を左右に「くの字」にくねらせて進みます。「くの字」になるという基本的な体幹の動きは、泳ぐときと変わりません＊。水中では四肢をヒレのように使って体を安定させていますが、地上では四肢で地面をつかみ、体を安定させています。サンショウウオの歩行は、後肢の出方とうまく適合しています。サンショウウオは体幹をくねらせて四肢を振って動いています。サンショウウオが歩くときも、サカナの泳ぐときと同じように、頭蓋から脊柱の「くの字」の動きを使っています。

サカナの移動

サンショウウオの移動

図8-97　泳ぐときの「くの字」の動き

> **！ポイント**
> - サンショウウオが泳いだり歩いたりするときの基本的な動きは「くの字」の動きです。
> - 頭の直下から、体の左右の筋肉の収縮と弛緩が順繰りに尾側に伝わっていきます。
> - 両生類は、魚類にはない頸を得たので、注意を向けたい方向に頭を向けることができるようになりました。

> **！注　意**　遺伝子は構造を決定するが、動きは決めない
> 　　ここまで、しつこく「DNAの複製に失敗し、一部欠損・重複によってできたでき損ないが環境にうまく適合して栄えた」ことを強調してきました。進化の過程は「でき損ないの出現と、その適応の歴史」です。そして、大切なことは、進化の過程が進むにつれて、このDNAの一部欠損・重複により、遺伝子が多くなっていることです。ですから、現在のヒトの遺伝子の数が多いといっても、それは細菌や原索動物、無顎類、魚類、両生類の祖先が持っていた遺伝子の使い回しに過ぎません。わたしたちヒトの遺伝子の中には、それらの遺伝子が残されています。ヒトの構造は、「神の姿を移した」ものではなく、細菌から両生類までの祖先の姿を移し損ねたものです。構造＝オリエンテーションが遺伝子で制限されていますから、そのオリエンテーションを使う動きも当然、それらの生物の名残りをとどめています。
> 　　このような事象を見て、「わたしたちの遺伝子に進化の記憶が入っている」と表現する人もいますが、よい表現ではありません。遺伝子は構造＝オリエンテーションを規定します。オリエンテーションにより動きは決まります。しかし、遺伝子に動きの記憶はありません。

＊　「くの字」の動きは伝わりますが、収縮と弛緩のリズムの位相は変わります。このことは、「動きの中枢と日常生活の動き」の章：「移動と動きの中枢」の項目 で解説しました。

ヒトの中の両生類の動き

　赤ん坊が寝返りできるようになり、腹這いするようになったときに、両生類のサンショウウオと同じ移動をします。

　四肢は体を空中に持ち上げるほどの強さも力もありません。腹部は地面に触れたまま、すれて動きます。もし、水の中に入れば、地上よりは楽に移動できるでしょう。

　図8-98は、寝返りできるようになったばかりの赤ん坊です。

図中1：頭を上げて、頭と脊柱で「くの字」に動きます。

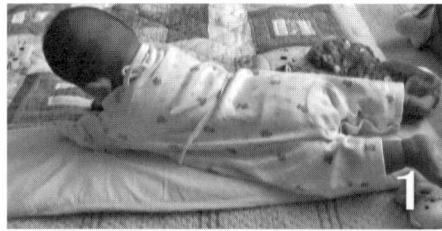

図中2：頭を下げて、骨盤を浮かせます。重さの流れていない下肢を浮かせて移動させます。

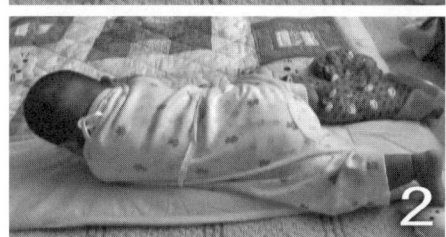

図中3：移動した四肢を周囲の物や床に引っかけます。

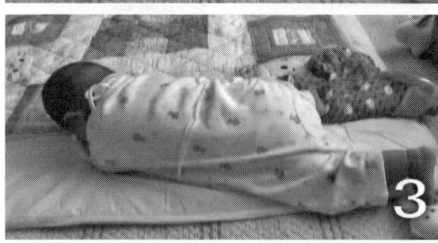

図中4：下肢を伸展させて、体幹を前にずり出します。右上肢を前に出します。

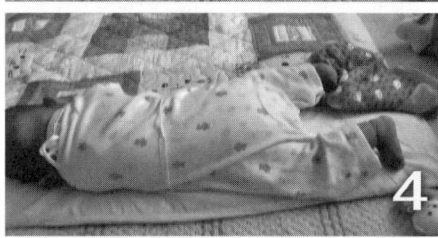

図中5：頭から脊柱を「くの字」にします。

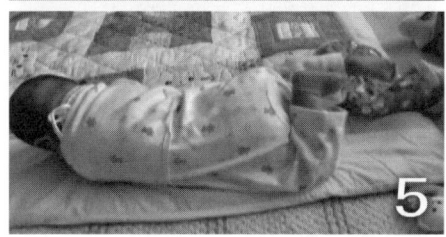

（写真提供：千廣信一氏）
図8-98　赤ん坊の「くの字」の動き

　このように、四肢と体幹を動かして移動しています。基本的に**両生類と同じ動きをしています**。しかし、体幹と四肢の動きは機能的に協働していません。これから、時間をかけて四つ足歩行を学習します。

●は虫類と犬歯類

陸に上がったサカナは四つ足動物になりました。3億6000万〜2億9000万年前の石炭紀に、両生類と有羊膜類に分かれました。

有羊膜類は胚のときに羊膜があるので、水辺以外の環境へ進出できました。有羊膜類は側頭窓の数で無弓類、単弓類、双弓類に分けられます。

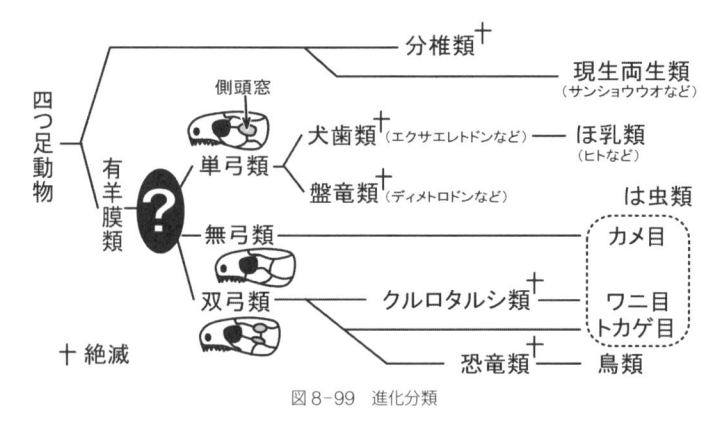

図8-99　進化分類

無弓類はカメ目に、双弓類はワニ目、トカゲ目（ヘビを含む）、鳥類になったと考えられています。カメ目、ワニ目、トカゲ目を総称しては虫類と呼びます。単弓類から盤竜類と犬歯類が出て、犬歯類からほ乳類が出てきました（図8-99）。

しかし、**図中の？マークの動物の化石は見つかっていません**。その代わりに、**現在のは虫類の構造と機能から、ほ乳類の基本となる構造とその機能を推測することができます**。

●は虫類の誕生

先に述べたように、は虫類は両生類と同一の祖先から分化してきた別の系統と考えられています。

図8-100は、ハンドバッグの生前の姿です[1]。

クロコダイル（ワニ）は、は虫類です[2]。は虫類の卵は硬い殻を持っているので、乾いても平気です。生まれたときにすでに肺が発達しているうえに、硬い鱗で皮膚が守られていますから、乾燥した世界に棲むことができます。そして、両生類よりも地上を速く移動できます。両生類の生きていけない陸地の奥深いところに進出していきました。

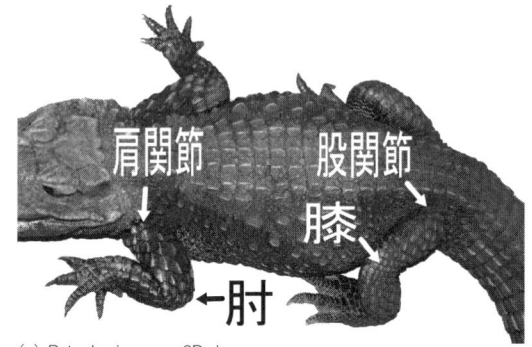

図8-100　クロコダイル（ワニ）

両生類とは虫類の違い

図8-101は、両生類のイモリの一種のファイアサラマンダーです。皮膚は湿ってぬるぬるして、耳下腺や背中のぶつぶつから毒を飛ばします。図8-102は、は虫類のトカゲです。名前はわかりません。皮膚は乾いていて、鱗のような凹凸がついています。

---

[1] 財布にもなります。
[2] は虫類の分類は、いまだに流動的です。ワニ目は中生代初期から栄えたクルロタルシ類の末裔です。トカゲ目やカメ目より先に出現しました。将来、ワニ目はトカゲ目やカメ目と違うものと分類されるかもしれませんが、この本では従来の分類に従います。

図8-101　ファイアサラマンダー　　　　　図8-102　トカゲ

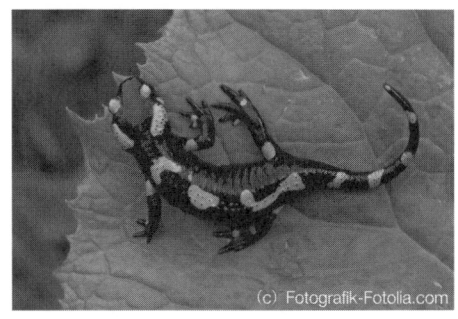

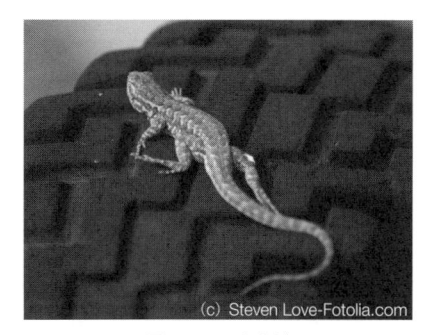

　両者とも、同じような形態をして、左の下肢を前に出しています。しかし、よく見ると、下肢の形が違います。両生類であるファイアサラマンダーは、左膝を伸ばして足をペタッと葉の上につけています。は虫類であるトカゲは、左膝を屈曲させて踵(かかと)をタイヤの上につけてしっかりと踏んでいます。

● は虫類と両生類の四肢の違い

　は虫類の四肢は両生類とは違います（図8-103）。両生類では、四肢は外側に出ています。手の先と足の先は外側に向かっています。歩くときには、足先が膝より前に出ます。膝を伸ばして歩きます。しかし、**は虫類では、手の先も足の先も前方に向かっています。**そして、前肢の肘は後方に向かい、後肢の膝は前方に向かっています。歩くときにも足先より膝が前にあります。膝を曲げて歩きます。は虫類の肘や膝という四肢の関節は、両生類の肘や膝よりも体幹の近くにあります。体を支えやすくなっています。

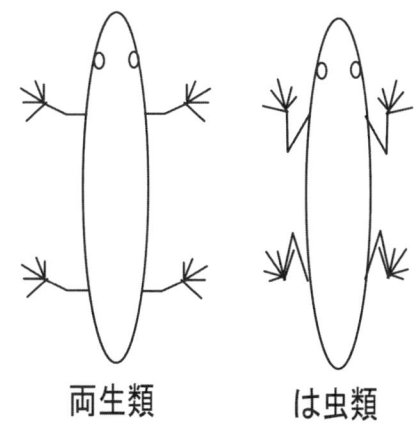

図8-103　は虫類と両生類の四肢

● は虫類と両生類の歩行の違い

　両生類では歩行のときに腹が地面に接しています。腹をすって歩きます。は虫類では地面から離れて空中に浮いています。

　は虫類では、膝が前に出て、肘が後ろに向いているため、前後方向の移動がしやすくなっています。両生類よりも歩行に適しています。それでも、移動の基本的な動きはサンショウウオと同じです。前肢と後肢を交互に動かし、脊柱を左右交互に「くの字」に曲げて歩きます。

> **ポイント**
> ・は虫類が泳いだり歩いたりするときの基本的な動きは「くの字」の動きです。
> ・頭の直下から、体の左右の筋肉の収縮と弛緩が順繰りに尾側に伝わっていきます。

● は虫類と両生類の大腿骨頚部の違い

両生類とは虫類では、骨盤から出てくる大腿骨の形が違います。大腿骨が股関節の中にはまり込む部分を大腿骨頭と呼びます。大腿骨頭と大腿骨本体をつないでいる部分を大腿骨頚部と呼びます。大腿骨頚部を見ると、後肢で何が起こっているかがわかります。

図8-104は、両生類であるオオサンショウウオと、は虫類であるミズオオトカゲの大腿骨頚部です。オオサンショウウオでは、大腿骨本体の延長線上に大腿骨頭がついています。つまり、オオサンショウウオの大腿骨頚部は真っすぐですが、は虫類のミズオオトカゲの大腿骨頚部は曲がっています。

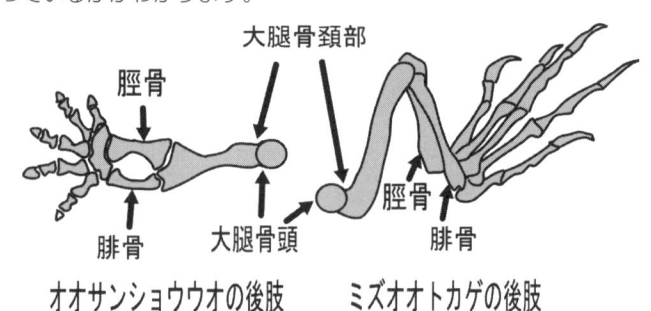

図8-104 オオサンショウウオとミズオオトカゲの大腿骨頚部

> **ポイント**　　は虫類では、大腿骨頚部が曲がることで膝が前方に向きます。

は虫類と同質の動き

両生類は腹部を地表にすりつけて移動しますが、は虫類は腹部を空中に浮かせて移動します。両生類のように腹這いしていた赤ん坊も、四肢が強くなると、は虫類にように四つんばいから高這いを行うようになります（図8-105）。

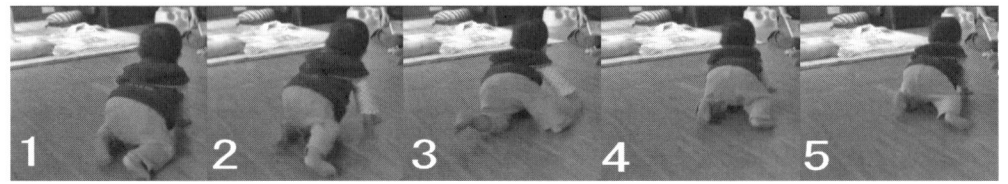

（写真提供：千廣信一氏）

図8-105　は虫類と同質の動き

図中1：両膝をついています。
図中2：右手と左膝に重さを流し、右下肢が軽くなりました。右膝が浮いて、右足が出やすくなります。**は虫類と同じ質の動きをしています。**
図中3：軽くなった右足を前に出します。高這いです。左手に重さを流し、右手を軽くして前に出します。
図中4：右足に重さを流します。軽くなった左膝を前に出しました。
図中5：前に出した左膝に重さを流し、前に進みます。四つんばいです。

この赤ん坊は、四つんばいから高這いへの移行期です。頭と骨盤の傾きを比べてみると、「くの字」の動きをしていることがわかります。

は虫類の顎

● ヘビの顎

　ヘビの下顎骨は、左右の骨が分離していて靱帯でつながっています。大きな物を飲み込むときは、左右の骨が離れて、口が大きく開きます（**図8-106**）。

　ヘビの下顎骨も、硬骨魚類と同じく、関節骨、角骨、上角骨、歯骨の4つの骨からなり、すべてが融合した1つの複合骨になっています。頭蓋の鱗状骨から方形骨につながり、サカナと同じく方形骨と下顎の関節骨の間で顎関節を作ります。鱗状骨と方形骨の間も関節になっているのでよく動きます。ふだんは方形骨と関節骨の間の関節で口を開閉していますが、大きな物を飲み込むときは、鱗状骨と方形骨の間の関節も使って口を大きく開きます。その結果、自分の頭より大きな物を飲み込むことができます。俗に「ヘビの顎関節は二段開き」といわれるのは、このような2つの関節を持っているからです。

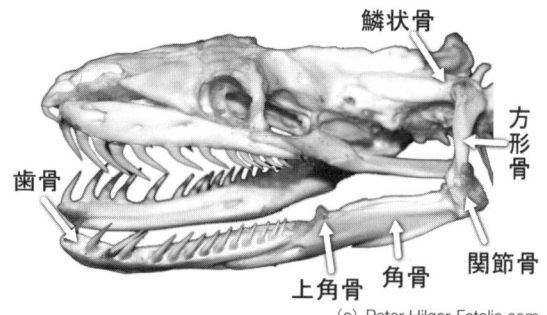

図8-106　ヘビの顎の骨

● トカゲの顎

　トカゲの下顎も、関節骨、角骨、上角骨、歯骨の4つの骨が融合しています。**図8-107**では便宜上分けて描いていますが、実際は境界不明になっています。

　口は方形骨と関節骨の間の関節で開閉します。顎関節は単純なちょうつがいです。さらに、鱗状骨と方形骨の間は、ヘビほどに大きくは動きません。ですから、トカゲの口はヘビのように二段には開きません。それでも、頭蓋を構成する骨が融合していないので、口を開けるときには頭蓋全体が変形し、上顎がわずかに上がります（**図8-108**）。そのおかげで、くわえた物が滑って逃げていきません。

図8-107　シナワニトカゲの頭蓋

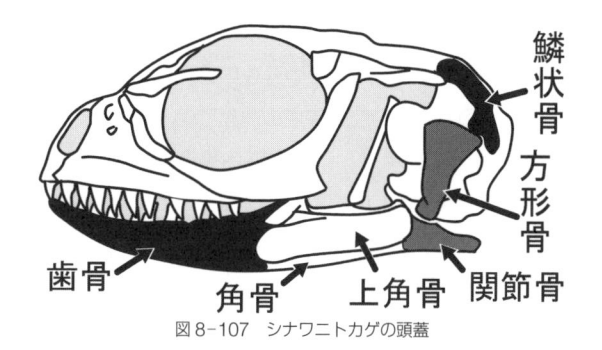

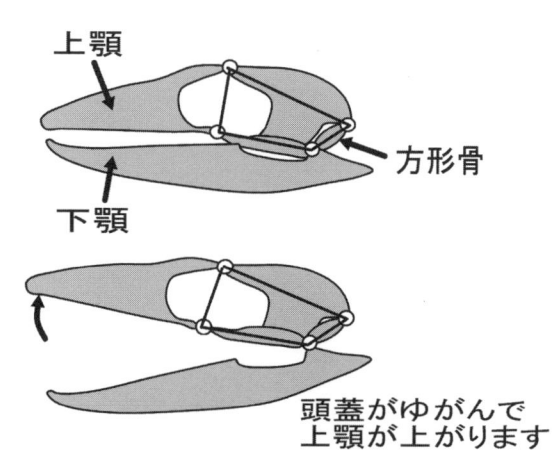

図8-108　トカゲの口の開け方

● **ワニの顎**

ワニの頭の骨は一塊となり、一体成形のようになっています。下顎の骨も1つに固まっています（図8-109）。

顎関節は方形骨と関節骨の間のちょうつがいです。口を開ける力は弱いのですが、口を閉じる力は強力です。ワニは鋭い歯を獲物の体に打ち込んで嚙みます。口を閉じたら開けません。水辺で獲物に嚙みつき、自分の体全体をねじって獲物の体を引き裂きます。

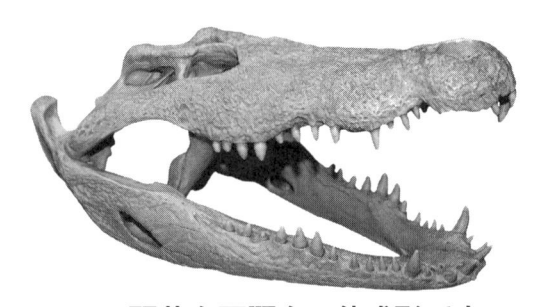

ワニの頭蓋も下顎も一体成形です
(c) TRITOOTH-Fotolia.com
図8-109　ワニの頭蓋と下顎

● **は虫類の顎と嚥下**

は虫類は嚙みついた獲物を丸飲みします。「よく嚙んで食べる」ということはありません。歯はすべて棘のようにとがり、同じような形をしています。獲物の皮膚にとがった歯を打ち込み、顎の開閉と舌の動きを使って、獲物を口腔から咽頭に送り込みます。咽頭に送り込まれた食物は、咽頭のポンプ作用で食道に送り込まれます。

は虫類の鼻

図8-110は、トカゲの頭蓋を口の側から見たものです。口腔と鼻腔の隔壁である口蓋が閉じていません。大きな内鼻孔になっています。

鼻から入ってきた空気は、口腔内を通って気管に入っていきます。この特徴はワニ以外のは虫類に共通です。は虫類は、呼吸のため鼻から吸う空気と、消化・吸収のために口から取り込む食物を、咽頭に入る前に完全に分離しておくことができません。

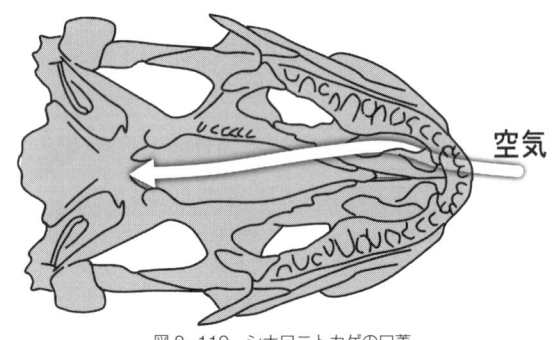

空気

図8-110　シナワニトカゲの口蓋

は虫類の耳

トカゲの耳は、目と顎関節の尾側にあります。鼓膜がむき出しになっています。

ワニの耳は、外気につながっていますが、耳弁という蓋がついていて、目の後ろの襞のように見えます（図8-111）。

ヘビの耳は、鼓膜が鱗で覆われていて外気につながっていませんので、空気を伝わる音は聞こえず、体に響く振動を感じています。ヘビは空気の振動を舌先で感じます。

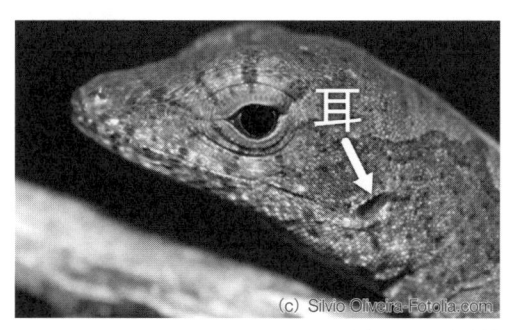

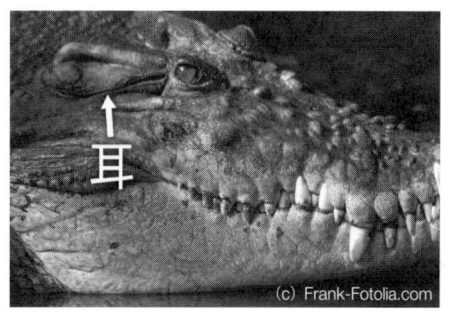

図8-111　トカゲの耳とワニの耳

トカゲの鼓膜は、両生類と同じく、耳小柱と呼ばれる小さな骨により内耳とつながっています。トカゲの鼓膜は方形骨に支えられています（図8-112）。

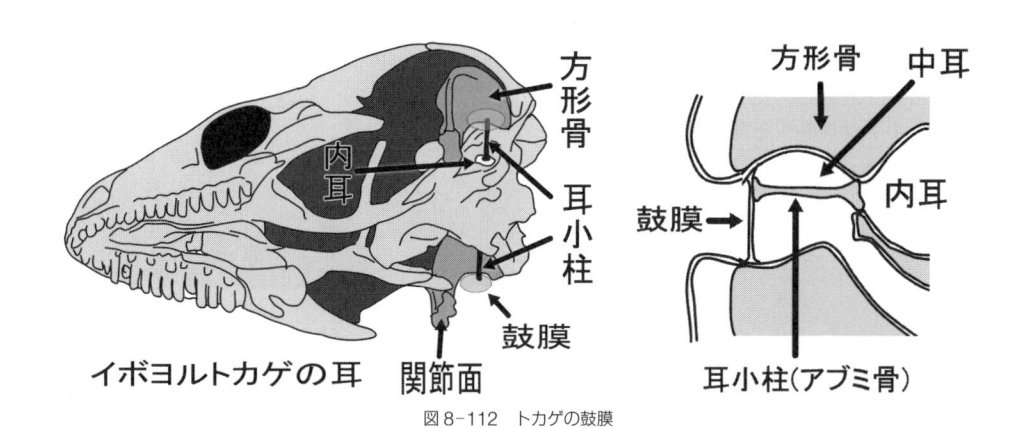

図8-112　トカゲの鼓膜

地面の震動は、下顎から関節骨、そして関節面から方形骨に伝わります。方形骨に伝わった振動は、鼓膜から耳小柱に伝わり、内耳に伝わります。関節骨と方形骨が聴覚器としても働くことで、は虫類は空気と地面の振動を聞いています。

は虫類の呼吸

は虫類は両生類と同じく肺で呼吸します。両生類との大きな違いは、心室の中に不完全ながらも隔壁ができたことです*。2つの心房から心室に入る血液が混じりづらくなっています（図8-113）。両生類より呼吸の効率が上がりました。

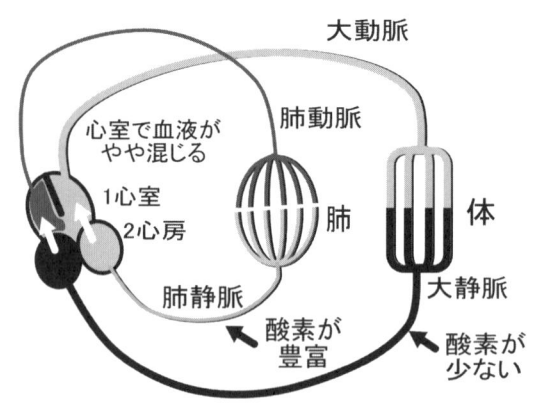

図8-113　は虫類の血液循環

は虫類の呼吸の機構

トカゲ、カメ、ヘビなどのは虫類は、胴体全体が肋骨または甲羅で覆われています。横隔膜を持っていません。

●トカゲの呼吸

トカゲでは、胸郭から骨盤までびっしりと肋骨があります（図8-114）。胴体の中に肺があります。横隔膜を持ちません。**トカゲは肋骨を動かして体幹全体を膨らませたり縮ませたりして呼吸します。**

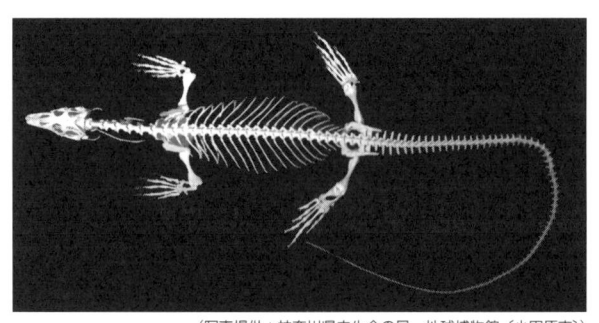

（写真提供：神奈川県立生命の星・地球博物館〔小田原市〕）
図8-114　オオトカゲの骨格標本

　トカゲは体幹を「くの字」にして走ります。つまり、走るときには、体幹の肋間筋（肋骨周囲の筋肉）は、体を「くの字」にするために使われます。走っている間は、肋間筋を収縮させて体幹を狭めて息を吐いたり、筋肉を弛緩させて体幹を広げて息を吸ったりすることができません。ですから、走っていて酸素が足りなくなると止まります。止まってから、肋間筋を体の屈曲という動きから解放し、呼吸という動きに使います。そうして息継ぎをして再び走り出します。
　ワニ以外のは虫類は、体を移動させる動きと呼吸の動きを同時にできません。
　は虫類は一般的に走るときに息を止めるので、体内で常に熱を発生して体温を維持することができません。周囲の気温や環境により体温が変化します。変温動物と呼ばれます。

---

*　ワニだけは2心房2心室です。

●カメの呼吸

　カメの甲羅の中には、横隔膜のように仕切りはありません。肺は精巣や膀胱の近くまで来ています（**図8-115**）。体中が甲羅で覆われていますから、体全体を膨らませることはできません。甲羅から外に出ている**四肢のつけ根と頸の動きで肺を膨らませて呼吸します**。手足を速く動かすと、呼吸のための隙間がなくなります。息ができなくなります。カメが速く走らないのは、ウサギに恥をかかせるためではなく、呼吸を確保するためです。

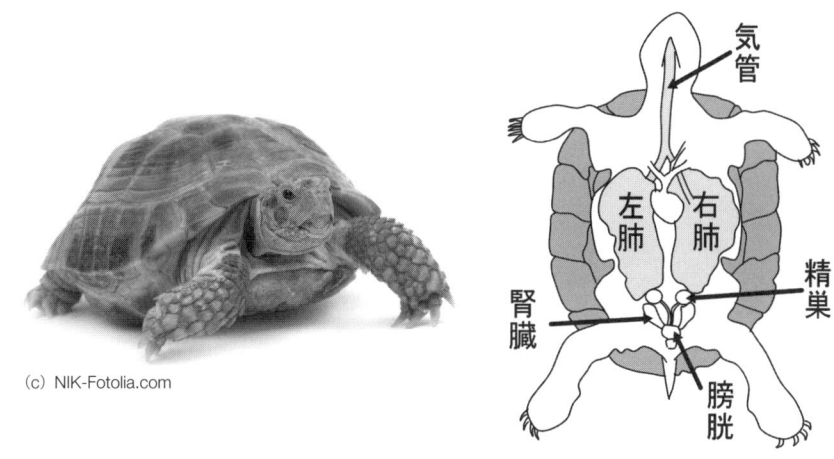

図8-115　カメの甲羅と肺の関係

●ヘビの呼吸

　ヘビは四肢を持たず細長い胴体を持ちます。ヘビの左の肺は退化して縮小または消失し、右の肺だけが機能しています。右の肺の前半の1/3～1/2は血流が豊富ですが、後半は単なる袋になっています。気嚢と呼ばれます（**図8-116**）。気嚢が尾まで伸びているヘビもいます。

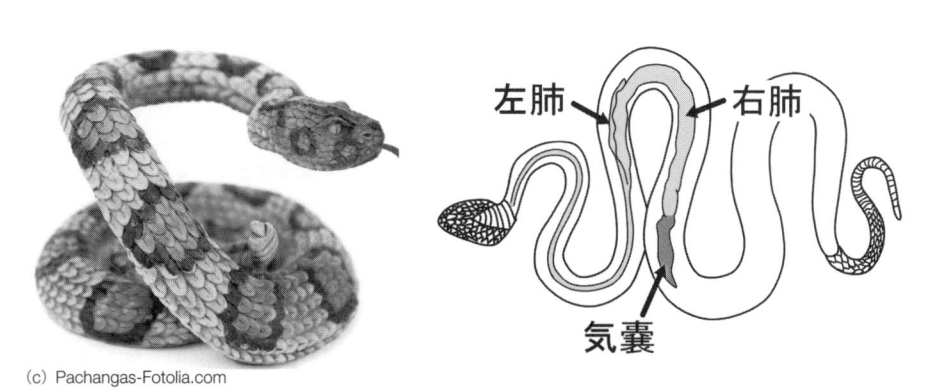

図8-116　ヘビの肺

ヘビでは、胸郭から尾まですべての椎骨に**肋骨がついています**（**図8-117**）。

ヘビは、肋間筋を収縮させて肋骨を引き上げることで体を太くします。体の容積が大きくなるので、肺が膨らみ、気嚢にまで空気が吸い込まれます。吸い込んだ後は、**ゆっくりと息を吐きます**。肋間筋をゆるめると、体の弾力で体全体が細くなります。気嚢が周囲から押されて肺に空気を送り込みます。このように、ヘビは**肋骨を動かして体全体の太さを変えることで呼吸しています**。

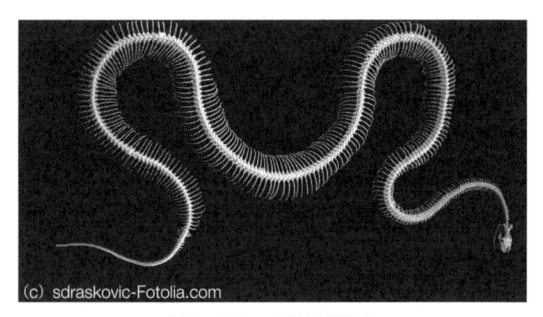

図8-117 ヘビの骨格標本

ヘビは、外気を肺に通してガス交換しながら気嚢に吸い込み、気嚢に蓄えた空気を肺に通してガス交換しながら吐き出しています。息を吸うときには、肋間筋を呼吸のためにだけ使います。移動のときには体全体を変形させるので、肋間筋を呼吸のために使えません。ですから、ヘビも移動しながら息を吸えません。しかし、移動しているときには、気嚢から肺に空気を送り込むことができますから、酸素の供給が途絶えません。気嚢を獲得したヘビは生き残るのに有利だったでしょう。

● ワニの呼吸

は虫類の中でワニだけは腹部に肋骨がありません。腹直筋の外側は腹肋（gastralia）*という骨が覆っています。腹肋の頭側は中胸骨板（mesosternum）で胸骨につながっています。恥骨が骨盤と癒合せず、坐骨と関節を作っています（**図8-118**）。

恥骨の上端には腹直筋がついています。腹直筋が収縮すると、恥骨は頭側背側に引かれます。また、同じく恥骨には坐骨恥骨筋が付着しています。坐骨恥骨筋が収縮すると、恥骨は腹側尾側に動きます。さらに、横隔筋が肝臓と恥骨をつないでいます。**横隔筋が収縮すると、肝臓が引き下げられ、肝臓にくっついてる肺が広げられます**。

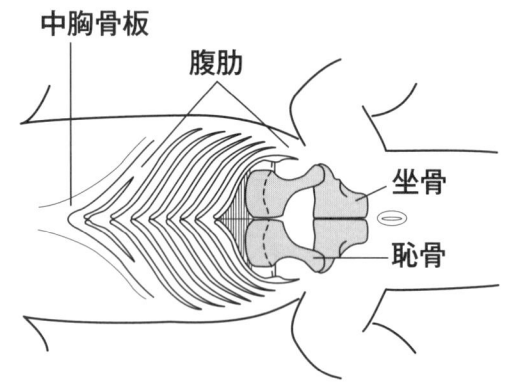

(Farmer CG, et al : Pelvic aspiration in the American alligator (Alligator mississippiensis). J Exp Biol. 2000 Jun ; 203 (Pt11) : 1679-87.)

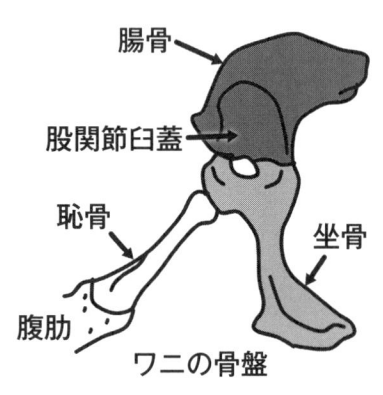

図8-118 ワニの骨格

---

* 腹肋は腹部の皮下にある骨です。腹部肋骨と呼ばれることもありますが、胸部肋骨のような肋骨ではありません。腹部の皮下の板のような存在です。

呼気時には、腹直筋を収縮させます。腹直筋が収縮すると、恥骨を頭側背側に引き上げます。恥骨とgastraliaが腹腔内容を背側に押して、腹腔内圧が上がります。腹腔内圧が上がると、肝臓が肺のほうに押されます。肺は肝臓に押されて空気を押し出し、息が吐き出されます。

吸気時には、肋間筋が肋骨を頭側に引いて胸郭を広げると同時に、横隔筋が収縮して肝臓を尾側に引きます。肺が広がり空気が入ります。このとき、坐骨恥骨筋が収縮して恥骨を尾側に引きます。腹腔内圧が下がり、肝臓が尾側に移動しやすくなります（**図8-119**）。

ワニは恥骨と肝臓を尾側に引いたり戻したりして呼吸しています。腹部に肋骨がないので、このような呼吸ができます[*1]。

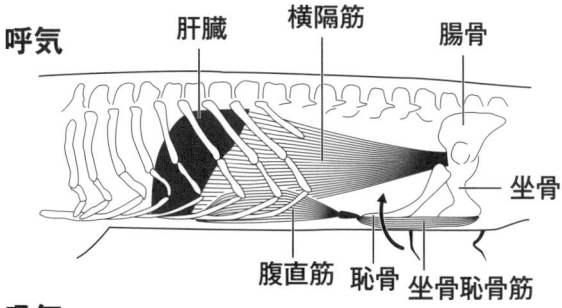

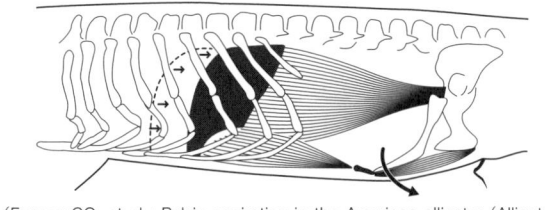

(Farmer CG, et al : Pelvic aspiration in the American alligator (Alligator mississippiensis). J Exp Biol. 2000 Jun ; 203 (Pt11) : 1679-87.)
図8-119　ワニの呼吸①

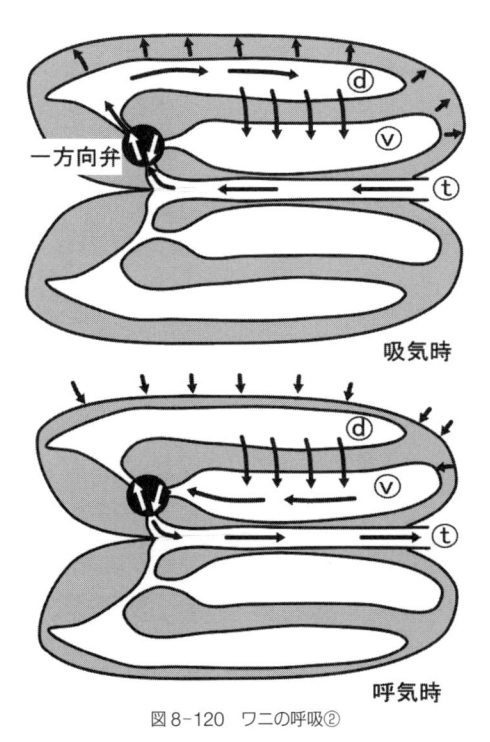

図8-120　ワニの呼吸②

ヘビと同じくワニの肺の中も空気が一方向に流れます。ワニの気管（**図8-120**の図中t）は左右の気管支に分かれた後、大きな背側（図中d）と腹側（図中v）に分かれます。dとvの間に肺の実質があり、dからvに空気が移動するときに血液に酸素を渡し二酸化炭素を排出します。気管支が背側と腹側に分かれるところには一方向弁がついていて、空気はtからd、vからtには流れますが、反対には流れません。

吸気時には胸腔内の圧が下がりdの中の圧が下がり、tを通って空気がdに入ります。vも圧が下がり、dからvに空気が流れます。呼気時にはvの圧が高くなり、空気はvからtに送り出されます。dの圧も高くなりdからvに空気が押し出されます。このようにして、ワニは吸気時も呼気時も酸素を取り込み二酸化炭素を排出できます[*2]。

[*1]　泳いでいるときには、横隔筋により肝臓を前後左右に動かすことで浮力を変え、浮いたり潜ったり回転したりします。
[*2]　Farmer CG, et al : Unidirectional airflow in the lungs of alligators. Science. 2010 Jan 15 ; 327 (5963) : 338-40.

カメとトカゲとワニの呼吸の臨床的意義

　カメは手足のつけ根を楽にしなければ呼吸できません。トカゲとヘビは肋骨を動かして体全体を膨らませなければ呼吸できません。ワニは腹式呼吸ができるは虫類ですが、やはり肋骨や胸郭を動かして呼吸します。つまり、**は虫類は体全体を使って胸式呼吸します**。

　スポーツや楽器の演奏、ダンスなどのパフォーマンスでは、「腹式呼吸のほうが効率がよいから腹式呼吸をしなさい」といわれることがあります。しかし、腹式呼吸の効率というのは、工学的測定や分析の結果を解釈したことです。真核生物が生まれて酸素を利用して呼吸するようになり、陸上に上がって乾燥した環境に生きられるようになり、は虫類の祖先が生まれたときから、動物は「**体全体を使って呼吸する**」生き物なのです。

　生物としての進化のプロセスから見ると、四つ足動物の呼吸の基本は胸式呼吸です。**カメとトカゲの呼吸**を参考にすると、「静かにしているときは、**手足のつけ根の緊張を捨てて肋骨をゆるめましょう**。脊柱は動きから解放されて本来の長さや形になるでしょう。その脊柱に支えられた肋骨が自由に動くと、体全体を使った胸式呼吸で楽に呼吸できます」と言うことができます。また、**ヘビの呼吸**を参考にすると、「楽に息を吸ったら、静かに吐きましょう。**体全体の弾力で息を吐けば、あなたのやりたいことが呼吸で邪魔されることはありません**」と言えます。さらに、**ワニの呼吸**を参考にすると、「動いているときは、脊柱は手足を支えるために使われます。そのときには、腹式呼吸が使えます。脊柱がどんな形でも腹式呼吸ができます。腹式呼吸では、腹直筋などの腹部の筋肉と骨盤底の筋肉の緊張をゆるめることが呼吸に役立ちます。そして、骨盤までも呼吸に使えます。**息を吸うときは、お腹が膨らみ、骨盤は前に傾きます**。息を吐くときは、お腹の筋肉が緊張を強め、骨盤は後ろに傾きます。股関節をゆるめましょう」と言えます。

　は虫類の呼吸に対する理解は、自分では充分に動けない人のベッド上の体位を整えるときにも役立ちます。**体位を支援するためには、まず胸式呼吸が楽に行えるようにしてあげること**です。体全体を見て、呼吸に伴って胸が楽に膨らんだり縮んだりしているか、背中まで動けるかを見ます。楽に呼吸できていなければ、頭蓋から脊柱を伸ばせるよう、背中を長く広くできるように、脊柱の負担を減らして肋骨を楽に動かせるようにクッションを入れます。これで、**トカゲやヘビのレベルの姿勢支援**ができます。次に、四肢が突っ張って体を支えていないかを見ます。もし、四肢に緊張があれば、四肢の位置を工夫します。これで**カメのレベルの姿勢支援**ができます。さらに、腹式呼吸が楽にできるか、つまり呼吸に従ってお腹が楽に膨らんだり縮んだりできるかを見ます。問題があれば、下肢の位置を調整したり、骨盤の後ろにクッションを入れて支えたりして、骨盤が楽に前後左右に小さく動けるようにします。これで**ワニのレベルの姿勢支援**ができます。

　は虫類レベルの呼吸の確保は、ほ乳類であるヒトの呼吸を支援する最低限の条件です。

コラム メタボ健診対策

　2009年4月、厚生労働省により、「特定健康診査・特定保健指導」、通称**メタボ健診**が義務化されました。国民健康保険を運営する市区町村、企業の健康保険組合などは、40～74歳の保険加入者にメタボ健診を受けさせる義務が生じました。受診率や保健指導実施率が目標に達しない場合は、その市町村や健康保険組合に経済的制裁が科されることになりました。

　この判定には、まず腹囲を測って基準の値を超えているかどうかで肥満か否かを決定します。身長に関係なく腹囲だけから肥満と判定されるのが嫌な人は、お腹を引っ込めて測定を受けます。測定する人は、そのような人がいることを教えられています。ですから、測定のコツを指導されています。「それでは、腹囲を測ります。お腹を出してメジャーを当てられるようにしてください。ありがとうございます。それでは、お腹を膨らませて、息を吸って吐いて楽にしてください」と言います。受診者が腹囲を減らそうとして腹筋を緊張させ、ウエストを引き締めたまま息を吸い、苦しくなって吐き出したとたんにウエストを測ります。こうしてメタボリックシンドロームが1人捕まります。

　ここまでの進化のプロセスを読んだ人は、ちょっと違ったことができます。腹筋を軽く緊張させてウエストを締めた後、胸式呼吸をするのです。そうすると、いつまでも楽に呼吸を続けられます。体を動かして酸素需要量が増えなければ、胸式呼吸だけで生きていけます。

　昔の中国では、足の小さな女性が美人と評価される文化がありました。そのため、子どもの頃から布を巻いて締めつけ、女性の足を小さくする纏足（てんそく）という習慣がありました。纏足の女性は歩けません。現在では非人道的として禁止されています。

　一昔前のアメリカでは、ウエストの細い女性が美人という評価がありました。ウエストを締めつけるペチコートというものがはやりました。ウエスト50 cmという女性が作られました。ペチコートでウエストを締めつけられた女性は、腹式呼吸をできないので胸式呼吸だけで生きています。ところが、精神的にびっくりするようなことがあると、胸式呼吸だけでは足りなくなります。その結果、意識を失って失神します。現在、ペチコートは使われなくなりましたから、一昔前のアメリカの小説や映画に出てくる、驚いたときに気を失う「可憐な」女性は、現代にはいません。

　以上の例で言えることは、激しい活動をしなければ、胸式呼吸だけで生きていけるということです。ですから、激しく体を動かさずに静かに胸式呼吸をすれば、メタボ健診で肥満と診断される可能性は減ります。ただし、これで肥満が治るわけではありません。

●盤竜類と犬歯類、そしてほ乳類へ

盤竜類

　初期の単弓類は、盤竜類と呼ばれる一群です。**図8-121**は、盤竜類のスフェナコドン類のハプトダスです。盤竜類は、現代のトカゲのように胸椎から腰椎まで肋骨を持っていました。盤竜類には胸と腹の区別はありませんでした。

　四肢はサンショウウオのように側方へ出ていて、這いずるように歩き、速く走ることはできなかったと考えられています（**図8-122**）。

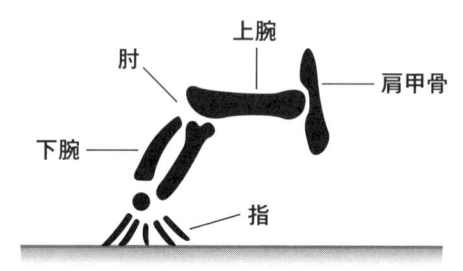

図8-121　ハプトダスの骨格

（舟木嘉浩，関口たか広：われら哺乳類，子供の科学，2000．1：9-129．を参考に作図）
図8-122　盤竜類の前肢

大量絶滅

　ペルム紀から三畳紀へ移るとき、約2億5000万年前に地球の気候に大変動がありました。火山活動が激しくなり、気温が上昇し、生物の9割以上が絶滅したと考えられています。ペルム紀までは大気中の酸素濃度が30％を超えていたと考えられていますが、三畳紀には現代と同じ程度、またはそれ以下に薄くなりました。

犬歯類の出現

　盤竜類の後に、現代のほ乳類に近い**犬歯類**[*1]が出てきました。

　犬歯類の腹部の肋骨は短くなっていました（**図8-123**）。横隔膜を持っていました。**腹部肋骨が短いので横隔膜による呼吸、つまり腹式呼吸がやりやすくなりました。**1回の換気量が大きくなり、薄くなった酸素を呼吸するのに盤竜類より有利でした。

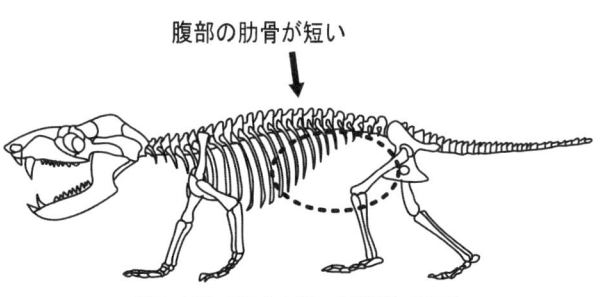

図8-123　チニクオドン（犬歯類）の骨格

> **ポイント**　　犬歯類は横隔膜を獲得し、「胸と腹」というオリエンテーションを手に入れました。

犬歯類の立ち方

犬歯類の四肢は盤竜類よりも直立に近くなりました（**図8-124**）。半直立型と呼ばれます。移動能力が増しました。

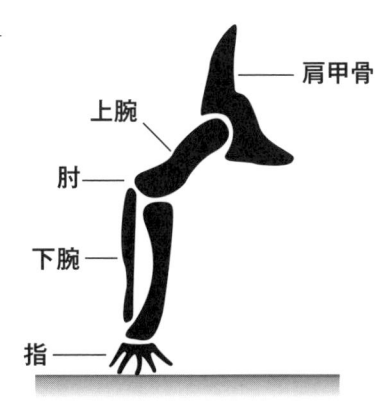

（舟木嘉浩、関口たか広：われら哺乳類、子供の科学、2000、1：9-129. を参考に作図）
図8-124　犬歯類の前肢

> **ポイント**　　犬歯類は半直立型になり、移動能力が高まりました。

犬歯類という名前は、犬歯を持っていたことに由来しています。犬歯を持っていたから肉食、というのではありませんでした。草食のものもいました。

図8-125は、犬歯類のチニクオドンの想像図です。犬歯類の外見は現代のほ乳類に似ていました。

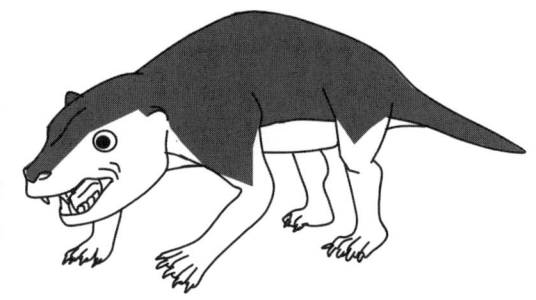

図8-125　チニクオドン（想像図）

魚類から盤竜類までの歯には分化は見られません。どの歯も同じような形をしていました。咬みちぎったものを丸飲みしていました。消化管で溶かして消化していました。しかし、犬歯類は、切歯、犬歯、臼歯という多様性*2 を獲得しました。鋭い歯で咬むだけでなく、臼歯で噛むことができるようになりました。消化の効率がよくなりました。歯の多様性の獲得に伴い、顎の動きも複雑になりました。咬み切る、かじる、擦りつぶすという動きをするようになりました。下顎骨も変化しました。

犬歯類は体毛を持っていました。横隔膜の獲得と腹部肋骨の消失により、**呼吸と四肢の動きを別にすることができました。体を動かしているときにも呼吸して、グルコースを酸化して熱を発生できるようになりました。**このようにして、変温動物から恒温動物へ変わっていったと考えられています。

また、鼻腔ができ、常時呼吸して体温を維持しやすくなりました。鼻腔と口腔を境する骨性のしっかりした口蓋ができました。

---

*1　正確には「爬虫綱単弓亜綱獣弓目獣歯亜目キノドン類」です。この分類綱の中には、ほ乳類が含まれますので、学問的に正確を期すなら、「ほ乳類を除くキノドン類」と表現しなければなりません。しかし、煩雑なので、この本では単に犬歯類と表現します。
*2　「形の異なった歯を持つ」ことから異歯性と呼ばれます。

08　動きの進化発生学

> **実験** 呼吸する・・・
>
> 静かに呼吸をします。
> お腹を動かさないようにして呼吸してみます。
> 充分に呼吸できますか？
> お腹をゆるめて使いたいだけ使って呼吸します。
> 先ほどと比べて、どう感じるでしょう？

●ほ乳類の誕生

は虫類は卵で生まれますが、ほ乳類は赤ん坊で生まれます。子は母親からの乳をもらって成長します。このことから「哺乳類(ほにゅうるい)」と名づけられました。は虫類は鱗(うろこ)で覆われていますが、ほ乳類は毛で覆われています。足の長さという点でも違いがあります。

ほ乳類の血液循環

ほ乳類では心室が完全に 2 つになりました。体に向かう血液と、肺に向かう血液が混じることがありません（**図 8-126**）。呼吸の効率はとてもよくなりました。

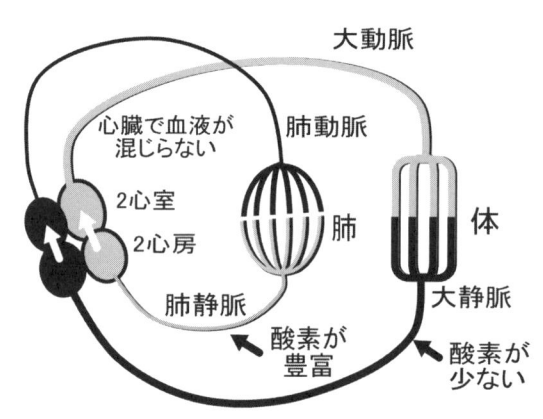

図 8-126　ほ乳類の血液循環

ほ乳類の呼吸

魚類の体の中には隔絶された空間が 2 つあります。一つは、心臓を囲む囲心腔です。もう一つは、消化管と肝臓を囲む体腔です。囲心腔と体腔があるので、心臓も消化管も周囲の組織に邪魔されずに動けます。肺を持つ両生類のサンショウウオ、は虫類のトカゲでも、この基本構造は変わりません。しかし、ほ乳類のネズミでは違います。胎児のときに肺ができてくると同時に、体腔の壁の一部が伸びてきて腹腔襞(ふくうひだ)となります。この襞が生まれるときには横隔膜となります。横隔膜により、ほ乳類の体腔は腹腔と胸腔に分かれます（**図 8-127**）*。

---

*　は虫類には胸腔と腹腔の区別がありませんから、胸式呼吸と呼ぶよりは体腔式呼吸と呼ぶべきですが、この本では、ほ乳類の呼吸と対比する意味で胸式呼吸と呼んでいます。

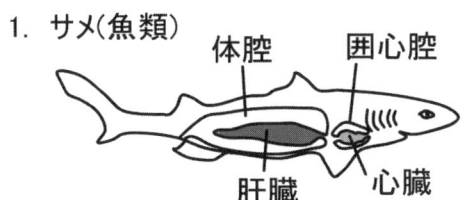

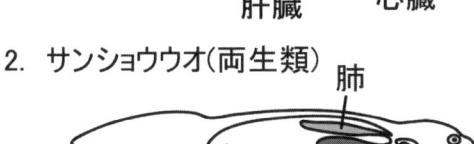

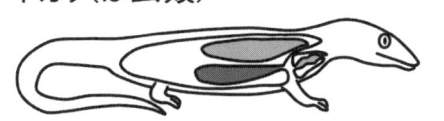

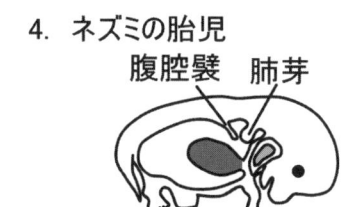

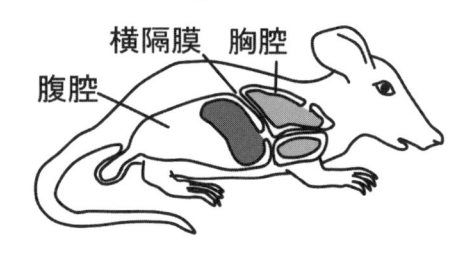

(K. Kardong : Vertebrates : Comparative Anatomy, Function, Evolution, 5th ed., McGraw-Hil, 2008. を参考に作図)
図8-127　横隔膜の発生

　胸腔が分離したことで、ほ乳類は呼吸のために体腔全体の容積を変化させる必要はなくなりました。体腔の前半分の胸腔を呼吸に使い、後半の腹腔を消化に使うことができるようになりました。さらに、体幹の「くの字」の動きと呼吸を分離できたことで、移動中でも呼吸できるようになりました。呼吸を続けていることができるので、体内で熱を発生し続けることができます。変温動物から恒温動物に変わりました。

直　立

　魚類は水中にいます。盤竜類、犬歯類、ほ乳類となるにつれて、水から出て地面の上で直立に近くなりました（**図8-128**）。魚類のヒレは横に出ていますが、盤竜類、犬歯類になるにつれて、四肢は斜め下に出るようになりました。手足は体幹に近くなりました。ほ乳類はほぼ直立し、手足は体の下になります。体の重さを骨だけで支えられるようになりました。ティクターリクのように、筋肉で体を持ち上げなくてもよくなりました。筋肉は重さを支えることから解放されましたから、活動性が増しました。

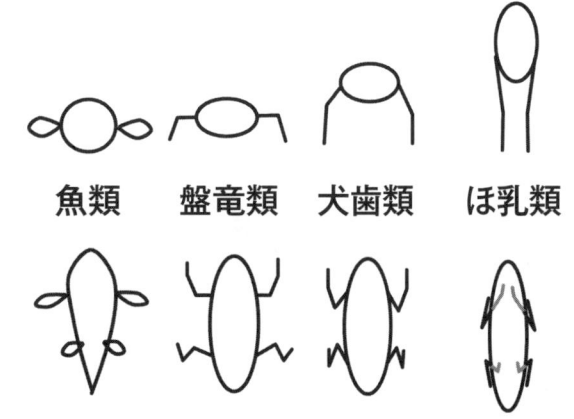

図8-128　進化につれて直立に近づく

　ですから、足の短いダックスフントでも、クロコダイルより足が速いでしょう（地上なら、多分）。ほ乳類のほうが地面から高いところで安定して暮らしています。このように見ると、進化というものは、水中で暮らしていた生物が地上に上がり、さらに高い位置で暮らすようになった過程です。そして、二足歩行の人間は、その過程をさらに極端に進んでいくように見えます。

鼻の変化

　原始生命のシアノバクテリアは、二酸化炭素を取り込んで酸素を排出しました。真核生物になってからは、酸素を取り込んで二酸化炭素を排出します。その真核生物がいろいろに変化し、ほ乳類ができてきました。このように見ると、**進化の過程は酸素を効率よく取り込むメカニズムの展開の過程**でもあります。

　は虫類では、口蓋が左右に分離していて、口腔と鼻腔は分離していません。しかし、**犬歯類では**遺伝子の複製の間違いによるでき損ないが出てきました。たまたま口蓋が発達し、**口腔と鼻腔を隔絶することができました**。鼻腔の中に鼻甲介と呼ばれる襞ができ、吸気を加湿加温できるようになりました。また、鼻甲介で呼気から**熱を回収して、体温の低下を防ぐことができる**ようになりました。体温を一定に保つ恒温動物に適した変化でした（図8-129）。

　また、頭蓋に空いている鼻の穴も変化しました。は虫類では、骨性頭蓋に左右2つの鼻孔があります（図8-130）。しかし、ほ乳類では、皮膚脂肪などの軟部組織の鼻孔は2つですが、鼻孔の間の骨はなくなり頭蓋に開いている孔は1つです（図8-131）。鼻孔が中央にまとまることで、呼吸の空気抵抗が減り、呼吸の効率が上がりました。

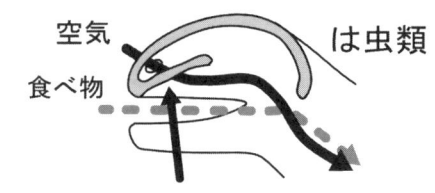

は虫類
口蓋が左右に分離していて
口と鼻が分離していない

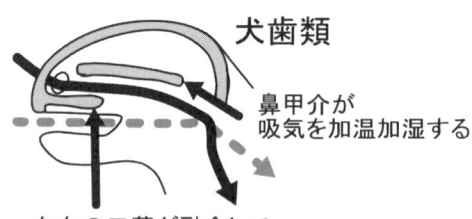

犬歯類
鼻甲介が吸気を加温加湿する
左右の口蓋が融合して
口と鼻が分離されている

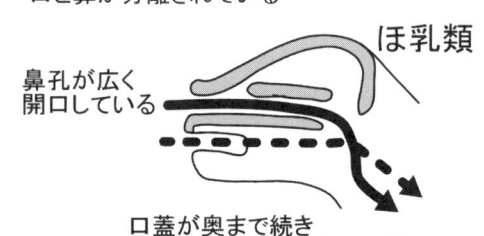

ほ乳類
鼻孔が広く開口している
口蓋が奥まで続き
呼吸と咀嚼が分かれている

（舟木嘉浩，関口たか広：われら哺乳類，子供の科学，2000，2：103．を参考に作図）

図8-129　鼻の変化

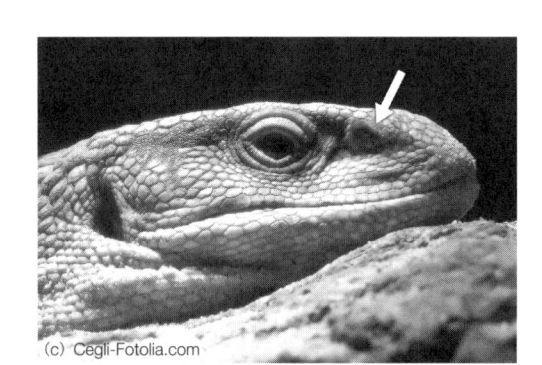

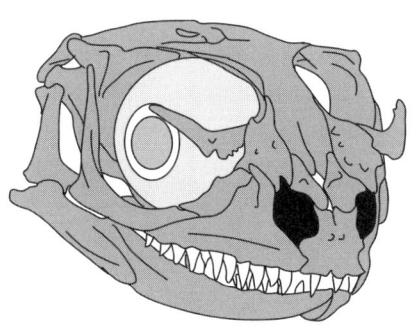

図8-130　トカゲの鼻孔

トカゲの頭蓋には鼻孔が2つあります

シンリンオオカミ

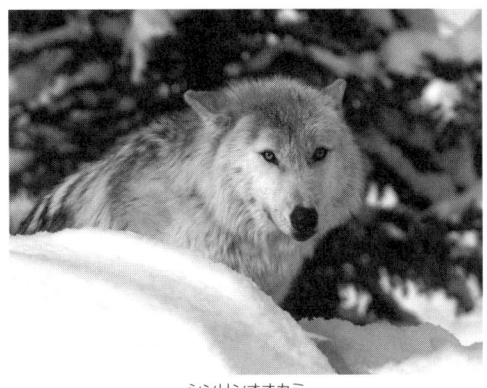

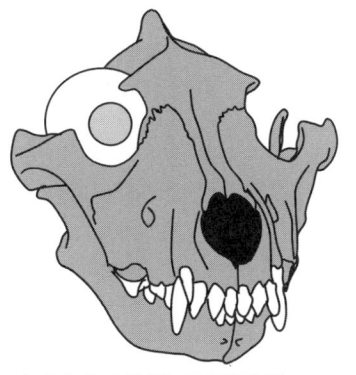

オオカミの頭蓋では鼻孔は
融合して1つになっています

図8-131　オオカミの鼻孔

ほ乳類の耳

　初期の単弓類であり地を這うように移動していたであろう盤竜類のディメトロドンでは、体を通してくる地面の震動を音として聞くことが役立ちました。

　しかし、犬歯類のエクサエレトドンでは、足が長くなり体の下で支えるようになりました。後肢の膝は伸展して直立に近くなり、頭の位置が高くなり耳の位置が高くなりました。空中の音を聞きやすくなりました（**図8-132**）。遠くの音が聞こえるので、生き残りに有利になりました。

ディメトロドン（盤竜類）　　　エクサエレトドン（犬歯類）

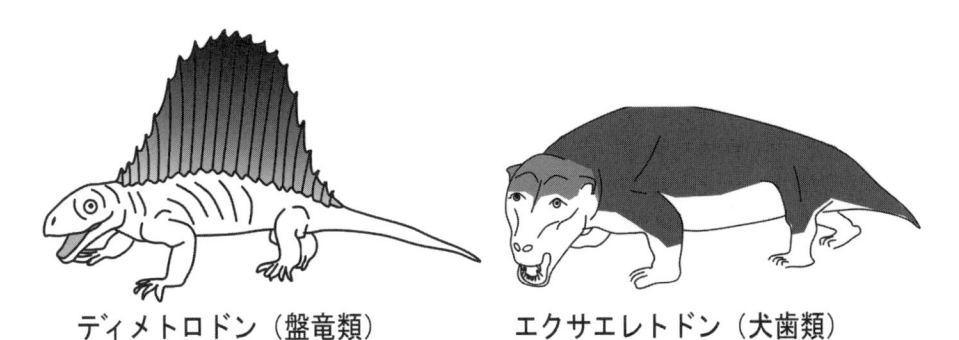

図8-132　盤竜類と犬歯類の頭の相対的な高さ

DNAの複製の失敗により、**方形骨と関節骨**が鼓膜と耳小柱の間に入るでき損ないができました。しかし、このでき損ないは、テコの原理で音を増幅できた*ので、空中の音をよく聞くことができました。外敵を早く察知し、獲物を音で見つけることができるようになりました。このようにして、耳小骨が3つになった動物が生き残りました（図8-133）。

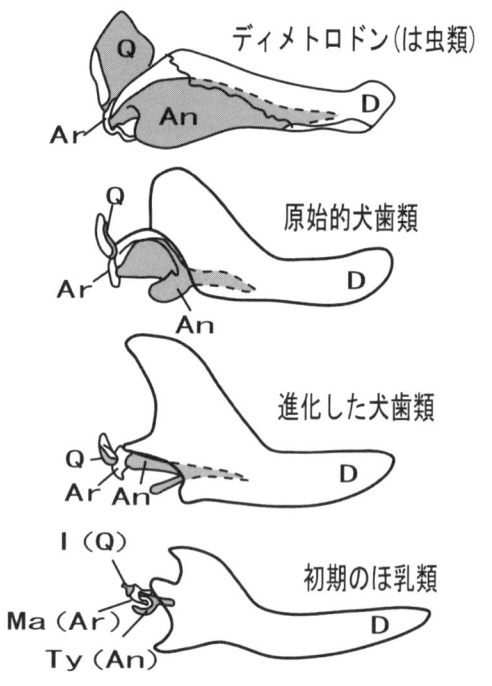

An:角骨　Ar:関節骨　D:歯骨
I:キヌタ骨　Ma:ツチ骨　Q:方形骨　S:アブミ骨
Ty:鼓膜輪（鼓骨）
(K.Kardong : Vertebrates : Comparative Anatomy, Function, Evolution, 5th ed., McGraw-Hil, 2008.)

図8-133　中耳の骨の進化

　従来の顎関節を構成していた**方形骨はキヌタ骨**に、**関節骨はツチ骨**になり、角骨は鼓骨（ヒトでは側頭骨の一部）となって、外耳道の前壁と下壁、そして一部の後壁を守っています（図8-134）。

　このようにして、ほ乳類の顎関節は、鱗状骨と歯骨により作られることになりました。

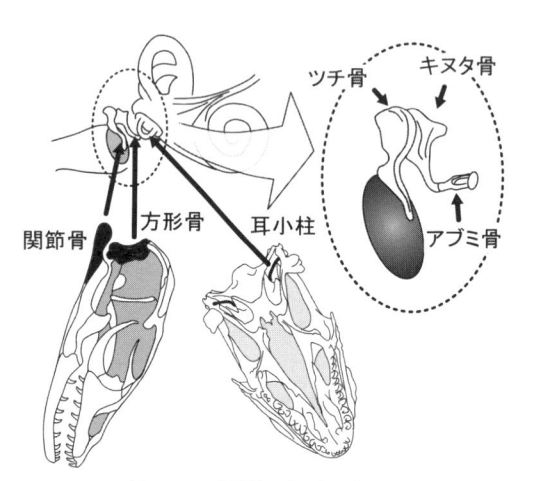

図8-134　顎関節の骨から耳小骨へ

＊　ヒトでは耳小骨による増幅率は22倍になります。

!ポイント

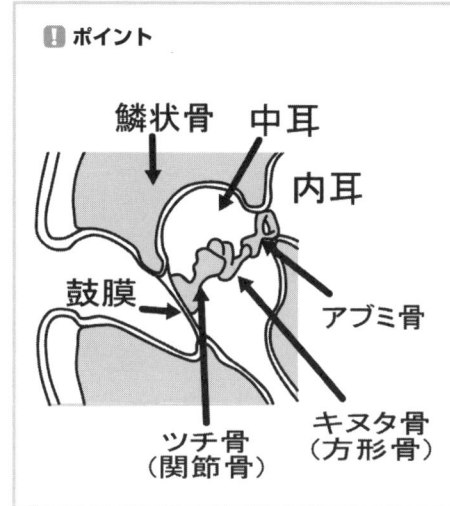

ほ乳類になると、鱗状骨と歯骨の間で顎関節を作り、角骨は外耳道の壁となり、方形骨と関節骨が中耳の耳小骨になりました。こうして、ほ乳類は空中の音を聞きやすくなり、遠くの敵を音で察知できるようになり、生き残りに有利になりました。

下顎骨と耳小骨の発生学

ヒトの胎生4週の胚には4つの鰓弓があります。無顎類の鰓弓骨格系と似ています。

第1鰓弓には上顎突起とメッケル軟骨という軟骨があります。上顎突起から上顎骨、頬骨、側頭骨鱗部ができます。メッケル軟骨からキヌタ骨、ツチ骨、下顎骨ができます*。**発生学的にもキヌタ骨とツチ骨は顎の骨なのです。**第2鰓弓である舌骨弓からはアブミ骨ができます（**図8-135**）。

無顎類から軟骨魚類や硬骨魚類などの顎口類への進化のプロセスが、発生のときにも起こります。遺伝子が使い回されているためです。

細菌の遺伝子が複製の過程で欠損・重複を繰り返して、原索動物、無顎類、魚類、両生類へと進化しました。ヒトもその流れに乗っています。ですから、ヒトの中には無顎類の祖先の遺伝子が使い回されています。発生の過程で、それらの遺伝子が働いて胚ができます。似たような遺伝子により作られる形には、似たような点が多くあります。そのために、あたかも個体発生は系統発生を繰り返すかのように見えます。

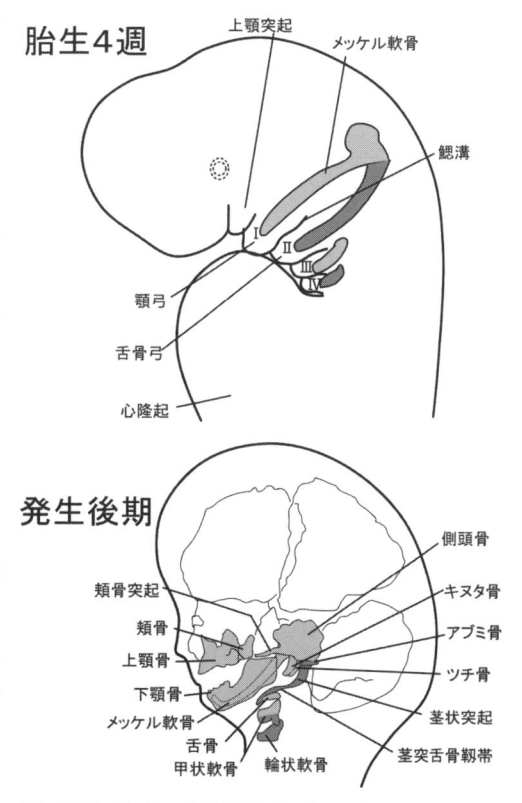

（安田峯生監：ラングマン人体発生学，第9版，メディカル・サイエンス・インターナショナル，2006, p.335.）

図8-135 下顎骨と耳小骨の発生

---

* 正確に言うと、メッケル軟骨の周囲が膜性骨化して下顎骨になります。

08 動きの進化発生学

ヒトの顎

ほ乳類の顎関節には、方形骨も関節骨も角骨も上角骨もありません。歯骨だけです。側頭骨と融合してしまった鱗状骨と歯骨の間で顎関節が形成されています（図8-136）。

ヒトを含めたほ乳類の顎関節は、単純なちょうつがいではありません。顎関節の中で歯骨の関節突起が前後左右に動きます。その結果、かじる、噛む、咬みちぎるという動きができます。下顎は歯骨という1つの骨ですから、下顎自体が変形しないので、咬みついたものに体全体から大きな力を伝えることができます。ライオンが獲物を襲い、のどを咬みちぎれるのは、1個の骨である歯骨を通して体全体の力が鋭い牙に伝達されるからです。

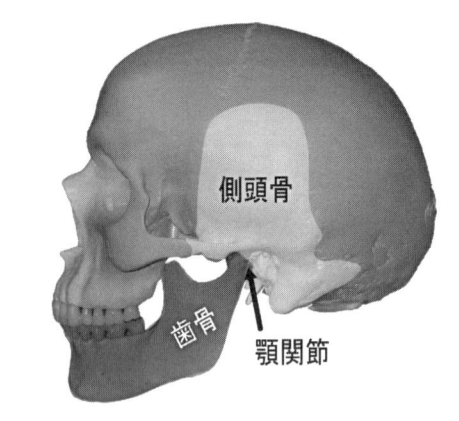

ヒトの側頭骨ははは虫類の鱗状骨を含んでいます
図8-136　ヒトの顎関節

●四肢の形と機能の分化

サカナから四つ足動物になるには、ヒレが四肢に変化しなければなりませんでした。そのプロセスを知ると、手足の使い方のヒントを得られます。

神経支配の発生学

受精卵が細胞分裂し、子宮内膜に着床して胚となり、受精から5週になると、体幹から小さな膨らみが生じます。将来、四肢となるので、肢芽と呼ばれます（図8-137）。

図中Aは、ヒトの上肢の肢芽です。受精して6週目には手の膨らみができてきます（図中B）。7週目には肢芽が上肢になります（図中C）。

図中BのT1～2、図中Cの1～8は、脊椎から出ている脊髄神経の分布している範囲を示しています。四肢が伸びるに従い、神経の分布範囲は変化します。肢芽の段階では、肢芽に縦縞を作るように分布しています。

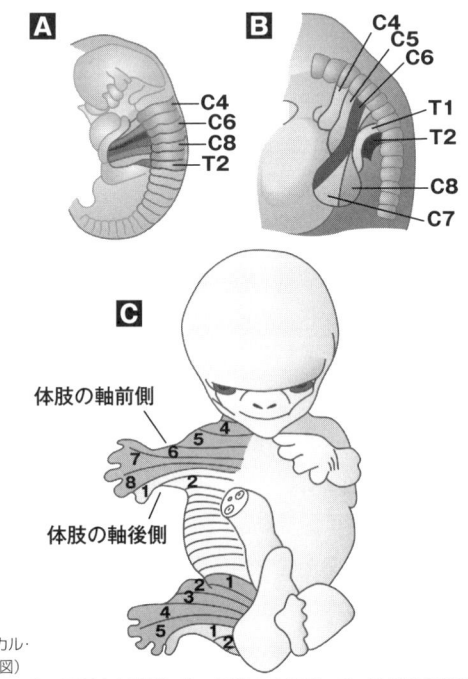

（安田峯生監：ラングマン人体発生学，第9版，メディカル・サイエンス・インターナショナル，2006. を参考に作図）
図8-137　肢芽から四肢へ

A：5週の上肢芽　B：6週の上肢芽　C：7週の体肢芽

上肢から手が分化してくると、神経の分布範囲はやや複雑になります。最終的には、**図8-138**の**図中A**のようになります。神経分節図と呼ばれます。神経の分布は、頭から骨盤まできれいに分節しています。

　進化の過程で、四肢が体幹から伸びていった結果、このような分布になりました。

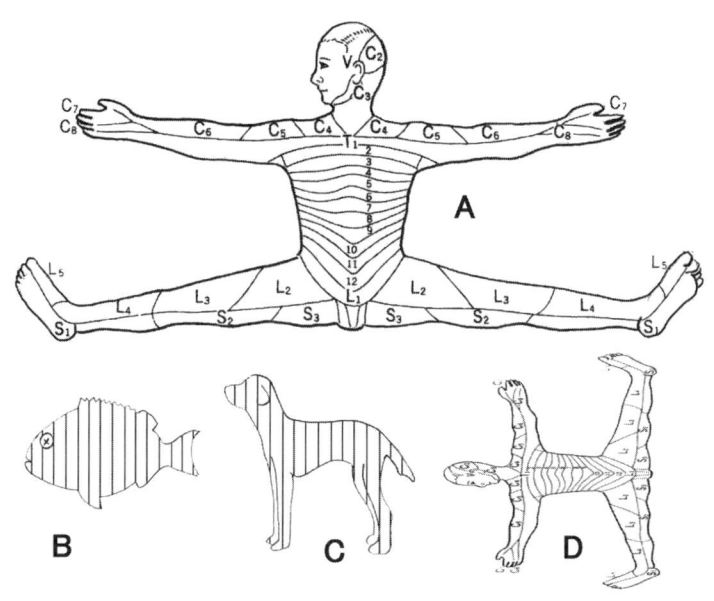

（提供：鳥取大学医学部保健学科生体制御学　二宮治明教授）
図8-138　神経分筋図

　図8-137と**図8-138**を見てわかるように、上肢の親指側は複雑な神経分布ですが、小指側はきれいに第1胸神経（T1）が支配しています。小指の先が伸び出していき、頸髄の神経がそれに引かれて伸びたようになっています。また、足の第5趾は第1仙髄神経（S1）の支配です。

　図8-139は**図8-138**の**図中D**を四つんばいにして描き直したものです。体には頭側と尾側というオリエンテーションが存在します。そして、**人体の尾側の端は、発生学的にも進化論的にも尾骨です。**

　頭側と尾側のオリエンテーションに重力という要素が加わって、腹側と背側というオリエンテーションができます。腹側と背側の境目から、上肢と下肢が芽吹いてきます。**上肢の先端は第1胸神経の支配する第5指であり、下肢の先端は第1仙骨神経の存在する第5趾です。**

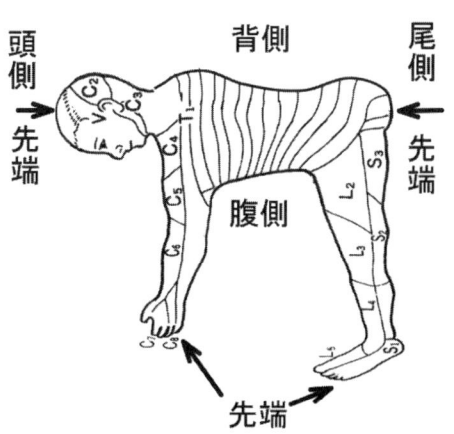

図8-139　ヒトを四つんばいにして描いた神経分布図

前（上）肢の発生

ニワトリの受精卵の中でヒナが孵る前の状態を胚と呼びます（図8-140）。

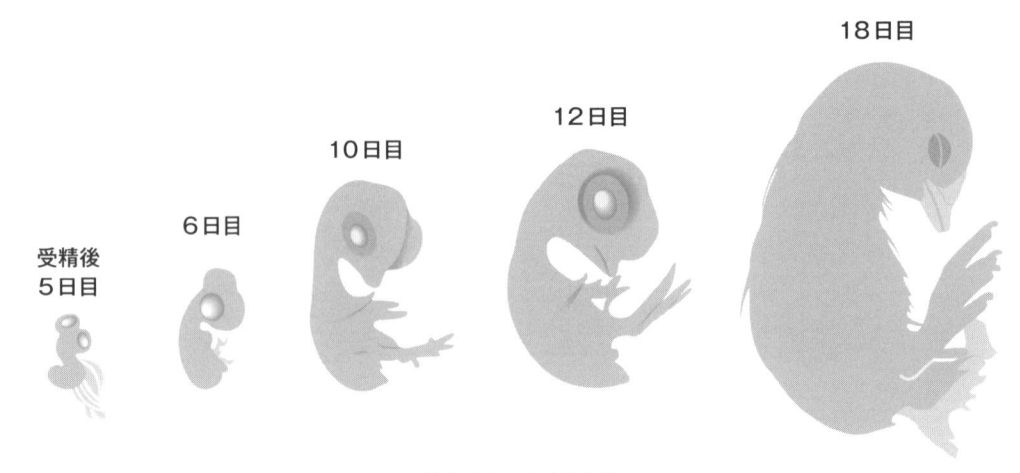

図8-140 ニワトリの胚

　この胚の背側の細胞を腹側に移植すると、その境目に手足の素である肢芽ができます（図8-141）。ヒトを含めた脊椎動物全体で、ニワトリと同じように、背側と腹側の境目に手足が発生してきます。

　つまり、**脊椎動物の発生段階には、「口側と肛門側」「腹側と背側」という**、原索動物のナメクジウオ程度のオリエンテーションしかありません。四肢は背側と腹側の境目から生えてきます。そして、「中枢と末梢」のオリエンテーションを得ます。

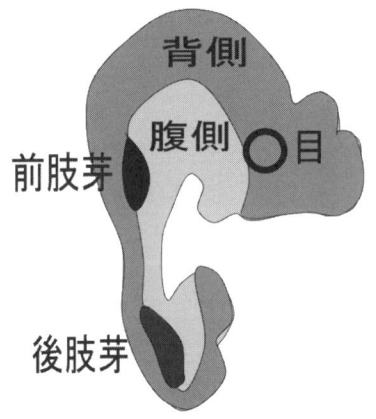

図8-141 ニワトリ胚の肢芽の発生

　肢芽は伸びていき、内部に四肢の骨ができてきます。ヒトの上腕骨、前腕骨、手根骨、指の骨に相当する骨に分化します。

　肢芽の先端の尾側には **ZPA**（zone of polarizing ability：極性能力領域）と呼ばれる部分があります（図8-142）。

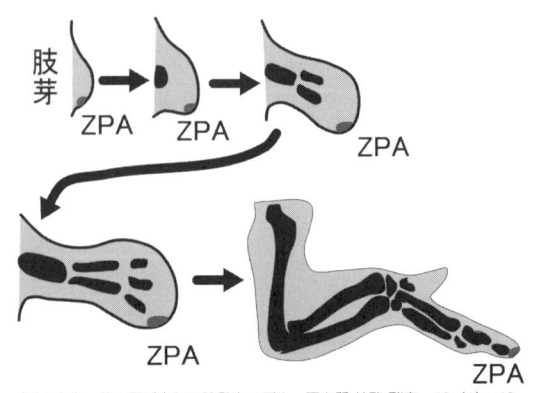

（川上泰彦・他：足が出た四肢発生モデル．蛋白質 核酸 酵素．48（1）：40-48, 2003.）

図8-142 ZPA

ZPAからは、どこがどの骨になるかを決定するモルフォゲン[*1]と呼ばれる化学物質が分泌されています。モルフォゲンの組織内濃度により、四肢の分化が決定されます。**図8-143**の**図中 a**のように、ZPAから最も離れたところが**上腕骨になり、ZPAに最も近いところが第5指（ニワトリでは第5指は退化しているので、第4指）**[*2]になります。ZPAが四肢の先端を決定しています。

　ニワトリの胚で、他の四肢からZPAを切り取り、**図中 b**のように肢芽の前側に移植すると、手の極性が変わります。肢芽の前後に第4指が発生し、中央に第2指が2つ発生します。ZPAが手の親指と小指の発生をコントロールしています。

　この実験の結果を見ると、**発生学的にはヒトの四肢の先端は第5指・第5趾**です。

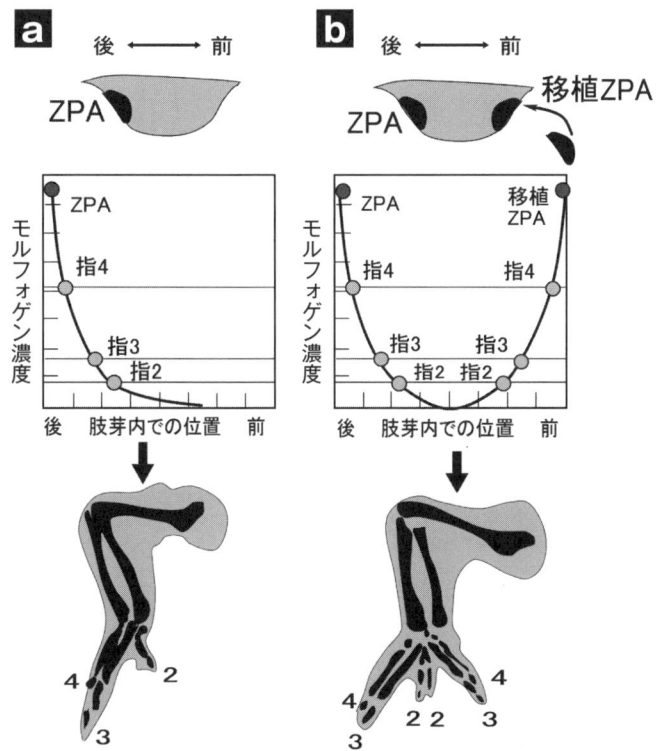

（川上泰彦・他：足が出た四肢発生モデル．蛋白質 核酸 酵素．48（1）：40-48, 2003.）
図8-143　ZPAと四肢の分化

[*1] "morphogen" と書きます。"morph" は「形」のこと、"-gen" は「源」のことです。つまり、「形を決める素となる物質」という意味です。レチノイン酸が代表的化学物質です。レチノイン酸は催奇形性を有する薬として有名です。
[*2] 2011年2月11日の「サイエンス電子版」で、東北大学の田村宏治教授らのグループは、トリの前肢の指は第1～3指であると発表しました。今後、ここに載せた図の番号は変更になるでしょう。

体と四肢の背側と腹側、頭側と尾側を決める遺伝子

現代の遺伝発生学では多くの遺伝子の働きが解明されています。

これまで述べてきた、頭側から尾側への体節の分化は、ソニックヘッジホッグ遺伝子（略称 Shh 遺伝子）という遺伝子によりスイッチが入ります。Shh 遺伝子が無脊椎動物を含むすべての動物の前後を決定しています。

また、動物の背側と尾側は Dlx 遺伝子により決定されています[*1]。体幹から生じた肢芽が前肢になるか後肢になるかは Tbx 遺伝子により決まります。Tbx5 遺伝子が発現すれば前肢になり、Tbx4 遺伝子が発現すれば後肢になります。四肢の中枢側から末梢側への分化はホメオボックス遺伝子（略称 Hox 遺伝子）で決定されます（図 8-144）。

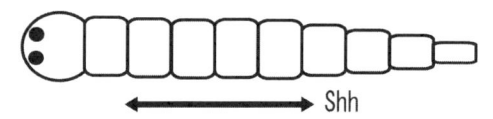

頭尾側方向の分化はShh遺伝子が決定します

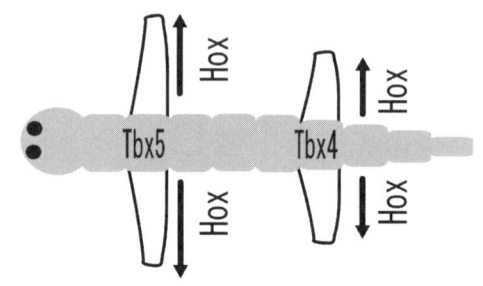

前肢と後肢はTbx遺伝子が決定します
中枢から末梢の分化はHox遺伝子が決定します

図 8-144　遺伝子の働き

ヒレの軸と四肢の軸

サカナのヒレには骨の軸があります。オーストラリア肺魚のように、軸が真ん中にあるヒレを archipterygial fin[*2]、ランチュウ（金魚）のように軸が後端にあるヒレを metapterygial fin と呼びます（図 8-145）。archipterygial fin の軸の前には軸前放射骨[*3] があり、後ろには軸後放射骨[*4] があります。サカナは軸を中心にして放射骨をあおぐように動かしています（図 8-146）。

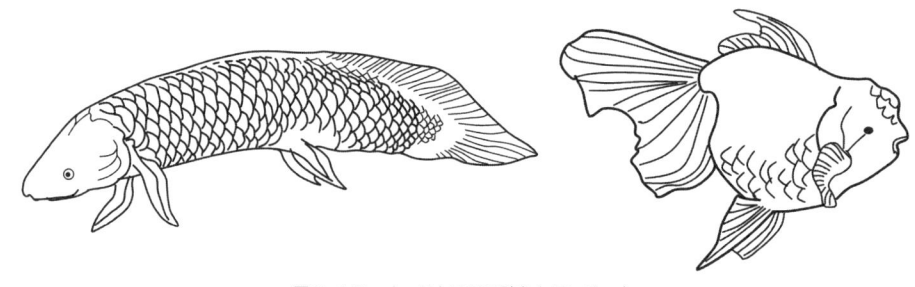

図 8-145　オーストラリア肺魚とランチュウ

[*1] Kuratani S: Craniofacial development and the evolution of the vertebrates: the old problems on a new background. Zoolog Sci. 2005 Jan; 22（1）: 1-19.
[*2] archipterygial fin も後出の metapterygial fin も日本語の訳語がありません。
[*3] preaxial radials
[*4] postaxial radials

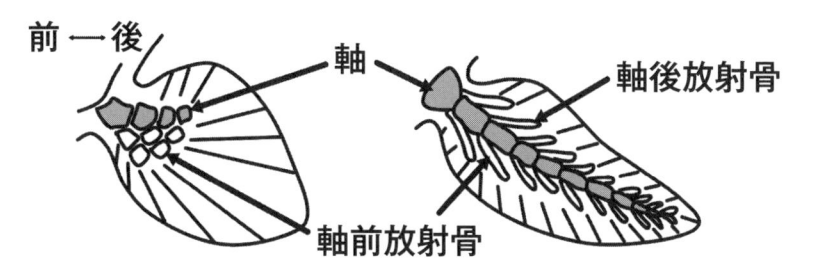

図8-146　metapterygial fin と archipterygial fin

コラム　metapterygian と archipterygian

　metapterygian と archipterygian は、ヒレの軸の位置による分類です。metapterygian はヒレの後方に軸があります。archipterygian はヒレの中央に軸があります。"meta-" は「後の」を意味する接頭辞です。"arch-" は「前の」を意味する接頭辞です。archipterygian の軸は中央にあるのですが、metapterygian に比べると「前に」ありますから、archipterygian です。

　metapterygian と archipterygian のほかに、sarcopterygian と crossopterygian という分類もあります。"sarco-" は「肉の」という意味の接頭辞ですから、肉鰭類（にくきるい）と訳されます。この分類に含まれるのは、シーラカンスや肺魚、そして四つ足動物です。"crosso-" は「飾り房・縁」という意味の接頭辞です。うちわのように骨の間に膜のような縁のついたヒレを示します。条鰭類と訳されます。タイやサケのような、いわゆる鰭（ひれ）のついた魚です。

　sarcopterygian はヒレの中に筋肉がついていて、ヒレの中の筋肉でヒレを動かします。crossopterygian はヒレの中に筋肉はなく、ヒレのつけ根の筋肉でヒレを動かします。ヒレの中の棘（とげ）のような鰭条が、ヒレのつけ根の筋肉の動きをヒレの先まで伝えます。

　実際には、metapterygian と archipterygian は、sarcopterygian と crossopterygian の分類と同じことになります。しかし、分類の基準が違うので、違う名前を使っています。

後（下）肢の進化

図8-147は、デボン紀の魚類であるユーステノプテロンの左腹ビレ、同じくデボン紀の両生類であるイクチオステガの左後肢、ほ乳類であるヒトの左下肢の骨です。

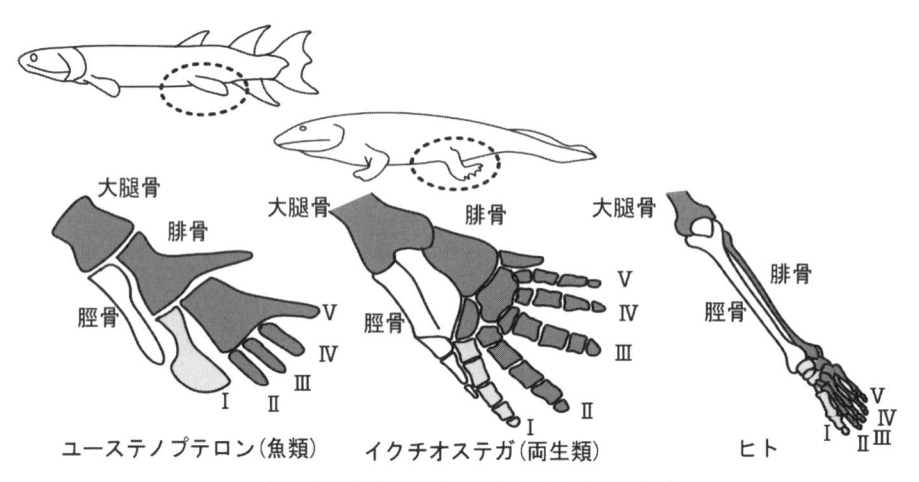

図8-147 下肢の進化
濃灰色と淡灰色の部分の意味については本文参照

ユーステノプテロンはシーラカンスと同じく肉鰭類です。ヒレの中に骨を持っています。その骨を回転の軸としました。うちわのようなヒレを持つ条鰭類よりヒレを力強く使えたと考えられています。ユーステノプテロンの腹ビレを見ると、1個の大腿骨、2個の下腿骨、その末梢に手の骨、指の骨という並びになっています。この構造はイクチオステガやヒトと同じです。ユーステノプテロン、イクチオステガ、ヒトは、同じDNAを使い回したからです。ユーステノプテロンの腹ビレは、大腿骨から腓骨、そして手の骨へとつながっています。イクチオステガの後肢の基本構造はユーステノプテロンと同じですが、趾は7本です。また、同じく両生類のアカントステガは8本の趾を持っていました。

図8-147の中で、濃灰色の部分はヒレまたは肢の軸とその軸後放射骨相当部分、白色の部分は軸前放射骨相当部分です。淡灰色の部分は現在の進化発生学では軸後部分と考えられていますが、わたしの歩行の体験からは疑問のあるところです。

Hoxd-11遺伝子はサカナの放射骨、Hoxd-13遺伝子はヒレのつけ根の骨を作ります（図8-148）。

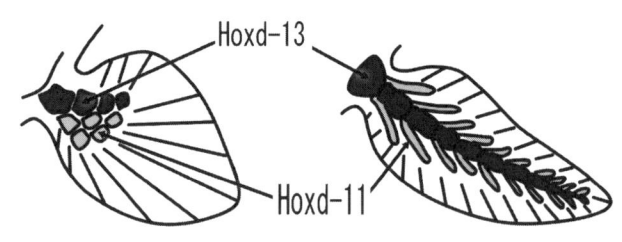

図8-148 ヒレにおけるHox遺伝子の発現

サカナのHoxd-13遺伝子とHoxd-11遺伝子は、肢芽のつけ根から末梢に向けて層状に発現します。四つ足動物では、つけ根近くではHoxd-13の前方にHoxd-11があり、末梢ではHoxd-13の後方にHoxd-11があります*。四つ足動物では、Hoxd-11遺伝子は前肢の橈骨、後肢の脛骨、四肢の指趾を作ります。Hoxd-13遺伝子は、上腕骨、大腿骨、尺骨、腓骨を作ります（**図8-149**）。

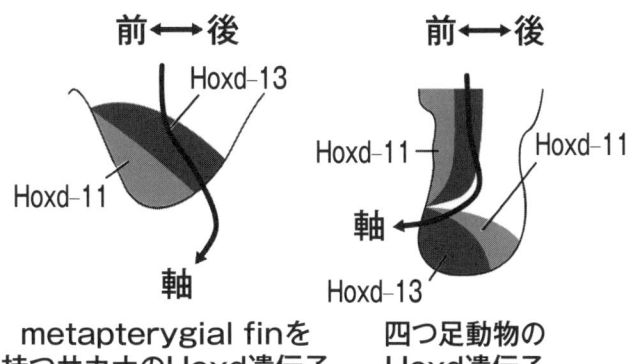

(Shubin N, et al : Fossils, genes and the evolution of animal limbs. Nature. 1997 Aug 14 ; 388（6643）: 639-48.)

図8-149　肢芽におけるHox遺伝子の発現

以上の事実から、以下のように考えられます。

- archipterygial finを持つサカナの軸後放射骨が退化してmetapterygial finを持つサカナとなった。
- archipterygial finが四肢となった。そのときに、先端が前方に向くように軸が曲がった（**図8-150**）。

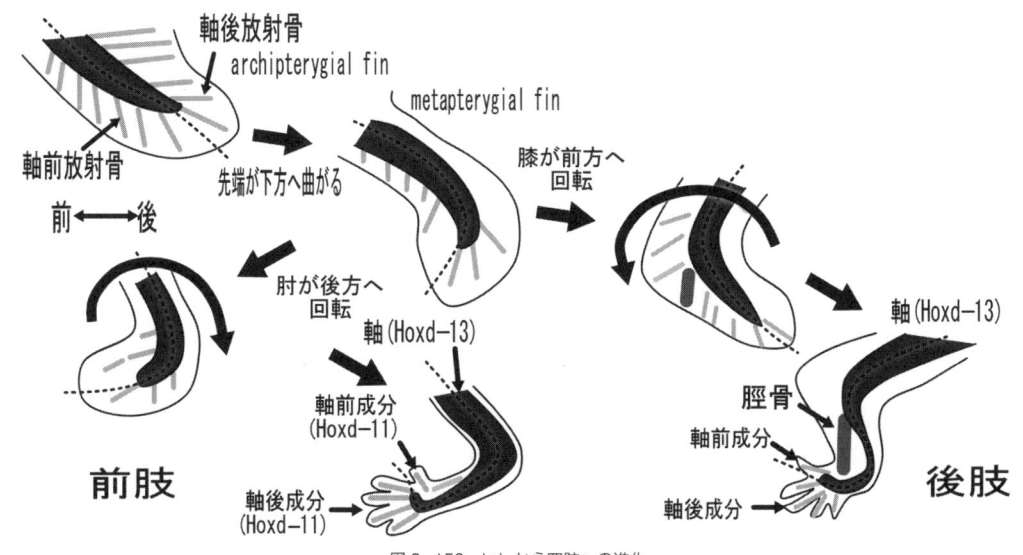

図8-150　ヒレから四肢への進化

---

* Hoxd-10とHoxd-13の分布については、Shubin N, et al : Fossils, genes and the evolution of animal limbs. Nature. 1997 Aug 14 ; 388（6643）: 639-48. を参考にしました。解釈は異なります。

ヒトの上肢の軸は上腕骨から尺骨を通って手根骨に至り、第5中手骨のつけ根で曲がり、第2指に至ります。上肢を伸ばしたときは、第5指のつけ根までが真っすぐになります。ですから、機能から見ると、上肢の先端は第5指のつけ根になります。

　下肢では、大腿骨から腓骨を通り、足根骨から第5中足骨のつけ根に至り、曲がって第2趾に至ります。下肢を伸ばしたとき、機能から見ると、第5趾のつけ根が先端になります（図8-151）。

　四つんばいで移動するとき、上肢では軸の通っている尺骨に重さが流れます。しかし、下肢では軸の通っている腓骨には重さが流れず、軸前成分である脛骨に流れます。図8-150で示したように、前（上）肢では肘が後方に回転したため、軸のほうが軸前成分より体の中心に近くなりました。体の重さは軸である尺骨に流れるようになったのでしょう。しかし、後（下）肢では膝が前方に回転したため、軸前成分が体の中心に近づきました。そのために、重さは軸前成分に流れるようになったのでしょう。

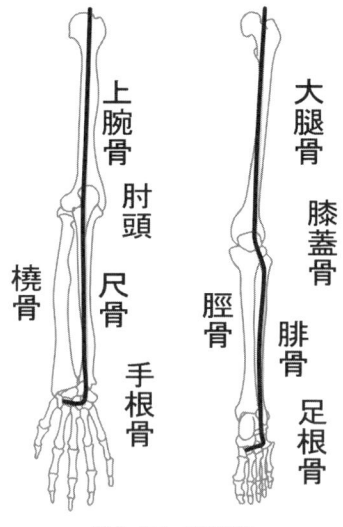

図8-151　四肢の軸

コラム 進化する進化発生学

　古生物学者のニール・シュービンは、「ヒレの軸が曲がって、すべての指趾が軸後成分で作られている」という仮説を主張しました。この仮説に従うと、四肢の先端は第1指趾になります。しかし、シュービン以前の進化発生学では、「中枢から枝分かれを繰り返して手足が作られる」と考えられていました。この考え方では、第1趾は橈骨や腓骨の枝分かれしたものです。枝分かれした枝先のすべてが先端になります。

　しかし、この後の「歩行」の章 で解説する歩行の実際例の体験から、わたしは「枝分かれと軸の屈曲の双方が作用して指趾を作っている」と考えています。また、ウマの足の先端は第3指趾であることから、「第1および第2指趾は軸前成分かもしれない」と考えています。そのため、図8-150の最下段の図では、第1趾を軸前成分と記してあります。

　歩行するとき、重さは四肢の軸を流れて踵と第5趾のつけ根から支持面に流れます。長さから見ると最先端であるかもしれない第1～3趾のつけ根は、前進の最後の瞬間にバランスを保つために使われます。

　以上のことを踏まえて、「ヒトでは、機能から見た四肢の先端は第5指趾のつけ根」と考えています。今後も、進化発生学そのものが進化を続け、詳細が判明するでしょう。

遺伝子と動き

　動物の体は、DNAからなる遺伝子により、前後と背腹というオリエンテーションが決まります。そのオリエンテーションに従い、動きを学習します。一見すると遺伝により動きが決まるように見えますが、最終的な動き方は、生後に周囲から受ける刺激による学習に負っています。

　進化発生学は、かつて起こった進化をテーマにする学問です。今のあなたの動きの参考になりますが、絶対的に動きを支配する原理ではありません。不具合があったときに参考にすることはできます。

コラム　進化と展開

　「人間は最も進化した動物だ」といわれます。多くの人が「人間の文化は他の動物より進んでいる」と考えています。しかし、進化とは何でしょうか？　何が進んでいるのでしょうか？

　「進化」は英語の evolution につけられた訳語です。evolutionは「展開」という意味です。「ある生物がもととなり、様々な生物に展開した」という考えをダーウィンが発表したときに、evolution という言葉を使いました。日本語に翻訳した人が「原生動物からヒトに進んだことだ」と考えて、「進化」という訳語をつけました。しかし、実際には、ヒトはヒトの生活や環境に適合するように発展し、ゴリラはゴリラの生活や環境に適合するように発展し、カエルはカエルの生活や環境に適合するように発展するというように、特殊化が展開されたのです。

　ヒトは二足歩行するから動物の頂点に立つ特殊な存在であるかのように考える人々もいますが、2億5000万年前の三畳紀には恐竜が二足歩行していました。また、ワニの祖先のクルロタルシ類も恐竜と繁栄を争い二足歩行していました。これらは、たまたま環境に適合した生物が生き残り、長い時間を経て生物が多様化した結果です。

　かつては、原生動物から始まり、魚類、両生類、は虫類、ほ乳類となり、ゴリラやチンパンジーの類人猿からヒトに至る樹状図が描かれ、進化樹と名づけられていました（**図1**）。

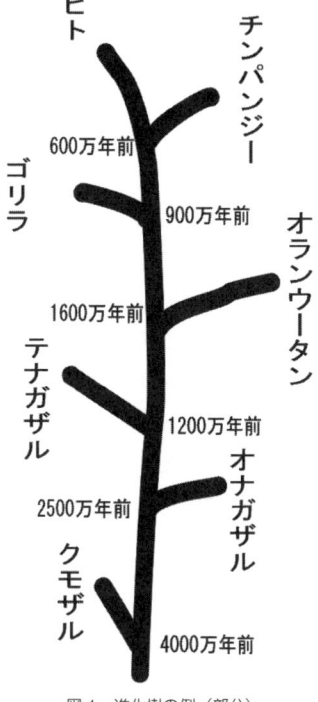

図1　進化樹の例（部分）

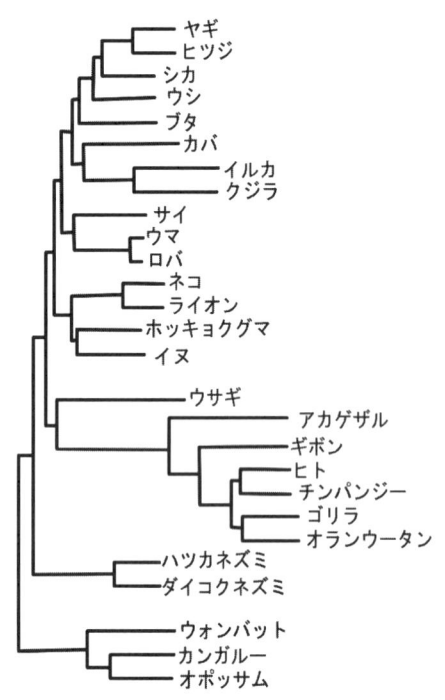

図2　遺伝子の塩基配列の差異をもとにした系統樹の一例

しかし、現在の科学では、系統樹という言葉が使われます。何らかの基準に基づいて、それぞれの生物種の距離を決定し、その距離に基づいて図を描きます。形態の違いを基準にして距離を決めることもできますし、遺伝子の組成の違いを基準にすることもできます。たとえば、遺伝子の塩基配列の違いを基準にして見ると、「イルカはクジラに近く、その次にはカバに近い。ウシよりもブタに近い」というように、遺伝子から見た距離が得られます。その距離に基づいて各動物種を並べていくと、樹木の枝のような構造の図ができます。これが系統樹です（図2）。

系統樹の考え方の中には、「ヒトが優れていて、ゴリラはヒトより劣る」という価値観はありません。それぞれの生物は、それぞれの環境に合うように変化し、発展してきたからです。

「サルが進化してヒトになった」といわれることがありますが、現代の進化論では、そのような表現は誤りです。「サルとヒトは共通の祖先を持つ」といわれます。

　種の進化といわれていることは、実は「『ある生物』がもとになり、その遺伝子がいろいろな変化を起こし、環境の変化に適応しやすいように展開した」と考えるほうが現実に適合しています。

　サカナとヒトの進化の違いは、遺伝子の変化の違いです。ヒトのほうがサカナより進化しているということではありません。今は存在しなくなった「ある生物」の遺伝子が変化し、胸郭の一部がヒレになったり、上肢になったりしただけなのです。

　もし、「進化論」（evolutionism）が「展開論」と翻訳されていたら、現在の人間の傲慢さはもっと薄れていたでしょう。

四肢の構造と歩き方

ヒトの上下肢も動物の前後肢も、サカナのヒレから進化しました。動物の歩き方を知ると、ヒトの歩き方の理解に役立ちます。

四肢の構造と歩き方には関係があります。ほ乳類は、肢の構造によって3つのタイプに分類されます＊。

●蹄で歩く動物

ウマは趾先の蹄で全体重を支えています。蹄は爪の変形したものです。ウマの中足骨は第3中足骨1本だけです。第1趾をはじめ、他の中足骨は退化しています（**図8-152**）。

ウマ、ウシ、ヒツジなどのように、蹄で立って歩くことを蹄行性と呼びます。速く走ることに適しているといわれます。

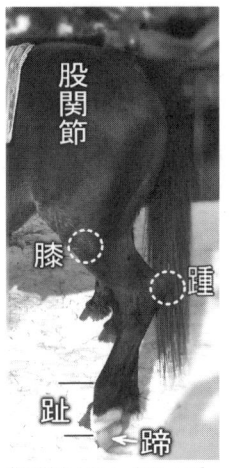

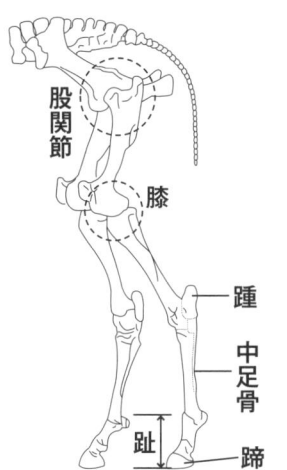

図8-152　ウマの後肢と足先

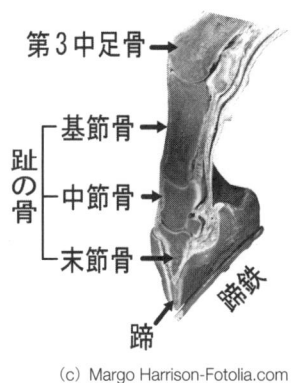

＊　トリについての立ち方・歩き方の分類はありません。

08　動きの進化発生学

●趾で歩く動物

イヌやオオカミは、足の裏にある、俗に「まんじゅう」と呼ばれる肉球*1の上に立ちます。肉球は趾先と中足骨の骨頭についています（**図8-153**）。ですから、イヌは趾で立ち、歩きます。趾行性*2と呼ばれます。肉球というクッションの上に立っていますから、音を立てずに歩いたり、長距離を走ったりするのに適しているといわれます。たいていの場合、第1趾には体の重さを流しません。

趾行性の代表は、イヌ科であるイヌ、オオカミ、キツネ、タヌキ、ネコ科のネコ、イタチ科のイタチ、オコジョ、テンなどです。

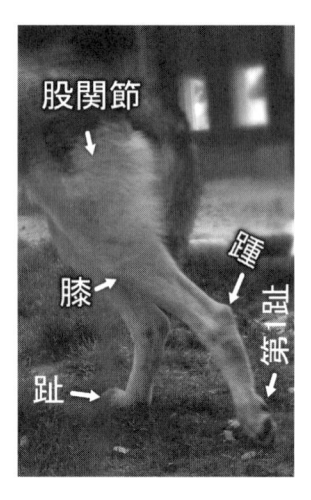

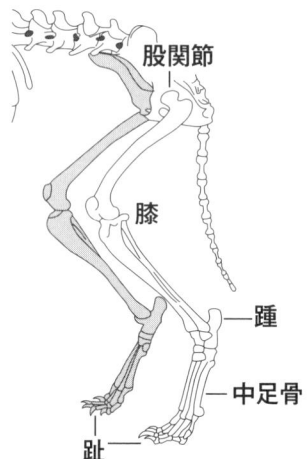

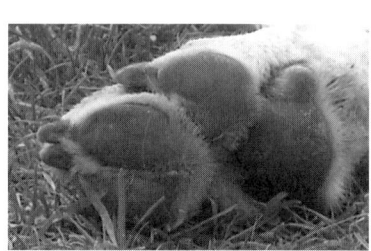

図8-153　オオカミの後肢と足先

●踵で歩く動物

シロクマは四つ足で歩きます。シロクマの足は踵が地面についています。クマは足の裏全体で体の重さを支えます。体を支える面が広いので、比較的安定して立てます（**図8-154**）。

足の裏を蹠*3と呼びます。ですから、このような立ち方・歩き方を蹠行性*4と言います。

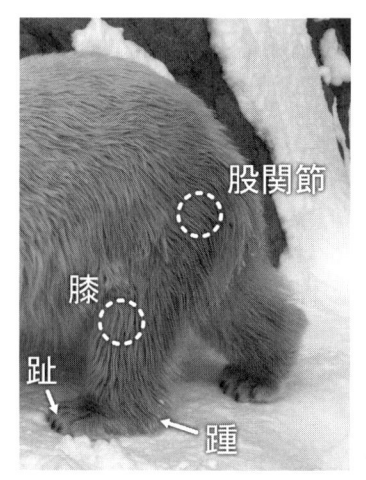

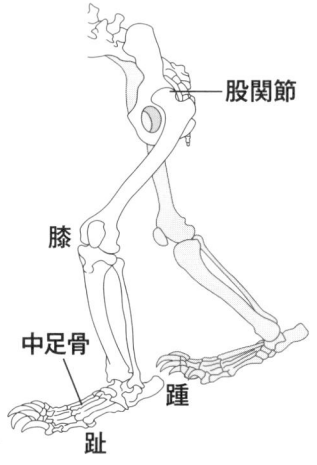

図8-154　シロクマの後肢

---

* 1　「感じる解剖」の章 を参照してください。
* 2　「指行性」とも書かれます。
* 3　「しょ」とも読まれます。
* 4　「しょこうせい」とも読まれます。

558　基礎知識

シロクマは北極の氷の上を歩きますから、寒さへの対策が講じられています。足の裏まで毛が生えています。重さの流れるところだけ毛が生えていません。分厚い肉球になっています。

　シロクマの足の裏を見ると、中足骨頭、踵、趾先（ゆびさき）の肉球を使っていることがわかります。前肢も後肢も第5指趾（し）のつけ根の肉球が大きくなっています（**図8-155**）。

　クマは蹠行性ですから、足跡には趾と共に踵の跡がはっきりと残ります。**図8-156**は、ヒグマの足跡です。第1趾より第5趾のほうがしっかりしています。ヒグマは第5趾に重さを流して歩きます。

　蹠行性を示す典型的な動物は、ニホンザル、ツキノワグマ、ヒグマ、シロクマです。ネズミ科、リス科、ウサギ科も蹠行性ですが、ときどき趾で立って跳んだり走ったりします。

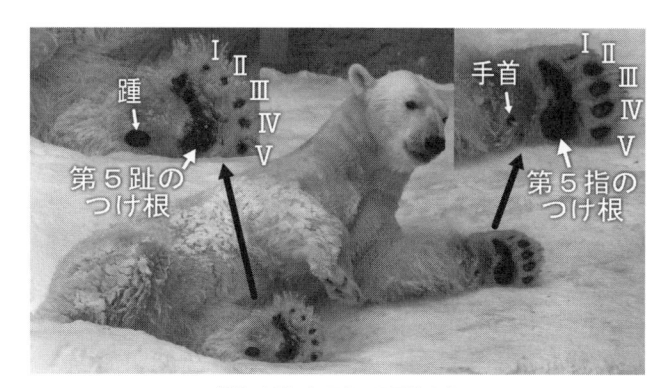

図8-155　シロクマの四肢の裏

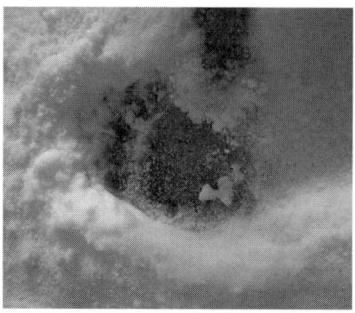

図8-156　ヒグマの足跡
（どんころ野外学校〔北海道南富良野町〕こうすけ氏の厚意による）

コラム　直立と第5趾

　は虫類は両生類よりも四肢が強くなり、体幹を空中に支え上げることができるようになりました。**両生類では側方に張り出していた前肢は、肘関節で前方へ曲がり、後肢は膝関節で後方へ曲がり、足関節で前方へ曲がりました（図1）**。体幹を地面から浮かすことができるので、速く移動できるようになりました。

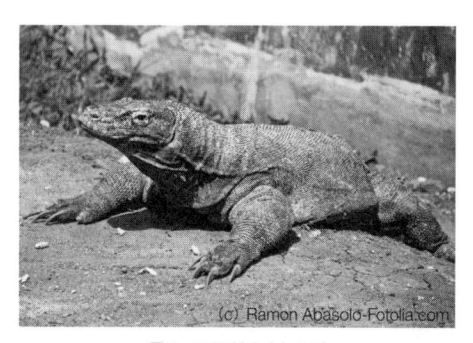

図1　コモドオオトカゲ

　ほ乳類は、は虫類より四肢が長くなりました。体幹を空中により高く上げることができるようになり、速く歩けるようになりました。四肢の接地部は体の幅より狭くなり、左右への揺れを抑え、より少ないエネルギーで効率よく移動できるようになりました（図2）。体を高い位置にして**前後肢を体の中心線につくと、四肢は内側に傾きます。その結果、足の外側が接地しやすくなりました**。

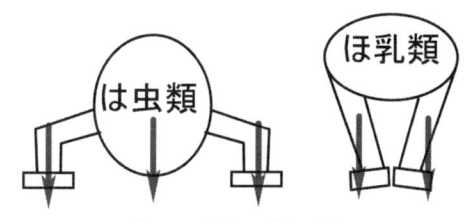

図2　は虫類とほ乳類の接地

08　動きの進化発生学

図3はシロクマの歩行です。シロクマはヒトと同じく踵（かかと）をついて歩きます。そして、歩くときに足は体の中心線に向かいますから、足の外側で接地します。

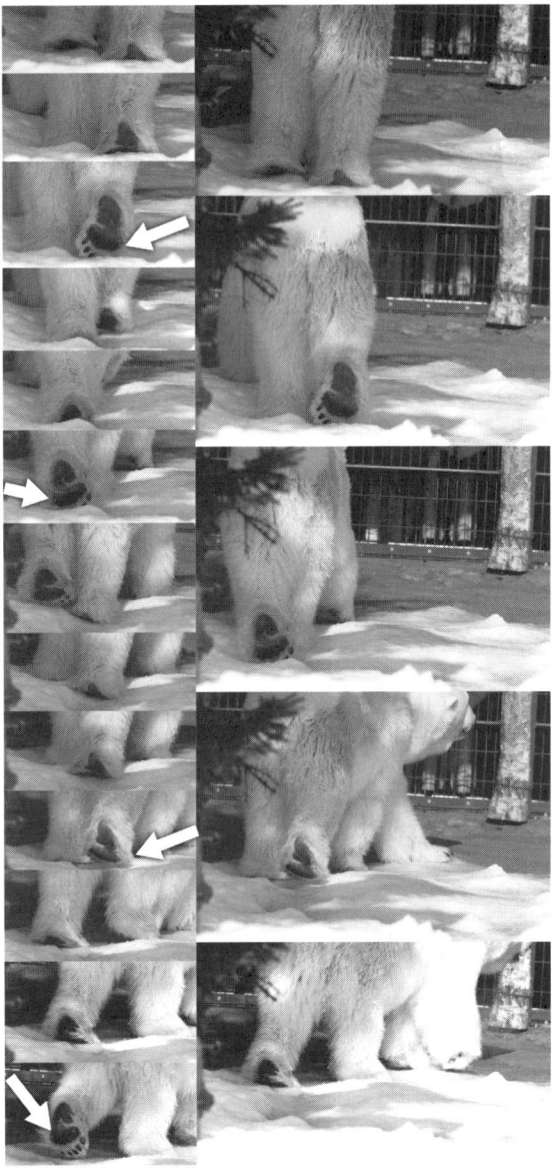

踵、ラテラルフット、第5指（白矢印）のつけ根で体を支えています。足を体の中心近くに持っていき、**踵、ラテラルフット、第5指のつけ根で体幹を支える**と、**左右への動揺が少なくなり、少ないエネルギーで効率よく歩けます**。

　ヒトは四つ足のほ乳類から進化しました。基本構造はシロクマと同じです。**ヒトも歩くときには踵から足の外側、そして第5趾（し）のつけ根で体を支えます**。

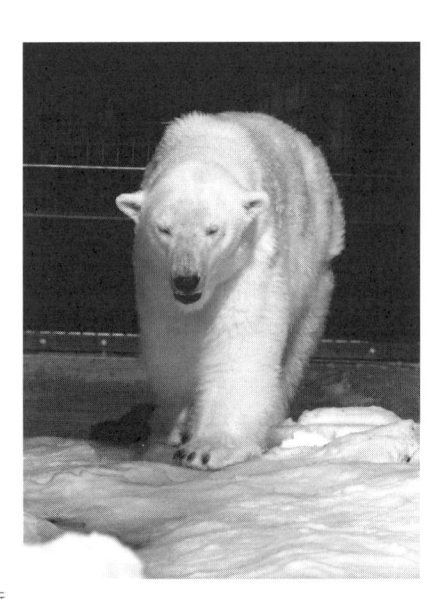

図3　シロクマの歩行

●ヒトの移動

ヒトは典型的な蹠行性です。踵をつけてしっかりと歩きます（**図8-157**）。

クマをはじめとした他の蹠行性の動物との顕著な違いは、第1趾が大きいことです。静かに立っているとき、第1趾は直接重さを床に流しません。第1趾は、踵と第5趾のつけ根に流れる重さを調節しています。

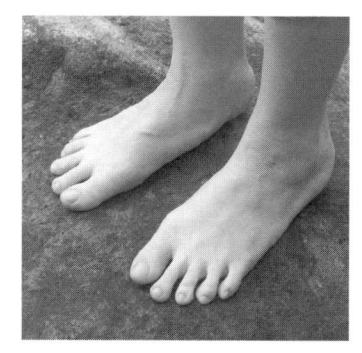

図8-157　ヒトの移動（蹠行性）

踵を浮かせると安定性が減り、速く移動できるようになります（**図8-158**）。

ヒトは走るときには趾行性になります。しかし、ネズミ、ウサギ、リスとは異なり、第1趾をよく使います。

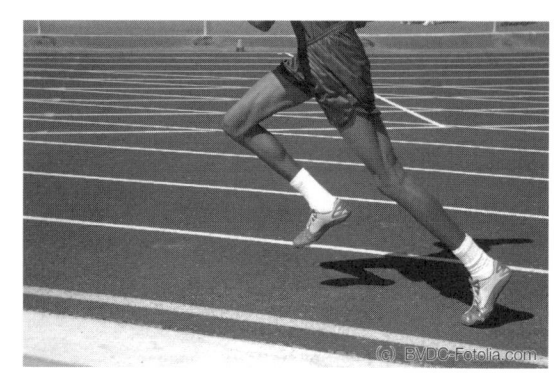

図8-158　ヒトの移動（趾行性）

バレリーナは、趾先で立ち、歩き、跳び、走ります。つま先で立つことをポアントと呼びます（**図8-159**）。構造的な問題のない足を持ち、充分な筋力を持つ生徒だけがポアントすることを教師から許されます。専用の靴を履きます。靴がウマの蹄の役目を果たします。蹄行性です。白鳥を表現して踊るときでも、下肢の使い方はウマと同じです。専用の靴を履くことで、サラブレッド並みの移動能力を得ているのでしょう。

蹠行性、趾行性、蹄行性という分類は、自然の掟ではありません。同じ動物でも、蹠行したり、趾行したり、蹄行したりします。

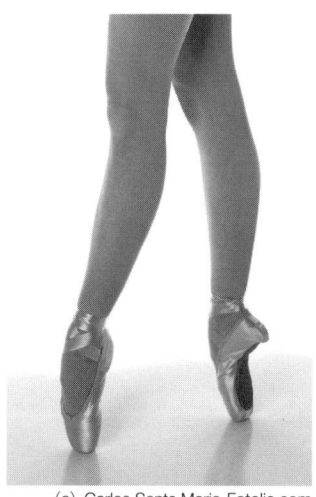

(c) Carlos Santa Maria-Fotolia.com
図8-159　バレリーナのポアント

コラム 二足歩行と文化・宗教

　チンパンジーとゴリラとヒトの足の骨格を図に示しました。チンパンジーは木の枝を伝って移動し、ゴリラは草の上を歩き、ヒトは硬い地面を歩きます。

　チンパンジーの第1趾は、手の親指と同じく、他の趾と対向できます。足で木の枝をつかむことができます。平面の上の移動は、通常四つ足歩行です。

　ヒトの第1趾は、他の趾と向き合わせられません。木の枝をつかむよりは、平面を踏むのに適しています。ヒトの足は、第1趾と踵と第5趾のつけ根で地面の上で三点支持します。そのために、ヒトは安定して片足立ちができ、直立二足歩行できます。

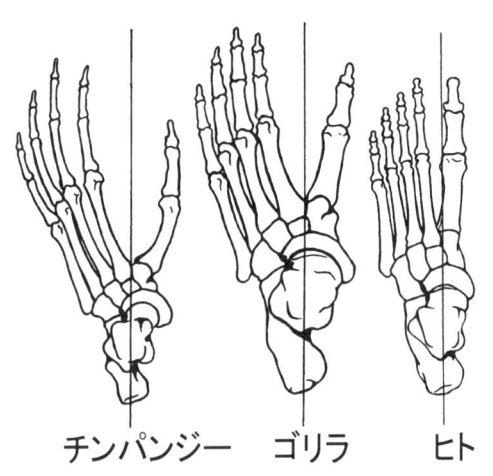

(DJ MORTON : EVOLUTION OF THE LONGITUDINAL ARCH OF THE HUMAN FOOT. J Bone Joint Surg Am. 1924 ; 6 : 56-90.)

　ゴリラはチンパンジーとヒトの中間です。木の枝の上を歩き、地上ではゲンコツで上体を支えて四つ足歩行しますし、二足歩行もできます。直立はできません。

　チンパンジーでもゴリラでも、上肢は移動のために使われます。自由に使うことはできません。

　進化の長い歴史の中で、ヒトだけが直立二足歩行することで、移動中にも上肢を自由に使えるようになりました。ヒトは上肢で道具を使い、図を描くことができるようになりました。言葉を図や記号というシンボルで残すことができるようになりました。シンボルを使って言葉を残せるようになりました。記号を使って他のメンバーに伝えることで、集団の行動パターンを作ることができるようになりました。慣習や文化を残したり、広めたりするのに有利になりました。

　このようにして、二足歩行という移動方法を取得したことに加え、大脳皮質の発展、記憶力の発展により、ヒトは言語文化や宗教を持つようになりました。

　文字を持たない文化はたくさんありました。文字を持たないアニミズムやトーテミズムという、宗教とも哲学とも呼べるものもたくさんありました。しかし、文字を持つ文化に比べて伝承が困難なため、長い年月の間に失われ、衰退しました。もし、ヒトが二足歩行できなければ、上肢を自由に使うことはできず、記号も絵も描けず、現在のような特殊な文化・慣習・宗教が広まることはなかったでしょう。

> **コラム** 肢と足と「あし」
>
> 　動物を扱う科学では、動物の立ち方により四肢の呼び方が変わります。四つ足動物の四肢は前肢と後肢ですが、二足直立のヒトではそれぞれ上肢と下肢と呼ばれます。一般の人が「あし」と呼んでいるものは、足関節から先のものを指すこともありますし、下肢すべてを指していることもあります。下肢を「あし」と呼び、足関節から先を「そく」とよび、下肢全体を「きゃく」と呼ぶ人もいます。
>
> 　この本では、股関節から末梢の全部を指すときには、「下肢」「後肢」と書きます。足関節から先の部分を指すときは「足」と書きます。「下肢」は「足」を含みます。「肢」は「頭と体幹」という中枢に対比する末梢部分を示しています。「足」と「肢」は解剖学的区分を明確にするときに使っています。
>
> 　動きを解説するために「足」と「肢」を厳密に使うと、記述が煩雑になり、かえって読解を妨げます。この本では、「足」と「肢」を厳密に区別しなくても読み進むほうがよいと思われるところでは、「前あし」「後あし」と書いています。この「あし」は、動物が地面に着く面を含む、体から出っ張った部分を指しています。

四肢の機能

　動物の頭と体幹には重さがあります。進化のプロセスにより、頭と体幹は高いところに来ました。前後左右いずれかの方向の四肢の支えが弱くなれば、そちらの方向に倒れて進みます。つまり、重力を利用して移動できます。このような移動には、肢(あし)の長いことが有利になります。

●移動の基本

　移動は動物の基本的な動きです。エサを捕るためにも、敵から逃げるためにも必要です。ですから、できるだけ少ないエネルギーで移動できたほうが有利です。

　関節を屈曲させて進もうとすると、体幹を筋肉で引っ張らなければなりません。多量のエネルギーが必要です。関節を伸展させて進むには、骨に重さを乗せるだけで済みます。他の骨に重さを預けておいて、重さのかからない骨の関節を開くだけで済みます。筋肉の力は、重さのかかっていない関節を開くだけです。体幹を引くのに比べて格段に小さな力で済みます。ですから、動物は基本的に関節を伸展させたときに動きます。

シロクマの移動

図8-160は、シロクマの移動を模式的に示したものです。シロクマの前肢と後肢には、肘と膝があります。どちらも肢の中間にありますが、曲がっている向きが違います。**前肢では肘は後ろに突き出ています。後肢では膝は前に突き出ています**（図中1・4）。ですから、後肢だけを伸展させると、お尻が上がります（**図中2**）。そこで前肢をゆるめると、体幹は前に進みます（**図中3**）。

逆に前肢だけを伸展させると、頭が上がります（**図中5**）。そこで後肢をゆるめると、体幹は後ろに進みます。**体は四肢のゆるんだ方向に進みます。**

図8-161のシロクマは、後肢を伸展させ、左前肢をゆるめています。そのまま重力に従えば前に倒れるでしょう。そこで、右前肢を伸展させ、右に行かないようにしています。その結果、左に方向転換しようとしています。

四つ足動物は、体幹の「くの字」の動きに伴う四肢の屈曲と伸展により移動し、方向転換しています。

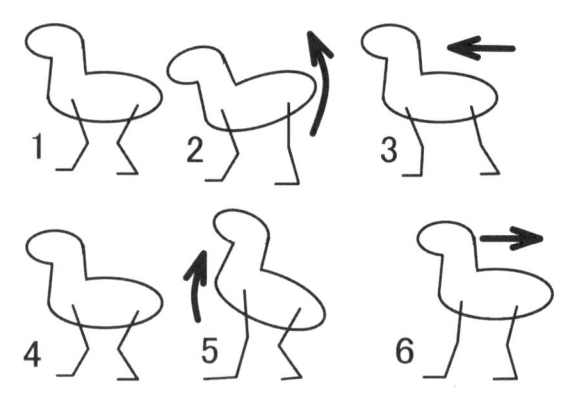

図8-160　シロクマの前肢と後肢の伸展による動きの違い

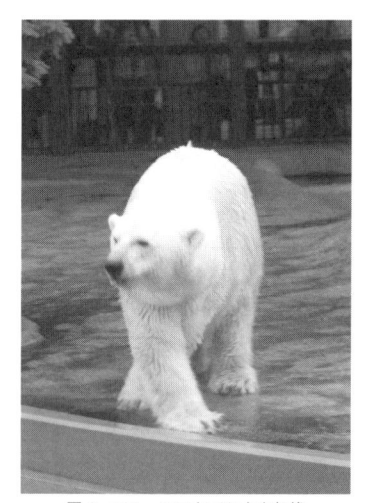

図8-161　シロクマの方向転換

前肢と後肢の役割

動物が頭側に進もうとするとき、**前肢がゆるむと、頭と体幹が前に倒れて進むことが許されます。前肢が伸展すると、頭と体幹が前に進むのを止められます**（図8-162）。前肢はハンドルやブレーキの働きをしています。動物が尾側に進むときは、後肢がその役割を演じます。

動物は常に移動しています。前進するときは、**多くの感覚器の向いている頭側へ「頭と体幹」が移動します。頭側への移動では、前肢が「頭と体幹」の移動をコントロールします**。後退するときには、前肢と後肢の役割は逆転します。

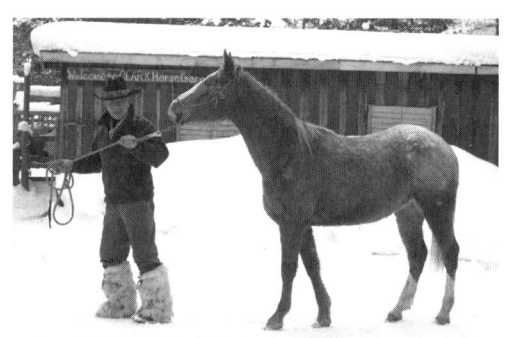

ウマが前進を嫌がるときは前肢を伸ばします
（撮影協力：クラークホースガーデン〔北海道旭川市〕）
図8-162　前肢でブレーキをかける

レッサーパンダの移動

は虫類のトカゲでは、横隔膜がなく、胸部と腹部の区別はありません。体幹全体でゆるくカーブして「くの字」に曲がります。

ほ乳類は、は虫類と同じく四つ足で歩きますが、腹部肋骨がなくなり横隔膜呼吸をするようになりました。胸部と腹部が分かれました。その結果、体幹は胸腰椎移行部で大きく左右に曲がります。体幹の「くの字」の動きにつれて四肢が移動し、体幹を空中に支えます。

図8-163は、レッサーパンダが橋を渡るときの動き方です。

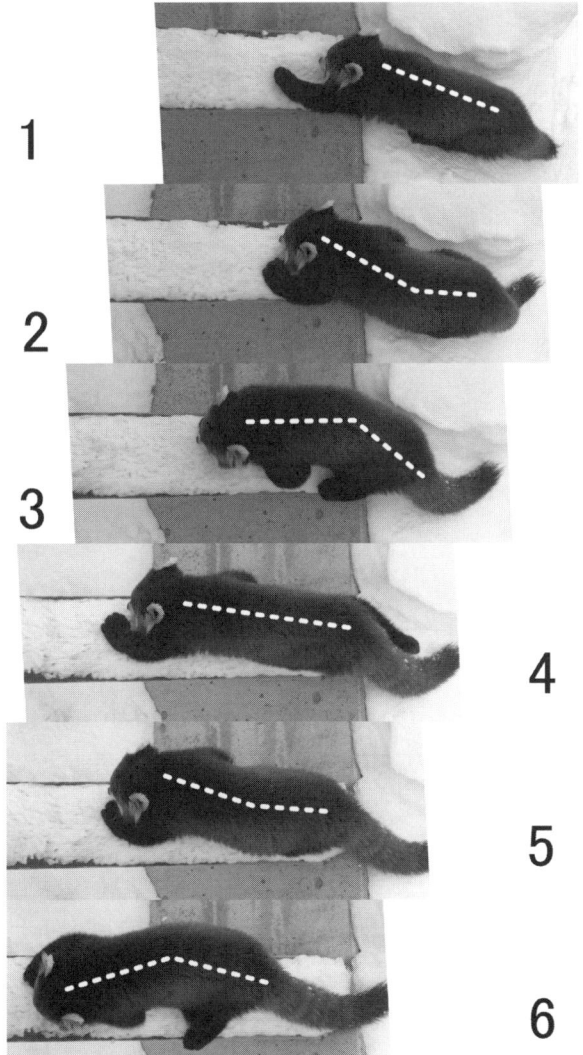

図中1：左前あしを出します。

図中2：右後あしを前に出して、骨盤の右を前に出します。体は「くの字」になります。

図中3：右前あしを前に出し、その後、左後あしを前に出します。**図中2**とは反対の「くの字」になります。

図中4：体幹の「くの字」を解消することで、左前あしを前に出します。

以下、**図中5～6**も同じように動いています。

図8-163　橋を渡るレッサーパンダ

レッサーパンダも、魚類のコイ、両生類のサンショウウオ、は虫類のトカゲと同じように、体幹の「くの字」の動きを使って歩いています。

体幹の「くの字」の動き

　原索動物のナメクジウオも無顎類のヤツメウナギも、ヒレを持ちません。「頭と体幹」を連続的に「くの字」にして泳ぎます。硬骨魚類のコイでも、泳ぎの推進力は中枢である「頭と体幹」の「くの字」の動きです。両生類のサンショウウオも、は虫類のトカゲも、中枢の「頭と体幹」の「くの字」の動きを使って進みます。末梢である四肢は、中枢を空中にとどめるために使われます。「頭と体幹」という中枢が空中で移動するとき、地面に落ちずに空中にとどめるためには、進行方向の四肢で支えなければなりません。ですから、前進するときには後肢が中枢の前進を許し、前肢が中枢を支えて止めます。後退では逆になります。

実験　四つんばいで歩く

　四つんばいでゆっくり歩いてください。
　上肢と下肢はどのように動きますか？
　骨盤はどのように動きますか？
　肩甲骨の動き方と骨盤の動き方の関係は？
　脊柱はどのように動きますか？
　顔を下に向けて、頭のてっぺんが前に向かうように歩くときは、どのように歩いているでしょう？
　顔を上げて前を見ながら歩くときは、どのように歩いているでしょう？

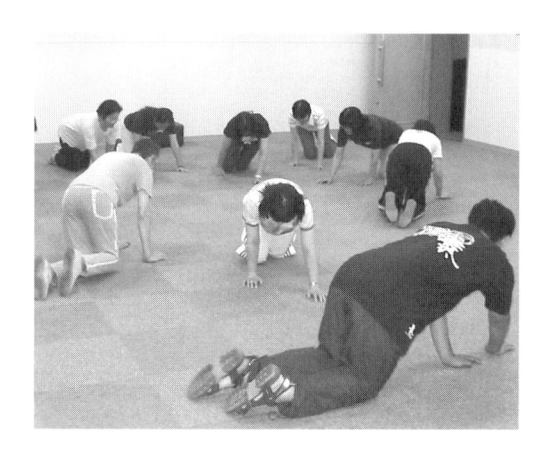

　前後に歩いてみて、脊柱の動きを感じてください。

　四つんばいで歩くときには、同じ側の上肢と下肢をいっしょに前に出すことができます。しかし、それでは直線上に並ぶ片側の上下肢の上でバランスをとらなければならなくなり、とても歩きづらいものです。四肢のうち3つの肢が体幹を支えているときに、残った1つの肢を前後に移動させると楽です。
　右手が前に行き、右手に重さをかけられるようになったら、左足が前に出ます。左足に重さをかけられるようになったら、左手が前に出ます。左手に重さをかけられるようになったら、右足が前に出ます。右足に重さをかけられるようになったら、右手が前に出ます。これを繰り返すと前に進めます。

図8-164の中央の図のように、右手と左足が前に出たときには、胸郭の下部、つまりお腹は右に張り出します。脊柱を天井から見ると「くの字」を左右逆転したようになっています。続いて右足を前に出すと、脊柱はほぼ真っすぐになります。その後、左手を前に出したときに、脊柱を上から見ると「くの字」になっています。つまり、四つんばいでは、脊柱を左右交互に「くの字」に曲げながら歩いています。

両生類のサンショウウオや、は虫類のトカゲも、同じように脊柱を左右交互に「くの字」にすることで歩いています。

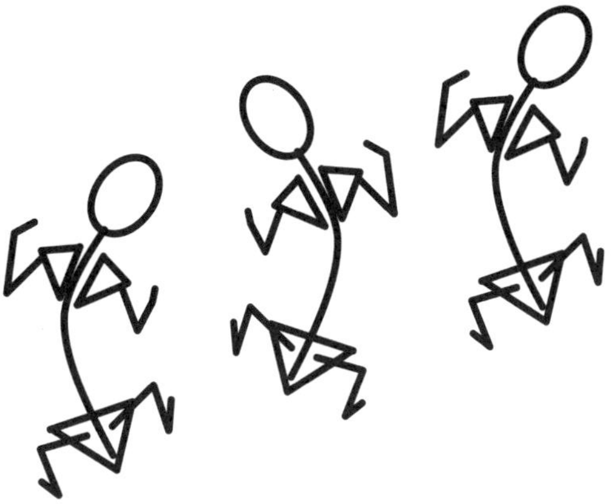

図8-164　体幹の「くの字」の動き

ヒトが四つんばいで歩くときの基本的な動きは、「頭の直下から、体の左右の筋肉の収縮と弛緩が順繰りに尾側に伝わっていくこと」です。筋肉の収縮の波が前から後ろに伝わります。

赤ん坊は、体の使い方を何も知らずに生まれてきます。そして、ハイハイするようになり、頭の直下から、体の左右の筋肉を交互に収縮・弛緩させていくことを学習していきます。

ほ乳類の歩行も、原索動物から続く「くの字」の動きを踏襲しています。それは、共通の祖先から受け継いでいるDNAという同じ設計図を持っているからです。

硬い脊索や脊柱の周囲に筋肉を持つという基本的な構造 * **が、筋肉の収縮と弛緩により脊索や脊柱を「くの字」にして進むという移動方法をもたらしています。**

四つ足動物の移動パターン

図8-165に、動物の移動時の四肢の使い方を示しました。一番上はヒトの二足歩行です。2段目から下は、ウマに代表される四つ足動物とトリの移動パターンです。

2段目のアンブルから6段目のギャロップまで、およびトリのウォークは、四肢のいずれかが常に地面についています。つまり、地面についた肢で体の重さを支え、重さのかかっていない肢を移動させています。移動させた肢に重さを移したところで、それまで重さを支えていた肢を移動させています。これが「歩く移動」です。 「無脊椎動物の動き」の項目 で示したゴキブリの動きと基本的に同じです。

ハーフバウンド、バウンド、ウサギ跳び、トリのホッピングでは、四肢がすべて空中にあるときがあります。これらは「跳ぶ移動」です。「跳ぶ移動」では「歩く移動」よりも、頑丈な骨、大きな筋力、高度なバランスが必要になります。

ヒトが移動の介助を受けるときには、介助を受ける人自身では充分に動けない状態にあります。「跳ぶ移動」ができるはずはありません。ですから、**ヒトの移動を介助するときには「歩く移動」が基本になります。**

ほ乳類の四つ足動物の大半は、ゆっくりとした移動をウォークで行い、移動速度を高めるにつれて、トロット、キャンター、ギャロップに変えます。

---

*　 「感じる解剖」の章 で「テンセグリティ」として解説しています。

動物の移動型

左から右へ順に足が運ばれます
つまり⇨が進行方向です

左後足	左前足
右後足	右前足

● : 地に着いた足
○ : 地を離れた足

歩き・走り

アンブル（側対歩）

ウォーク（歩き）

トロット（速歩）

──── : 歩幅
╌╌╌╌ : ジャンプ

キャンター（かけ足）

ギャロップ（大がけ）

ハーフバウンド

バウンド（はね跳び）

ウサギ跳び

トリのウォーキング（歩き）

トリのホッピング（はね歩き）

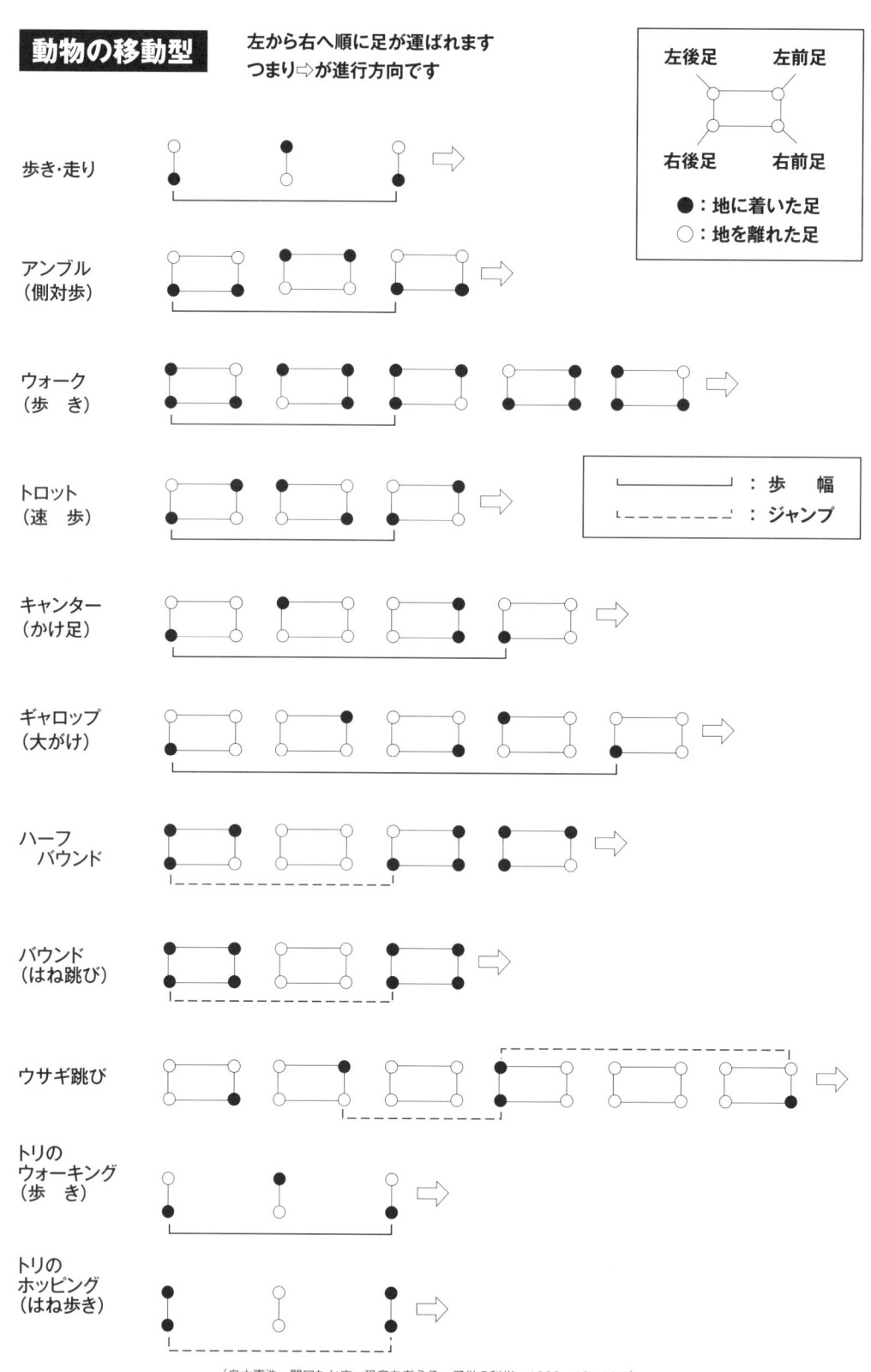

（舟木嘉浩，関口たか広：恐竜を考える．子供の科学，1998，10：101．）

図 8-165　動物の移動時の四肢の使い方

ウマの歩行

図8-166は、ウマが歩く姿です。図8-165で示したウォークです。

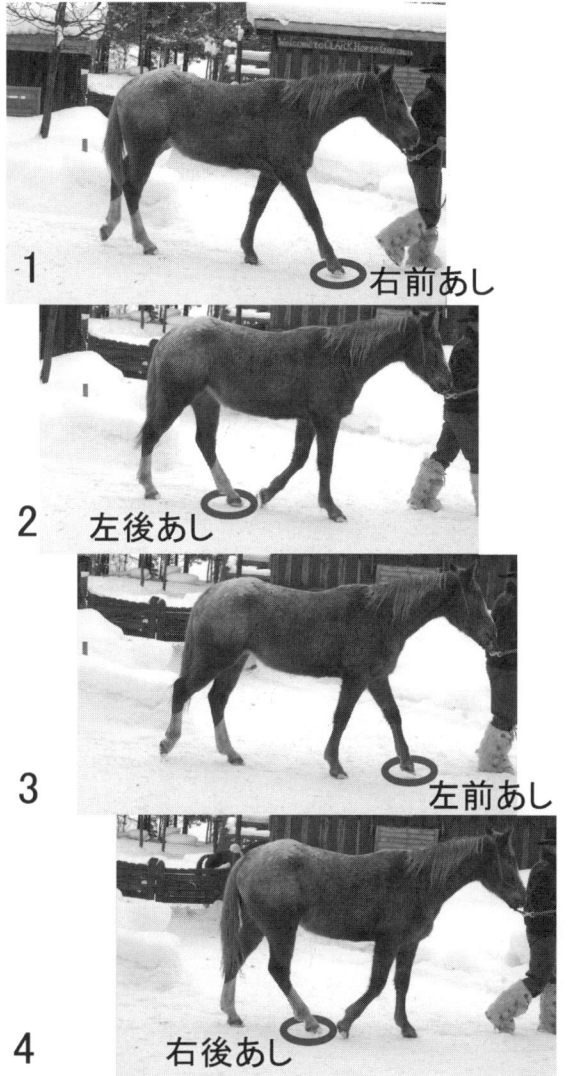

図中1：右前あしを前に出します。

図中2：前に出した右前あしに重さを流し、頭と体幹を前に進めます。それに伴い、左後あしが前に出ます。

図中3：左後あしに重さを流しながら、体幹を前に進めます。それに伴い、左前あしが前に出ます。

図中4：左前あしに重さを流して体幹を前に進めると、右後あしが前に出ます。

（撮影協力：クラークホースガーデン〔北海道旭川市〕）
図8-166　ウマの歩行

ウマがウォークするときは、右前あし→左後あし→左前あし→右後あしの順番で足を前に出しています。

シカの歩行

シカもウマと同様に歩きます。

図8-167は、子ジカの歩行です。右前あし→左後あし→左前あし→右後あしの順に足を出しています。

前に出した足を含めた3本の足で立ち、その3本の足の上に体幹を移動させています。体幹の移動に伴って、重さのかからなくなった足が前に出ています。

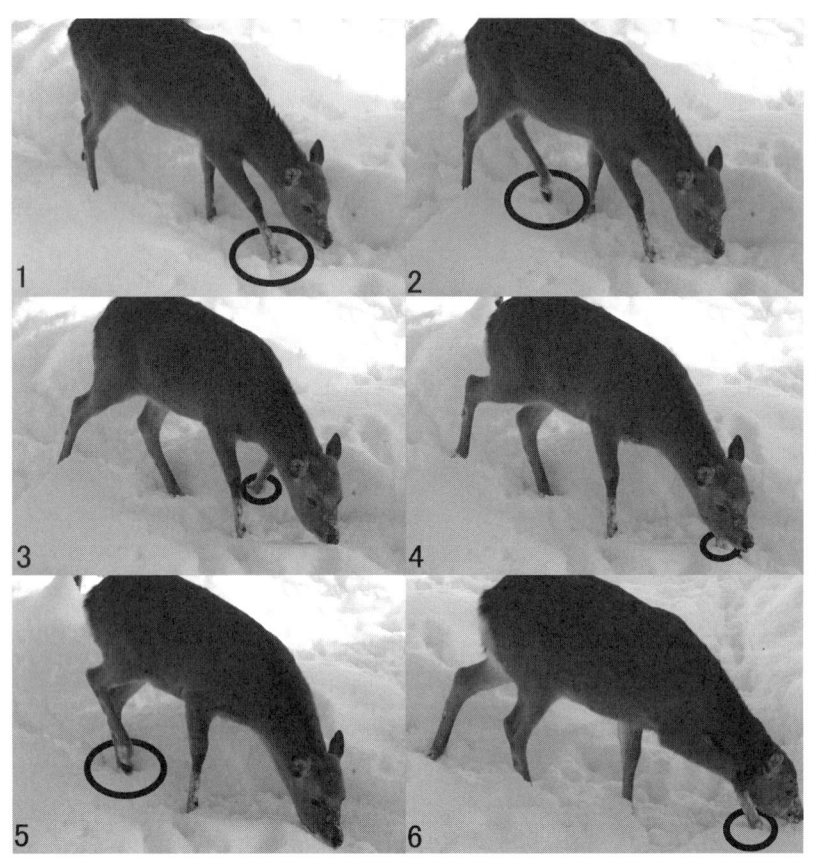

図8-167 シカの歩行

シロクマの歩行

図8-168は、シロクマの歩行です。左前あし→右後あし→右前あし→左後あしの順に足を出しています。**図中4**から始まると見れば、前出の**ウマ**と同じく、**右前あし→左後あし→左前あし→右後あし**の順番に前に出しています。

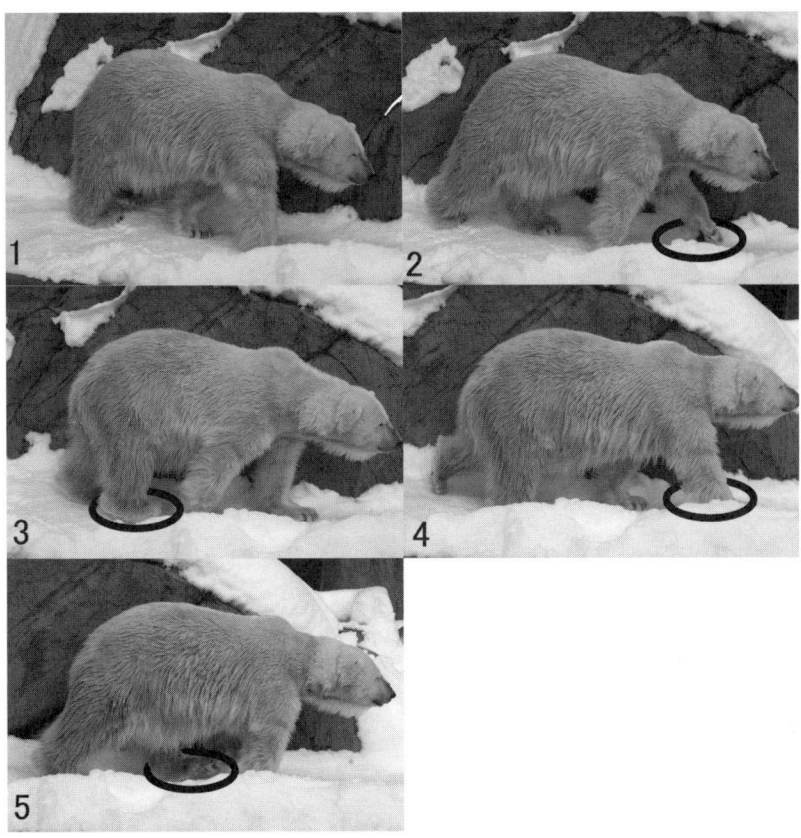

図8-168　シロクマの歩行

　クマは雑食で、サカナやアザラシを食べます。手を使い、ときに2本足で立ちます。踵（かかと）をつけて歩きます。シカは植物しか食べません。2本足で立つことも、手を使うこともありません。蹄（ひづめ）で歩きます。シカとクマは、まったく違うタイプの動物です。しかし、遺伝的に四つ足で歩くという構造を持っている動物である点は同じです。四つ足で歩くという体の構造が、「前あしと後あしを左右交互に動かして歩く」という使い方を学習させています。

足と体の中心軸

ウマの歩行を後方から見てみると、左右の足の間の距離は体の幅より狭いことがわかります。左右の足の内側縁は、体の中心軸に接するほどです（**図8-169**）。は虫類のカメ、トカゲ、ワニでは、足は体幹の外縁より外側にあります。ほ乳類では、足は体の中心軸の真下に近づいています。

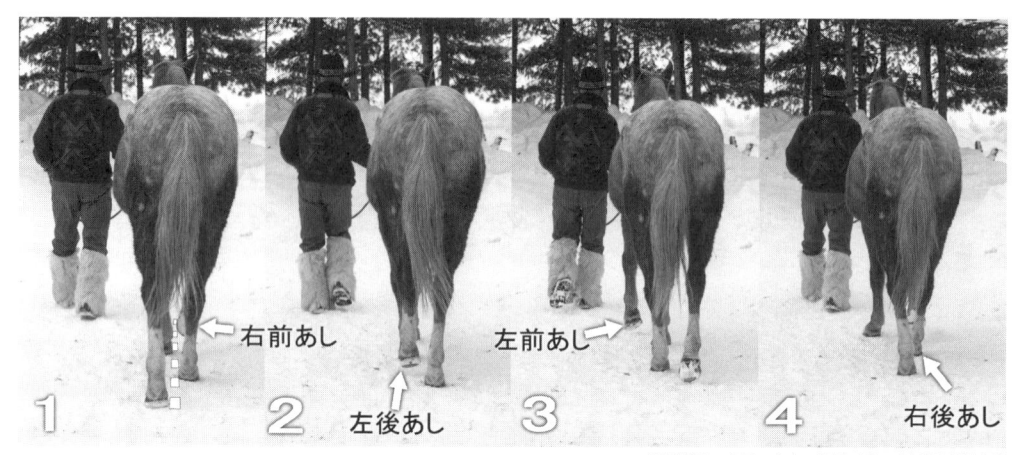

（撮影協力：クラークホースガーデン〔北海道旭川市〕）

図8-169 足と体の中心軸（ウマ）

レッサーパンダの歩行

ウマの足には爪の変形した蹄がついています。趾先の蹄で地面を踏んで歩きます。

レッサーパンダは蹄を持っていません。踵や手のひらを地面について歩きます。歩くために地面につく部分は異なりますが、歩き方はウマと同じです（**図8-170**）。レッサーパンダも右前あし→左後あし→左前あし→右後あしという順番を繰り返します。また、足を体の中心軸に近づけるという点も同じです。体つきは違っても、共通のDNAから作られた構造のために、同じ歩き方をします。

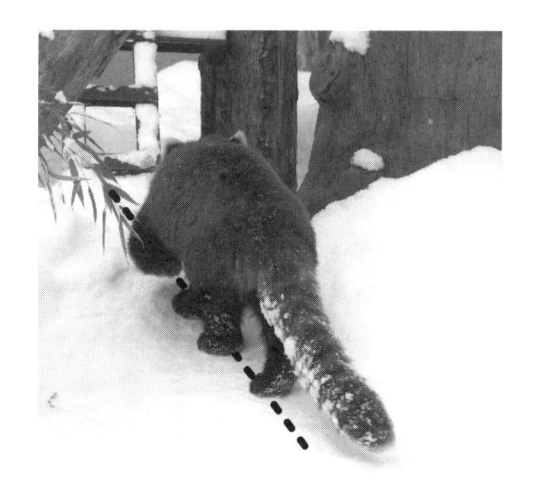

図8-170 レッサーパンダの歩行

アルパカの歩行

図8-171は、南米原産のアルパカの歩行です。アルパカの足の出す順番もウマやレッサーパンダと同じです。

図中1から左前あし→右後あし→右前あし→左後あしの順に出しています。**図中4**から始まると見れば、前出の**ウマと同じく、右前あし→左後あし→左前あし→右後あしの順番に前に出しています。**

アルパカの歩き方は、ウマと違うところがあります。**図中2**は、左前あしに重さを流しながら、右後あしを前に出すところです。

図中3は、左の前あしと後あしだけで立ち、右側の前あしと後あしは浮いています。**体の左半分で立ち、右半分は浮いています。**

右後あしが浮いて前に出て、その右後あしに押されるかのようにして右前あしが浮いて前に出ます。そのため、右の前後肢が共に浮き上がる時間があります。

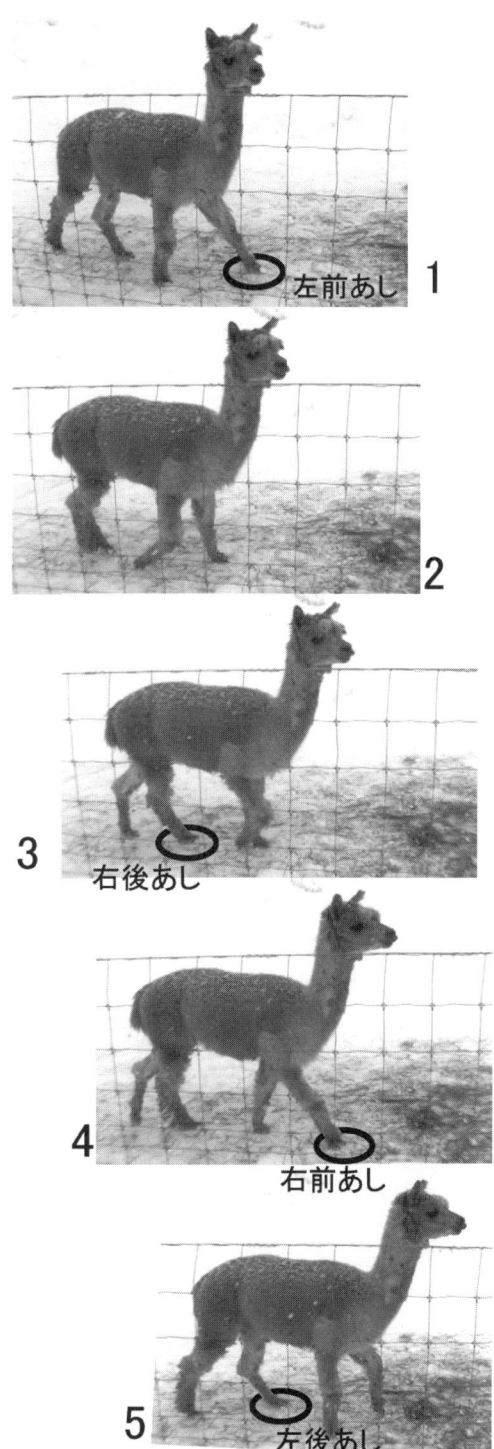

(ビバアルパカ牧場〔北海道上川郡〕にて著者撮影)
図8-171　アルパカの歩行

斜対歩と側対歩

ウマでは、足を地面から離すタイミングがアルパカとは違います。右後あしを前に出して地面につく直前まで、右前あしは地面から離れません（図8-172）。

ウマのように、対角線にある足を浮かせる歩き方を斜対歩と呼びます。一般に、動物の移動でウォーク（walk）と言うときは、斜対歩で歩くことを示しています。

アルパカでは、同じ側の前あしと後あしを同時に浮かせますから、側対歩と呼ばれます。英語ではamble（アンブル）です。アルパカのほかにも、ラクダ、リャマ、キリン、ゾウが側対歩します。

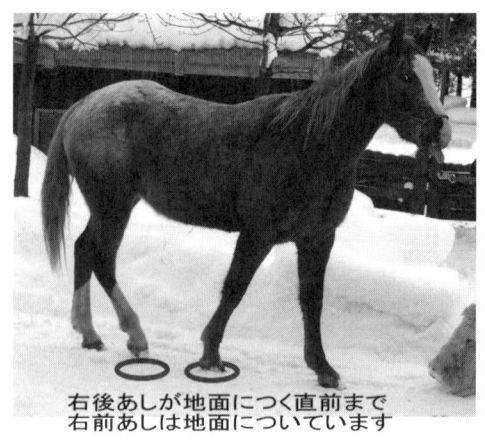

図8-172 斜対歩するウマ
（撮影協力：クラークホースガーデン〔北海道旭川市〕）

四つ足動物の大半が斜対歩です。通常は斜対歩するウマも、1年間かけて調教すると側対歩するようになります。また、何らかのケガをした動物も側対歩します。

速歩（トロット）

レッサーパンダでは、足を地面から離すタイミングはウマと同じです。ウマもレッサーパンダも、前あしが前に出てまだ空中にあるときに、反対側の後あしを浮かせて速歩きすることができます（図8-173）。対角線の足が浮きます。このような歩き方を速歩と呼びます。英語ではtrot（トロット）です。

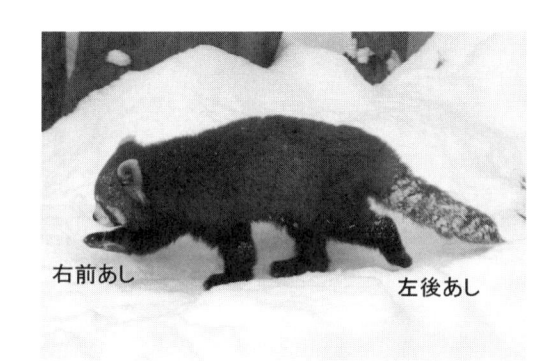

図8-173 トロットするレッサーパンダ

前出の図8-165を見ると、ウォークでは常に3本の足が接地しています。トロットとアンブルでは2本の足が接地し、2本は浮いています。ですから、アンブルはトロットと同じく速歩きの一種です。しかし、自然界では一部の動物しかアンブルしないので、斜対歩と側対歩として対比されます。歩くという言葉を、「浮いている足は1本」という意味と、「後あしの移動の後、対角線にある前あしを上げる」という移動型の両方に使うので混乱が生じます。

斜対歩と側対歩のタイミングの違い

「斜対歩では対角線の足を**同時に**前に出し、側対歩では片側の前あしと後あしを**同時に**前に出す」と説明されることがあります。しかし、これは正確ではありません。実際によく観察すると、**斜対歩と側対歩の違いは、後あしが前に出てから前あしが前に出される時間的遅れの違いです**（図8-174）。

側対歩のアルパカでは、右前あしが前に出て着地直前に左後あしが浮きます。そして、右前あしが着地します（**図中1a**）。その後、左後あしが前に進み（**図中2a**）、左前あしが浮いて前に出て行きます（**図中3a**）。左後あしが浮いて左前あしの浮くまでの時間がとても短いです。**側対歩では後あしと同じ側の前あしが連動しているように見えます**。

斜対歩のウマでは、右前あしが前に出されて着地します（**図中1b**）。その後に左後あしが浮いて前に出ます（**図中2b**）。左後あしが着地してから左前あしが出ます（**図中3b**）。左後あしが浮いてから左前あしが浮くまでの時間が長いです。**斜対歩では前あしと反対側の後あしが連動しているように見えます**。

斜対歩のウマでは、後あしが前に出て同じ側の前あしと接近します。側対歩のアルパカでは、後あしが前に出たとたんに、同じ側の前あしが前に差し出されるので、前後のあしは接近しません。

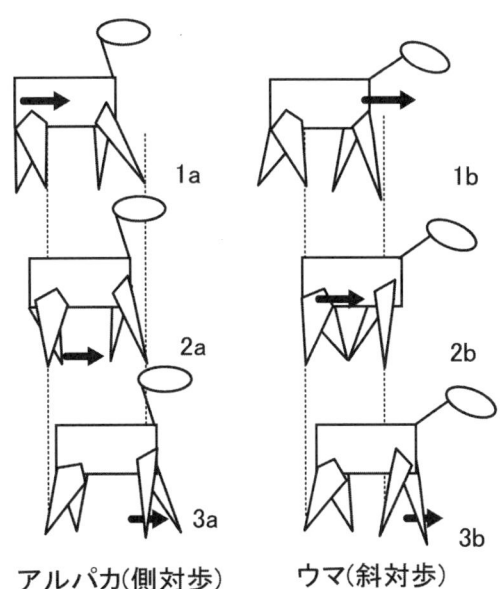

図8-174 斜対歩と側対歩の違い

斜対歩と側対歩と体

　側対歩のアルパカは、頭が比較的高く、後あしが骨盤を前に出すことで進むように見えます。斜対歩のウマは、頭が前に差し出されています。頭が体幹を引っ張り、胸郭の乗っている前あしが後あしを引っ張っていくように見えます。

　四肢が短く体幹が地面すれすれにある両生類は、頭から体幹の「くの字」の動きで移動しています。ほ乳類は、両生類よりも四肢が長くなり、体幹が地面から離れました。しかし、レッサーパンダのように四肢の短いほ乳類では、依然として頭から体幹の「くの字」の動きが移動には大きな役割を担っています。

　ウマやアルパカでは四肢が長くなったので、体幹の直下に足先を着地させられるようになりました。四肢を直線の上に乗せて歩けるようになりました。その結果、頭から体幹の「くの字」の動きだけでなく、四肢の動きを使って移動できるようになっています。

　ウマでは頭が前に出て体幹と同じくらいの高さにあります。レッサーパンダのように頭蓋から脊柱が直線に近くなります[*1]。ウマの脊柱は横に曲がりづらいですが、頭から脊柱全体を使ってわずかな「くの字」の動きを使えます。ウマはレッサーパンダのように斜対歩で歩きます。通常、斜対歩する動物でも、ケガなどで脊柱を横に曲げることができないときは側対歩します（図8-175）。

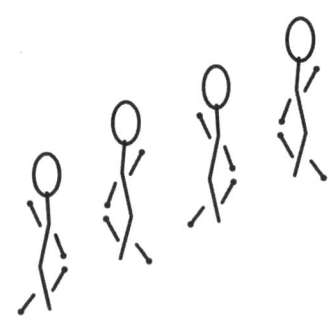

脊柱を曲げられるとき斜対歩になる

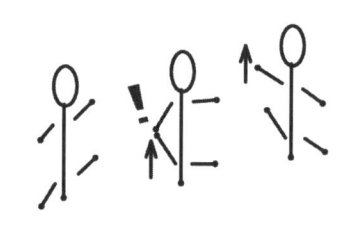

脊柱を曲げないと左後あしが左前あしにぶつかりそうになるので側対歩になる

図8-175　脊柱と斜対歩・側対歩の関係

　キリン、ラクダ、アルパカでは首が長く頭が高い位置にあります。頭蓋と脊柱は長くて大きく反った頚で分けられています[*2]。頭蓋から脊柱を全体として側彎させて使えません。「くの字」の動きがやりづらいので、四肢の動きのみで歩きます。頭蓋から脊柱の「くの字」の動きがないので、後あしを前に出すと前あしにぶつかります。前後のあしの間を確保するように側対歩します。

[*1]　「実験：四つんばいで歩く」で、あなたが顔を床に向けて歩いたとき、ウマと同じく頭蓋と脊柱を長く使えました。どのように歩いていたでしょう？

[*2]　「実験：四つんばいで歩く」で、あなたが顔を前に向けて歩いたとき、アルパカと同じく頭蓋と脊柱は頚で分断されました。どのように歩いていたでしょう？

基礎知識

ゾウの側対歩

図8-176は、ゾウが歩く姿です。左側の前あしと後あしは灰色にしてあります。

ゾウは**図中1**の姿勢から**図中2**のように右前あしを前に出すと同時に体幹を前あしに乗せて進みます。**図中3**で右前あしが着地しています。**図中4**ですでに右前あしは直立し、体の重さを地面に流しています。**図中3～4**の間で重さの流れは劇的に変化しています。後あしは骨盤と腹部を前に押して、前あしに重さを流しやすいようにしています。ゾウは前あし主体で歩きます。

アルパカやラクダは後あしに重さを流して側対歩していますが、ゾウはウマやシロクマのように前あしに重さを流して側対歩しています。

ゾウは側対歩していますが、足を動かす順番は、右前あし→左後あし→左前あし→右後あしの順です。ウマやアルパカと同じです。

ゾウの前あし

ロンドン大学王立獣医カレッジのLei Renらは、ゾウを大きな床反力測定器の上で歩かせて歩き方を観察しました。その結果、他の四つ足動物と同じように、ゾウは前あしに重さをかけて歩いているけれども、他の四つ足動物と異なり、前あしで全体の動きをコントロールしていると報告しています[*]。

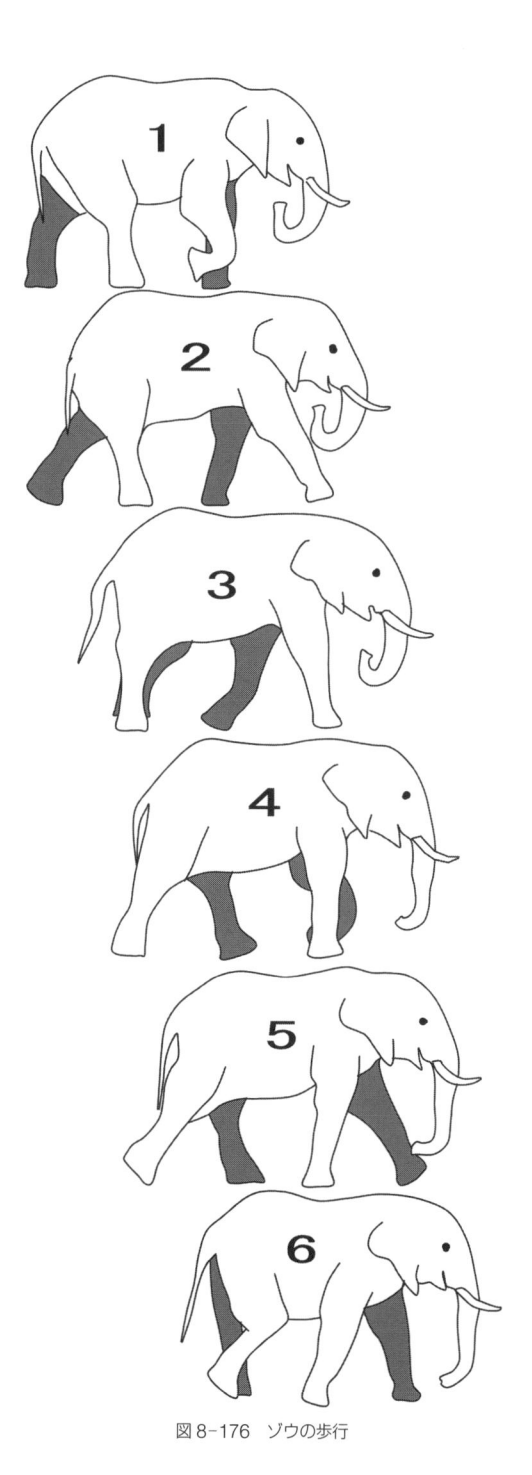

図8-176 ゾウの歩行

---

[*] Ren L, et al: Integration of biomechanical compliance, leverage, and power in elephant limbs. Proc Natl Acad Sci U S A. 2010 Apr 13; 107 (15): 7078-82.

後肢荷重型と非後肢荷重型

　この本では、ラクダ、アルパカ、キリンのように主たる重さを後肢に流して歩くものを後肢荷重型と呼び、レッサーパンダのように**四肢に重さを流すもの**、ウマ、シロクマ、ゾウのように**前肢のほうに多く重さを流すもの**を非後肢荷重型と呼びます*。

コラム ラクダに乗るとき

　ラクダ、リャマ、アルパカは、脊柱を「くの字」に側彎することが苦手です。前後には曲げられます。これらの動物は、立ち座りで特徴的な動きをします。右図に、ラクダの座り方を示しました。

　両前肢の手関節を屈曲させて地面につきます（**図中2〜5**）。次いで、両後肢の膝関節を曲げて両膝を地面につけます（**図中6〜8**）。手関節と膝関節をほぼ180度屈曲させて座ります（**図中9〜10**）。

　立ち上がるときは、上記の解説と逆のことが起こります。ですから、ラクダの背に乗ったときにラクダが立ち上がると、乗っている人は前後に振り回されます。知らない人は落ちます。

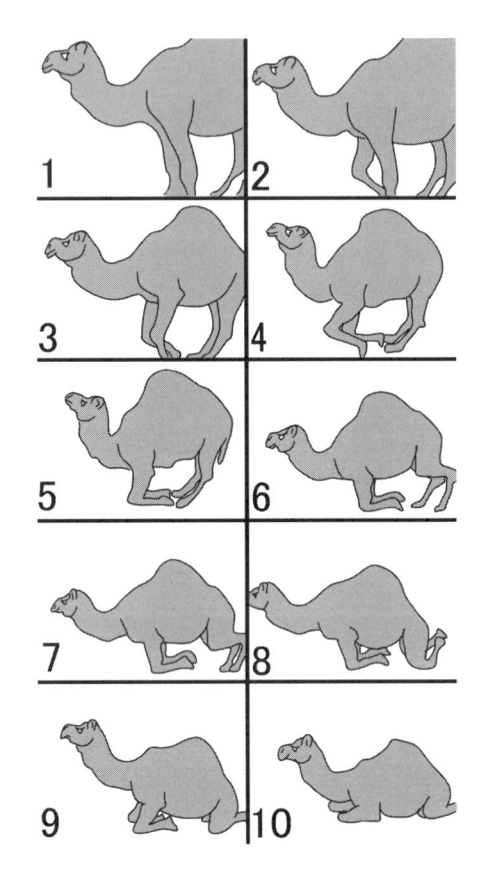

---

*　この分類は、この本だけのものです。

シロクマの第5趾

シロクマはヒトと同じく蹠行性です。踵をつけて歩きます。

図8-177は、歩いているシロクマの右あしです。シロクマの趾で最後に地面から離れるのは第5趾です。シロクマは最後まで第5趾に重さを流しています。

魚類の祖先がヒレを得てから、進化のプロセスを経て両生類の祖先になり、四肢を得ました。かつてのヒレの中心軸は、蹠行性の動物の踵から第5趾を通ります。

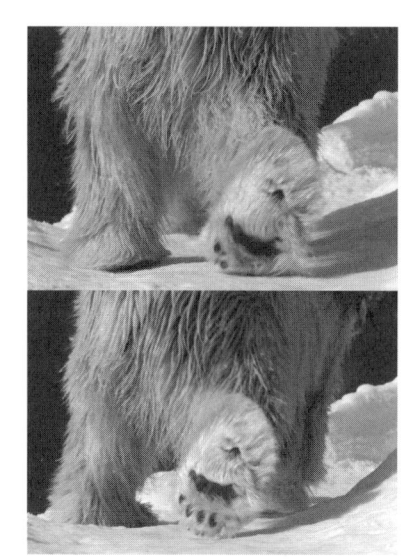

図8-177 歩いているシロクマの右あし

ライオンの第5趾

ライオンは趾行性です（**図8-178**）。趾行性のライオンでも、蹠行性のクマと同じく、歩くときに最後に地面から離れるのは第5趾です。

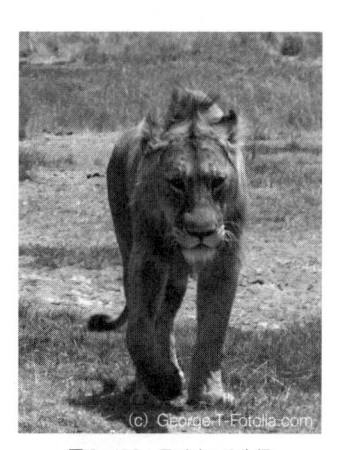

図8-178 ライオンの歩行

ライオンの前あしを見ると、地面について重さを支える第2〜5趾には大きな肉球がついています。しかし、第1趾には肉球はありません（**図8-179**）。歩くときには第1趾を使わないのです。

蹠行性の動物も趾行性の動物も、かつてのヒレの中心軸は踵から第5趾を通っています。

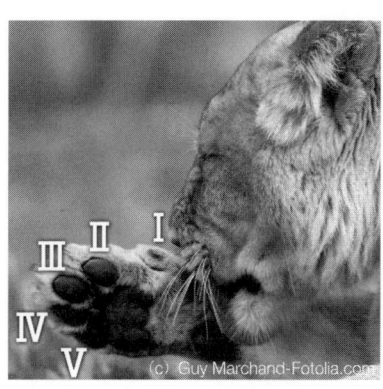

図8-179 ライオンの肉球

シロクマの「8の字」の動き

図8-180は、シロクマの歩行時の前あしの使い方です。

シロクマが前あしを地面につけたときは、灰色の矢印で示したように、指先がやや内側を向いています（図中1〜5）。歩いているときは、手関節が屈曲して外側に上げられ、黒矢印で示したように、第5趾が最後に地面から離れて前に振り出されます（図中2・4・5）。持ち上げた前あしを再び地面につくときも、第5趾から着地します。

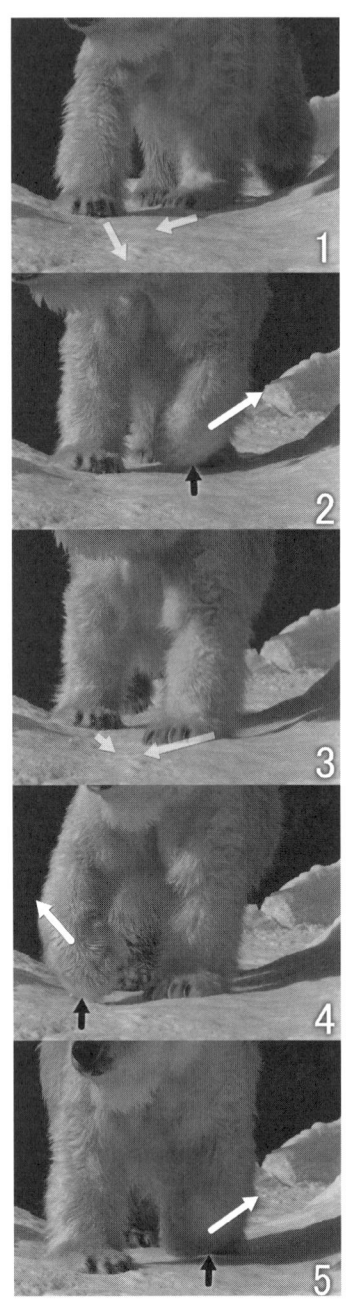

図8-180のイラストは、下から見たシロクマの左前あしの動きを示したものです。左前あしをついて体が前に進むと、左前あしの第5趾で支えます（図中a〜b）。第5趾だけに重さが流れるようにすると、手関節でひねられて図中cのように第1趾が上がり、前あしは外側前方に振り出されます（図中d）。

一度外側に振り出されて前方に伸びた左前あしは、一番前に振られたところで内側に戻ります。そこから図中eのように左の第5趾を地面につきます。手関節でひねりを戻し、第1趾を地面について、重さを流して前進します（図中f）。

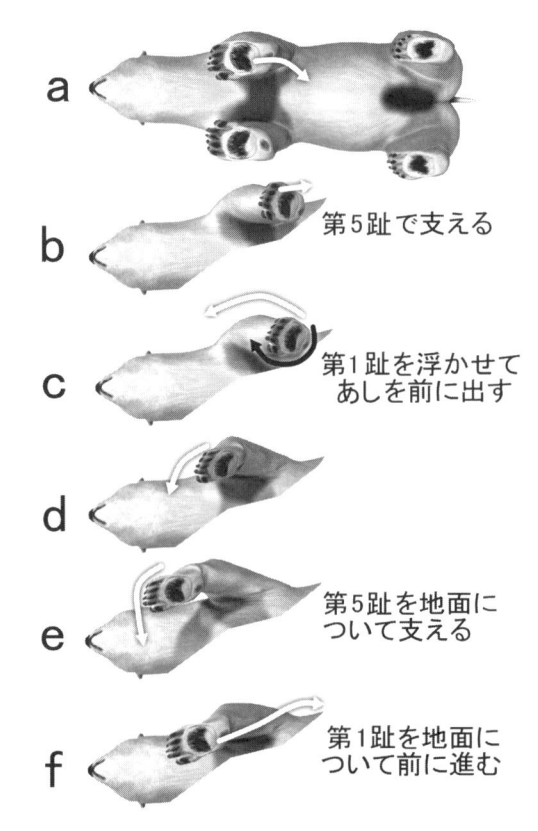

a
b　第5趾で支える
c　第1趾を浮かせてあしを前に出す
d
e　第5趾を地面について支える
f　第1趾を地面について前に進む

図8-180　シロクマの歩行時の前あしの使い方

図8-180をシロクマの肩を中心に描いてみると、前あしは「8の字」の動きをしています（図8-181）。

この「8の字」の動きは、サカナの胸ビレ、ティクターリクの胸ビレ、サンショウウオの前あしと同じです。

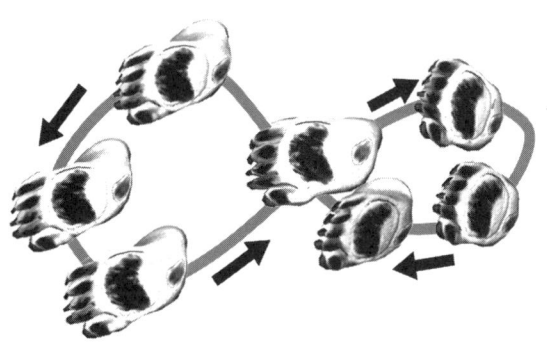

図8-181　シロクマの前あしの「8の字」の動き

コラム 「8の字」の動きとヒト

「8の字」の動きは、動物が無顎類からヒレのある魚類に進化したときに獲得した動きです。動きを獲得したというより、ヒレという「末梢」を獲得したと言うべきでしょう。頭と体幹という「中枢」を支えるものとして末梢ができました。初めは水の中で頭と体幹を止めるヒレでしたが、両生類になると体幹を地面から持ち上げて空中にとどめる「四肢」になりました。

中枢から飛び出た末梢は、関節で中枢とつながっています。肩関節も股関節も球関節です。上下左右どの方向にも動きます。しかし、これらの関節を中心に上腕や大腿を円運動させると疲れます。いつもどこかの筋肉が引っ張られていて休むことができないのです。「8の字」の動きをすると、途中で必ず中心に戻ります。筋肉は休めます。「8の字」の動きをすると、「動きの中で休むことができる」のです。これが中枢と末梢の間の関係で「8の字」の動きが起こる理由でしょう。

「8の字」の動きは、動物が末梢という構造を得たときから、ついて回りました。ですから、ヒトの動きの中にも「8の字」の動きは見つけられます。二足で歩くときの上肢や下肢の動きに出ています。これについては、「歩行」の章 で解説します。

類人猿の歩行

類人猿のゴリラ、チンパンジー、オランウータンは森に棲んでいます。木の枝を手の指と足の趾でつかんで移動しています。ときに地面に下りて歩きます。基本は四つ足歩行で、走るときも四つ足ですが、しばしば二足歩行をします。四つ足でいるときは、図8-182のように、上体を起こした**後肢荷重型**です。

ゴリラが四つ足歩行するときは、図8-182の左手のように、指の背を地面につけます。ナックルウォークと言います。

ヒトの祖先も、ゴリラと同じように樹上で生活し、地面を歩くときには、ゴリラなどと同じ姿勢をしていたと考えられています。

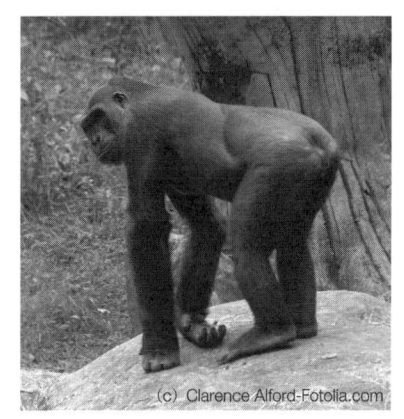

(c) Clarence Alford-Fotolia.com

図8-182　ゴリラの歩行

類人猿の骨格

　DNAを調べてみると、類人猿の中で最もヒトに近いのはチンパンジーです。そのチンパンジーでも、脊柱はヒトと大きく違います。

　ヒトの脊柱は腰椎で前方に凸となるS字カーブを描くのに対して、チンパンジーの脊柱は大きく後方に凸に彎曲しています（図8-183）。脊柱を丸めると、胸郭と骨盤は一塊になります。手で木の枝をつかんでぶら下がり、振り子のように飛び移る樹上生活には有利です。しかし、地上を歩くのには不利です。

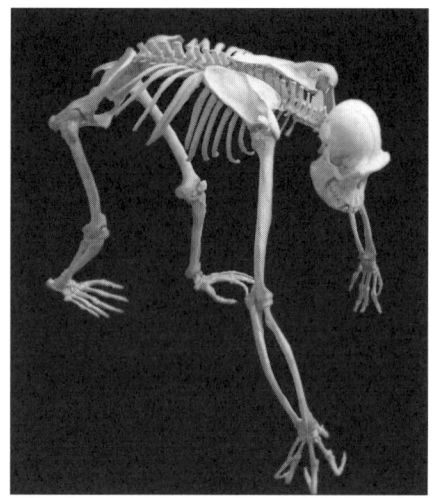

（旭山動物園資料館〔北海道旭川市〕所蔵品）
図8-183　チンパンジーの骨格標本

サルの趾の動き

　サルの趾は木の枝を握ることができるようになっています。図8-184のように、雪の上を歩いていて趾が冷たいときには、歩きながら第1趾を内側にして足を握ることができます。

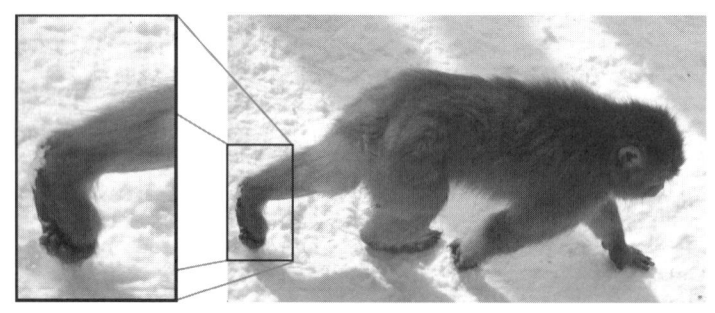

図8-184　雪上を歩行するサル

　サルの足は手に似ています。第1趾は他の趾より短くなっています。ですから、歩くときに踵が地面についた後には第5趾が地面につきます。第1趾は補助です。木の上を歩くときには、踵から第5趾に重さを流し、第1趾で足の裏全体にかかる重さの配分を調整しています。第1趾に体の重さを流して支えることはしません。

サルの歩行

図 8-185 は、ニホンザルの歩行の様子です。

図中 1：右手を前に出すとほとんど同時に左足を前に出します。

図中 2：右手と左足に支えられて頭と体幹が前に出ます。

図中 3：左手が前に出るとほとんど同時に右足が前に出ます。

図中 4：左手と右足に支えられて頭と体幹が前に出て、右手と左足が前に出ます。

図中 5：右手と左足に支えられて頭と体幹が前に出ます。

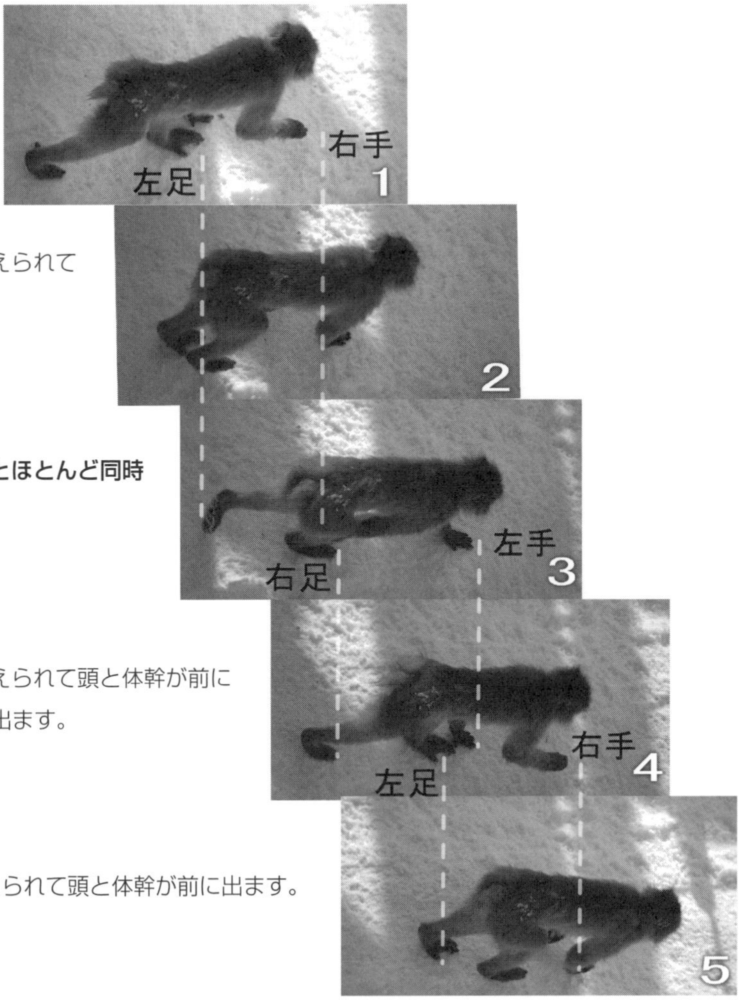

図 8-185　ニホンザルの歩行

図 8-185 のサルは**斜対歩**（しゃたいほ）をしています。

木の上のサルの歩行

サルは樹上生活をします。木の上を歩くことは普通です。木の上では手足で木をつかみます。図8-186のように、木は丸みを帯びています。バランスを崩すと落ちます。

図中1：左足と左手に重さが流れています。ここまで解説した四つ足動物であれば、次には右足が動くのですが、**左足の後で右手が前に出て着地しています。**

図中2：右足が前に出てきています。

図中3：左手が前に出て、すでに着地しています。左手の後で左足が前に出ようとしています。

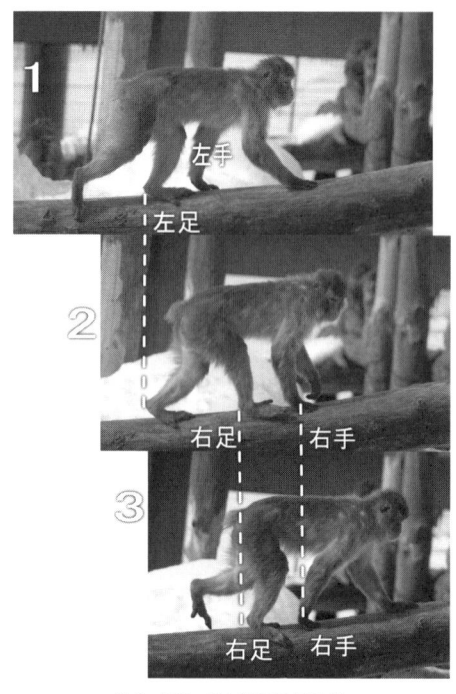

図8-186　樹上を歩行するサル

重さの流れていく四肢の順番は、左足→右手→右足→左手です。 ここまで出てきた四つ足動物とは反対です。さらに、**図中1**では左足と左足に重さが流れ、**図中2〜3**では右足と右手に重さが流れています。この歩き方は**側対歩**です。

図8-187のサルは平地で**側対歩**をしています。サルは状況に合わせて側対歩したり斜対歩したりします。

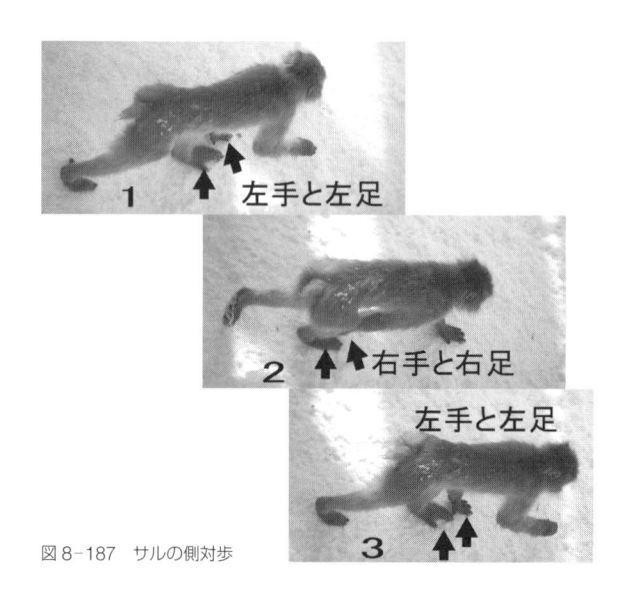

図8-187　サルの側対歩

サルにとって、頭から体幹を左右に振るような「くの字」の動きは、枝の上でバランスを保つのに不利です。落ちやすくなるでしょう。手足だけを使って頭と体幹を一塊にして進むほうがバランスを崩しにくくなります。サルは二足歩行も四つ足歩行もできます。股関節の自由度は四つ足動物より格段に高くなっています。また、前肢は歩くためにも、物を握るためにも使えます。進化のプロセスの中で、樹上生活に適した側対歩ができる構造をサルは獲得しました。このような**自由度の高い四肢の構造が、四肢の動きのみで体幹を移動することを可能にしています**。

後方交叉型と前方交叉型

　前出の**図8-186**、**図8-187**を見ると、手足の出る順序がウマやシロクマと違います。

　レッサーパンダ、ウマ、シロクマ、アルパカは、**図8-188**の左図のように、右前あし→左後あし→左前あし→右後あしの順に動かして歩いています。**前あしが動いた後に反対側の後あしが動きます**。足を動かす順に矢印を書くと、後方に向かう矢印が交叉します。このような歩行を**後方交叉型**と呼びます。霊長類を除くほ乳類、は虫類、両生類に見られます。

　サルが側対歩（そくたいほ）するときは、右前あし→右後あし→左前あし→左後あしの順に動かしています。**前あしが動いた後に同じ側の後あしが動きます**。前方に向かう矢印が交叉するので**前方交叉型**と呼びます。霊長類一般に見られます。後方交叉型よりも前方交叉型のほうが後肢に重さが流れやすくなります。後肢に重さを流して前あしに流す重さを減らしているので、前あしをいつでも好きなときに使えます。

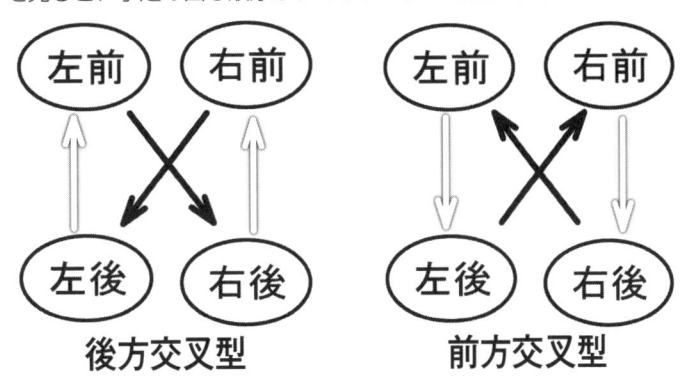

図8-188　後方交叉型と前方交叉型

コラム　類人猿は側対歩を好む？

　類人猿は、ウォークからスピードアップしてギャロップに移ります。その途中のスピードの段階において、「他の四つ足動物ではトロットが好まれるが、類人猿では側対歩（そくたいほ）が好まれる」との報告があります[*]。トロットに比較して、側対歩では重心の上下の移動が少ないためであると結論づけられています。

　しかし、サルの脊柱が後方に凸のカーブを描き、胴体が一塊になりやすいこと、言い換えると側彎（そくわん）しづらいこと、手足が長いため体幹の動きより四肢の動きのほうが自由度が高いことを考えると、体幹の動きを使う斜対歩より四肢の動きだけで歩く側対歩のほうが速く動きやすいためのようです。

---

[*] Schmitt D, et al: Adaptive value of ambling gaits in primates and other mammals. J Exp Biol. 2006 Jun; 209 (Pt 11): 2042-9.

08　動きの進化発生学

ゾウとサルの側対歩の違い

ゾウも側対歩します。しかし、体を支える四肢がサルとは違います。足を使う順序が違うためです。

ゾウは、**図8-189**の**図中1**のように、**広げた前後肢に重さを流し**、反対側の前後肢を浮かせて側対歩をします。後方交叉型側対歩です。

サルやキツネザルの仲間は、**図中2**のように、**近づけた前後肢に重さを流し**、反対側の前後肢を浮かせて側対歩します。前方交叉型側対歩です。

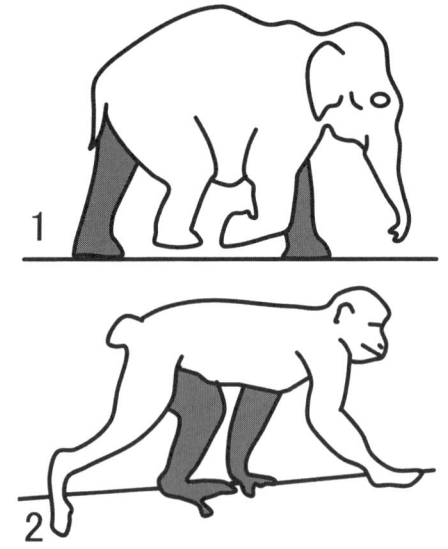

灰色の肢に重さが流れている

図8-189 ゾウとサルの側対歩の違い

動物の歩行様式のまとめ①

ここまでに解説した動物の歩行様式について、**表8-190**にまとめました。

体幹の「くの字」の屈曲が容易な両生類、は虫類、足が短く体高の低いほ乳類は、前あしに重さをかけて斜対歩します。

ほ乳類の中でも四肢が長く体高が高くなったウマ、オオカミ、シカ、シロクマは、体幹が比較的短くなって「くの字」の屈曲が少なくなり、体幹よりも四肢の役割が大きくなっていますが、頭を前に低く出すことで斜対歩しやすくなっています。走るときには体幹の「くの字」の動きではなく、重力の上下方向の屈曲・伸展を使っています。

ゾウは前あしに重さがかかっています。体幹の屈曲が不良なうえに短足です。右前あしを出した後に対角にある左後あしが出ます。左後あしが着地する前に左前あしを前に出します。側対歩です。

ラクダ、アルパカ、キリンは、首が長く直立しています。後方に重さがかかります。後肢が主となって歩きます。側対歩することで、前あしは早く前に出され、後あしの邪魔になりません。

サルは、手を伸ばして木の枝をつかむように手を前に出してから同じ側の足を前に出すという側対歩をします。手が先行する前方交叉型です。このように歩くとき、サルは手にほとんど重さを流していません。後肢に重さを流しています。手をちょっと浮かせば二足歩行になります。後肢荷重型側対歩で歩きます。

表8-190 動物の歩行様式①

体幹の屈曲：易	斜対歩	後方交叉型	非後肢荷重	両生類、は虫類、短足ほ乳類（レッサーパンダ）
体幹の屈曲：難				ウマ、オオカミ、シカ、シロクマ、**斜対歩のサル**
	側対歩			ゾウ
			後肢荷重	ラクダ、アルパカ、キリン
		前方交叉型		**側対歩のサル**

歩行と進化と学習

両生類からほ乳類まで斜対歩をします。体幹の「くの字」の動きを前進に使いやすくなっています。進化のプロセスで、動物は体高が高くなり、胴体に比較して四肢が長くなりました。胴体は呼吸や消化という機能を果たしやすくなり、移動の機能は四肢が行うようになってきました。

ラクダ、アルパカ、キリンは、頭を高く保ち、体幹の「くの字」の動きを使わずに、主として後あしを使って側対歩します。

ゾウは体が大きく重くなっています。体幹は丸く太いので、脊柱の「くの字」の動きには不利です。頭の位置はウマやシロクマのように低いので、前あしに重さをかけやすくなっています。非後肢荷重型の側対歩をします。

サルは樹上で生活し、ぶら下がることが多くなりました。ぶら下がりに有利な、しっかりした鎖骨を持っています。前後肢を自由に使えるサルは、四つ足で歩いているときでも、食べ物を見つけると手でつかみます。そのとき、体の重さはすべて後肢に流れます。後肢荷重型歩行をします。サルはいつでも四つ足歩行と二足歩行を切り替えることができます。ですから、サルが歩くときは、斜対歩と側対歩、二足歩行と四つ足歩行の間を連続的に変化させています。

最初に四肢を持った動物は脊柱を使う斜対歩をしていました。進化のプロセスの中で、体高が高くなり、四肢が長くなり、体幹が短くなると、脊柱を移動から解放して四肢で移動する側対歩が出現しました。また、前肢を移動から解放する後肢荷重型が出現しました。類人猿は両方を使っています。

膝をついた四つんばいと高這い

ヒトの赤ん坊も四つ足歩行します。膝をついた四つんばいと高這いです（図8-191）。

1歳未満の赤ん坊が膝をついて四つんばいするときは、ほとんど後方交叉型であり、1歳を過ぎると前方交叉型が混じってくる」「成人になると後方交叉型になる」「高這いでは、年齢にかかわらず後方交叉型がほとんどである」と報告されています[*]。

ヒトの歩行は生後の学習で習得されます。初めは後方交叉型であり、1歳以後に前方交叉型が出現してくることは、前方交叉型の習得には大脳皮質の発達が必要であることを示しています。**前方交叉型は後方交叉型を学習した後で習得されます。**

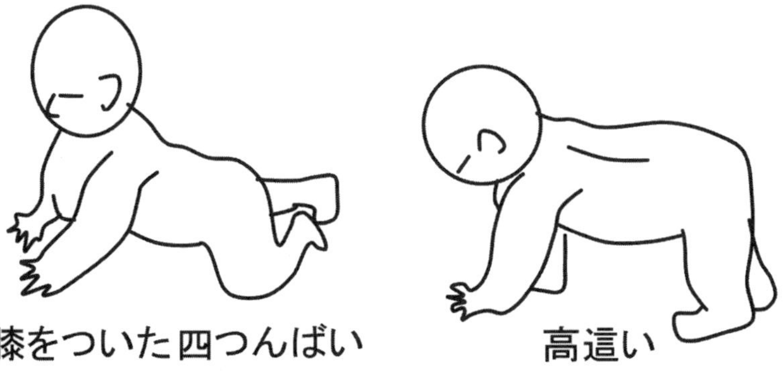

図8-191　赤ん坊の膝をついた四つんばいと高這い

---

[*] 安倍希美・他：ヒトの四足歩行の発達的特性─四肢の運び順，前肢と後肢の静止時体重配分比および立脚相比を中心として．バイオメカニズム，12：125-135，1994．

また、発達段階で高這いを行う子どもは20％強と報告されています。自由に這って移動できる広い環境で育てられなければ、膝をついた四つんばいから、椅子やテーブルを伝ってつかまり立ちします。ですから、現代の育児環境では高這いは少ないのでしょう。赤ん坊のときに高這いをしていないので、成人の高這いでは後方交叉型が主になります。

ヒトの直立歩行と歩行様式

　サルとヒトでは脊柱の彎曲が違います。ヒトの脊柱はＳ字状にカーブしています。そのため、脊柱の「くの字」の動きを使えます。両生類やは虫類の動きを取り戻しました。生物は、脊索・脊柱という曲がりやすくしっかりした中心軸を獲得したことで、移動能力が高まり、生存競争を勝ち抜いてきました。ですから、現代のヒトでも脊柱を柔らかく楽に使えることが生存に有利です。後方交叉型の斜対歩ができれば動きやすくなります。それが基本です。そのうえで、前方交叉型や側対歩という動きを習得すると、いろいろな移動が可能になります。歩行を介助するときには、その人の歩行様式を感じ取ることが基本です。

手の振りと歩行

　図8-192は、ヒトが普通に歩いているときの連続写真です。右手と足の関係をわかりやすくするために、右手の第2指の先から垂線を下ろしています。

　図中2では左足に重さが流れ、右足と左手が前に出ています。**図中7**では反対に右足に重さが流れ、左足と右手が前に出ています。**斜対歩**です。

　上肢は地面に重さを流すために使われていませんから、**後肢荷重型**です。

　図中4では右手先は左足の上にあります。**図中5**では右足の上に移っています。**図中7**になって左足が右手の位置に追いつきます。**図中11**まで右手は左足と同じ位置にあります。つまり、**ヒトが歩いているときには、右手が前に出てから左足が前に出てきます**。左右対称に使われていることを考えると、**図中8～9**では写真に写っていない奥のほうで左手が右足の上に移っているでしょう。つまり、ヒトは右手→左足→左手→右足の順に手足を動かして歩いています。**後方交叉型**です。

　ウマ、シカ、クマが歩くときには前後肢が同時に動かないのと同じように、ヒトが自然に歩くときには反対側の手と足は同時には動きません。わずかに時間的な差が生じています。

　ウマ、シカ、クマが前に進むときに前あしから動かすように、**ヒトも前に進むときは上肢から動かしたほうが歩きやすくなります**。うまく歩けない人に、「反対側の手と足をいっしょに動かしましょう」と指導してはいけません。

　歩行時の上肢の動きの理解は、他の人と手をつないでいっしょに歩くときに大切になります▶。

▶ 付録DVD Disc 1 No.4「手をつなぐ介助」を参照してください。

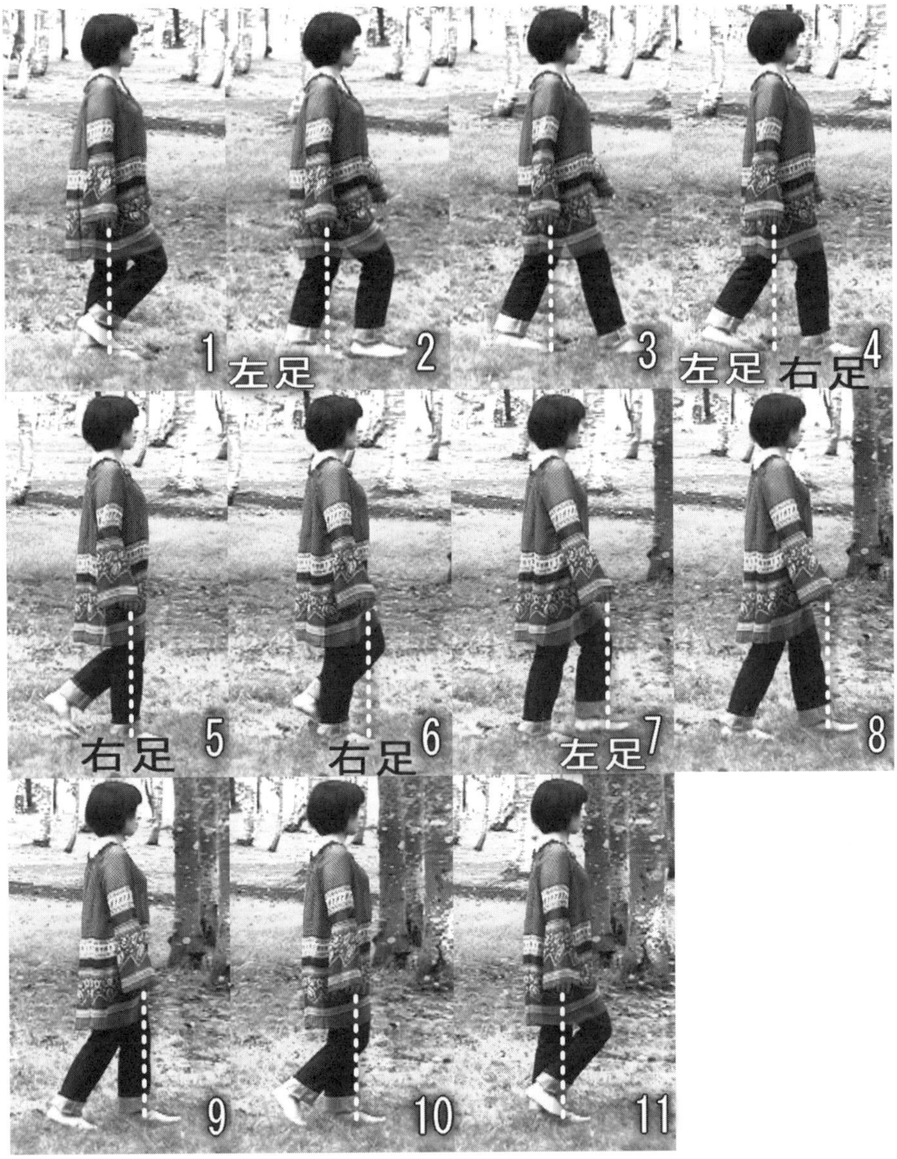

図8-192 ヒトの歩行

08 動きの進化発生学

動物の歩行様式のまとめ②

ここまでに解説した動物の歩行様式について、**表8-193**にまとめました。

ヒトの赤ん坊は生まれたときは這うこともできません。脊柱が柔らかいので、でたらめに動かすうちに、腕全体で体を引きずる移動を覚えます。非後肢荷重の後方交叉型斜対歩です。膝で骨盤を浮かせられるようになると四つんばいになります。這いずって歩く体験から学習した非後肢荷重の後方交叉型斜対歩で歩けます。そのうちに、膝ではなく足の裏を床につけて高這いできるようになります。骨盤が高くなりますから、手に重さがかかります。頭から脊柱を真っすぐにして歩ければ速く移動できます。脊柱を「くの字」にしない、非後肢荷重の後方交叉型側対歩を体験できるかもしれません。たまたまチャンスのあった赤ん坊は側対歩を体得します。そのうち、周囲の大人が二足歩行しているのを見て、自分もまねします。そうして、**立ち上がって歩いたときには後肢荷重の後方交叉型斜対歩**を行います。

表8-193 動物の歩行様式②

体幹の屈曲:易	斜対歩	後方交叉型	非後肢荷重	両生類、は虫類、短足ほ乳類（レッサーパンダ）、**ヒトの赤ん坊（四つんばい）**
			後肢荷重	**ヒトの直立二足歩行**
体幹の屈曲:難			非後肢荷重	ウマ、オオカミ、シカ、シロクマ、斜対歩のサル
	側対歩			ゾウ、**ヒトの赤ん坊（高這いの一部）**
			後肢荷重	ラクダ、アルパカ、キリン
		前方交叉型		側対歩のサル

● 遺伝子の使い回しと動き

ヒトもウマもシカもクマも同じ祖先から進化しました。遺伝子が複製される途中で失敗が生じ、進化のプロセスでウマとヒトの差が生じました。しかし、**遺伝子は同じ原型からの使い回しですから基本的構造は共通です**。構造に共通部分が多いので、ウマ、シカ、クマの四つ足での歩行もヒトの直立二足歩行も、動き方の基本は共通です。後方交叉型斜対歩です。

斜対歩と側対歩の臨床的意義

斜対歩では、原索動物のときから使っている体幹の「くの字」の動きを使います。**ヒトの場合は、体幹が「くの字」に曲がることで、片足立ちしてもバランスが崩れません**。片足立ちして股関節の上で骨盤が回ることで、反対側の下肢が前に出ます。「くの字」の動きが体の推進力の基盤です。「くの字」の動きを使うと、歩行に全身を使います。頭の先から足の先までの筋肉をすべて使って移動できれば、一部の筋肉が疲弊することもありません。体全体の筋肉が動くことで、各部分の循環が促進され、代謝がよくなります。体全体を使って動くと楽です。脊柱の「くの字」の動きと歩行の関係は、「歩行」の章で詳しく解説します。

脊椎を損傷して動かすと痛いときには、脊柱を曲げたりして動かさない歩き方が望ましいものとなります。側対歩では四肢のみを使い、脊柱を側彎させずに歩けます。脊柱を曲げるような力が発生しません。**脊柱を動かさずに歩くとき、動物は側対歩します**。

ヒトが四つんばいで歩くときにも、四つ足動物と同じように、右手が前に出てから左膝が前に出ます。左手が前に出ると、右膝が前に出ます。斜対歩です。二足で歩くときも、手足の出方のタイミングは斜対歩と同じです。脊柱が微妙に「くの字」に曲がります。

　ところが、脊柱の骨折で側彎させると痛いときや円背が強いときは脊柱を動かせません。側対歩と同じように、同側の手足が連動するようになります。四点杖歩行や歩行器を使った歩行は四つんばいの変形です（**図8-194**）。脊椎の圧迫骨折や円背のある人は、同じ側の手足を連動させるようになります。

　このような人の側対歩を手伝うことができます。また、充分回復しているのに習慣的に側対歩をしている人もいます。いっしょに歩きながら、斜対歩に誘うこともできます。

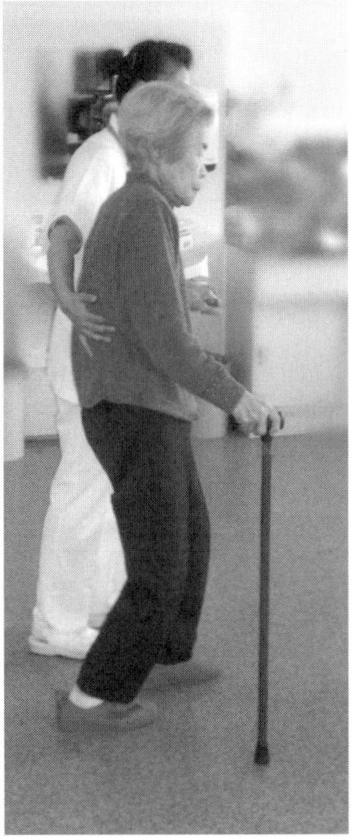

図8-194　杖歩行するヒト

後方交叉型の臨床的意義

　後方交叉型では、上肢が反対側の下肢の動きを誘発しています。これは脊髄節間反射です。たとえば、右上肢が動くことで左下肢の動きが引き出されます。脊髄の胸髄にあるだろう右上肢の運動中枢から、腰髄にあるだろう下肢の運動中枢に信号が伝わり反応しています*。この反応は脊髄の中だけで完結します。つまり、大脳皮質では「歩こう」と考え、その信号が中脳の運動中枢から延髄の運動中枢を経由して脊髄の運動中枢に送られることで生じます。大脳は「歩こう」と考えた後は関与しません。意識の下で動きます。「歩こう」と思うだけで、たとえば右上肢の運動中枢は右上肢を振らせます。その右上肢の動きが胸髄から腰髄に伝わることで、自動的に左下肢が動きます。

　もし、本人が「腕を振って歩こう」と考えると、考えたとおりに動かそうという、大脳皮質から中脳、延髄、脊髄に送り込まれる指令が脊髄節間反射を邪魔します。ぎこちない動きになります。歩くときには上肢が振れるままにしておけばよいのです。

　介助者が介助を受ける人の気にならない程度に軽く上肢の動きを増幅してあげると、上肢の運動中枢から下肢の運動中枢への信号が増大し、下肢の動きが助長されます。「いっしょに歩くとなぜか楽に歩ける」ということが起こります。後方交叉型の直立二足歩行のときに可能です。**手つなぎ歩行の介助**に役立ちます。

＊　脊髄にある四肢の運動中枢がどこであるかについては詳しくわかっていません。

前方交叉型の臨床的意義

前方交叉型の歩行（**図8-195**）では、下肢の動きが上肢の動きを誘発します。二足歩行では「足の動きで手が動かされる」ような歩行です。背中を伸ばす筋肉の弱った人が行っています。**大腿部に両手をつけて歩きます。**背部の脊柱起立筋や大殿筋の筋力が低くなったために、上体を起こして歩けませんから、両手を大腿につけて上体が前に倒れないようにつっかえ棒にしています。赤ん坊や若い人には見られない高度な歩き方です。

下肢といっしょに同じ側の上肢が動く側対歩になります。このような人に、大腿に当てている手を介助者の手の上に乗せてもらい、大腿筋の筋力や脊柱起立筋の筋力の低下を補い、頭が上に、脊柱が伸びるようにしてもらい、いっしょに歩くだけでも、歩行の介助になります。

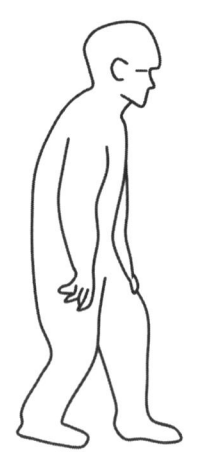

図8-195　前方交叉型側対歩式二足歩行

コラム　杖歩行の前方交叉型と後方交叉型

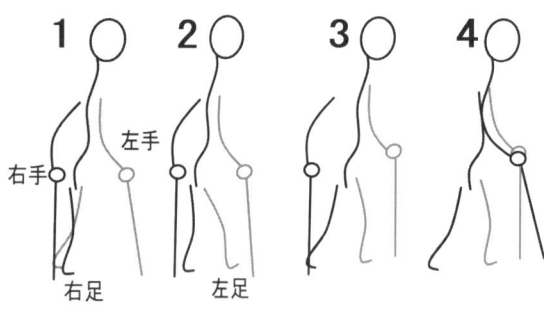

前方交叉型側対歩

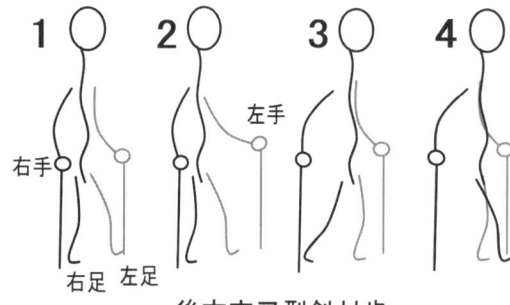

後方交叉型斜対歩

杖歩行にも前方交叉型と後方交叉型を見ることができます。

片足立ちを恐れる人は、杖で体を支えようとして、体を前傾させます。そして、たとえば左手の杖を前に出して支えにしてから（図上1）、左足を前に出します（図上2）。そこからすぐに両手の杖で体を支え、左足に重さを流して体を前傾させたまま前に進みます（図上3）。次に、右手の杖を前に出して（図上4）、左右を変えて次の1歩を進みます。手が出てから同側の足が出ます。**図8-186**と同じ**前方交叉型側対歩**です。基本的に四つ足歩行ですから、このような杖歩行を続けても二足歩行に進めません。

杖でバランスをとりながら、片足で立てれば、「**まともな歩き方**」をすることができます。右足にしっかり重さを流して、頭を高く、背中を長く広くして立ち、左足を前に振り出します（図下1）。左手の杖を左足より前方につきます（図下2）。左右の杖を補助にしてバランスをとりながら、右足立ちから左足立ちにすると、体は前に進みます（図下3）。左足立ちのまま、右足を前に振り出して次の1歩を開始します（図下4）。足が出てから同側の手が出ます。**後方交叉型斜対歩**です。後方交叉型斜対歩を丁寧に行うと、1本杖歩行の練習になります。ですから、**頭を高く、脊柱を長くした片足立ちを練習すると、二足歩行に進めます。**

●四つ足から二足直立へ

2本足で立つ動物たち

　ヒトは2本足で直立する動物です。ヒトだけが2本足で直立するわけではありません。ふだん四つ足で立っている動物でも2本足で立つことがあります。

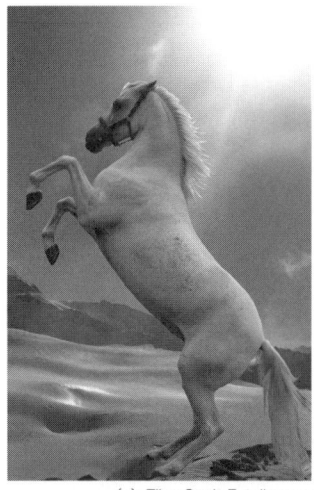

●ウマ

　ウマは2本足で立つときがあります（**図8-196**）。サーカスのウマは上手に立って歩くように仕込まれています。しかし、たいていのウマは驚いたときに立ちます。相手から身を守るために、前肢の蹄（ひづめ）を使って戦うために立ちます。安定して立っていられません。

(c) Eline Spek-Fotolia.com
図8-196　2本足で立つウマ

●イヌ

　イヌも立つことがあります（**図8-197**）。エサが欲しかったり、飼い主にかまってほしいときに2本足で立ちます。ときに歩くこともありますが、安定していません。

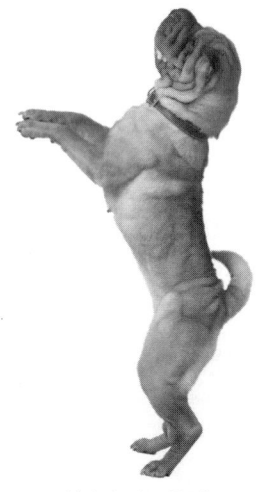

(c) luchschen-Fotolia.com
図8-197　2本足で立つイヌ

●イタチ類

　イタチのたぐいは上手に立ちます（**図8-198**）。頭を高く上げ、敵がいないか遠くを観察するときに立ちます。長い尾を使ってバランスをとります。そのままで歩いたりはしません。

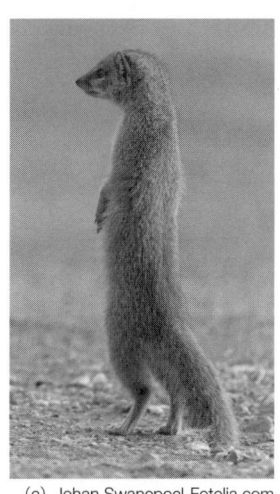

(c) Johan Swanepoel-Fotolia.com
図8-198　2本足で立つイタチ類

●ネコ

ネコも2本足で立ちます（図8-199）。前肢を使って高いところにあるものを取ろうとしたり、**金魚鉢の中の魚を捕まえるために後肢で立ちます**。

図8-197のイヌは踵（かかと）が浮いていましたが、図8-199のネコは踵を床につけています。踵を浮かせるより踵を床についたほうが安定して立っていられます。

●クマ

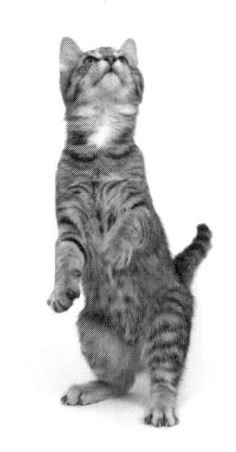

(c) Tony Campbell-Fotolia.com
図8-199　2本足で立つネコ

クマはイタチのように長い尾は持ちません。尾は短いのですが、比較的安定して立っていられます（図8-200）。立って前肢を振り上げ、鋭い爪で敵に襲いかかったりします。サーカスでは、自転車を運転したり玉乗りをしたりします。

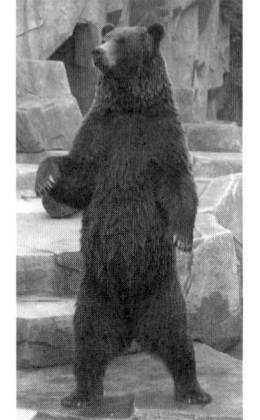

(c) Irina B-Fotolia.com
図8-200　2本足で立つクマ

●齧歯類（げっしるい）

ネズミやウサギのたぐいも2本足で立ちます（図8-201）。お腹が大きくて下が重くなるので、安定して立っています。後肢が屈曲すると、ほとんど座っているように見えます。

(c) Eric Gevaert-Fotolia.com
図8-201　2本足で立つ齧歯類

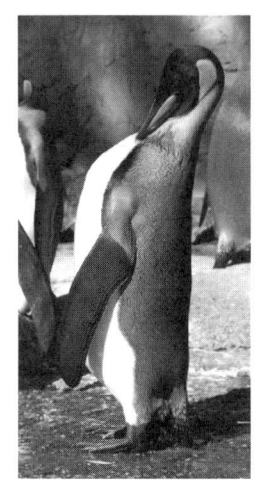

●ペンギン

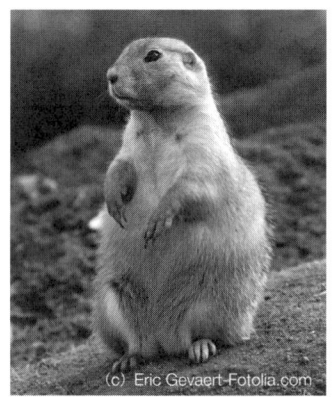

ペンギンはトリですが、飛べません。地上を歩いています。立つのは得意です（図8-202）。卵が孵（かえ）るまで下腹部を卵に当て、立ったままでいます。安定して立っています。ペンギンに限らず、トリは地上に立つと2本足で立ちます。

(c) Christopher Hall-Fotolia.com　図8-202　2本足で立つペンギン

●相撲取り

相撲取りはトリではありませんが、2本足で立ちます（図8-203）。土俵に足の裏をつけ、趾を使って土俵をつかみます。2本足で安定して立っていられれば負けません。高給トリになります。

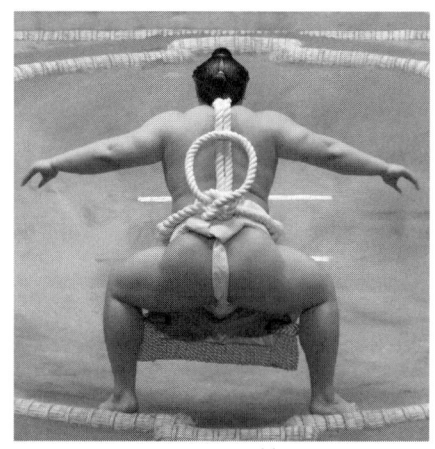

(c) Dolphin-Fotolia.com
図8-203　2本足で立つ相撲取り

踵の役割

足には踵があります。その先に趾があり、その先端に爪がついています。蹄は爪の変化したものです。
　ウマは蹄だけを地面につけて走ります。とても速く走れます。踵を地面につけて立っていられるような構造は持っていません。オオカミは趾で走り、歩きます。ネコもそうです。オオカミもネコも、短い時間なら後足で立つことができます。後足だけで立つときは、踵を浮かせたときより、踵を地面につけたときのほうが安定しています。ネズミやリスのほうが2本足で立つのは上手です。ネズミやリスは、歩くときは踵を地面につけませんが、立つときには踵を地面につけています。クマは歩くときも踵を地面につけています。2本足でしっかりと立てます。
　いろいろな動物が2本足で立つところを観察すると、次のことがわかります。
踵を地面について立つと安定します。

四つ足動物の二足歩行

図8-204のレッサーパンダは、右後あしの踵を地面につけて立っています。胸腰椎移行部で体幹を「くの字」に曲げてバランスをとっています。
　四つ足で歩く動物が二足で立ち上がってバランスをとるときに使える資源は、四つ足で移動するときの資源しかありません。体幹の「くの字」の動きを使います。

胸腰椎移行部

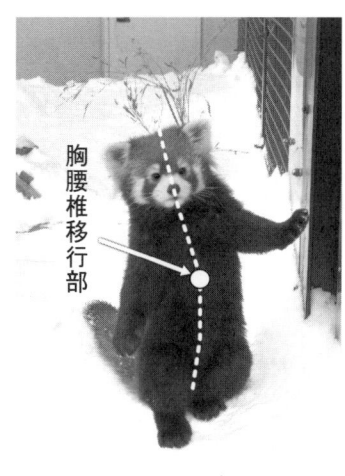

図8-204　2本足で立ち、体幹でバランスをとるレッサーパンダ

08　動きの進化発生学

●直立への進化

　樹上で生活していた人類の祖先は、DNAの欠損・重複を繰り返しました。そのうちに、股関節や腰椎の形が従来とは違うでき損ないが出てきました。樹上生活には向かない形になりました。樹から下り、草地や水辺のある環境へと移りました。そのような環境は二足歩行に向いていました。二足歩行なら四つ足より頭が高い位置に来て、遠くを見ることができます。浅瀬でも移動に有利です。こうして、二足歩行するヒトが栄えていきました。原人、猿人、旧人、新人という、いろいろな種類のヒトが出てきました（図8-205）。**ヒトは樹上生活に適合できなくなって木から落ちた、文字どおりの落ちこぼれなのです。**

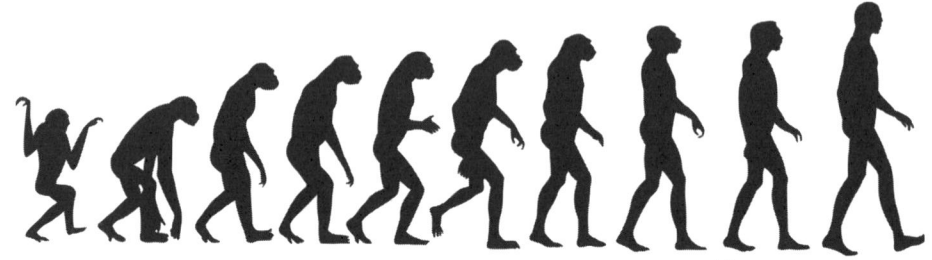

図8-205　ヒトの直立への進化

四つ足から直立へ向かう体の変化

　原人から新人へと変化するにつれて、**頭の位置は高くなりました**。体幹は起き上がってきました。四つ足のときには脊柱が水平でしたが、二足直立になると脊柱は垂直になりました。

　この変化に伴い、四つ足では骨盤から腹側へ出ていた大腿骨は、直立では骨盤から尾側に出るようになりました。

　犬歯類からほ乳類への変化で起こったように、**下肢は体の下に納まるようになりました**。大腿骨はねじれ、膝は内側に向かいました（図8-206）。

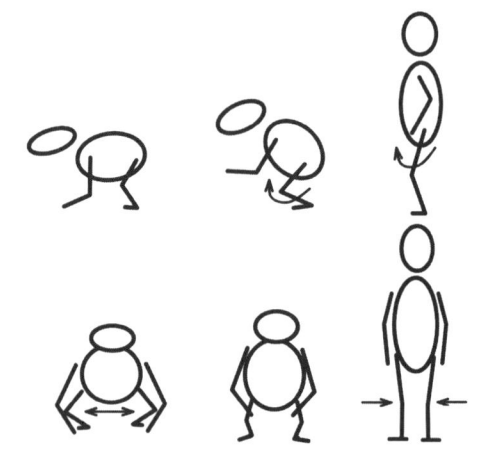

直立するにつれて大腿骨はねじれ
膝は内側に向かいました

図8-206　四つ足から直立へ向かう体の変化

> **ポイント**　　ヒトが直立に向かった進化は、重心が高くなり、底面の狭い不安定な形に変わっていったプロセスです。

下肢のねじれ

　原始的生命から単細胞生物が生まれ、多細胞生物になり、魚類の祖先が生まれ、両生類の祖先、は虫類の祖先、ほ乳類の祖先が生まれました。

　図8-207に、両生類の後肢からヒトの下肢へと変化するプロセスを示しました。

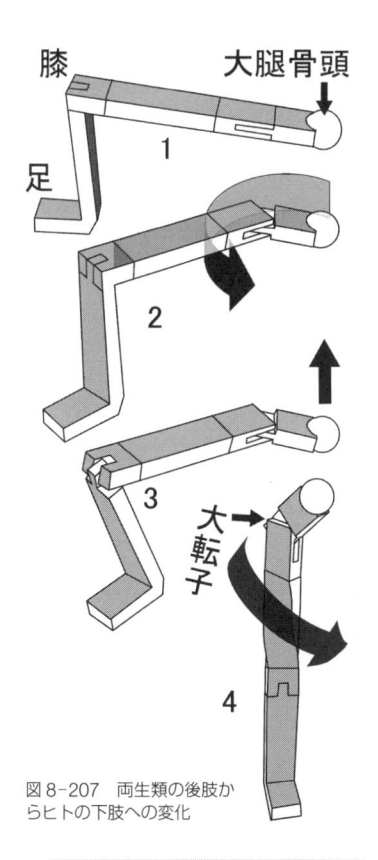

図中1：魚類のヒレは背側と腹側の境界から横に出ています。両生類では陸上を歩くために膝ができました。両生類の膝は体幹から側方に出ていて、足先は外側に向いています。

図中2：両生類の後に出現した犬歯類では、膝が頭側に向きました。足先が進行方向に向かいます。移動能力が高まりました。それに伴い、大腿骨が途中で曲がり、大転子と大腿骨頸部を形成しています。

図中3：ほ乳類になって体の高さが高くなりました。それに伴い、大腿骨頭は上に行きました。

図中4：足は体幹の中心軸に近づき、犬歯類よりもさらに強く前方に膝が向きました。その結果、大腿骨は骨幹部で内旋するようにねじられることになりました。

図8-207　両生類の後肢からヒトの下肢への変化

大腿骨頭と大転子

　大腿骨体部と大腿骨頸部の作る角を頸体角と呼びます（**図8-208**）。頸体角ができたことで、犬歯類では膝が前に出てきました。足を開いてしゃがみ、前方に手をついて四つんばいになると、頸体角の存在意義がわかります。頸体角がなければ膝が体の側方へ出てしまうでしょう。

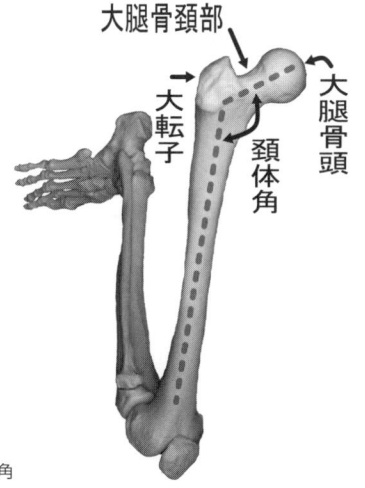

図8-208　頸体角

頚体角の裏側が大転子になっています。両生類から単弓類の犬歯類になり、膝が前に出たために頚体角ができました。大転子は相対的に体の尾側に向かいました。ほ乳類は、犬歯類のDNAを使い回していますから、「大転子は体の後方に向かう」という特徴が構造に残っています（**図8-209**）。

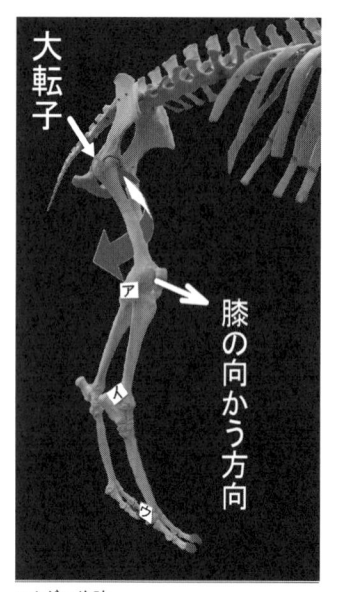

ラクダの後肢　ア　膝関節　イ　足関節
　　　　　　　ウ　中足骨と趾骨の関節
（旭山動物園資料館〔北海道旭川市〕所蔵品〔都合により左右反転しています〕）

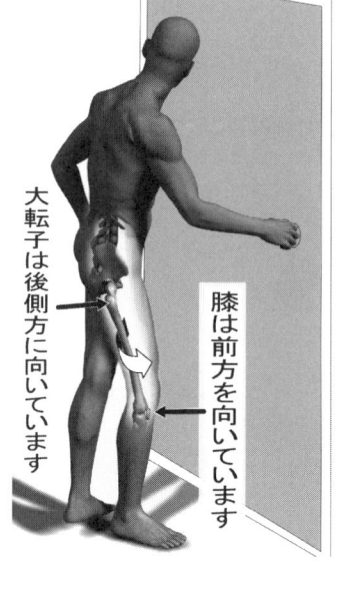

図8-209　体の後方に向かう大転子（ほ乳類）

図8-210は、ヒトの骨盤と大腿骨の3DCT画像です。仰向けで寝ると、大転子は体の後方、つまり背側を向きます。

膝が天井を向くように大腿骨を床に置くと、大腿骨頭は床から浮き上がります。つまり、大腿骨体部と頚部はねじれの関係にあります。この角度を前捻角と呼びます。

両生類から犬歯類、そしてほ乳類となって立ち上がったために前捻角ができました。もし、聖書や日本書紀に書かれているように神がヒトを作ったのだとしたら、大腿骨に前捻角は作られなかったでしょう。

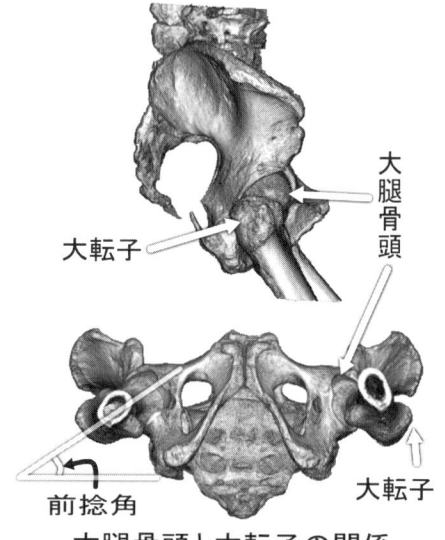

大腿骨頭と大転子の関係
図8-210　ヒトの骨盤と大腿骨（3DCT画像）

上肢のねじれ

図8-211に、両生類の前肢からヒトの上肢へと変化するプロセスを示しました。

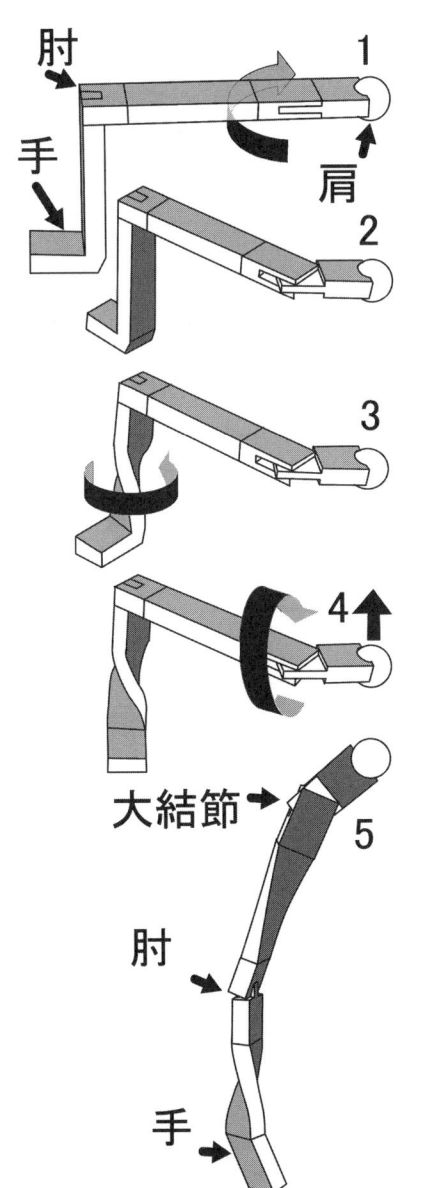

図中1：サンショウウオなどの両生類では、ヒレが前肢になり、肘関節で曲がるようになりましたが、指先は体の側方に伸びています。

図中2：エクサエレトドンなどの犬歯類では、上腕骨の肩関節近くで肘が尾側に来るように曲がりました。

図中3：前方に進みやすいように、前腕がねじれ、指先が前に向きました。

図中4～5：ほ乳類になり、体幹を地上高くに持ち上げるようになりました。肩関節近くの曲がり角（大結節）が上になるように、上腕骨が図中4の矢印の方向にねじれました。

図8-211　両生類の前肢からヒトの上肢への変化

ラクダをはじめとする四つ足動物では、図8-212のように肘が後方に向いていますが、前肢の趾先(ゆびさき)は前方に向いています。四つ足移動に特化しています。

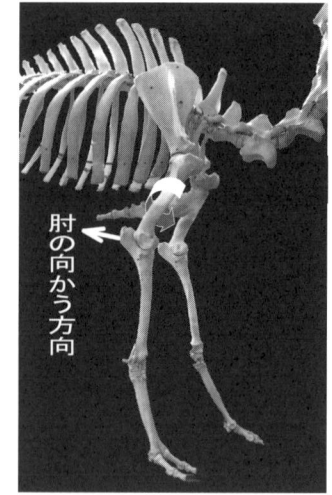

（旭山動物園資料館〔北海道旭川市〕所蔵品）
図8-212　ラクダの前肢

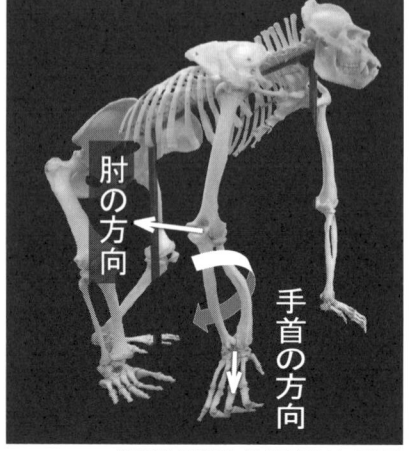

（旭山動物園資料館〔北海道旭川市〕所蔵品）
図8-213　類人猿の骨格標本

図8-213は、類人猿の骨格標本です。

類人猿の祖先からヒトになるにつれて、尾側に凸であった肘は外側に凸になりました。

現代のヒトの上肢の骨は、サンショウウオと比較して内側にねじられています。骨がねじれているために筋肉もねじれています。上肢を曲げたり伸ばしたりするときは、軽くひねりながら行うと楽にできます。

コラム　「ねじれた人間」の臨床的意義

動物が進化する過程で、サンショウウオのような両生類の祖先から単弓類(たんきゅうるい)に変化したときに、前腕がねじれ、大腿骨頚部が曲がりました。さらにその後、犬歯類からほ乳類となっていくにつれて大腿骨体部がねじれました。その結果、ヒトの四肢はねじれています（左図）。

ヒトは生きるために食べ物を手に入れなければなりません。食べ物に近づくために移動するときには下肢を使います。食べ物を口に入れるときには上肢を使います。生きるためには必ず四肢を使います。四肢はねじれて体幹についていますから、これらの四肢を使って動くときには、必ずねじれの動きが体全体に伝わります。

立つとき、座るとき、歩くとき、手を伸ばすとき、手を口元に近づけるとき、体を拭くときに、これらの四肢から体幹に伝わるねじれの動きに注意を向けると楽に動けるでしょう。

自分の体が、いろいろな日常生活活動をしているときにねじれることに気づき、そのねじれに素直に従うことができるようになれば、他の人の動きを手伝うときに、それまでよりうまくできるようになりま

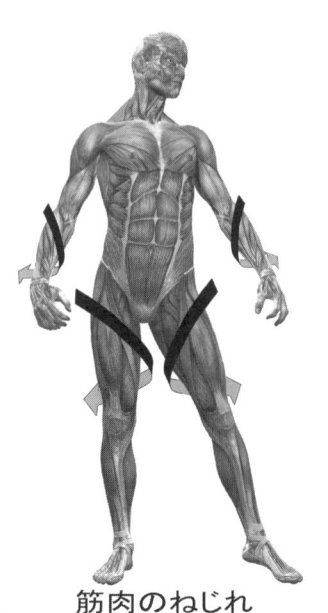

筋肉のねじれ

(c) Frederick RM-Fotolia.com をもとに改変

す。自分の体のねじれを許すことに気づかないために苦しんでいる人にちょっと触れて、気づくチャンスを提供できます。本人が気づけば、それ以降は自分で行動を修正できるようになります。本人の能力が高まります。このような介助が最高の介助になります。

コラム ビーチチェアとボクシング

ビーチチェアの上で体を楽にするとき、足を砂の上に置き、膝を外側に回します。下肢は外旋・外転します。

進化の過程で、下肢は内旋・内転し、膝は前方に向かいました。そのおかげで前進しやすくなっています。股関節周囲の筋肉をすべて収縮させて股関節を伸展させ、下肢を伸ばすと、大腿は内旋します。筋肉をゆるめると大腿は外旋します。

進化の過程で、上肢は前腕で内旋しました。肩から上肢全体を伸ばすと内旋します。ボクシングでストレートパンチを出すときには上肢全体が内旋しています。上肢の緊張をゆるめると前腕は外旋します。

上下肢とも力を入れると内旋します。ですから、力を抜くときは外旋します。

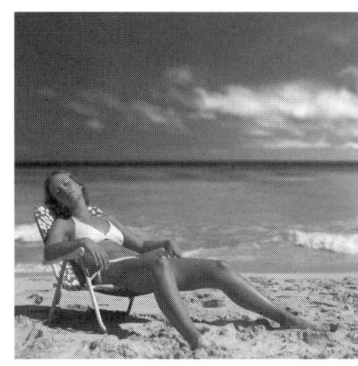

(c) Yuri Arcurs-Fotolia.com

背と腹

動物の体の裏表は、背と腹という区分で決められます（図8-214）。

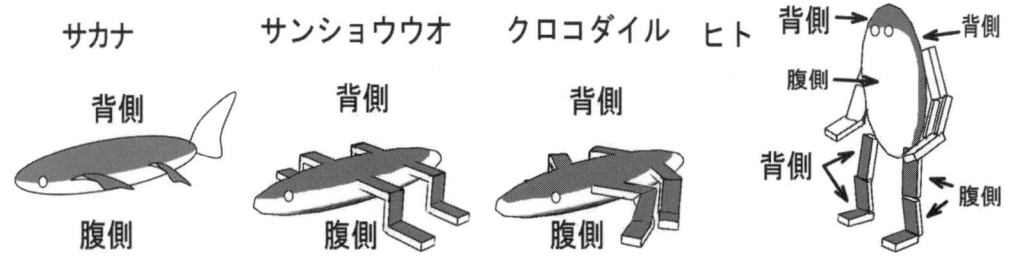

図8-214　背と腹

両生類のサンショウウオでは、体の背面は肘から手背に続き、また膝から下腿の前面を通って足背に続きます。は虫類のワニでは、大腿骨頚部の曲がりにより、膝は両生類に比べると頭側、つまり前方を向いています。そして、**ほ乳類のヒトでは、背面からのつながりであるはずの膝は、背側ではなく腹側になり正面を向いています。**

同じことを頭について見てみると、サカナでは目から上が背側です。ヒトは立ち上がっていますが、やはり目から上が背側です。

腹側・背側と前面・後面

サンショウウオと同じように背面を決めるならば、ヒトの背面は、頭の後ろ、頚の後ろから背中を通り、仙骨のところから大腿骨の大転子の後方を通り、膝頭、そして足の背面をつなぐ面になります。すなわち図8-215のようになり、膝の前面から足の甲までが背面になってしまいます。

裏表を決めるのに、動物については、腹のある向きを基準にしています。しかし、ヒトにも同じ基準を適用して、「膝の前面から足の甲が背面である」というのは、一般常識と違ってしまい、説明に手間がかかります。そのため、**動物の解剖学で使われる「腹側・背側」という分類**をヒトには使いません。**ヒトについては、顔の向いている方向を基準にして「前面・後面」という用語を使います**。四つ足動物とは分類の基準が違うので呼び方を変えているのです。

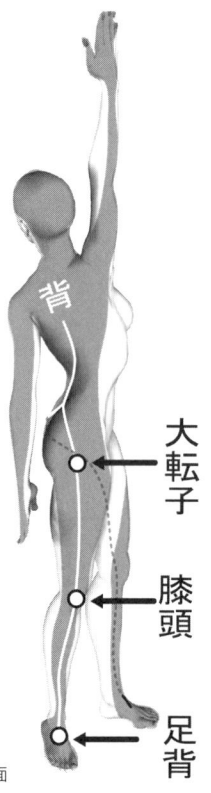

図8-215 ヒトの後面

コラム キネステティクスの前面と後面

キネステティクスでは「機能から見た解剖」という概念があります。その概念の中に、さらに「前面・後面」という小概念があります。頭と胸郭の前面と後面について役割を分析し、「後面には重さを支えるという役割がある。前面には、その他の多くの機能を行うという役割がある」と考えます。そして、役割を基準にして、上肢・下肢・胸郭・骨盤のそれぞれについて前面と後面を決めます。骨盤から下では、前面と後面は逆転します。そのため、用語の定義を理解するだけでも混乱します。しかし、ここまで述べてきた進化論的解剖を理解すると、この「前面・後面」という小概念を理解しやすくなります。

両生類では、背側には伸筋がついていて、体を持ち上げて支えるために働きます。腹側には内臓があります。つまり、両生類で「腹側・背側」と呼ばれるものは、キネステティクスでは「前面・後面」になります。**キネステティクスでは、動物の解剖学では「腹側・背側」と呼ばれるヒトの面に、「前面・後面」という言葉をつけています**。

わたしは、キネステティクスの創始者フランク・ハッチに、「前面・後面という呼び方は理解しにくいから、呼び方を変えないか？」と話したことがあります。そのときに、フランクは、「ユウジ、解剖学ガ間違エテイルンダヨ」と答えました。それで、「前面・後面」の訳語は、そのままとなりました。

コラム 大腰筋の進化

サカナの脊柱の周りには筋肉がついています。脊柱を軸と見て、その上下の筋肉をそれぞれ軸上筋、軸下筋と呼びます。両側の軸上筋が収縮すると体は伸展します。軸上筋は伸筋です。また、左右の軸上筋が交互に収縮することで体は「くの字」に動き前進します（図1）。

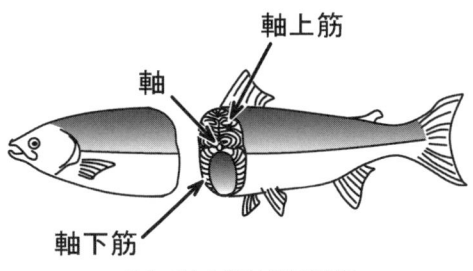

図1 サカナの軸上筋と軸下筋

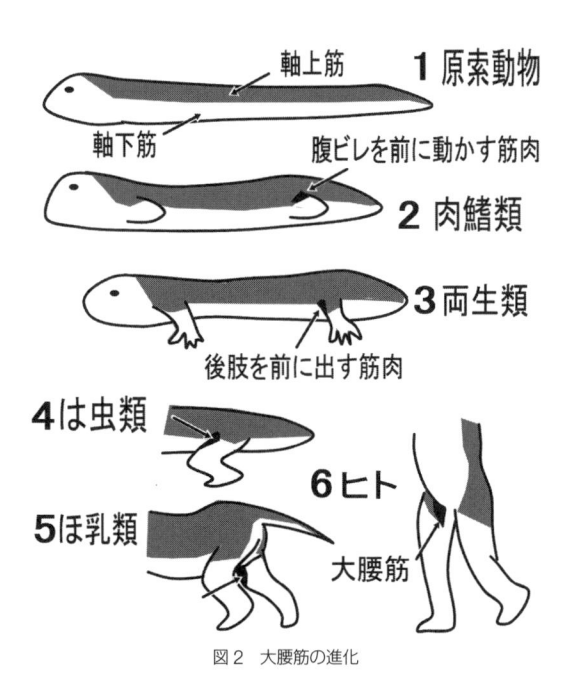

図2 大腰筋の進化

原始的な多細胞生物の中から脊索を持つ原索動物が出現したときに軸上筋と軸下筋に分かれました（図2の図中1）。肉鰭類になると、体幹から突起ができてヒレとなりました。軸上筋がヒレを前後に動かします（図中2）。腹ビレを前に動かす軸上筋は、両生類の脊柱と後肢をつなぎ後肢を前に出す筋肉になりました（図中3）。は虫類は膝が前方に向くように大腿骨頸部が曲がりましたので、この筋肉は腹側になりました（図中4）。ほ乳類になると、体高が高くなり足が体の下になりましたので、この筋肉はさらに内側になりました（図中5）。ヒトは直立するようになり骨盤が立ち上がりました。それに伴い、この筋肉はさらに内側になり脊柱と大腿骨の小転子をつなぐ大腰筋になりました（図中6）。

大腰筋をインナーマッスルと呼び特別視することがありますが、進化のプロセスを見ると、**大腰筋は体の外側にある筋肉です**。腹ビレを後ろに動かす軸上筋であった大殿筋と協働して下肢を前後に動かす筋肉です。大腰筋と大殿筋が下肢により体を支え、脊柱周囲の筋肉が脊柱を「くの字」にして体を進めます。

ヒトの椎骨

トカゲの骨格を見ると、頚から骨盤まで肋骨がついています。脊椎は似た形をしています。しかし、ヒトでは、頚部、胸部、腰部、骨盤で脊椎の形が著しく違います。

胸部にある胸椎には、横突起と呼ばれる突起があります。そこに肋骨がついています。しかし、頚部にある頚椎、腰部にある腰椎、骨盤についている仙骨には肋骨らしきものは付着しません。実は、肋骨は変形して椎骨に融合しています。

頚椎では、肋骨相当部分が横突起の前にある前結節という出っ張りになっています。腰椎では、肋骨相当部分が腰椎肋骨突起という出っ張りになっています。そして、なんと仙骨では、仙骨外側部の前半分が肋骨です。そして、仙骨外側部の後半分が横突起相当部分です（図8-216）。

進化のプロセスで起こったDNAの使い回しにより、サカナでは胸ビレとなっている骨は、ヒトでは上肢の骨となりました。上肢の基部は肩甲骨です。肩甲骨は肋骨の上に浮かんでいます。よく動けます。肩甲骨は肋骨との間に肩甲胸郭関節*を作っています。サカナの腹ビレに相当する下肢の基部は腸骨です。腸骨は肋骨相当部分である仙骨外側部の前半分と接して仙腸関節を作っています。

肩甲骨が胸郭の上を動くことで、上肢の動きは自由度が増しています。それと同様に、仙腸関節で仙骨と腸骨がわずかに動くので、下肢の動きの自由度が高まります。

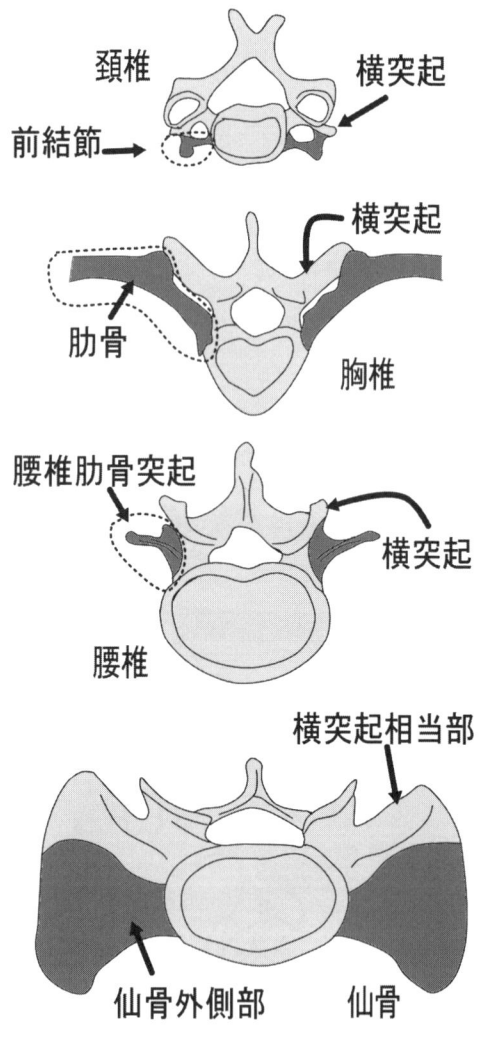

図8-216 ヒトの椎骨

---

* 肩甲骨と胸郭の間の関節は、実際には肩鎖関節と胸鎖関節です。しかし、肩甲骨が胸郭の上を滑るように移動するので、肩甲骨と胸郭の間には機能的な関節があると考えることができます。この仮想的関節を肩甲胸郭関節と呼びます。

骨盤

図8-217は、恐竜のクビナガリュウです。恐竜は、有羊膜類から双弓類として、ほ乳類とは違う方向に進化しました。ほ乳類では頚椎は7個ですが、クビナガリュウは何十個もあります。

しかし、クビナガリュウの祖先も魚類ですから、基本構造は同じです。クビナガリュウの下肢は股関節についています。股関節のソケットである臼蓋は、腸骨、恥骨、坐骨の3つの骨からできています。骨盤と呼ばれます。腸骨は脊椎の肋骨突起に接しています。

ヒトでは仙骨、腸骨、恥骨、坐骨の4つが融合してバケツのような形になっています。腸骨、恥骨、坐骨は、魚類のヒレから変化した骨です。両生類から、犬歯類、ほ乳類と立ち上がるにつれて、重さを支えるために腸骨が脊椎に接するようになり、脊椎との間に関節を作るようになりました。ヒトでは仙腸関節になっています。

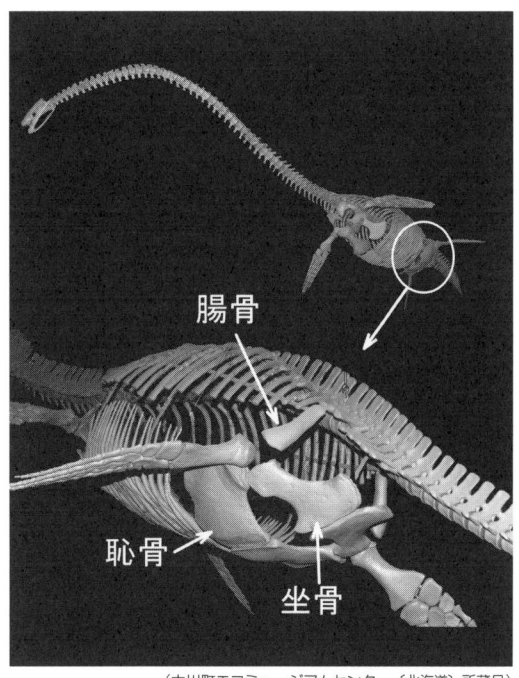

(中川町エコミュージアムセンター〔北海道〕所蔵品)
図8-217　クビナガリュウの骨格標本

下肢帯

サカナの胸ビレと腹ビレは脊柱についていません。胸ビレは動物の前肢や上肢となりました。前肢や上肢は脊椎に直接はついていません。肩甲骨、鎖骨、胸骨、肋骨を介して脊椎とつながっています。腹ビレは動物の後肢や下肢になりました。後肢や下肢は腸骨で脊椎の仙骨についています。ですから、後肢や下肢と脊柱の境目は仙腸関節です。ヒトの腸骨、恥骨、坐骨をまとめて、寛骨と呼びます。一般には、股関節が下肢と脊柱の境目と考えられていますが、進化発生学的には、寛骨と仙骨の境目、つまり仙腸関節が下肢と脊柱の境目です。

体のつなぎ目

体のつなぎ目を基準にして、ヒトの体を部分に分けることができます。頭と胸郭のつなぎ目は**後頭顆と環椎の関節**、胸郭と上肢の境目は**胸鎖関節**、胸郭と骨盤の境目は**胸腰椎移行部**、腰椎・仙椎と下肢の境目は**仙腸関節**です。

ただし、仙腸関節の動きは極めて少なく、仙骨は腸骨・恥骨・坐骨と共に骨盤になっています。下肢の動きの大部分は股関節で起こりますから、**頭、胸郭、骨盤、両上肢、股関節以下の両下肢**という分類が現実的です。キネステティクスでは、これが「7つのマス」と呼ばれる概念になっています。

ヒトの動き

ヒトの動きとしての歩行、立ち上がり、ベッド上の移動その他については、他の章で詳しく解説します。

四肢の障害と移動

ヒトの二足歩行は、ヤツメウナギの泳ぎと同様に、体の「くの字」の動きが基本です。この理解は、四肢の障害と移動の関係を理解するのに大変役立ちます（図8-218）。

多くの人が、手足の一部を失うと、「もう、何もできない」と考え、悲嘆し、落ち込みます。失ったものが返ってくることだけを望み、返ってこなければ「自分は能力を回復できない」と思い込みます。しかし、移動能力については、すべてとは言わないまでも、かなりの部分を取り戻せるのです。なぜなら、ヒトの移動は体の「くの字」の動きが基本だからです。

図中A：下肢は脊柱を支えているだけです。脊柱が残っていて、すこしでも前後左右に変形できれば、移動能力はあります。

図中B：下肢が弱くなって二足歩行ができなければ、上肢を前肢として使い、ワニのように四つんばいで歩くことができます。

図中C：膝が前に向かなくなったら、サンショウウオのように膝を外側に向けて、二足ででも四つんばいででも歩けるでしょう。下腿が使えなければ膝を使い、前腕が使えなければ肘を使い、歩兵が匍匐前進＊をするように這って歩けるでしょう。両上肢がなくても歩けるのはもちろん、両下肢がなくても上肢を使って移動できます。

図中D：もし、四肢をなくしても、頭、胸郭、骨盤が頸部と胸腰椎移行部で横に動き、どこかが支持面に引っかかるようにできれば、移動できるでしょう。

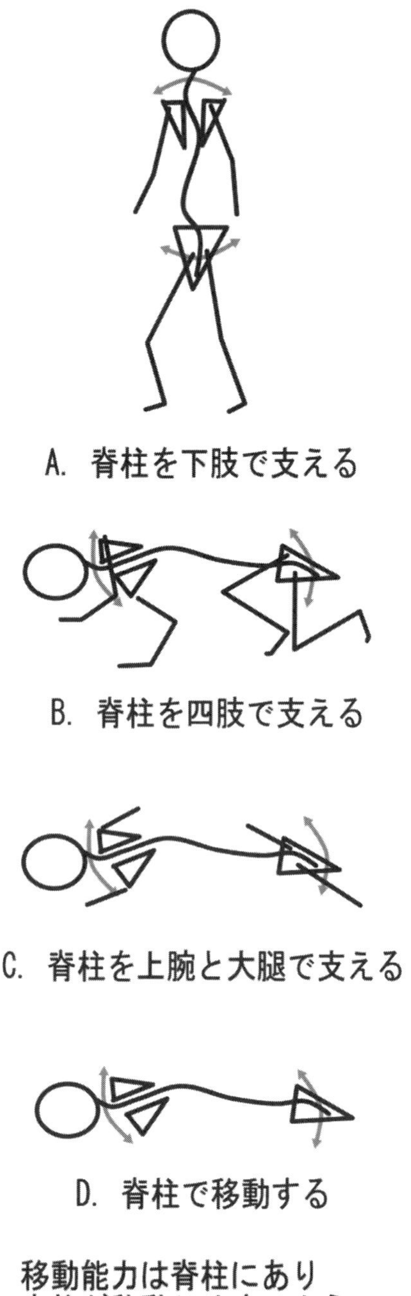

A. 脊柱を下肢で支える

B. 脊柱を四肢で支える

C. 脊柱を上腕と大腿で支える

D. 脊柱で移動する

移動能力は脊柱にあり
脊柱が移動しやすいように
手足が支えています

図8-218 四肢の障害と移動の関係

もちろん、欠損のないときと同じ速度では移動できないでしょう。それは当然なのです。ヒトは手足が使えるようになったことで、地上での移動速度が速くなった生物だからです。ヒトの四肢は移動能力を獲得するためのものではなく、移動速度を上げるためのものです。ですから、四肢が失われると移動速度が落ちます。しかし、移動能力は残ります。**移動の始まりは、四肢で起こるのではなく、頭蓋と脊柱の「くの字」の動きとして起こる**からです。

●動きの進化のまとめ

オリエンテーションの進化

地球が誕生してから、生命は**核酸**（RNAとDNA）として誕生しました。核酸は自らを複製する指示書となりました。**核酸は生命の構造を決定します**。生命の核酸が膜に包まれることで**原核生物**が誕生しました。生物の最も基本となる**オリエンテーション**は「**内側と外側**」です。これは「**自己と非自己**」とも言えます。

真核生物になると、ミトコンドリアを手に入れて、**効率的な酸素呼吸**ができるようになりました。**多細胞生物**になると、外界からの物質の取り込みを効率的に行う**消化管**を手に入れました。こうして「**口側と肛門側**」というオリエンテーションを獲得しました。

原索動物になると、「**背側と腹側**」「**右と左**」というオリエンテーションが出てきました。移動能力が向上しました。

脊索動物の無顎類になると、**脳と脊髄という神経システム**ができました。脳と脊髄を守る頭蓋と脊柱が出てきて、「**頭側と尾側**」というオリエンテーションが出てきました。移動能力はさらに高まりました。

魚類になると、胸ビレと腹ビレを得て、「**中枢と末梢**」というオリエンテーションが出てきました。

両生類になると頚ができました。「**頭と胸**」というオリエンテーションができました。成体では肺が作られ、地上に上がって四肢で**体を空中に持ち上げる**ことができるようになりました。

犬歯類になると、肘が後ろに下がり、膝が前に出て、前進が容易になりました。腹部肋骨は短くなって腹式呼吸できるようになり、呼吸効率は向上しました。体はより高い位置に上がりました。

ほ乳類になると、腹部の肋骨は消失し、「**胸と腹**」というオリエンテーションができました。呼吸の効率はさらに上がりました。四肢は体幹の下に納まるようになり、**筋肉に負担をかけずに直立できる**ようになりました。ヒトになると、二足直立することで頭の位置はさらに高くなりました。

動物が獲得したオリエンテーションは、基礎的なものから順に、「内と外」＝「自己と非自己」「口と肛門」「背と腹」「右と左」「頭と尾」「中枢と末梢」「頭と胸」「胸と腹」です。

呼吸の進化

呼吸は、酸素を取り込んで、消化した物質を酸化させてエネルギーを取り出すことです。**原核生物**から**真核生物**になったときに、ミトコンドリアを利用して**酸素を使う**ことで、エネルギー効率が飛躍的に増しました。**原索動物**では、消化管に入った水を**エラ**に通して酸素を取り込むようになりました。**エラ呼吸**により呼吸効率が増しました。魚類が顎を獲得したときに、咽頭の陽圧でエラ呼吸できるよ

---

* 匍匐前進は、四肢またはその一部を使って這って前進する方法です。被弾を避けるために軍隊で厳しく教育されます。

うになりました。

両生類になって**肺呼吸**するようになり、陸上で**空気を呼吸に使える**ようになりました。両生類から進化したであろう初期の単弓類はトカゲと同じく胸式呼吸したと思われますが、**犬歯類**になると腹部肋骨が短くなり、**横隔膜で呼吸**できるようになり、呼吸効率が上がりました。

ほ乳類では、口蓋が発達して**鼻腔を口腔と隔絶**できるようになりました。また、**骨性の鼻孔は1つ**になり、呼吸の抵抗が減りました。呼吸の効率はさらに上がりました。進化の歴史は、呼吸能力の向上の歴史でもあります。

消化の進化

生物は、外側からエネルギーの源となる物質を取り込み、動きのエネルギーに使います。体の外側から体の内側に物質を取り込む機能が消化です。アメーバのように外部の物質を取り囲み呑食していた単細胞生物が、**多細胞生物になって消化管を獲得**したことで、消化能力は飛躍的に高まりました。

原索動物になって**エサを探す移動能力**が上がり、**脊索動物**になって頭蓋ができたことでエサを探す**目が頭部にできました**。底に落ちたエサを吸い取っていた無顎類の鰓弓が顎となったときに、**顎口類**は「**食いつき咬む**」という能力を獲得しました。底に沈んだエサだけではなく、水中に漂うエサを取り込むことができるようになりました。エサを識別するための嗅覚や味覚も発達しました。

両生類から犬歯類へと体の高さが高くなるにつれて、視覚や聴覚の感覚器である頭が高い位置に行き、頚があるのでどの方向にも頭を向けられるようになりました。**エサを発見する能力が高まりました**。

ほ乳類では四肢はさらに長くなり、頭は高くなり、四肢は体幹の下になり、**走る能力が高くなったため、エサの確保に有利**になりました。**ヒト**になると、**二足直立歩行**により頭の位置は相対的に最高になり、前後だけでなく**360度どの方向にでも移動できる**ようになりました。進化の歴史は、消化能力の向上の歴史でもあります。

動きは遺伝しない、構造が遺伝する

動物は、真核生物としてDNAを持ったときから、同じDNAを使い回して進化しました。基本的構造は変わりません。細部がちょこちょこと変わってきたので、一見、まったく違う動物に見えるようになりましたが、基本的構造パターンは同じです。1つの設計図から作られた派生物です。このような基本設計を**ボディ・プラン**＊と呼びます。ボディ・プランからオリエンテーションが生まれます。

動きの進化のプロセスは、生物が各種のオリエンテーションを得ていく過程です。そのオリエンテーションは体の構造に伴っています。体の構造の変化はDNAの変化です。ですから、遺伝する形質の担い手であるDNAが変われば、動きが変わります。しかし、**DNAが生物の行動を直接コントロールしているのではありません**。

「祖先の行動の記憶が遺伝子の中に残されている」という人々もいます。適切な表現ではありません。文字どおりの意味で言っているのなら、完全な誤りです。遺伝子は、わたしたちの体の構造を決定し、オリエンテーションを決めます。**そのオリエンテーションに沿って行動が行われます**。急ぐときには、考えてとどまる時間はありません。構造にとって最も負担の少ない動きをします。それが「本能的な

＊ 英語では"body plan"。ドイツ語を使って"bauplan"（バウプラン）と呼ぶ人もいます。日本語では「体制」と呼びます。なお、ボディ・プラン、ボディ・シェーマ、ボディ・イメージについては、「接触と動きの生理学・心理学」の章 を参照してください。

動き」と表現されます。

　実は、本能というものは極めて限定されたものでしかありません。母性本能さえ存在しません。動物園で生まれて人工飼育された動物の多くが育児拒否をします。現代の人間社会では子殺しさえ珍しくありません。本能と見られた食欲や性欲というものさえ、思考、慣習、風俗、文化、宗教でひっくり返ります。**遺伝子の中には本能を伝える情報はありません。構造を伝える情報のみが存在します。**ですから、進化の歴史は、オリエンテーションの獲得と伝達の歴史です。この歴史の中で、ヒトは二足直立歩行のできる構造を獲得してきました。

ボディ・プラン、ボディ・シェーマ、ボディ・イメージ

　両生類、は虫類、ほ乳類は、進化のプロセスで、頭蓋（とうがい）と脊柱という中枢と四肢という末梢を得ました。上肢は胸骨と鎖骨と肩甲骨で連絡し、その先には1本の太い骨＝上腕骨、その先には2本の骨＝尺骨（しゃっこつ）と橈骨（とうこつ）、その先には数個の骨の塊＝手根骨があり、手根骨の先には5つの指がついています。下肢は腸骨と恥骨と坐骨で連絡し、その先には1本の太い骨＝大腿骨、その先には2本の骨＝脛骨（けいこつ）と腓骨（ひこつ）、その先には数個の骨の塊＝足根骨があり、足根骨の先には5つの趾（ゆび）がついています。これが動物のボディ・プランです。ヒトもこの構造を受け継いでいます。

　ヒトは、受精してまだ胎内にいるときに頭と脊柱と四肢という構造ができ、神経と筋肉と骨ができたときから、動きの学習を始めます。神経がでたらめに興奮して筋肉がそれに反応し、骨が動きの方向を決定します。その動きが感覚として神経から脊髄、延髄、中脳に返されます。それに基づき反射路が形成されます。延髄や中脳という脊髄より上位の反射は複雑な反応になります。こうして、ある環境に対する反応パターンができます。これは大脳前頭前野の意識に上る前の反応パターンです。ヘンリー・ヘッドの唱えたボディ・シェーマに相当します。ボディ・シェーマは意識に上りません。しかし、ボディ・シェーマが動きのもとになります。意識して動くときには、大脳の前頭前野が何かをしようとします。このとき、前頭前野は、それまでの行動から得られた記憶を参照します。自分の体の大きさについての情報ファイルです。ポール・シルダーの唱えたボディ・イメージに相当します。

　ボディ・プランに基づきボディ・シェーマが学習されます。ボディ・シェーマに基づきボディ・イメージが学習されます。

●進化論から見た安楽

　ここまで見てきたように、動物の進化とは、①オリエンテーションの獲得、②呼吸と消化の効率化、③移動の効率化です。ですから、**どんな動物にとっても、オリエンテーション、特に「自己と非自己」が確立し、最小限のエネルギーで呼吸・消化できることが「安楽」です。さらに、ヒトとしての進化は直立二足歩行の獲得でしたから、最小限のエネルギーで立って歩けることが「安楽」です。**

　進化のプロセスを理解して「安楽」を提供するならば、最も優先すべきことは「自己と非自己」を確立することです。これは、自己同一性（アイデンティティ）の確立と言い換えることができます。そして、呼吸と消化が容易にできるようにすること、移動が容易にできるようにすること、できるだけ直立二足歩行できるようにすることが、「安楽」の提供になります。ヒトの進化を理解すると、「安楽」というものは、従来の看護学で教えられたような言葉によるものではなく、身体的なものであることが理解できます。

09 ヒトの移動の発達

　46億年前に地球が誕生し、21億年前に真核生物が誕生しました。その後、数えきれないほどのDNAの複製の間違いが起こり、生物は進化してきました。現代のヒト（学名ホモ・サピエンス）が誕生したのは10万年前と考えられています。

　ヒトの特徴は、他の動物に比較すると成熟までの時間が長いことです。ウマ、シカ、アルパカなどの動物は、生まれて数時間以内に立ち上がり、歩き始めます。誕生直後から移動する能力を持っています。母親の子宮の中にいる間に、筋肉や骨、神経システムが成熟しています。頭、胸郭、骨盤、四肢の太さ長さの比率をプロポーションと呼びますが、ヒト以外の動物では、生まれたばかりの赤ん坊のプロポーションと成獣のプロポーションはほとんど同じです（**図9-1**）。赤ん坊は誕生後すぐに成獣と同じように歩き始めます。本能と呼ばれます。しかし、親と同じ歩き方が動物のDNAに書き込まれているのではありません。DNAには構造が書かれています。動物の赤ん坊は生まれた直後から試行錯誤で自分の構造に合った歩き方を探ります。そして、極めて短時間の学習で歩き方を発見します。動物の赤ん坊の構造のプロポーションは成獣のプロポーションとほとんど同じですから、結果的に生後すぐに成獣のような歩き方になります。

　動物の動き方は遺伝しません。構造が遺伝します。自分の構造に適した動き方を学習した動物が生き残るので、多くの動き方が「本能」であるかのようにいわれます。しかし、実際には、本能と呼べるような動きは呼吸の動きの一部のみです。

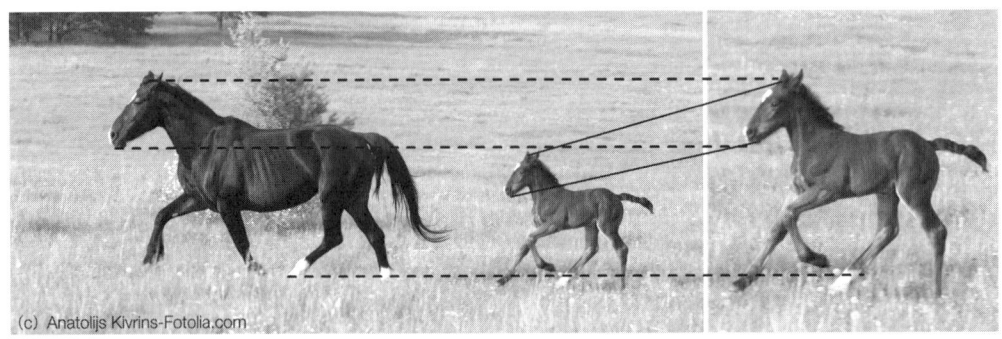

頭の高さが同じになる
ように変形

図9-1　親ウマと子ウマのプロポーション

ヒトが生まれたときのプロポーションは成人と大きく異なります（**図9-2**）。頭は異様に大きく、四肢はとても小さく、頭と脊柱を空中にとどめておくことができません。ヒトは立ち上がるまで1年かかります。生まれてしばらくは寝返りさえもできません。ヒトは独立して生きることは不可能なほど未成熟な状態で生まれてきます。他の動物では、筋肉や骨、神経システムは子宮の中にいるときに成熟していますが、ヒトはそれらの運動器官を誕生後に10年以上かけて成熟させます。それらを使う方法も生まれてから獲得します。生まれたときには、脳や脊髄という中枢神経システムの中に、寝返りする、座る、立ち上がる、歩くといった動き方はプログラムされていません。これらは、筋肉や骨が成人のプロポーションを獲得していく過程で学習していきます。未成熟な運動器をでたらめに動かし、その中で動かし方を習得していきます。つまり、動き方を試行錯誤と発見で学習していきます。

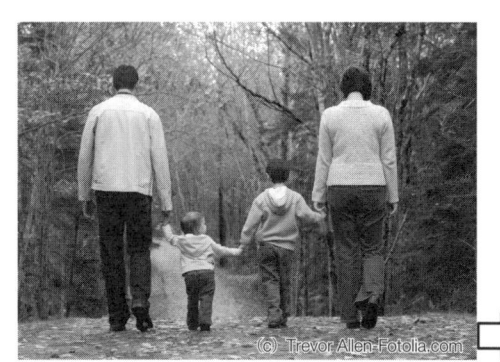

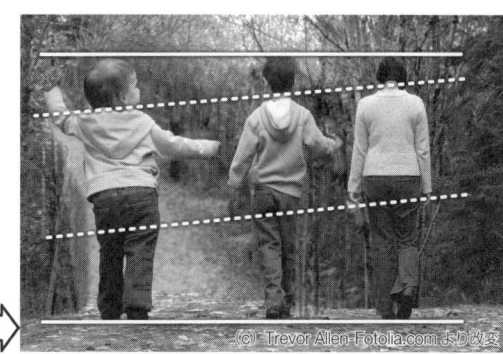

身長が同じになるように変形

図9-2　ヒトのプロポーションの年代による違い

初めての寝返り

　早い子で生後3か月半、遅い子では生後9か月で寝返りできるようになります。寝返りが早くできたからといって、運動能力が優れているわけではありません。その赤ん坊の周囲が興味深いものであるか、周りの人々からどのように扱われているか、着衣が動きやすいものか、太っているかやせているかによって、寝返りの時期は様々です。赤ん坊は「寝返りしよう」と思って寝返りするのではありません。自分の体の使い方も知らずに、じたばたしているときに、偶然寝返りします。それを繰り返すうちに、寝返りすることを学習します。

　「隣の家の子より早く寝返りできるようにさせたい」「育児書に載っているとおりの標準的な発達をさせたい」と考えてはいけません。それは、親の見栄に過ぎません。親は興味を持って見ているのがよいです。余計な手出しは学習を邪魔します。親のやるべきことは、赤ん坊が学習しやすい環境を提供することです。「**無条件の興味を持ち、相手のやりたいことを学習できる環境を作ること**」は介助と同じです。

図9-3は、赤ん坊が初めて寝返りできるようになったときの様子です。

図9-3　初めての寝返り（1～10）
（写真提供：千廣信一氏）

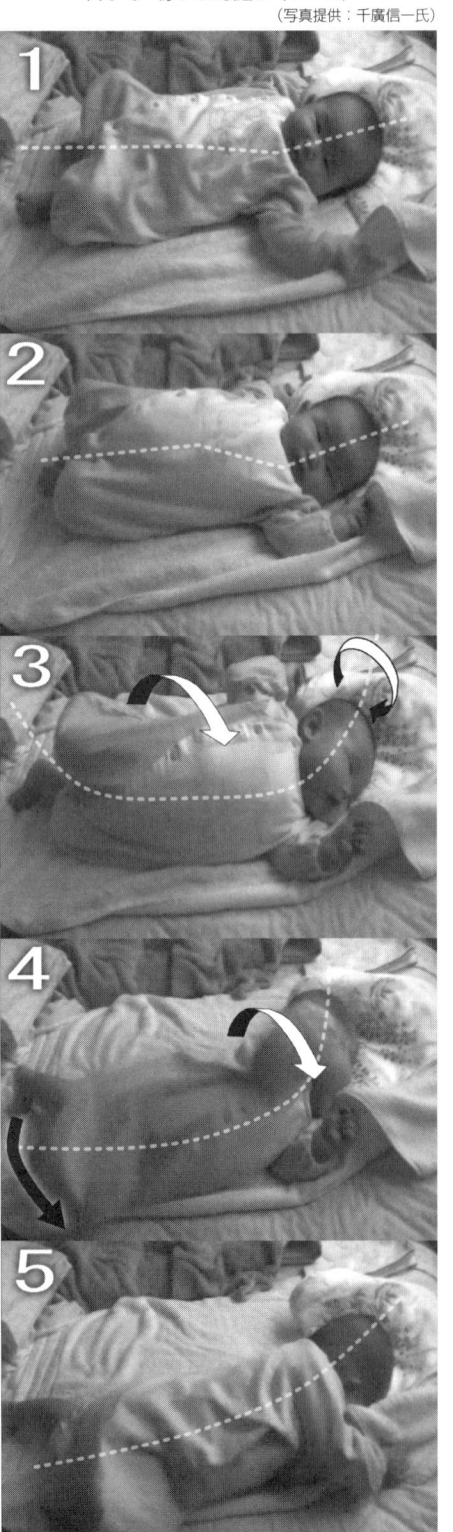

図中1：仰向けに寝ています。

図中2：頭と脊柱をうごめかしています。

図中3：頭から脊柱が反るほどに伸展します。頭が回転します。それに伴い、胸郭と骨盤が次々と回転します。

　頭と体幹の関係を見ると、「**頸から生じて体に及ぶ立ち直り反応**」*です。一部の回転が次々と伝わる点を見ると、**セグメンタル・ローリング**です。キネステティクスでは、「マスは次々と動く」と表現されます。

図中4：胸郭が回転し、右上肢を前に振り出します。また、骨盤が回転してから、右下肢を前に振り出します。骨盤は左下肢の上で股関節を軸にして回転します。

図中5：骨盤は左下肢を乗り越えます。しかし、胸郭は左上肢を乗り越えていません。

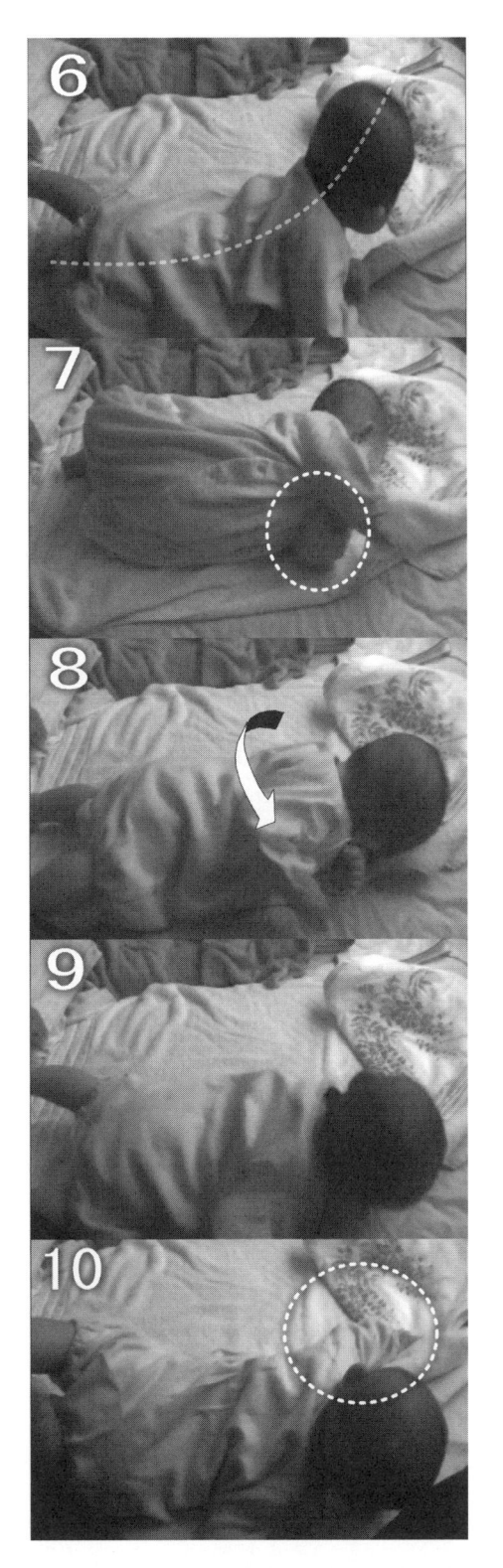

図中6：胸郭が左上肢を乗り越えていませんが、脊柱を反らせて頭を起こします。

寝返り全体にわたる体と床の接触を見ると「**体から生じて四肢に及ぶ立ち直り反応**」とも言えます。

図中7：胸郭は左上肢の左側にあったので、頭を起こして不安定になると、左に倒れて元に戻ります。

図中8：再度、繰り返します。左肘の上で胸郭を回転させます。

図中9：胸郭が左肘を乗り越えます。

図中10：頭と胸郭の重さを右上肢に流し、左上肢を軽くして左側に出します。安定したうつ伏せになり、四つんばいが完成しました。

寝返りにあたっては、**胸郭と骨盤が下になった上下肢により支えられ、そこを乗り越えることが必要**です。

---

*　「動きの中枢と日常生活の動き」の章：「中脳レベルの反応」の項目 を参照してください（以下同様）。

習練を積んだ寝返り

初めての寝返りから習練を積むことで、赤ん坊は上手に寝返りをできるようになります（図9-4）。

図9-4　習練を積んだ寝返り（1～10）
（写真提供：千廣信一氏）

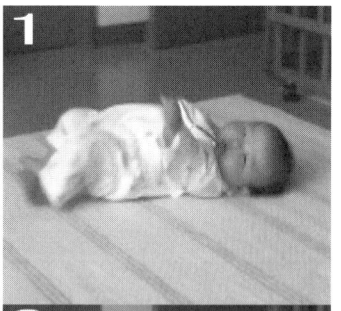

図中1：仰向けです。顔を興味のある対象に向けます。この場合は、ビデオカメラを構えているお父さんです。顔を向けた結果、頚の筋肉の伸展から「**頚から生じて体に及ぶ立ち直り反応**」が生じます。

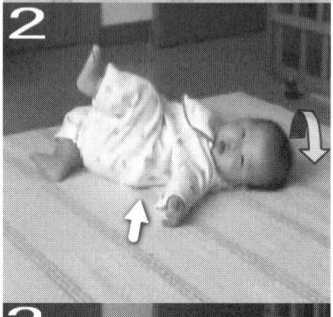

図中2：頭の回転が胸郭に伝わり、左上肢が床につきます。左下肢が持ち上げられると、骨盤の左側の上後腸骨棘が浮きます。

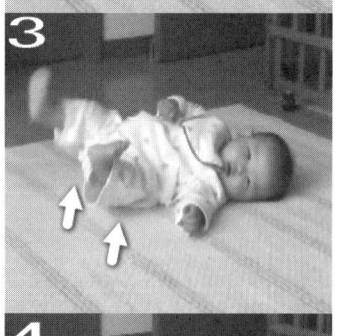

図中3：両下肢を空中に持ち上げると、骨盤の両側の上後腸骨棘が浮きます。骨盤は上後腸骨棘より頭側の腸骨稜で支えられます。

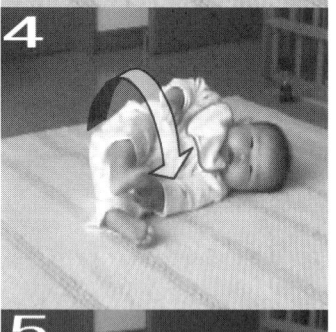

図中4：骨盤の上後腸骨棘から腸骨稜に重さが流れ、転がります。

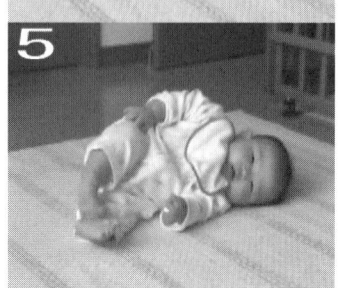

図中5：頭は床に重さを流し、胸郭は左上肢に重さを流しています。骨盤と右下肢の重さは、左大腿骨の大転子から床に流れます。

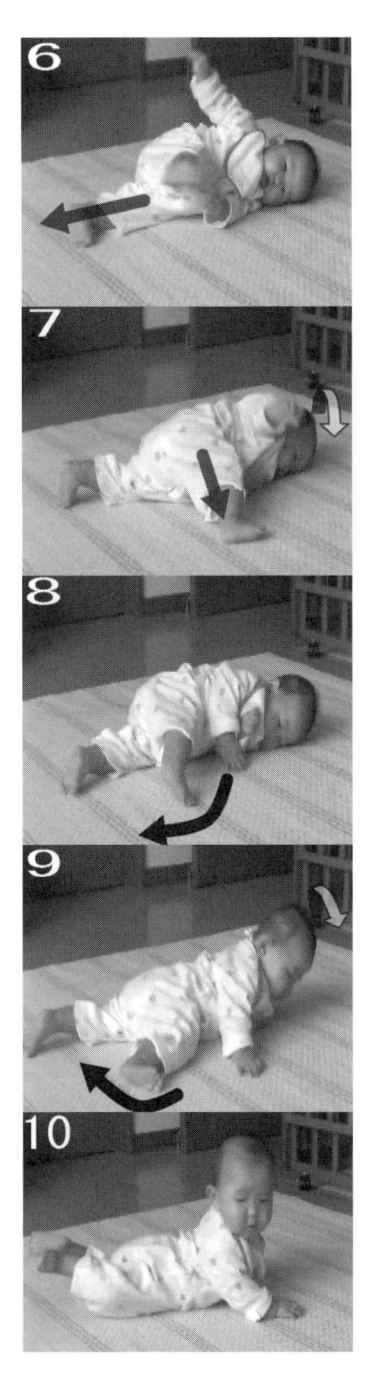

図中6：左下肢を伸展させて、右下肢を前に振り出します。この写真を90度反時計回りさせると、まるで左の片足立ちをして、右足を前に出しているかのように見えます。

図中7：頭が回転し、胸郭が左上肢の上で回転します。右下肢は前に突き出されて、骨盤の右側を前に引き出します。頭から骨盤まで、ほとんどうつ伏せになりました。

図中8：右下肢を尾側に踏みます。

図中9：骨盤の右側を前に進め、右下肢を尾側に踏みます。この写真を90度反時計回りにすると、歩くときに前に出した右足を床につけて踏むかのように見えます。

図中10：安定して腹這いになれました。この姿勢は典型的な「**体から生じて頚に及ぶ立ち直り反応**」です。

寝返りは、「片方の下肢を伸ばして踏み、上になったほうの下肢を前に出して踏む」という動きです。**歩行と同じ動きです**。赤ん坊は寝返りを習得する過程で「歩行の基礎」を学習しています。

慣性モーメントの変化

「初めての寝返り」では、頭と体幹の慣性モーメントを小さくして回転させ伸展させることで側臥位になっています。「習練を積んだ寝返り」では、股関節の屈曲で体の慣性モーメントを変化させて転がることで側臥位になっています。このことについての詳しい解説は、「寝返り」の章 を読んでください。

寝返りの中の歩行に必要な動き

寝返りできるようになり、四つんばいする直前の発達段階の赤ん坊は、頭を上げて肘をついた腹臥位になります（図9-5）。頭と胸郭の重さは肘から床に流れています。骨盤の重さは両膝から床に流れています。

赤ん坊は、この段階で「頭の重さを胸郭に流し、胸郭の重さと合わせて上肢に流すと、頭を高く上げることができる。骨盤の重さを下肢の膝から床に流すことができる」と学習します。この学習が四つんばいの基礎になります。

わたしたちは、「頭と胸郭の重さを上肢に流す」ということを赤ん坊のときに学習しています。

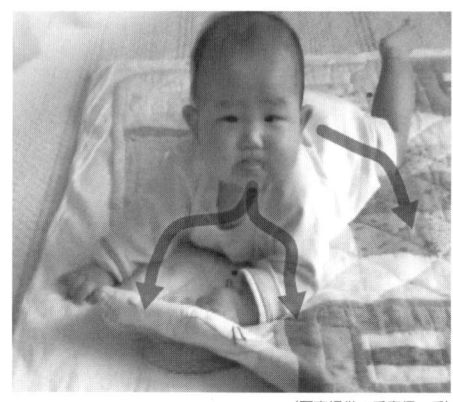

（写真提供：千廣信一氏）

頭と胸郭の重さは肘から床へ
骨盤の重さは膝から床へ流れています

図9-5　頭を上げて肘をついた腹臥位

赤ん坊は寝返りします（**図9-6**）。

寝返りするときには、まず横向きになります（**図中1**）。完全に左側を向いて側臥位になると、骨盤の重さは左の大転子から床に流れます（**図中2**）。骨盤は浮きます。骨盤は股関節の上に乗っかった格好になり、ふらふらと動けます。胸郭は肩関節の上に乗っかった格好になります。ここで、右下肢を体の前方に振り出します。右膝が床につきます（**図中3**）。骨盤は左股関節の上で前方に転がります。そのまま、着地した右膝に重さを流していくと、骨盤の正面が床に向きます。胸郭は骨盤の動きに従い、左の肩関節の上で転がります。頭は胸郭の動きに従います（**図中4**）。

この動きの中でのポイントは、左を向いた完全な側臥位になると、左下肢の大転子上に骨盤が乗ることです。完全な側臥位では、骨盤の腸骨で支えられていません。大腿骨の大転子で支えられています。

頭を上げて肘をついた腹臥位と、下肢を振り出す寝返りを繰り返すことで、赤ん坊は「肘は頭と胸郭を支えるのに使える。大転子は骨盤を支えるのに使える」と学習します。親から言葉で教わる必要はありません。ただ床の上を転がって、頭を起こしていればよいのです。脳の中でシナプスが形成されて、肘と大転子の使い方をマスターしていきます。

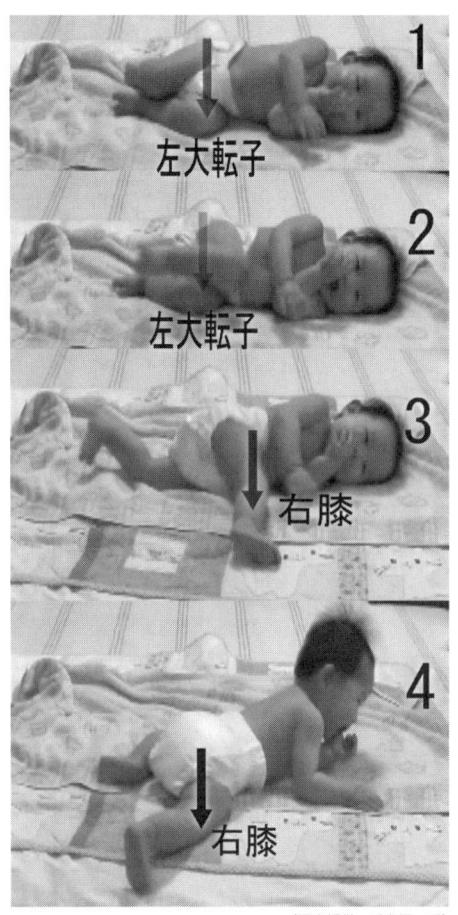

（写真提供：千廣信一氏）
図9-6　下肢を振り出す寝返りと重さの流れ

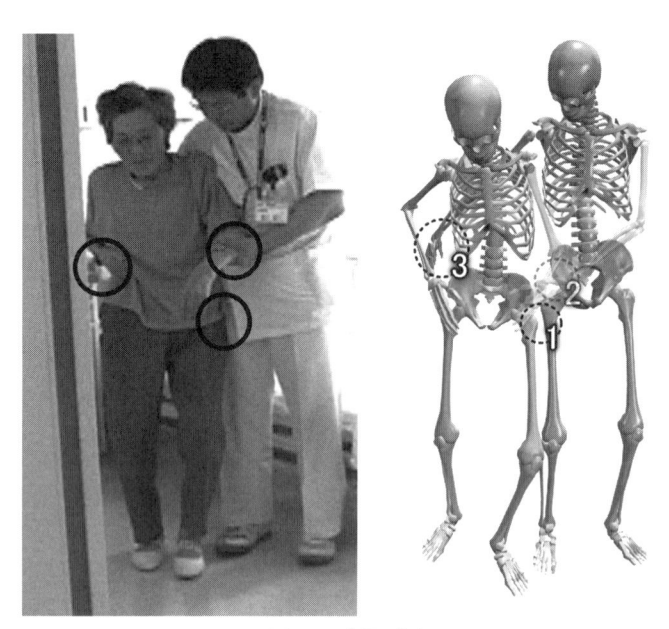

図 9-7　歩行の介助

　歩行の介助では、介助者と介助を受ける人が接触します（**図 9-7**）。
　介助を受ける人の左の大転子と介助者の右の大腿（**図中 1**）、介助を受ける人の左の肘と介助者の左手（**図中 2**）、介助を受ける人の胸郭の右側と介助者の右手（**図中 3**）です。
　図中 1・2 は、介助を受ける人が赤ん坊のときに、頭を上げて肘をついた腹臥位と下肢を振り出す寝返りから使い方を学習した、床との接点です。重力が作用する部分です。**図中 3** は、赤ん坊のときに作用した重力の代用です。胸郭の右側から介助者のほうに軽く押すことで、**図中 1・2** へ押す力が加わります。これらの 3 つの接触と力が、赤ん坊のときに学習した動きを思い出させます。それが歩行の介助となります。

四つんばい

寝返りができるようになれば、四つんばいが始まります（**図9-8**）。

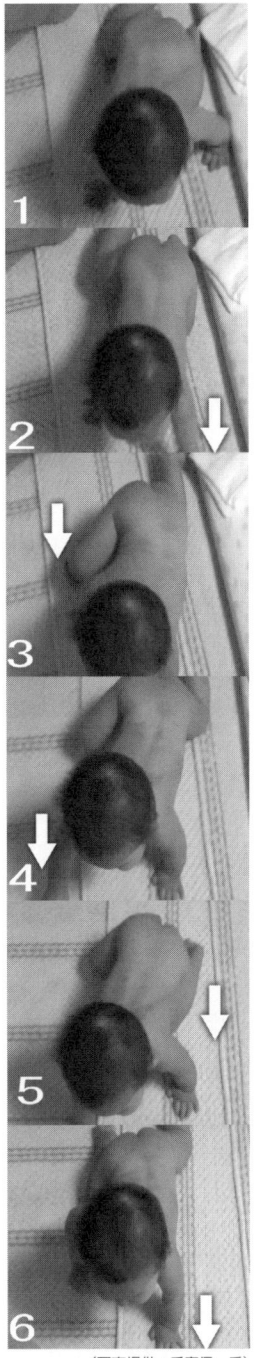

図中1：手のひら、左膝、右足で四つんばいになっています。

図中2：左手が前に出ます。

図中3：左手の上に胸郭を移動させます。左肩が前に出ます。右足が前に出て、脊柱は左に凸の「くの字」になりました。

図中4：右手を前に出します。

図中5：右手に胸郭を乗せ、左膝を前に進めます。脊柱の「くの字」の変形はなくなりました。

図中6：左手を前に出します。脊柱が左に凸の「くの字」になりました。

（写真提供：千廣信一氏）
図9-8　四つんばい

赤ん坊は脊柱の「くの字」の動きでハイハイします。四肢の出し方は、四つ足動物の斜対歩（しゃたいほ）と同じです。この時期に、歩くときの四肢の出し方を学習しています。さらに、二足歩行のときの上肢の振り方を学んでいきます。

また、この四つ足歩行は、脊髄カエルで観察される歩行の脊髄分節間反射と同じものです。赤ん坊は、脊髄反射をコントロールして、目的地まで這うことを学習しています。

二足歩行

　生後1年くらいすると2本足で歩き始めます（**図9-9**）。「動きの中枢と日常生活の動き」の章 で解説した、平衡反応である傾斜反応、ホップ反応、ステップ反応、背屈反応が成熟することで、二足歩行ができるようになります。

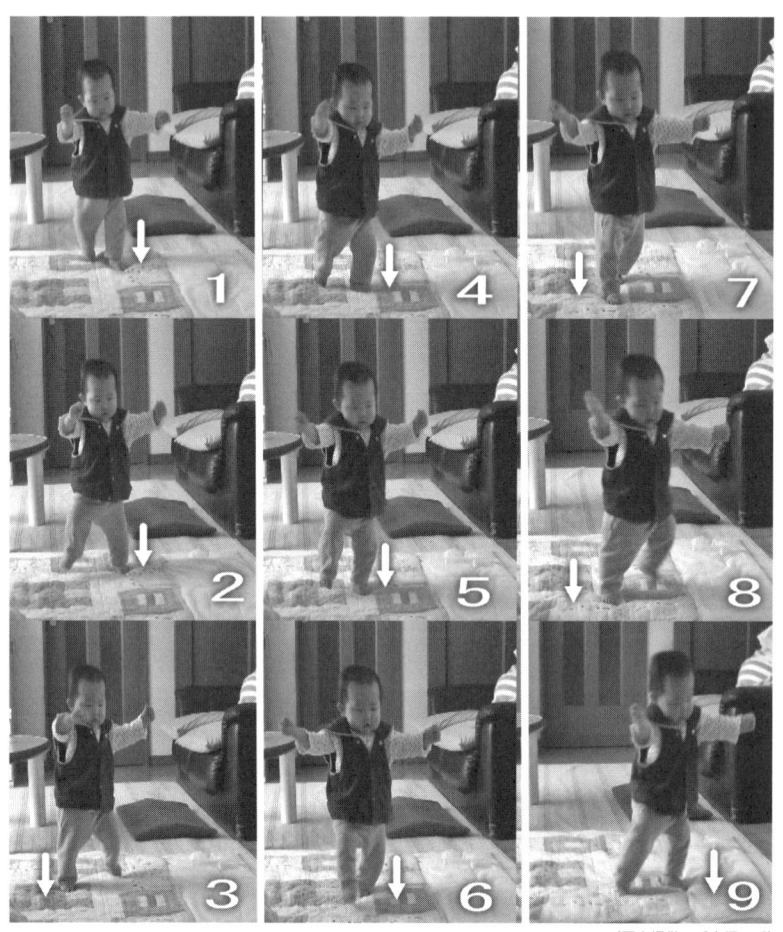

（写真提供：千廣信一氏）
図9-9　二足歩行の学習

図中1：左足で床を踏みます。
図中2：左足の上でバランスをとろうとします。しかし、うまくできません。
図中3：右足が浮きますが、前方に出る前に倒れそうになり、右外側に着地します。傾斜反応やホップ反応が複雑に絡み合います。
図中4：左足が前に出て着地します。
図中5〜7：右足が浮いて前方に着地します。とてもうまくバランスをとっています。
図中8〜9：着地した右足に重さを流していきましたが、右足に乗り切れず、左足に重さを戻しました。この後、転倒しました。

赤ん坊は、「動きの中枢と日常生活の動き」の章 で解説した立ち直り反応や姿勢反応を組み合わせて使い、二足歩行することを学習していきます。毎日の生活動作の中に立ち直り反応や姿勢反応が組み込まれていきます。赤ん坊は、立ち上がって歩く前に、必要な動きをハイハイの中で成熟させ、ハイハイに必要な動きを寝返りの中で成熟させています。動きの成熟とは、脊髄や脳の中の神経システムに新たなシナプスを形成することです。

　立ち上がって歩くために必要なものは、親が手を引いて立たせることではなく、神経システムの中に新たなシナプスを作る刺激となるようなハイハイを、思う存分できる空間を提供することです。

　すべての動きの習得には、その前の段階の動きの習熟が必要です。これは、赤ん坊の運動器官の発達のみならず、廃用症候群や日常生活機能の低下した人の療養についても言えることです。

コラム　歩行の再学習

　脳梗塞の後遺症や廃用症候群になると動きが低下します。重症では寝たきりになります。体の一部または全体が思うように動かせなくなったために、それまでとは違う動き方を探します。短時間のうちに廃用や麻痺のない部分だけを使う動き方を学習します。廃用症候群や脳梗塞になる前の動き方を忘れてしまいます。機能が回復してきても、まともな動き方を忘れたまま廃用症候群や麻痺があるかのような動き方をします。「いつまでも回復しない」と思い込み、機能の回復した部分は使われないため、本当に使い物にならなくなります。ヒトは疾病を機会に誤った学習をします。

　このような誤った学習を避けるには、疾病の早い時期からまともな動き方の再学習をする必要があります。ベッドの上でうごめくような動きから開始し、寝返り、起き上がり、手を椅子につけてのチェアワーク、立ち上がり、片足立ち、歩行というプロセスを丁寧に時間をかけて再学習していきます。このプロセスは、赤ん坊が寝返りして歩くまでのプロセスと同じです。しっかりと片足立ちをして軽くなった足を踵 がつくところに出すという、まともな歩き方を再学習していきます。リハビリテーションとは動きの再学習です。介助とは、回復していく人の再学習の進み具合を見ながら、再学習の環境を整備していくことです。足の上がらない人に「はい、もっと足を上げて歩いて」とか「もっと歩幅を大きくして」というように、そのときできない動きや特別な動きを強いると、まともな動きとは違う動きを学習してしまいます。

一般理論

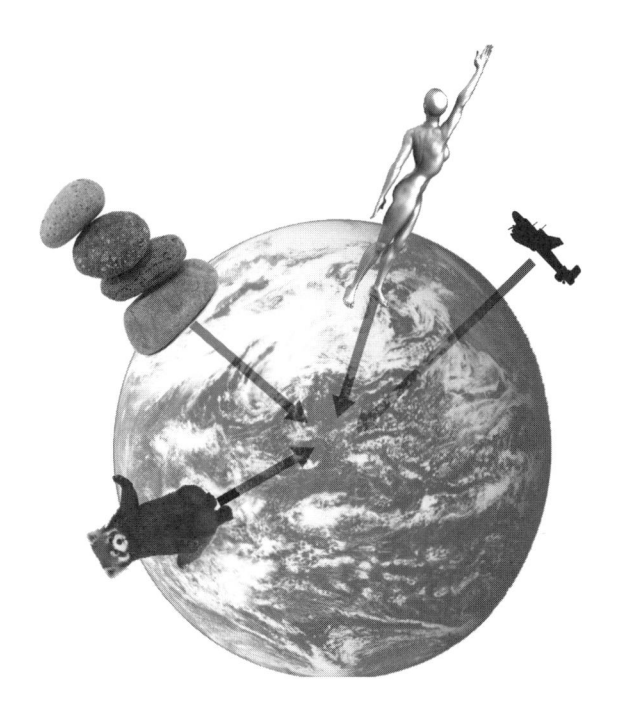

Une infinité de faits théoriques différents peuvent être pris pour la traduction d'un même fait pratique.

Pierre Maurice Marie Duhem

実際には同じ事象を解釈するためにも、
理論的には異なる数えきれないほど多くの事象が存在するかもしれない。

ピエール・モーリス・マリエ・デュエム
（物理学者、科学哲学者）

(La Théorie Physique, son Objet, sa Structure, 1905.)

10 システムとサイバネティクス

●システム理論

　システムという言葉は日常生活の中で普通に使われています。「金融システムが破綻した」「コンピュータのシステムファイルが飛んだ」「病院のシステムがおかしいから仕事が増える」「社会システムの構造的矛盾が個人の体内システムの変調をきたす」——何を言っているのかわからなくなりそうなほど、システムという言葉はたくさん使われています。金融システム、コンピュータのシステム、病院システム、社会システム、体内システムという個別のシステムの中の共通の構造や性質を取り出して論じたのが、生物学者のルートヴィヒ・フォン・ベルタランフィです（**図10-1**）。

　生物はバラバラにしてしまったら死にます。元のようにくっつけても生き返りはしません。なぜなのでしょう？　生命はどこにあるのでしょう？

　ベルタランフィは、当時席巻していたいわゆる「科学」に対して、怒りに近い反発を感じていました。何でも分解してバラバラにして、部分にすれば全体がわかると思っている科学に腹を立てていました。

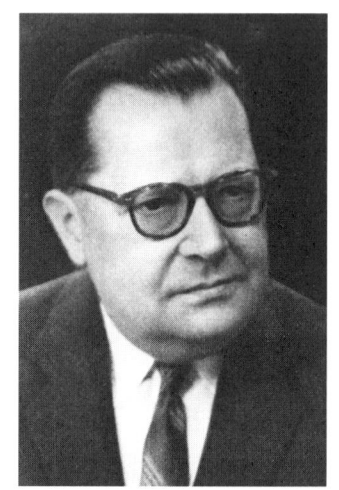

（川勝正治博士とDr. Anno Faubelの厚意による）
図10-1　ルートヴィヒ・フォン・ベルタランフィ

　ベルタランフィは、生物の研究をしていくうちに、生物は部分ではなく全体として機能しているシステムであること、このシステムは世の中全般に適用できることに気づきました。そして、具体的で個別的で特殊な条件を除き、システム全般について共通する性質を論じた『**一般システム理論**』（1968年）を書きました。

システムとは

　システムとは、生物のように「複数のものが集まって一つの働きをするもの」です。集まっているものを構成要素と呼びます。全体がシステムです。

　病院機構をシステムと考えると、その構成要素は、ボイラー技師、清掃員、事務職、医師、看護師、介護福祉士、看護助手、理学療法士、作業療法士、そして忘れてならないのが入院している人です。入院している人も病院というシステムの構成要素です。

　病院の建物をシステムと考えると、柱、壁、ドア、窓、床、壁紙、電気配線、上下水道配管、機材などが構成要素です。「病院」をどの視点から見るかで、対象とするシステムの構成要素が変わります。

つまり、システムとは「ものの見方・考え方」なのです。ですから、システム理論が何か正しいものを作り出すことはありません。システム理論は、細部にこだわらずに全体を見渡すことを教えてくれます。

インターアクション

システムの特徴は「全体は部分の総和以上である」ということです。構成要素が1つではシステムになりません（**図10-2**）。システムを作るには構成要素が2つ以上必要です。

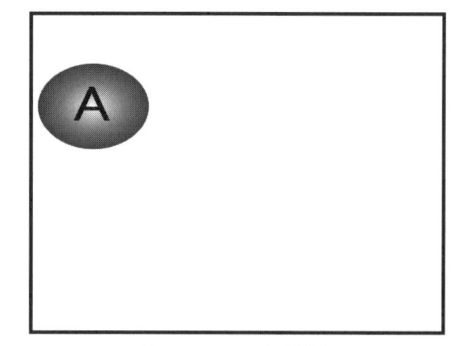

図10-2　システム以前①

構成要素が2つになるだけでは、全体として1つの働きはできません。構成要素があるだけでは、システムとしては欠けているものがあります（**図10-3**）。

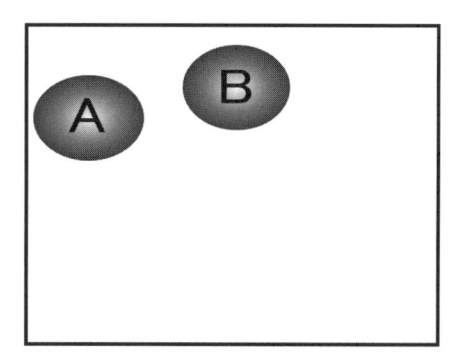

図10-3　システム以前②

2つの構成要素同士がお互いに働きかけることが必要です。この「働きかけ合い」をインターアクション（interaction）＊と呼びます。複数の要素から構成されていてインターアクションがあればシステムになります（**図10-4**）。

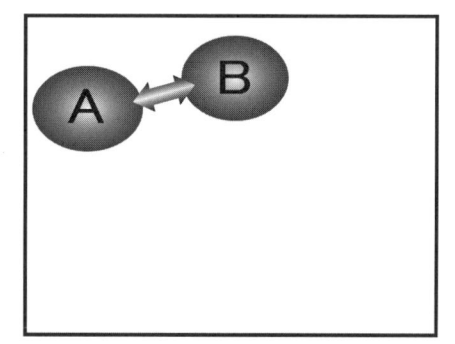

図10-4　システム①

＊　"inter-" は「〜の間の」、"action" は「働き、行動、動き」という意味です。「相互作用」と訳されることもありますが、この本では従来の語感から逃れるために「インターアクション」と訳します。看護理論では「認知とコミュニケーションのプロセス」（アイモジン・キング）などと定義されることもありますが、この本では「2つの要素の間のすべての作用」をインターアクションとみなします。

AとBがシステムを作ってインターアクションしているときには、Aが変化すれば、その変化はBに作用します。その作用によって、Bは何らかの変化をします。その変化は、インターアクションによりAに作用します。このようにして、システムの構成要素の変化はシステム全体に作用し、システム全体からの反応を受けてまた構成要素が変化します。システムが全体として部分の総和以上の働きをするのは、インターアクションがあるためです。

　病院の中でのインターアクションの例としては、直接の会話、電話での会話、伝票、カルテなどがあります。さらに、入院している人もシステムの構成要素ですから、処置、検査、手術までもインターアクションに含まれます。

　動きたいという人の元に介助しようとする人が現れたとき、2人はシステムになり、介助はインターアクションになります。

コラム さよならは別れの言葉じゃなくて再び逢うまでの遠い約束*

　あいさつの言葉には言葉どおりの意味はありません。一般的に「おはようございます」は午前中に使うことになっていますが、業界によっては夜でも「おはようございます」とあいさつします。「『おはよう』と言うのはお昼まで」と指導する人もいます。こうした実態は「おはよう」という言葉に言葉どおりの意味がないことを示しています。

　「さようなら」は本来、「そのようなら」という意味です。「そのようなら、今はここまでにしましょう。続きは明日にでも」という言葉が省略されたものと考えられています。この原義を意識して「さようなら」とあいさつしている人はいないでしょう。

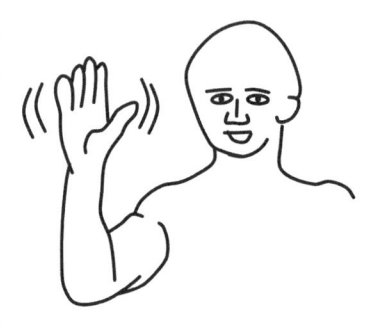

　「よろしくお願いします」とあいさつされたときに「何を？」と聞き返すと、相手はびっくりします。「よろしくお願いします」という言葉自体ではなく、「よろしくお願いします」とあいさつすることに意味があるのです。

　あいさつの役割は「あなたがそこにいることを認めました」というサインです。**出会ったときのあいさつは「これからインターアクションしますよ」という開始信号です。**「これから2人でシステムとなり、いっしょに一つのことをしましょう」という宣言です。また、**別れのあいさつは「これでインターアクションは終了です」という終了信号です。**「いっしょに一つのことを行いました」という確認です。インターアクションの終了を信号として送ることで、次に開始信号が来たときにインターアクションを再開できます。ですから、「さよなら」は「これであなたとは最後です」という「別れの言葉」ではありません。「今回はここまででインターアクションは終わりです。次に開始信号が来たら、いつでもインターアクションを再開してシステムになれますよ」という「再び逢うまでの遠い約束」なのです。「アウェアネス介助（ケア）の哲学」の章で解説したように、人間は未来を決定できません。未来については可能性でしか語れません。「絶対に逢います」とは言えません。「生きているうちに逢わないかもしれないけれど、逢わないと言わない」という意味で「遠い約束」なのです。

＊　1981年に発表された「夢の途中」（作詞：来生えつこ/作曲：来生たかお）の冒頭の歌詞です。映画『セーラー服と機関銃』の主題歌としても流行しました。（JASRAC　出1101747-101）

システムの構成要素が、**図10-4**より1つ増えて3つになると、インターアクションは2つ増えて3つになります（**図10-5**）。

1人を2人で介助するときには、介助者同士がインターアクションしなければなりません。ですから、インターアクションは1人で介助するときの3倍になります。つまり、1人で介助するより2人で介助するほうが難しくなります。

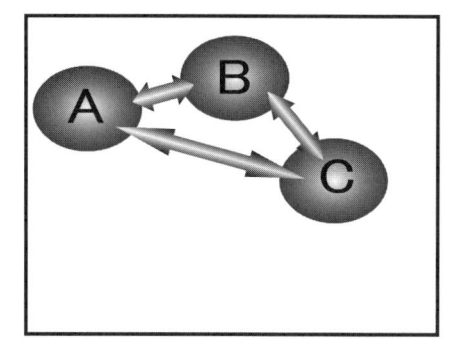

図10-5　システム②

システムの構成要素が、さらに1つ増えて4つになると、インターアクションは3つ増えて6つになります（**図10-6**）。

1人を3人で介助するのは、1人で行うより6倍難しくなります。

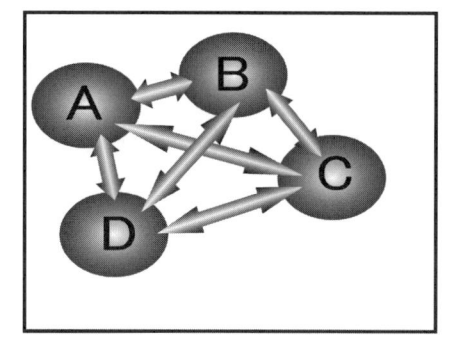

図10-6　システム③

システムの構成要素が、さらに1つ増えて5つになると、インターアクションは4つ増えて10になります（**図10-7**）。

1人を4人がかりで介助するときには、構成要素5人のシステムができます。心地よい介助を行うには、その中の10のインターアクションを完璧にしなければなりません。しかし、現実には不可能です。ですから、4人がかりで1人を動かすと、介助ではなく、「いいかい？　イチニのサン、よいしょ」という運搬になります。

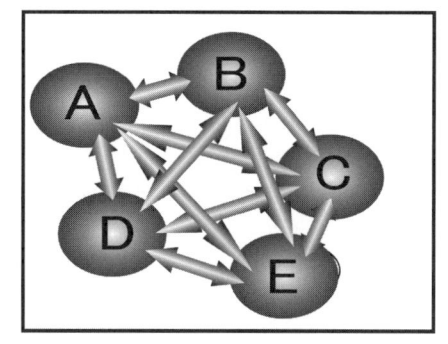

図10-7　システム④

図10-8では、構成要素が13あります。すべての構成要素の間をつなぐインターアクションは78にもなります。構成要素が多くなると、インターアクションは爆発的に増加します。構成要素が100なら、インターアクションは4950になります。

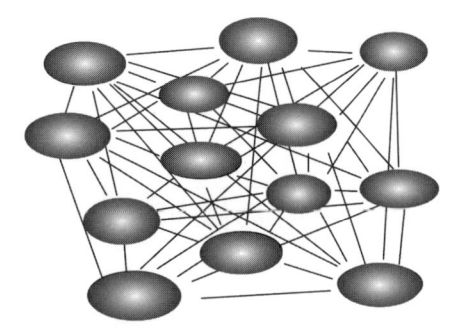

図10-8　システム⑤

システムでは、構成要素よりインターアクションのほうが圧倒的に多いので、「システムの性質」は構成要素の性質ではなくインターアクションの性質で決まります。

> **コラム** リハビリテーションとシステム

　歩けなくなった人の多くが「筋肉（骨、関節）が弱いから歩けない」と言います。そして、弱いところを鍛えようとします。しかし、体がシステムであることを認めると、違う見方ができます。
　体の構成要素である筋肉、骨、関節を強くすることには時間がかかります。鍛える代わりに、ゆっくりと丁寧に小さく動いてみると、体中の筋肉、骨、関節のインターアクションがちょっと変わるかもしれません。どこかのインターアクションがすこし変わるだけでも、体全体のシステムの性質が変わり、動きやすくなるかもしれません。

システムの機能的進化

　図10-8のように、すべての要素が等しい強さでインターアクションすると、システムの行動は統一されません。
　共通の性質がある構成要素はグループを作ることがあります。**図10-9**では、グループ内の構成要素同士のインターアクションは15です。

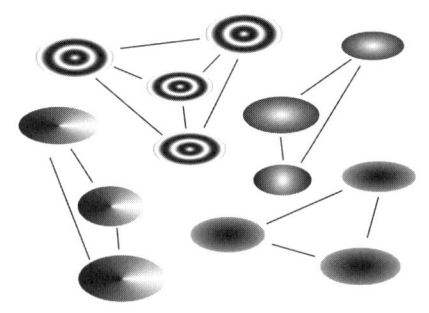

図 10-9　システムの機能的進化①

　これらのグループ同士のインターアクションは6つですから、インターアクションは全部で21になります（**図10-10**）。78のときより統一した行動をとりやすくなります。

　このように、構成要素がグループを作ると、全体のインターアクションの数が減ります。つまり、システムの構成要素がグループに分化するにつれて、全体の行動が統一されていきます。

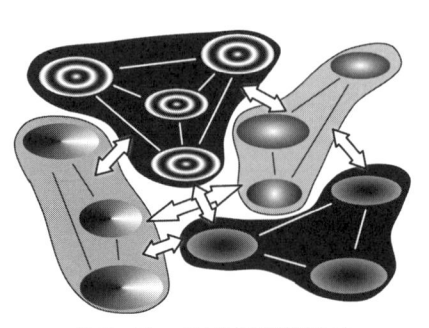

図 10-10　システムの機能的進化②

> **コラム** 動物の体内システムのグループ化

　動物の体は、筋肉や骨や神経や胃や腸を構成要素としたシステムです。筋肉と骨と神経で運動器というグループを作ります。胃と腸は消化器というグループを作っています。そして、消化器は、動きという媒体をとおして運動器からインターアクションが与えられます。また、消化管からは栄養や便意というインターアクションが与えられます。

システムの階層化

グループ化によりシステムは統合され、一つの方向に変化しやすくなり、機能的になります。このように、組織の構成要素がグループを作り、グループ間でインターアクションするようになることを階層化と呼びます。

様々な階層化があります。図10-11は、図10-10のグループ間で優位性の差を持たせて階層化したものです。インターアクションの数は図10-10より減っています。機能的になりました。

図10-11は、会社組織です。社長、重役、営業部、開発部、経理部のような各グループが階層化されています。社長を頂上とするピラミッド構造と見ることができます（図10-12）。社長が指示を出しているようにも見えますし、重役会が牛耳っているようにも見えます。また、トップと末端からの圧力が中間管理職にかかってくることも理解できるでしょう。構成要素が多くなれば、ますます階層化の効果が現れます。社員の多い大企業でピラミッド構造ができ、他の部員の顔も名前もわからなくなるのは、組織の機能化のためなのです。

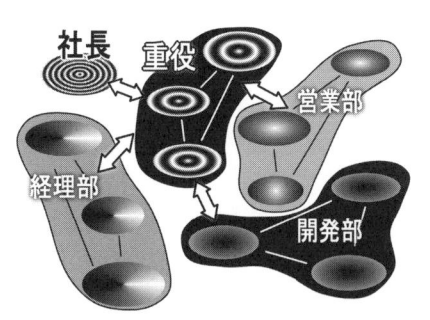

図10-11　システムの階層化

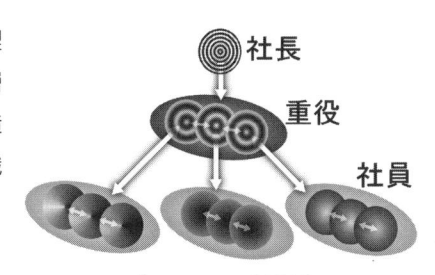

図10-12　会社組織の階層化

コラム　体の中の階層の見え方

足の筋肉は末梢の運動神経に支配されています。この神経は脊髄の中枢から指令を受けます。脊髄の中枢は脳幹や中脳から指令を受けます。脳幹や中脳は大脳の前頭前野から指令を受けます。神経支配の観点から見ると、足を底辺として前頭前野を頂点とするピラミッド状の階層ができています。

頭は頸に支えられています。頸は胸郭に支えられています。胸郭は骨盤に支えられています。骨盤は大腿に支えられています。大腿は下腿に支えられています。下腿は足に支えられています。重力場での支持という観点から見ると、足を頂点とするピラミッド状の階層ができています。

システムとは「ものの見方」ですから、見方を変えるとシステムも違って見えてきます。

サブシステム

図 10-11 の構造は、各グループが構成要素となったシステムと見ることができます（図 10-13）。グループ A〜D は構成要素が 3 つずつのシステムです。このように、より大きなシステムの構成要素となっているシステムをサブシステムと呼びます。

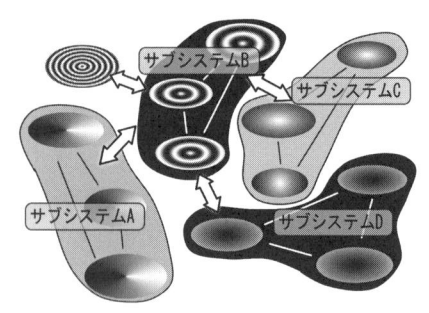

図 10-13　サブシステム

各サブシステムの中の構成要素もシステムとなっていることがあります（図 10-14）。

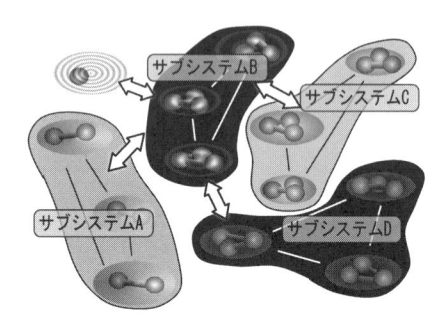

図 10-14　サブシステムの中のシステム

このように、システムの中にサブシステムがあり、そのサブシステムがより小さなサブシステムを持つことがあります。というか、ほとんどの場合でそうです。

国家は地方自治体を構成要素とするシステムです。地方自治体は人間を構成要素とするシステムですから、サブシステムです。人間も臓器を構成要素とするサブシステム。臓器は細胞を構成要素とするサブシステム。細胞は核や小胞体、細胞膜を構成要素とするサブシステム……。分子、原子、量子の世界までシステムは続きます。

国家より大きくなるほうに見ていくと、国際連合があり、地球があり、太陽系があります。太陽系さえも大宇宙から見るとサブシステムです（図 10-15）。

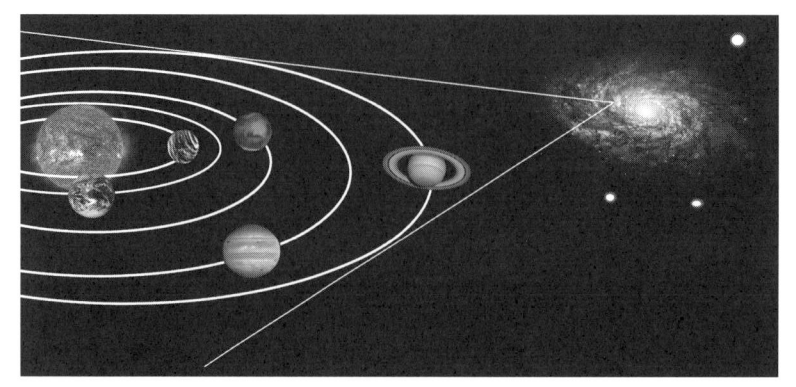

太陽系は銀河系というシステムのサブシステムです

（NASA 公開資料より作成）

図 10-15　銀河系のサブシステムとしての太陽系

そして、それぞれの銀河系もインターアクションしています（**図10-16**）。さらにその上があるかもしれませんが、それ以上はわかりません。

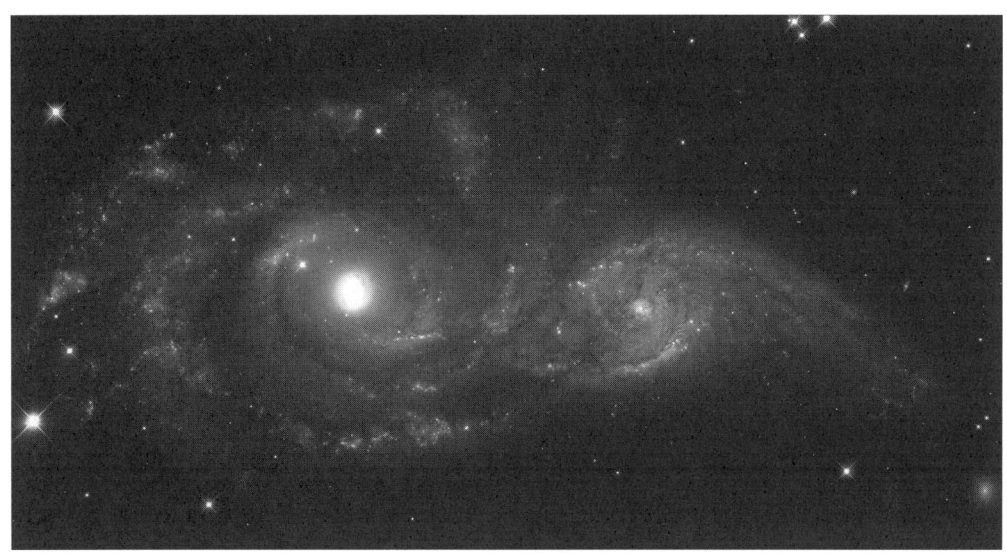

（写真提供：NASA, ESA, and the Hubble Heritage Team（STScI））
図10-16　インターアクションする渦状銀河（NGC2207とIC2163）

メタシステム

システムを構成要素とするシステムをメタシステムと呼びます。国家をシステムとして見ると国連はメタシステム、国連をシステムとして見ると地球（人類＋他の生物）はメタシステムという具合です。システムは「ものの見方」ですから、身の回りのどこにでもあります。

複雑なシステム

システムが大きくなって構成要素が多くなると、システムが効率よく機能するために階層化が生じます。階層化のグループは、完全に分かれている必要はありません。**図10-17**のように、1つの要素が2つのグループに属する階層化も可能です。

たとえば、病院では外科主任医長が副院長を兼務し、さらに褥瘡対策委員長でもあることは珍しくありません。

「システム」とは「ものの見方」です。システムの階層について「こうでなければならない」と考えると、全体が見渡せなくなります。

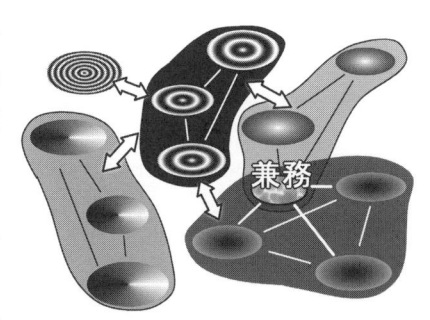

図10-17　複雑なシステム

> **コラム** 兼務できるのは有能な人

　システムの階層化は効率化のために生じます。構成要素が「兼務」することは、システムの階層化を乱しますから効率が悪くなります。たとえば、会社で人件費縮小のために職員を減らして兼務を増やしたり、監査のためにたくさんの委員会を作って1人に委員を兼務させたりすることがあります。このようなことは、システムという視点から見ると効率が悪くなりますから、望ましいことではありません。また、兼務している人は、構成要素2つ分の仕事を抱え込むことになります。有能な人でなければ兼務はできません。

　平安時代の末、平重盛は父の清盛が後白河上皇を軟禁しようとしたことから「忠ならんと欲すれば孝ならず、孝ならんと欲すれば忠ならず」と嘆きました。後白河上皇との主従関係というシステムと清盛との親子関係というシステムの双方の構成要素を兼務したためです。複雑なシステムの中で兼務すると、有能な人でも処理できない問題を抱え込むことになります。

構成要素とシステム全体の動き

　システムの構成要素は、システム全体の動きを知ることはありません。構成要素は、他の構成要素とのインターアクションとして、全体に何らかの変化が起こったことは知りますが、全体がどのように動いたかはわかりません。会社のシステムでは、社員に会社全体の動きはわかりません。構成要素のサブシステムの中でも同じです。サブシステムの構成要素がサブシステム全体の動きを知ることはありません。

　人間をシステムとして見たとき、心臓は人間の構成要素であるサブシステムです（**図10-18**）。心臓は体全体がどう動いたか知りません。神経やホルモンの変化に合わせて活動しています。それで充分ですし、それ以上は過剰になります。また、心臓を構成する心筋の細胞は心臓全体のことを知りません。心筋自体がどのくらい伸びたか、酸素はどのくらいか、温度はどのくらいかという、その心筋固有のものしか知り得ません。それだけで充分なのです。

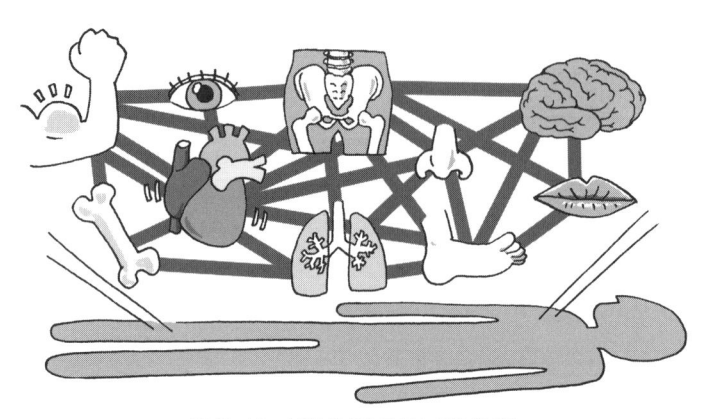

図10-18　人間というシステムの構成要素

システムの構成要素の行動は、周囲との関係＝インターアクションによって変化します。全体の動きは直接的には関係しません。

　ムカデもシステムです。足は隣の足とインターアクションしています。足が全体の動きを知る必要はありません。ロボットの歩行制御も、各パーツがそれ自体のことだけ知覚して制御する方式に変えるとうまくいきます。

コラム　ムカデの足

　ムカデの足は、まるで波打つように、リズム正しく動いています。なぜ、あんなにたくさんある足が絡まらないのでしょう？　ムカデの脳は、あんなにたくさんの足の位置を把握して計算し、順繰りに動かすように指示しているのでしょうか？

　平地ならまだしも、デコボコしたところや材質の違う境目を移動するときに、いちいち計算したり予測したりしなければならないのなら、ムカデは考えるだけで疲れ果ててしまい、長生きできないでしょう。

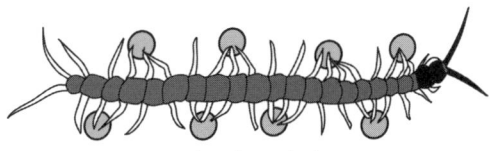

ムカデの歩行
多数の足が秩序正しく動きます

　従来のロボットの歩行制御は、すべてコンピュータで計算させていました。そのときの足の位置、重心の位置、速度、傾きを入力して計算させ、次の動きを決めさせていました。「すべての数値が与えられたら未来を確実に予測できる」というアリストテレス的考え方でした。ですから、路面がちょっと変化していると、「予想もしなかったこと」が起こり、転びました。

　ムカデは脳から指示されて足を動かしているわけではありません。各体節にある動きの中枢の指示に従っています。各体節の動きの中枢は単純な機能しか持ちません。たった１つのルールに従って指令を出しています。そのルールは「隣の足を邪魔しない」というものです。これだけで秩序が生まれます。そのときの状況に合わせてリズムが生まれます。ムカデの足は全体としてシステムを作り、歩いています。

システムは外部からの干渉を嫌う

　システムは「構成要素が集まって『全体』を作っている」ものです。ですから、それだけで一まとまりになっています。この一まとまりとなっている状態は、瞬間的なものではありません。ある程度の時間、継続します。ということは、システムは自己保存機能や自律性を持っていることになります。全体が一まとまりとなって、ある程度の時間存在しているということは、そのシステムが外部の環境の変化に合わせられるということです。

　このようなシステムに外部から「力」を加えると、それは環境の変化としてとらえられます。その「力」に対して、システムは自己の全体を保存するように反応します。外部から見ると、「こっちが加えた『力』を、そのまま受け取らない」ように見えます。つまり、システムは外部からの干渉を嫌うのです。

　このような見方をすると、病院の中の組織というものも理解しやすくなります。事務、看護部、医局、栄養科、理学療法部門、そのほかにもいろいろな部署があります。各部署が内部の結びつきを強くして一まとまりとして行動できるようになっていれば、他の部署からの「力」を嫌います。口では「わかりました」と言っても、内部では「自分たちで処理できるわい」と言っているかもしれません。

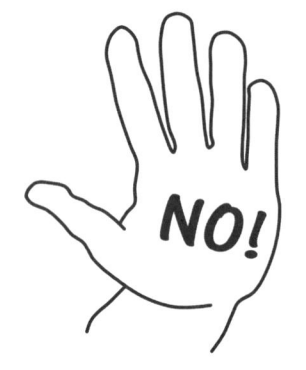

コラム システムとしての家族

　家族もシステムです。各家庭で独自の階層を持ちます。家族でまとまり、家族を維持しようとします。家族内の問題は家族内で解決しようとします。外部からの干渉を嫌います。

　家族は地域社会というメタシステムの構成要素でもあります。

システムの自己保存機能

　図10-19のようなシステムを想定してみます。システムの構成要素はサブシステムAとサブシステムBです。サブシステムAとサブシステムBの内部では、それぞれの構成要素がサブシステムのために活動しています。しかし、各サブシステムの中にある構成要素が、お互いに直接インターアクションすることはありません。サブシステムのインターアクションは、サブシステムのレベルで交わされます。

　サブシステムAとサブシステムBがどちらも充分に活動し、図中の矢印のインターアクションが効果的であるときに、システム全体がうまく活動できます。このときシステムは健全です。「健康なシステム」と言えます。

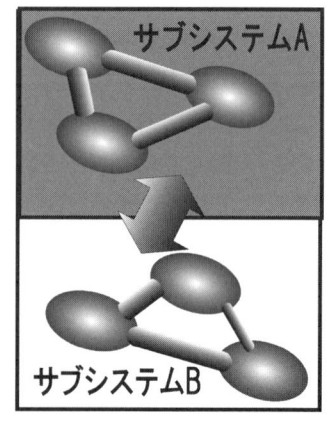

図10-19　システム

たとえ話 夫と妻のインターアクション

夫と妻の家庭を考えてみます。夫も妻も、臓器を構成要素とするサブシステムです。たいていは夫が働きに出て、妻が炊事などの家事をまかないます。夫の胃が妻の腸に直接インターアクションすることはありません。夫や妻というサブシステムのレベルでインターアクションが行われています。

サブシステムの構成要素が欠けたらどうなるでしょう？
図10-20ではサブシステムBの構成要素が1つ減りました。すると、サブシステムB全体の働きが低下します。サブシステムBの機能低下は、インターアクションによりサブシステムAに影響します。サブシステムAはシステム全体の働きを確保するために活動を活発化させます。

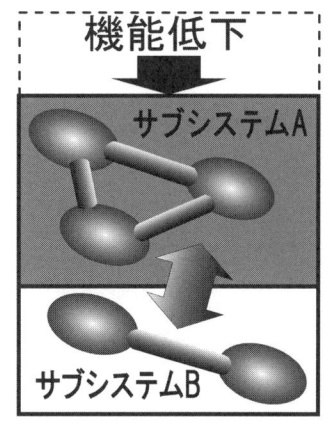

図 10-20　システムの機能回復①

サブシステムAの活動が活発になると、システム全体の機能が回復します（図10-21）。これはシステムが「ケガ」をしたときの修復過程です。システムが自己保存できるということは、機能に関する修復機構を持っているということです。構成要素の欠如があっても、インターアクションがうまく働けば機能を回復できます。

このように、一部の構成要素に通常とは違うことが起こっても、全体としてうまく機能できれば、システムは「健康」です。構成要素がすべてそろっていることではなく、「全体としてうまく機能していること」が「健康」です。

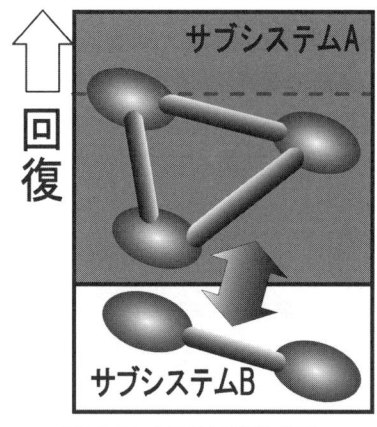

図 10-21　システムの機能回復②

たとえ話 家族が病気になったら

夫と妻の家庭で、夫が胃炎を患ったとします。妻は消化のよいものを作ろうとします。ふだんは硬めの米飯でしたが、おかゆを作ったりします。サブシステムとしての妻の構成要素である筋肉の活動により、ふだんとは違う食事が用意され、サブシステムとしての夫の構成要素である胃の機能を補います。こうして、家族というシステム全体の機能が回復します。夫と妻のインターアクションが適切に働いた結果です。夫が病気であっても、家族というシステムは「健康」です。

コラム　世界保健機関の考える「健康」

世界保健機関（WHO）の憲章前文では、次のように「健康」を定義しています。

"Health is a state of complete physical, mental and social well-being and not merely the absence of disease or infirmity." *
（健康とは、完全な肉体的、精神的及び社会的福祉の状態であり、単に疾病または病弱の存在しないことではない。）

上記の訳は旧厚生省によるものです。"well-being" を「福祉」と訳すよりは「楽な状態」と訳すほうが理解しやすいとわたしは思います。つまり、**「健康とは、単に病気や困難を抱えていないということではなく、体も心も楽で、社会ともうまく折り合っていける状態のことです」**とWHOは言っています。

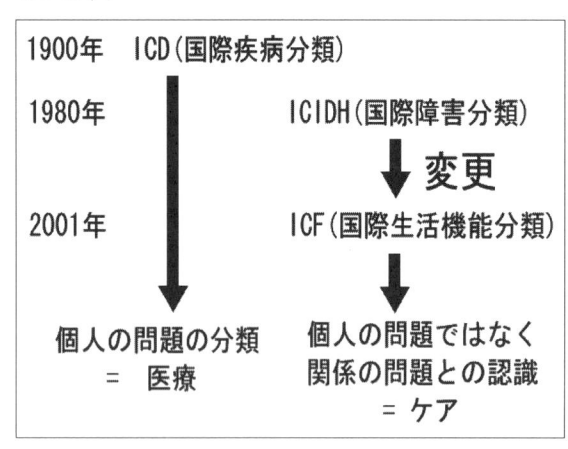

```
1900年　ICD（国際疾病分類）
1980年　　　　　ICIDH（国際障害分類）
                    ↓ 変更
2001年　　　　　ICF（国際生活機能分類）
  ↓                   ↓
個人の問題の分類    個人の問題ではなく
    ＝ 医療        関係の問題との認識
                      ＝ ケア
```

1900年、WHOは統計をとるための病気の分類法として国際疾病分類（International Statistical Classification of Diseases and Related Health Problems；ICD）を作りました。

さらに1980年には、障害に関する国際的な分類として国際障害分類（International Classification of Impairments, Disabilities and Handicaps；ICIDH）を作りました。ICIDHでは、障害は「生活に害を及ぼす悪いもの」ととらえられていました。

しかし、2001年になると、「人間はいわゆる障害を持っていても健康を増進できる」という考え方が採用された国際生活機能分類（International Classification of Functioning, Disability and Health；ICF）が発表されました。

ICIDHでは健康と対立する病気や障害というものの存在を認めていましたが、ICFでは病気や障害を健康と対立する概念としてとらえませんでした。著しい変異や喪失などを含む機能障害や構造障害は、体の機能や構造の問題ではありますが、ある健康状態の一部であったり、その表れの一つだと考えられるようになりました。人間は機能障害（変調または病気）を持っていて当然の存在であり、**健康とは病気と診断されているか否かを指すのではなく、人間と社会との関係の状態を指すものだと考えられるようになりました。**この状態をより機能的、効率的にすることが、「健康を増進する」ことだというわけです。

このようなWHOの定義と分類における「健康」の変遷は、健康というものが個人に限った問題ではないこと、さらに**「健康とは個人としての体内のシステムがうまく機能している、個人が社会システムの構成要素としてうまく機能している状態であること」**を意味しています。

---

*　Official Records of the World Health Organization, No.2, 1946, p.100.

ICDは個人の抱えている医療的問題の分類であり、ICFは個人と環境との関係において生じている問題、つまりケアの問題の分類ツールです。ICFを用いると、各人の状況を健康領域や健康関連領域の中で整理することができます。健康領域の例としては、見ること、聞くこと、歩行、学習、記憶が挙げられています。つまり、**システム理論の観点から見ると、健康領域とは社会システムの構成要素としての個人のサブシステムの状況を意味しています**。また、健康関連領域の例としては、交通、教育、社会的相互関係が挙げられています。つまり、**健康関連領域とは構成要素と社会とのインターアクションの状況を意味しています**。

介助は健康関連領域の問題であり、看護師や介護福祉士は環境の一部です。ですから、介助者の能力の欠乏は介助を受ける人の健康を低下させます。

介助は、見ること、聞くこと、歩行、学習、記憶のすべてに影響します。また、その延長線上において、交通、教育、社会的相互関係に影響します。ですから、**システム理論の観点から見ると、介助は介助を受ける人の健康すべてにかかわっています。そして、介助者の健康すべてに影響を与えます**。

日本で2000年から施行された介護保険制度の理念は、「健康とは社会システムの中でうまく機能することである」という理解と一致しています。しかし、要介護認定を担当する医師をはじめ、歯科医師、薬剤師、看護師がシステムと健康について理解していなければ、要介護認定はうまく機能しません。

コラム 病気とは何だろう？

多くの人は「病気」が存在すると思っています。しかし、よく見てみると、病気は時代とともに作られています。うつ病というものが知られていなかった時代は、気力のない人は「怠けるな」と責められました。うつ病という名前が知れ渡ると「病気だから責めてはならない」と言われるようになりました。また、心的外傷後ストレス障害（post traumatic stress disorder；PTSD）を患う人も昔からいたでしょうが、病気と考えられるようになったのは最近です。PTSDという状態を医学界が認めたので、病気と考えられるようになりました。こうして見ると、「病気」が存在していたのではなく、それまで気づいていなかったある状態に気づき、それに「病気」という名前をつけているだけのようです。

凶悪犯罪が発生すると、被告人の弁護士はしばしば精神鑑定を求め、「精神的な病気だったのだから犯罪にならない。入院させろ」と主張します。犯罪者なら刑務所に入れて社会から隔離して矯正します。病人なら病院に入れて社会から隔離して治療します。システムという視点から見ると、**犯罪と病気に対して、社会は同じ対処をしていることがわかります。社会にとって不都合な構成要素を社会システムから隔離したうえで、修復して社会に戻そうとしています。これがリハビリテーション*です。**

このことに前出の「コラム：世界保健機関の考える『健康』」で述べたICIDHからICFへの変化を

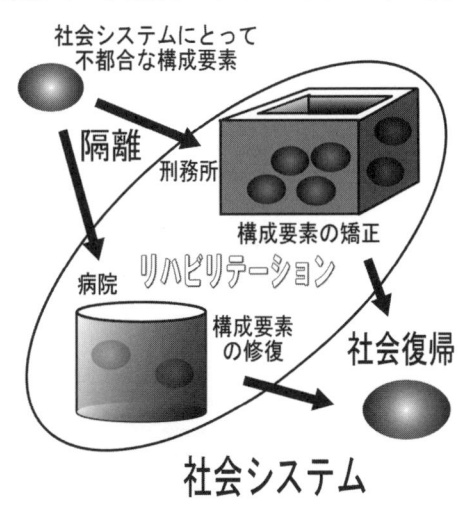

加えて考えてみると、「病気」の本質が見えてきます。「病気」とは個人の状態を指す言葉ではありません。ある個人と社会とのインターアクションがうまくいかなくなり、「社会にとって不都合」という判断が下されたときに「病気」とされます。つまり、「個人と社会とのインターアクションの機能低下」が「病気」なのです。ですから、社会システムの機能が低下すると、個人のレベルでいくらがんばってもインターアクションがうまくいかないことが起こります。個人ではなく社会システムが原因で「病気」になります。世界的な不景気や効率性を求める金銭至上主義が「病気」を作ります。このような場合、表面的には「うつ病や自殺者が増えた」と言われます。

学習するシステム

図10-22のように、サブシステムBの構成要素が1つ減ってシステム全体の機能が落ちているとき、サブシステムAの持つ能力では構成要素の欠損を補えないときがあります。そのことをシステム全体が認識すると、システムは外部からの「力」を受け入れます。

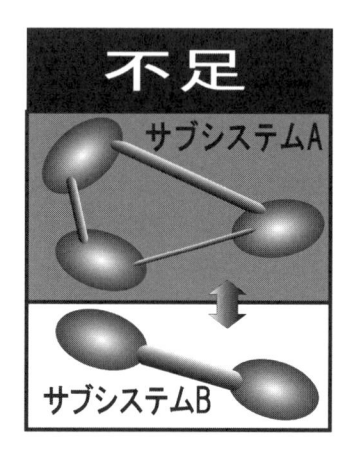

外部からの「力」は、インターアクションの改善という情報を作ることもありますし、直接的に構成要素を変化させたり構造を変えたりすることもあります。見方を変えると、これは外部からの「教育」だと理解することもできます。

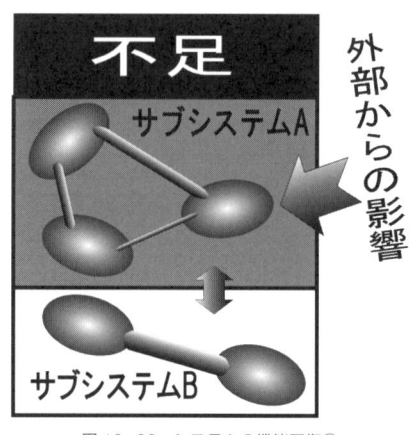

図10-22 システムの機能回復③

＊ 英語の"rehabilitation"を辞書で調べると、「医療によって人の健康を元どおりにする、犯罪者などを更生させる」という意味です。刑務所が「悪の存在」と考える人は、病院を刑務所と同一視することを非難するかもしれません。しかし、刑務所は社会と不適合を生じた人々に対する更生施設であり、病院と同じく社会復帰の道を与える存在です。

> **たとえ話** 外部の力を借りる①

　夫が重篤な病気になって改善しなければ、妻は疲れてきます。「今のままでは夫の面倒を見続けられない。自分の能力だけでは足りない」と思うと、実家の親や福祉関係者に相談するでしょう。知恵を借りるかもしれません。お金を借りるかもしれません。いずれにせよ、家族の外部の力を借ります。実家の親や福祉関係者は、「困っている人に教えてあげた」と思うかもしれません。

　外部からの「力」を受けたサブシステムAでは、構成要素、構造、内部のインターアクションに変化が出ます。その変化がサブシステムAの働きをよくし、機能を改善します（**図10-23**）。

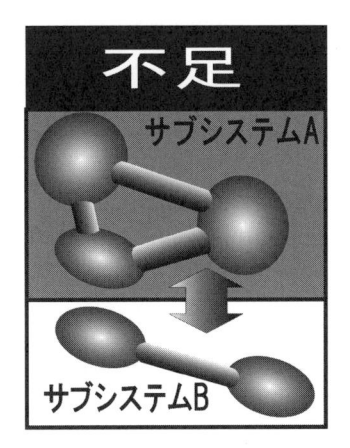

　このようにして、システム全体が機能を回復します。しかし、システムの機能が回復するということは、「構成要素が元に戻る」とか「構造が元どおりになる」ということではありません。逆に、システムが「構造が元に戻らない」ことを認識したから、「機能」を回復できたのです。そして、システムは新しいインターアクションを手に入れました。システムが学習しました。**システムは外部からの干渉を嫌いますが、欠乏を認識するという体験から学習します。**

　ですから、医療者の満足のために、困っていない人を無理やり治療したり看護したりすると学習は生まれず、お互いに嫌な感情が残ります。

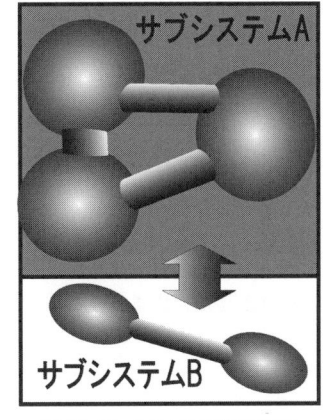

図10-23　システムの機能回復④

> **たとえ話** 外部の力を借りる②

　くだんの夫婦の話の続きです。外部の力を借りて窮状を脱することができると、妻の能力は学習によって高まっているでしょう。夫は妻に任せることができると学習するでしょう。家族内の役割にちょっと変化が出てきます。今までとは違う役割を果たすことができると学習し、家族としての能力が回復します。

システムの成長と発達

前出の**図10-23**の上の図から「不足」を取り除いてみると、システムが内部の構成要素とインターアクションを変化させて、全体の機能を高めたように見えます。成長・発達したように見えます（**図10-24**）。つまり、システムの「修復」も「成長・発達」も、システムが拡大することです。

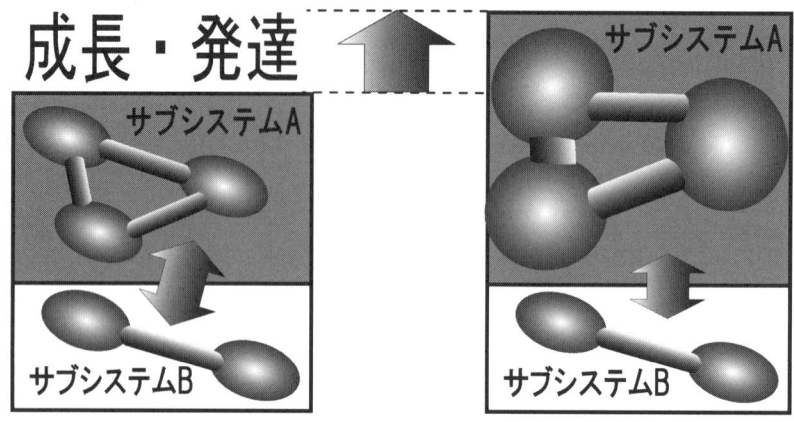

図10-24 システムの成長・発達

修復は従来の状態から見て欠乏があるとき、成長・発達はより高い機能*から見て欠乏があるときに起こります。いずれにせよ、システムが拡大するためにはシステム内部の欠乏を認識しなければなりません。このように考えると、システムの学習には欠乏の自覚が必要です。教育理論ではレディネス（準備状態）と呼ばれるものです。

たとえ話 外部の力を借りる③

くだんの夫婦の話の続きです。傍から見たら、「ああ、あの若夫婦も病気を体験して成長したな」と思うでしょう。くだんの家族や夫婦というシステムでは、夫が病気になる前よりも問題解決能力が高まりました。成長したのです。

> **ここまでの要点**
> - システムには自己保存機能があります。
> - システムには自己保存機能があるので、修復・回復できます
> - システムの回復は、インターアクション、構造、構成要素の改変による「機能の回復」です。
> - システムには自己保存機能があるので、成長・発達もできます。

---

* 多くの場合、より高い機能を実現できる構造を作るための情報が遺伝子のDNAに書き込まれています。生体のシステムが欠乏を認識すると、必要なDNAが活性化されます。

インターアクションの種類

●同時性双方向性インターアクション

AとBが同時に作用し、その反応を互いに返しているインターアクションを**同時性双方向性インターアクション**と呼びます（**図10-25**）。どちらが先に変化したのかわからないこともあります。

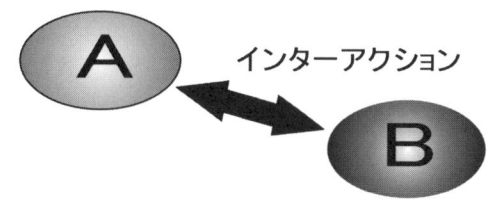

図10-25　同時性双方向性インターアクション

コラム 介助のインターアクション

介助の際に介助を受ける人と介助者がいっしょに動くときは、同時性双方向性インターアクションです。言葉、接触、動き、その他の人間の感じられるすべての感覚をとおしてインターアクションしています。

●調歩式インターアクション

Aの変化がBに作用したとき、Bの内部が変化してインターアクションがAに返されるまでに時間を必要とすることがあります。Aにインターアクションが返された後も同じく処理に時間を要するかもしれません。このようなインターアクションでは、相手の反応を待って次の反応が決定されます。「歩みを調える」ので**調歩式インターアクション**＊と呼びます（**図10-26**）。調歩式インターアクションでは、必ず休止して待つ時間が必要になります。

会話は調歩式インターアクションの典型です。しかし、病院や学校には、相手の話が終わらないうちに話し出す人がいっぱいいます。

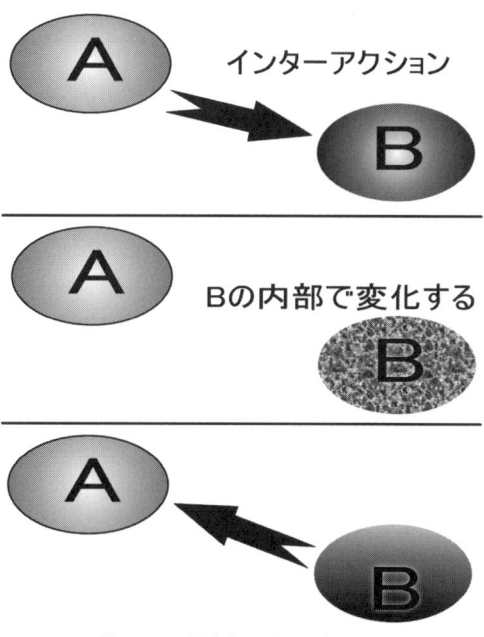

図10-26　調歩式インターアクション

＊　ステップ式（階段式、段階的）インターアクションと呼ばれることもあります。

> **コラム** 説明しながら介助する
>
> 「立ち上がるためには、頭が前に、お尻が前に、膝が前に出ます。そう、そうですよ。重さが足に流れてお尻が軽くなったら、頭が上に行きます。そう、そうですよ」。
> このように、介助のときに何が起こるかを説明し、それが起こったら次に起こることを説明するというようにすると、調歩式インターアクションになります。

●一方向性インターアクション

Aの変化がBに作用するけれどもAに反応が戻らないというのもインターアクションです。作用が一方向性なので**一方向性インターアクション**と呼びます（図10-27）。

たとえば、やくざが通行人を突き飛ばして知らんぷりをしているとき、講師が講演をした後の質問を受けずにさっさと帰るとき、「〇〇さん、3時に検査がありますから検査室に行ってください」と言いっ放しで、その時間が来ても確認をしないときが一方向性インターアクションです。

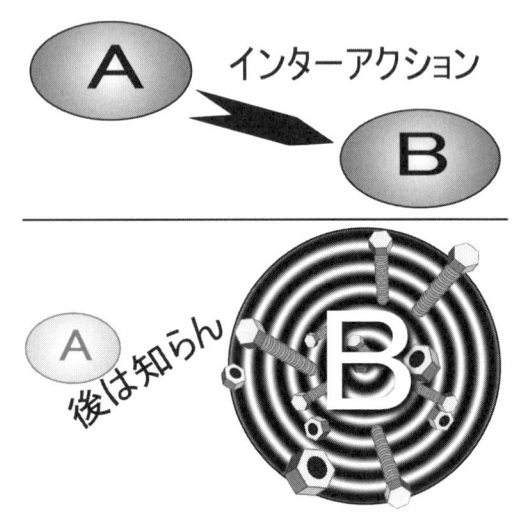

図10-27　一方向性インターアクション

> **コラム** 押しつけ
>
> 「さあ、ここにこれから毎朝するリハビリの内容を書いておきましたよ。わたしが昨日、一生懸命に書いたんです。ちゃんとやってくださいね。自分のためになりますからね」と言って、イラスト入りでリハビリテーションの教科書から書き写した紙を渡して去った看護師か看護学生がいたとしましょう。
> これは一方向性インターアクションです。紙を渡された人は、書かれたことを自分なりに解釈して行うかもしれません。ありがたいと思うかもしれません。しかし、楽しくないかもしれません。改善するかもしれませんし、悪くなるかもしれません。いずれにせよ、リハビリする人の感じたことによる反応は、後日、思わぬところから、看護師や看護学生に返ってきます。

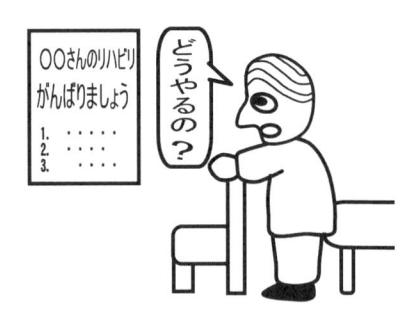

閉じているシステムと開いているシステム

あるシステムがシステム外から何らかの影響を受ける状態にあるとき、「開いているシステム」と呼びます。システムが外部からの影響をまったく受けず、完全に隔離されているときは「閉じているシステム」と呼びます（図10-28）。

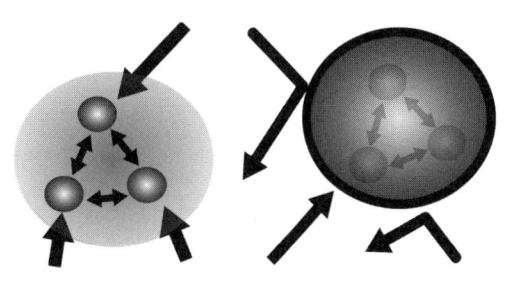

開いているシステム　　閉じているシステム

図10-28　システム外からの影響

生きているシステム

動物は体外から来る物理化学的なエネルギーを受け入れます。食事をすれば化学的エネルギーが入ります。この化学的エネルギーがATP（アデノシン三リン酸）を作り、生命を維持する源となります。また、食事によりタンパクやカルシウムを取り込み、体の構成要素である臓器、筋肉、骨を作り、体を維持することができます。**生物はエネルギーについては開いているシステムです**。

では、情報についてはどうでしょうか？　わたしたちは体外の世界をそのまま感じているのではありません。体外からの情報はそのままでは入ってきません。光エネルギーは視細胞を興奮させて情報になります。音エネルギーは聴細胞を興奮させて情報になります。動きは筋肉や腱の伸展受容器を興奮させて情報になります。体外から来た物理化学的エネルギーが感覚受容器を通して神経の電気的興奮となり、信号となって中枢神経システムに送り込まれます。わたしたちは、その信号に反応して行動しています。**生物が情報を知覚できるのは、外部のエネルギーが感覚受容器を興奮させるからです。生物＝生きているシステムは、情報については閉じているシステム**です。エネルギーについては開いているシステムです。

情報については閉じているシステムですから、あなたの思考という情報がそのまま相手に伝わることはありません。一度、自分の声帯を震わせて空気を振動させ、空気の振動エネルギーの差異を相手の鼓膜から聴細胞の興奮として伝え、相手の脳に届くようにしなければなりません。または、文字にして光の反射という光エネルギーの差異として相手に与えなければなりません。または、直接相手に触れ、力学的エネルギーを使って相手の筋肉や腱の伸展受容器を通して信号に変換しなければなりません。

つまり、情報はインターアクションで使われるエネルギーの差で伝わります[*]。

---

[*] 「コミュニケーション理論」の章 で、コミュニケーションが通信であること、通信はエネルギーの経時的な差で伝わることを解説しています。

コラム 生物のシステムとエントロピーと死

　1つの容器の中に間仕切りをして、熱いお湯と冷たい水を入れます。仕切りを外すと、お湯と水は自然に混じり合ってぬるい湯になります。熱いお湯と冷たい水が分かれたままということはありません。必ず混じります。これが「熱力学の第2法則」です（図1）。

　熱とは分子の運動エネルギーです。冷たい水の分子はゆっくり動き、熱いお湯の水分子は激しく動いています。容器の間仕切りを取り去ると、2種類の水分子が散らばっていきます。エネルギーにより整然と分けられた状態から、バラバラの状態に散らかるのです。この散らかり具合をエントロピーと呼びます。物が乱雑に散らばっていればエントロピーが高く、整然と並べられていればエントロピーが低いと判定されます。「熱力学の第2法則」は「自然界は手入れしなければ乱雑になる方向に、つまりエントロピーが増大する方向に進む」ということです（図2）。この「熱力学の第2法則」はエントロピーの法則とも言われます。

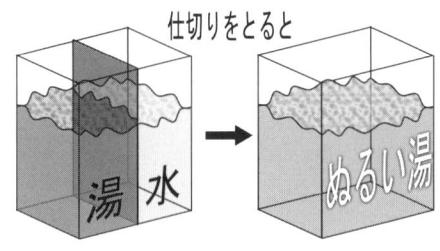

図1　熱力学の第2法則

　整然とした状態を保つためには、散らかっていくものを元に戻すことが必要です。たとえば、エアコンディショナーは室内と室外の熱エネルギーが渾然（こんぜん）となるのを阻止することで室温を保っています。これは自然に起こることを阻止または逆行させることですから、エネルギーが必要です。エアコンディショナーは電気エネルギーを使っています。自然界ではエントロピーの増大する方向に進みますから、整然とさせ秩序を保つためにはエネルギーが必要です。

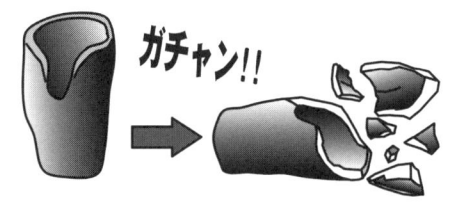

図2　エントロピーの増大

　生物も物理学の法則に従います。生物は体内のエントロピーの増大を阻止するためにエネルギーを使います。これが「生きていること」です。外部から取り込んだエネルギーを使って、内部のエントロピーの増大を阻止しているシステムが生物です。生物はエントロピーの増大を押さえるために、常にエネルギーを外部から取り込まなければなりません。ですから、生物はエネルギーについては必ず開いているシステムになります。

　「動きの進化発生学」の章 で解説したように、原始の海はアミノ酸や脂肪酸の混じり合った混沌の海でした（図3）。

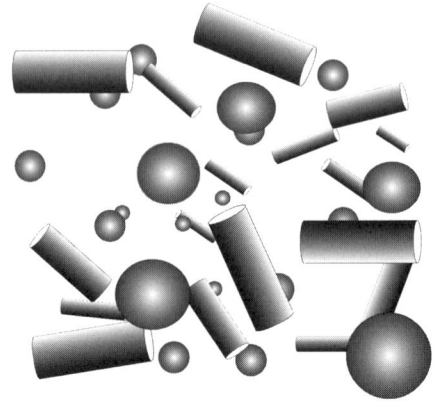

図3　混沌の海

原始の海に散らばっていた核酸が膜で囲まれたときに生命が誕生しました（**図4**）。膜という境界の内部に、核酸とタンパク合成の材料とのインターアクションが確保されました。つまり、海の一部が膜により境界されてサブシステムになりました。生命は海という自然のサブシステムです。

このサブシステムは、システムとして内部秩序を保って膜を維持しながら、周囲の自然を取り込んで増大します。1個の細胞からたくさんの細胞の集団になり、メタシステムとしての1つの個体を作り、複数の個体が集まってメタシステムとしての生物社会を作ります。

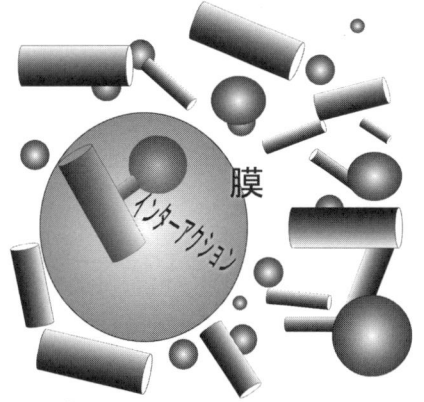

図4 生命の誕生

しかし、「熱力学の第2法則」に従い、各レベルのシステム内部のエントロピーは増大します。内部秩序を保つにはエネルギーが必要ですが、システムが大きくなるとエネルギーの供給が間に合わなくなります。こうしてシステム内の秩序は崩壊の方向に向かいます。インターアクションは減衰し、システムの境界の維持が困難になってきます。これがシステムの老化です（**図5**）。社会システムではコミュニケーションの障害や施設の崩壊として、個体レベルでは皮膚のたるみや筋肉の現象として観察されます。アンチエイジングという言葉もありますが、何人も物理学の法則に逆行することはできません。

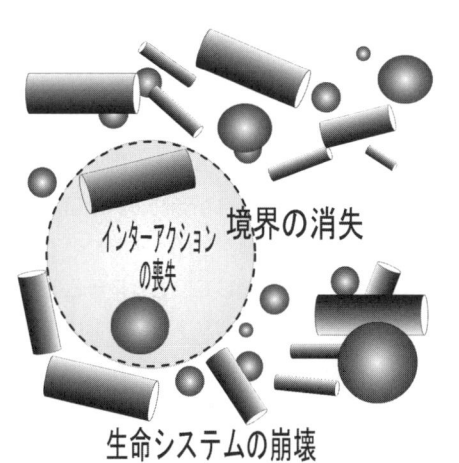

図5 システムの老化

サブシステムでは時間とともにエントロピーが増大し、境界の維持をできなくなる時が来ます。そして、周囲の自然というメタシステムと同一化します。自然の中のサブシステムの自然への回帰が死です（**図6**）。個人であれ社会や国家であれ、やがては死を迎えます。

一般システム理論は、生きているシステムすべてに共通することをまとめたものです。ですから、システムという概念を使えば、人間の一生も国家の一生も同じように考えることができます。

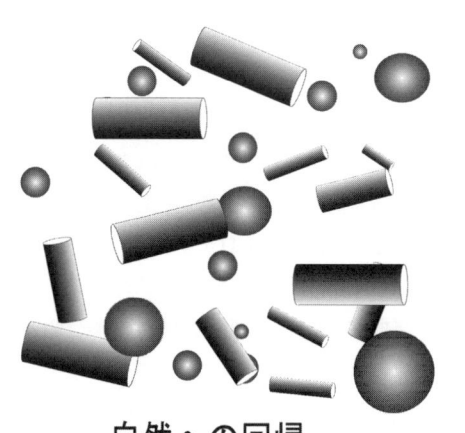

図6 システムの死

介助におけるインターアクション

前述のように、情報は生物の間のインターアクションのエネルギーの差異によって伝わります。介助のときでも同じです。あなたが相手に伝えたいものがあるときには、必ず相手にエネルギー*を与えています。丁寧に行えば、少ないエネルギーの小さな差異で伝えることができます。がさつに行えば、大きくて無駄なエネルギーが相手に伝わり、相手は苦しくなるでしょう。**介助のときには、声の大きさや力の強さというエネルギーを必要最小限にすると、インターアクションが容易になります。**お互いに楽に行動できます。

個人と家族システム

社会（家族を含む）はメタシステムであり、個人はその構成要素であるサブシステムであると見ることができます（**図10-29**）。個人は生物ですから、情報については閉じたシステムで、エネルギーについては開いたシステムです。エネルギーを使って内部のインターアクションを自ら調節し、呼吸、消化と排泄、循環、睡眠と休息を行っています。これが安楽な状態です。自分の行動を決定するのに、判断を外部から取り込む必要はありません。情報について閉じているシステムです。

活動していて不具合があれば、体内の感覚器を使って原因を探知します。原因が見つかると、それを避けるように活動のパターンを変更します。このように、個人は自分で自分の面倒を見る自律するサブシステムです。**個人はセルフケアしています。**個人レベルのセルフケアの具体的なものとしては、呼吸、消化と排泄、循環、入浴などの皮膚の保清が挙げられます（**図中A**）。

疾患などで個人の生物システムとしての機能が低下し、個人レベルのセルフケアをできなくなると、家族内の他の構成員が機能を代行します。たとえば、風邪をひいたら消化のよい食事を用意し、布団から出ないで生活できるようにしてくれます。このようにして、家族システム全体が、風邪をひいた個人のシステムが回復する環境を提供します。風邪が治れば、再び個人のシステムは自律した活動を行えるようになり、家族システムの活動に加わります。家族というシステムの機能が回復します。

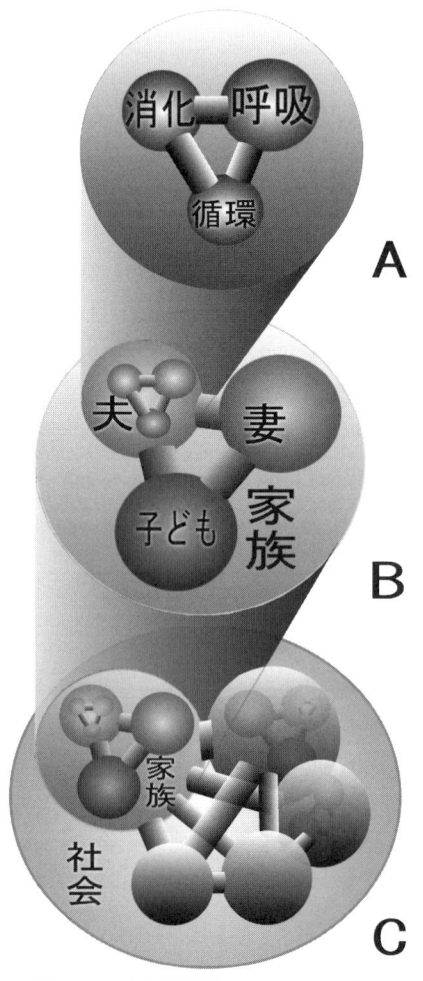

図10-29　個人から社会へのシステムの階層

家族というシステム自体も自律して活動しています。つまり、**家族という社会システムから見たサブシステム、個人から見たメタシステムも家族レベルでセルフケアをしています**（**図中B**）。

---

*　いわゆる精神的エネルギーやエンパワーメントのような文学的なものではありません。力学的な力、音という空気の振動による運動エネルギー、光という物理的エネルギーを指しています。

また、家族レベルのセルフケアがあるのと同じように、地域社会レベル、国家レベル、地球丸ごとのレベルでもセルフケアが行われています（**図中C**）。

　社会システムは上記したものに限られません。個人も家族も、親戚、学校、会社、隣近所などの様々なカテゴリーの社会システムにおける構成要素を兼務しています。各カテゴリーの社会システムが独自のルールで構成要素にインターアクションしてきますから、ときには矛盾も生じます。

コラム　オレムの看護理論

　ドロセア・E・オレムは、セルフケア理論、セルフケア不足理論、看護システム理論の3本立てで看護理論を主張しました。セルフケアできる状態にある人は健康であり、セルフケアの不足した状態にある人に対して看護が提供されると考えました。基本的には、個人と家族、社会がシステムを作ると見て看護を論じています。家族を社会システムと見ています。つまり、この本で述べていることと共通する部分があります。

　しかし、オレムのセルフケア理論におけるシステムについての見方は、一般システム理論を採用するこの本とは異なっています。たとえば、「呼吸、消化、排泄」や「安全、帰属」などを普遍的セルフケア要件としてまとめていますが、一般システム理論の視点から見ると、これらはレベルの違うシステムのセルフケアです。オレムは看護学の中のセルフケアという概念に引きずられているように見えます。

　また、オレムは病気と健康とを区別していますが、この本では前述したWHOのICFと同じく、健康と病気や障害は連続したダイナミックな状態だとみなしています。

　さらに、看護システム理論では、看護師が生活すべてのエキスパートであるかのようにみなしています。しかし、現実には、人間の生活の中の動きという基本的なことを知らない看護師がいます。その問題を提示して解決のヒントを紹介するのがこの本の役割です。看護師が介助という現実上の技能を磨かなければ、オレムの看護システム理論は机上の空論に過ぎないことになります*。

---

*　すべての看護理論について同様の指摘ができます。

コラム システム理論から見た死刑と無期懲役

　人道的見地から死刑廃止を唱える人々がいます。対極には、遺族の無念を晴らすために死刑を認める人々がいます。ここではシステム理論の観点から死刑について考えてみましょう。

　社会はシステムです。個人は社会の構成要素です。システムの存続のためには構成要素の維持が大切です。構成要素を維持するためには2つの方法があります。一つは壊れた構成要素を修復する方法、もう一つは壊れた構成要素を排除する方法です。後者は、壊れた構成要素を修復することが周囲の構成要素の負担になり、周囲の構成要素まで壊れてしまうときに使われます。たとえば、江戸時代の火消しは、火事になると燃えている家の周囲の家を壊しました。それらを壊さなければ、その外側にある家を延焼の危険にさらすからです。

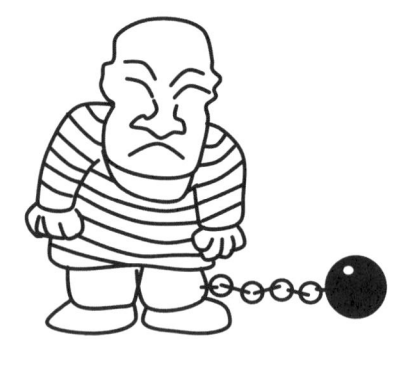

　犯罪者も社会システムの構成要素です。罪を犯した構成要素を再教育して社会システムの中に戻し、構成要素を維持するのが刑務所の役割です。刑務所の役割は、犯罪者に懲罰を与えて復讐することではないのです。たとえ無期懲役であっても、刑務所に収容される犯罪者に対しては社会システムを維持する構成要素となることが期待されています。一方、死刑の目的は再教育の効果なしと判定された犯罪者を社会システムから排除することです。

　社会をシステムとして見ると、単純に「死刑は無期懲役より重い」ということにはなりません。死刑は無期懲役の延長線上にはありません。無期懲役は社会に不適合を起こした構成要素を矯正して再び構成要素として活用する行いです。**社会システムの構成要素を保護しようとします。**一方、死刑は社会システムに対して不都合な構成要素を永久に排除します。**社会システム全体を保護しようとします。**無期懲役と死刑は、保護する対象がまったく異なる刑罰なのです。

●サイバネティクス

　第2次世界大戦当時、アメリカは、高射砲の命中率を高めるために数学者を動員しました。マサチューセッツ工科大学の教授で天才数学者のノーバート・ウィーナーもその中にいました（**図10-30**）。ウィーナーは飛行機の軌道を計算し、高射砲の向きを変える制御機構を研究開発しました。

　高射砲の弾は飛行機に直接当たる必要はありません。高射砲弾は設定された高度に上がると自動的に爆発します。その衝撃波で飛行機の機体を壊し、撃墜します。

　第1次世界大戦では、飛行機より弾のほうが速かったので、飛行機に向けて高射砲を撃てば撃ち落せました。しかし、第2次世界大戦のときには飛行機の性能が向上しました。スピードが速くなりました。旋回性能が増しました。ですから、高射砲をいかに正確に旋回させるかが課題でした。モーターの動きをあらかじめ決めて砲塔を動かしても、正確にはコントロールできませんでした。解決策は、高射砲の砲塔を一度動かして、その動きの結果を見て、行き過ぎたら戻し、足りなければ追加することでした。砲塔を早く正確に狙いに合わせることができるようになりました。

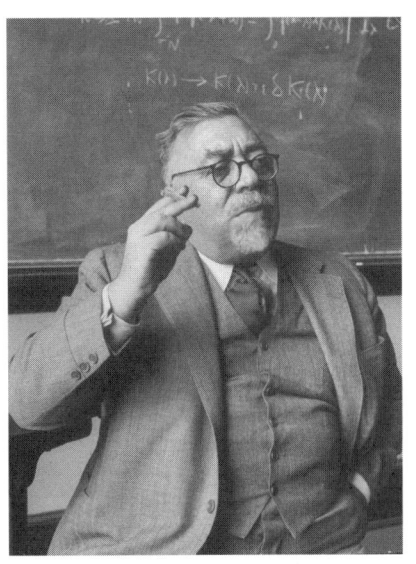

（Alfred Eisensteadt／Time & Life Pictures／ゲッティ イメージズ）
図10-30　ノーバート・ウィーナー

　このように、**ある行動をして、その結果から得た情報を入力に加えて調節することをフィードバック・コントロール**と呼びます。フィードバックを中心としたコントロールを研究する学問としてサイバネティクスが誕生しました。

　ギリシア語でコントロールを意味するのは "$Kυβερνήτης$"（キバーネテース）（舵取り、統治、水先案内、尾羽などの意味もある）です。英語表記は "cybern" です。これに「学問」を意味する接尾辞の "-ics" がついて "cybernetics" となりました。

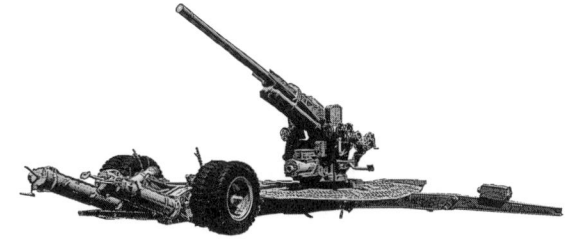

高射砲

フィードバック・コントロール

フィードバックでコントロールするという考え方は画期的でした。それまでは、「世界中で現在起こっていることをすべて把握すれば、計算により100年後のことまで導き出せる」と考えられていました。物事を正確に分析すれば、未来を完全に予測できると考えられていました。これが**メカニクス**です。機械は正確に分析された入力から正確な出力をすることを求められました。しかし、そのようなやり方では、複雑なものをコントロールできませんでした。

フィードバックを使えば複雑な動きもコントロールできます。まず、何らかの入力をして、その結果を見て入力を加減します。コントロールの精度を上げるには、結果の評価を頻繁にすることと、結果の判定の精度を上げることです。つまり、頻回で細やかな観察が正確な動きの根幹になります。**動きのコントロールの鍵は、動き自体ではなく、出力を感じてフィードバックを返すセンサーという感覚にあります**（図10-31）。

いろいろなフィードバック・コントロールを用いてコントロールすることを**サイバネティク・コントロール**、**サイバネティクス**とも呼びます。

図10-31 メカニクスによる動作とサイバネティクスによる動作

フィードバック・コントロールの実験

ここに「気まぐれなプリント機械」があります。数字を入れると「だいたい同じくらいの数」をプリントします。まったく正確に同じ数ではありません。たとえば、100を入れると、95をプリントしたり120をプリントしたりします。この機械で200に近い数をプリントさせることを課題にしてみます。

メカニクスでは、予備試験を行い、その結果を平均して入力する値を決定します。入力する数を決定したら、その後は変更しません。フィードバック・コントロール（サイバネティクス）では、毎回、目標との差＝誤差を調べて、入力する数を変更します（**図10-32**）。

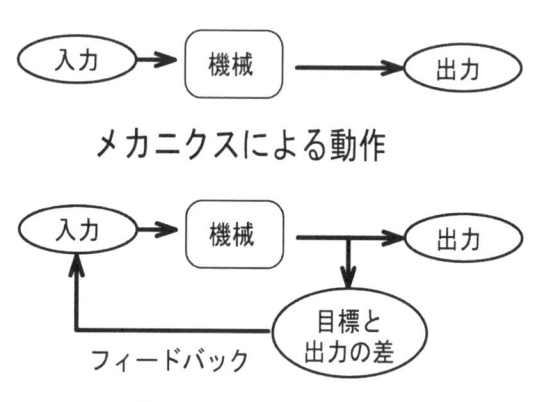

図10-32 「気まぐれなプリント機械」のコントロール①

この変な機械をコントロールするときの、メカニクスとサイバネティクスの具体的なやり方を例示します（**図10-33**）。

誤差	メカニクス		サイバネティクス	
	入力した数	出力した数	入力した数（太字）	出力した数（太字）
－40	200	160	**100**	100 － 40 ＝ **60**
－33	200	167	100 ＋ 140 ＝ **240**	240 － 33 ＝ **207**
－21	200	179	240 － 7 ＝ **233**	233 － 21 ＝ **212**
－12	200	188	233 － 12 ＝ **221**	221 － 12 ＝ **209**
0	200	200	221 － 9 ＝ **212**	212 － 0 ＝ **212**
10	200	210	212 － 12 ＝ **200**	200 ＋ 10 ＝ **210**
19	200	219	200 － 10 ＝ **190**	190 ＋ 19 ＝ **209**
25	200	225	190 － 9 ＝ **181**	181 ＋ 25 ＝ **206**
15	200	215	181 － 6 ＝ **175**	175 ＋ 15 ＝ **190**

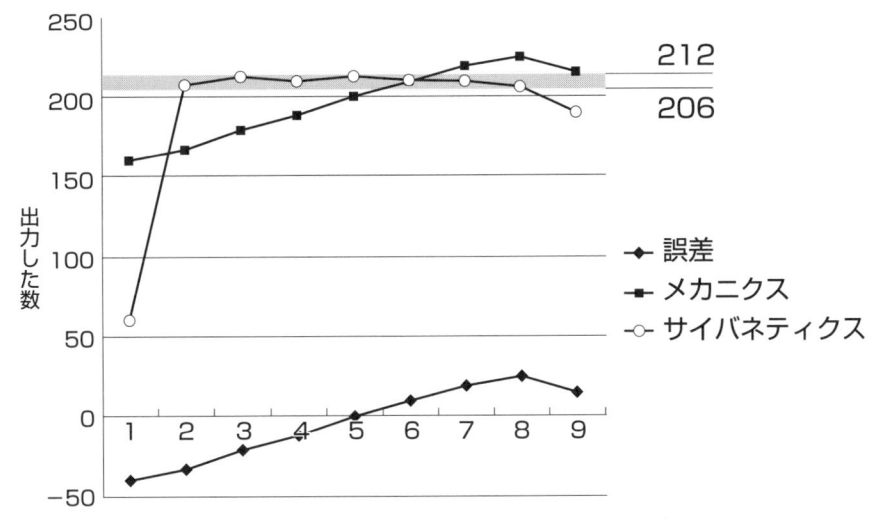

図10-33 「気まぐれなプリント機械」のコントロール②

　この機械では、誤差が－40から＋25まで変わりました。メカニクスでは、その誤差がそのまま出力されます。サイバネティクスでは、その前の回の結果で生じた誤差の分だけ入力を増減しました。たとえば、表の最上段では100を入力して60が出力されています。目標の200には140足りませんから、入力した100に140を足した240を次の入力にしています。このとき、機械の誤差は－33でしたから、出力は207になりました。その後も同様に入力を決めていきました。
　サイバネティクスにおいて、出力の変動はコントロールされています。出力の9回のうち7回は206から212の間です。最初の入力値はとんでもない値ですが、すぐに妥当な値に修正されています。誤差の幅も、初回以外はメカニクスによる出力より少なくなっています。

フィードバック・コントロールの長所

「気まぐれなプリント機械」の中身はまったくわかりません。誤差は不定です。メカニクスでは、その機械の構造や行動がわからなければコントロールできません。しかし、**フィードバック・コントロール（サイバネティクス）では「中身のわからない機械」でもコントロールして使えます**。フィードバック・コントロールは**機械の変化についていけます**。機械がだんだんと行動を変化させていっても、フィードバック・コントロールでは入力を変化させて使うことができます。メカニクスではお手上げです。

また、フィードバック・コントロールでは前処理が不要です。初期値にとんでもない値を入力しても、目標値があれば自然に妥当な値になっていきます。

フィードバック・コントロールの最大の利点は**結果が予測不可能でも実行できる**ことです。未来を予言することは誰にもできません。そのような世界で生きていく生物にとって可能なコントロールはフィードバック・コントロールなのです。生物はフィードバック・コントロールにより試行錯誤して、その経験から発見して学習しています。

フィードバック・コントロールの短所

フィードバック・コントロールには次のような短所もあります。

- フィードバックの処理のために時間が必要です。**必然的にゆっくりになります**。
- **100%正確なコントロールはできません**。常に前回の結果を参考にして、次の動きを細かく修正します。丁寧さが必要です。
- 目や手足に相当するセンサー（受容体）が必要です。

(c) Vitaliy Hrabar-Fotolia.com
フィードバック・コントロールはゆっくりと丁寧に感じながら行います

この「センサーが必要」という点は重要です。機械が動いた後、結果が目標からどのくらい離れているかを測定しなればなりません。その測定のためのツールとして絶対にセンサーが必要です。人間の目、耳、鼻、舌、手足をはじめとする皮膚、さらに筋肉に相当するセンサーが必要です。

結果を数値で出す必要はありませんが、「多い」「少ない」だけは測定できないとコントロールできません。

サイバネティク・システム

フィードバック・コントロールにより内部の秩序を調節しているシステムをサイバネティク・システムと呼びます。生物はサイバネティク・システムです。サイバネティク・システムでは、一方向性、調歩式、同時性双方向性の3つの種類のインターアクションが使われています。

調歩式と同時性双方向性インターアクションでは、短時間で直接にフィードバックが返ってきます。しかし、一方向性インターアクションが1つだけでは、フィードバックが返ってきませんから調節できません。

ただし、一方向性インターアクションでも、円環状フィードバックや網状フィードバックが生じると、コントロールに役立てることができます（**図10-34**）。人間の中の神経やホルモンによる調節の大半は一方向性インターアクションの円環状または網状フィードバックです。

円環状フィードバック　網状フィードバック

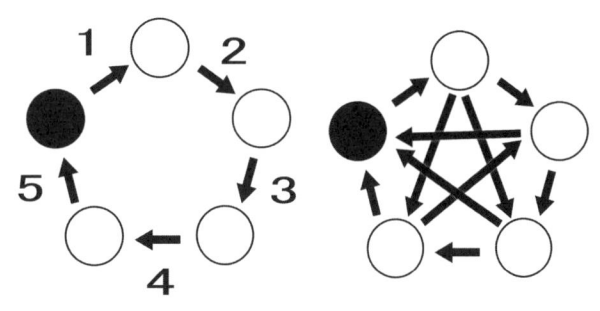

図10-34　円環状フィードバックと網状フィードバック

コラム　うわさと評判

人間は自分の行動が社会に及ぼした影響をフィードバックによって知ります。「自分の行動の意味を他の人の言葉から知る」と言えます。

ある人の行動は、良いことでも悪いことでもうわさや評判になります。うわさや評判は本人の目の前で発生することはありません。本人の行為を見ていた人が、本人のいないところで話します。それが巡りめぐって本人の耳に入ります。図中でO→A→B→C→D→Oとたどる円環状フィードバックです。

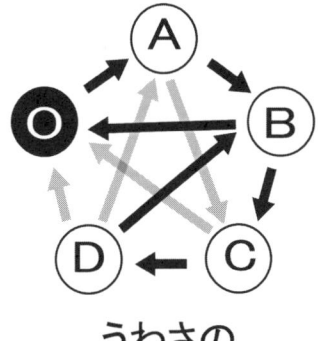

また、うわさは人々の間を網を伝わるように次々と渡って生き残ります。A→B→C→D→Aのように、うわさを広めた人のところに戻って、「ああ、俺の思っていたとおりだ」と確信のもとになることもあります。O→A→B→Oのように最短経路で戻ってきたり、O→A→B→C→Oのように回ってきたり、図中の濃い黒の矢印で示したO→A→B→C→D→B→Oのように、ある人を複数回経由して戻ってくることもあります。

マスコミが主体の人間社会というシステムでも網状フィードバックが大半を占めています。

うわさの網状フィードバック

プロセス

図10-35に、様々なインターアクションを含むシステムを例示しました。

プロセスには
始めも終わりも
ありません

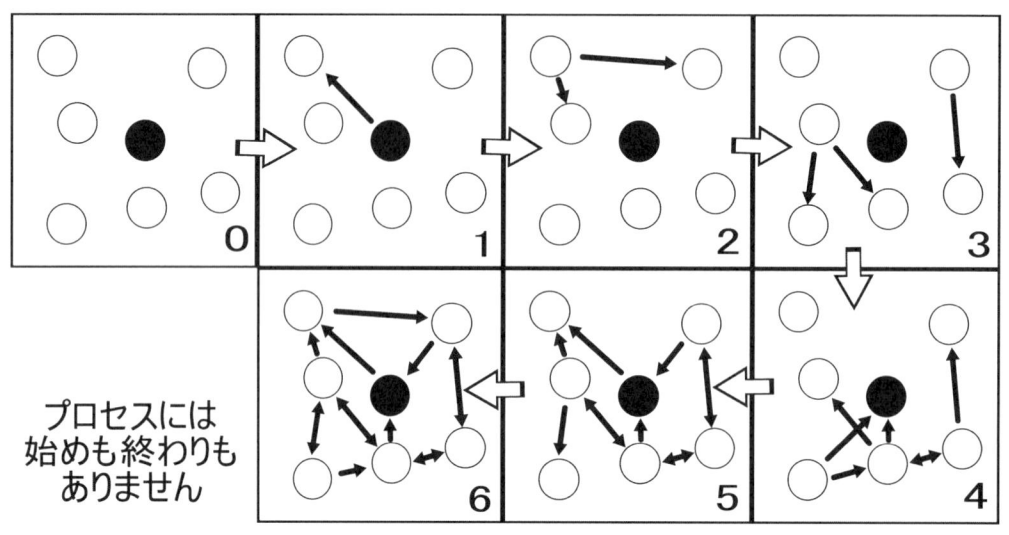

図10-35 プロセス

　図中の中央に黒丸で示した構成要素が周囲にインターアクションすると、4回目のインターアクションで最初のフィードバックが返ってきます（**図中0～4**）。その後も他の構成要素の間で起こるインターアクションの結果として次々と遅れたフィードバックが返ってきます（**図中5～6**）。

　このように、一般的なシステムでは、ある構成要素が行ったインターアクションに対するフィードバックは、時間的な遅れとともにバラバラに分かれて来たり、様々な方向から何度も来たりします。この遅れも頻度も予測できません。フィードバックは返ってきた時点で処理されます。最初にインターアクションを起こした構成要素自身も、フィードバックが返ってくると刺激されて再びインターアクションします。実際には、これらのインターアクションが動いているときには、いつ始まりいつ終わったともわかりません。これが**プロセス**です。

　プロセスには始まりもなければ終わりもありません。ただ、連綿とインターアクションが続いていきます。プロセスはシステム全体が「生きることをやめる」まで続きます。プロセスはインターアクションの連続ですから、あるインターアクションに対して全体がインターアクションするまで一定の時間がかかります。プロセスの進行には時間が必要です。

　現実の世界にあるサイバネティク・システムでは、同時性双方向性インターアクション、調歩式インターアクション、一方向性インターアクションが混在しています。調歩式インターアクションでは、相手の応答を待つ時間が必要です。一方向性インターアクションでは、円環状や網状のインターアクションを経る時間が必要です。ですから、多くのシステム内では、プロセスが進行するために、ある程度の時間がかかります。

> **ポイント**　サイバネティク・システムでは、システム内部で構成要素がお互いに作用しています。自己保存能力があります。システム外部からの干渉を嫌います。システム内部のプロセスの進行には時間が必要です。

ポジティブ・フィードバックとネガティブ・フィードバック

付録 DVD Disc 3 No.23「褥瘡の治り方」を参照してください。

「フィードバック・コントロールの実験」の項目 では、数字をプリントして出力する機械を例にしました。しかし、現実世界には数量化できないものがたくさんあります。メカニクスでは、数量化できないものはコントロールできません。**サイバネティクスでは、数量化できないものもコントロールできます**。結果と目標の差、つまり「多い」「少ない」が判定できればよいのです。

結果に対する反応の仕方によって、フィードバックは2種類に分けられます。ポジティブ・フィードバックとネガティブ・フィードバックです。

傷が治るときに起こることを例にして解説します。ここでは仮に、お尻の肉が深さ1cmくらいえぐれてなくなっているとします。残っている組織から肉芽と呼ばれる組織が出てきて、この創は閉じられます。正確には、肉芽が収縮することで治ります。この過程を創傷治癒プロセスと呼びます。

創傷治癒プロセスにおけるフィードバックを見てみましょう。

図10-36 は、創のない正常の皮膚のモデルです。表面を皮膚が覆い、その下の皮下組織や筋肉という体の内部を守っています。皮下組織や筋肉の中にはセンサーがあります。

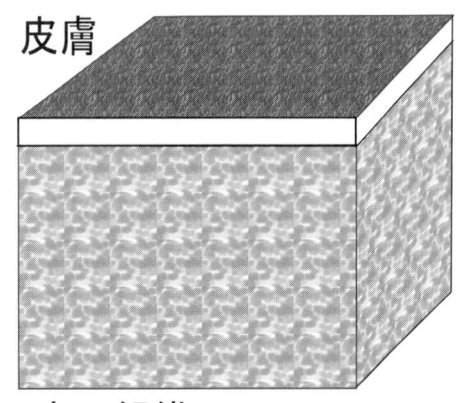

図10-36　創傷治癒プロセス①

欠損創の周囲にはいろいろなセンサーがあります。具体的にどんなセンサーがどこにあるかは問題にしません。とにかく、創についてのデータを報告するセンサーがあります。そのセンサーは「多い」「少ない」という信号を送り出します。**図10-37** では、創の中が欠損していますから、センサーは「少ない」という信号を出します。

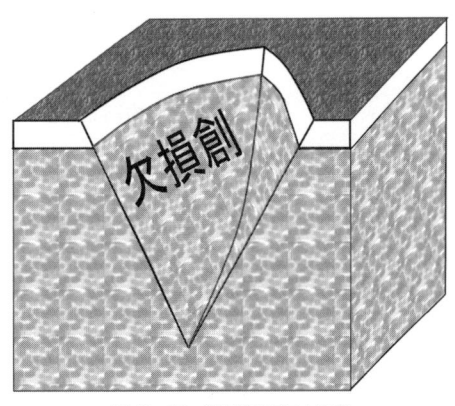

図10-37　創傷治癒プロセス②

センサーから送られる「少ない」という信号を受けた創の周囲組織は、「もっと肉芽を作ろう」とします。生物学的には、線維芽細胞が出てきて、コラーゲン線維を作り、細胞間基質というものを作っていきます（図10-38）。

　このように、**「現在行っていることを続けなさい」と賛成するフィードバックをポジティブ・フィードバックと呼びます**。肉芽がどの程度まで育てばポジティブ・フィードバックがかからなくなるかは、全体の環境によって変わります。

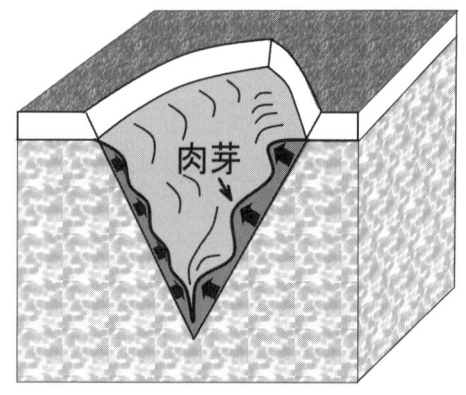

図10-38　創傷治癒プロセス③

　ポジティブ・フィードバックを受けて創周囲の組織はどんどん肉芽を作ります。肉芽は増殖して大きくなります。**図10-39**では、肉芽の一部は皮下組織や筋肉の高さを越えて大きくなっています。それでも、センサーがまだ「少ない」という信号を出せば、肉芽を作るプロセスにはポジティブ・フィードバックがかかります。

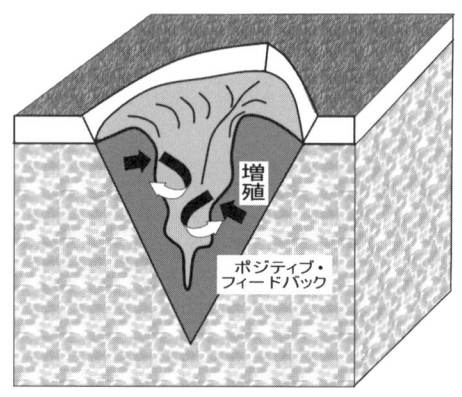

図10-39　創傷治癒プロセス④

　ポジティブ・フィードバックを受けて創周囲の組織はどんどん肉芽を作ります。肉芽は大きくなります。**図10-40**まで肉芽が大きくなると、肉芽の内部の細胞は押し合います。もう、「少ない」という信号は送られません。「多い」という信号が送られます。この信号を受けた周囲組織は肉芽を作るプロセスを止めます。

　このように、**「今の活動をやめなさい」という否定的フィードバックをネガティブ・フィードバックと呼びます**。

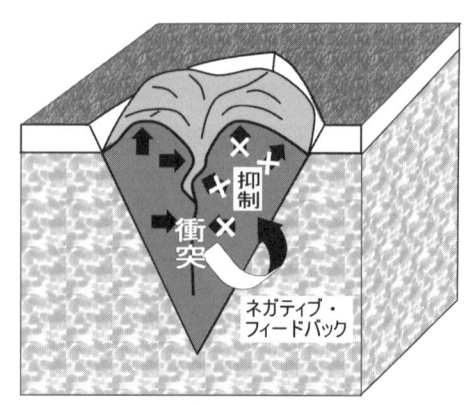

図10-40　創傷治癒プロセス⑤

「多い」という信号が出ると、肉芽の中でコラーゲン線維が収縮し始めます。すると、肉芽は小さくなっていきます。また、コラーゲン分解酵素が活発に活動を始めます。すると、肉芽のコラーゲン線維が減少し、体積も減り、瘢痕化していきます（図10-41）。最終的には、瘢痕の上に表皮が薄く乗ります。その後、長い時間をかけて瘢痕の中のコラーゲンを分解していきます。

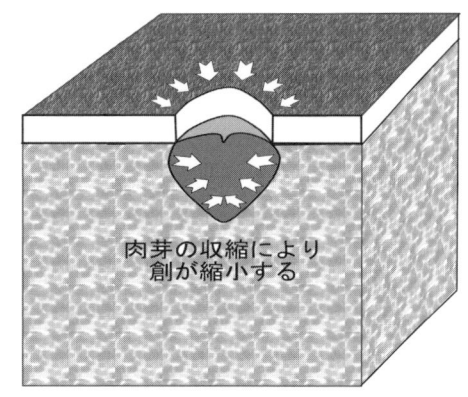

図 10-41　創傷治癒プロセス⑥

「ポジティブ」というのは何かを多くさせるという意味ではありません。「今行われていることを支持する」という意味です。「ネガティブ」は「今行っていることを抑制する」という意味です。肉芽が「多い」という信号は、「肉芽を作る」というプロセスに対してはネガティブ・フィードバックをかけます。「コラーゲンの分解」というプロセスに対してはポジティブ・フィードバックをかけます。同じ信号でも、違うプロセスに対しては違う意味のフィードバックとなります。

多くの人は「肉芽が創を埋めて治癒する」と考えます。しかし、創の治癒には少なくとも2つのプロセス、すなわち「肉芽を作るプロセス」と「肉芽を吸収するプロセス」が存在します。これは、時間的に変化するのではなく、その創の状態（相〔phase〕と呼ぶ）によってフィードバックでコントロールされています。この2つのプロセスは独立しています。同時に進行することもあります。それが可能なのは、「多い」「少ない」という信号を、それぞれのプロセスが独立して判定して、ポジティブ・フィードバックとネガティブ・フィードバックに生かしているからです。

フィードバックによるコントロール

フィードバックを使うと、複雑なものでも簡単な規則でコントロールできます。このコントロールには、ポジティブ・フィードバックとネガティブ・フィードバックが使われます。ポジティブ・フィードバックは反応をそのまま進めます。もし、ポジティブ・フィードバックしかかからなければ、最終的には「爆発」します。そこで、あるレベルになるとネガティブ・フィードバックがかかります。反応を止めます。すると、今度は反応が反対向きになります。この反対向きになったものを放っておくこともポジティブ・フィードバックです。反対に進み過ぎたら、またネガティブ・フィードバックをかけます。このようにすると、出力をある一定の幅にコントロールできます（図10-42）。

- ポジティブ・フィードバックは「反応をそのままにする」こと。
- ネガティブ・フィードバックは「反応の方向を変える」こと。

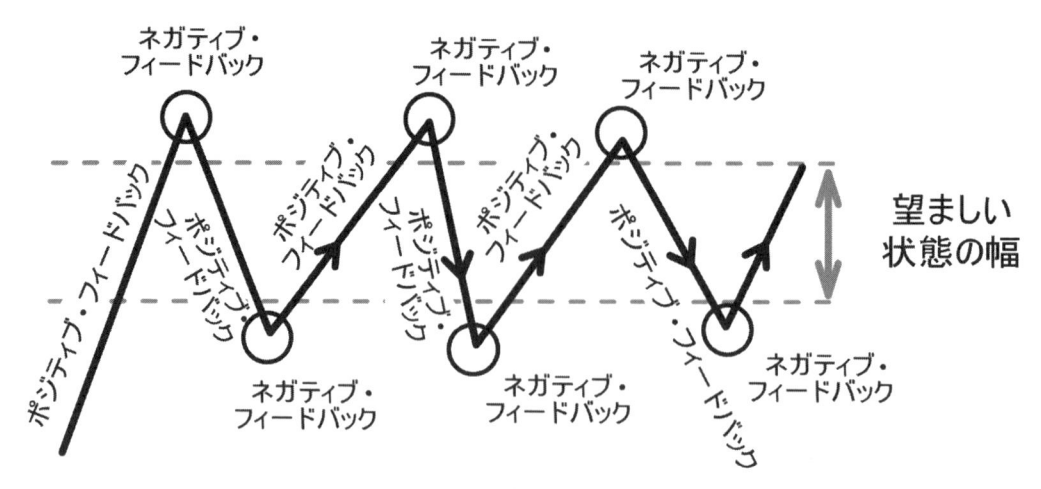

図 10-42　フィードバックによるコントロール

　サイバネティクスはフィードバック・コントロールを研究する学問です。メカニクスとの大きな違いは、行動を制御するときに「センサー」を使うことです。

吾唯足るを知る

　京都の龍安寺（りょうあんじ）は禅宗である臨済宗の寺院です。石庭と蹲（つくばい）で有名です。蹲とは茶室に入る前に手を清めるためにある、石でできた手水鉢（ちょうずばち）です。龍安寺の蹲には文字が書かれています（**図10-43**）。真ん中に開けられた水のたまる凹みを漢字の「口」とみなして時計回りに読んでいくと、「吾唯足るを知る」（われただたるをしる）となります。これが禅の境地です。

　足りたことがわかることは、足りていないこと、やり過ぎたことがわかることです。「吾唯足知」の境地にある人は、目的達成に足りないとわかっているときは行動を続けます。目的に達したとわかったときに行動をやめます。時間がたって目的に足りなくなったとわかると再び行動します。ポジティブ・フィードバックとネガティブ・フィードバックを繰り返します。これが禅の境地の行動パターンです。目的に向かってがむしゃらにがんばったり、行動する前から成功する方法を考える人は、禅の境地から離れていきます。昔から達人と呼ばれる人はフィードバック・コントロールの重要性を理解していました。サイバネティクスの考え方はアウェアネス介助の哲学に取り入れられています。

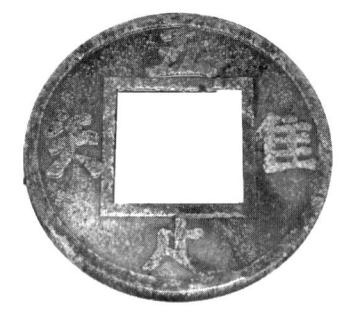

図 10-43　龍安寺の蹲に書かれた文字

> **コラム** 線維芽細胞増殖因子

線維芽細胞増殖因子のスプレー剤があります。褥瘡の治癒が思わしくないときに創部に噴霧して使うものです。肉芽の中では、線維芽細胞増殖因子だけではなく、いろいろな因子が働いています。それらが構成要素となったシステムを作っています。それぞれの構成要素は、創の増殖の程度や周囲組織の反応によってフィードバック・コントロールされています。

ところが、線維芽細胞増殖因子のみを投与すると、他の構成要素からかけられるフィードバック・コントロールが利きません。ブレーキの利かない車のようになります。その結果、肉芽が大きく盛り上がるだけで創の収縮に結びつかないことも起こり得ます。線維芽細胞増殖因子の働きについてのセンサーがないため、コントロールできません。

サイバネティクスの広がり

サイバネティクスは、いろいろな分野の科学に取り入れられました。工学はもちろん、医学や生物学は導入の簡単な分野でした。ロボットや人工知能の研究には不可欠なものでした。一方、社会学、経済学、心理学、教育学、哲学といった分野では、サイバネティクス以前は正確には計測できないものが多く、いわゆる科学的手法とは距離を置いていました。しかし、サイバネティクスは、これらの学問にまで影響を与えました。

これらの分野を学習するときに「フィードバック」という言葉が使われているのを見かけたら、その考え方は1948年以後のものです。フィードバックという考え方は、有効であるためにいろいろな分野に入り込み、その結果、サイバネティクスという学問自体は現代では独立したものではありません。すべての科学の基礎になっています。それだけに忘れられやすいものです。しかし、テコの原理以上に複雑なコントロールが必要なとき、人間の行動にまで必ずついて回るものなのです。

人間の行動についてのサイバネティクス研究である「行動サイバネティクス」は、実践へのフィードバックとしてキネステティクスにつながりました。また、文化人類学者のグレゴリー・ベイトソンは、人間の認識についてサイバネティクスを取り入れて「認識論」を説きました。

システムを考えるとき、コントロールとしてのサイバネティクスを抜きにはできません。サイバネティクスとシステム理論は双子の兄弟です*。

---

* フィードバック・コントロールが生物につきものであることを「一般システム理論」のベルタランフィは知っていました。しかし、フィードバック・コントロールが工学的コントロールに取り入れられたのは、サイバネティクスの発達によってでした。サイバネティクスのほうが脚光を浴びたので、ベルタランフィはサイバネティクスを嫌っていました。

コラム ロビンソン・クルーソーとサイバネティクス

「ロビンソン・クルーソー」は無人島に漂流した人の話です。ロビンソンは、ある日、人食い族が島につれてきて殺そうとしていた男を救います。その男にフライデーという名前をつけ、英語を教えて共に生きます。この物語に関連して、ノーバート・ウィーナーが著書『サイバネティクス』の中に次のように書いています。

　気づいたときには、1人の知的な野蛮人と共に、森の中に置き去りにされていたと想像してみましょう。お互いに相手の言葉がわかりません。しかし、2人の間に共通な記号による「言語」がなくても、わたしは彼について多くのことを知ることができます。
　彼が何らかの感情や興味を示したその瞬間に「注意」するだけでよいのです。そのときに周りを見回して、彼が目をやった方向に特に「注意」し、見えたり聞こえたりするものを覚えておきます。このように観察していれば、言葉で言われなくても、彼にとって重要と思われるものが、すぐにわかるようになるでしょう。本来は意味のないものでも、彼が見たときに、彼の心の中に何らかの意味を作り出すことがあります。そのときに、わたしがそれを見ていれば、わたしの心の中にも意味を作り出すことでしょう。
　それがサインになります。そうすると、わたしが特に積極的に「注意」を払っている瞬間をとらえる彼の能力も、それ自体が一つの言語になります*。そして、2人の心の中に様々な共通の「感じ」が作られるにつれて、その言語は様々な可能性を持ってきます。このようにして、社会を作る動物は、「言語」が発達する前から、積極的で知的で自在に使えるコミュニケーションの手段を持つことができます。

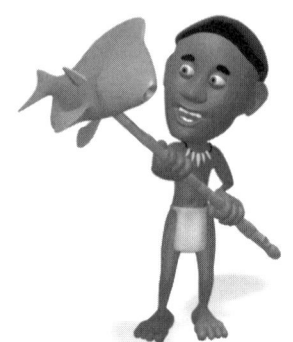

　(*Cybernetics : or the Control and Communication in the Animal and the Machine*, 2nd ed., The MIT Press, 1965, p.157. より著者訳)

大切なのは、ここで書かれている「注意」が「センサー」であることです。相手に「注意」することは、相手の行動を感じて受け取ることです。相手の興味を引く対象物に相手が「注意」を向ける行動に「注意」することで、相手のことがわかります。「注意」は「センサー」であり、この「センサー」は社会的な動物がコミュニケーションするための必需品です。

---

* お互いの共通の体験をサインで示すことができるようになります。つまり、サインは「言葉」になります。

コミュニケーションはフィードバック

フィードバックによるコントロールの大切なポイントは「センサー」にあります。行動の結果を改善するために大切なのは、行動する器官の能力向上ではありません。結果を評価する「感覚する器官」の精度向上が大切なのです。

多くの芸事では、動きそのものよりも感覚を高めることを指導されます。動きの精度を上げるためには、動きの結果をこまめに評価する感覚の精度を上げなければならないからです。「コミュニケーションとコントロールはフィードバックである」というのがサイバネティクスです。

コラム ノーバート・ウィーナーの予想

サイバネティクスは画期的発見でした。人間のようなコントロールができる機械の存在を可能にしました。ウィーナーは第2次産業革命が来ると予見していました。生産業がロボット化して人間が疎外されると考えたのです。

ウィーナーは、1948年に『サイバネティクス』を出版しました。さらに、一般人向けの本として『人間の人間的な利用』という本を書きました。日本では『人間機械論』というメインタイトルで翻訳されました*。この本は、「人間には人間の働きがある。人間に単純な作業をやらせるのは人間の特性を無視している。そんな使い方はいけない」と訴えています。

---

* このメインタイトルは誤解を生じさせます。原題は *The Human Use of Human Beings : Cybernetics and Society*（人間の人間的な利用—サイバネティクスと社会）です。

11 コミュニケーション理論

　キネステティクスでは"Bewegung ist Kommunikation"（動きはコミュニケーション）です。こんな言葉を聞いたら、普通の人はびっくりします。でも、コミュニケーションが何なのかを理解できれば、納得するでしょう。

●言語的コミュニケーション

シャノンとウィーナーのコミュニケーション理論

　コミュニケーションは、日本語では「通信」と訳されます。情報が行き来することです。一番最初のコミュニケーション理論は電話の研究から出てきました。

　ベル研究所に勤めていたクロード・シャノンは、1948年に"A mathematical theory of communication"（コミュニケーションの数学的理論）を発表しました。これは電話の電気信号などが伝達されるときの情報の損失について数学的に検討した論文です[*]。これが情報理論（information theory）の最初です。この論文に載せられたコミュニケーションのモデルを図11-1に示します。

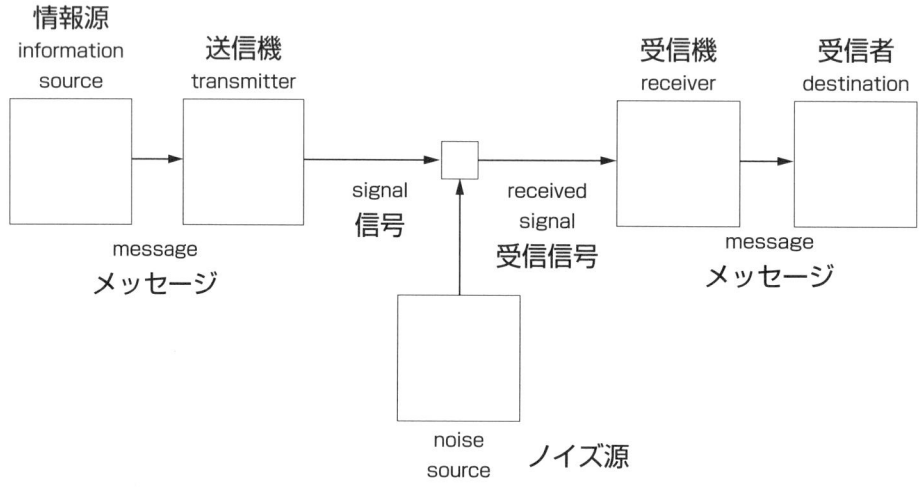

(Shannon CE: A mathematical theory of communication. The Bell System Technical Journal. 1948；27：379-423, 623-56.)
図11-1　一般通信システム

---

[*] この論文には、サイバネティクスのノーバート・ウィーナーの名前が頻繁に出てきます。「謝辞」の中にも、ウィーナーへの感謝が書かれています。

●チャンネルが1つのコミュニケーションモデル

　第一段階は、「情報」をメッセージに変換することから始まります。このメッセージを送信機で信号に変えて送信します。このとき、ノイズ（雑音）が入ります。ここでいう雑音は、実際の音ではなく、伝達したい信号以外のものです。この雑音と信号の混じったものから、受信機はメッセージだけを取り出します。この送信機から受信機の間の経路における情報の損失をシャノンは研究しました。

　シャノンのコミュニケーション理論は通信の数学理論でした。シャノンの論文における「情報」は、人間の言葉、会話、音符というような複雑な意味を持つものではありません。

　メディア研究をしていたノーバート・ウィーナーは、シャノンの「情報理論」が電気通信を超えて、人間のコミュニケーションにまで拡張できることに気づきました。ウィーナーは計算によらないコミュニケーションモデルをシャノンと共に作りました。これが最初のコミュニケーションモデルで、「シャノンとウィーナーのコミュニケーションモデル」と呼ばれます（**図11-2**）。

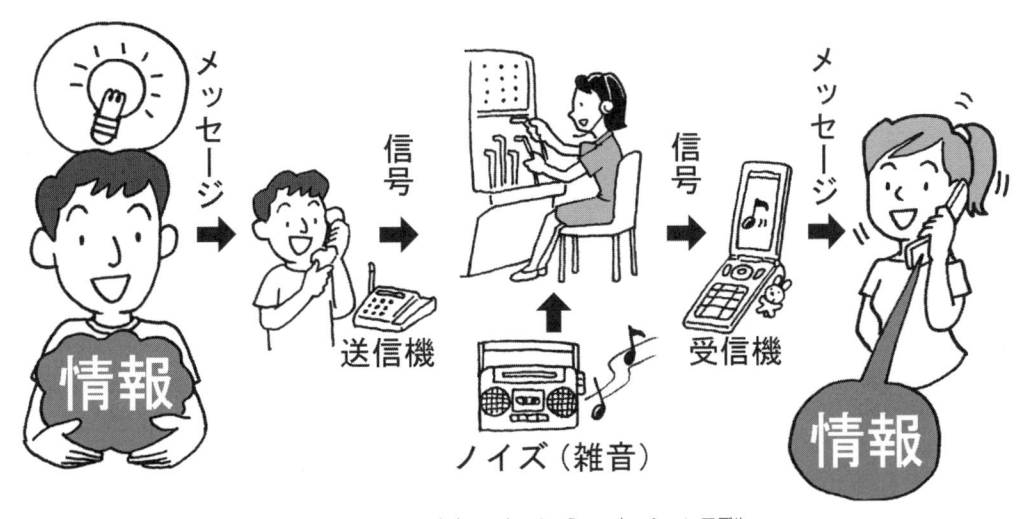

図11-2　シャノンとウィーナーのコミュニケーションモデル

　このモデルは通信の媒体が1つ、つまり1チャンネルの一方向の通信モデルです。現実社会では、ラジオやテレビで放送することに相当します。このモデルでは、人間の意思伝達モデルとしては単純過ぎます。**人間のコミュニケーションでは、言葉の認識が関与しているからです。**

内言と外言

　あなたは、このページを読んでいます。どんな「言葉」で読んでいるのでしょう？　日本語？　当然です。言葉の分類には、日本語、英語、ドイツ語という言語の分類もありますが、別の次元の分類もあります。

　今、あなたはどんな「言葉」で考えているでしょうか？　「はっきりした言葉」で考えていますか？　人間は、頭の中では「はっきりした言葉」では考えていません。頭の中には漠然としたイメージがあります。絵にならないイメージです。雲のようなものです。とらえどころがありません。ただ、これを「書かなければ」と思ったとき、「言葉」を探します。ここに書いているような言葉です。

ここに書いている言葉は、**自分の外側の世界の言葉です。これを「外言」**（外部言語）と呼びます。「外言」になる前の、頭の中で整理された考えを**「内言」**（内部言語）と呼びます（図11-3）。

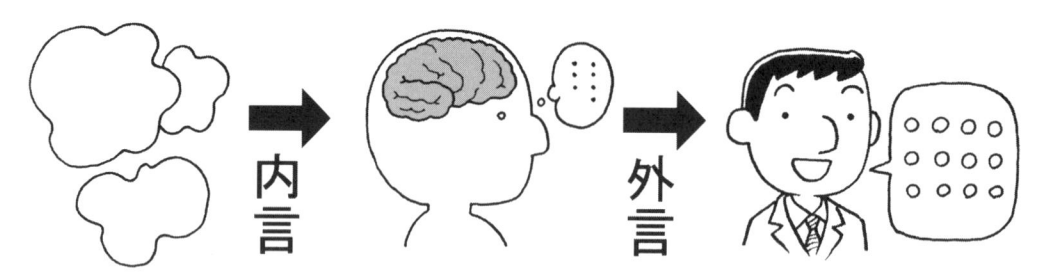

図11-3　内言と外言

わたしたちは、頭の中の雲のようなとらえどころのない自分の心を、内言という言葉にして、一部を切り出します。ここで、とらえどころのなかった自分の心が、自分に見えるものに縮小されます。それをさらに外言として口に出したり書いたりします。

抽象的な思考をするには、内言を使わなければできません。つまり、内言を使えるようにならなければ抽象的思考はできません。

内言は外言そのものではありません。目を閉じて、昨日の出来事を思い出してください。「朝、起きて、ご飯を食べて、あれっ、何をしたんだろう？」と考えたとしましょう。これらのことを考えるときに、すべてこのとおりの言葉を頭の中で話したでしょうか？　頭の中では、話すときとまったく同じ言葉＝外言を使っていません。しかし、多分、話そうとすれば話せるでしょう。内言には外言と同じ構造と語彙が使われています。

内言が先か、外言が先か

子どもの発達を研究したスイスの教育心理学者ジャン・ピアジェは、内言ができてから外言ができると考えました。子どもは思考できるようになってから話し始めると考えたのです。しかし、ロシアの社会教育学者レフ・ヴィゴツキーは、激しくピアジェを非難しました。ヴィゴツキーによれば、外言が先で内言が後なのです！　なぜ、考えることのできない段階で、話すことができるのでしょうか？

ヴィゴツキーは、子どもが1人で遊んでいるときに口にしている「自己中心的な言葉」が外言から内言に向かうプロセスだと考えました。小さな子どもが、何らかの音を口から出したとします。それを聞いた大人が何らかの反応をします。たとえば、子どもが「マー」と言ったとしましょう。周りの大人が「お母さんはここにいますよ」と言ったときに母親が出てくれば、子どもは「マー」が母親であることを学習します。もし、大人が「ああ、お腹がすいたのね。マンマをあげましょ」と言いながら食べさせると、子どもは「マー」はご飯だと学習します。子どもは、自分がたまたま出した音に対して大人が反応する行動を体験して、自分の出した音が言葉として持つ意味を理解します。つまり、子どもはまず外言を習得します。外言を習得した後で外言を使って遊びます。

人形とままごと遊びをしている子どもを見てみましょう。子どもは、人形を相手に勝手に独り言のようにしゃべりながら遊びます。お母さん人形を持って、「あなた、会社に遅れますよ」と言いながら、お父さん人形を起こしているとしましょう。このとき、子どもは「会社」という言葉の意味は知らないのです。ただ、言葉として知っているだけです。しかし、この遊びの中で、「会社」はお父さんを

起こすものだということを自分の行動として意味づけます。こうして、**外言から内言を獲得します**。そして、この内言を使うことで、抽象的思考や反省、推論、判断ができるようになります。思考できるようになります。このように、「自己中心的な言葉」で外言の使い方を学習し、内言の構造と語彙(ごい)を作り出すのです。

コラム 天才ヴィゴツキー

1896 年に生まれたヴィゴツキーは早熟の天才で、旧ソビエト連邦でモスクワ大学の法科とシャニャフスキー人民大学の哲学科の2つを同時に、21歳で卒業しました（1917年）。大学卒業後、中学校、師範学校、演劇学校で教師をした後、1924年、本格的に心理学の研究に入りました。1925年、29歳で論文を完成させて学位を取ると、ソビエトの心理学界にデビューし、たちまち重鎮になりました。その後、心理学の教授をしながら医学部の学生になり、研究を推し進めました。政府からも重要視されました。

ところが、ヴィゴツキーの作った知能テストを受けて、スターリンの息子が知的障害と判定されてしまいました[*1]。その後、ソビエト政府から冷遇され、37歳で夭折(ようせつ)しました。

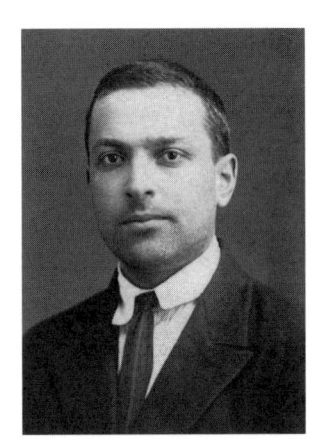

(http://www.marxists.org/archive/vygotsky/images/index.htm)

ヴィゴツキーは、子どもの発達と学習について研究しました。その結果、「発達に伴って自然と学習していく子どももいるが、内部が発達しても自分だけでは学習できず、周囲の大人からの援助や指導を必要とする子どももいる」ということに気づきました。そして、内部の発達が外部からの刺激による学習に最も近づいている領域で学習が進むと考えました。この領域を「**発達の最近接領域**」と呼びました。教育は発達の最近接領域で効果を発揮すると考えました。ヴィゴツキーは、学習というものを、社会全体の中で起こる個人の中の構成の変化だととらえました。ヴィゴツキーの発達の最近接領域という考え方は社会的構成主義教育観[*2]に発展していきました。

発達の最近接領域は、介助を受ける人についても当てはまります。何らかの障害を受けて回復していく途上にある人は、発達途上の子どもと同じです。内部の障害が回復してきていても、その回復に合わせた動きに独力では気づきません。内部の障害が回復しても、障害のあったときと同じ動きをします。その動き方に慣れてしまい、他の部分が変形します。疾患が動きを邪魔するのではなく、自分で動けなくしてしまいます。もし、このことに気づく人が周囲にいれば、体の内部の回復に合わせて動き方も回復していきます。介助とは、自分で回復に気づけない人の発達の最近接領域での学習を支援するものです。

[*1] この話は確認がとれません。旧ソビエト連邦は情報統制が厳しく、共産党に都合の悪いことは口伝えでしか広がらなかったためです。

[*2] 行動主義教育理論では「人は外部から指導されて行動を変える。だから、マニュアルで教育できる」と考えます。構成主義では「人は内部の構成が変化することで、自律的に学習する」と考えます。ピアジェは「内部構成の変化が発育とともに自然に生じる」と考えましたが、社会的構成主義では「社会からの外部刺激により内部の構成変化が生じる。だから、子どもを囲む社会が大切だ」と考えます。

認識を考慮したコミュニケーションモデル

シャノンとウィーナーのコミュニケーションモデルに内言と外言による認識の考え方を加えると、**図11-4**のようになります。

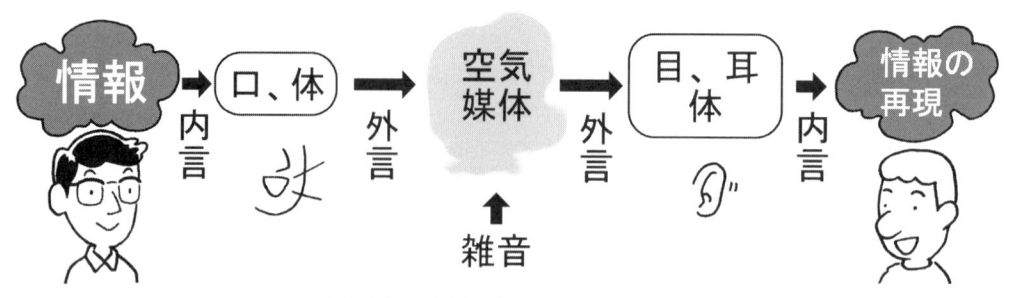

図11-4 一方向のコミュニケーションモデル

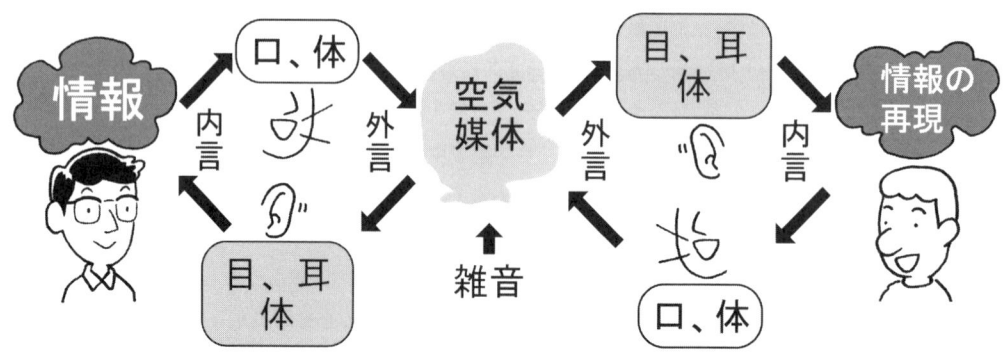

双方向のコミュニケーションモデル

人間はサイバネティク・システム*ですから、環境からのフィードバックで自分のとった行動を知ります。言葉についても同様です。話したことが相手にどのように伝わったかは、フィードバックで判定します。シャノンとウィーナーのモデルでは、人間の対話のような双方向のコミュニケーションのモデルにはなりません。前出の**図11-4**に言葉によるフィードバックを加えたものが**図11-5**です。

図11-5 双方向のコミュニケーションモデル

左の人（A）の頭の中の情報が内言に変換され、口から外言として表現されます。この外言は右の人（B）の耳に入り、内言として頭の中で情報となって再現されます。Bは頭の中で再現された情報を内言に再変換し、口から外言にして返します。Aはその外言を内言にして情報として再現し、自分の発した情報と比べて違いがないかを確認できます。ここで重要なのは、頭の中の情報は言葉になっていないものだということです。

---

* 「システムとサイバネティクス」の章 を参照してください。

「辞書」を介した情報と内言の翻訳モデル

　頭の中の情報は、もやもやした雲のようなものです。これをまず内言にすることで表現できるようになります。また、耳や目から入ってくる外言は記号です。これを内言に変換して、さらに内言を頭の中で情報に変換しています。

　このプロセスの中で、「情報から内言への変換」と「内言から情報への変換」は、辞書のようなものです。というわけで、図 11-5 に「辞書」を置いてみます（図 11-6）。

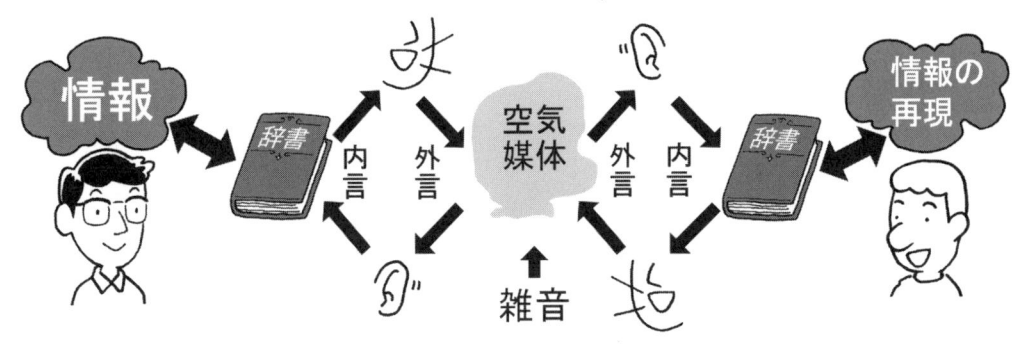

図 11-6　「辞書」による情報と内言の変換

　図 11-6 では、頭の中の情報と言葉の間の変換をする「辞書」を示しています（内言と外言の間の変換ではありません）。シャノンとウィーナーのモデルは外言の伝達についてのものでしたが、ここでは情報と内言に比重をかけて考えてみます。

　「辞書」の間の言葉の伝達では損失がないと仮定すると、図 11-7 のようなモデルになります。これで、シャノンとウィーナーのモデルとは違うモデルができました。情報と内言の翻訳モデルです。

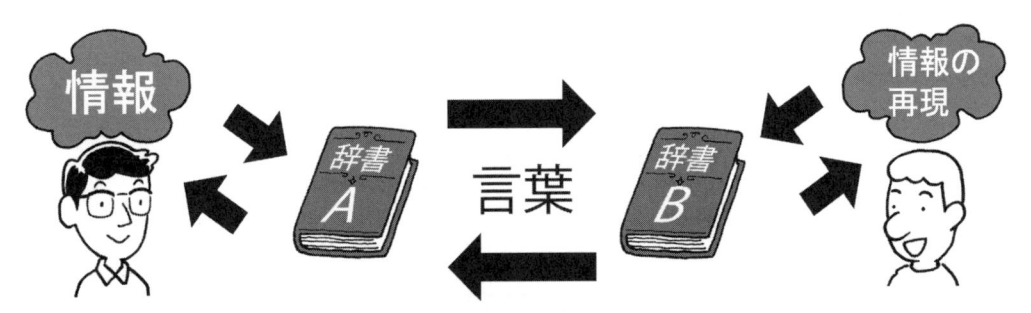

図 11-7　情報と内言の翻訳モデル

図 11-8 ～ 17 を参照しながら、言語的コミュニケーションの様子を追ってみます。左の人(A)の頭の中に「タコ」という情報があり、それを右の人(B)に伝える場合です（**図 11-8**）。

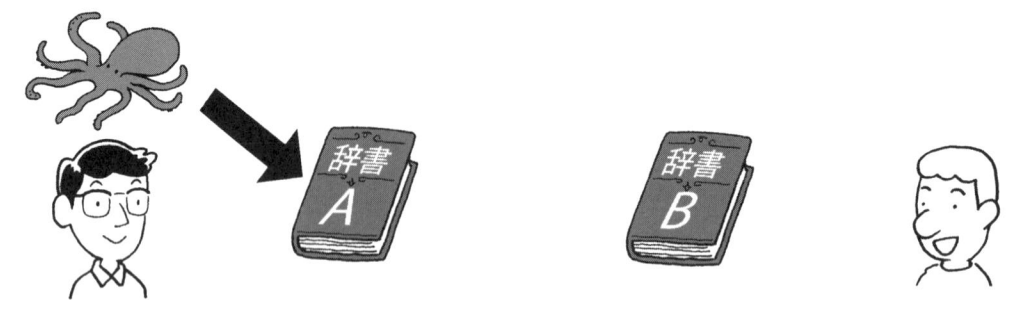

図 11-8　言語的コミュニケーション①

言語化：Aは8本足を持つ動物に相当する内言を「辞書」で探します。「タコ」という言葉が示されます。Aは自分の頭に浮かんだイメージに「タコ」という言葉を当てます（**図 11-9**）。

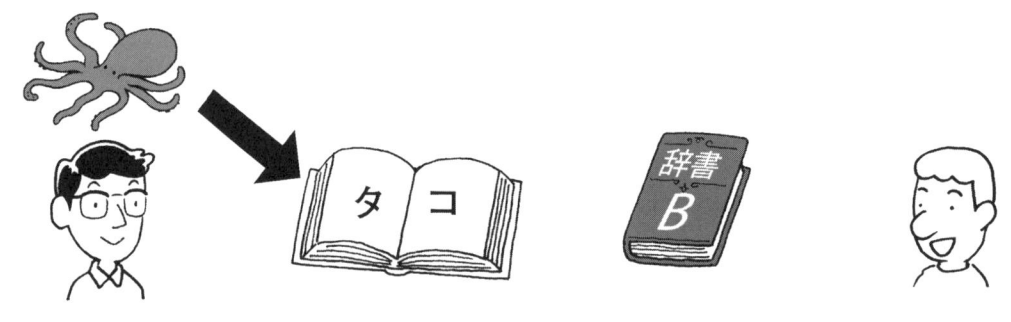

図 11-9　言語的コミュニケーション②

搬送：Aは「タコ」という言葉をBに送ります。この言葉は音声や文字や指文字といった記号で伝えられます（**図 11-10**）。

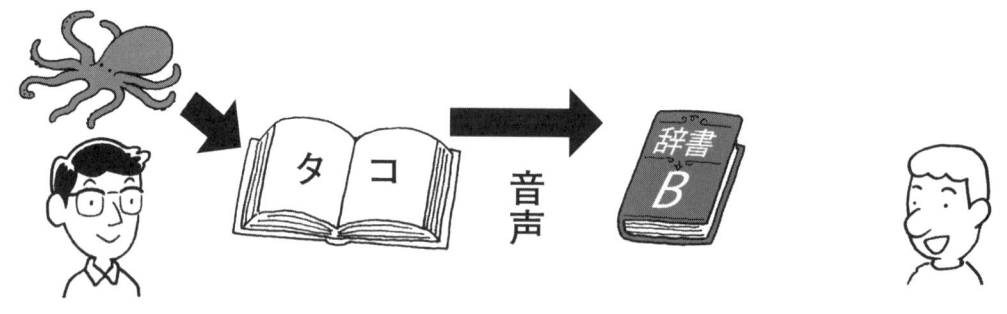

図 11-10　言語的コミュニケーション③

イメージ化：Bは「タコ」という言葉を受け取ります。「タコ」という言葉をBの「辞書」に照らし合わせると、8本足を持つ動物のイメージが出てきます（**図11-11**）。

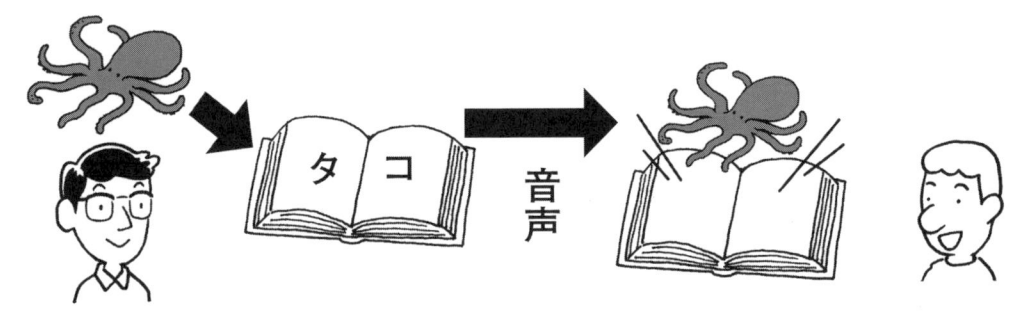

図11-11　言語的コミュニケーション④

理解：BはAの意味したものを理解できました（**図11-12**）。

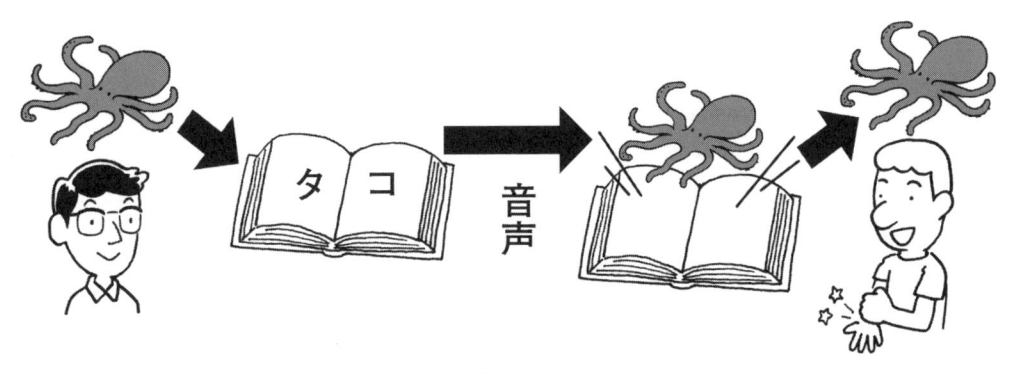

図11-12　言語的コミュニケーション⑤

フィードバック：確認するために、Bは理解したものをAに返すことにします（**図11-13**）。

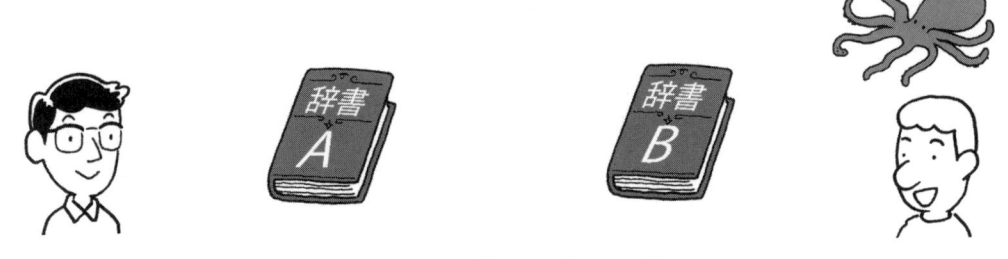

図11-13　言語的コミュニケーション⑥

言語化：Bは頭の中に浮かんだイメージが「タコ」であることを「辞書」で確認します（**図 11-14**）。

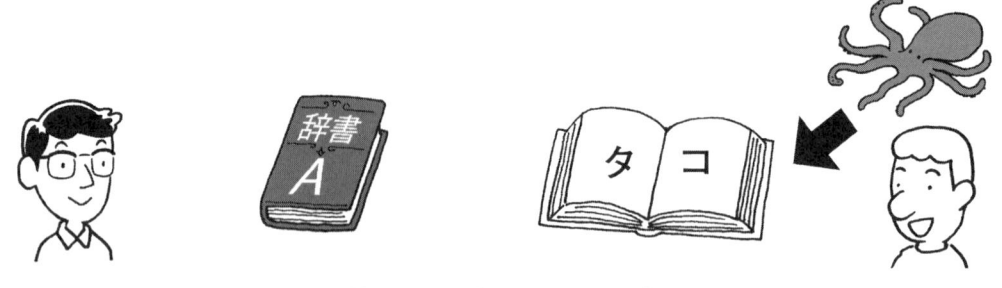

図 11-14　言語的コミュニケーション⑦

搬送：Bは「タコ」という言葉をAに送ります（**図 11-15**）。

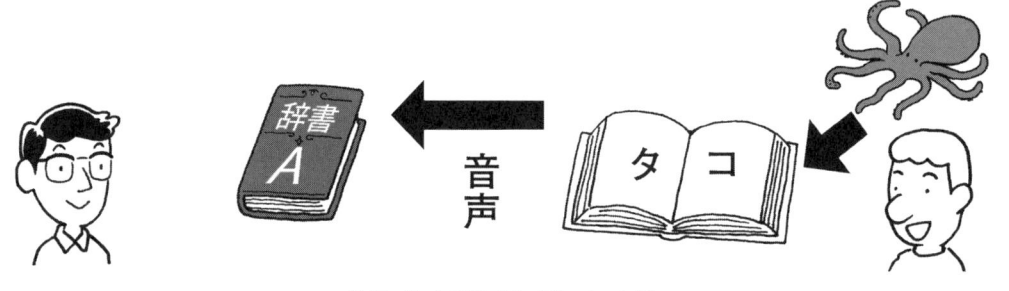

図 11-15　言語的コミュニケーション⑧

イメージ化：Aは「タコ」という言葉から「辞書」を引いて8本足の動物のイメージを得ます（**図 11-16**）。

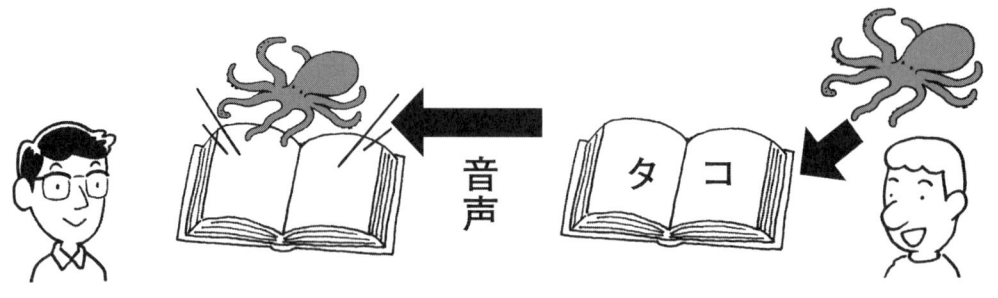

図 11-16　言語的コミュニケーション⑨

理解・確認：Aは自分の送った8本足の動物のイメージとフィードバックされた8本足の動物のイメージを比較して、自分のコミュニケーションがうまくいったことを確認します（**図11-17**）。

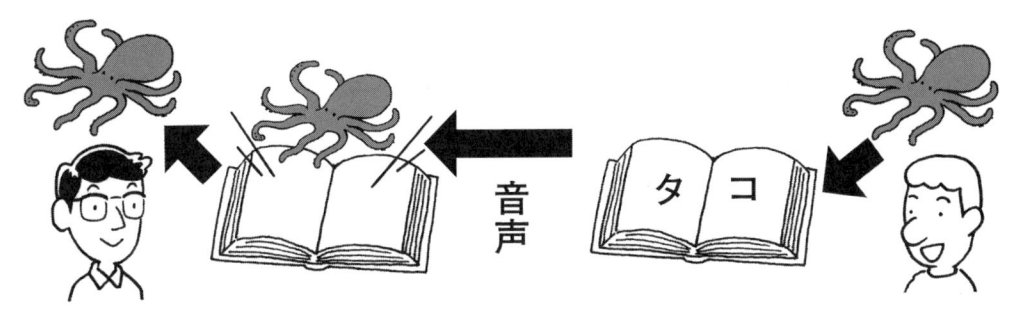

図11-17　言語的コミュニケーション⑩

「タコ」という言葉＝記号が伝達され、8本足の動物という意味が伝わりました。このようにフィードバックすると、自分の話したことが本当に伝わったかどうかを確認できます。ですから、「わかったら返事をしなさい」と言われます。しかし、本当に確認できるのでしょうか？

● **不都合な伝達**

今度は、**図11-18〜28**を参照しながら、不都合な言語的コミュニケーションの様子を追ってみます。**図11-8〜17**と同様に、左の人(A)の頭の中に「タコ」という情報があり、それを右の人(B)に伝える場合です（**図11-18**）。

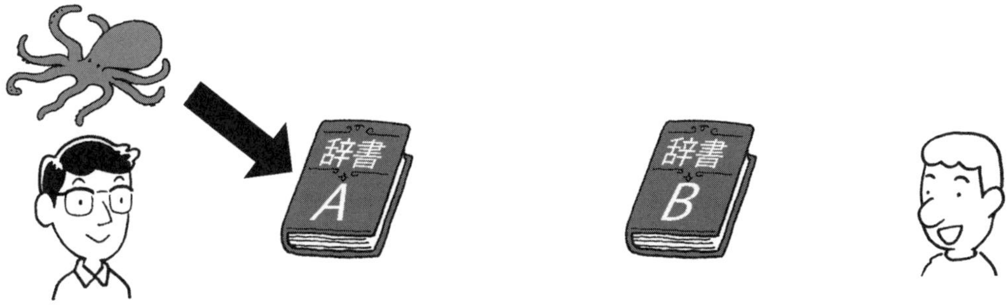

図11-18　不都合な言語的コミュニケーション①

言語化：Aは8本足の動物に相当する内言を「辞書」で探します。「タコ」という言葉が示されます。Aは自分の頭に浮かんだイメージに「タコ」という言葉を当てます（**図11-19**）。

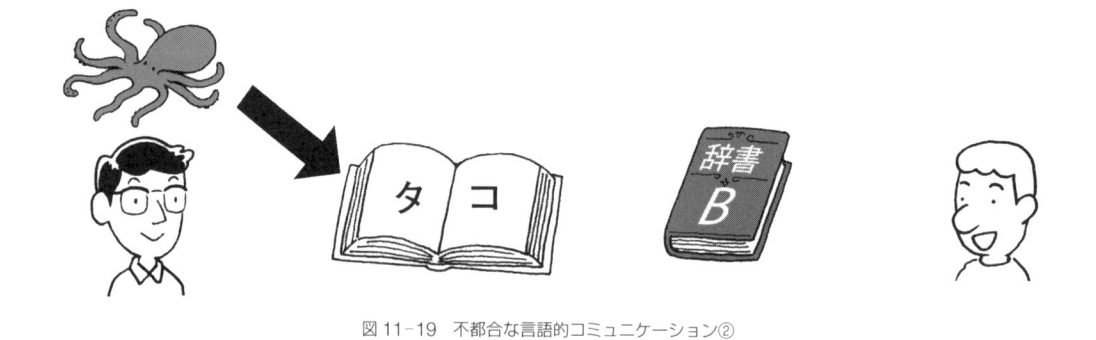

図11-19　不都合な言語的コミュニケーション②

搬送：「タコ」という言葉をBに送ります（**図11-20**）。

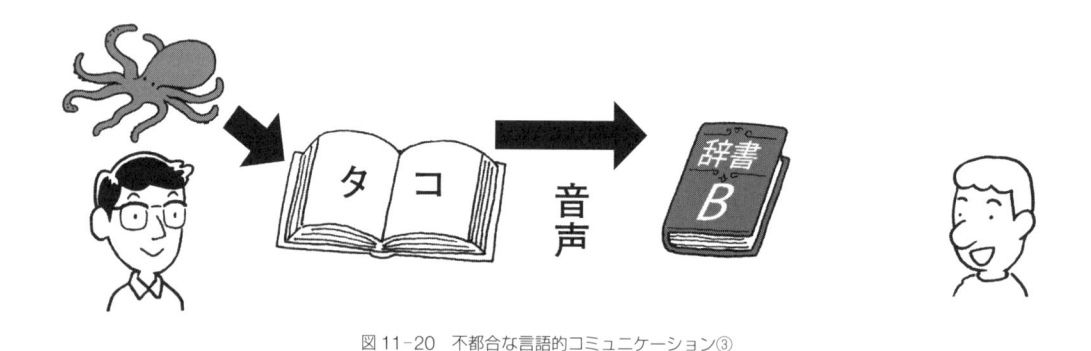

図11-20　不都合な言語的コミュニケーション③

イメージ化：Bは「タコ」という記号を受け取ります。Bの「辞書」に照らし合わせると、糸を繰って空に飛ばすおもちゃのイメージが出てきます（**図11-21**）。

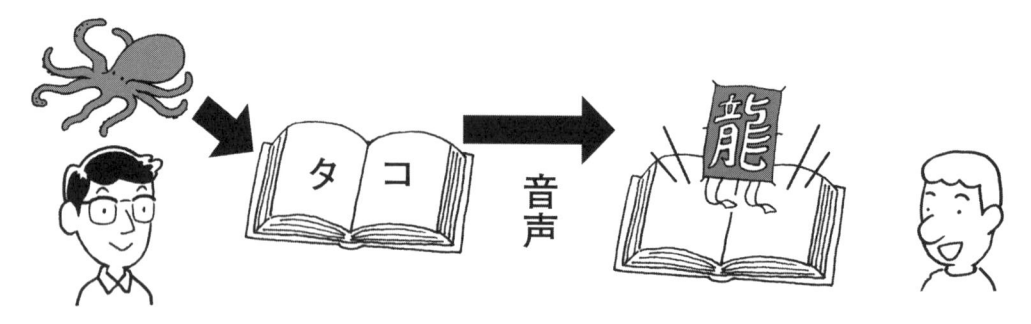

図11-21　不都合な言語的コミュニケーション④

理解：Bは頭の中に空飛ぶおもちゃのイメージを作ります。BはAから伝えられた意味は「空飛ぶおもちゃ」だと理解します（**図 11-22**）。

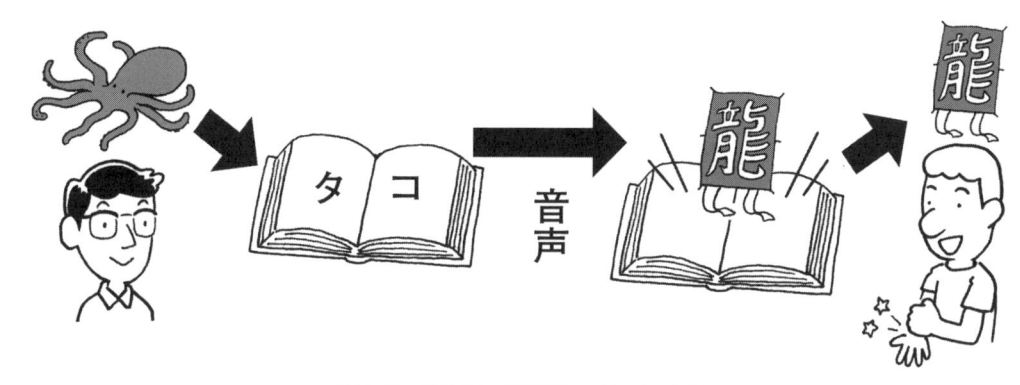

図 11-22　不都合な言語的コミュニケーション⑤

フィードバック：確認するために、Bは理解したものをAに返すことにします（**図 11-23**）。

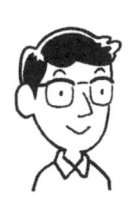

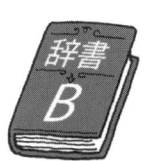

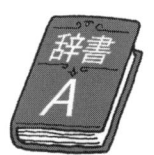

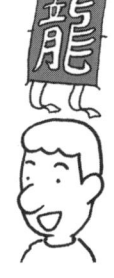

図 11-23　不都合な言語的コミュニケーション⑥

言語化：Bは「空飛ぶおもちゃ」は「タコ」という言葉で示されることを「辞書」で確認します（**図 11-24**）。

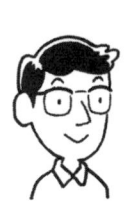

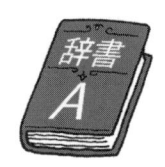

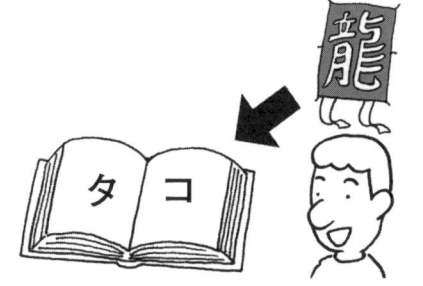

図 11-24　不都合な言語的コミュニケーション⑦

搬送：Bは「タコ」という言葉をAに送ります（**図11-25**）。

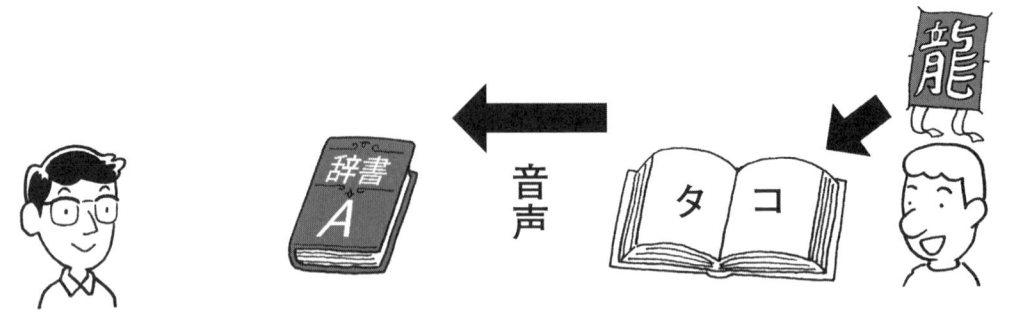

図11-25　不都合な言語的コミュニケーション⑧

イメージ化：Aは「タコ」という言葉から「辞書」を引いて8本足の動物のイメージを得ます（**図11-26**）。

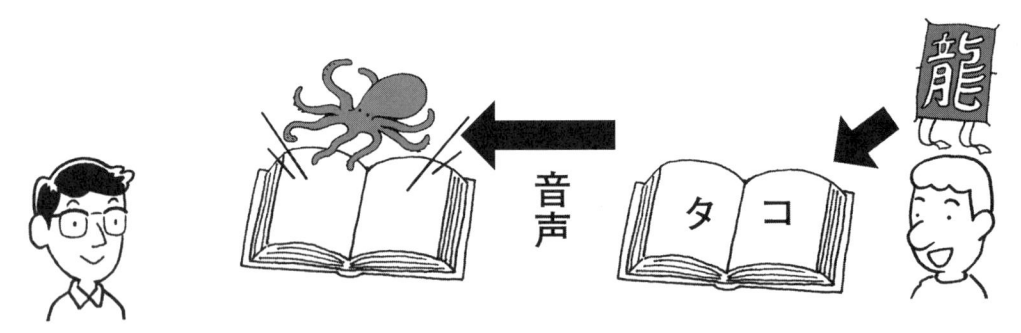

図11-26　不都合な言語的コミュニケーション⑨

理解：AはBから送られた言葉が8本足の動物だと理解します（**図11-27**）。

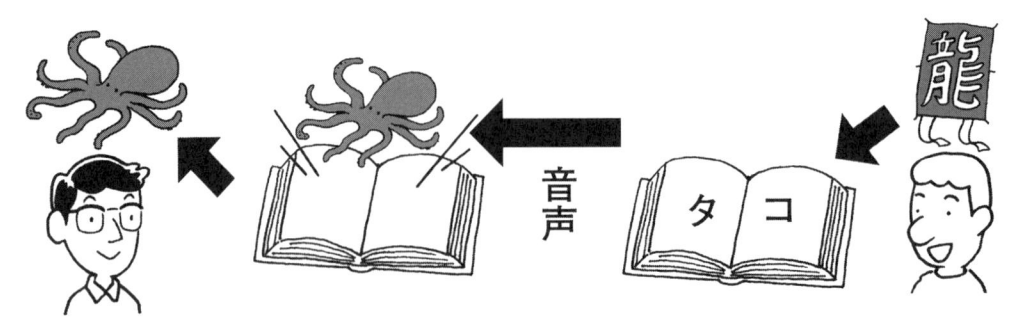

図11-27　不都合な言語的コミュニケーション⑩

確認：Aは自分の送った「タコ」のイメージとフィードバックされた「タコ」のイメージを比較して、**自分のコミュニケーションが「うまくいった」ことを確認します**（図11-28）。

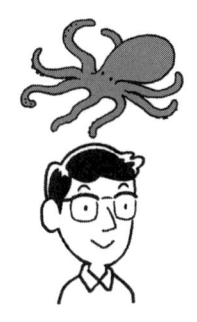

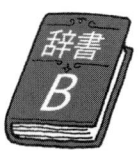

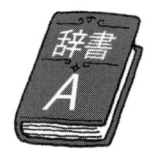

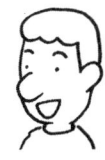

図11-28　不都合な言語的コミュニケーション⑪

　Aは「言葉によるフィードバック」で自分の伝えたいことが正しく伝わったと確認しました。しかし、Aが送ったのは「蛸」で、Bが受け取ったのは「凧」なのです。違う意味が伝わっています。なぜ、こんなことが起こったのでしょう？

「辞書」の違い

　「タコ」という言葉の伝達に問題はありませんでした。行きも帰りも「タコ」という言葉はまったく同じです。原因は「辞書」の違いにあります。

　伝達がうまくいった前者のケースでは、AとBは同じ「辞書」を使っていますから、「タコ」の項目には同じ意味が書いてあります。ところが、不都合な伝達となった後者のケースでは、2人の使っている「辞書」が違います。「辞書A」と「辞書B」に書いてある意味が違います。

　同じ言葉が伝わっても、同じ意味が伝わるとは限りません。言葉に意味はありません。意味は受け手の中で作られます。受け手の「辞書」の中にない意味は伝わりません。

　記号には伝達作用と意味作用があります。伝達作用は人間の「外側の世界」＝声や文字の問題ですが、意味作用は人間の「内側の世界」＝認識の問題です。AとBは「外側の世界」を共有しますが、AとBの「内側の世界」はまったく独立しています。

　「言葉によるコミュニケーションだけ」では伝わらないのが自然です。伝わったとしたら幸運です。

　ときどき、コミュニケーションできないこと（ディスコミュニケーション）が問題にされます。しかし、ディスコミュニケーションが起こるのは当たり前なのです。言葉や記号でコミュニケーションできていると思っていることが幻想なのです。言葉によるコミュニケーションで意味がそのまま伝わったらとても幸運です。共通の「辞書」を持っていたからです。

「辞書」を作り、書き換える

　「言葉によるコミュニケーションの辞書」は、どのようにしてできるのでしょう？　この「辞書」には内言が書かれています。ヴィゴツキーは「内言論」において、外言と体験が内言に意味を与えると説きました。体験と共に外言が与えられると、その外言が示している内容がわかります。その外言

が内言になったとき、「辞書」の見出しの言葉に、体験で得られた意味を書き加えていくことになります。

人間の持つ「言葉によるコミュニケーションの辞書」は、脳が発生したときからの体験によって作られています。この「辞書」を使って言葉を翻訳する限り、「辞書」に書かれている意味を言葉だけで書き換えることはできません[*1]。

オーストリアの哲学者ルートヴィヒ・ウィトゲンシュタイン[*2]は、「言葉で言葉を定義する」ことのほかに、物事を直接示すこと（直示）で言葉を定義できることを示しました。直示とは体験にほかなりません。**「言葉によるコミュニケーションの辞書」は体験によって書き換わります。**

ヒエログリフと古代ヌビア文字

「ロゼッタストーン」という名前を聞いたことがあるでしょう。1799 年にエジプトのロゼッタという町で、ナポレオン率いるフランス軍が見つけました。400 kg 以上もある大きな石に 3 種類の文字が書かれていました。ヒエログリフ（聖刻文字）、デモティック（エジプト民衆文字）、ギリシャ文字の 3 つで、同じ内容が書かれていると推測されました（**図 11-29**）。

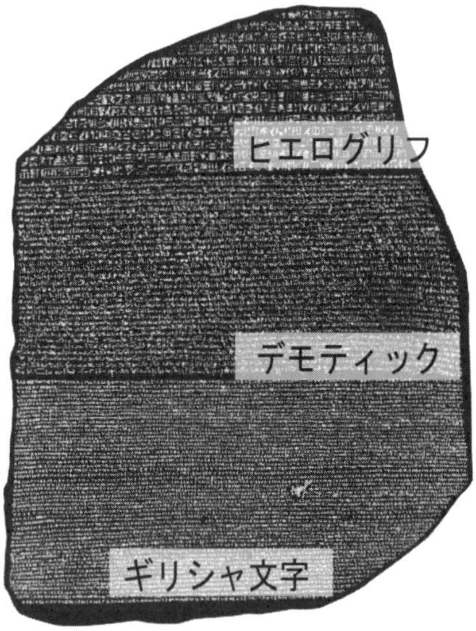

ヒエログリフは石などに書きつけるための特殊な文字で、それまで解読されていませんでした。一つひとつが神聖な意味のある文字と考えられていました。ロゼッタストーンに書かれたギリシャ文字はすぐに読むことができましたが、文法がわからないヒエログリフは読めませんでした。解読の研究に 20 年の歳月が流れました。

(c) Özgür Güvenc-Fotolia.com
図 11-29　ロゼッタストーン

ようやく解読されたのは 1822 年、トマス・ヤングとジャン＝フランソワ・シャンポリオンによってでした。2 人は「プトレマイオス」と「クレオパトラ」の名前を探しました。その結果、ヒエログリフが従来考えられていたように表意文字のみではなく、表意文字と表音文字の混用であることを証明しました。漢字から万葉仮名ができたようなものでした。その後、ピラミッドに刻まれたヒエログリフも解読できるようになりました。

このように、ヒエログリフの解読には、ギリシャ語との対訳であるロゼッタストーンが必要でした。文字だけでは解読不能でした。ヒエログリフを書いた人の頭の中にあった情報を知るには、出てきた言葉を解読する「辞書」が必要でした。それがロゼッタストーンでした。ロゼッタストーンがあり、そこに書かれた「プトレマイオス」「クレオパトラ」という実体を示すことが、ヒエログリフの解読につながりました。言葉を理解するには、その言葉を現実や体験と結びつけることが必要です。

[*1] アルフレッド・コージブスキーは、「一般意味論」の中で、「地図の地図を作る」と表現しました。地図は土地の記号化ですが、記号である地図に記号を書き加えても土地はできません。詳しくは、「動きと感覚の学習」の章：「一般意味論」の項目 を参照してください。

[*2] ウィトゲンシュタインは 1921 年に『論理哲学論考』を出版しました。その最終命題は「語り得ぬものについては沈黙すべし」でした。つまり、言葉で説明しきれないものについては、言葉は無力であるということです。

北アフリカでエジプト文明が栄えた頃、その南側ではヌビア文明が栄えていました。水を神聖な献げ物とする神殿が残されています。遺跡からはエジプト文明に匹敵する芸術品が発掘されています。エジプトの記録にもヌビアの歴代王朝についての記述が見られます。

　ヌビア文明の遺跡にも刻まれた文字が発見されています。コプト語やギリシア語で書かれたものもあります。しかし、古代ヌビア文字を解読する「辞書」はありません。ヌビアには物体としての遺跡は残されています。言葉も文字として残されています。しかし、その両者を結びつける「辞書」がありません。ですから、書かれている古代ヌビア文字は、まだ何も伝えられません。

　言葉だけでは意味は伝わりません。言葉そのものには意味はありません。言葉が機能するためには、受け手の中に言葉の意味を作り出す共通の「辞書」が必要なのです。

●マルチチャンネルのコミュニケーション

　体験の中には言語化できないものがあります。そのように、言語化されないものを「非言語」と表記してみます。人間は言語と非言語でコミュニケーションできます。

　図11-30では、AとBの2人は2つのチャンネルでコミュニケーションしています。言語チャンネルと非言語チャンネルです。わかりやすいように、ここでは非言語の代表として接触を使って解説します。

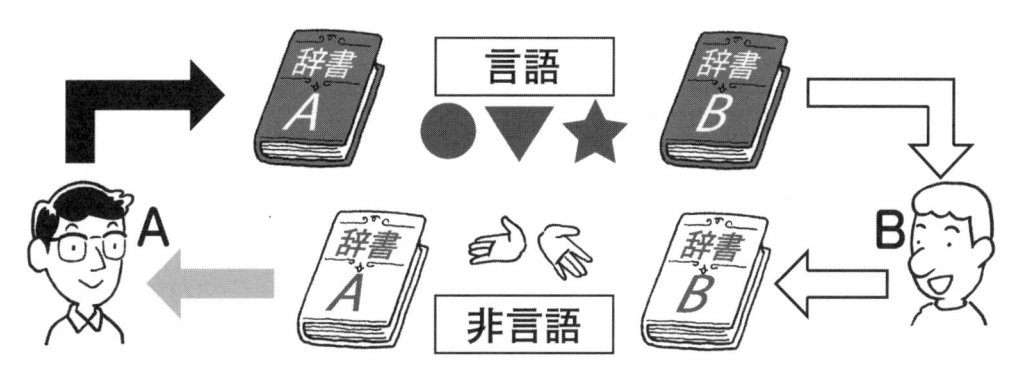

図11-30　マルチチャンネルのコミュニケーション

言語化：まず、Aは自分の考えている言葉を言語チャンネルの「辞書」を開いて調べます。「●▼★」という言葉を得ます。

搬送：Aは「●▼★」をBに送ります。

イメージ化：Bは「●▼★」を受け取ります。「辞書」を調べて意味を知ります。

理解：BはAが送ったものを自分の「辞書」から理解します。

フィードバック：Bは意味を理解したと、非言語チャンネルをとおしてAにフィードバックします。このとき、受け取るときの「辞書」と送るときの「辞書」が違います。

非言語化：Bは非言語チャンネルの「辞書」*を調べます。すると、自分の解釈した意味を示す非言語を得ます。

搬送：BはAに接触で意味を返します。

＊　非言語チャンネルの「辞書」は、言語チャンネルの「辞書」とはまったく違うものです。非言語とは記号の性質を持たないことですから、はっきりした「辞書」はありません。

イメージ化：接触を受けたAは、非言語チャンネル用の「辞書」により、Bの接触の意味を知ります。
理解・確認：Aは言語チャンネルで送った意味と非言語チャンネルから受け取った意味が違う（間違い）のに気づいたら、もう一度、違う方法で伝えたいことを送ることができます。

このように、言語と非言語の2チャンネルでコミュニケーションすると、使われる「辞書」が違うので、伝達の誤りを検出しやすくなります。このチャンネルをもっと細かく分けて、視覚、聴覚、触覚、味覚、嗅覚、動きの感覚を使うと、さらに誤りの検出精度が高まります。**動きを介助するときにはいつも、ここで述べた「マルチチャンネルのコミュニケーション」が生じます。**

「辞書」を読むために使う「ツール」の違い

言語チャンネルと非言語チャンネルとの間には、「辞書」の違いのほかに、「辞書」を読むために使う「ツール」の違いがあります。「言語による思考」と「感じ」です。図11-30で、Aが言語チャンネルで「辞書A」を開いて言語を見つけた後は、「言語による思考」でBにコミュニケーションしています。しかし、Bが「辞書B」から意味を受け取った後は、「言語」ではありません。「言語による思考」ではありません。Bは「感じ」を使っています。

「感じ」をもとに意識下で「辞書B」と照らし合わせ、「言語による思考」にまで上らない身振り、抽象化されていない身振りを得ます。それがそのまま「辞書A」に行きます。Aは「感じ」ますが、「言語による思考」には上りません。ですから、思考の対象になっている「言語」と比べて「何か違うな」と感じます。「言語による思考」と「感じ」の違いに鋭敏でなければ、言葉では説明できないかもしれません。

言語、記号、言葉

言語と記号と言葉を区別してみます。**何かの体験を抽象化すると「記号」になります。「記号」を思考やコミュニケーションに使うと「言語」になります。「言語」を文字や音声にすると「言葉」になります。**共通の体験があると、「言葉」は受け手を刺激し、受け手は自分の体験から、その言葉の意味を作ります。

「言語」以外は「非言語」です。体験の中の記号化されないものはすべて「非言語」です。

多くの場合、「共通体験している行動そのもの」が、非言語的コミュニケーションの手段であり、「共通体験から感じていること」がその意味になります。図11-31で、いっしょにカヌーに乗っている行動が「非言語」であり、その体験で感じることが意味になります。

共通体験をすると、その体験を同じ言葉で表現できます。それによって、同じ言葉で同じ意味を受け取ることができます。ただし、言葉自体は共通体験のすべてを表現してはいません。言葉は体験を記号にしたもの＝抽象化したものでしかありません。

小学校時代の友人、戦友、苦しいときに共に仕事した人々、長くいっしょにいた夫婦が、お互いにわかり合えるのは、共通体験から同じような「辞書」を持っているためです。

身振りや身体的態度、姿勢は、「言語」にも「非言語」にもなり得ます。それは、送り手や受け手が、その行動を記号として考えているか否かによります。前出の例で、もしBが「この文化では、手を振ることは『さよなら』を示す」という考えの下に手を振れば、それは「非言語」ではなく、身振り

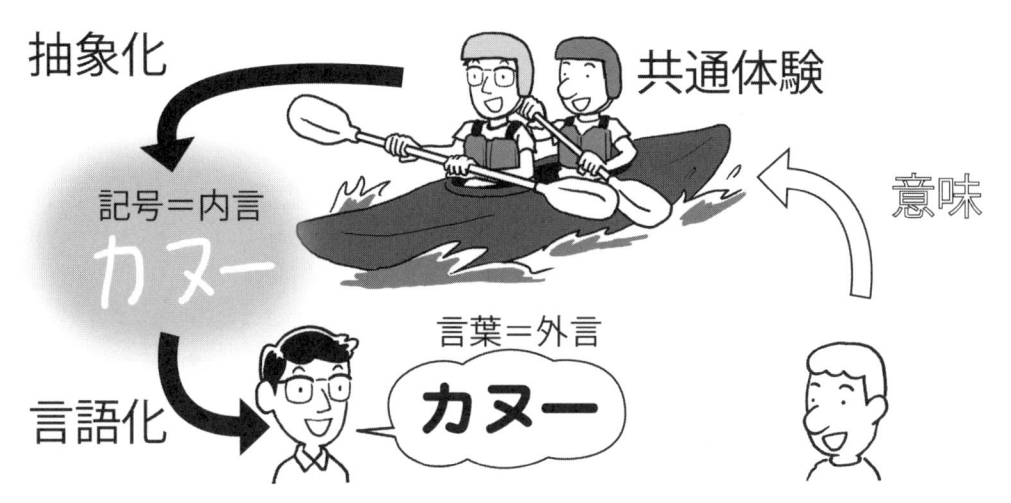

図11-31　共通体験を介したコミュニケーション

による「言語」(ボディランゲージ)となります。

　今度は「認識論」の観点から、言語的コミュニケーションと非言語的コミュニケーションについて考えてみましょう(図11-32)。

　感覚から知覚へのプロセスにある、記憶からの「加工」は意識下の働きです。このプロセスを経ずに、感覚から直接知覚へ行く経路があります。

　知覚が認識されて言語化されると、「わかる」と表現されます。内言となって意識されます。その後に、「言語」によって意識の中に意味が作られます。知覚から直接意識に働きかける経路では、認識されず内言にもならず、ただ「感じ」として意識されます。これが「非言語」です。言語を介在させることなしに意味が作られます。

　これら2つの意識への経路のうち、前者を使うものが「言語的コミュニケーション」、後者を使うものが「非言語的コミュニケーション」です。

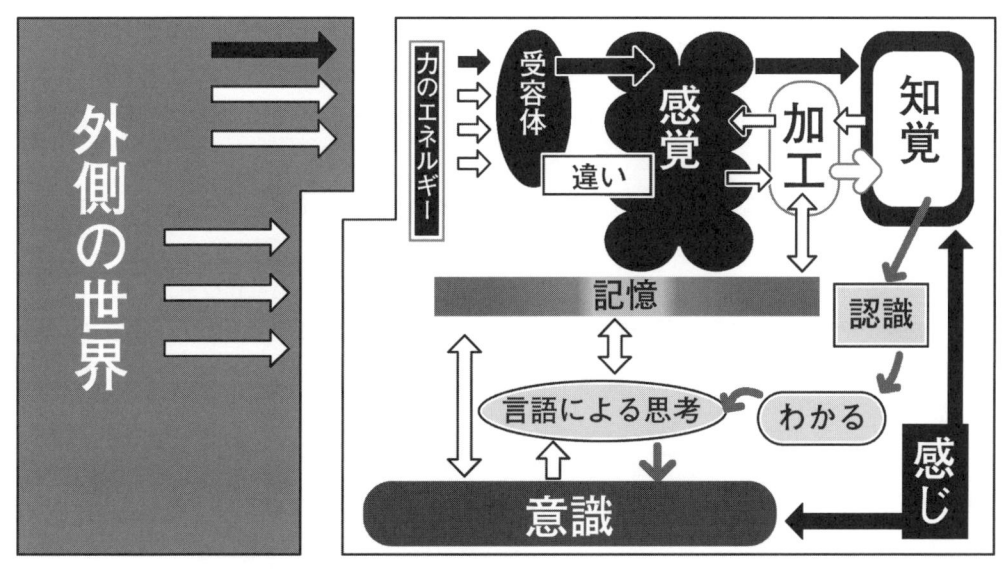

図11-32　外側の世界から内側の世界へのコミュニケーションの模式図

11　コミュニケーション理論

習慣的行動と文化

「言語＝記号」の使い方が同じであることが文化を作っています。典型的なものは方言とその方言を使う地域の文化です。方言が文化を創り、文化が方言を守っています。

また、習慣は「個人の文化」であり、慣習は個人を取り巻く「社会の文化」です。意識下で行う習慣的行動は、習慣や慣習という文化に裏打ちされた記号です。習慣的行動は、同じ文化を持つ社会の中ではメッセージを持ちます。習慣的行動は「言葉」になれなかった「言語」です。本人が気づいていないので、本人の意識したメッセージにはなっていません。でも、周囲の人の中には、そのメッセージに気づく人もいますし、気づかずに言語チャンネルと非言語チャンネルの食い違いだけ「感じ」、「何か変だ」と思うだけの人もいます。

日本の女性は笑うとき口元を覆います。日本の文化では当然であり、そうしない女性は周りの人を軽視しているととられます。しかし、アメリカで口元を覆いながら笑うと奇異です。何か後ろめたいことをしているととられます。

韓国では、ワイシャツの腕まくりは無礼です。夏に焼き肉屋で食べるときにも腕まくりはしません。汗を流して食べます。腕まくりをして食べている人を見たら、その人はきっと「礼儀を知らない日本人」です。

マレー、ミャンマー、オーストラリアでは、食事中にゲップをしても問題ありません。サウジアラビアでは、接待されたときにゲップをするのが礼儀です。ゲップは「たっぷり食べさせてもらった」というメッセージになります。しかし、欧米人の前でやったら、あなたは「野蛮人」です。友人を失います。

コミュニケーションは何のために行うのか？

コミュニケーションは何のために行うのでしょうか？　自分の思っていることを伝えるためですね。電話で話したり、けんかをしたり、茶飲み話をするのは、自分の思っていることを伝えたいからです。

コミュニケーションか否かについて一般的にいわれる違いは、思っていることを伝えたいかどうかです。もともと、コミュニケーションは通信であり、通信は情報の伝達でした。情報は「データを解釈して意味づけしたもの」です。ですから、「一般的にいわれるコミュニケーション」には、「伝えたい」という話者の意図が入ります。

ところが、この「自分の思っていること」というものが話を混乱させます。「自分が伝えたいと思っていること」は抽象的思考の産物です。思考の抽象化は内言で行います。ですから、言語化されないものについては抽象的思考ができません。非言語の体験も自分の中で意味を作ります。ただし、「非言語」は抽象化できませんので、非言語的コミュニケーションでは抽象的思考によるコミュニケーションはできません。「伝えたいと思っていること」は伝えられません。「非言語」で何が伝わるかは、相手の経験によって変わります。

「一般的にいわれるコミュニケーション」は「話者の意図しているもの」を伝えることですが、非言語的コミュニケーションは「話者が意図していないもの」も伝えてしまいます。

コミュニケーションはフィードバック・コントロール

「意図を伝える」という「一般的なコミュニケーション」の定義では、非言語的コミュニケーションは語れません。「言葉によるコミュニケーション」では、記号は伝達されますが、「思っていること＝情報」は伝達されず、相手の持っている「辞書」をとおした翻訳により相手の中で作られます。非言語的コミュニケーションでも、「思っていること」だけを相手の中に作り出すことはできません。何気ない手の動き一つで、相手の受けるメッセージが変わるかもしれません。というわけで、現代のコミュニケーション論では、「コミュニケーションは話者の意図していないものも伝える」と語られます。

発信者側ではコミュニケーションをコントロールできません。できることは、受信者に協力してもらうことです。マルチチャンネルでフィードバックをもらって、相手の中でできた情報を確認し、自分の意図と違うものを感じたら、言葉を変えるかチャンネルを替えて再送信することです。その繰り返しがコミュニケーションになります。つまり、コミュニケーションはフィードバック・コントロールです。

●インターアクションとしてのコミュニケーション

コミュニケーションに使う感覚

ここからは、2人以上で作るシステムのインターアクションとしてコミュニケーションを見ていきます。2人がくっついて軽く押し合うケースを例にします（図11-33）。

Aの筋肉の変化＝「違い」は、Bのシステムに外側から「力」をかけます。「力」はエネルギーです。Bのシステムを変形させます。Bのシステムが変形すると、その変形によって内部に「力」が生じます。この「力」が受容体を力学的に変化させます。つまり、ちょっと前の状態とは「違い」が生じます。これが感覚に伝わる情報です。

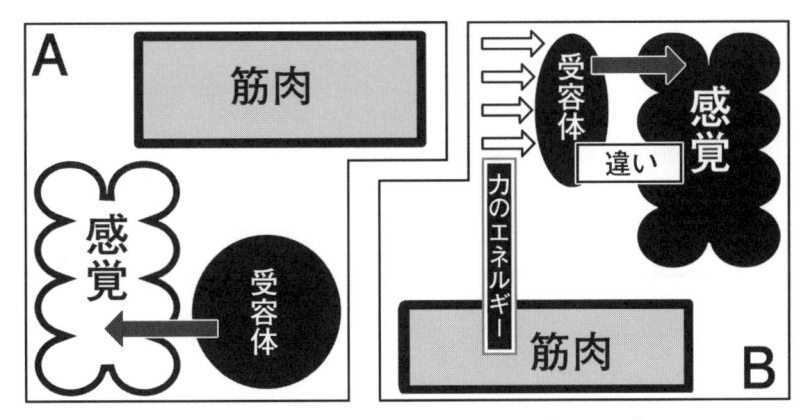

図11-33　インターアクションとしてのコミュニケーション①

Aの中の「違い」は、Bのシステムの中に直接には入っていません。人間のような「生きているシステム」は、情報について閉じていて、エネルギーについて開いています。情報はそのままでは伝わりません。エネルギーの「違い」として伝えられます。

コミュニケーションせずにはいられない

コミュニケーションを「非言語」まで拡張すれば、すべての感覚をコミュニケーションに使えますから、図11-34のようになります。

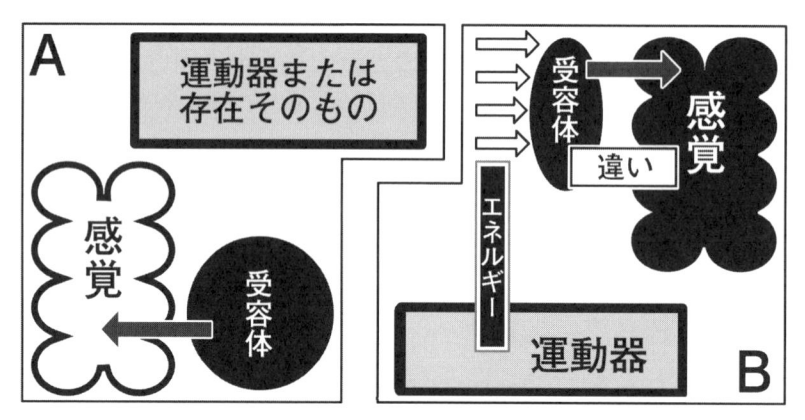

図11-34　インターアクションとしてのコミュニケーション②

Aの「運動器または存在そのもの」が環境を変化させ、Bのシステムに「エネルギー」を与えます。この「エネルギー」により、Bの内部に「違い」が生じます。これが情報になります。

Aがその存在をBに見せただけで、Aが反射した光はBの網膜で光エネルギーから電気エネルギーに変換され、Bのシステムに変化を与えます。コミュニケーションが始まります。Aの声がBの耳に入ったら、声は音の振動から聴細胞の電気変化となり、Bのシステムの中に変化を起こします。コミュニケーションが始まります。つまり、AのBの存在がBの内部に変化を作りさえすればコミュニケーションになります。人間はコミュニケーションせずにはいられません。

インターアクションは2つ以上のものの間のかかわりですから、無生物の間でも可能です。石と石の間にも、引力というインターアクションが存在します。でも、コミュニケーションと言えば、「生きているシステム」の間で起こるものを指します。

「生きているシステム」は自律していますから、自主的に行動します。ですから、システムの内部には、そのシステム独自のものがあります。そのシステム独自のものの「違い」をつなぐインターアクションがコミュニケーションです。コミュニケーションは「生きているシステム」同士のインターアクションです。

●コミュニケーションにおける「力」と時間

コミュニケーションにおける「力」

コミュニケーションには、「力」というエネルギーが大きく関係します。

図11-35は、AがBを押したときの状態像です。AがBを押すと、その「力」はエネルギーですから、Bの内部に変化を起こします。「力」によって生じた内部の変化が「違い」＝情報になります。

コミュニケーションをするときには、情報だけを作り出すことが望まれます。もし、情報を作るのに必要な変化を起こす以上の「力」をBに与えたら、どうなるでしょう？

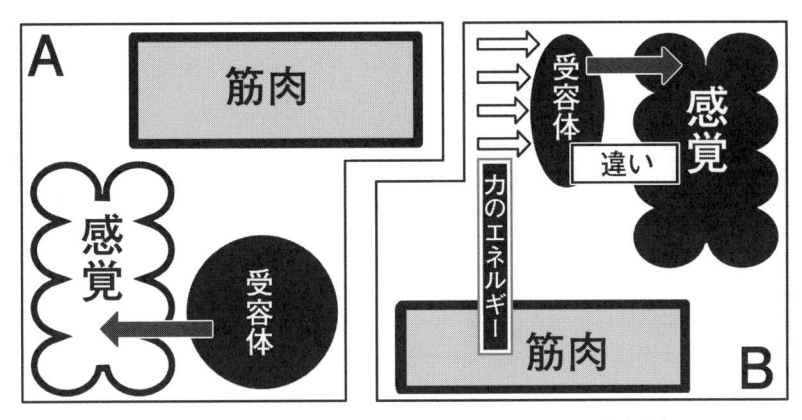

図11-35　インターアクションとしてのコミュニケーション①（再掲）

ノイズの発生

情報を作るのに必要な「力」を超えた余剰分は、期待されない変化を作り出します。多くの場合、その変化はAとBで作るシステムの中で起こります。AかB、またはその両者に変化を起こします。

情報を作る以上のエネルギーは、余計な変化、つまり内部ノイズを作ります。コミュニケーションを邪魔することになります。

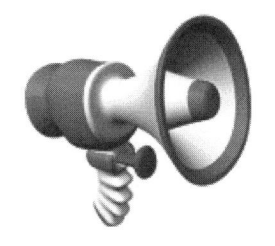

「おっ、そんなことしたら危ないぞ！」
「そんなに怒鳴らなくてもわかるわよっ！」

しばしばあることです。逆に、相手に必要最小限の「力」で情報を提供すれば、相手はシステムの内部を攪乱されません。こちらの言うことに、文字どおり「耳を貸して」くれます。相手にだけ聞いてほしい内緒話を大声で話す人はいません。必要最小限の声量で語りかけると、人は話を聞いてくれます*。

---

* 仲むつまじい2人はささやき合います。怒鳴り合うことはありません。怒鳴り合うようになると、早晩別れることになります。

他の人の動きを手伝うときも同じです。

　手伝うのに必要な「力」は、エネルギーとして相手のシステムに入ります。そして、相手がやりたいことをするのに足りない「力」を補います。そして、余った「力」は相手のシステム内部に変化を起こします。これは相手に動くべき方向を示す情報になります。もし、それでも「力」が余ったら、ノイズになります。

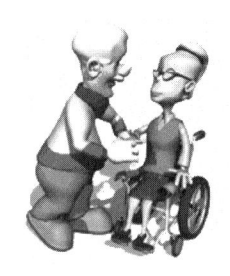

「さあっ、立ち上がってみよう。手伝うよ」
「待って、そんなに引っ張らないで。そんなに速く動けないわ」

　しばしばあることです。善意で行動しようとするなら、「自分が何をしているのか」を感じなければなりません。自分の「内側の世界」に起こっていることを理解して初めて「外側の世界」を知ることができ、他の人の「内側の世界」に情報を作り出せるようになります。

コラム　電波と雑音と介助

　この章の最初に述べたように、コミュニケーションとは通信です。

　電波を使った通信の代表はラジオです。AMラジオの電波は搬送波と呼ばれる基準の電波の大きさを変えることで音声を送ります。

　音の信号は 300 Hz 〜 3.4 KHz です。低周波と呼ばれます。AM電波は 500 KHz 以上です。高周波と呼ばれます。AMラジオの発信局は、音の信号の低周波の波長に合わせて高周波の振幅を変え、送信しています。このように音の信号を運ぶ高調波が搬送波です。エネルギーの大きい搬送波は振幅が大きく、遠くまで飛びます。

　図1では、最上段の音の信号を搬送波に乗せて電波にしています。受信機では、送られた電波の振幅の変化だけを取り出します。これがAMラジオの音の再生です。ラジオは電波のエネルギーの経時的な差＝振幅の変化によって音を伝えています。

しかし、周囲の温度や送信機自体の電気的変化によって搬送波の振幅には揺れが生じます。この揺れをノイズ（雑音）と呼びます。ノイズの加わった搬送波に乗せられた音の信号を取り出しても、送られた音は正確には再現されません。雑音が混じり、通信の質は下がります（図2）。

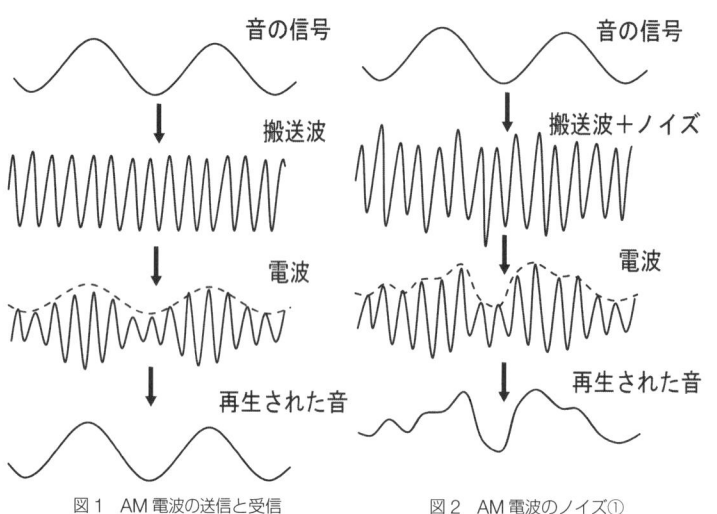

図1　AM電波の送信と受信　　図2　AM電波のノイズ①

搬送波に乗るノイズは搬送波の振幅と比例しますから、搬送波の振幅を小さくすると、搬送波に生じるノイズの絶対的な大きさは減ります。ですから、小さな振幅の搬送波に音を乗せると、音の振幅のほうがノイズより大きくなります。再生された音は原音に近いものになります（**図3**）。

　この信号電力と雑音電力の比率をS／N比と呼びます。S／N比が高いということは、信号が雑音より強いことを示します。S／N比が高ければ情報が正確に伝わります。

　搬送波の振幅が小さければS／N比は大きくなり、通信の質が上がります。搬送波の振幅が小さいということは、電波のエネルギーが少ないということです。搬送波のエネルギーが少ないほうが、その差がはっきりして情報が伝わりやすいのです。

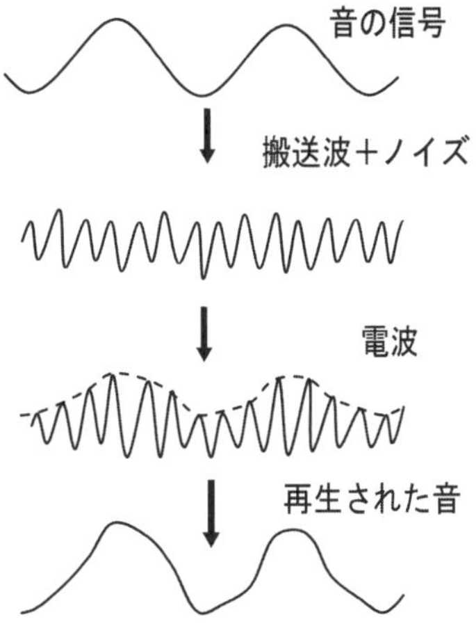

図3　AM電波のノイズ②

　介助は体の動きを搬送波としたコミュニケーションです。通信のためには、搬送波のエネルギーを小さくしたほうが、その差を情報として伝えやすくなります。同じように、声の大きさや手伝う力を最小限にすると、質のよい介助になります。

コミュニケーションに使う時間

　コミュニケーションの質を高めるには、「辞書」を書き換えなければなりません。「辞書」を書き換えるには、共通の体験の記憶に基づくか、非言語的コミュニケーションに基づかなければなりません。これには時間がかかります。

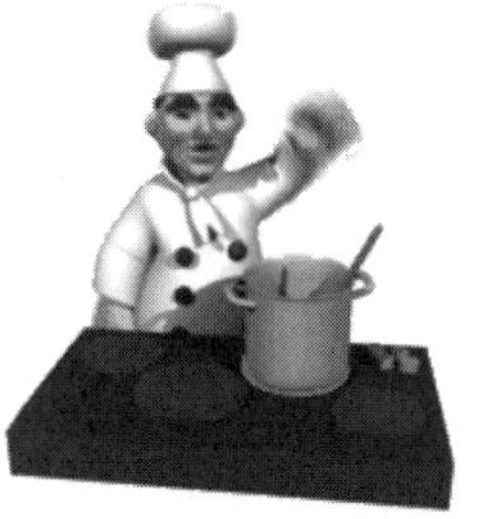

「あそこのレストランの味はどうだったい？」
「あっ、とってもおいしかったよ。ぜひ行くといいよ！」
──3日後。
「おいっ、この前、聞いたレストランに行ったけど、ひどい味だったぜ」
「えっ、おかしいなぁ。イスラエル人のシェフがコシェルに従って料理している正統派のイスラエル料理なんだよ」
「なんだい、そのコシェルってのは？」
「ユダヤ教の掟（おきて）に従った料理法さ。たとえば、牛の肉と乳製品はいっしょに出さないというような決まりがあるのさ。塩も自分で振って加減できるし……」
「えっ、あの料理は自分で味つけするのかい？　おれはそのまま全部食べた」
「そりゃ、まずい」

　言葉というものは、口に出されたものが相手の中で処理され、フィードバックとして返され、その結果により話を修正し、また話すことを繰り返すというようなかたちでコミュニケーションに使われます。コミュニケーションは学習のプロセスです。時間がかかります。

会話の「間」

会話は調歩式インターアクションです。Ａが話してＢが聞き、次はＢが話してＡが聞くというステップが繰り返されています。

会話は基本的に調歩式に進行します。相手と同時に話すということは、「おまえには話させたくない」というメッセージになります。たいていは会話でなく口げんかになります。

なぜ、会話は調歩式インターアクションになるのでしょう？「生きているシステム」の「内側の時間」が「外側の時間」とは違うからです。「外側の時間」は物理的に測定できます。「外側の世界」の1秒は「Cs133原子の基底状態の2つの超微細構造間の遷移における放射の9,192,631,770周期の継続時間」です。

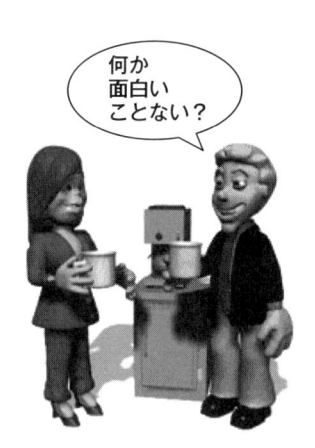

しかし、「内側の時間」は、外部からは測定不可能です。ですから、相手のシステムの中の時間の進み具合を確かめるには、その行動を観察しなければなりません。観察するためにはインターアクションを止める時間が必要です。それが「間」になります。

会話における「間」は、こちらの与えた刺激に対する相手のシステム内での処理の進行状態を確認するためにあります。

コミュニケーションのいろいろな定義

コミュニケーションにはいろいろな定義があります。どれかが正しいというものではありません。関係が先にあったのです。それにコミュニケーションという名前をつけました。その名前をつけた後に、いろいろなことがわかってきて、追加や修正を加えられてきました。コミュニケーションの定義は、コミュニケーションを論ずる人の数だけあっても不思議でありません。

- **インターアクション・プロセス説**：インターアクションとしてのコミュニケーションが社会の基本的単位である。
- **刺激–反応説**：コミュニケーションは、刺激、反応、学習の連続によって習得されるもので、社会とのかかわりの調節の手段となる。
- **意味付与説**：意味を相手に伝えるプロセスがコミュニケーションである。
- **レトリック（修辞）説**：いろいろな言い方で、何とか考えていることを伝えようとすること、つまり言葉の使い方がコミュニケーションである。

この本ではインターアクション・プロセス説と刺激–反応説を採用しています。

●コンテクスト

> **実験** 次の数字を考える ・・・・・・・・・・・・・・・・・・・・・・・・
>
> 2、4、6、8、10、12、?
>
> ?にはどんな数字が入るでしょう?

　あなたはどんな数字を考えたでしょうか?
　多くの人は「14 だ」と思います。2、4、6、8、10、12 と並んだ数字は偶数です。12 の次の偶数は 14 ですから、次に来るのは 14 と思うのです。
　このような流れをコンテクストと呼びます。コンテクストは "context" と書きます。これはラテン語からできた言葉で、"con + textus" です。"con" は「～とともに」という意味。"textus" は「織物」のことです。つまり、「織り込まれたもの」を context と呼びます。
　2、4、6、8、10、12 という数字の流れには、「2 を足すと次の数になる」という関係が織り込まれているように見えます。それがコンテクストです。日本語では「文脈」という訳語があります。しかし、ここで使っているコンテクストに「文脈」という日本語をつけるとわかりづらくなります。「文」という文字が理解を邪魔します。辞書で「コンテクスト」を調べると、「前後関係」「脈絡」「状況」「環境」などが、「文脈」以外の訳語として載っています。そのときのコンテクストで使い分ければよいでしょう。
　ところで、先の数列のコンテクストの持つメッセージは、何に織り込まれていたのでしょう? メッセージは「数字の列」に織り込まれていたのでしょうか?

　次の数字の列を見てください。

2	4	6	8	10	12
15	17	19	21	23	25
28	30	32	34	36	38

　2、4、6、8、10、12 の並びは先ほどの例と同じです。2 から始まり、2 ずつ増えて 12 にまでなります。でも、その後は 3 つ増えて 15 です。さらに 2 ずつ増えて、6 つ進んだら 3 つ増えます。このような数字の配列があっても不思議ではありません。極端な場合、規則性などなく数字が並んでいることもあるかもしれません。
　2 から始まる数列をお見せしたときには、規則性があるとは言っていません。それなのに、「規則性があるはずだ」と思い込んでいます。数字の出てくる前後関係から、次の数字を予想しています。そこに規則性があることを前提にしています。
　コンテクストは非言語的コミュニケーションです。そして、コンテクストの中のメッセージは受け手が作ります。こうして作られるイメージは、送り手が送るときにはコントロールできません。

人工知能のフレーム問題

ロボットに何かをさせようとすると「人工知能（AI）におけるフレーム問題」が生じます。

あなたがベッドの下に何かがいるのを見つけたとしましょう。ベッドを動かそうとして、ロボットに「ベッドを動かすのに、ちょっと手を貸してくれ」と言います。

ロボットは「手を貸して」くれるかもしれません。でも、きっとそれはあなたの望んだことでないでしょう（図11-36）。

そこで、「そんなものが必要なわけないだろう。よく状況を見てみろ！」と、ベッドを指差しながら言います。ロボットは言われたとおりに「よく見る」かもしれません。でも、それもあなたのしてもらいたいことではありません（図11-37）。

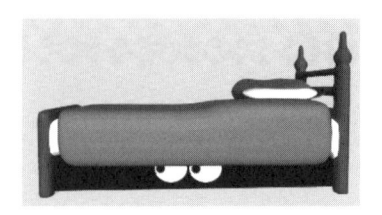

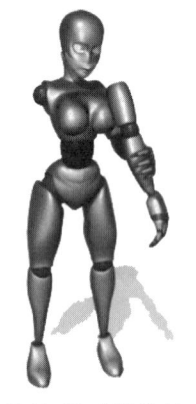

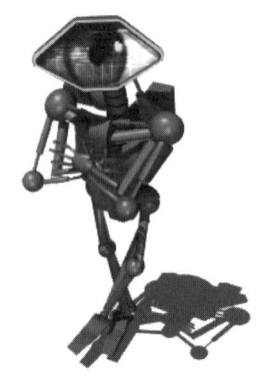

図11-36 「手を貸す」　図11-37 「よく見る」

あなたは怒り狂って、「おまえには、頭がないのか！ ちょっと頭を回せばわかるだろう！」と叫びます。従順で親切なロボットは「頭を回して」くれるかもしれません。しかし、それもあなたの本当の望みではありません（図11-38）。

AIが何かをするときには、「しなければならないこと」と「しなくてもよいこと」を判断しなければなりません。

しかし、「しなければならないこと」は有限なのに、「しなくてもよいこと」は無限にあります。

ベッドを動かすときには、マットレスを動かしたり、シーツをずらしたりすることは「しなくてもよいこと」（または「してはならないこと」）です。

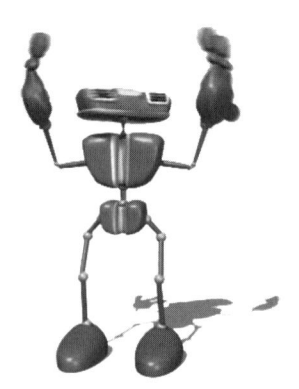

図11-38 「頭を回す」

さらに、部屋には枕、花ビン、パジャマ、上着、雑誌など多くの物があり、それを対象とする行為は、読む、破く、投げる、捨てる、燃やす、水をかけるなど数えきれません。

ロボットが、一つひとつ自分の行おうとすることを考えて、「しなければならないこと」か「しなくてもよいこと」かを判断している間に、仕事のタイムリミットが来ます。ロボットの思考の資源は有限ですが、その状況で判断しなければならないことは無限になってしまいます。

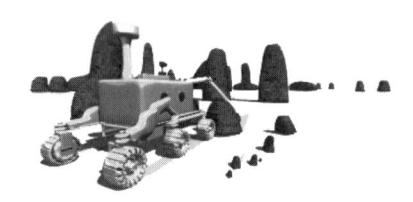

このように、**「判断の能力には、ある枠（フレーム）があるのに、行動のために判断しなければならないことには枠がない」**というのがフレーム問題です。

フレーム問題から人間性へ

フレーム問題は、ロボットが行動する前に、そのときの周囲の状況をすべて判断させようとするから起こります。人間は周囲の状況を「いい加減」に判断しています。完全な判断はしていません。見落としもありますし、人によって判断に個人差が出ます。当たり前なのです。まともにやっていたら、一生考えていなければなりません。どの辺りで「いい加減」に判断を打ち切るかが個性です。

石橋をたたいて渡る人、石橋をたたいても渡らない人、石橋を壊れるまでたたいて「やっぱりね」と言って安心して引き返す人、石橋をたたいても壊れないのでダイナマイトを仕掛ける人——いろいろな人がいます。どうせ、未来のことは確定していないのです。石橋を渡りながら、変な振動があったらすぐに引き返せるように、「今、起こっていることを感じている」ことが大切です。

コンテクストと気づき

コンテクストは、それを意識してコミュニケーションしているときには大変に役立つものですが、多くの人は意識していませんし、使おうとはしません。「自分が何をしているのか」わからないことが多いのです。「自分を忘れている」人が多いのです。「気づき」が大切です。

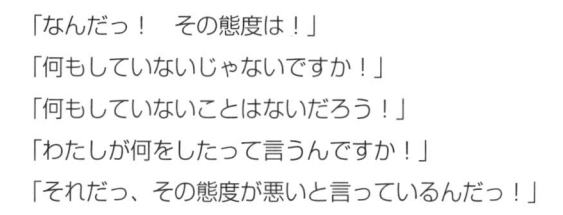

「なんだっ！　その態度は！」
「何もしていないじゃないですか！」
「何もしていないことはないだろう！」
「わたしが何をしたって言うんですか！」
「それだっ、その態度が悪いと言っているんだっ！」

よくあることです。このとき、コンテクストを考えれば、もうすこし楽に生きられるかもしれません。そのために大切なのは、「自分のやっていることに気づくこと」です。センサリー・アウェアネス、フェルデンクライス・メソッド、アレクサンダー・テクニーク、キネステティクスでは、このような「気づき」を教育します。

コンテクストの解釈と文化

アダムが葉っぱを拾って股間を隠すのはキリスト教の文化です。「人間は社会的（ポリス的）動物である」とアリストテレスは言いました。人間は生まれたときから社会の中で育ちます。生まれたときから社会から教育を受けています。ここでいう社会は、家族、親族、学校、職場、地域社会、国、世界という様々なレベルでのシステムです。

これらの様々なシステムはすべて生きています。システム自体が円滑な生き方をするために、システムの中に秩序が生まれます。この秩序は、家族や親族の中の慣習であったり、学校の規則であったり、国の法律であったりします。これらが集まって、文化ができています。

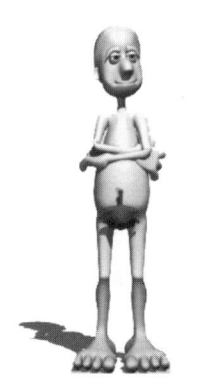

掟

「なぜ、人を殺してはいけないのか？」という問いについて、子どもにどう説明するかが問題になったことがありました。倫理や哲学を持ち出して説明しようとして失敗する大人がいました。「人が人を殺してはならない」というのは、人間の本性ではありません。社会というシステム内のインターアクションの規則なのです。この規則を守らないと、システムが生きていくのに支障が出ます。システムが生き残るためには、この規則に従わない構成要素は排斥されます。システムの自己保存のための掟（おきて）です。

同じ文化に属している人間は、その文化を遵守することを暗黙のうちに了解していると見られます。もし、この文化を守らなければ、そのことが相手に意味を作ります。所属しているグループの否定ととられます。そして、そのグループの文化を知らない「よそ者」は排斥されます。

新しい職場に行くと、「新しい人は、どんどん新しいやり方を取り入れて職場を活性化してください」と言われます。これを真に受けて、その気になって改革を進めると、その職場という社会から抹殺されるかもしれません。大切なのは、そのときのグループの非言語的コミュニケーションを「感じる」ことです。そのためには、がんばらないことです。がんばると感じなくなります。

文化を守ることや掟を破ることは、とても大きなコミュニケーション手段となります。

コラム 内言と外言の構造と語彙と文化

日本人は内言に日本語の構造と語彙（ごい）を使います。アメリカ人は英語の構造と語彙、ロシア人はロシア語の構造と語彙を使います。「外国語を学ぶことは、その国の考え方を学ぶことだ」とか、「英会話を学ぶには英語的発想が必要だ」といわれます。なぜでしょう？　内言には外言と同じ構造と語彙が使われ、それが文化だからです。

I went shopping with my friends yesterday.（昨日、友達と買い物に行きました。）

この文を例として考えてみましょう。

まず、英語では常に主語をつけます。つまり、「誰の行動か」「誰の責任か」を明示します。このような外言の構造は、内言に引き継がれます。英語を話す人は、英語の構造を持った内言を使って思考します。責任の所在を常に明確にしようと考えます。このような思考方法を外言から内言として学習した子どもが成長し、アメリカの社会を作ります。当然、責任を重視する文化が残ります。

日本では主語は省略できます。もし、状況から推測できるのならば、「誰が行ったのか」は明示されません。「わたしがやりました」と言うのは強調したいときだけです。状況を述べることが多くなります。昨日なのか、明日なのか、友達といたのか、1人だったのか……。このようにして、日本語を話す子どもは、行動の主体よりも、状況のほうを重視する思考を外言から習得します。外言の構造が内言に受け継がれ、日本語的思考パターンが学習されます。そして、日本人の子どもは、個人の責任よりも全体の状況を重要だと考えるようになります。このような子どもが成長し、日本の文化を作ります。「言語は文化であり、文化は言語である」のです。

●まとめ

　「外側の世界」という垣根を越えて、お互いの「内側の世界」に情報を作ることがコミュニケーションです。そのコミュニケーションについて、ここまでいくつかのことを述べました。

- 言葉自身に意味はありません。
- 言葉だけでは意味は伝わりません。
- 意味は相手の中で作られます。
- 言葉は相手の中に意味を作り出す刺激です。
- 言葉以外の非言語的コミュニケーションがあります。
- コミュニケーションには能力のフレームがあります。
- コミュニケーションには時間的流れのコンテクストがあります。
- コンテクストの解釈は文化に大きく影響されます。
- 相手の中に意味を作り出すためには「力」を使います。
- 「力」の変化が情報になります。
- コミュニケーションは「力」で伝わりますが、必要最小限以上の伝える「力」はノイズになります。
- 会話のようなコミュニケーションには、相手の「内側の時間」が関係します。
- 調歩式インターアクションでは、相手が情報を処理する「内側の時間」を待つ必要があります。

　まだ、いろいろなことがありますが、日常生活の中でコミュニケーションを感じてみるとわかることが多いでしょう。「今、ここ」で自分が何をしているかを感じることで、自分と周囲とのコミュニケーションが見えてくるでしょう。ここに書いた事柄は、現代のコミュニケーション理論の「おいしいところ」の紹介です。

　理論は道具です。自分の周りで起こることを分析するためのツールです。けっして、理論がコミュニケーションのとり方を指導してくれるわけではありません。自分の体験を理論で分析して、いろいろなインターアクションを試してみるのがよいと思います。

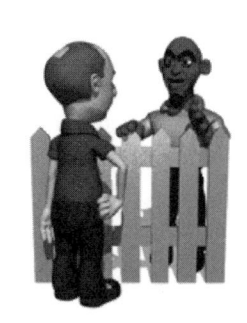

12 抗重力システム

　人間は重力の下で生きています。この章では、重力と人間の関係を解説していきます。重力と上手に関係を作らないと、体は苦しくなります。そして、不安になります。この章を最後まで読めば、その理由がわかるでしょう。

●抗重力構造と筋肉

重力を利用して生きる

　「抗重力」という文字を見ると、重力に反抗することのように思うかもしれません。多くの人が「人間は重力によって自由を奪われている。だから、自由に動くために、いつも重力に抵抗している」と考えています。しかし、人間は重力に反抗して生きていくことはできません。重力は人間の体を地面にとどめてくれ、動きを助けてくれています。この力にいつも反抗していたら、生きているだけでも疲れ果ててしまい、死ぬでしょう。**現実を丁寧に観察してみると、ヒトを含むすべての生物は、重力を利用して生きていることに気づきます。**

　イヌは、電柱にマーキングするとき、重力で地球に引きつけられています。重力がなければ、マーキングのたびに排尿のジェットの推進力で宇宙に飛び出してしまいます（**図12-1**）。マーキングできなくなれば、イヌはテリトリーを争ってけんかばかりするようになるでしょう。

　ネコは、柱で爪を研ぐとき、重力で地球に引きとめられています。重力がなければ、ネコは爪を研ぐたびに空中に飛び出し、爪を研げなくなります（**図12-2**）。爪が伸び過ぎて肉球を痛めるでしょう。

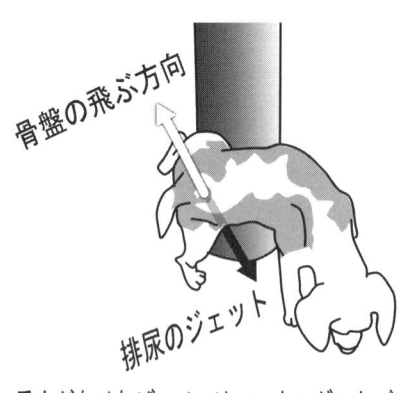

重力がなければ、イヌはマーキングのたびに飛んでしまいます
図12-1　イヌのマーキング

重力がなければ、ネコは爪研ぎのたびに飛んでしまいます
図12-2　ネコの爪研ぎ

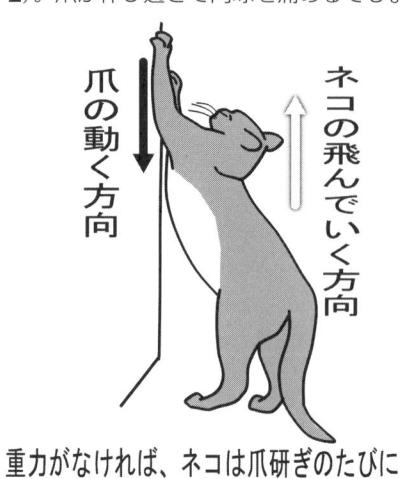

重力がなくなれば、イヌやネコに限らず、地球上のすべての動物が問題を抱えることになります。トリは羽で空気の流れを作ることができずに飛べなくなります。親ドリは巣に戻れなくなり、ヒナは飢えて死にます。サカナは水から受ける浮力によって水面に浮かび上がってしまいます。泳ぐこともエサを捕ることもできなくなり、死に絶えるでしょう。ゾウは地面を踏むたびに飛び上がり、草を食べることができなくなるでしょう。ヒトは、コップの中に水を注ぐこともできなくなり、脱水で苦しむでしょう。

　地球上の生物は重力と共存しています。「重力に反抗して生きている」と考えるのはヒトだけです。イヌもネコもクジラも重力を利用して生きています。**ヒトは重力と協力して生きることを学習すると、楽に生きていけます。**それは、武道や舞いで達人と呼ばれる人々の行っていることです。

抗重力という言葉

　動物の体幹は**重力（gravity）**で地球に引っ張られています。立ち上がったり歩いたりするときは、その重力と釣り合いをとる力を体の中で発生させています。四肢で体を支えて四つ足立ちしたり、下肢の上に骨盤や胸郭を積み上げて直立したりするときにも、同じ力を発生させています。この「重力と釣り合いをとる体の中の力」を**抗重力（antigravity）**と呼びます。動物の体には、抗重力を発生させるシステムがあります。これを**抗重力システム**と呼びます。

　antigravity という言葉は SF 小説の中にも出てきます。特殊な装置を使い、物理的に重力を打ち消して物体を空中に浮かせるというフィクションの説明に使われます。この場合は**反重力**と翻訳されています。antigravity という英単語自体は、抗重力とでも反重力とでも翻訳できますが、反重力という言葉では、SF 小説で使われているような、現代の物理学では証明できない力と誤解されることがあります。**この本の中では「重力と釣り合いをとって立っているために体の中で作られる筋肉の力」を抗重力と呼びます。**

抗重力構造としてのウマの骨格

　四つ足動物では、前肢と後肢が伸展して体幹を支えます。図12-3に、四つ足動物の例としてウマの骨格を示しました。

　ウマの前肢は、肩甲骨、上腕骨、橈骨、尺骨、中手骨、3つの指骨で構成されます。尺骨は肘頭だけしかなく、それ以下の部分は橈骨と癒合しています。中手骨は第3中手骨と第4中手骨だけがあり、他の中手骨は退化・消滅しました。第4中手骨はほんのわずかしかなく、第3中手骨で重さを支えています。指骨の基節骨、中節骨、末節骨は、第3指だけが残っています。一見すると前肢の膝のように見えるところは手根骨です。

　後肢は、腸骨、大腿骨、腓骨、脛骨、中足骨、趾骨で体幹を支えています。前肢の橈骨と尺骨の場合と同様に、腓骨は脛骨に癒合しています。中足骨では第3中足骨と第4中足骨が残っていますが、第3中足骨で重さを支えています。第3趾の基節骨、中節骨、末節骨が趾骨になっています。踵骨は飛節とも呼ばれます。また、前肢の中手骨と後肢の中節骨は共に管骨とも呼ばれます。

　ヒトと比較すると、ウマでは前肢の指骨と中手骨、後肢の趾骨と中足骨が長くなっています。一見すると膝のように見えるところが手根骨や足根骨であり、お尻のように見えるところが大腿です。

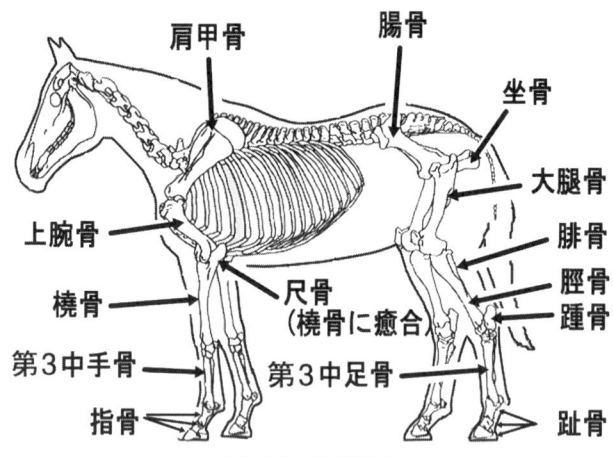

図12-3　ウマの骨格

　ウマには抗重力構造としての骨格があります（図12-4）。

　ウマの前肢では、肩甲骨、上腕骨、橈骨・尺骨、中手骨、指骨の間に関節があります。後肢では、腸骨、大腿骨、腓骨・脛骨、中足骨、趾骨の間に関節があります。四つ足で立っているためには、これらの関節の角度が180度に近くなるようにすること、つまり関節を開くことが必要です。**重力と釣り合いをとって立っているということは、関節を開くこと、関節を伸展させることです。**このために筋肉が使われます。

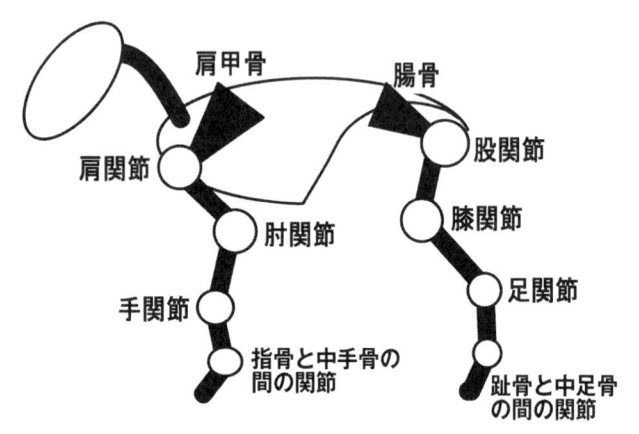

図12-4　抗重力構造としてのウマの骨格の模式図

　ウマが走っている姿を見ると、関節を開くための筋肉がどこにあるかがわかります。

ウマの四肢には関節を開くための筋肉があります（図12-5）。

前肢では、肩の上、肘の後ろ、手首の手背側、指の掌側にあります。ヒトで言うと、肩の三角筋、上腕三頭筋、手首の伸筋群、指の屈筋群です。

後肢では、殿部、大腿前面、下腿後面から足首の足背側、足底にあります。ヒトで言うと、大殿筋、大腿四頭筋、下腿三頭筋、趾の屈筋群です。

魚類から両生類、そして犬歯類やは虫類へという進化の過程で、肘が後ろになるように上腕骨がねじれ、膝が前になるように大腿骨がねじれたため、前肢と後肢では関節を開く筋肉が反対側についているように見えます*。

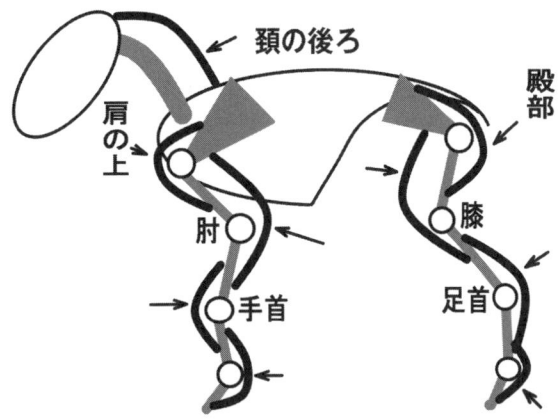

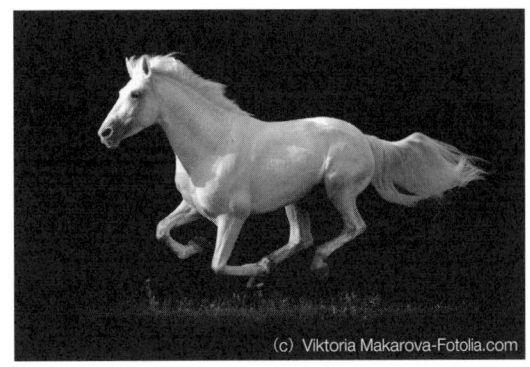

図12-5 ウマの関節を開く筋肉

抗重力筋

重力と釣り合いをとるために骨格を調整する筋肉を抗重力筋と呼びます。

また、関節の角度を大きくする筋肉は**伸筋**と呼ばれます。これらの筋肉が興奮して収縮すると、関節の角度が大きくなり、体が真っすぐに伸びるからです。**抗重力筋は一般的に伸筋です**（図12-5）。しかし、指趾の関節については、この原則は適用されません。手首と足首から先では、いわゆる屈筋の収縮で立っています。この屈筋も抗重力筋です。

頭の後ろから背中にかけての頸の筋肉も、頭を持ち上げて重力と釣り合いをとっています。ですから、頸の後ろの筋肉も抗重力筋です。

ウマは、これらの抗重力構造を使って地面の上に立っています。ウマは、生まれてからすぐに立ち上がります。立ち上がれないと、すぐに肉食獣のエサになるか、人間により屠殺されます。ウマは、生まれるまでに抗重力筋の使い方を習得しています。子宮の中でうごめいているうちに、抗重力筋の使い方を学習しています。生まれたときには、脳の中のシナプスの連絡として、抗重力筋の使い方がプログラムされています。

---

* 詳しくは、「動きの進化発生学」の章 を参照してください。

ヒトの抗重力構造

チンパンジーが平地を歩くときには、四つ足で歩きます（図12-6）。成熟したヒトは二足歩行します。上肢は地面につきません。しかし、ヒトも成熟する前は、上肢を前肢のように使って移動しています。生まれてから立ち上がって歩くまでの間は、四つ足動物と同様に動いています。ですから、**ヒトの基本的な抗重力構造は四つ足動物と同じです**（図12-7）。

四つ足動物は、脊柱を地面と平行にして移動しています。脊柱の長軸と重力の向きは直角です。成熟したヒトは直立しているので、脊柱の長軸と重力の向きが同じです。重力は脊柱を曲げる方向に働いています。ですから、**ヒトでは脊柱の後ろで脊柱を伸ばす方向に働く筋肉、つまり脊柱起立筋と呼ばれる一群の筋肉も抗重力構造です**。

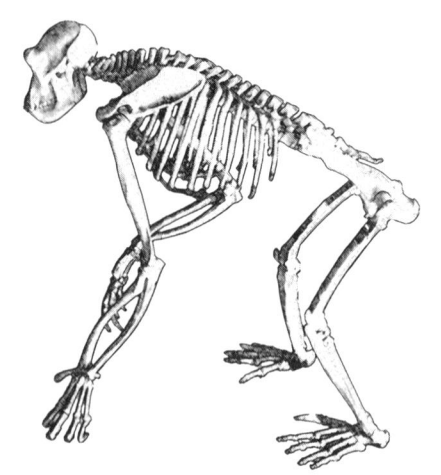

図12-6　チンパンジーの骨格

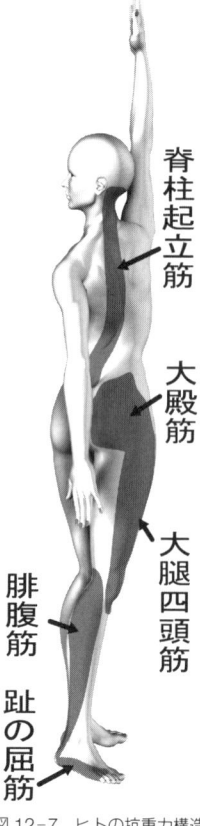

図12-7　ヒトの抗重力構造

赤ん坊の抗重力機能としての神経ネットワークと学習

四つ足動物とヒトの抗重力筋の使い方は同じです。

四つ足動物では、その使い方は容易です。誕生前に、使い方の学習をほぼ完了しています。子宮内で四肢を動かしているときに、四つ足で立つのに必要な基本的動き方のプログラムが、脳神経のシナプスによるネットワークとして記録されてから生まれてきます。もし、四つ足動物が生まれたときに、このネットワークができあがっていなければ、天敵に襲われて逃げられずにエサになります。

しかし、**ヒトは動物として成熟する前に生まれてしまいます**。生まれたときには、抗重力構造としての骨格も未熟ですし、それを動かす筋肉も未熟です。子宮の中では、骨も筋肉も体を支えられるまでに成熟していませんから、それらを使う神経のネットワークも未熟です。生まれたときには寝返りさえもできません。1人で生きていくことはできません。親の保護が必要です。生まれたとき、ヒトの脳の中には抗重力構造を使うための神経細胞はあるのですが、**立って歩くために必要な神経ネットワークが充分にできるまでには1年ほどかかります**。神経ネットワークの成熟と並行して、体験から抗重力構造の使い方を学習していきます。起き上がり、立ち、歩くことは、学習して習得する動きです。

一般理論

> **コラム** 学習なしに行われる動き＝呼吸

　両生類、は虫類、ほ乳類、鳥類には、**生まれる前に学習できないにもかかわらず、生まれた直後から自動的に動き出す動き**があります。呼吸筋の動きです。呼吸筋の動き方だけは遺伝子に組み込まれています。呼吸筋を動かすための神経ネットワーク構造は、学習によってではなく、生まれる前から遺伝によって作られています。

　血液中の二酸化炭素が多くなると、延髄の吸息中枢が「息を吸え」という指令を出します。すると、外肋間筋が収縮して肋骨を引き上げ、横隔膜が下がり、胸郭を広げます。息を吸って気管支の末梢や肺胞が広がると、伸展受容器が刺激され、迷走神経を通って延髄にある吸息中枢が抑制され、吸息をやめて息を吐きます[*1]。この反射だけは練習なしで実行されます。

　羊水に囲まれた環境から、産道を通って空気の中に置かれたときに、このネットワークのスイッチが入って呼吸を開始します。声帯の筋肉の調整を知らないため、産声という泣き声になって表れます。

　生まれたばかりの赤ん坊は、反射的に荒い動きで呼吸筋を収縮させるだけです。しかし、泣いているうちに血液中の酸素濃度に見合った呼吸をすることを学習します。

反射と感覚の発達と抗重力システム

　ヒトの赤ん坊は、泣くことはできますが、立ち上がることはできません。立ち上がることはおろか、寝返りさえもできないのです。赤ん坊は自分の手足の使い方を知りません。脳から四肢と体幹に向けて、「筋肉を収縮させろ」という信号が無秩序に出されます。その結果、むちゃくちゃな動きをします。

　このとき、わずかに作られていたネットワークが作用します。出生直後に反射として観察されます。この反射を、固有覚、振動覚、前庭覚、視覚からの情報をもとにして、上位の動きの中枢がコントロールできるようになることで、バランスをとって立っていることができるようになります。**反射と感覚の成熟に伴い、抗重力システムが成熟します。**

●抗重力筋と姿勢筋

　抗重力筋とは、立ったときにかかる重力に対抗するために使われる筋肉のことです。主な抗重力筋は、脊柱起立筋、大殿筋、大腿四頭筋、下腿三頭筋（腓腹筋）、足底の趾の屈筋です（図12-7）。これらの筋肉が収縮すると、地球の重力に拮抗して、骨を立ち上げておくように働きます。立位姿勢を保持するのに重要な役割を果たします。ただし、どんな筋肉も、反対の働きをする筋肉との釣り合いで調節していますから、これらに拮抗する筋肉も姿勢の調節に使われます。**抗重力筋とその拮抗筋を含めて姿勢筋と呼びます。**腹直筋、大腿二頭筋、大胸筋、中斜角筋などの屈筋が含まれます。

　抗重力筋と姿勢筋を同じものと定義する人もいますが、この本では区別しています[*2]。

[*1] 肺伸展受容器反射、肺迷走神経反射、ヘーリング・ブロイウェル反射（Hering-Breuer reflex）と呼ばれます。
[*2] このような厳格な抗重力筋の定義は、モーシェ・フェルデンクライスが *Body and Mature Behavior : A Study of Anxiety, Sex, Gravitation, and Learning* に書いたものを参考にしています。

実験 重力に逆らわず寝る、立ち上がる

重力に抗することをやめて横になります。
重力に逆らわず横になると、どのような姿勢になるでしょうか？
次に、立ち上がります。
体はどのようになるでしょうか？
どこの筋肉をどのように使っているでしょうか？

重力に抗することをやめて床に寝てみると、体を伸ばすよりも縮めるほうが安心します。母親の胎内にいるときには、全身を屈曲させていました。多分、羊水に浮かんで重力を受けずに過ごした子宮の中では、屈曲した姿勢が自然だったでしょう。

重力に抗して直立するには、足関節を伸ばし、膝関節を伸ばし、股関節を伸ばし、脊柱を伸ばします。ですから、抗重力筋の主たるものは、脊柱起立筋、大殿筋、大腿四頭筋、腓腹筋などの伸筋群です。伸筋は、関節の角度を大きくして関節を伸展させる筋肉です。伸筋の多くは、キネステティクスで「後面」と呼ばれるところにあります（図12-8）。ただし、**キネステティクスの定義に従えば、腓腹筋と足底の筋肉は「後面」ではありません。しかし、抗重力筋です。**

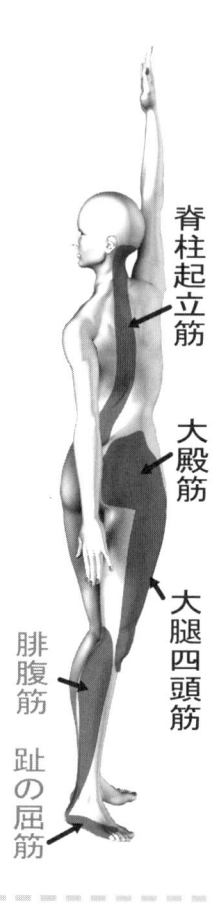

図12-8 抗重力筋
（脊柱起立筋、大殿筋、大腿四頭筋、腓腹筋、趾の屈筋）

コラム 進化発生学から見た抗重力筋

進化発生学では、ヒトの殿筋群や大腿四頭筋は、サカナや両生類の背側の筋肉から分化してきたと考えられています。脊柱から大腿骨へつながっている大腰筋と、腸骨から大腿骨へつながっている腸骨筋も、同じく背側の筋肉です。これら2つの筋肉は体の中で脊柱より前方にあるため、一般には抗重力筋とみなされていません。しかし、方形筋や殿筋群と拮抗しながら直立姿勢を保つため、常に使われています。

立ったり座ったりしなくなると、腸骨筋は萎縮して短縮します。仙腸関節が屈曲して、仙骨が突出したように見えます。仙腸関節が屈曲変形すると、仙骨部の褥瘡のリスクが増します。

> **コラム** ヒトの抗重力システムと文化
>
> 　ヒトは自由に上肢を使えます。これが人間の文化のもとになりました。百獣の王と称されるライオンは、前足で重さを支えなければなりません。ですから、ライオンは手を重力から解放して自由に使えません。ライオンは手を自由に使えないので、文字を書けません。ライオンがどんなに偉大な動物でも、王国の記録を書き残すことはできませんでした。ライオン王国という題名の本を書くのは、ライオンではなく、手を自由に使える人間です。
>
> 　ヒトが手を自由に使えるのは、直立しているからです。進化の過程で、体を支えるという機能を下肢がまかなうようになったので、自由に上肢を使えるようになりました。つまり、**ヒトは重力と釣り合いをとって直立する抗重力システムを成熟させたことで文化を作り、伝えています。**

趾の屈筋

実験　歩く、体を伸ばす

両足で静かに立ちます。
1歩踏み出して進みます。
歩くときに自分の足のどの筋肉を収縮させて体を支えているでしょうか？
次に、体を天井のほうに伸ばします。
どこの筋肉を収縮させて体を支えているでしょうか？

　歩くときには、まず一方の足で片足立ちをします。すると、反対側の体が軽くなって上がり、膝が曲がって踵(かかと)が浮きます。そして、軽くなって浮いた足を前に振り出します。このとき、体の重さは、支えている足の踵から趾(ゆび)のつけ根にかかります。**趾の屈筋が収縮して体を支えています。**

　立って体を上に伸ばすときには、つま先立ちをします（図12-9）。つま先で立つというのは、中足骨の骨頭で体を支えることです。このとき、趾が屈曲して床を押しつけます。**趾の屈筋は足底と下腿にあります***。この筋肉も抗重力筋です。

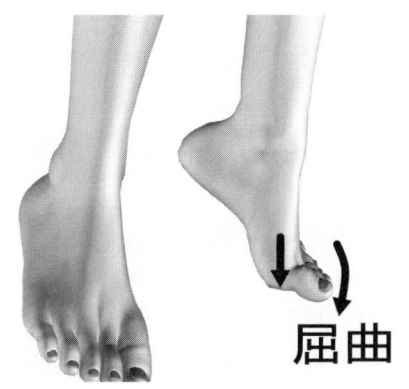

図12-9　つま先立ち

---

* 足底には、短母趾屈筋、短趾屈筋、短小趾屈筋があります。下腿には、長母趾屈筋、長趾屈筋があり、足底に腱(けん)を伸ばして趾を屈曲させます。

12　抗重力システム　699

噛む筋肉

噛む筋肉のうち、両側の咬筋と側頭筋と内側翼突筋は、下顎を持ち上げます（図12-10）。これは重力に拮抗する作用です。

これら左右6つの筋肉も、**立ったときに地球の重力と釣り合いをとるために常に使われている抗重力筋**です。

たいていの抗重力筋は関節を伸展させる伸筋ですが、**足の趾を曲げる筋肉と噛む筋肉**[*1]は、屈筋でありながら抗重力筋です。

図12-10　咬筋と側頭筋

2種類の筋肉

筋細胞には2種類あります。一つは赤い色をしていて、収縮のスピードは遅いですが、疲れづらい筋肉です。**タイプⅠ**と呼ばれます。もう一つは、白っぽくて収縮のスピードは速いですが、すぐに疲れてしまう筋肉です。**タイプⅡ**と呼ばれます（図12-11）。

タイプⅠにはミオグロビンが多く含まれています。ミオグロビンは鉄を含んで赤い色をしており、酸素と結びつきやすいタンパクです。赤血球に含まれているヘモグロビンも鉄を含むタンパクで、酸素と結合して、酸素を体中に運びます。ミオグロビンのほうがヘモグロビンより酸素と結びつきやすいので、酸素はミオグロビンにくっついて筋細胞の中にため込まれます。そして、ミトコンドリアの中でグルコースの酸化に使われます。赤い色をしたタイプⅠの筋線維は、細胞自身の中に酸素をためていますから、血液が流れてこないときにも収縮できます。ミオグロビンの持つ酸素がなくなる前に血液から酸素が再度供給されれば疲れません。**有酸素運動に適しています**。有酸素運動では、ブドウ糖1分子を酸化してATP（アデノシン三リン酸）を30～38個[*2]取り出します。エネルギー効率のよい運動です。ただし、反応に時間がかかるので、すばやくは収縮できません。タイプⅠは、赤い外見から**赤筋**と呼ばれたり、収縮スピードの遅い点から**遅筋**と呼ばれたりします。弱い力で長時間の収縮を繰り返すのに有利なので、**タイプⅠの筋線維の多い筋肉を持つ人はマラソンに向いています**。

タイプⅠは酸素を貯蔵できます

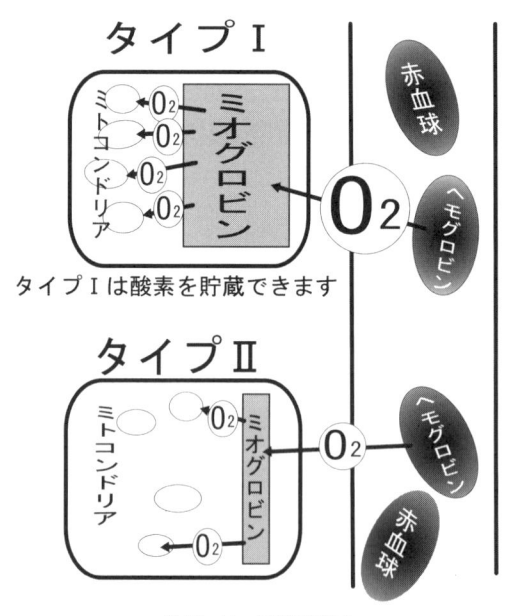

図12-11　2種類の筋肉

[*1] 進化発生学によれば、内側翼突筋は咬筋や側頭筋と同じくサカナの下顎を内転させる筋肉から分化しました。咬筋と側頭筋と内側翼突筋は、顎関節を閉じて下顎を持ち上げます。抗重力筋です。外側翼突筋は、顎を前方に動かして食物をすりつぶしますが、重力に拮抗する働きはほとんどありません。

[*2] 従来は38個といわれていましたが、最近の研究では30～32個といわれます。

タイプⅡの筋細胞にはミオグロビンが少ないので、有酸素運動に不利です。グルコースではなく、細胞内にため込んだクレアチンを酸素なしで分解して、ATPを1個取り出します。反応はとても速いのですが、効率は悪いです。クレアチンがなくなると収縮できなくなりますから、疲れやすい筋肉です。タイプⅡは、白っぽい外見から**白筋**と呼ばれたり、収縮スピードの速さから**速筋**と呼ばれたりします。**タイプⅡの筋線維の多い筋肉を持つ人は、瞬発力の必要な短距離走に向いています。**

　タイプⅠは、小さな力で持続的な動きをするのに適しています。タイプⅡは、大きな力で速い動きをするのに適しています。タイプⅡの中でもタイプⅠに近い性質を持つものをタイプⅡa、そうでないものをタイプⅡbと呼びます。

コラム　マグロとヒラメ

　マグロは回遊します。いつでも泳いでいます。眠っているときも泳いでいます。マグロやカツオには、浮き袋がありません。ですから、泳ぎ続けていないと沈んでしまいます。また、エラの大きさが充分ではないので、泳いで口から水をエラに流していないとおぼれてしまいます。ですから、**マグロの筋肉は常に収縮と弛緩を繰り返します。持久力が求められます。タイプⅠが適しています。**マグロはタイプⅠの赤い筋肉をたくさん持っている赤身魚の代表です。

　ヒラメは海底に横たわっていて、危険が襲ってくると、ビュッと跳ねるように泳いで逃げます。**瞬発力が必要です。ヒラメは白い筋肉をたくさん持っています。タイプⅡの筋肉です。**ヒラメは白身魚の代表です。

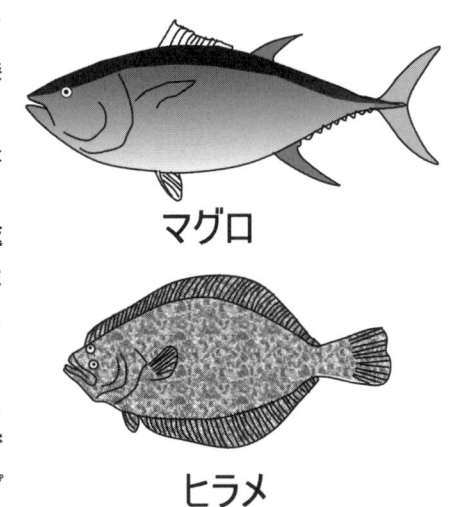

　マグロもヒラメも、持っている筋肉に適した動き方をしているために生き残れます。

抗重力筋を維持するための重力

　実際には、1つの筋肉の中にタイプⅠ（赤筋で遅筋）とタイプⅡ（白筋で速筋）の筋線維が入り交じっています。その比率により、筋肉の色が決まります。

　タイプⅠとタイプⅡの比率は、筋肉の使い方により変わります。短距離走の選手がマラソンに転向すれば、タイプⅡ筋線維がだんだんとタイプⅠ筋線維に入れ替わっていきます。

　また、宇宙ステーションに滞在すると、抗重力筋のタイプⅡ筋線維よりタイプⅠ筋線維のほうが大きく減少します。抗重力筋の筋肉全量も減りますから、タイプⅠの筋肉は著明に減ります。地上に帰ってからの立位保持が困難になります。そのため、宇宙ステーション滞在中はトレーニングマシンを使って有酸素運動で抗重力筋をトレーニングしなければなりません。**重力は抗重力筋の動きを妨げているのではなく、抗重力筋の維持に必要なものです。**

抗重力筋とタイプⅠ（赤筋で遅筋）

　立っているときには、いつでも抗重力筋が働いています。脊柱を含めた体全体がテンセグリティとして機能しますから、直立しているために大きな力は不要です。小さな力を出し続けても疲れない筋肉が求められます。ですから、抗重力筋の中にはタイプⅠの筋線維が多くなっています。そのため、代表的な抗重力筋である腓腹筋は、タイプⅠの筋肉の代表として実験に使われます。

　体全体をテンセグリティとして使い、抗重力筋で張力を調節すれば、疲れることなく、いつまでも立っていられるでしょう。**これに気づかずに、抗重力筋以外の筋肉、タイプⅡの筋線維の多い屈筋に持続的な緊張を作り出していると、「立っているだけでもつらい」と感じるようになります。**

抗重力筋と血流

　抗重力筋はタイプⅠ（赤筋で遅筋）の筋線維成分が多いので、収縮力は弱いですが耐久性を持っています。タイプⅠはミオグロビンが多いので、酸素を蓄えていられます。ですから、ある程度の時間なら、血液が充分に流れてこなくても、細胞が傷むことはありません。血流不足に強いのです。

　ですから、寝るときに抗重力筋を体の下にして体を支えても、筋肉がすぐに傷むことはありません。体の重さにより筋肉が押しつぶされて血流が減っても、しばらくして寝返りすれば、血流が再開するからです。もし、タイプⅡ（白筋で速筋）を下にして体を支えると、タイプⅡはミオグロビンが少ないので酸素不足になります。ですから、**抗重力筋を下にしているほうが体の筋肉を守れます。**

抗重力筋と褥瘡

　動脈が皮膚に血液を送る様式には、大きく分けて2種類あります（図12-12）。動脈の枝が直接皮膚に行く場合（**図中A**）と、動脈が筋肉に入り、その中で枝分かれして、筋肉を貫き、皮下脂肪を突き抜けて皮膚に枝を送る場合（**図中B**）です。頭、手先、足先、膝の裏、腋窩部、ソケイ部を除くと、体のほとんどの皮膚は筋肉から血液の供給を受けています。

　乳がんの手術痕を修復する方法の一つに筋皮弁があります。広背筋や腹直筋に行く血管を損傷しないようにして、筋肉ごと皮膚を移動させます。背中やお腹の皮膚を胸に持ってくるのです。このようなことをする理由は、筋肉をつけた皮膚は血流がよいからです。皮膚は筋肉に養われています。

　筋肉が血流不足に強ければ、皮膚は血液を筋肉に奪われずに必要な酸素や養分を受け取れます。**酸素不足に抵抗力の強い抗重力筋を下にして寝ていれば、皮膚の血流不足による損傷、褥瘡の予防にもなる可能性が高まります。**

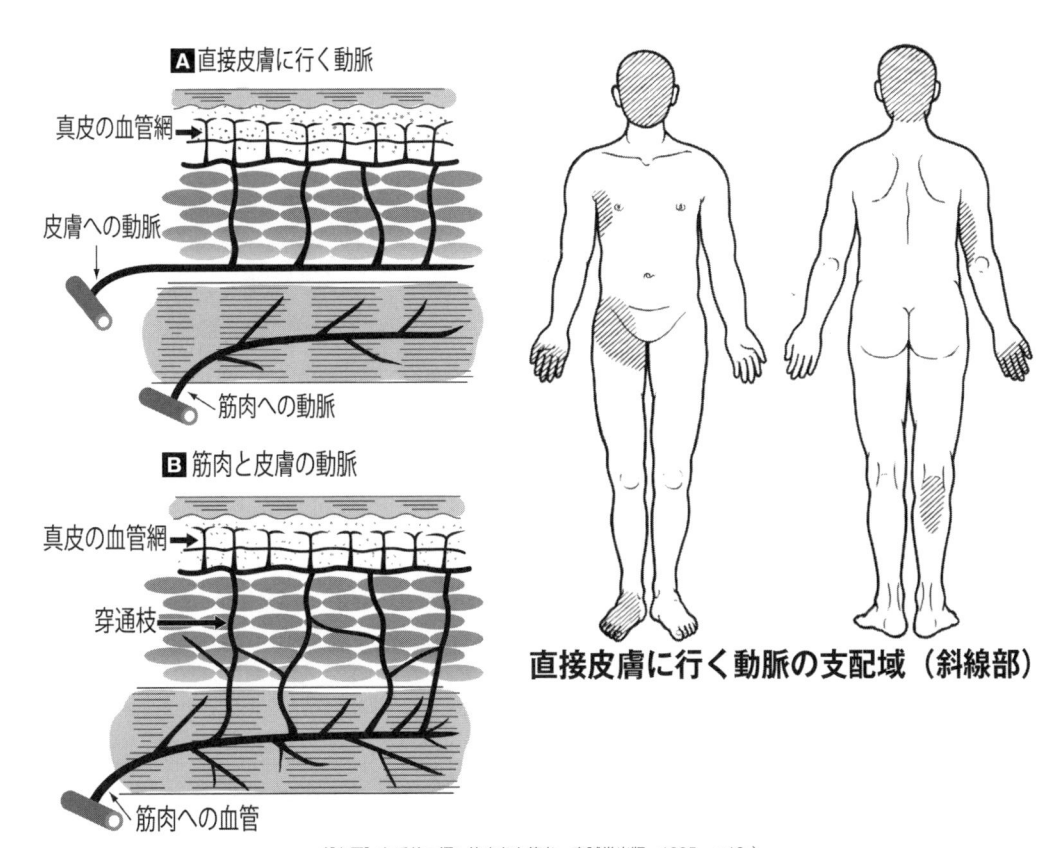

([右図] 丸毛英二編：筋皮弁と筋弁．克誠堂出版，1985，p.18．)
図12-12 動脈が皮膚に血液を送る様式

コラム 抗重力システムとポジショニング

　ある体位をとるときには、全体を眺めて楽そうに見えるかどうかチェックすることが大切です。さらに、局所的に力がかかっていないかを調べましょう。一部に力が加わっただけでも、抗重力システムとしての筋肉は、体全体に変化をもたらすかもしれないからです。体は全体として環境に反応しています。

伸筋と臥位

ハイハイしていた赤ん坊も、生後11か月くらいになると膝を床から離します。高這い位と呼ばれる体位になります（**図12-13**）。上肢を床につけて頭を床から離し、体の重さを四肢だけで支えています。両方の上下肢は伸展して、重力に抗しています。

高這い位では、上肢の伸筋が四つ足での抗重力作用を担っています。

伸筋は関節を伸ばす筋肉です。抗重力筋の大半は伸筋です。伸筋は力が弱くても長時間使われることが多い筋肉です。

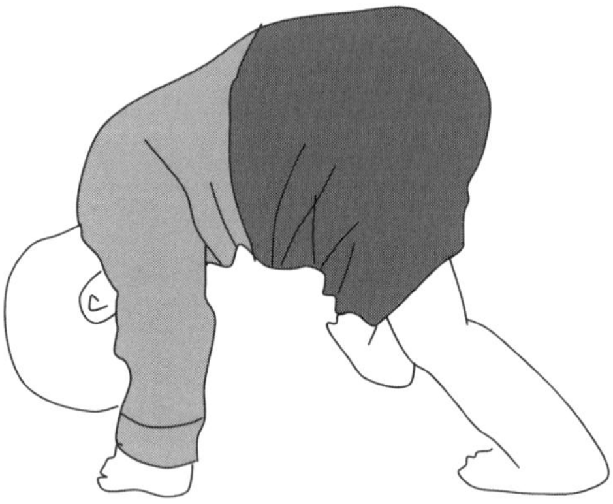

上肢は立っていてもぶら下がっていますから、上肢の伸筋は抗重力筋とは呼ばれませんが、持続的に小さな力を出します。**体幹から上肢についても、伸筋を下にすれば筋肉を守りやすくなります。**

抗重力筋が屈筋よりも耐久性があるという知識は、臥位のとり方や褥瘡対策を考えるときに役立ちます。

図12-13　赤ん坊の高這い位

抗重力システムにおける脳の働きと動きの影響

抗重力筋と神経システムは1つの大きなシステムを作ります。ここで関係する神経システムは、感覚神経、運動神経、自律神経のすべてを含みます。

人は重力の助けを受けて生きています。重力と協調して動くときには楽に感じます。動くことが楽しくなります。「安楽」の章で解説したように、生命維持に必要なシステムは副交感神経システムに支配されています。ですから、抗重力筋と副交感神経システムは密接な関係を持っています。抗重力筋とその支配神経の緊張が必要最小限のレベルに低下することで、副交感神経の働きがよくなります。睡眠、食事、消化、排泄、呼吸、循環によい影響が出ます。

●抗重力システムの緊張緩和

　肘を曲げると、上腕の屈筋である上腕二頭筋が収縮して力こぶができます。屈筋は単独で収縮して一つの仕事をしています。

　しかし、**抗重力筋はシステム全体として、重力に拮抗して体を立たせるという仕事をしています**。すべての抗重力筋が体という１つの対象に働きかけます。抗重力筋は全体で働くシステムを作っています。さらに、いろいろな筋肉の間の関係を調節する必要がありますから、抗重力筋には末梢神経と脳という神経システムが影響します。つまり、**抗重力筋は神経システムと共に１つのシステムを作ります**。システムの特徴の一つは、「一部の要素の変化が全体に作用する」[*1]ことです。ですから、足趾を動かす筋肉の緊張が頸の筋肉の緊張に変化を及ぼすこともあります。

　これから、「実験」を行います。仲の良い人をパートナーにしてください。支え合うには、お互いの信頼が必要です。落ち着きのない、安全を確保できない人と行ってはなりません。

実験① 背中をつけて支え合う

　パートナーと背中を向け合って立ちます。

　ゆっくりと後ろに重さをかけていき、お互いの背中をつけて、**お互いの重さを支え合いながら立ちます。**

　自分の体を、自分の所有物ではなく、パートナーに贈ったものと思ってください。感覚だけは自分のものですが、パートナーが動きを支配すると思ってください。このような態度で接することを、この本では"喜捨"[*2]と呼びます。**お互いの体を"喜捨"して支え合ってください。**

　１人で立っているときと、２人で支え合いながら立っているとき、どちらが楽でしょう？　どちらが楽しいでしょう？

　離れた後の体はどのように感じられるでしょう？

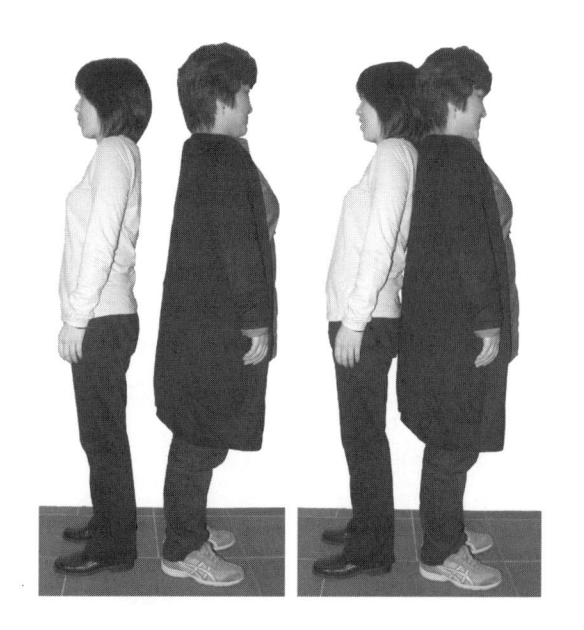

＊１　詳しくは、「システムとサイバネティクス」の章を参照してください。
＊２　"喜捨"については、「歩行」の章を参照してください。

実験② 座って、背中をつけて支え合う

「実験①」と同じことを、座ったままで試してみましょう。

お互いの背中をつけて、**お互いの重さを支え合いながら座ります。お互いの胸郭を"喜捨"してく
ださい。**

1人で座っているときと、2人で座っているとき、どちらが楽でしょう？　どちらが楽しいでしょう？
離れた後の体はどのように感じられるでしょう？

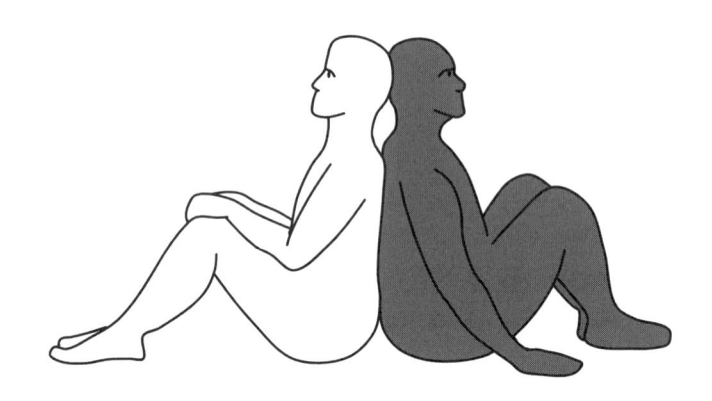

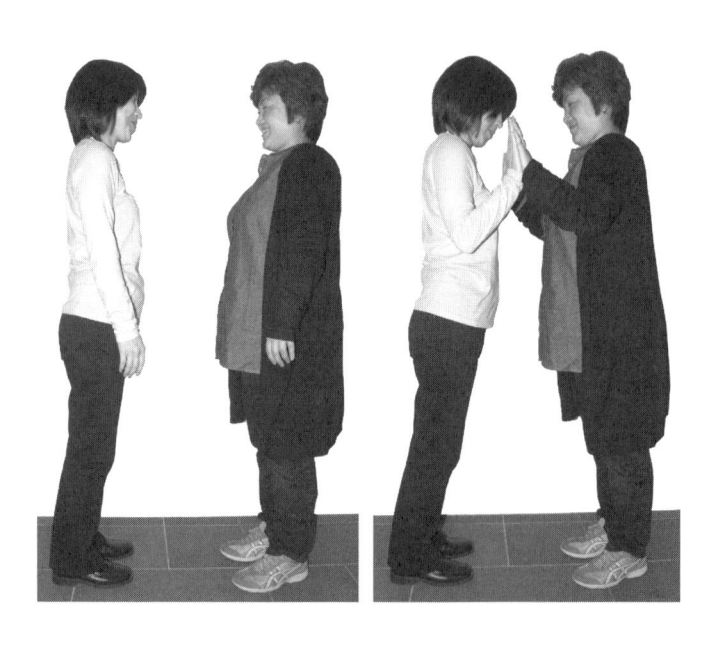

実験③ 手を合わせて支え合う

「実験①～②」と同じことを、向き合って試してみましょう。

お互いに向き合って立ちます。

2人の手のひらを合わせてお互いの重さを相手に流し、**2人で協力してバランスをとります。お互いの体を"喜捨"してください。**

離れた後の体はどのように感じられるでしょう？

実験④ 足を合わせて支え合う

2人で床に仰向けに寝ます。

1人ずつ、空中で足踏みして足の動き方を感じます。

お互いの足の裏を合わせ、左右交互に押し合います。**お互いの足を"喜捨"してください。**

1人で空中で足踏みしたときと、2人で足の裏を合わせて足踏みしたとき、どちらが楽でしょう？どちらが楽しいでしょう？

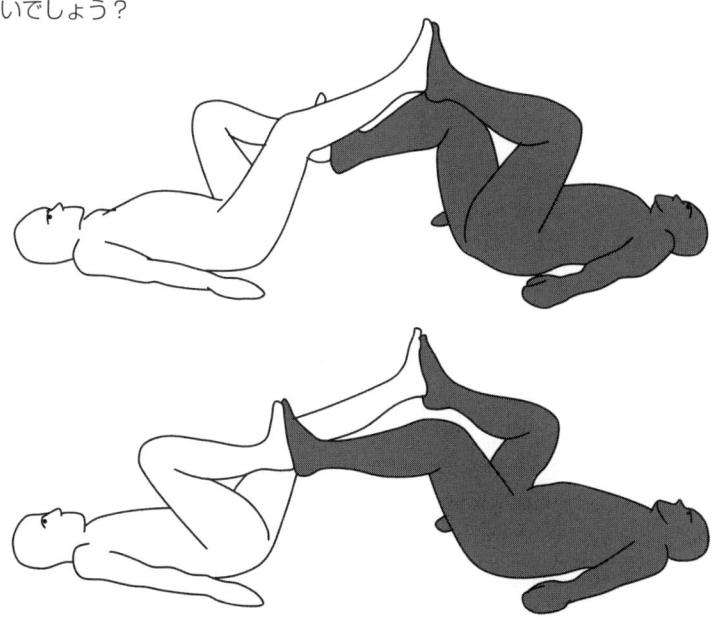

> **❗注意**　以下の解説は、「実験①〜④」をした後に読んでください。また、ここに書いてあることが感じられなかった人は、起こったことを言語化してはいけません。感じていないことを話すと、自らの話す言葉によって、感じていないことを感じているように思い込んでしまいます。自己暗示です。その結果、自分の話すことと感じていることが乖離(かいり)します。妄想と同じことが起こります。心に悪い影響が出ます。体験を言葉にできるのは、言葉にする内容を丁寧に感じることのできる人だけです。
>
> 　感じられない人が悪いのではありません。まだ、これから行う解説を理解するまでに感覚が開かれていないのです。感じられるようになるまでの時間を自分に与えられる人が、動きの悪い人に自分の動きに気づく時間を提供できます。つかみづらいものを焦ってつかもうとする人は、つかみ損ないます。つかみづらいものをつかむには、ゆっくりと静かに手を伸ばすことです。

それでは、「実験①〜④」の解説です。

仰向けに寝ただけでも、抗重力システムを休めることができます。しかし、1人で立っているときは、抗重力筋とその拮抗筋(きっこうきん)の両方の筋肉が常に緊張して姿勢を調節しています。立っているとき、抗重力筋は休むことがありません。しかし、2人がお互いにバランスをとるように支え合ったときには、自分1人ですべてを調節しなくても立っていられます。パートナーとのコンタクトを保っていられるだけの力を出すだけで立っていられます。

背中合わせに立つときには、背中の筋肉をゆるめています。**1人で立つときに緊張していた背中の抗重力筋は解放されます。背中は長く広く感じられ、呼吸も楽になるでしょう。**背中合わせに座るときも同様に、背中の抗重力筋は緊張から解放されます。

　向かい合って両手を合わせると、体幹の前面の筋肉を軽く緊張させるだけで、脊柱が反らないようにして立っていられます。**両手でお互いを支え合うと、背中の抗重力筋は緊張から解放されます。**楽でしょう。

　1人で空中で足踏みするときには、股関節の伸筋である大殿筋（だいでんきん）と、屈筋である腸腰筋の両方が常に収縮しています。伸筋と屈筋の収縮の加減で足踏みしています。2人で足の裏を合わせて足踏みするときには、自分で股関節を曲げる必要はありません。パートナーが足を踏むときに自分の股関節が曲がります。ですから、お互いに股関節を伸ばす筋肉、つまり**大殿筋を使うだけで足踏みできます。腸腰筋を休めることができます**＊。腰椎の前彎（ぜんわん）が少なくなり、身長が伸びます。体は楽になるでしょう。

　立っていながらも姿勢筋、特に抗重力筋の緊張を低下させられれば、脊柱を呼吸に使うことができます。呼吸が容易にできれば、安楽になって気分は楽しくなるでしょう。**そのような体験をすると、1人で立っているときにも抗重力筋の緊張を最低限にできるようになるかもしれません。**

実験⑤ 頭を"喜捨"する、手を"喜捨"する

　パートナーと2人で行います（以下の説明では、それぞれA、Bと表現します）。温かくて楽に横たわれる床またはマットレスを用意します。合図する指を決めておきます。

① Aは床またはマットレスの上に横になります。自分の腕の長さ・太さ、手の大きさ、下肢の長さ、大腿の太さ、足の大きさ、後頭部と支持面の当たり具合とその面積、お尻と支持面の当たり具合とその面積、腰椎が支持面から浮いている高さ、顔の緊張、目の大きさ、口の中の広さ、呼吸の深さ、呼吸に使う力の程度、胸郭の動きやすさなどをチェックします。

② Aはチェックし終わったら、決めておいた指を立ててBに合図します。BはAの頭のほうに座ります。Aと同じように自分の全身をチェックします。つらいところがあったら、そこが楽になるような姿勢を探します。BはAの頭の両わきに両手を添えます。頭の皮膚から2〜3cm離れたところに、手のひらを立てて添えます（図1）。髪には触れるかもしれませんが、頭に直接は触れません。手のひらから、Aの頭の温かさを感じるかもしれません。**Bは両手をAの頭に"喜捨"します。**自分の手のひらであるという意識を捨て、Aの頭の横に置いておきます。BはAの髪や温もりをとおしてAの動きを手のひらから感じるかもしれません。Bは自分の両手を動かすことなく、頭、脊柱、骨盤、下肢を使い、楽に呼吸できるように座ります。BはAに対して「何かをしよう」とするのではなく、B自身の体が楽であり、呼吸が容易かどうかにだけに注意を向けます。

＊　腸腰筋は伸筋ではありませんから、この本の定義では抗重力筋ではなく姿勢筋です。しかし、進化発生学から見ると、腸腰筋は大殿筋と同じくサカナの背中側の筋肉に相当します。「動きの進化発生学」の章の「コラム：大腰筋の進化」を参照してください。

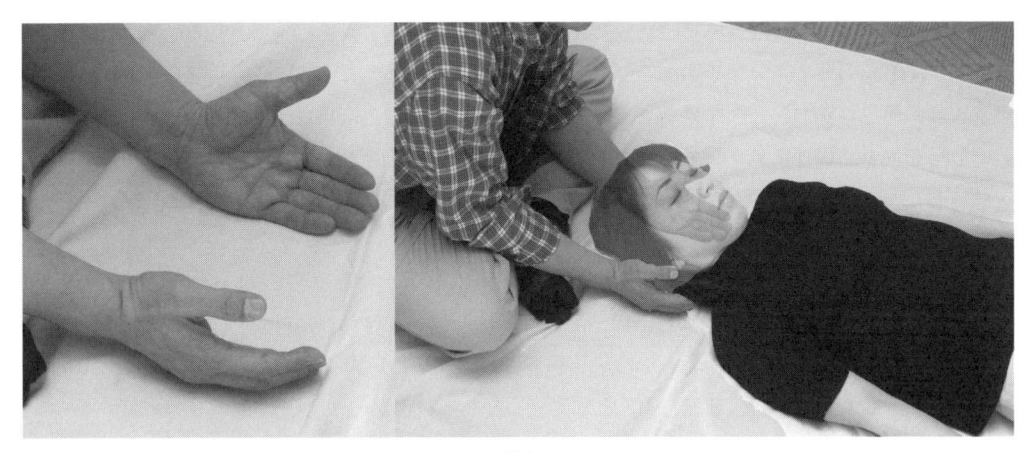

図1

③ Bは自分が楽に座っていて、Aが楽に呼吸していることが両手から感じられたら、Aの頭に静かに片方ずつ手を当てます。このときから、**Aは自分の頭をBの手に"喜捨"します**。BはAの頭を片方に静かにゆっくりと転がします。たとえば、Aの頭に当てた右手をゆっくりと天井のほうに上げると、頭は左に転がります。Aの頭が左に転がると、Bの左の手のひらに乗ります。そこで、Bの右手をAの後頭部のほうに移動させると、第5指の上に後頭部の最も隆起した部分が乗ります。Bの左手を天井のほうに動かすと、Aの頭は右に転がり、Bの右の手のひらに乗ります。Aの頭がBの右の手のひらに乗ったら、Bは左手の第5指を右手の第5指につけるようにして両手を合わせます。Aの頭はBの合わせた両手の上に乗ります（図2）。**Bの両手はAの頭に"喜捨"され、Aの頭はBの両手に"喜捨"されます。AとBの間には、お互いに所有を放棄した頭と手が存在し、その誰にも支配されないものを介して2人がコミュニケーションすることになります**。AもBも、自分が楽に呼吸できるか、背中の筋肉や下肢の筋肉が緊張していないかをチェックします。パートナーに何かをしようとする気持ちは捨てます。自分の呼吸と体を感じて楽にします。Bは手のひらをAに"喜捨"していますから、自分で動かすことはしませんが、感じることはできます。両手はセンサーです。そして、そこから来る感覚は"喜捨"した相手であるAの頭が感じていることです。BはAの頭の緊張を感じることができるかもしれません。

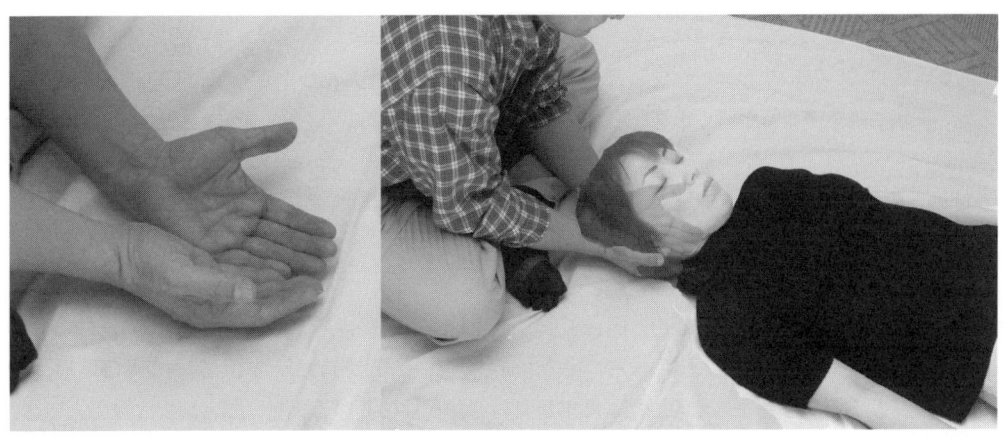

図2

12　抗重力システム

④Bは両手からAが緊張していないことを感じたら、もう一度、Aの頭を静かにゆっくりと転がします。Aの頭の下に充分な空間ができたら、指先が内側に向くようにして片手をAの頭の下に置きます。そうしてから、BはAの頭を下に置いた手のひらの上に乗せます。次に、下に置いた手のひらを使って静かにAの頭を反対側に転がし、もう一方の手を下に置きます。結果的に、Aの頭はBの重ねた2枚の手のひらの上に乗ります（**図3**）。そうしたら、③のときと同じく、AもBも自分が楽に呼吸できるか、背中の筋肉や下肢の筋肉が緊張していないかをチェックします。パートナーに何かをしようとする気持ちは捨てます。自分の呼吸と体を感じて楽にします。Bは手のひらをAに"喜捨"していますから、自分で動かすことはしませんが、感じることはできます。両手はセンサーです。そして、そこから来る感覚は"喜捨"した相手であるAの頭が感じていることです。BはAの頭の緊張を感じることができるかもしれません。

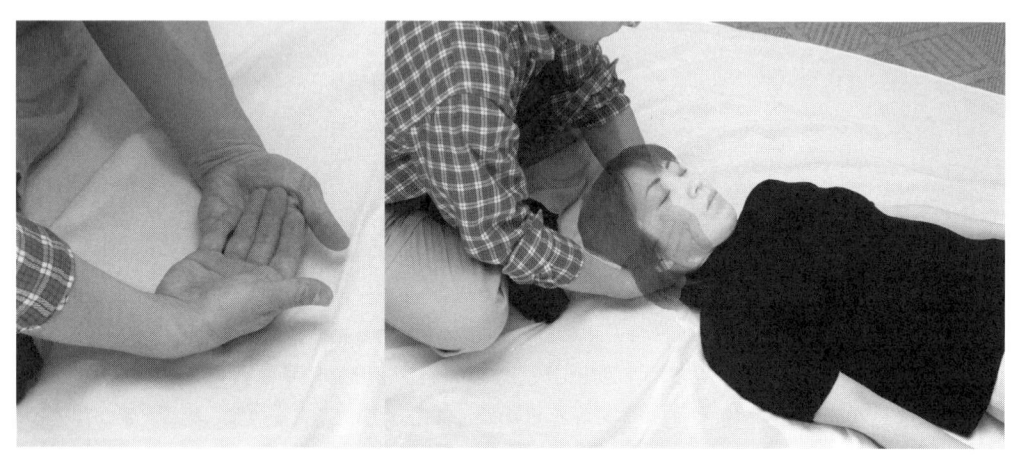

図3

⑤Bは両手からAが緊張していないことを感じたら、Aの頭を静かにゆっくりと転がして、③の手のひら1枚で支える状態に戻ります。また、AもBも自分が楽に呼吸できるか、背中の筋肉や下肢の筋肉が緊張していないかをチェックします。パートナーに何かをしようとする気持ちは捨てます。自分の呼吸と体を感じて楽にします。

⑥Bは両手からAが緊張していないことを感じたら、Aの頭を静かにゆっくりと転がして、②の手を頭に添える状態に戻ります。また、AもBも自分が楽に呼吸できるか、背中の筋肉や下肢の筋肉が緊張していないかをチェックします。パートナーに何かをしようとする気持ちは捨てます。自分の呼吸と体を感じて楽にします。

⑦Bは「もう充分だ」と感じたら、静かに両手をAの頭から離します。そして、「ありがとうございました」と言って、後ろに下がります。

⑧Aは静かに横たわったまま、最初と同じように自分の体をチェックします。自分の腕の長さ・太さ、手の大きさ、下肢の長さ、大腿の太さ、足の大きさ、後頭部と支持面の当たり具合とその面積、お尻と支持面の当たり具合とその面積、腰椎が支持面から浮いている高さ、顔の緊張、目の大きさ、口の中の広さ、呼吸の深さ、呼吸に使う力の程度、胸郭の動きやすさなどをチェックします。Bは

静かに座ったまま、Ａと同じように自分の体をチェックします。

⑨ Ａは「充分にチェックした」と思ったら、静かに横に転がってから座り、座位を感じます。安定したら、静かに立ち上がって立位を感じます。視界はどうなったでしょう？　身長は同じでしょうか？　呼吸は、目の大きさは、口の中の広さは……。それぞれチェックします。

⑩ Ａは歩いてみます。足の動きは変わったでしょうか？　脊柱の回り具合はどんな感じでしょうか？　両上肢の動きはありますか？　ＢはＡの歩く姿を観察します。

⑪ Ａはチェックすることに満足したら、Ｂのところに戻って感想を語り合います。

・・・

　この「実験⑤」では、両者は自分の体の緊張を最小限にすることを求められます。多くの人は「ここが緊張しています。ここの緊張を低下させてください」と言われても、緊張をコントロールできません。コントロールできるのでしたら、初めから指摘されるほどに緊張することはないでしょう。
　パートナーに自分の頭や両手を"喜捨"すると、頭や手を支えるために緊張していた抗重力筋がゆるみます。それらの筋肉の緊張を低下させても、頭は支えられていますし、両手はその位置にとどまっています。自分の所有物である頭や手を"喜捨"することで、それに伴う緊張も捨てることができます。
　頭を支持面に置いたとき、手のひら１枚の高さに置いたとき、手のひら２枚の高さに置いたとき、それぞれの状態で頚の筋肉の長さが変わりました。Ａの頚の筋肉は頭の３種の高さに順応することを求められました（図12-14）。頚の筋肉が順応

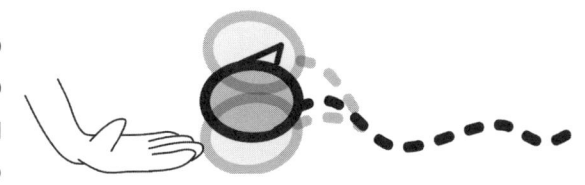

図12-14　頭の３種の高さに順応する頚

すると頚は柔らかくなり、呼吸に伴う胸郭の動きが波のように頭に伝わります。Ｂが手のひらを緊張させていなければ、小さな動きを感じるでしょう。頚の筋肉には伸展受容器があります。Ａは頚の筋肉の感覚の延長として、Ｂの手のひらの緊張を感じます。Ｂが緊張していれば、Ａの緊張も低下しません。**お互いが自分の体の一部を"喜捨"し合ったときに、緊張が低下してＡの頚は楽になります。**
　ヒトはサカナと共通の祖先から進化しました。サカナの祖先から両生類の祖先に進化したときに頚ができました。頚の楽な動きは、両生類を始祖とする四つ足動物の獲得した生き残るための能力でした。頭の後ろの緊張は脊柱の全体に及びます。抗重力筋はシステムとして全体で働いています。ですから、**頚、特に頭の後ろの筋肉の緊張が低下すると、体中の抗重力筋の緊張が低下します。**抗重力筋である咬筋もゆるみ、口の中が広くなります。抗重力筋である趾の屈筋もゆるみ、足は広くベタッと床につくようになります。
　この「実験⑤」は、センサリー・アウェアネスやクラニオセイクラル*などのワークとして行われることがあります。支える対象は、頭、胸郭、骨盤、上肢、下肢のいずれでもかまいません。

＊　頭蓋仙骨療法とも呼ばれる徒手療法です。

> **コラム** 褥瘡対策
>
> 褥瘡予防のためにはマットレスとの接触圧を下げることが必要だと主張し、マットレスを改良しようとする看護学者や人間工学者がいます。しかし、接触圧を下げるような柔らかいマットレスを使うと、寝ている人は動けなくなります。腰が痛くなります。「褥瘡は治ったけれど、廃用症候群のために立てなくなった」ということが起こります。
>
> 頭を"喜捨"する「実験」を行い、体がべったりと支持面について、まるで支持面に埋まるかのような感覚を体験すると、褥瘡対策の新たな方向性が見えてきます。寝ている人の体の緊張を和らげて、接触圧を下げるように手伝うことができるかもしれません。それに気づきもせず、ただマットレスを変えることばかりを主張するのは看護ではないでしょう。もちろん、すべての寝ている人が同じように緊張を和らげられるはずはありませんし、そんなに上手に体の緊張を和らげることを手伝える看護師は多くはないでしょう。しかし、「体の緊張状態」という要因に気づきもせず、接触圧という測定値で人を判定しようというのなら、看護とは呼べません。

> **注意** 「実験⑤」と次の「実験⑥〜⑦」は、日を変えて行ってください。続けて行うと、体に対する影響が明確になりません。また、影響が強く出た場合は、抗重力システムの変化が大きいため、めまいがすることもあります。

「8の字」の動き

「動きの進化発生学」の章 で解説した、ティクターリクのヒレの動きを図12-15に示しました。

また、「歩行」の章 で解説する、ヒトの歩行時の股関節を中心に見た下肢の動きを図12-16に示しました。

魚類のヒレ、両生類・は虫類・ほ乳類の四肢、鳥類の翼は「8の字」に動きます。**上肢（ヒレ、前**

図12-15　ティクターリクの胸ビレの動き（想像図）

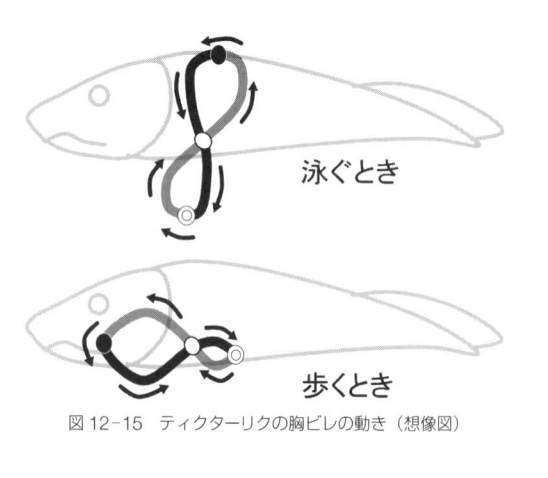

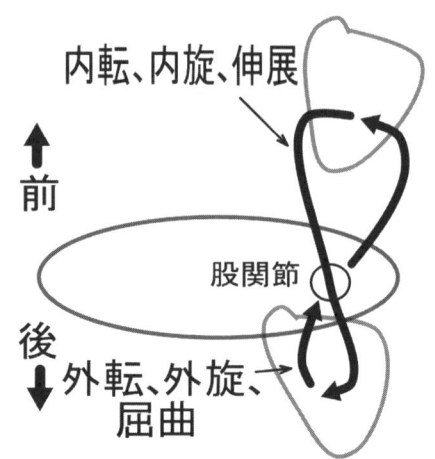

図12-16　右大腿骨の「8の字」の動き（頭側から見たところ）

肢、翼）というシステム全体で「8の字」の動きをします。上肢の構成要素の間のインターアクションである各関節でも「8の字」の動きがあります。一つひとつの関節の「8の字」の動きを丁寧に行い、動きの中枢にわかりやすい刺激を与えると、体というシステム全体の機能が変わるかもしれません。

「8の字」の動きが体に与える影響について「実験」してみましょう。

実験⑥「8の字」の動きを感じる

指のつけ根（MP関節）、手関節、肘関節と前腕、肩関節（肩甲上腕関節）、胸鎖関節の「8の字」の動きを感じます。

自分の体をチェックしてください。チェックが終わったら、**下のイラスト**のように、右手の第2指で空中に「8の字」を描いてください。うまく描けたら「8の字」をどんどん小さくしていきます。最終的には、指先は移動させず、しかし筋肉のわずかな緊張が感じられる程度にしてください。

指だけを動かして描くことができたら、右の**手関節**から先だけを使って描き、同じく次第に小さくしていってください。指先が動かずに筋肉の緊張だけを感じる程度にできたら、今度は右の**肘関節**から先の前腕を回内・回外させて描いてください。どんどん小さくしていって筋肉の緊張だけになったら、次は右の**肩関節**から先を使って描いてください。どんどん小さくしていって筋肉の緊張だけになったら、次は右の**胸鎖関節**から先の上肢すべてを使って描いてください。どんどん小さくしていって筋肉の緊張だけにしてください。

終わったら、右上肢全体の感じを、「実験」前にチェックしたときの状態と比べてみます。重さ、太さ、感じの違いを感じます。右半身の感じも比較してみます。

そうしたら、左を使って同じことをしてみます。

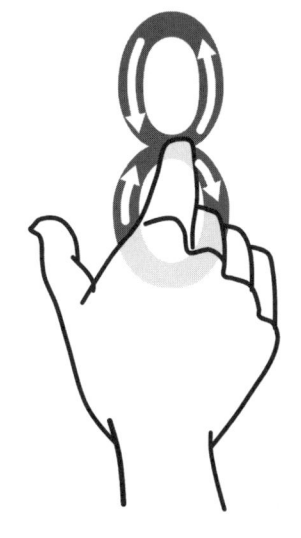

実験⑦ 「8の字」の動きを提供する

> 付録 DVD Disc 1 No.6「いろいろなものの応用」および Disc 2 No.10「字を書く」を参照してください。

①パートナーと2人で行います（以下の説明では、それぞれA、Bと表現します）。Aは気持ちよく寝転がれる床かマットレスに仰向けに寝ます。Aは自分の体をチェックします。チェックが終わり準備ができたと思ったら、決めておいた指を上げて合図します。Aは自分の手をBに"喜捨"します。

②BはAの片手を静かに持ち、指先から各関節を小さく動かして動き方を調べていきます。「8の字」の動きができるのか、屈曲・伸展のみができるのかを1か所ずつ丁寧に調べていきます。力を入れてはいけません。Aの指を持っているBの手はAに"喜捨"します。Aの指を動かすにはBの頭から脊柱の動きで行います。初めは動かないと思っても、ゆっくり小さく行っていると動くこともあります。たいていの場合、初めて行う人の動きは、がさつで速過ぎます。**自分のやりたいと思う速さの10倍くらいゆっくり行います。**

③BはAの指先から胸鎖関節まで調べ終えたら、静かにAの上肢を支持面に下ろし、「ありがとうございました」と言います。

④Aは寝たままで自分の体をチェックします。左右の違いをチェックします。ゆっくり横に転がってから座り、再び体をチェックします。静かに立ち上がり、チェックします。歩いて左右の足の違いをチェックします。

⑤BはAの動き方や変化を観察すると同時に、自身の体の変化もチェックします。

⑥AはチェックをえたらBのところに戻り、感想を話し合います。

> **注　意**　　緊張の強い人ほど、この「実験」の影響は強く出ます。抗重力システムの変調により、ふらつく人もいるので、「実験」後はゆっくり休むようにしてください。効果が感じられない人は、日を改めて、静かな環境で時間をかけて行うようにしましょう。毎日、体が同じ状態にある人はいません。

手の指の骨の間の関節＝IP関節（指節間関節）は、屈曲・伸展しかできません。手の指の骨と中手骨の間のMP関節（中手指節間関節）は「8の字」の動きができます。その上の手根中手関節では、指により動きが違います。第1指と第4・5指では「8の字」の動きができます。しかし、第2・3指ではわずかに屈曲・伸展するのみです。手関節では小さく「8の字」の動きができます。手根骨同士の間にも関節があって動きますが、わたしには感じられません（図12-17）。

　足の関節も手の関節と同じように動きます。足根骨同士の間の関節では、距骨と踵骨の間の関節の動きをわずかながら感じることができます。

　手関節は「8の字」に動きます。手関節の「8の字」の動きを大きくすると、尺骨と橈骨がねじれて前腕が回内・回外し始めます。肘から先すべてで大きく「8の字」の動きをします。肘関節単独では屈曲・伸展しかできません。肩関節は大きく「8の字」の動きができます。肩鎖関節はとても小さな動きをします。正確に「8の字」を描くのは難しいです。肩甲骨を動かすと、胸鎖関節から先の上肢帯を使って「8の字」を描けます（図12-18）。

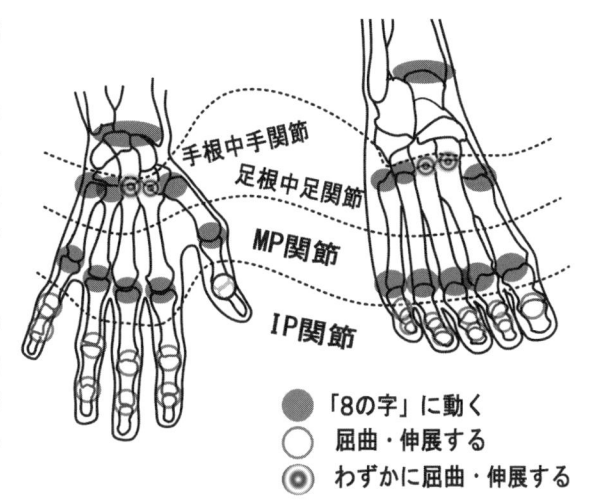

図12-17　手と足の関節の動き

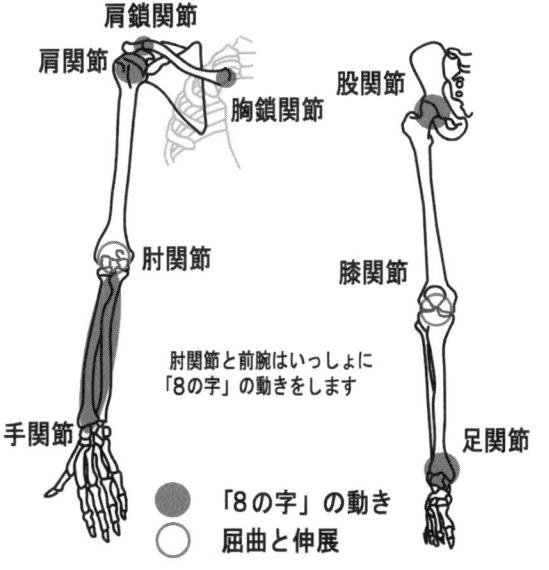

図12-18　上肢と下肢の関節の動き

12　抗重力システム

> **コラム** 急性腰痛症の人に行った「実験」

　Sさんは看護助手です。看護助手の仕事に就く前から、いわゆるぎっくり腰を経験していました。仕事中も「力任せの仕事はしないように」と気をつけていたのですが、ある日、ぎっくり腰を発症して立てなくなりました。仕事を休み、整形外科を受診し、局所注射を打たれ、鎮痛薬を処方されました。

　4日後には、すこし楽になり、わたしのところにあいさつに来ました。痛みのために腰を屈めて歩いていたので、「脊柱の使い方が下手なのかもしれないね」と話し、ちょっとした「実験」をしました。

　Sさんに診察台で仰向けに寝てもらい、手の指先から肩まで、足の趾先から股関節まで、小さな屈伸と「8の字」の動きを加えました。具体的には、DIP関節（遠位指節間関節）とPIP関節（近位指節間関節）には屈伸、MP関節には「8の字」の動き、手根骨同士の関節には屈伸、手関節から肘までには「8の字」の動き、肘関節には屈伸、肩甲上腕関節には「8の字」の動き、肩鎖関節には屈伸、胸鎖関節には「8の字」の動きを加えました。わたしの両手でSさんの指や腕を持ち、関節のところにこれらの動きが生じるように小さく動かしました。

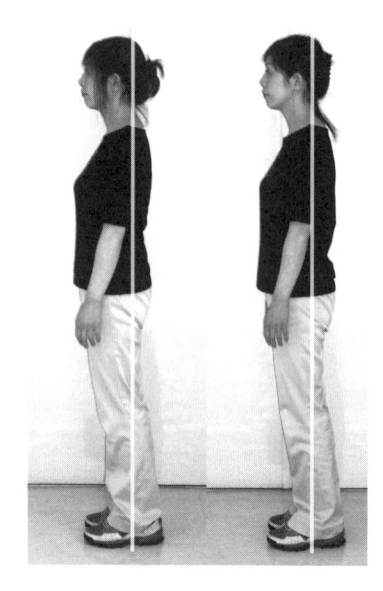

　その後、わたしが頭側に座り、両の手のひらの上にSさんの頭を乗せて支えました。Sさんの頭に、わたしの両手を"喜捨"するようにしました。Sさんの頭から呼吸の動きが感じられるようになるのを待ち、「実験」を終えました。合計30分くらいかかりました。

　写真の左側が「実験」前、右側が「実験」後のSさんの姿勢です。「実験」後では、腰椎の前彎が減少し、体全体が後ろに来ています。抗重力筋の緊張が低下しています。「実験」を終えた後、Sさんは腰を伸ばして歩けるようになりました。「楽になった」と言いました。

　この「実験」では、体の各関節のオリエンテーションを明確にし、四肢の「8の字」の動きを脳に思い出しやすくさせ、進化発生のプロセスで獲得した本来の動き方を取り戻し、姿勢保持の動きが容易になるように手伝いました。その結果、抗重力筋の緊張が低下して、Sさんは楽になりました。

　現実に起こったことは一つですが、使う理論が違えば異なる解釈が可能です。そのために、「手を通してパワーを注入する」とか、「手を使って自然回復力をアップさせる」＊と表現する民間療法も生まれてきます。

＊　自然回復力というエネルギーは存在しません。口から摂った物質が消化されてアミノ酸やATPを作り、タンパク合成に使われることでしか、人間の体は回復しません。

抗重力システムと安楽と不安

　抗重力筋の緊張が低下すると、姿勢を保つことが容易になります。姿勢保持に動きの資源を動員しなくて済めば、その分を目標到達の動きに使えます。つまり、やりたいことが簡単にできるようになります。安心して行動できます。安楽になります。

　重力とのしっかりした関係が崩れると、体が不安定になり、動くことが難しくなります。心も不安定になります。

　動物は驚くと体を丸めます。内臓の存在する部分を守ろうとする防御本能があるためと考えられています。防御反射として体の筋肉を収縮することを学習していますから、不安を抱えると、身を守ろうとして体全体の筋肉が緊張を高めます。抗重力システム全体も不必要な緊張を強いられます。肩が凝ったり、首が痛くなったりします。

　不安から生じた肩凝り、首の痛み、体の強張った感じが、かつての不快な事柄を思い出させ、緊張を作り続けます。

　この章で紹介した「実験」のようなワークを行って、抗重力システムの緊張が低下すると、体が楽になり「心が軽くなった」と表現されるほどになります。そして、このようなワーク自体がよいものだと思い込みます。ワークを続けて楽になろうとします。ところが、次のことに自分で気づかない限り、同じ苦しさが繰り返すことになります。

　大切なことは、「自分は本来こんなに楽に動ける。それなのに余計な緊張を体に強いていた」という気づきです。ワーク自体がよいのでも、そのワークを指導した人に特殊な能力があったのでもありません。何かをして楽になった人は、それまで自分の体に鈍感で、がさつな動きを強いていただけです。

　ヒーリングという言葉があり、他人を癒せるという主張をするヒーラーがいます。しかし、生理学的に見るならば、そのようなヒーラーに頼らなければならないほどに、自分の体に鈍感な人々が多いのです。

介助と抗重力システム

　動きの悪い人を介助することは、「2人でいっしょに立ち上がる」「2人でいっしょに動く」ことで両者の抗重力システムの緊張を低下させるチャンスです。動きの悪い人は上手には動けません。ですから、ゆっくり動くでしょう。力もないでしょうから、動きは柔らかくなるでしょう。そのような小さくゆっくりした動きを滑らかに行うときに、両者の抗重力システムは緊張を低下させることを学習します。介助とは、介助者と介助を受ける人の双方が健康を増進するチャンスを得ることです。

13 動きと感覚の学習

　動きと感覚の学習を助ける、いくつかの教育があります。ここでは、アウェアネス介助論に大きな影響を与えているキネステティクス、フェルデンクライス・メソッド、アレクサンダー・テクニーク、センサリー・アウェアネス、一般意味論、その他のワークについて解説します。

●キネステティクス

　アメリカ人のフランク・ハッチとレニー・マイエッタは、ウィスコンシン大学のK.U.スミスの下で行動サイバネティクスを研究し、博士号を取得した後にドイツに渡り、キネステティク（Kinästhetik）という教育を始めました。

> **注 意**　ハッチとマイエッタが創始した教育は、当初キネステティクと名乗っていました。しかし、創始者の意図と異なる教育が行われるようになり、キネステティクスと改名しました。この章では、キネステティクを一般名、キネステティクスを創始者たちの教育の名称として使います。詳しくは後述します。

行動サイバネティクス

　行動サイバネティクスは「生きているシステム」のコントロールとコミュニケーションの学問です。行動サイバネティクスの研究により、個体または集団の行動においても、コミュニケーションにおいても、体の動きとその運動システムが中心的な役割を演じていることが証明されました。その中で大きな発見となったのは**トラッキング**です。トラッキングは「追随する」という意味です。このトラッキングは体についても観察されますし、集団においても観察されます。

●ボディトラッキング

　体についてのトラッキングはボディトラッキングと呼ばれます。後ろを見ようとすると、まず眼球が動きます。眼球がある程度動くと頭が動きます。頭がある程度動くと胸郭が動き、次いで骨盤、下肢へと動きが伝わっていきます（**図13-1**）。このように、体の各部分が隣の部分の動きに従って次々と動いていくのがボディトラッキングです。

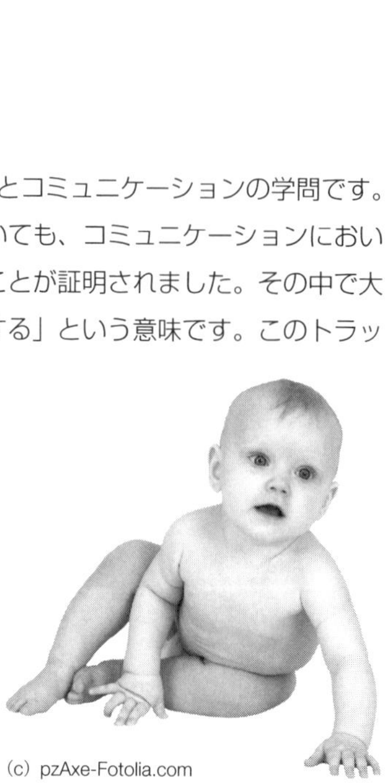

(c) pzAxe-Fotolia.com
図13-1　赤ん坊

●ソーシャルトラッキング

弱いサカナは群れになり、集団として同じ方向に泳ぎます。全体が1つのシステムを作り、統一された泳ぎをします（図13-2）。群れの外周にいる1匹のサカナが捕食者の接近に気づいて泳ぎの方向を変えると、それに気づいた隣のサカナも違う方向に泳ぎます。統一性は乱れ、その乱れは瞬く間に全体に及びます。しかし、統一性はすぐに回復し、群れ全体が捕食者から遠ざかる方向に泳ぎ出します。捕食者に近いサカナは常に捕食者から遠ざかる方向に泳ぎますから、結果的に群れ全体も常に捕食者から離れる方向に泳ぎ、

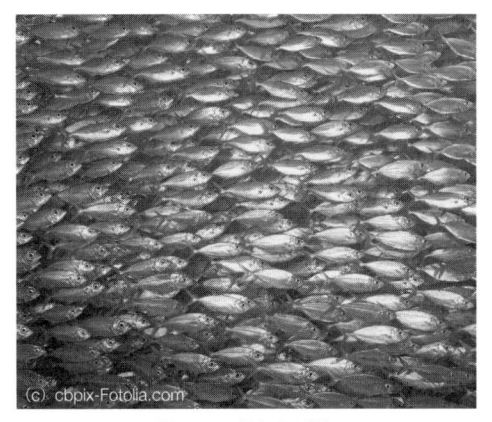

図13-2　サカナの群れ

捕食されません。このとき、それぞれのサカナが捕食者に気づいて反応しているのではありません。群れの中心にいるサカナは捕食者を見ることさえありません。捕食者に最も近いサカナ以外は自分の周囲のサカナの泳ぎに合わせて泳いでいるだけです。脳が判断して泳ぎを変えるのではなく、周囲の変化に体が直接反応しています。動きがインターアクションになっています*。このように、**他の人やものの動きに従って体が動くことをソーシャルトラッキングと呼びます。**

2人の人がいっしょに何かをしているときには、お互いに相手の動きに従います。脳が指示しているのではありません。1人の動きが相手の体に直接働きかけることで、大脳よりも低次の動きの中枢で反応して追随しています。その結果としての動きが脳に伝わり、自分が反応したことを知覚して思考が始まります。**自然な反応では、動きが先で思考は後です。**ヒトはソーシャルトラッキングによって動きを学習します。ボディトラッキングとソーシャルトラッキングについての研究は、自分自身の動きを理解することにも役立ちますし、他の人と共に動くことを理解するのにも役立ちます。

キネステティクスの誕生

ダンスや武道では動きを教育します。しかし、それらに共通する人の動きを言語化するツールはありませんでした。キネステティクは、行動サイバネティクスの研究をもとにして人の動きを言語化し、記述・記録する教育システムとして開発されました。人の動きを言語化できれば、人の動きについて考えやすくなり、動きの不具合を見つけやすくなり、改善に結びつきます。

これは看護業務にとっても極めて有用でした。キネステティクの教育コースに参加したドイツ人看護師スザンネ・シュミットは、キネステティクが看護にとっても有用であることに気づき、ハッチとマイエッタと共に「看護のためのキネステティク教育」を開始しました。ドイツの看護界もキネステティクの有用性を認め、現在では看護教育にも取り込んでいます。

ハッチとマイエッタは行動サイバネティクスからキネステティクを作りましたが、キネステティクとして学習したドイツ人たちの中には、行動サイバネティクスの基礎を理解せずに単なる看護技術として教える人々が出てきました。そしてドイツでは、看護理論や心理学を取り込んだものをキネステ

＊　「システムとサイバネティクス」の章 を参照してください。

ティクとして教えるセミナーが出現しました。そこでハッチとマイエッタは、そのようなキネステティクと、自らの作り上げた動きの言語化ツールとしての教育を分けるために、コースの名称を M-H Kinaesthetics と変更しました。日本ではハッチとマイエッタが**キネステティクス**として教育コースを提供しています[*1]。2009 年からは日本でもキネステティクスの教師養成コースが設けられました。

6つの概念

　キネステティクスの教育コースの中では、人の動きを理解しやすくするために、平易な言葉を使って動きの要素を表現します。**用語自体は比較的なじみ深いものですが、その意味は一般に使う場合とは違います。従来不可能であった動きの言語化を可能にするためには、言葉に新しい意味を付加しなければなりません。そして、その新しい意味は体験からしか伝えられません**。そのため、キネステティクス教育コースは体験型教育になっています[*2]。

　キネステティクスでは、人の動きの大きな要素を次の6つの言葉で表現します。①**インターアクション**、②**機能から見た解剖**、③**人の動き**、④**力**、⑤**人の機能**、⑥**環境**です。これらを6つの概念と呼びます。

　これらの概念の下に、いくつかの小さな項目があります。動きに不具合のあるときに、これらの概念や項目に従って分析すると、不具合を生じさせている動きの要素を発見することができます。これが動きの言語化の効用です。看護師が動きの不具合のある人の日常生活の動きをキネステティクスの概念に従って分析・記録して不具合を発見し、介助の中で修正のヒントを与えることができれば、その動きの不具合のある人自身が楽な動きを学習して、双方が楽になります。健康は増進するでしょう。腰痛にはならないでしょう。このようにして、6つの概念は看護・介護の有用なツールとなります。

介助との関係

　キネステティクスの教育コースの一つである「看護のキネステティクス」では、介助そのものを教材にして人の動きの言語化を体験学習します。動きの不具合を見つけたら、キネステティクスのコースで学習したことを思い出しながら6つの概念を使って動きを分析すると、従来とは違う動き方を発見しやすくなります。それが問題の解決に結びつきます。

●フェルデンクライス・メソッド

　モーシェ・フェルデンクライスは、今はウクライナ共和国となった地に生まれました。8歳で今のベラルーシに移り、ユダヤ教徒としてバーミツバ[*3]を受け、ヘブライ語で教育を受けました。13歳のとき、1人でロシアを脱出してイスラエルに亡命しました。イスラエルで高校を卒業し、フランスに渡ってソルボンヌ大学を卒業しました。

[*1] このような経緯から、日本では、「キネステティク」は人の動きを6つの概念で言語化する方法の一般名称になっています。「キネステティクス」は、M-H Kinaesthetics 社の登録商標であり、ハッチとマイエッタの教えているセミナーとその教育システムを指します。

[*2] アウェアネス介助論の中にもキネステティクスの考え方を取り入れています。言葉の意味を体験で理解するために「実験」を用意しています。

[*3] ユダヤ教の成人の儀式。

大学卒業後はフランスのキュリー研究所で働きましたが、第2次世界大戦でナチスがパリに侵攻する直前にイギリスに逃げ、対潜水艦用の超音波ソナーの研究に携わりました。その研究のため、サイバネティクスを含むアメリカの軍事研究に触れることができました。このイギリス滞在中に、アレクサンダー・テクニークの創始者フレデリック・マサイアス・アレクサンダー、グルジェフ・ムーブメントの創始者G.I. グルジェフ[*1]、人間の素質と発達を音楽をとおして研究した教育家ハインリッヒ・ヤコビー[*2]、めがねを使わずに視力を回復させるベイツ・メソッドを開発した眼科医ウィリアム・ベイツ[*3]など、多くの人々と知り合いになりました。

　フェルデンクライスは、自分を音痴だと思っていました。ですから、ヤコビーに「ピアノに向かって適当に弾きなさい」と言われたとき、恥ずかしい思いをして鍵盤をガンガンとたたき続けました。ヤコビーは「そんなに力を入れて、何をしたいと思っているのか？」と問いました。そして、フェルデンクライスがセミナーで指導していたウェーバー–フェヒナーの法則を再教育したといいます。

　フェルデンクライスはスポーツにも秀でていました。ヨーロッパで最初に柔道の黒帯を取ったのが彼です。ヘブライ語とフランス語で柔道の本を書いています。しかし、25歳のとき、サッカーをしていてひどいケガをしました。医師は「手術をすれば治るかもしれないが、逆に今以上に悪くなるかもしれない」と言いました。

　フェルデンクライスは手術に頼らず、自分で改善を図りました。解剖学、生理学、神経学、力学に加えて、サイバネティクスを応用しました。自分の動きについて考え、痛みを生じさせずに動かすことを考えました。痛みが出る動きは、組織に負担がかかりますから、回復させたいときには避けるべきです。とはいえ、動かさなければ、骨も筋肉も関節も機能が低下していきます。やがてフェルデンクライスの膝は回復しました。友人たちは、どうやって回復させたのか、方法を聞きたがりました。フェルデンクライスはその方法を友人たちに教え、その後フェルデンクライス・メソッドとして広めていきました。

　フェルデンクライス・メソッドは他の「動きの学習」から影響を受け、また他の「動きの学習」に影響を与えています。この本の多くの章にもフェルデンクライス・メソッドの影響が表れています。

体を感じること

　フェルデンクライスは「人は、自分が何をしているか、わからないままに行動している」と考えました。自分が自分の体に何をしているかわからないから、文字どおり「体を壊す」のです。壊さないようにするには、自分が何をしているかを知らなければなりません。知るためのツールは「体を感じること」です。自分の体のどこがどんなふうに、「今」動いているのかを知る感覚が必要です。

　しかし、フェルデンクライスは言葉では説明しませんでした。体で感じることが大切だということを言葉で教えるのは愚かです。フェルデンクライスは体験させることで教えました。楽に動ける体験ができるような状況を作り、受講者自らが楽に動けること、楽な動きを自分が邪魔していたことに気づくチャンスを提供しました。

[*1] 神秘主義者。スパイや詐欺師も経験し、晩年はダンスによる気づきを指導しました。
[*2] センサリー・アウェアネスの創始者であるエルザ・ギンドラーと共に、ドイツやスイスを中心に、音楽を用いた感覚についての教育活動をしていました。
[*3] 全身の緊張を低下させることが眼球の筋肉の緊張低下に結びつき、視力の回復に有効であると主張しました。

ATM と FI

フェルデンクライス・メソッドには 2 つの手段があります。

アウェアネス・スルー・ムーブメント（awareness through movement；ATM）とファンクショナル・インテグレーション（functional integration；FI）です。

ATM は、プラクティショナーの指示に従って簡単な動きを何度か繰り返し、自分の体の「動き」や「邪魔」に気づくようにする方法です。プラクティショナー 1 人で複数の生徒を指導します。プラクティショナーは直接的には手を貸しません。生徒は言葉による指示を自分で解釈して動きます。

FI は、プラクティショナーと生徒が 1 対 1 で行います。プラクティショナーは生徒の体を軽く触れたり動かしたりしながら、体の機能（function）の統合（integration）を図ります。

他の学問との関係

フェルデンクライスは、実際に存在するものを対象とする学問、すなわち解剖学、神経生理学、条件反射理論という学問を参考にしました。進化論にも大きく影響されています。しかし、いわゆる心理学は否定しました。生理学が基盤になっていたポール・シルダーの心理学のみ認めていました。もちろん、ヒーリングやスピリチュアリズム、○○パワーといったものは、フェルデンクライスの考えの中にはありません。

フェルデンクライスは、自分自身の動きという体験できるものをもとに学習する方法として、フェルデンクライス・メソッドを開発しました。ですから、抽象的言葉による理論は教えませんでした。また、フェルデンクラス・メソッドは治療法ではありません。

フェルデンクライスの名言

「行われる価値のあるものは、丁寧に行われるべき価値がある」。

「自分のやっていることを知っている人間だけが、やりたいことをできる」。

「自分のやっていることを知っている人間だけが、今やっていること以外のこともできる」。

「動きは人生であり、人生はプロセスである。動きのプロセスの質を高めれば、人生の質を高めることができる」。

介助との関係

介助行為は FI そのものです。介助の場面で楽に動ける方法を提言するときは、ATM と同じことをやっています。介助と FI や ATM との同質性に気づけば、フェルデンクライス・メソッドの体験そのものが介助の場面に生きてきます。

介助する価値のある動きは、丁寧に行われるべき価値があります。

●アレクサンダー・テクニーク

　フレデリック・マサイアス・アレクサンダーはオーストラリアのシェークスピア劇の朗唱家でしたが、あるとき、声が出なくなりました。医師の診察を受けても改善しなかったので、自分で自分の体を確かめてみました。すると、自分が声を出そうとするとき、頚の後ろの筋肉が変な動きをすることに気づきました。アレクサンダーは、頚の後ろの筋肉を緊張させずに体を動かすことを研究して、声を出せるようになりました。この「発見」を友人が試して有効であることを知ったことから、アレクサンダー・テクニークとして世界中に広がっていきました。

　この本の中では、「**頭が高く、背中が長く、肩が広くなる**」という言葉があちこちに出てきます。この言葉は、わたしがアレクサンダー・テクニークのワーク*で体験したことをもとにしています。歩いている人は、「背中を真っすぐにしなさい」という言葉を与えられても、背中を真っすぐにはできません。指示している人の見ている「真っすぐ」を、歩いている人は見ることができないからです。**しかし、「頭が高く、背中が長く、肩が広くなる」というのは自分の感覚です。自分の体で知ることができます。このように動くと、結果的に頚の後ろの筋肉は緊張しません。脊柱を楽に使えるようになります。**

　また、この本の中では、立ち上がりを支援するために椅子の背に手をかけるようにしています。椅子は固定しません。容易に動く椅子を動かさないで立ち上がるためには、自分の頭、胸郭、骨盤が前に出ます。そして、膝が前に出て骨盤の重さが足に流れたら、立ち上がります。「前に、上に」立ち上がります。これもアレクサンダー・テクニークで体験したワークです。

　アレクサンダーは、「習慣化した動きで動き出すのを抑制すること」を教えました。動き出す前に、ちょっと止まってみることを教えました。フェルデンクライスは「動きを自由に滑らかにすること」を推奨し、アレクサンダーは「動きを抑制すること」を推奨したのです。言葉だけでは反対のことを言っているように聞こえます。しかし、アレクサンダーが「抑制しなさい」と言ったのは、「自分の動きを邪魔する習慣化した動き」です。邪魔している「習慣化した動き」をやめられれば、ずっと自由になれます。フェルデンクライスもアレクサンダーも同じことを教えています。

介助との関係

　介助する人自身が頭を高く背中を長く肩を広くして動くことで、介助を受ける人が頭を高く背中を長く肩を広くすることに気づき、**習慣的な思い込みで急いでやろうとすることをやめられれば、介助の質は飛躍的に向上します。**

＊　アレクサンダー・テクニークでは、いろいろな「実験」をワークと呼びます。

●センサリー・アウェアネス

センサリー・アウェアネスは、とても簡単ですが、とても微妙です。フェルデンクライス・メソッドほどにわかりやすくありません。

エルザ・ギンドラー

ドイツ人女性のエルザ・ギンドラーは、あるとき肺結核を患いました。しかし、ギンドラーは貧しかったので、結核療養のためのサナトリウムには行けませんでした。ギンドラーは「サナトリウムに行って、よい空気を吸いながら肺を休めることで回復するなら、自分の体に意識を集中して、悪いほうの肺を使わないで呼吸すれば、同じことが起こるだろう」と考えました。ギンドラーは自分の呼吸に意識を集中しました。

1年後、街中でギンドラーに出会った主治医は仰天しました。すでに死んでいるはずと思っていたのです。主治医はギンドラーを診察させてもらいました。その結果、ギンドラーが奇跡的な回復をしたことを知りました。ギンドラーは、自らの経験を他の人にも教えるようになりました。

1924年、ギンドラーはハインリッヒ・ヤコビーと出会い、2人は協力して、そのワークを発展させました。ただし、ギンドラーもヤコビーも、自らのワークについて執筆して解説することはありませんでした。

ギンドラーは、次のような言葉を遺しています。

「『そのとき』を愛さない人は、常に何かを成し遂げようとします。でも、成し遂げるまでの途中にあるとき、そのときそのときが『大切なもの』なのです」。

シャーロッテ・セルバー

シャーロッテ・セルバーは、ギンドラーの優秀な弟子です。セルバーはアメリカに渡り、ギンドラーのワークにセンサリー・アウェアネスと名前をつけて広めました。ニューヨークでは、ゲシュタルト療法のフレデリック・パールズにワークを行い、ゲシュタルト療法の発達に大きな影響を与えました。日本では、セルバーの弟子であるアメリカ人のジュディス・ウィーバー氏が、ほぼ1年に1回、セミナーを開いています。

センサリー・アウェアネスのワーク

　センサリー・アウェアネスのワークは、子どもの遊びと同じです。真っ暗闇の中でミカンを食べる、朝起きてから口をきかずに昼まで過ごす、目を閉じて公園を探索するといったことをやります。また、つまらないと思われることをまじめにやってみます。静かに立つ、歩く、手を頭の上に伸ばす、目を閉じて聞こえるものを聞く、草や石に触れる、見ているときに自分が何をしているか感じるといったことです。ですから、いつでも1人でもできます。感じることを楽しむのです（図13-3）。

　この本の中の「実験」は、センサリー・アウェアネスのセミナーで使われる題材そのものではありませんが、センサリー・アウェアネスをツールにしています。

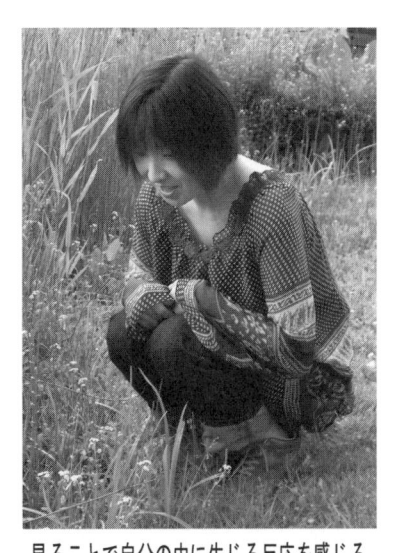

見ることで自分の中に生じる反応を感じる

図13-3　センサリー・アウェアネスのワーク

介助との関係

　センサリー・アウェアネスは介助行為すべてにかかわってきます。つまらないと思っていたことさえも丁寧に感じることを自分に許せば、いろいろなものに気づき始めます。すべての感覚を大切にして、介助を受ける人といっしょに動いて気づけば、介助者も介助を受ける人も不都合な動きをやめて楽に動けます。

●一般意味論

　一般意味論（general semantics）はポーランド人のアルフレッド・コージブスキーが創設した教育セミナーです。コージブスキーは1879年にポーランドの貴族の家に生まれました。10歳代ですでに、ポーランド語、ロシア語、フランス語、ドイツ語の4か国語を話すようになりました。ワルシャワの総合技術専門学校に進学して科学技術を学びました。

　1914年、35歳のときに第1次世界大戦が始まったので、ロシア第2陸軍に志願して情報将校として働きました。翌年、砲兵隊専門家としてカナダに送られ、英語を学びました。語学の素養があったコージブスキーは英語も習得し、これ以後の著作の多くは英語で書かれました。

　1917年、ロシアへの弾薬輸送を指揮するためにニューヨークに送られました。その後、ロシア政府が倒れたためアメリカにとどまり、フランスとポーランド軍のために働きました。後にアメリカ政府に雇われ、戦争の専門家としてアメリカ中で講演をしました。

　コージブスキーは次のように考えました。「言葉は時間を超えて意味を伝えていく。だから、人間は時を経るにつれて知識を集積して賢くなるはずだ。しかし、現実には戦争が起こり、多くの人が亡くなる。つまり、現実とはかけ離れた言葉の使い方、空虚な理論を唱えることが人間全体のまともな発展を邪魔している」。

1933年、コージブスキーは*Science and Sanity : An Introduction to Non-Aristotelian Systems and General Semantics*（科学と正気―非アリストテレス的システムと一般意味論への招待）[1]を出版しました。さらに、自分の考えを一般意味論として大学で教えることになりました。

一般意味論は言葉の上手な使い方を勧めます。

コージブスキーは、地図の比喩を使って、「地図は現地ではない」「地図は現地のすべてを表してはいない」「地図の地図を作ることができる」という3つのことを言いました。

地図は現地ではない

地図は、ある土地を記号として紙の上に表現しています。しかし、地図はその土地そのものではありません。同様に、言葉はあるものを指し示す記号ですが、その言葉の意味しているものそのものではありません。

たとえば、「海豹」という言葉は動物のアザラシを指し示します。アザラシは海に棲んでいますが、豹ではありません（**図13-4**）[2]。「海豹」という言葉は記号に過ぎません。言葉は実体そのものを示していません。「海豹」と書かれているからと「海に棲む豹」を探し始めると、一生を費やしてしまうでしょう。

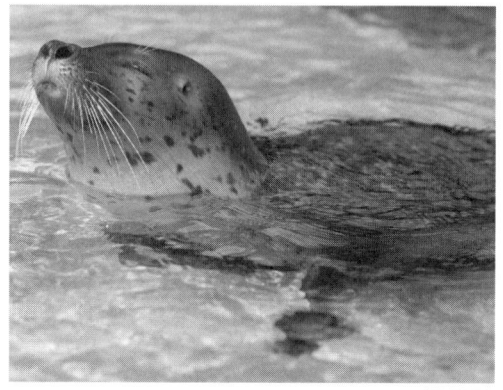

（著者撮影）

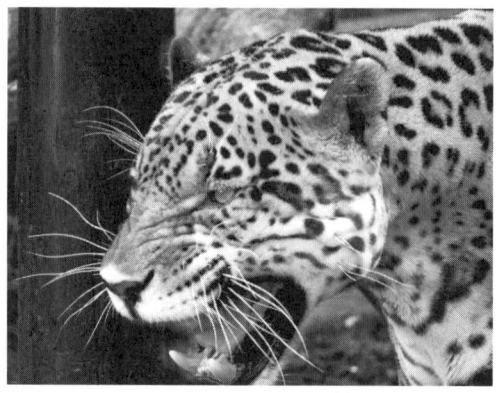

(c) Pali A-Fotolia.com

図13-4 「海豹」と「豹」

---

[1] 原著は Inst of General Semantics 社より刊行。邦訳はありません。図、写真がほとんどなく、文字だけで700ページもあるので、英語圏の人でも読み切るのは大変です。そのため、セミナーとして教育されるのでしょう。

[2] **図13-4**でわかるように、ゴマフアザラシの紋様は豹の紋様と似ています。

地図は現地のすべてを表してはいない

言葉という記号はとても役立つものですが、物事を正確に表現するには限界があります。

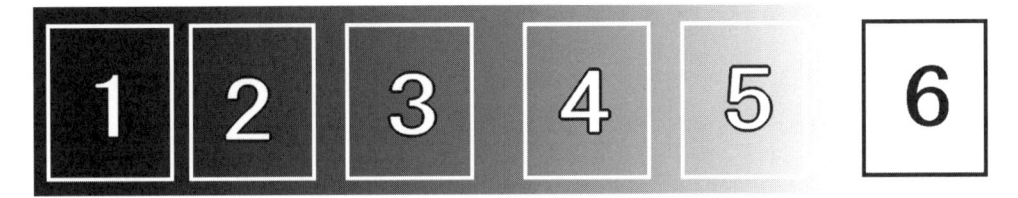

図13-5　連続的に変化する明るさ

　図13-5の1番の枠内の色は何でしょう？　黒ですね。では、6番の枠は？　白ですね。4番の枠は明るい灰色、3番の枠は暗い灰色ですね。では、2番や5番の枠内の色は何という名前でしょう？
　実際には1番から6番まで連続的に明るさが変わっています。ですから、いずれの枠内も均一な明るさではありません。物事は連続的に変化できますが、言葉は不連続な変化しか表現できません。ですから、言葉と実体は必ずずれます。言葉は実体そのものすべてを表現することはできません。

地図の地図を作ることができる

　「地図の地図を作る」とは、言葉に言葉を重ねたり、言葉で言葉を定義して言葉を作ることです。「温かい心」とか「正しい行い」という言葉の組み合わせを作ることができます。
　熱く光って燃焼する気体を見て「炎」という言葉を作ることができます。燃える熱い実体と「炎」という言葉が結びつきます。炎は実在のものを示す言葉です。
　また、墨汁につけた紙と夜の暗闇を見せて、両者に共通の「黒」と名づけられた性質を示すことができます。実在の性質から「黒」という言葉ができました。

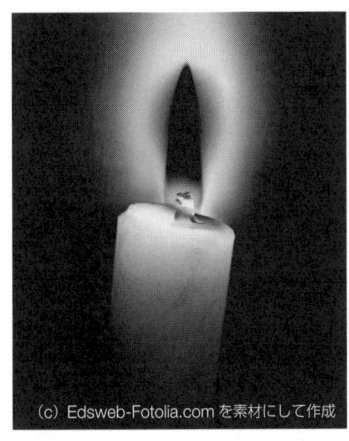

図13-6　「黒い炎」

　「黒い炎」という言葉は存在しますが、黒い炎そのものは実在しません（図13-6）。炎は物質を酸化させてエネルギーを放出するときの副産物ですから、熱と光を必ず出します。「黒」と名づけられた性質は光を吸収することですから、炎とは反対のものです。このように、実体が存在しない言葉を作ることもできます。
　ですから、言葉を組み合わせて作った言葉を使うときには、その言葉が示す実体が存在することを確認しておかなければトラブルになります。キリスト教信者にとっては「絶対に正しい行い」が存在しますが、それがイスラム教信者にとっても「絶対に正しい行い」であることは保証されません。このことを理解しないで言葉を乱暴に使うから戦争になる、というのがコージブスキーの教えです。**一般意味論のセミナーでは言葉を丁寧に使うことを教えます。**

センサリー・アウェアネスとの関係

　自分の感覚でとらえられるものを直接、言葉にしている限りは安全です。しかし、言葉で定義した言葉を使うときには注意が必要です。「感じていること」と「考えていること」を厳然と分けなければなりません。一般意味論はセンサリー・アウェアネスと表裏一体の関係にあります。

介助との関係

　介助の場面では、動きを言葉にして表すことが多くあります。看護師を含む多くの介助者は、丁寧な言葉遣いを教育されます。接遇セミナーで敬語の使い方を教えられることもあります。しかし、そのような接遇教育の教師でさえも、本当の言葉の使い方を知りません。「丁寧な言葉を使いましょう」と教えます。大変に乱暴です。このような教育を受けた介助者は、乱暴な言葉を使うことをやめ、丁寧な言葉を乱暴に使うようになります。

　たとえば、「**はい、こっちをつかんでください。あっ、そちらではなく、こちらに手を伸ばしてください**」と言います。介助しているにもかかわらず、介助者の考えたとおりにやらせようとします。自分のやりたいことがうまくできないために介助を受けている人が、介助者の思うとおりに動けるはずはありません。こうした介助者は、言葉は丁寧でも言葉の使い方は乱暴です。

　あるいは「**あっ、危ないですよ。わたしが取って差し上げますから、危ないことはしないでくださいね**」と言います。物に手を伸ばしたとき、どのような状態が危なかったのか説明がありません。「物に手を伸ばすときは自分のバランスに配慮しましょう」とか、「もっと体全体を近づけてから手を伸ばしましょう」という具体的な提案なしに、「自分の判断で動くな」と言っています。丁寧な言葉を乱暴に使っています。

　「**さあ、起き上がりましょう。どこに手をつきますか？**」と言うこともあります。自分1人で起き上がれないだろうと思い、指導しようとしています。自分1人で起き上がれない人に、これからの動きを決めさせようとしています。介助を受ける人が、まずすこし動いてみて、その動きに従って次の動きを決定することを許していません。介助者が客観的に自分の言葉を聞いてみれば乱暴な発言だと気づくのでしょうが、たいていの人は自分の言葉を聞かず、相手に自分の言うことを聞かせようとします。言葉を投げ捨てるように乱暴に使っています。

　介助者は、介助を受ける人の動き方を丁寧に観察して丁寧にフィードバックを返すことで、乱暴な言葉でも丁寧に使えます。

　「ほほう、いいぞ、いいぞ、素晴らしい！　そこですぐにはできなかったけれど、ちょっと戻ったら動けたでしょ。素晴らしい。自分で動き方を見つけられてすごいジャン」。このような言葉の使い方を教える接遇セミナーはありません。

●その他のワーク

　以上で紹介したキネステティクス、フェルデンクライス・メソッド、アレクサンダー・テクニーク、センサリー・アウェアネス、一般意味論以外にも、アウェアネス介助論に取り入れたワークがあります。しかし、実践としては効果的でも理論が理解できないものは紹介していません。自分で体験して効果があったとき、その手技が効果的であることを認め、習得するのはよいことです。しかし、だからと言って、その手技を説明する理論を丸呑みすることはできません。解剖や生理に基づかない仮説を鵜呑みにして実践することは危険です。

●「動きと感覚の学習」と
　アウェアネス介助論の関係

　ヒトの構造はDNAにより決定されます。その動き方は構造により限定されます。構造的に楽な動き方というものがあります。しかし、その動き方はDNAには書き込まれていません。ヒトは、子宮内で胎児としているときに骨と筋肉と神経システムができた時点から、動き方を試行錯誤で学習して生まれてきます。生まれた後は、母親の動きをソーシャルトラッキングします。そうして自分の動き方を学習していきます。

　すこし大きくなると、父親、兄弟姉妹、祖父母をソーシャルトラッキングします。そうして家族に共通の癖がつきます。学校に通うようになると、その地域社会をソーシャルトラッキングして癖がつきます。たいていの場合、この癖は無駄な動きになります。大股でガンガン歩いたり、肩を怒らせて歩いたり、背中を丸めて座ったり、動き始めに息を止めたりします。このような癖には、なかなか気づきません。「何も悪いことはしていないのに肩が凝る」ということも起こります。

　このような不都合な癖や習慣的判断に気づくチャンスを提供するのが、キネステティクス、フェルデンクライス・メソッド、アレクサンダー・テクニーク、センサリー・アウェアネス、一般意味論という「動きと感覚の学習」です。

　それぞれの学習セミナーに参加してみると、同じ動き方を題材にすることがあります。未熟な学習者は「あっちのセミナーは、こっちのセミナーのやっていることをまねしている」と思います。しかし、ヒトの構造に適した動き方は共通ですから、題材も同じようなものになるのです。

　ただし、大切な学習のテーマはそれぞれ違います。キネステティクスでは、行動サイバネティクスのトラッキングという概念に基づき、接触と動きを使ってソーシャルトラッキングできることを学習します。そして、動きを言語化することを学びます。フェルデンクライス・メソッドでは、ATMやFIという非日常的な動き方をとおして、自分が思い込みで苦しい動き方をしていることを学びます。アレクサンダー・テクニークでは、日常生活の動きをもとにして習慣的な動き方に気づき、それをやめてみることで楽になることを学びます。センサリー・アウェアネスでは、すべての学習の基本となる感覚によるフィードバックに気づくチャンスを提供されます。一般意味論では、言葉の限界を教えられ、言葉の下手な使い方をしていたことに気づくチャンスを提供されます。

　キネステティクス、フェルデンクライス・メソッド、アレクサンダー・テクニーク、センサリー・アウェアネス、一般意味論は、**理論に基づいて行動を決定する教条ではなく、行動に不都合なところがあった場合に自分の行動を修正するツールとして役立ちます**。

14 成長、老化、学習

●成長と学習

多くの動物は、ほぼ成熟した状態で生まれます。生まれて数時間で立ち、移動能力が完成します。しかし、ヒトは未熟な状態で生まれます。生まれてから寝返りするまでに3か月以上かかります。立ち上がるまでに約1年かかります。排泄をコントロールするのに数年かかり、運動能力が成熟するまでに20年弱かかります。生まれてから成人としての運動能力を獲得するまでのプロセスが成長と呼ばれます。

受精から出産まで

成体になるまでのタンパク合成の情報を伝えるのは遺伝子です。成長は遺伝子にプログラムされています。遺伝子、つまり核の中のDNAの塊が、体の設計図としての遺伝情報を保存しています。原始の海でアミノ酸が発生して核酸となり細胞となったときから、DNAの塊という設計図が複製されて伝えられています。

受精すると遺伝子の設計図に基づきタンパクが合成され、受精卵は細胞分裂を繰り返します。受精卵はたくさんの細胞になり、胚を形成し、外胚葉、内胚葉、中胚葉ができていきます（図14-1）。

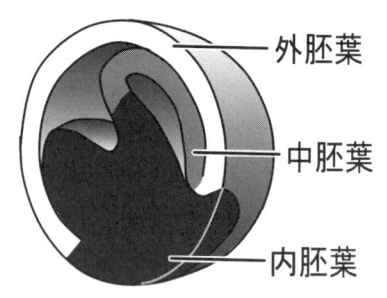

図14-1 原腸胚

胚は細胞分裂を繰り返して胎児となります（図14-2）。外胚葉は胎児の皮膚と神経に、内胚葉は消化管に、中胚葉は骨と筋肉になります。頭と体幹ができると四肢の芽ができ、四肢の芽が伸びて手や指ができていきます。基盤ができてから末梢が作られ始めます。

これらの構造を作っていくための設計図は、受精卵の核の中のDNAに書き込まれていたものです。胎児の構造は受精のときから決定されています。

外胚葉から神経システムが作られ、中胚葉から骨と筋肉が作られると、学習が始まります。**遺伝子は構造についての設計図です。使い方を書いたマニュアルではありません。**胎児は、中胚葉からできてくる骨と筋肉の強度に合わせた動き方を、子宮の中で試行錯誤しながら学習します。誕生と同時に見られる反射は、体内で学習した結果の表れです。誕生のときに見られる反射は原始反射と呼ばれますが、その原始反射でさえも遺伝子には

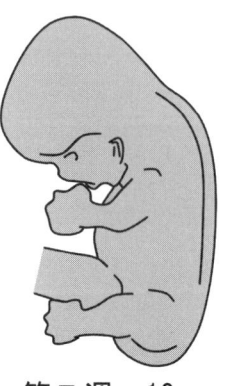

第7週、19mm
図14-2 胎児

書き込まれていないのです。ヒトは高度に完成した構造が描かれた設計図を持って生まれてきますが、その構造を使うマニュアルは持っていないのです。

赤ん坊から大人へのプロセス

　ヒト以外の動物の遺伝子にも動き方のマニュアルは書かれていません。ただ、ヒト以外の動物では、胎内で学習した動き方と誕生直後の動き方の違いがわずかです。ウマやシカは誕生後数時間で立って移動できるようになります。しかし、ヒトは脳をはじめとする神経システムが大きくなっても、骨や筋肉の強度が高まらないうちに生まれてしまいます。生まれてから、骨や筋肉が成長して強くなります。ですから、立ち上がるまでにほぼ1年かかります。

　子どもは母親との関係を学習します。自分が泣くことで食事が提供され、排泄が支援されることを学習します。その後、母親以外の家族との関係を学習していきます。幼稚園や小学校に入ると、子どもの社会への参加を学習します。子どもの社会を支配する大人との関係を学習します。これらの学習は遺伝子には書かれていないことです。すべて、子ども自身のユニークな体験から学習されます。

　子どもの骨は毎日すこしずつ太く長くなります。強度が増していきます。それにつれて筋肉は太く大きくなり、力を出せるようになっていきます。

　思春期になり、性差が明確になってくると、成人の社会への参加が始まります。肉体的に成熟していきます。20歳になる頃には、骨と筋肉は人生で最強の時を迎えます。

　子どもから大人になるプロセスは、骨と筋肉が大きく強くなるプロセスです。骨と筋肉の増大・増強に伴い、その使い方を試行錯誤で学習していきます。使い方を習得すると、力強く速く動けるようになります。

　骨と筋肉は遺伝子の設計図に従って大きく強くなっていきます。しかし、その骨と筋肉の使い方は、神経システムが体験から学習することで習熟していきます。動き方は、先天的に知っているものではなく、学習の結果です。ですから、子どもは大人になるまでの間に、「時間がたつほど、強く速くできるようになる」という誤った学習をすることもあります。

学習と教育

●エミー・ピクラーの幼小児教育理論

　エミー・ピクラーはハンガリーの小児科医で、幼小児教育の理論的実践家です。ピクラーの書いた育児書[*1]はドイツ語圏やフランス語圏で定番になっています[*2]。

　ピクラーは、幼小児の学習を親が邪魔していると指摘しました。子どもは試行錯誤により、環境の中で得られた体験から学習していきます。子どもが体験する前に親が言葉で教えると、子どもが自ら学習していく機会を取り上げることになります。四つんばいできるようになった子どもは、あちこち這って歩くことで股関節や下肢の骨が強くなっていきます。筋肉も太くなっていきます。そうして充分な強度になったときに立てるようになります。親が「隣の子どもより早く立たせよう、歩かせよう」と思い、這っている子どもの両手を取って立たせると、充分ではない股関節や骨、筋肉で立つことになります。**子どもの体は「まだできないこと」をさせられたためにひずみます。**自然に生じたであろ

[*1] *Laßt mir Zeit* や *Friedliche Babys, zufriedene Mütter*
[*2] 英語圏では、『スポック博士の育児書』が普及したため、翻訳販売されていません。

う成長は遅らされます。ときには、未熟な股関節が「まだできない」ことを繰り返しやらされて変形することもあるでしょう。

　ベビーサークルに入れて育てられた子どもは、広いところで這っている子どもより早く立ち上がるようになります。這って歩く空間がないため、頭の上の空いている空間に行かざるを得なくなるからです。這って強度を高めるべきときに体の重さを支えなければならなくなった股関節や下肢は充分な強度にならず、大人になってから変形に悩まされます。**子どもの発達には「自由に動ける空間」が必要です。**

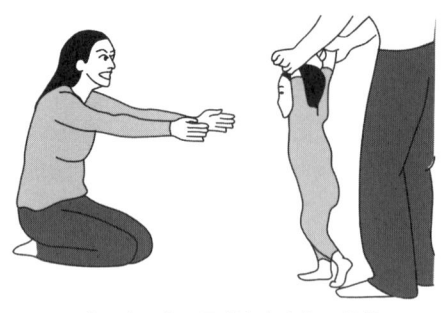

1人で立てない子どもを歩かせる親

　ピクラーは、親の見栄で子どもをがんばらせることを固く禁じました。「まだできないこと」をやらせるのは子どもに対する暴力です。子どもは自分の体のことを知りません。子どもには自分の苦境を伝えるだけの能力がありませんから、親が子どもの苦境を知らなければなりません。子どもに対する愛情は、その子ども自身のペースで発達できる時間を提供することです[1]。**子どもの発達には「時間と空間」が必要です。**

●行動主義と構成主義

　20世紀初頭、ロシアの生理学者イワン・パブロフは「反射の条件づけ」を発表しました。アメリカの心理学者は、「反射の条件づけ」を学習モデルとしてとらえました。**同じ刺激（stimulus）に対して同じ反応（response）を返すようになることを学習だと考えました。SR理論と呼ばれます。**

　心理学は心を扱う学問ですが、心を外側から観察することはできません[2]。行動の変化は観察できます。ですから、「学習とは行動の変化である」と考える心理学者が出てきました。そして、**「教育とは行動を変えることである。何をするかを教えればよい」と考える教育心理学ができました。行動主義教育理論です。**第2次世界大戦時、アメリカの新兵教育に採用されました。何もできない新兵にマニュアルに従って行動することを教えました。若い新兵は教えられるままに戦い、勝ち進みました。行動主義は高く評価されました。しかし、その一方でたくさんの兵士が戦争神経症になりました。人間には主体性があります。**自分で判断して決定することを許さない行動主義教育のために、人間の内部と外部が乖離してしまい、社会に適合できなくなった**のでした。

　この反省の下に、**「学習とは内部の構成が変化することであり、構成が変わると行動が変わる」と考える教育心理学者が出てきました。構成主義教育理論と呼ばれます。**「自由に試行錯誤しながら発見することで学習が進む」と考えました。これが1950年代から、アメリカで行われるようになった自由主義教育の基盤です。この教育により独創的な人々が生まれてきました。しかし、優秀な人材が出てくる一方で、社会生活に必要な知識を身につけず、反社会的行動をする人々が多く現れて社会問題になりました。2000年代のアメリカでは、自由主義教育の行き過ぎが修正されていきました。しかし、日本では、アメリカの自由主義教育をまねて「ゆとりの時間」が作られました。その結果、行動主義でマニュアル教育された教員が構成主義を理解する前に、基礎学力の低下が著明になって修正されることになりました。

---

[1] ピクラーの著書のタイトル *Laßt mir Zeit* は、「私に時間をください」という意味です。
[2] 自分自身の心もはっきりわかりません。朝に決断したことを夕には覆すのは、政治家だけではありません。

●ヴィゴツキーの「発達の最近接領域」

パブロフの生理学の実験結果である「反射の条件づけ」が、心理学の行動主義教育理論としてアメリカで広がっていった一方で、パブロフのいたソビエト連邦では構成主義教育が研究されていました。

心理学者のレフ・ヴィゴツキーは次のように考えました。「子どもの中で発達が生じる。できる子どもは、大人や教師という外部の支援がなくても、内部の発達につれて独力で学習し、社会に出ていけるほどに成熟する。このような子どもに教育は不要である。しかし、普通の子どもは、自分の内部の発達だけでは、できる子どもほどに成熟しない。内部の発達だけでは足りないときに、外部の級友や教師が刺激を与えてやると、それに応じて急に伸びていき、できる子どもと同じレベルに成熟する*。このとき、外部からの刺激により発達した領域を『発達の最近接領域』（zone of proximal development；ZPD）と呼ぼう。**教育者の能力とは、『発達の最近接領域』を発見する能力である**」（図14-3）。

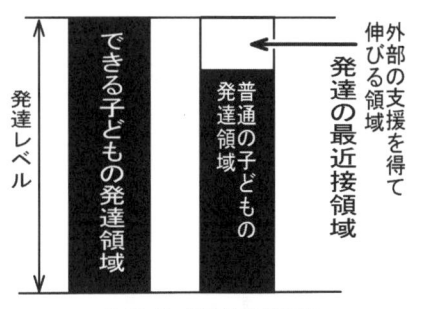

図14-3 発達の最近接領域

ヴィゴツキーは、子どもの内部で発達が生じ、それを周囲の人が手伝うことで社会的に成熟していくと考えたのです。ヴィゴツキーは天才でしたが、37歳で夭折しました。

●「発達の最近接領域」とレディネス

教育を受けるための準備状態をレディネスと呼びます。ある教育を理解できる学習者の能力の状態です。ですから、まったくの初心者に教育をする場合のレディネスはゼロです。しかし、「発達の最近接領域」はあります。発達とは教育の目標に近づくことではなく、能力を伸ばしていくことだからです。**レディネスは教育者が学習者に下す評価ですが、「発達の最近接領域」は教育者が発見する学習者の発達の先端を示しています。**

子どもの体の成長と動きの発達

体は遺伝子の持っている設計図に従って作られていきます。骨や筋肉が作られ、脳や脊髄という神経システムの構造自体も作られていきます。

しかし、その骨や筋肉の使い方、つまり動き方は、試行錯誤で学習しなければ知ることはできません。1歳児は偶然できた立ち上がる体験から下肢の使い方を学習します。そのとたん、立てる子どもに発達します。立てる子どもは、片足立ちをして転ぶ体験を繰り返すうちに、ある日、片足立ちを連続してできるようになります。そのとたん、歩ける子どもに発達します。このように、子どもの動き方は体の成長より遅れて階段状に発達します（図14-4）。

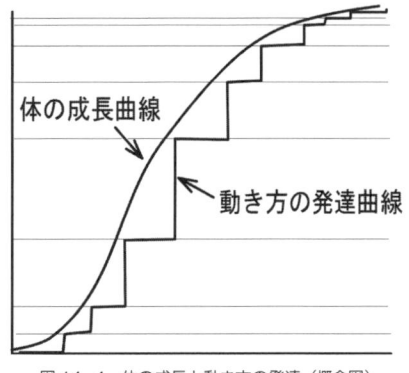

図14-4 体の成長と動き方の発達（概念図）

---

* 「療養病棟での実践」の章：「開設6年目―ピアカウンセリングの時代」の項目 が実例です。

大人の学習

20歳を過ぎると成長のピークは終わります。骨や筋肉は、それまでのようなスピードでは大きくなりません。しかし、学習できるということを学習している人は、骨や筋肉を使う技術を高めていくことができます。学習できることを学習していない人は、体が成長を続けると誤解して、それまでと同じ使い方をします。体にできないことをやらせようとしてケガをします。「ケガをしなければ、やりたいことを続けられる」と理解して、体の声に耳を傾ける人だけが、大人になっても技能の習熟を進められます。「無事之名馬」[*1]なのです。

●老化と学習

ヒトは動物ですから、老化は自然現象です。アンチエイジングという言葉があるために、老化を止めたり逆行させたりできるかのように考えている人がいますが、秦の始皇帝の時代から成功したためしはありません[*2]。

生物は必ず老いていきます。骨や靱帯は弱くなり、関節の曲がる範囲は狭くなり、筋肉は細くなります。体の成長曲線は右肩下がりになります。

老化するにつれて動きの能力は低下していきます。概念的には、動き方の発達曲線も右肩下がりになります（図14-5）。それに気づいて、力を使わずに時間と空間を使う動き方を習得していけば、寝て、起きて、立って、歩くことはできます。自分の体の老化に気づかずに従来と同じように動こうとすると、転んだり腱を損傷したりします。ケガのリスクが高くなります。

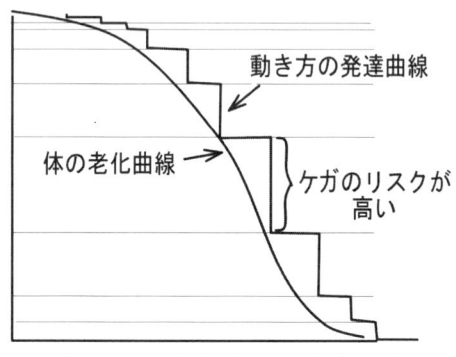

図14-5 体の老化と動き方の発達（概念図）

体の老化につれて「力を使わず、時間と空間を使う」ことを学習すると、老化しながらも動きの質を高められます。動き方の発達曲線は右肩下がりになりますが、動き方自体は習熟していきます。合気道をはじめとする武道で、高齢になっても名人・達人と呼ばれる人は、このような習熟を見せています。

「成長と老化の学習」と介助

成長しているときにも老化しているときにも学習が生じています。

学習環境を整備することが教育です。ですから、子どもたちには学校という環境が提供されます。**高齢者や病気の後に動きに問題を抱えた人には療養病棟があります。**一般に、療養病棟は「寝たきり病棟」と同じ意味で使われています。しかし、療養とは本来、「時間をかけて能力を高め、元の生活に近づけること」です。療養病棟は「動きの学習環境」であり、療養病棟の看護・介護スタッフは「動きの学習環境」の一部であり、その環境を整備する人です。身体的看護・介護は教育そのものです。

[*1] 競馬好きの作家・菊池寛がエッセイの題名として作った言葉。禅語の「無事是貴人」をもじったものといわれています。
[*2] 方士徐福は秦の始皇帝に多額の資金を出させて「長生不老の霊薬」を探しに出たと言い伝えられています。徐福は秦に帰ってきませんでした。

育児についてピクラーが考えたことが、療養にも当てはまります。療養中の人はうまく動けないので療養しています。そのような人に「～しなさい」と言うのは「今、できないことをやらせること」です。できなくて当然です。「今、できることをやる」だけで、そのときに起こるべきことは自然に起こるでしょう。「何とか、すこしでもよくしたい」というのは、「自分の能力を示したい」という医師や看護師、理学療法士、作業療法士の見栄です。自分の能力を示すために療養している人を利用してはいけません。「起こるべきことは起こる」のです。

　療養する人に提供できるものは時間と空間です。本人が動くことをじっと待つことが時間の提供です。期待したほどに早く動けなくても待つのです。療養している人が期待はずれだったのではありません。現実に起こらないことを期待した介助者が愚かなのです。介助を受ける人の動ける空間を狭めないことも必要です。介助者が「何かしたい」と近寄ることで、空間を奪ってしまいます。**「時間、空間、力」の運動の3要素のうち「力」のなくなった人には、「時間」と「空間」が必要なのです。療養は育児と同じ質の教育です。**

　従来のリハビリテーションは対象となる人を評価することに熱心です。レディネスがあるかどうかを見ます。歩ける要件がそろっていないと判定されると「歩けない」とみなされます。どこかに伸びるところがあるかもしれないとは考えませんし、ましてや**理学療法士や作業療法士、看護師の能力が足りないために歩けないとは考えません。**

　しかし、ヴィゴツキーの「発達の最近接領域」という考えを援用すると違った考え方ができます。

　療養している人はすこしずつ動きの能力が回復します。介助者がその小さな変化に気づき、それに合わせていっしょに動くことで、療養している人のやりたいことができるようになれば、本人は回復していることに気づきます。その動きの変化を詳細に丁寧に解説してあげると、よりはっきりと気づきます。このことは、療養している人の中の発達が伸び悩んでいることに気づき、支援することです。発達に最も近いところに刺激を与えて、**「今、起こることを起こるように手伝うこと」**です。ヴィゴツキーの「発達の最近接領域」と同じです。療養は構成主義教育でもあります。

　こうした教育・再教育をするうちに、介助者も介助を受ける人も**「『今、ここ』でできることをする」という態度が身につきます。**この態度は、仏教哲学、実存主義哲学、人間性心理学にも通うものです。**療養は介助者、介助を受ける人の双方の哲学の実践そのものです。**

　このような考え方が適用できるのは、療養病棟に限りません。**在宅で**医療を受けている人にとっては、家族ケア、訪問看護ケア、ヘルパーなどの社会資源のすべてが学習環境です。急性期の病院も学習環境です。鎮静剤を投与されたり、脳に損傷を受けたりして意識のない状態で寝ている人は、ある意味で胎児と同じです。意識がなくとも、胎児が子宮内で動く程度の動きをベッドの上で提供できれば、そうしなかった場合に比べて、意識が回復してからの動きの回復は早くなるでしょう。動きが回復すれば、結果的にケアの負担は減るでしょう。

　医療、看護、介護の領域で、このような考え方が広まれば、これからの高齢化社会にあってもケアを改善していくことができるでしょう。

付録DVD解説

● 注　意

1．付録DVDは、できるだけ多くのパソコン、DVDプレーヤーで再生確認をしています。しかし、DVD開発初期のDVDプレーヤーなどにおいて、再生に問題が生じる場合があります。その場合は、別の機器で再生してください。

2．付録DVDの中のムービーは、著者が病棟スタッフの学習会用および院内教育用として作ったものです。ナレーションはありません。療養病棟開設時から診療の記録として撮影したビデオと、自作のアニメーションを組み合わせて作りました。ビデオは家庭用ビデオレコーダーで撮影し、アニメーションは市販ソフトウェアを使いました。画質の劣化した部分があります。また、音がずれたりぶれたりしている部分があります。一部、ノイズが入っているムービーがあります。できるだけ補正しましたが、ソフトウェアの限界です。また、本編とは仮名遣いなどが違っていたり、キャプションの文字がダブっていたりするところがあるかもしれません。

　このDVDに登場してくれた入院中の方々には、書面で撮影および収録の許可をもらいました。不具合な介助の例を示してくれたスタッフや、撮影のアングルが悪く所作について誤解を受ける可能性のある部分は、モザイクで消したり音声を変えたりしました。

　BGMは、テイクファイブバンド（北海道旭川市）のバンドマスターである長坂義晴氏のご厚意により提供された9曲を使っています。

　このDVDは、私的講演用に作成したものをベースとして、本編の理解を助けるための**「おまけ」として添付しています。画質などの品質の悪さはご了承願います。**

3．このムービーは付録です。ムービーを見たら、本編を読んでください。何を見せているかを理解せずに、形のみをまねして介助することはお勧めしません。特に、**バイオメカニクスまたはボディメカニクスなどの力学的解釈をもとに行うことは相手に不快感を与えます。**ムービーで見せていることが楽にできない場合は、介助に対する読者の「態度」が違っていると思います。「アウェアネス介助の哲学」と「アウェアネス・スルー・タッチ」を理解してから介助することをお勧めします。それだけで、介助の質は上がるでしょう。

4．このDVDを教育者が学生に見せることは推奨されます。しかし、**教育者が自らが実践できない介助について解説することはお勧めしません。**言葉の意味は実践そのものです。自分でできないことを見せているムービーについて解説すると、嘘をつくことになります。そのような場合は、見た後に「こんなことをできるように学習を深めましょう」と言うにとどめることをお勧めします。

5．別表にムービーと各章の関連を示しました。**実際には、すべてのムービーにすべての章が関係してきます。**

● ムービー内容についての簡単な説明

■ Disc1（上巻）

No.1　歩く前に（8′09″）

　内科病棟に長く入院していたために、歩けなくなった方です。オリエンテーションと判断能力が低下していました。歩くことは片足立ちを交互に連続させることです。片足立ちのためには、足の感覚が大切です。ここでは、足の感覚を思い出す手伝いにフェルデンクライス・メソッドを使っています。感覚が戻るとオリエンテーションが戻ります。そして、自分が周囲から何を期待されているかがわかるようになります。

No.2　歩行と生たまご（6′59″）

　歩行は片足立ちの連続です。足のどこに重さが流れるかが大切です。踵（かかと）からラテラルフットに重さが流れるときに、体は前に進みます。歩行を介助するということは、バランスをとることを手伝うことです。手伝う人自身が「まともな歩き方」をできることが大切です。

No.3　足から全体へ（11′26″）

　他院で脳梗塞のリハビリテーションを受けて、「後は自分で訓練しなさい」と言われて退院した方です。当院療養病棟に入院当日の回診で、フェルデンクライス・メソッドのATM（動きによる気づき）とアレクサンダー・テクニークの応用をしています。足の使い方に気づくチャンスを提供しただけで、5日目で違いがはっきりしています。12日目で退院決定しました。

No.4　手をつなぐ介助（10′27″）

　ほ乳類は斜対歩（しゃたいほ）します。首が長く胴が短くなって脊柱を使わなくなると側対歩します。ヒトは赤ん坊のときは斜対歩します。高齢になり脊柱の動きが少なくなると側対歩します。斜対歩する人に対する介助と側対歩する人に対する介助は違います。

No.5　パーキンソン病の人の歩行介助（7′51″）

　パーキンソン病ではγ（ガンマ）運動神経系の興奮が強くなっています。足を上げようとするだけで歩けなくなります。足をしっかり踏んでもらうと歩けます。歩行の介助は体の重さを踵（かかと）からラテラルフットへ流すお手伝いです。

No.6　いろいろなものの応用（26′01″）

　脊髄小脳変性症の方です。脊髄小脳変性症は進行性で回復しない病気と考えられています。この方は、発症後9年間神経内科に通院していましたが、歩行器を放せませんでした。たまたま、骨折で当院の整形外科に入院し、退院までの2週間を療養病棟で過ごしました。療養病棟入院中に、フェルデンクライス・メソッド、アレクサンダー・テクニーク、キネステティクス、センサリー・アウェアネスの応用を行ったところ、歩行に変化が見られました。退院後、6か月の外来通院の結果、発症後に初めて足で立って歩けました。

No.7　いっしょに歩く（18′08″）
　脳梗塞を発症して急性期病院に入院した後、当院療養病棟に紹介されて入院した88歳の女性です。入院当初は歩けませんでしたが、「まともな歩き方」を行うように介助し続けたところ、介助歩行、歩行器歩行、手すり歩行と回復していきました。麻痺のある足でしっかり踏むことと同じく、麻痺のない足でもしっかりと踏むことを手伝うことが役立ちます。

No.8　両下肢を動かせない人の歩行の介助（13′30″）
　脊髄損傷のために両足の麻痺、いわゆる対麻痺になったとして、他施設に移るまでの療養を依頼された方です。転科当時は、起き上がることもできませんでした。対麻痺の人は両下肢を動かせません。つまり、両下肢の動きを手伝えば歩けます。このムービーでは、立ち上がりの練習から歩行の介助までの、本人とスタッフとの協調のプロセスをお見せします。

■ Disc2（上巻）
No.9　歩行の進化（28′10″）
　原始の海でアミノ酸が出現し、生物ができました。サカナから長い年月を経てほ乳類となり、二足歩行するヒトが誕生しました。現代のヒトの構造はサカナから引き継いだものです。動物の移動の進化のプロセスを追いながら、「くの字」の動き、「8の字」の動き、ラテラルフットの大切さを解説します。このムービーには、ムービーNo.1～8の実践から見つけられた理論が示されています。このムービーを最初に見てはいけません。理論は実践の中から作られます。理論を前提にして実践を観察することは、感覚を無視して思考だけで生きることです。苦しくなります。必ず、ムービーNo.1～8を見た後に見てください。

No.10　字を書く（6′29″）
　上肢の運動中枢は脊髄で相互に影響し合っています。右手が使いづらいときは、左手を調べると解決策を見つけられるかもしれません。88歳で脳梗塞のために左上肢が麻痺となった方の字を書くことのお手伝いの実例をお見せします。

No.11　宇宙のエネルギー？（5′40″）
　あるセラピーが効果を示すと、そのセラピーを説明する理論も正しいと信じられています。しかし、実際は、一つの成功例についていろいろな理論を作ることができます。このムービーでは、一つの変化について、宇宙のエネルギーというインチキ理論で解説できることを示した後で、別の理論でも説明できることを示します。しかし、どちらの理論が正しいと断言できることはありません。現実を言語化することは実践の細部を省略することだからです。

No.12　寝たきりから歩くまでの記録（7′53″）
　脊髄疾患で「寝たきり」となって歩けないと評価された方が、ベッド上の横移動を習得した後、歩行できるようになった記録です。寝たきりとは、起き上がれない人に対する評価ではなく、起き上がれない人を手伝えない介助する人々に対する評価であるかもしれません。

No.13　シロクマを支援する（3′55″）
　シロクマの起き上がり方を「重さが流れる」という考え方を使って解説します。シロクマの動き方を説明できれば、ヒトの起き上がりの介助は容易になるでしょう。理論は実践を解説するツールです。上手に使うと役立ちます。下手な使い方では混乱します。

No.14　エスキモーロールから座位へ（4′08″）
　エスキモーロールは転覆したカヌーを復元させる高度な技術です。エスキモーロールは、基本的には、寝ている人が正座する動きと同じであることを示します。複雑に見える動き方も基本的には日常生活の動きと同じであり、余計な考えを捨てて無駄な動きをなくすことが技能であることに気づくかもしれません。

No.15　透かして見る骨盤（3′16″）
　骨盤は人体の要です。骨盤の中でも外部から触れることのできる目印を透かしてみます。特に、大転子の位置を知り、大転子が下肢であることを知ると、端座位の移動、立ち上がり、歩行の介助に役立ちます。

No.16　起き上がりの基礎（16′58″）
　起き上がりは骨盤の上に胸郭と頭を積み上げる動きです。そのプロセスの中で下肢である大転子の上に一時的に骨盤を乗せていること、支持面と大転子、大転子と骨盤の間の2か所で骨盤が移動していることを示します。上肢がなくても下肢だけで起き上がれることを示します。また、上肢が胸郭の移動に使われること、下肢が使えなくても上肢だけで起き上がれることも示します（このムービーを見ると眠くなることがあります。不眠のときに見ると役立ちます）。

No.17　ベッドの上での移動（12′59″）
　ベッドの上の横移動が、下肢、骨盤、胸郭、頭、上肢の連続的移動であることを示します。それぞれの部分の移動を手伝うことで、力任せの介助を避けることができます。そして、そのような移動が動きの学習の支援であることを示します。

No.18　仰向けで頭側足側へ移動（9′28″）
　頭側足側への移動も、下肢、骨盤、胸郭、頭、上肢の連続的移動であることを示します。これも動きの学習の支援です。

No.19　側臥位の前後移動（7′30″）
　側臥位の前後移動は、意識して行われることはまれですが、起き上がりやベッド上での位置調整に必要になります。起き上がることを恐れる人は、側臥位の後方移動を支援されていない場合が多いです。

■ Disc3（下巻）

No.20　丁寧に動く（26′57″）
　脳梗塞の6年後に偶然、療養病棟に2週間入院した方の記録です。いわゆる慢性期でも動きが改善することを示します。つまり、慢性期という評価をされると、動きの支援や教育が提供されていないことが多いのです。また、「がんばらせる」理学療法が動けなくさせる可能性を示します。「行うべき価値のあることは丁寧に行うべき価値がある」というモーシェ・フェルデンクライスの言葉がキーワードになっています。

No.21　立ち上がり座る（18′25″）
　立ち上がり、座るときに、どんなことが起こっているのかを解説します。このムービーは、ムービーNo.20の実践の理論的背景です。No.20を見てから、このムービーを見てください。

No.22　動きを診る（8′27″）
　褥瘡（じょくそう）は「動きの支援の欠乏症」です。褥瘡回診では、原因となっている動きの欠乏を改善することが必要です。看護スタッフの看護についてのアセスメントと、褥瘡を持つ人への動きの指導が大切です。このムービーでは、褥瘡を持つ人への動きの指導を行っている褥瘡回診の実際を見せています。

No.23　褥瘡の治り方（2′42″）
　動かなければ褥瘡（じょくそう）になります。動きさえすれば、低栄養でも褥瘡にはなりません。薬剤を使わなくても治ります。大転子（だいてんし）部の褥瘡が、動きを回復しただけで、薬剤を使うこともなく、白色ワセリンとラップのみで治ったプロセスをお見せします。創傷治癒理論が意味するところを理解できるでしょう。

No.24　催眠術 んっ？（2′46″）
　多くの人が「催眠にかかると通常できないことができる」と考えています。しかし、催眠状態でできることは、催眠にかからなくてもできます。自分の動きを思考で邪魔しなければできます。このムービーでは、「お願いする」ということが催眠と同じ働きをすることを示します（このムービーのまねをすることは禁じませんが勧めません）。

No.25　アウェアネス スルー タッチ（3′24″）
　クライアント中心療法のカール・ロジャースは「無条件の興味を持って接する」ことがカウンセラーの態度であると言いました。その態度は会話だけに限りません。かえって会話よりも接触のほうで、その効果がはっきりします。無条件の興味を持って触れると、動きは遅くなることを示します。

No.26　実録 アウェアネス スルー タッチ 講習会（16′20″）
　「接触と動きの研究会」の一コマです。植木氏が実技を供覧しながら、どのような態度で対象となる人に触れているかが語られます。現場録音のため、音質は悪いです。

No.27　浮腫を減らす（3′33″）
　療養病棟の外来に来た方の下肢の浮腫（ふしゅ）に対するアプローチをお見せします。結果は保証されません

が、何かができるかもしれないと思うと、いろいろなことが起こります。

No.28　ふとんから車いすへ（5′24″）
　介助は、介助を受ける人の主観的問題（S）、客観的問題（O）、アセスメント（A）、計画（P）、実行（Do）、結果の評価（Evaluation）の連続です。回診のときに行った、ふとんから車いすへ移動する方の動きの支援をお見せします。介助に定型はありません。そのときのお互いの気分でアドリブが生まれます。

No.29　立ち上がりの練習と移乗（18′55″）
　脊髄損傷のために両下肢が麻痺となり、回復は望めないと評価されて整形外科から療養病棟に転科してきた方です。立ち上がりのいろいろな練習を行って立ち上がれるようになり、容易に移乗できるようになったプロセスをお見せします。脊髄損傷の人を「立てない人」として扱えば、脊髄が回復したとしても立てない人になります。立てない人でも、立つ動きを手伝えば筋肉の萎縮は起こらず、神経の負担は減ります。神経の負担が軽減されれば、脊髄レベルの動きの中枢の回復も支援されます。脊髄が回復しなくても、「立ちたい」という本人の望みに沿って介助できます。

■ **Disc4（下巻）**

No.30　立ち上がりと転倒と人間椅子（11′34″）
　転倒予防は世界中の看護協会の目標です。しかし、現実には不可能です。歩けなかった人が歩き始めるときには、歩く力が枯渇するときがあります。転ばせないように持ち上げることは、介助を受ける人にも、介助する人にも大きな力学的負担がかかります。力尽きたときには、立つのをやめて座ってもらうことができます。その一例をお見せします。また、親切とお節介は同じ行為であること、違いは相手の動きを受け入れているか否かにあることが示されます。

No.31　さまざまな移乗（14′52″）
　移乗は特殊な移動ではありません。持ち上げたり滑らせたりせずに、本人が子どものときから行ってきた動きを手伝うことで移乗できます。下肢への支援を中心に、移乗のあれこれをお見せします。

No.32　エビ移り（10′13″）
　移乗するときに立ち上がる必要はありません。側臥位の後方移動と起き上がりができれば移乗できます。側臥位の後方移動では、股関節を屈曲させるのでエビのようになります。そのために「エビ移り」と命名されました。実際例をお見せします。

No.33　動きを学習する（24′22″）
　脳梗塞の後遺症で半身麻痺になり、寝たきりで入院してきた方の記録です。いわゆるかちかち状態でも、高齢でも、学習できます。学習には時間がかかります。学習の時間を提供し、小さな変化に気づくことが、介助を提供することになります。

No.34　動き方の研究（12′34″）
　右股関節が動かせない方の起き上がりから移乗の研究プロセスをお見せします。理論を振り回して

言葉で指導しても問題は解決しません。問題発生の現場での試行錯誤で、そのときに行っているやり方の不具合な点に気づけば、やり方を修正できます。うまくできていないことを認めること、つまり失敗を許すことが解決への道です。このムービーは、失敗の連続から「ちょっとだけましなやり方」を見つけることで、最終的には「かなりまし」になることを示しています。理論が語られますが、それは実践の後であることもポイントです。

No.35 移乗の動きとその支援（17′21″）
ムービーNo.28〜34の移乗に関する集大成の理論が説かれます。このムービーはNo.28〜34を見た後に見てください。このムービーだけを見て、わかったつもりになると、大ケガをします。理論は実践の絞りかすです。

No.36 座位の支援（3′37″）
座位とは坐骨で支持面に接し、そこから重さを流すことです。殿裂近傍に浸軟とびらん、潰瘍を作って痛みを訴え、皮膚科の治療でも改善しなかった方に、座位の支援をしたところ、3日間で完治した例をお見せします。座位に対する理解なしには、座位による不具合を解消できません。

No.37 排泄の動きの支援（14′57″）
排泄は消化と同様に動物にとって必要な動きです。排泄が楽に行える状況と動きについて解説します。ヒトもイヌも進化のプロセスで共通の構造を持っています。排泄という動きの基本は、ヒトもイヌも共通するものがあります。

No.38 端座位の移動（6′42″）
端座位の移動は、立ち上がるときにも、座るときにも、移乗にも必要な動きです。小さく移動するときは坐骨で歩き、大きく移動するときは大転子で歩きます。頭の先から趾の先まで使って動いています。そして、端座位の移動が歩行の練習になっています。

■ ムービーと章の関連表

				1 アウェアネス介助の哲学	2 感じる解剖	3 安楽	4 感覚	5 感じる神経	6 動きの中枢と日常生活の動き	7 接触と動きの生理学・心理学	8 動きの進化発生学	9 ヒトの移動の発達
Disc 1	1	歩く前に	8′09″	○	○		○					
	2	歩行と生たまご	6′59″	○		○			○			
	3	足から全体へ	11′26″	○			○					○
	4	手をつなぐ介助	10′27″	○	○		○				◎	
	5	パーキンソン病の人の歩行介助	7′51″	○			○		○			
	6	いろいろなものの応用	26′01″	○			○		○			
	7	いっしょに歩く	18′08″	○			○					
	8	両下肢を動かせない人の歩行の介助	13′30″	○				○	○			
Disc 2	9	歩行の進化	28′10″						◎	○	○	○
	10	字を書く	6′29″	○			○	○				
	11	宇宙のエネルギー？	5′40″	○		○	○		○	◎		
	12	寝たきりから歩くまでの記録	7′53″	○		○			○	○		
	13	シロクマを支援する	3′55″									
	14	エスキモーロールから座位へ	4′08″		○		○		○			
	15	透かして見る骨盤	3′16″		○							
	16	起き上がりの基礎	16′58″									
	17	ベッドの上での移動	12′59″		○				○		○	○
	18	仰向けで頭側足側へ移動	9′28″		○				○		○	
	19	側臥位の前後移動	7′30″		○				○			
Disc 3	20	丁寧に動く	26′57″	○	○		○					
	21	立ち上がり座る	18′25″		○							
	22	動きを診る	8′27″	○			○	○		◎		
	23	褥瘡の治り方	2′42″									
	24	催眠術 んっ？	2′46″		◎					◎		
	25	アウェアネス スルー タッチ	3′24″	○			○	○	○	○		
	26	実録 アウェアネス スルー タッチ 講習会	16′20″	○			○	○	○	○		
	27	浮腫を減らす	3′33″	○	○					◎		
	28	ふとんから車いすへ	5′24″	○								○
	29	立ち上がりの練習と移乗	18′55″							○		
Disc 4	30	立ち上がりと転倒と人間椅子	11′34″									
	31	さまざまな移乗	14′52″	○								
	32	エビ移り	10′13″		○	○	○					
	33	動きを学習する	24′22″	○	○		○					○
	34	動き方の研究	12′34″	○	○		○					○
	35	移乗の動きとその支援	17′21″		○						○	○
	36	座位の支援	3′37″		○	○				○		
	37	排泄の動きの支援	14′57″	○	○	○						
	38	端座位の移動	6′42″									

※「○」はムービーと章との関連があることを示します。「◎」は関係が特に強いもの、またはムービーで共覧するケースについて章の中で解

10	11	12	13	14	15	16	17	18	19	20	21	22	23	24	25	26	27	28	29	30
システムとサイバネティクス	コミュニケーション理論	抗重力システム	動きと感覚の学習	成長、老化、学習	アウェアネス・スルー・タッチ	歩行	立っている、しゃがむ、立ち上がる、座る	座位	端座位の移動	移乗	起き上がり	側臥位の移動	寝返り	仰向けでの頭側移動	仰向けでの横移動	ポジショニングと臥位の支援	嚥下と食事の動きの支援	褥瘡と動きの支援	排泄と動きの支援	療養病棟での実践
	○	○	◎		○	◎														○
		○			○	◎		◎												
○			◎	○	○	○														
○	○				○	○														○
		○		○	○	○														○
○		○	◎		○	○			○		○									
○		○			○	○														○
○		○			○	○	◎													
		○	○			◎														
○				○			○													
○			○	○																
○		○	○		○	○	○	○	○	○	◎	◎	◎	○						
											◎									
○																				
							○	○	○		○	○	○		○	○				
											◎					○				
		○													◎	○				
		○													◎	○				
○					○									◎						
○						○	◎		○	○	○		○							
						○	◎													
						○											○		○	
						○													◎	
		○	○																	
		○	○	○	◎												○	○		
		○	○	○	◎												○	○		
						○	○	○	○	○	○	○	○	○				○		
	○			○		○	◎		○	◎	○									
							◎	○	◎	○	◎									
						◎	○													
		○	○	○	○		○	○	○	◎										
				○				○	◎	○										
			◎		○	○				○										
			◎		○	○	○		○											
			○	○	○	○	○		○	○										
							◎	○		◎							○	○		○
						○									○				◎	
						○		◎	○											

説していることを示します。

付録 DVD 解説　745

● BGM に使用した音楽について

　このDVDのBGMの演奏は、テイクファイブバンド（北海道旭川市）のバンドマスターである長坂義晴氏（アルトサックス、クラリネット）です。以下に、BGMの一覧を示します。上段は曲目（カッコ内は原曲名または英語名）、下段は曲全体を聞くことのできるムービーの番号と開始からの時間です。

1. モスクワの夜は更けて（モスクワ郊外の夕べ〔ロシア民謡〕）
    No.35　移乗の動きとその支援　0′00″

2. ロンリー・ワン（Lonely One）
    No.18　仰向けで頭側足側へ移動　0′00″
    No.23　褥瘡の治り方　0′00″
    No.35　移乗の動きとその支援　2′34″

3. 煙が目にしみる（Smoke Gets in Your Eyes）
    No.9　歩行の進化　12′55″
    No.37　排泄の動きの支援　11′24″

4. 死ぬほど愛して（Sinno Me Moro）
    No.9　歩行の進化　21′02″

5. 世界は日の出を待っている（The World is Waiting for the Sunrise）
    No.13　シロクマを支援する　01′24″

6. オンリーユー（Only You）
    No.9　歩行の進化　17′04″
    No.15　透かしてみる骨盤　0′00″

7. 白い渚のブルース（Stranger on the Shore）
    No.37　排泄の動きの支援　1′11″

8. 夕日に赤い帆（Red Sails in the Sunset）
    No.16　起き上がりの基礎　10′39″

9. Nagasaka song（長坂義晴氏作曲）
    No.16　起き上がりの基礎　0′00″
    No.17　ベッドの上での移動　0′00″

索引（上下巻共通）

数字・欧文

Ia 感覚神経線維 ………… 267
Ib 感覚神経線維 ………… 266
2 本足で立つ動物たち …… **593**
「8 の字」の動き
　…… **500**, **712**, **976**, 1070
　──、下肢の ………… **859**
　──、サンショウウオの足の
　……………………… **523**
　──、上肢の …………… **864**
　──、シロクマの ……… **580**
　──、進化発生学から見た
　……………………… **867**
　──、トリの …………… 523
　──とヒト ……………… 581
AND 回路 ………………… **330**
AND 条件 ………………… 328
ATLR ……………………… **369**
ATM ……………………… **722**
ATNR ……………………… 363
ATT（アウェアネス・スルー・
　タッチ）……… **784**, 1496
　──、廃用症候群の浮腫と
　……………………… **798**
　──の適応と深部静脈血栓症
　……………………… **802**
awareness（アウェアネス）
　……………………… 1482
CPG ………… 361, 410, 411
Deep Back Arm Line … 210
Deep Front Arm Line … 211
DNA …… 463, **469**, 524,
　　　　　　608, 610
Evo-Devo ………………… 463
FI …………………………… **722**
HOX 遺伝子 ……………… 550
ICD ………………………… 636
ICF ………………… 636, 1458
NAND 回路 ……………… **331**
NOT 回路 ………………… **330**
NOT 条件 ………………… 329

O 脚 ………………………… 219
OR 回路 …………………… **330**
OR 条件 …………………… 328
POS ……………… 1127, 1461
SBL ………………………… 167
STLR ……………………… **368**
STNR ……………… **367**, 974
Superficial Back Line … 167
S 状結腸 ………………… 1432
TLR ………………………… **368**
X 脚 ………………………… 219
ZMP ……………… **871**, 875
ZPA ……………… 548, 885
γ 運動神経線維 …… 267, 891

あ

アームレスト ………… **1041**
　──、（トイレの）…… 1447
愛と帰属 ………………… 245
アウェアネス …… 1331, 1482
アウェアネス介助 ……… **1013**
　──のツール …………… 831
　──の哲学 ………… **36**, 42
アウェアネス・スルー・タッチ
　（ATT）………… **784**, 1496
アウェアネス・スルー・ムーブ
　メント ………………… 722
仰向けから座る ………… **396**
仰向けから目を閉じて横へ
　転がる ………………… **375**
仰向けから横を向く
　……………… **363**, 366
仰向けでの頭側移動 …… 1296
仰向けでの横移動 ……… 1332
仰向けに寝て、頭と下肢を上
　げる ……………………… **145**
仰向けに寝て、お尻を浮かす
　……………………… **154**
仰向けに寝て、骨盤を動かす
　……………………… **146**
仰向けに寝て、骨盤を傾ける
　……………………… **155**

仰向けに寝て、膝を頭側へ
　……………………… **147**
仰向けの移動と「くの字」の
　動き ………………… 1302
赤ん坊から学ぶ ………… 1361
アキレス腱 ……………… 163
あぐら …………………… **1033**
　──から椅子へ乗る …… **988**
　──から立ち上がる …… **986**
顎 …………………………… **75**
　──、硬骨魚類の ……… **494**
　──、サカナの ………… **517**
　──、は虫類の ………… **529**
　──、ヒトの …………… **546**
　──、ヘビの ……………… 80
　──の獲得の臨床的意義
　……………………… **494**
　──の関節 ……………… 76
　──の骨 ………………… **545**
　──の役割 ……………… **494**
　──を下げる ……………… 88
　──を持つ動物の誕生… **490**
足 …………… **172**, 174, 563
　──、（座位の支援）… 1049
　──、サンショウウオの
　……………………… **522**
　──と体の中心軸 ……… **572**
　──の動き、（寝返りの）
　……………………… **1284**
　──の筋肉 ……………… 175
　──の静脈 ……………… 799
　──の肉球 ……………… 191
　──の骨 ………………… 181
　──の向きと歩行 ……… **851**
　──を動かす …………… 182
　──をひねる …………… 185
足裏にかかる重さ ……… **860**
足裏の支える部分 ……… **859**
足先を動かす …………… 1350
「足の 9 か所」…………… **177**
　──を感じる …………… 180
足の裏で床をつかむ …… 820

足の裏の感覚……………392
足の趾の働き……………**850**
足幅とバランス、歩行時の
　　……………………**852**
味わい……………………289
頭……………**58**, 220, 1354
　　──と脊柱を素直に伸ばす
　　……………………**1354**
　　──と目、歩行と………**868**
　　──の後ろの筋肉………63
　　──の回転と大腿骨の回旋
　　……………………**1070**
　　──の高さ………………842
　　──の高さと生存………806
　　──をかしげる……………60
　　──を横に振る……………61
「頭と胸」のオリエンテーション
　　……………………**521**
頭に対する視覚性立ち直り反応
　　…………**377**, 1065, 1067,
　　　　　1151, 1152, 1153
頭に対する迷路性立ち直り反応
　　…………**376**, 1065, 1067,
　　　　　　　　1151, 1153
アデニン…………………469
アフォーダンス…………**252**
アブミ骨……………291, 517
網状フィードバック……653
アリストテレス…………255
歩き方……………………**557**
　　──、剣術の……………**834**
歩く………………………403
(「歩行」参照)
　　──、踵で………………558
　　──、手をつないで……931
　　──、蹄で………………557
　　──、趾で………………558
　　──、四つんばいで……566
歩く移動…………………567
歩く動きの始まり………831
アレクサンダー・テクニーク
　　………348, 412, **723**, 809,

　　　　1479, 1481, 1484
アロマセラピー…………286
暗示………………………456
暗順応………………**258**, 304
安全………………………245
　　──な歩行………………**830**
アントシアニン…………304
安楽……**226**, 235, 236, 246,
　　247, 1433, 1446, 1472
　　──、学習としての……**247**
　　──、抗重力システムと
　　……………………**717**
　　──、進化論から見た…**609**
　　──と動きと筋肉の緊張
　　……………………237
　　──と苦の学習…………238
　　──と心理学……………240
　　──と副交感神経………233
　　──な睡眠………………237
　　──の心理的条件、介助時の
　　……………………249
　　──の定義………**226**, 233
　　──を提供する2つの方法
　　……………………247

い

「生き方」を学習………1475
生きているシステム……**643**
移乗………………………1090
　　──、車椅子からベッドへの
　　……………………1128
　　──の介助………………1099
　　──の介助、立ち上がれない
　　人の……………………1103
　　──の介助、渡し板を使う
　　……………………1116
椅子の座位………………1039
　　──への支援……………1045
椅子への着座……………1021
椅子へ乗る、あぐらから…988
位置エネルギー…………840
一方向性インターアクション

　　……………………642
一点杖歩行………………**936**
一般意味論………………**725**
『一般システム理論』………624
イデア……………………251
遺伝………………………608
遺伝子………463, 469, 524,
　　　　　　　　609, 730
　　──、体と四肢の背側と腹側、
　　　頭側と尾側を決める…550
　　──と動き………………**555**
　　──の使い回しと動き…**590**
遺伝法則…………………461
移動………………………563
　　──、管のような動物の
　　……………………478
　　──、サカナの……………524
　　──、サンショウウオの
　　……………………524
　　──、四肢の障害と……606
　　──、シロクマの………564
　　──、側臥位の…………1230
　　──、端座位の…………1062
　　──、ヒトの……………561
　　──、不安定と…………807
　　──、レッサーパンダの
　　……………………565
　　──の基本………………563
　　──の力学的理解………807
移動型、動物の…………568
「移動の支援の欠乏症」…1452
移動パターン、四つ足動物の
　　……………………567
「今、ここ」…38, 42, 44, 45,
　　48, **449**, 1331, 1482, 1491
　　──、宗教と………………52
　　──でできることを丁寧に
　　行う……………………**1475**
　　──という物理学………43
　　──の再発見……………248
意欲減退…………………455
医療型療養病床…………1458

インターアクション
　　……………625, 641, 681
――、介助における……646
咽頭………… 85, 482, 486,
　　　　　　　491, 1364
　――、口腔と………… 1377
　――、姿勢と………… 1373
　――、両生類の……… 1367
　――の筋肉………… 1377
　――の遮断………… 1385
　――の収縮で食塊を下に送る
　　……………………… 1384
　――の役割…………… 495
咽頭顎………………… 495
咽頭後壁……………… 1365
咽頭呼吸…………… 514, 515

う

ウィーナー、ノーバート
　…………………… 649, 663
ウィーバー、ジュディス… 834
ウィトゲンシュタイン、ルート
　ヴィヒ………………… 676
ウォレス、アルフレッド・ラッ
　セル…………………… 459
ウキブクロ……………… 493
烏口突起………… 203, 502
動き………… 340, 344, 608
　――、安楽と………… 237
　――、遺伝子と……… 555
　――、遺伝子の使い回しと
　　……………………… 590
　――、体のバランスをとる
　　……………………… 417
　――、原索動物の……… 482
　――、呼吸の………… 422
　――、サカナのヒレの
　　……………………… 499
　――、四肢の………… 421
　――、自然な………… 347
　――、脊索の………… 484
　――、脊椎の………… 484

　――、単細胞生物の…… 473
　――、寝返りの……… 1271
　――、は虫類の……… 528
　――、ヒトの中のサカナの
　　……………………… 503
　――、ヒトの中の両生類の
　　……………………… 525
　――、無脊椎動物の…… 480
　――、めがねと……… 312
　――、両生類の……… 521
「――」から見たヒトの歩行
　の定義………………… 809
　――と循環…………… 414
　――と消化…………… 425
　――と認知行動療法と認知
　　運動療法…………… 455
　――の学習…… 342, 1479
　――の学習、脳血管障害の
　　回復と……………… 342
　――の学習と栄養……… 338
　――の学習を邪魔する「親の
　　見栄」……………… 341
　――の感覚… 56, 281, 282,
　　　　　　　393, 429, 430
　――の教育…………… 413
　――の支援
　　……………913, 996, 1405
　――の支援とパールズの３つ
　　の質問の例………… 452
　――の資源………… 1208
　――の進化のまとめ…… 607
　――の成熟…………… 391
　――の中枢……… 346, 395,
　　　　　　　408, 457, 912
　――の中枢、ロボットの
　　……………………… 408
　――は遺伝しない、構造が
　　遺伝する…………… 608
　――を学習する………… 50
　――を支援し、神経の回復し
　　たときに備える…… 1474
「動きと感覚の学習」とアウェ

アネス介助論の関係…… 729
「動きの欠乏」から生じる症状
　……………………… 1404
「動きの欠乏症」………… 456
「動きの支援の欠乏症」
　　……… 456, 1061, 1405
「動きの資源」の少ない人の
　介助………………… 1346
動く、楽に…………… 1474
動ける体位……… 1351, 1353
内からの介助………… 1184
「内側と外側」のオリエンテー
　ション………… 467, 468
内股…………………… 219
うつ伏せで頭側に移動する
　……………………… 377
腕がよく動く理由………… 201
腕の後面……………… 210
腕の前面……………… 211
腕を伸ばす…………… 203
腕を横に伸ばして前に回す
　……………………… 200
うなずく………………… 58
　――動きの起こっていると
　　ころ…………………… 60
運動の感覚…………… 271
運動エネルギー……… 840
運動神経……………… 351
運動中枢………… 346, 355
運動のこびと………… 276
運動野………………… 276

え

エアマットレス……… 1320
栄養…………………… 338
エコノミークラス症候群… 802
エサレンマッサージ…… 1496
エス…………………… 242
エスキモーロール……… 1176
「エビ移り」………… 1122
「エビ」の動き ……… 1244
エラ呼吸……………… 482

──、硬骨魚類の……… 493
──、サメの………… 491
遠隔感覚………… 257, 323
円環状フィードバック…… 653
遠近調節……………… 300
嚥下………… 232, 1364
──時における液体と食塊の流れ方…………… 1386
──と食事の動きの支援………………… 1364
──に関係する解剖… 1364
──の動き………… 1377
──の支援の基本………… 1387, 1389
──の仕組み……… 1378
──の進化………… 1365
──の本質………… 1387
嚥下障害へのヒント…… 1387
嚥下反射…………… 1380
エントロピーの法則……… 644
円背………………… 125
──の人の歩行………… 836

お

おいしさ……………… 290
横隔膜……………… 114
横行結腸…………… 1431
横突起………… 118, 604
大きな体位変換………… 1410
起き上がって正座する… 1178
起き上がり……… 1144, 1156
──、2歳児の……… 1155
──、4歳児の……… 1156
──の実際例……… 1180
──の進化………… 1144
──のための空間の確保………………… 1197
──の特徴………… 1150
──の方法………… 1155
──の理解に必要な解剖学の基礎…………… 1154
──の練習と障害…… 1179

起き上がる、下肢を伸ばし、骨盤を転がして……… 1199
──、時間をかけて… 1182
──、上肢を使って… 1171
──、上肢を使わずに 1168
──、上体を大腿に乗せて………………… 1200
──、力を使って…… 1180
──ときの骨盤と大転子の動き…………… 1175
掟………………… 690
押しくらまんじゅう…… 1076
お尻の皮と肉………… 1071
オトガイ筋…………… 97
オトガイ舌骨筋…… 86, 1384
大人のおむつ………… 1454
「オトンとオカン」……… 1057
オプシン……………… 304
おむつ……………… 1454
──と快適性……… 1455
おむつ交換の動き……… 1454
重さ………… 176, 831, 951
──と重心………… 136
──と重力………… 831
──の感覚…… 875, 954
──の流れ、(端座位の前方移動の)………… 1064
親指………………… 215
オリエンテーション
… 466, 608, 609, 879, 902
──、頭と胸………… 521
──、内側と外側 467, 468
──、体の………… 195
──、口側と肛門側………… 478, 548
──、自己と非自己………… 465, 466, 609
──、中枢と末梢…… 497
──、頭側と尾側……… 488
──、背側と腹側………… 482, 548
──、右と左………… 482

──、胸と腹………… 538
──の回復………… 1219
──の進化………… 607
折り畳み式車椅子…… 1051
オレムの看護理論…… 647
温度覚……………… 272

か

臥位、伸筋と………… 704
臥位の支援………… 1353
外顆………………… 182
外括約筋…………… 1435
──の収縮の障害…… 1452
外眼筋……………… 305
外言………… 663, 690
外後頭隆起………… 59
外肛門括約筋……… 1434
──を支える筋肉…… 1439
外骨格の生物………… 480
介護療養型医療施設…… 1458
介在ニューロン……… 354
外耳道……………… 291
介助……… 42, 393, 878, 995
──、移乗の………… 1099
──、いっしょに動いて自分に気づく体験を提供する………………… 1002
──、内からの……… 1184
──、(起き上がりの)………………… 1158
──、お手本と言葉による………………… 996
──、科学的な………… 913
──、学習環境を提供する………………… 997
──、肩の後方移動の 1235
──、感覚とエネルギーと………………… 325
──、車椅子の端座位の後方移動の………… 1080
──、骨盤の後方移動の………………… 1232

──、催眠と……………456	──の手、（歩行の）……886	──と耳小骨の発生学…545
──、視覚とエネルギーと……………………320	──のときに手を当てる場所、（寝返りの）…………1291	化学シナプス………………326
──、座るときの……1017	──のときに触れるところ、（起き上がりの）……1224	科学的アプローチ………1102
──、側臥位の前方移動の…………………1240	──の中の哲学…………42	科学的態度…………………913
──、側臥位の頭側移動の…………………1242	──の中の美……………51	科学的な介助……………913
──、外からの………1184	──を「愛」で語らない…52	踵………………………957
──、立ち上がりの……992	介助を受ける人と家族……52	──で歩く動物………558
──、立ち上がるときの…………………1486	介助を受ける人の心理……108	──の役割………………595
──、端座位の前方移動の…………………1072	介助を受ける人の学習、（歩行の）………………901	──を浮かす……………187
──、小さな失敗を体験してもらう………………999	介助を受ける人の進歩…1467	──をつく………………819
──、聴覚とエネルギーと……………………297	介助者の成長の歴史……1460	蝸牛管……………277, 291
──、電波と雑音と……684	介助者への教育…………1466	蝸牛神経…………………292
──、寝返りの………1286	回旋筋………………121	嗅ぐ………………………1395
──、排尿の…………1457	外旋筋、下肢のつま先が外側を向くように大腿をねじる…………………843	顎関節…………58, 76, 546
──、排便の…………1457		──の動き………………77
──、反射・反応の成熟と……………………392	外側縦足弓………………848	顎関節症…………………77
──、歩行の…………877	外側足底静脈……………799	顎口類……………………490
──、ボディ・イメージと……………………445	外側半規管………………278	学習………………730, 734
──、麻痺のある人の…………………1339	外側翼突筋…………………83	──、安楽と苦の………238
──、見て覚えることと……………………325	階段昇降…………………947	──、動きの……………342
──時の安楽の心理的条件……………………249	外腸骨静脈………………800	──、感覚の……………324
──と抗重力システム…717	外直筋……………………305	──と教育………………731
──とパールズの３つの質問………………451	外転筋、股関節で股を開くように大腿骨を外転させる…………………843	──としての安楽と苦…247
		学習環境を提供する介助…997
──と評価…………881	外尿道括約筋……143, 1433	学習するシステム………638
──におけるインターアクション………………646	──を支える筋肉……1438	覚醒………………………431
──の姿勢、（歩行の）…883	灰白質……………………333	顎舌骨筋…………86, 1384
──のために触れてよいところ、（移乗の）………1099	外部言語……………74, 664	顎二腹筋……86, 1384, 1387
	蓋膜………………………292	過去……………………44
	外有毛細胞………………292	下行結腸………………1432
	快楽原則…………………242	下肢………………148, 906
	下咽頭収縮筋…………1377	──と骨盤の移動、（仰向けでの横移動）………1332
	顔…………………………91	──と歩行、坐骨と…1027
	──の筋肉………………91	──の「８の字」の動きと足裏……………………859
	下顎角……………………82	──の軸…………………823
	下顎呼吸…………………517	──の静脈の走行………799
	下顎骨……………………58	──の進化………………552
		──の先端………………547
		──のつま先が外側を向くように大腿をねじる外旋筋

索引 751

……………………843
　──のねじれ……………**597**
　──の役割、座位時の
　　………………………**1025**
　──を伸ばし、骨盤を転がし
　　て起き上がる………**1199**
　──を鞭だと思って歩く
　　………………………822
下肢帯………………………**605**
下斜筋………………………305
下唇下制筋………………… 97
仮説………………………**1489**
家族、介助を受ける人と… **52**
家族システム………………**646**
肩の動き、太った人の、（寝返
　りの）………………**1273**
肩の後方移動……………**1230**
　　──の介助……………**1235**
　　──を前方から行う…**1237**
肩の周りの筋肉……………**202**
肩を後ろに引く動き……**1162**
肩を斜めにする……………**209**
片足立ち… 815, 824, 832, 843,
　847, 848, 852, **953**, 1085
下腿三頭筋………… 163, 1349
片膝立ち……………………990
肩ブリッジ………………**1278**
下直筋………………………305
ガニ股………………………219
下腹神経…………………1433
下部肋骨……………………**114**
噛む…………………………**79**
　　──筋肉……………**81**, 700
体から生じて頚に及ぶ立ち直り
　反応…… **374**, 1067, 1151,
　　　　　　1152, 1153
体から生じて四肢に及ぶ立ち直
　り反応……**375**, 1151, 1152
体全体の重さ………………814
体と四肢の背側と腹側、頭側と
　尾側を決める遺伝子……**550**
体のオリエンテーション…195

体の外側と内側…………**468**
体の地図を作る……………195
体の中心軸………………**572**
体のつなぎ目……………**605**
体のバランス……………**1029**
　　──をとる動きを感じる
　　………………………**417**
感覚………… 50, **250**, **253**,
　　　　　　　255, **256**
　──、動きの………… 56
　──、言語と…………**324**
　──、接触の………… 56
　──、立位の力学的特徴と
　　………………………**809**
　──とエネルギーと介助
　　………………………**325**
　──と介助………………**325**
　──と思考……………… 47
　──と知覚の解剖と生理学
　　………………………**259**
　──と知覚の生理学……**255**
　──の延長……… **435**, 880,
　　　　883, 886, 996, 1077
　──の学習………………**324**
　──の教育………………413
　──の心理学……………**250**
　──の哲学………………**250**
　──の能力の範囲………**257**
　──の発達………………**321**
　──の表現………………254
　──のモダリティー……**256**
感覚神経……………………**351**
感覚のこびと………………**275**
寛骨………………… 948, 1025
寛骨臼………………………149
看護理論……………………**647**
間質液………………………**414**
慣性モーメント…… **616**, **835**
関節…………………… **266**, 269
　　──の受容器……………**269**
　　──を動かさないで動く
　　………………………191

関節円板…………………… 78
関節窩……………………… 76
関節拘縮……………………455
関節突起………………… 76, 78
関節隆起…………………… 76
桿体細胞…………… 303, 304
環椎……………… 59, **62**, 605
環椎後頭顆関節………… 60, 63
環椎軸椎関節……………… 63
がんばり、歩行と…………**810**
カンブリア爆発……………**480**
顔面神経……………………232
眼輪筋…………………… 91, 94

き

気管…………………… 85, 86
記号………………… **675**, **678**
記号論理学………………**328**
喜捨……… **889**, 1078, **1109**
技術………………………**1461**
基節骨………………………213
期待、希望と……………… **48**
「気づき」………… 1488, 1489
拮抗筋…… **269**, 1238, 1349
基底膜………………………292
基底面……………… 153, 809
キヌタ骨……… 291, 544, 545
キネステティク感覚………281
キネステティクス　 49, **718**,
　　　　　　1293, 1396, 1484
　──的スペース………… 68
　──的表現………………**136**
　──ではないスペース… 69
　──のウエスト…………126
　──の「伸展・屈曲」…1295
　──の前面と後面………**602**
技能…………………………1461
機能性失禁………………**1452**
機能性尿失禁とされた人の介助
　…………………………**1453**
機能的関節………………**201**
機能分化…………………**474**

亀背	125	
希望と期待	**48**	
「逆エビ」	1346	
ギャッチアップ	1227	
球海綿体筋	1438	
嗅覚	**284**	
――の中枢	**285**	
嗅球	**284**	
球形嚢	278	
球形嚢斑	278	
嗅索	**284**	
嗅上皮	**284**	
嗅脳	**285**	
キュビエ、ジョルジュ	459	
教育	**731**	
――、動きの	413	
――、感覚の	413	
仰臥位	1355	
(「仰向け〜」参照)		
――での傾斜反応	**382**	
胸郭	118, 221	
――、(寝返りの)		
	1272, 1277	
頬筋	98, 99	
胸骨	**196**	
頬骨弓	82	
胸骨甲状筋	87	
胸骨舌骨筋	87	
胸鎖関節	197, 605, 864	
胸式呼吸	516, 517, 536	
胸椎	117, 604	
強膜	298	
胸腰椎移行部	**119**, 426,	
	605, 815, 831, 875,	
	1157, 1302	
――の変形	125	
極性能力領域	548	
棘突起	65, **102**	
距骨	181, 182, 183	
――の脛骨との関節面	183	
――の転がり	183	
――の実際の動き	183, 184	

魚類	497, 511	
筋萎縮	455	
筋感覚	281	
近見反応	307	
近視	310	
禁制(=コンチネンス)	**1436**	
――、排尿の	**1437**	
――、排便の	**1436**	
近接感覚	257, **321**	
緊張性迷路反応	**368**	
ギンドラー、エルザ	724	
筋肉	816, 912	
――、センサーとしての		
	270	
――の萎縮・短縮の予防		
	1349	
――の獲得	**475**	
――の緊張	237, 244	
――の受容器	**267**	
――のねじれ	600	
筋肉ポンプ	422, 798	
経行、禅の	**832**	
筋紡錘	267	

く

苦	**238**	
――、学習としての	**247**	
グアニン	469	
空間認識	434	
管のような動物の移動	**478**	
口	482	
――から肛門への1本の管		
	478	
――の開き	90	
――を開く	75, 85	
「口側と肛門側」というオリエンテーション	478, 548	
唇の動き	1381	
苦痛	**274**	
屈曲、キネステティクスの		
	1295	
屈曲による寝返りの力学的解説		

	1266	
屈曲によるヒトの寝返り		
	1263	
屈曲反射	**354**	
屈筋、股関節を屈曲させる		
	843	
――、趾の	**699**	
屈筋吸引反射	**356**	
クッション	1050, 1052,	
	1351, 1354, 1356	
屈折性近視	**310**	
靴を履く	846	
――環境	847	
「くの字」の移動	1338	
「くの字」の動き	607, 619,	
	976, 1150, 1296	
――、体幹の	**566**	
首	221	
――と頭の境目	60	
――の「気持ちよさ」「楽さ」を感じる	67	
――の長さ	65	
――の骨	64	
頸	**511**	
――のあるサカナの誕生		
	511	
頸から生じて体に及ぶ立ち直り反応	**373**, 1066, 1067	
くるぶし	182	
車椅子	**1051**, 1121	
――からベッドへの移乗		
	1128	
――の座位の支援	1360	
――の差し込み	1022	
――の端座位の後方移動の介助	1080	
――へ移乗するコツ	**990**	
――への移乗	1096	
――を使った「歩行」	**939**	
車椅子用トイレ	1449	
群体	**474**	

け

頸→頚（くび）
脛骨……………………181
傾斜反応………………382
　──、仰臥位での………382
　──、座位での…………383
　──、立位での…………383
茎状舌骨筋……………… 86
頚対角……………………597
頚椎…………… 59, 64, 604
系統発生………………462
茎突舌骨筋……… 1384, 1387
頚反応………… 363, 367
ゲシュタルト療法………448
血圧………………………233
血液循環、硬骨魚類の……492
　──、ほ乳類の…………540
　──、両生類の…………513
楔状骨……………………181
腱の受容器………………266
嫌悪感……………………248
原核生物………… 467, 469
肩関節……………………200
研究…………………… 1489
言語………………………678
　──と感覚………………324
健康…………… 636, 1458
肩甲胸郭関節…… 201, 604
肩甲挙筋………… 202, 1041
肩甲骨……… 197, 502, 604, 864, 1042, 1154, 1302
　──、サカナの…………501
　──、（寝返りの）…… 1272
　──と「くの字」の動き
　　………………………1298
　──の回旋………………199
　──の外転……………1163
　──の上下の動き………198
　──の内転……………1163
　──のヒレの動き………499
　──の横への動き………200

肩甲上腕関節……… **200**, 864
肩甲舌骨筋……………… 87
言語的コミュニケーション
　………… **662**, 679, 1215
肩鎖関節………… **198**, 864
原索動物………… **481**, 482
現実原則…………………242
剣術の歩き方……………**834**
犬歯類………… **538**, 539
瞼板筋…………………… 95

こ

口蓋、は虫類の………… **1368**
口蓋弁、ワニの………… **1370**
口角下制筋……………… 97
好感……………………**248**
交感神経………… 230, 1433
　──の働き、性行為における
　　………………………**235**
　──の働き、排泄における
　　………………………**232**
交感神経システム… 230, **231**
咬筋……………………… 82
口腔と咽頭……………**1377**
広頚筋…………………… 98
後脛骨筋……………… 1349
後脛骨静脈………………799
硬口蓋………………… 1364
硬骨魚類………………**492**
　──の顎…………………**494**
　──のエラ呼吸…………**493**
　──の血液循環…………**492**
虹彩…………… 298, **306**
交叉性伸展反射…………**357**
後肢………………………**564**
　──の役割………………**564**
後耳介筋………………… 99
後肢荷重（型）…… **578**, 1070, 1303, 1311
後十字靭帯………………160
抗重力……………………693
抗重力筋…… **695**, **697**, 702,

1353, 1399, 1481
　──、進化発生学から見た
　　………………………698
　──と血流…………**702**
　──と褥瘡…………**702**
　──の維持…………701
抗重力構造としてのウマの骨格
　………………………**694**
抗重力システム
　………… **692**, 697, 1399
　──、介助と…………**717**
　──と安楽と不安………**717**
　──と文化………………699
　──の緊張緩和…………**705**
甲状舌骨筋… 87, 1386, 1387
甲状軟骨………… 89, 1377
構成主義教育理論………732
構成要素…………………624
　──とシステム全体の動き
　　………………………**632**
後仙腸靭帯………………170
構造が遺伝する…………**608**
喉頭………………… 85, 1364
　──の動き……………**1389**
後頭顆…………………… 58
　──と環椎の関節………605
喉頭蓋… 85, 89, 1364, 1386
　──、赤ん坊の………**1372**
　──、成人の…………**1376**
　──、有袋類の………**1371**
喉頭蓋谷……………… 1386
後頭環椎軸椎関節……63, 815, 816, 831, 1302
後頭筋…………………… 92
行動サイバネティクス
　………………… 49, **718**
行動主義教育理論………732
後頭前頭筋……………… 92
行動パターン……………244
広背筋………… **206**, 1353
後半規管…………………278
後方移動、肩の……… **1230**

754

──、骨盤の………… **1231**
──、側臥位の……… **1230**
──、端座位の…… **1079**
後方交叉型
　……**585**, **591**, **1297**, **1303**
　──、杖歩行の………**592**
　──側対歩………… **1070**
後面………… **602**, **698**
肛門………………… **1434**
　──周囲の動きを感じる
　　………………………**144**
　──周囲の筋肉を感じる
　　………………………**144**
肛門挙筋………… **143**, **1439**
肛門挙筋腱弓……… **1439**
誤嚥………………… **1365**
　──、年齢・性別と… **1389**
誤嚥性肺炎…………… **1364**
コージブスキー、アルフレッド
　……………………………725
五感………………… **255**
股関節……… **148**, **150**, **815**, **831**, **843**, **1154**, **1274**
　──周囲の筋肉…………**843**
　──で股を開くように大腿骨を外転させる外転筋…**843**
　──の屈曲による寝返りの実験……………… **1268**
　──を屈曲させる屈筋…**843**
　──を伸展させる伸筋…**843**
　──を感じる…………**148**
呼吸…… **116**, **229**, **232**, **236**, **417**, **472**, **482**, **491**, **539**, **697**
　──、カメとトカゲとワニの
　　………………………**536**
　──、は虫類の………**532**
　──、ヒトの…………**517**
　──、ほ乳類の………**540**
　──、無顎類の………**486**
　──、両生類の………**516**
　──する……………**540**
　──と頭と下肢………**115**

──と脊柱の彎曲………**115**
──と哲学……………116
──の動き… **112**, **422**
──の進化……………**607**
呼吸器………………**477**
呼吸状態……………**1356**
呼吸数………………**233**
国際疾病分類…………**636**
国際生活機能分類…**636**, **1458**
小首をかしげる…………**60**
腰を痛める条件………**126**
鼓室階………………**292**
個人と家族システム……… **646**
個体発生………………**462**
骨格、類人猿の………**582**
骨間仙腸靭帯…………170
骨盤…… **134**, **222**, **605**, **972**, **1442**
　──、（仰向けでの頭側移動の）…………… **1308**
　──、（起き上がりの）
　　………………… **1173**
　──、（座位の支援）… **1047**
　──、サンショウウオの
　　………………… **522**
　──、（寝返りの）… **1275**
　──、立位の…………**156**
　──と大腿骨と立ち上がり
　　…………………**137**
　──の移動、（仰向けでの頭側移動の）……… **1312**
　──の移動の介助、（仰向けでの横移動）……… **1342**
　──の動き、（端座位の前方移動の）……… **1068**
　──の傾き……………**155**
　──の後方移動
　　………………… **1231**, **1233**
　──の後方移動の介助
　　………………… **1232**
　──の後方移動を前方から行う…………… **1238**

──の出現…………**520**
──の前方移動……… **1238**
骨盤隔膜………………144
骨盤神経……………**1433**
骨盤底筋群……… **143**, **1439**
骨盤底筋体操…………**1452**
言葉…………………**678**
──の「意味」… **56**, **1215**
古皮質………………**234**
「古武術介護」…………**1014**
古武術の教え…………**856**
鼓膜…………………**291**
──、両生類の………**517**
コミュニケーション
　………… **661**, **662**, **1215**
　──における「力」……**683**
　──に使う時間…………**685**
　──のいろいろな定義…**686**
コミュニケーション理論…**662**
固有覚…… **265**, **281**, **880**
　──と関節……………**266**
　──とボディ・イメージ
　　………………… **439**
　──の質………………**271**
　──の受容体……………429
小指…………………**216**
ゴルジ器官……………**266**
コルチ器……………**292**
転ぶ練習………… **941**, **1481**
コンチネンス（＝禁制）… **1436**
コンテクスト…………**687**
コントアクション…… **1044**

さ

座位…………… **962**, **1024**
　──、椅子の………… **1039**
　──から四つんばい… **1027**
　──時の下肢の役割… **1025**
　──での傾斜反応…… **383**, **1066**
　──で前に進む……… **1062**
　──と褥瘡…………… **1059**

——と椎間板………… 1032	酸素欠乏とヒトの呼吸の変化	——の機能…………… 563
——と皮膚………… 1056	……………………… 517	——の構造と歩き方…… 557
——と四つんばいの関係	酸素呼吸という機能の臨床的意	——の軸…………… 550
……………………… 1167	義……………………… 472	——の障害と移動…… 606
——と立位の同じ点と違う点	**し**	——の先端………… 549
……………………… 1029	趾→趾（ゆび）	——の役割………… 520
——の介助へのヒント… 132	肢と足と「あし」……… 563	——は感覚装置……… 888
——の褥瘡………… 1045	死の前のタッチ……… 790	支持反応……………… 355
——の褥瘡の原因…… 1048	死を迎えるときでも動きを学習	耳小骨………… 291, 545
——の役割………… 1037	できる……………… 344	耳小柱………………… 517
最初の生命…………… 465	字を書く…………… 212	趾静脈………………… 799
サイバネティク・システム	シアノバクテリア……… 471	耳状面………………… 170
……………………… 653	視運動性眼球運動… 311, 868	指伸筋……………… 1353
サイバネティクス	自我………………… 242	視神経乳頭…………… 303
………… 624, 649, 718	耳介筋……………… 99	システム……………… 624
——の広がり………… 659	視覚………… 298, 379, 440	——、生きている……… 643
細胞…………………… 467	——とエネルギーと介助	——、学習する……… 638
催眠と介助…………… 456	……………………… 320	——、閉じている……… 643
催眠状態……………… 456	——と体のバランス…… 378	——、開いている……… 643
サカナ………………… 483	——と記憶とボディ・イメー	——、複雑な………… 631
——、頚のある……… 511	ジ…………………… 440	——全体の動き……… 632
——、肺呼吸する…… 508	——と芸術………… 319	——の階層化………… 629
——の顎…………… 517	——の学習………… 443	——の機能的進化…… 628
——の移動………… 524	——の中枢………… 312	——の自己保存機能… 634
——の動き、ヒトの中の	——の発達………… 301	——の成長と発達…… 640
……………………… 503	視覚性立ち直り反応…… 377	——は外部からの干渉を嫌う
——の肩甲骨……… 501	視覚メッセージ……… 1195	……………………… 634
——のヒレの動き…… 499	時間………………… 44	姿勢…………… 265, 401
——の耳…………… 496	——をかけて起き上がる	——、食事の……… 1398
鎖骨………… 196, 217, 864	……………………… 1182	——という習慣の影響… 131
坐骨… 134, 948, 1025, 1068,	耳管………………… 291	——と意識………… 1052
1071, 1076, 1154	軸性近視……………… 310	——と咽頭………… 1373
——と下肢と歩行…… 1027	軸椎………………… 59, 62	——と咽頭、イヌの… 1373
——に乗った動き…… 135	思考、感覚と………… 47	——と咽頭、チンパンジーの
坐骨結節……………… 134	思考と動き…………… 340	……………………… 1374
坐骨部の褥瘡予防…… 1072	自己実現…… 245, 457, 1483	——と咽頭、ヒトの… 1375
座禅………………… 1033	「自己と非自己」のオリエンテー	——の感覚………… 271
雑音………………… 684	ション……… 465, 466, 609	——を感じる……… 269
錯覚………………… 314	四肢………… 504, 539, 550	姿勢筋………………… 697
作動筋……………… 269	——の動き………… 421	姿勢支援……………… 536
サブシステム………… 630	——の形と機能の分化… 546	姿勢反応…… 346, 362, 1151
三角筋……………… 1353		姿勢保持運動

　　　　…… **346**, 494, 1076, 1395
　　　　――、脊椎動物の……… **411**
自然………………………… **401**
　　　　――、第二の………… **401**
自然選択………………………460
自然淘汰………………………459
自然な動き…………………… 347
自然な寝返り……………… **1271**
自然に歩く…………… 843, 858
舌………………………………**288**
　　　　――が食塊を飲み込む
　　　　　……………………**1379**
　　　　――の動き…………… 90
　　　　――の動き、は虫類の
　　　　　……………………**1382**
　　　　――の動き、ヒトの
　　　　　………………**1383**, 1384
下になった肩を引く動き…1148
膝蓋腱反射……………………**266**
膝蓋骨………………… 157, **161**
　　　　――を動かす…………**161**
膝蓋靭帯………………………**161**
膝窩静脈………………………799
膝関節…………………………**159**
失禁……………………… **1451**
実験………………………… 1489
実践………………………… 1489
実存主義哲学……………… 1491
指導と介助……………………946
自動歩行……………………**360**
シトシン………………………469
シナプス……………… 326, 353
　　　　――の役割……………**327**
シナプス反射…………………353
社会…………………………… 50
社会参加としての排泄… **1454**
社会システムから見た褥瘡発生
　　………………………**1405**
社会的疾患としての褥瘡
　　………………………**1419**
しゃがむ………………………**955**
斜対歩… **574**, 575, 576, **590**,

　　619, 1246, 1297, 1303
　　――と側対歩と体………**576**
　　――と側対歩のタイミングの
　　　違い………………**575**
尺骨……………**204**, 207, 506
尺骨遠位端………………… 1161
シャノン、クロード………662
習慣的行動…………………680
宗教と「今、ここ」……… **52**
舟状骨…………………………181
自由上肢…………………**204**
重心…………… **136**, 153, 951
十二指腸………………… 1424
皺眉筋………………………… 98
重力……………………………693
手根骨………………………213
受精……………………… **730**
『種の起源』………………460
種の保存………………………236
受容器、関節の……………**269**
　　――、筋肉の……………267
　　――、腱の……………**266**
　　――、皮膚の……………**269**
シュレム管……………………299
循環……………232, 236, 417
順応………………………**258**
上咽頭収縮筋………………… 1377
消化…… 232, 236, **425**, 427,
　　482
　　――の進化…………**608**
消化管…………………………477
　　――の蠕動……………**1422**
　　――の走行……………**1423**
上眼瞼挙筋……………………95
小胸筋…………………………203
小頬骨筋…………………………96
笑筋……………………………97
条件反射………………………**238**
条件反射理論………………**239**
上行結腸…………………… 1431
上後腸骨棘……… **140**, 1043,
　　1154, 1312, 1313

踵骨………………………181
　　――と距骨が作る関節… 185
　　――の動き………………185
上肢…………………………**194**
　　――、（座位の支援）… 1048
　　――、歩行と…………**861**
　　――と胸郭の移動、（仰向け
　　　での横移動）………1332
　　――の「8の字」の動き
　　　……………………**864**
　　――の動きを手伝う… 1395
　　――の回転軸……………506
　　――のサポート………**1360**
　　――の先端………………547
　　――のねじれ…………**599**
　　――の発生………………548
　　――の振り……………**864**
　　――を動かす筋肉………**204**
　　――を支える……… 1395
　　――を使って起き上がる
　　　……………………**1171**
　　――を使わずに起き上がる
　　　……………………**1168**
上耳介筋……………………… 99
硝子体………………… 298, 299
上肢帯…………………………198
上斜筋…………………………305
上唇挙筋……………………… 96
上前腸骨棘…**150**, 1080, 1154
小腸………………………… 1424
上直筋…………………………305
小伏在静脈……………………799
上部肋骨……………………**113**
情報円錐……………………… 44
静脈血の流れ……… **421**, 422
　　――の支援……………**801**
上腕骨…………………………864
上腕三頭筋………………… 1353
食事………………………**1393**
　　――と座位の関係…… **1031**
　　――と社会…………**1394**
　　――の作法………………287

──の姿勢……………1398	動き………………867	水晶体………298, 299
触診………………262	──から見た抗重力筋…698	錐体細胞…………303, 304
褥瘡……… 345, 1055, **1061**, **1400**, 1404, 1405	──から見たヒトの直立………………807	錘内筋………………267
──、座位と…………1059	進化論……………460	──の働き…………268
──、社会的疾患としての………………1419	──から見た安楽……**609**	水平視差……………309
──の原因…………1400	──の３つの原則……**479**	睡眠………… 227, 236
──の治癒…………1406	伸筋………………1353	──、安楽な…………237
──、抗重力筋と………**702**	──、股関節を伸展させる………………843	──と神経回路の新生…338
褥瘡対策……………712	──と臥位………… **704**	スキル……………1461
褥瘡治療………1481, 1488	伸筋突張反射………**357**	すくみ足……………892
褥瘡(の)発生…………1404	神経の獲得…………**475**	ステップ反応…………**385**
──、社会システムから見た………………**1405**	神経の構造…………**326**	スパイラルな動き(方)……………368, 980, 1424
──、生体システムから見た………………**1404**	神経回路の新生………**338**	スピリチュアル・ヒーリング……………1495
褥瘡(の)予防…… 1072, 1351	神経システム……… 332, 429	──という妄想………797
食道………… 85, 1424	──の障害、(失禁)…1451	スライディングシート… 1331
食文化………………290	神経支配の発生学………**546**	スライディングボード……………**1142**, 1229
食欲減退……………455	神経ネットワーク………**696**	「ずれ力」という新しい神話……………1418
食塊………………1378	人工知能……………**688**	座って呼吸する…………116
──を咽頭に送り込む………………**1380**	人生を神から取り戻す哲学………………**53**	座って、つま先で床を押す………………163
──を食道へ送り込む………………**1388**	真善美………………**50**	座る………… 134, 1016
触覚………… 259, 880	伸張反射………267, 352	──ときの介助………1017
──の延長…………**261**	伸展、キネステティクスの………………1295	**せ**
──の発達…………**263**	伸展による寝返りの力学的解説………………1266	背…………………601
自律神経……………1433	伸展によるヒトの寝返り 1250	背当て……………1042
──、排泄と…………**1433**	伸展の意味………… 1294	性と精神分析……………242
自律神経システム… 230, 235	伸展受容器……266, **351**, 429	性格………………244
視力………… 305, 307	新皮質………………234	性行為………**228**, 235, 236
シルダー、ポール・フェルディナンド………438	深部静脈血栓症…………802	──と安楽と自律神経システム………………235
進化………………470	心理学、安楽と………240	──における副交感神経と交感神経の働き………235
侵害刺激……………272	──、接触と動きの……438	──の安楽の生理と社会性………………236
進化学………………462	心理学の開祖ヴント………241	正座………………1036
真核生物……………472	心理学の芽生え………240	──からの立ち上がり…982
進化樹………………555	心理療法……………1491	精神分析、性と………242
進化発生学…………463	**す**	
──から見た「８の字」の	水泳反射………………359	
	髄核………………111	

精神分析と生理学………**244**	──を支えて回す筋肉…**121**	セルバー、シャーロッテ…724
精神分析のフロイト………**241**	──を反らせる…………105	セルフサポート………**1184**
生存競争…………………460	──をひねる……………**117**	ゼロモーメントポイント…871
声帯………………………1364	──を曲げる……………**104**	禅の経行………………**832**
生体システムから見た褥瘡発生	脊柱起立筋……………919	線維輪……………………111
……………………**1404**	脊椎……………**484**, 489	「全介助」………………**1143**
成長………………………**730**	──の役割……………**484**	前鋸筋……………………203
静的姿勢反応……………**362**	脊椎動物…………………483	前屈………………………**124**
性別と誤嚥………………**1389**	──の姿勢保持運動……411	前脛骨筋…………………1350
静歩行……………828, 872	積分………………………**334**	仙骨……………604, 1313
生命………………………**465**	セグメンタル・ローテーション	センサリー・アウェアネス
──、最初の……………**465**	……………………**375**	………**724**, 834, 1484
──の誕生………………**464**	セグメンタル・ローリング	前肢………………………**564**
──の特徴的な機能……465	……**375**, 855, 1066, 1067	──、ティクターリクの
声門……………1364, 1366	舌→舌（した）	……………………**505**
──、ヘビの……………**1368**	舌咽神経…………………232	──と後肢の役割………**564**
──、両生類の…………**1367**	舌咽頭呼吸法……………515	前耳介筋……………………99
性欲………………………242	舌顎骨……………………517	前十字靱帯………………160
生理………………………**245**	舌基弁、ワニの…………**1370**	前仙腸靱帯………………170
生理学、精神分析と……**244**	舌骨…………86, 89, 1384	尖足……………193, **1348**
生理的な欲求……………**246**	舌骨下筋群………………87	──に拮抗する筋肉…**1350**
世界保健機関……………636	舌骨上筋群………………86	──の原因……………1350
蹠行性……………………1145	摂食………………………**228**	──予防の誤解………**1348**
脊索……………481, 484	接触圧神話………………**1417**	──を作る筋肉………**1349**
──と脊椎の動きの差…484	接触と動き………………431	仙腸関節
脊髄カエル……359, 360, 382	──と学習………………322	…**170**, 604, 605, 815, 831
脊髄節間反射…**358**, 361, 843	──とゲシュタルトの完成	──の働きと損傷………**171**
脊髄反射…………………**350**	……………………**450**	穿通枝……………………799
脊柱……………………**102**,	──と神経システム……**429**	前庭……………277, **278**, 291
607, 1032, 1354	──とボディ・シェーマ	前庭階……………………292
──、肋骨と……………**112**	……………………**434**	前庭覚……**277**, 280, 379
──と立ち上がり………**106**	──のコミュニケーション	──の進化………………283
──のＳ字カーブ………**108**	……………………**1110**	──の中枢……………**280**
──の感じ、（片足立ちの）	──の生理学・心理学…**414**	前庭眼反射………………**311**
……………………852	──はコミュニケーション	前庭動眼反射……………868
──の筋肉………………**103**	……………………1215	前庭膜……………………292
──の屈曲………………**110**	接触の感覚………………56	蠕動、消化管の…………**1422**
──の「くの字」（の動き）	──とボディ・イメージ	前頭筋……………91, 92, 93
……………815, 821	……………………**439**	前頭葉……………………912
──の強さ………………**105**	背中を"喜捨"する……**1078**	前捻角……………………598
──の力学的柔構造……**126**	セラピューティック・タッチ	前半規管…………………278
──の彎曲………………**115**	……………………1496	前方移動、骨盤の………**1238**

索引 **759**

──、側臥位の……… **1238**
　　──、端座位の……… **1062**
前方交叉型… **585**, **592**, **1311**
　　──、杖歩行の………… 592
前房水………………………… 299
前面………………………… **602**
前腕………………………… **207**
　　──、（座位の支援）… 1049
前彎、腰椎の……………… **109**

そ

総合説……………………… 463
総後彎……………………… 125
創傷治癒プロセス………… 655
僧帽筋…… 202, 1041, 1353
ソーシャルトラッキング… **719**
側臥位……………………… 1355
　　──から起き上がるときの
　　　頭蓋と脊柱………… 1156
　　──から「下になった肩を
　　　引く」…………… **1197**
　　──になる、頭と肩を水平
　　　移動してから……… **1198**
　　──の移動…………… 1230
　　──の後方移動……… 1230
　　──の前方移動……… 1238
　　──の前方移動の介助
　　　……………………… 1240
　　──の頭側移動の介助
　　　……………………… 1242
　　──の頭側への移動… 1240
　　──のときの下肢のサポート
　　　……………………… 1358
足関節……………………… 815
　　──に触れる………… **182**
　　──を動かす………… 1349
足根骨……………………… 181
側線………………………… 496
側対歩… **574**, 575, 576, **590**,
　　　976, 1303, 1311, 1347
　　──、サルの…………… **586**
　　──、ゾウの…… **577**, **586**

促通………………………… **336**
足底の筋肉………………… 1353
足底静脈弓………………… 799
側頭筋……………………… 82
側頭骨……………………… 544
足背静脈弓………………… 799
側副靭帯…………………… 160
速歩………………………… **574**
側彎反射…………………… **358**
組織間隙の水の静脈内への移動
　の支援…………………… 801
外からの介助……………… 1184
蹲踞………………………… **961**
尊敬………………………… 245

た

ダーウィン、チャールズ… 460
第5趾、直立と ………… **559**
第5趾の活用 …………… 916
体位………………………… **265**
体位変換…………………… **1410**
体温………………………… 233
体幹の「くの字」の動き… **566**
体幹のひねり……………… 1150
大頬筋……………………… 96
大胸筋……………………… **205**
太極拳の「緊張のない歩み」
　………………………………… 834
太極拳の歩法……………… 833
対称性緊張性頚反応
　………………………… 367, 974
対称性緊張性迷路反応…… 368
体性感覚………… 275, 379
体性感覚野………………… 275
体性神経システム………… 230
体前屈……………………… 124
大腿骨…………… 137, 223
　　──の動きの支援、（歩行の）
　　　……………………… 921
　　──の回旋…………… 1070
大腿骨頭…… 141, 149, **597**,
　　　598, 905, 906, **924**, 1154

大腿四頭筋……… 147, 1353
大腿静脈…………………… 799
大腿直筋…… **147**, **162**, 1039
大腿二頭筋………………… 151
大腸………………………… 1424
大殿筋…… **154**, 1353, 1440
大転子…… 148, **597**, 598,
　　　906, 921, 922, 1043, 1068,
　　　1076, 1154, 1439
　　──の下に手を入れる
　　　……………………… 1234
第二の自然………………… **401**
大脳皮質レベルの反応
　………………………… **380**, 1067
タイプⅠ（筋線維の）…… 700
タイプⅡ（筋線維の）…… 700
大腰筋……… **138**, 139, 141,
　　　603, 919, 1039
　　──の進化…………… 603
高這い……**587**, **857**, 970
高這い位…………………… 704
タクティール・ケア…… 1496
多細胞生物………… **473**, **475**
多シナプス反射…………… 353
立ち上がって横移動する
　………………………………… 1085
立ち上がり… 106, 137, 1088
　　──、正座からの……… 982
　　──、脊柱と………… 106
　　──から歩行への動き
　　　……………………… 1285
　　──と歩行の準備としての
　　　横移動……………… 1088
　　──の介助…………… 992
立ち上がり方の老化…… 967
立ち上がる
　　………… **72**, **158**, **962**, 966
　　──、あぐらから……… 986
　　──ための資源……… **138**
　　──ときの介助……… 1486
　　──ときの道具の利用… 990
　　──ときの骨の動き…… **972**

立ち上がれない人の移乗の介助
　………………………… **1103**
立ち方、犬歯類の………… **539**
立ち直り反応……… **373**, **375**,
　　　　　376, **377**, **379**, **380**
──、（端座位の前方移動の）
　………………………… **1065**
──、体から生じて頸に及ぶ
　………………………… **374**
──、体から生じて四肢に
　及ぶ ……………………… **375**
──、頸から生じて体に及ぶ
　………………………… **373**
立つ……………………… **164**
──、2本足で ……… **593**
タッチ、死の前の………… **790**
立っている……………… **948**
「食べる」と「話す」…… **1393**
単眼視…………………… **309**
短期記憶………………… **337**
端座位の移動…… **1062**, **1088**
端座位の後方移動……… **1079**
──の介助、車椅子の
　………………………… **1080**
端座位の前後移動……… **1018**
──の介助のコツ…… **1084**
端座位の前方移動……… **1062**
──の介助 …………… **1072**
端座位の横移動………… **1084**
単細胞生物……………… **473**
単シナプス反射………… **353**
男女の違いの解剖学……… **220**
ダンスと歩行の介助……… **882**

ち

小さな失敗を体験してもらう
　介助……………………… **999**
小さな体位変換………… **1410**
チェアワーク…… **999**, **1106**
知覚……………………… **253**
──の解剖と生理学…… **259**
──の生理学………… **255**

力の感覚………………… 271
力を使って起き上がる… **1180**
恥骨……………… **948**, **1154**
恥骨間円板……………… 170
恥骨結合………… **150**, **169**
チミン…………………… 469
中咽頭収縮筋…………… 1377
中央階…………………… 292
中腰で横移動する……… **1086**
中手骨…………………… 213
中心窩…………………… 303
「中枢と末梢」というオリエン
　テーション…………… **497**
中枢性聴覚処理障害…… **295**
中枢性パターン生成器…… 361
中節骨…………………… 213
中足静脈………………… 799
中殿筋…………………… 919
肘頭……………………… 207
中脳レベルの反応
　……………… **373**, 1067
中立説…………………… 463
聴覚……………………… **291**
──とエネルギーと介助
　………………………… **297**
──の中枢……………… **294**
腸管……………………… 427
長期記憶………………… **337**
腸骨……………… 948, 1302
──と「くの字」の動き
　………………………… 1298
──の回転と重さの流れ
　………………………… 1312
腸骨筋…………… **138**, 1039
──と褥瘡…………… 1414
腸骨翼…… 1042, 1043, 1154
腸骨稜…… 140, 1154, 1312,
　　　　　　　　1313, 1416
超自我…………………… 242
長趾伸筋………………… 1350
腸蠕動…………………… 1422
調歩式インターアクション

　………………… **641**, 686
長母趾伸筋……………… 1350
直示……………… **227**, 676
直腸……………………… 1434
直腸恥骨筋……………… 143
直立……………… **541**, **593**
──と第5趾 ………… **559**
──への進化………… **596**
──へ向かう体の進化… **596**
沈下性肺炎……………… 455
チン小帯………… 298, 300
鎮痛薬…………………… 274

つ

椎間板…………… 64, 1032
──、座位と………… 1032
──の構造…………… 111
──の弾力…………… 110
対鰭……………………… 497
椎骨……………… 102, 604
椎体……………………… 118
痛覚……………………… 272
杖歩行……… **592**, **926**, **936**
──の前方交叉型と後方交叉
　型……………………… 592
つかむ動き……………… **172**
つかむ感覚……………… **172**
ツチ骨………… 291, 544, 545
ツナギ…………………… 132
つま先と踵の関係……… **844**
つまむ動き……………… 215

て

手………………… **213**, 599
──と足の相似性……… 174
──の振りと歩行……… **588**
──を上に伸ばす……… 208
──をつないで歩く…… **931**
──を回す……………… 209
手足の動きの物理学的バランス
　………………………… **862**
手足の筋肉……………… 175

索引　**761**

手足の進化論	174	
手足の役割	853	
丁寧さ	**47**, 48	
丁寧な介助	**1238**	
デオキシリボ核酸（＝DNA）	463	
「手かざし」	**1496**	
適者生存	460	
テクニック	**1461**	
手首を回す	**207**	
テコの原理	**1227**	
デジタル論理回路	**329**	
哲学	36, 240, **1490**	
——、アウェアネス介助の	**36**, 42	
——、介助の中の	42	
——、人生を神から取り戻す	53	
——の実践	**1475**	
手つなぎ	**926**, **931**	
——、歩行介助の	**934**	
手のひらと肘、（歩行の介助の）	**884**	
電気シナプス	**327**	
テンセグリティ	**129**	
転倒	1016	
転倒対策	**939**	
電波	684	

と

トイレ	1420, 1343, 1444	
——内の移動	**1447**	
——内の環境	**1447**	
——の設計	**1449**	
頭蓋	58, 484, 489, 607	
——と脊柱の「くの字」の動き	607	
動感覚	281	
動眼神経	232	
橈骨	204, 207	
同時性双方向性インターアクション	**641**	

頭側	**550**	
「頭側と尾側」というオリエンテーション	**488**	
頭側移動、仰向けでの	**1296**	
頭側への移動、側臥位の	**1240**	
糖尿病の運動療法	812	
動物の移動型	**568**	
動物の起き上がりと姿勢反応	**1151**	
動物の歩行様式	**586**, **590**	
動歩行	828, 872	
倒立振子	869	
独立の法則	461	
閉じているシステム	**643**	
突然変異	461	
ド・フリース	461	
トラッキング	**718**, **719**	
トレーニングと介助	**1381**	
トロット	**574**	

な

内顆	182	
内括約筋	1435	
——の持続的収縮の障害	**1451**	
内嗅領野	285	
内言	**663**, 690	
内肛門括約筋	1434	
内耳	277	
内側縦足弓	848	
内側足底静脈	799	
内側翼突筋	83	
内直筋	305	
内転筋	**155**	
——、股を閉じるように内転させる	843	
内尿道括約筋	1433	
内部言語	74, 664	
内閉鎖筋	143, 1439	
泣く	**229**	
涙	94	

軟口蓋	85, 1364	
——、弁としての	**1372**	
——、有袋類の	**1371**	
軟骨魚類の誕生	**490**	
「ナンバ走り」	**856**	

に

におい	284	
握る	**216**	
肉球、足の	**191**	
二足直立	**593**	
二足動物	**389**	
二足歩行	406, **620**	
——、四つ足動物の	**595**	
——と文化・宗教	**562**	
二足歩行ロボットの歩行制御	869	
日常生活の動き	**1474**	
乳様突起	58, 60	
尿生殖隔膜	143, 1438	
尿道	1433	
人間工学	133	
人間性心理学	**245**	
人間の欲求	243	
認識	**252**	
認識論	240, 679	
認知	**252**, **253**	
認知運動療法	**455**	
認知行動療法	**455**	
認知症	446, 1023, 1487	
——、ワールド・イメージと	446	
——のある人の歩行介助	**902**	
——の中心症状と周辺症状	446, 904	
——の人の寝返りの介助	**1292**	
人中	59	

ね

寝返り	**611**, **1248**, 1308	

──、自然な………… **1271**
──、習練を積んだ…… **614**
──、初めての………… **611**
──、ヒトの… **1250**, **1263**
──の動き………… **1271**
──の介助…………… **1286**
──の介助、認知症の人の
　………………………… **1292**
──の介助のボディメカニクス………………… **1293**
──の実験、左上半身の慣性モーメントの増大による
　………………………… **1269**
──の実験、股関節の屈曲による……………… **1268**
──の中の歩行に必要な動き
　………………………… **616**
(寝返りの)キネステティクス的理解……………… **1250**
(寝返りの)神経生理学的理解
　………………………… **1250**
ネガティブ・フィードバック
　……………… **655**, **1401**
熱力学の第2法則 ……… **644**
眠る………………………… **101**
年齢と誤嚥……………… **1389**

の

脳と神経システム………… **332**
脳の可塑性……………… **912**
脳の進化………………… **234**
脳の働き………………… **234**
脳幹…………… **234**, **430**
──レベルの反応………… **362**
脳血管障害の回復と動きの学習
　………………………… **342**
脳梗塞…………………… **372**
脳梗塞後の半身麻痺のある人の歩行介助………… **905**
ノーマン、ドナルド……… **252**
のど………………………… **85**
──の筋肉………………… **86**

飲み込みやすさ………… **1398**
飲み込む…………………… **89**

は

歯、は虫類の…………… **1381**
パーキンソニズム………… **891**
パーキンソン病…………… **891**
──の人の歩行と介助… **891**
パールズの3つの質問
　…………… **450**, **451**, **452**
肺の進化………………… **508**
──(サカナ〜両生類)
　………………………… **1366**
背筋………………………… **121**
背屈反応………………… **386**
肺呼吸…………………… **508**
──するサカナの誕生… **508**
排泄…… **228**, **232**, **236**, **1420**
──、社会参加としての
　………………………… **1454**
──と自律神経………… **1433**
──における副交感神経と
　交感神経の働き……… **232**
──に対する条件づけ
　………………………… **1446**
──の動きの支援…… **1443**
──の支援、洋式トイレでの
　………………………… **1443**
──の支援、和式トイレでの
　………………………… **1444**
排泄経路の障害………… **1451**
背側…………… **550**, **602**
「背側と腹側」のオリエンテーション…… **482**, 548
バイタルサイン………… 233
排尿のメカニズム……… **1434**
排尿の介助……………… **1457**
排尿の禁制……………… **1437**
排便と表情筋…………… 1445
排便の介助……………… **1457**
排便の禁制……………… **1436**
排便のメカニズム……… **1434**

背面……………………… 602
廃用症候群……………… 798
──とおむつ…………… **1454**
──の浮腫とATT …… **798**
廃用性浮腫……………… 455
白質……………………… **333**
「箱入り」移動 ………… **1083**
「8の字」の動き →「8」の項
は虫類……………… **526**, **1145**
──の顎………………… **529**
──の動き……………… **528**
──の呼吸……………… **532**
──の口蓋……………… **1368**
──の舌の動き………… **1382**
──の歯………………… **1381**
──の鼻………………… **530**
──の耳………………… **531**
バックレスト…………… 1042
発生……………………… 462
発生学…………………… 462
発達、ヒトの移動の……… 610
発達の最近接領域… **665**, **733**
ハッチ、フランク………… 718
鼻、は虫類の…………… **530**
──、無顎類の………… **486**
──、両生類の………… **514**
鼻の進化(サカナ〜両生類)
　………………………… **1366**
鼻の変化………………… **542**
「話す」、「食べる」と … **1393**
「バナナ起き」………… **1472**
跳ね上げ式車椅子……… **1092**
パブロフ、イワン… **239**, **732**
ハムストリング………… **151**
腹……………………… **601**
パラシュート反応……… **384**
腹ビレ…………………… **497**
パラレルな動き(方)
　……………… 368, 980
半規管…………**277**, **279**, 291
半腱様筋………………… 151
反射…… **238**, **340**, **349**, **350**

索引 763

——、歩行の…………402
——と感覚の発達と抗重力システム…………697
——と条件反射…………238
——の研究の特性………387
——の条件づけ…………732
——の成熟と介助………392
——の成熟と発達………389
——の発達………387, 388
——を学ぶことの意義…350
反射弓…………………353
反応……………………340
　　——、大脳皮質レベルの
　　　………………………380
　　——、中脳レベルの……373
　　——、脳幹レベルの……362
　　——、歩行の……………402
　　——の学習と安楽………340
　　——の研究の特性………387
　　——の成熟と介助………392
　　——の成熟と発達………389
　　——の発達………387, 388
　　——を学ぶことの意義…350
半膜様筋…………………151

ひ

美、介助の中の……………51
ピア・カウンセリング…1466
鼻咽頭閉鎖……………1380
光円錐………………………44
引き起こし反応…………372
皮筋…………………………93
鼻筋…………………………97
ピクラー、エミー………731
非言語的コミュニケーション
　………679, 1110, 1215
鼻孔………………………509
　　——、肺魚の……………510
　　——の進化………………509
非後肢荷重型……………578
腓骨………………………181
尾骨………………547, 1059

ヴィゴツキー、レフ
　……………………665, 733
尾骨筋…………………1439
鼻根筋………………………97
膝……………………157, 816
　　——から下を回す………158
　　——と骨盤のバランス…162
　　——の動きの支援、（歩行の）
　　　………………………922
　　——の立て方、（仰向けでの
　　　頭側移動の）………1319
　　——のはまる動き………159
　　——の余裕………………166
　　——を立てる……141, 159
　　——を揺する……………157
肘……………207, 222, 599
　　——、（歩行の介助の）…884
　　——の回転………………207
肘掛け…………………1041
皮質性視覚障害…………315
微小振戦…………………305
尾側………………………550
非対称性緊張性頸反応……363
非対称性緊張性迷路反応…369
引っかき反射……………359
蹄で歩く動物……………557
ヒトの顎…………………546
ヒトの移動………………561
　　——の発達………………610
ヒトの姿勢と咽頭………1375
ヒトの舌の動き…………1383
ヒトの先端……………1153
ヒトの直立、進化発生学から見た…………………………807
ヒトの直立歩行と歩行様式
　…………………………588
ヒトの椎骨………………604
ヒトの中のサカナの動き…503
ヒトの中の両生類の動き…525
ヒトの寝返り、屈曲による
　………………………1263
ヒトの寝返り、伸展による

　………………………1250
ヒトの歩行の定義、「動き」から見た……………………809
ひねり、体幹の、（歩行と）
　…………………………856
皮膚………………259, 269
　　——、座位と…………1056
　　——の受容器……………269
腓腹筋……………163, 1353
　　——の動きの支援………801
腓腹筋外側頭…………1349
皮膚呼吸…………………512
微分………………………334
評価、介助と……………881
病気……………637, 1458
表情筋………………………93
　　——の動きを許す………100
病的反射…………………362
開いているシステム………643
ヒラメ筋…………163, 1349
鼻涙管………………………94
ヒレ………………………498
　　——から四肢へ…………504
　　——の軸と四肢の軸……550

ふ

ファンクショナル・インテグレーション………………722
不安定と移動……………807
フィードバック・コントロール
　………………49, 650, 681
　　——の実験………………650
　　——の短所………………652
　　——の長所………………652
フィードフォワード
　………………………824, 863
フェルデンクライス、モーシェ
　…………………………720
フェルデンクライス・メソッド
　……………348, 720, 1484
賦活システム……………431
服を着る…………………135

副交感神経……… 230, 1433	ヘルムホルツ理論………318	——とがんばり…………810
——、安楽と……………233	扁桃体………………285	——と上肢……………861
——の働き、性行為における	弁としての軟口蓋………1372	——と進化と学習………587
…………………………235	便秘…………………455	——と体幹のひねり……856
——の働き、排泄における		——とラテラルフット…189
…………………………232	**ほ**	——における動きの中枢の分
副交感神経システム	防御反射………………355	散システム……………402
………………… 230, **232**	膀胱………………… 1433	——の筋肉……………843
複雑なシステム……………**631**	帽状腱膜………………92	——の再学習……………621
腹式呼吸………… 516, 517	膨大部…………………278	——の推進力……………828
輻輳運動……………**306**	頬づえ……………… 81	——の反射・反応……**402**
腹側………………… 550, 602	歩行…… **402**, 520, **586**, **588**,	——のメカニクス……**835**
腹直筋……… 103, **145**, 1039	**590**, **806**, 817, 824,	歩行(の)介助…………… 618,
浮腫………………… 415, 798	848, 1088, 1478	**877**, 1479, 1494
——、廃用症候群の……798	——、アルパカの………573	——、ダンスと…………882
プッシュアップ………… 1072	——、安全な…………830	——、認知症のある人の
太った人の肩の動き、(寝返り	——、ウマの…………569	…………………………902
の)……………… 1273	——、円背の人の………836	——、脳梗塞後の半身麻痺の
不眠……………………455	——、木の上のサルの…584	ある人の……………905
振り子…………………869	「——」、車椅子を使った	——、両下肢を動かせない
フレーム問題…………**688**	…………………………939	人の……………………920
フロイト、ジークムント	——、坐骨と下肢と… **1027**	——の手つなぎ………934
……………… 241, 243	——、サルの…………583	歩行器を使った歩行……938
プロセス……………**654**	——、シカの…………570	保護伸展反応…… 384, 1066
文化………………**690**	——、シロクマの………571	ポジショニング… 1348, **1351**
——としての排泄……1420	——、ティクターリクの	——の原則…………1351
——としての歩行………811	…………………………507	——の誤解……………131
噴水孔…………………517	——、手の振りと………588	ポジティブ・フィードバック
ヴント、ヴィルヘルム	——、ヒトの…………809	……………… **655**, 1401
……………… 241, 252	——、文化としての……811	補助具の使用…………1228
分離の法則……………461	——、歩行器を使った…938	ホップ反応……………385
	——、類人猿の………581	ボディ・イメージ
へ	——、レッサーパンダの	……… **438**, **439**, **440**, **609**
平衡感覚………………381	…………………………572	——と介助……………445
平衡斑…………………278	——時の足幅とバランス	ボディ・シェーマ
平衡反応………… 380, 1151	…………………………852	…………………434, 438, **609**
ベイツ、ウィリアム・ホレイ	——時の両足間の幅……819	ボディ・プラン
ショ…………………318	——とZMP …………**871**	……………… 608, **609**, 1165
ベイツ法………………318	——と頭と目…………868	ボディトラッキング………718
ヘッケル、エルンスト・ハインリッ	——と介助、パーキンソン病	ボディマッピング…………195
ヒ・フィリップ・アウグスト	の人の………………891	ボディメカニクス
…………………………462	——と学習と介助………810	……… **1013**, 1084, 1225

──、寝返りの介助の
　　　……………… **1293**
ほ乳類………… **540**, 1145
　　──の血液循環……… **540**
　　──の呼吸…………… **540**
　　──の耳……………… **543**
歩幅の違い…………… **849**
ホムンクルス…………… 277
ホメオボックス遺伝子……550
本能………… 610, 1492

ま

マイエッタ、レニー……… 718
枕の効用…………… **1244**
枕の高さ…………… **1355**
マス………… 132, 1294
マズロー、アブラハム…… 245
　　──の人間性心理学…… **245**
股を閉じるように内転させる内
　　転筋…………………… **843**
末節骨……………………213
「まともな歩き方」… **812**, **825**,
　　835, **876**, **920**, **953**, **1478**
　　──の推進力…………… **829**
麻痺のある人の介助…… 1339
まぶた…………… 307, 308
眉を上げる……………… 91

み

味覚………… **286**, 289
　　──の中枢…………… **290**
味覚修飾物質…………… 288
「味覚地図」…………… 288
「右と左」のオリエンテーショ
　　ン…………………… **482**
見て覚えることと介助…… 325
ミトコンドリア………… 472
耳、カエルの…………… 518
　　──、サカナの……… **496**
　　──、サンショウウオの
　　　……………………… 519
　　──、は虫類の……… **531**

　　──、ほ乳類の……… **543**
　　──、両生類の……… **517**
脈拍数…………………… 233
脈絡膜…………………… 298
未来……………………… 44
　　──は決定できない…… 46
味蕾……………………… 287
見る…………………… **1395**

む

無意識…………………… 243
無顎類………… 388, **485**
　　──の呼吸…………… **486**
　　──の鼻……………… **486**
無脊椎動物の動き……… **480**
胸ビレ…………………… 497
「胸と腹」というオリエンテー
　　ション……………… **538**

め

目、頭と歩行………… **868**
目の構造……………… **298**
明順応………… 258, 304
迷走神経……………… 232
迷路性立ち直り反応……… **376**
迷路反応………………… 368
メタシステム…………… **631**
メタボ健診……………… 537
メンデル、グレゴール・ヨハン
　　……………………… 461

も

盲点…………………… **313**
網膜…………………… 298
毛様体………… 298, 299
網様体………………… 430
　　──と賦活システム…… **431**
網様体賦活系…………… 431
目標到達運動
　　………… 346, 1076, 1395
モジュール……………… 435
持つことへの支援……… **1395**

問題指向型システム
　　……………… 1127, 1461

や

ヤコビー、ハインリッヒ…724
ヤコビー線……………… 119
優しさ………… **47**, 48
　　──と丁寧さ…………… 47
ヤツメウナギ…………… 485

ゆ

有酸素運動……………… 700
優性の法則……………… 461
床反力…………………… 856
指……………………… **214**
　　──の動き…………… **214**
　　──の伸筋………… **1353**
　　──の根元…………… **194**
　　──を動かす………… **215**
趾……………………… 192
　　──で歩く動物……… **558**
　　──の動き、サルの… **582**
　　──の屈筋…………… **699**
　　──の長さ…………… 192
　　──を動かす………… **186**
　　──を曲げる筋肉……… 192

よ

洋式トイレでの排泄の支援
　　……………………… **1443**
腰椎………… 117, 604, 974
　　──の動き…………… 118
　　──の関節面………… 118
　　──の前彎…………… **109**
　　──の彎曲と大腰筋… **139**
腰痛……………………… 48
用不用説………………… 458
翼状突起………………… 82
抑制性シナプス………… 337
横移動、仰向けでの…… **1332**
　　──、立ち上がって… **1085**
　　──、立ち上がりと歩行の

準備としての……… **1088**
　　──、端座位の……… **1084**
　　──、中腰で………… **1086**
四つ足から直立へ向かう体の
　　進化……………………**596**
四つ足から二足直立へ…**593**
四つ足動物………………**388**
　　──とヒトの起き上がり
　　………………………**1144**
　　──の移動パターン……**567**
　　──の二足歩行…………**595**
　　──の飲み込みの基本
　　…………………… 1382
欲求………………………246
　　──、生理的な…………246
　　──、人間の……………243
欲求5段階説 ……………**245**
四つんばい……… **379**, **619**
　　──、座位と……… **1167**
　　──、膝をついた………**587**
　　──で頭を動かす………367
　　──で歩く……… **161**, 566
　　──で歩くときの手……178
　　──のときの上肢………866
四点杖歩行………………**937**

ら

光円錐（ライトコーン）… 44
ライヒ、ヴィルヘルム……244
楽に動くことで心不全を改善
　　する…………………**1474**
ラテラルフット…… 186, **189**,
　　815, 848, 952, 1479
ラマルク、ジャン・バティスト
　　………………………458
卵円窓……………………291
卵形嚢……………………278
卵形嚢斑…………………278
藍藻類……………………471

り

理学療法学の誤解…………825

リクライニング式の車椅子
　　…………………… **1055**
梨状陥凹………… 1365, 1386
梨状筋………………… 1440
リズム……………………271
理想原則…………………242
立位………………………**948**
　　──での傾斜反応………**383**
　　──の骨盤………………156
　　──のときの重さの流し方
　　…………………………950
　　──の力学的特徴と感覚
　　……………………… **809**
立方骨……………………181
リハビリテーション…50, 735,
　　829, 914, 940, **993**, 1097
　　──とシステム…………628
リビドー…………………242
リフト………………… 1229
両足立ち……… 815, 832, **949**
両下肢を動かせない人の
　　歩行介助……………920
菱形筋……………………202
良肢位……………………131
両生類……… 511, **512**, 1144
　　──とは虫類の違い……526
　　──の咽頭と声門… 1367
　　──の動き……………**521**
　　──の血液循環………**513**
　　──の呼吸……………**516**
　　──の鼓膜……………**517**
　　──の鼻………………**514**
　　──の耳………………**517**
両生類反応………………**376**
療養…………………… **1475**
　　──の特徴…………… **1474**
　　──の歴史、日本における
　　…………………… **1458**
療養型病床群………… 1458
療養病床……………… 1458
療養病棟………… 734, **1458**
　　──の適応…………… 1460

理論…………… 1102, 1489
リンパの流れ………… **423**
リンパマッサージ…………803

る

涙小管…………………… 94
涙腺………………… 94, 298
涙嚢……………………… 94

れ

レチナール……………… 304
レディネス………………**733**
連合反応………… **372**, 1184

ろ

ロイヤル・タッチ……… 1496
老化………………………**730**
　　──と学習……………**734**
肋軟骨……………………118
肋骨……………… 604, 1042
　　──と横隔膜……………**114**
　　──と脊柱………………**112**
ロルフィング……………167
ロングストローク…………786

わ

ワールド・イメージ………444
　　──と認知症……………446
和式トイレでの排泄の支援
　　…………………… **1444**
渡し板………… **1121**, 1142
　　──を使う移乗の介助
　　…………………… 1116

著者紹介

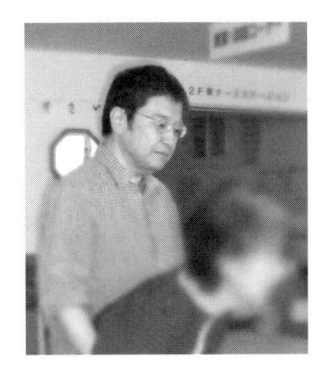

澤口裕二（さわぐちゆうじ）（医師・士別市立病院 療養病棟担当診療部長）

　消化器外科医であったときに、褥瘡の治療とケアのために介助に着目し、動きの重要性を認識した。キネステティクスの存在を知り、その教科書をドイツ語の勉強をして翻訳した後、フェルデンクライス・メソッド、アレクサンダー・テクニーク、センサリー・アウェアネスのセミナーに参加し、動きと感覚について学習を進めた。現勤務先の療養病棟で動きの支援を実践・研究。トランペット演奏、乗馬、川下り、コンピュータ（第2種情報処理技術者）、社交ダンス、写真その他の趣味も最大限に利用して、本書をまとめた。

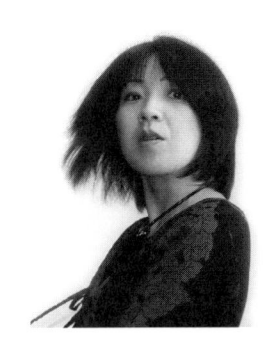

モデル（一部執筆）：植木小百合（うえきさゆり）（看護師）

　著者の古くからの友人。2008年、ジュディス・ウィーバー氏のセンサリー・アウェアネスのセミナーに参加し、アウェアネスとコンタクトの大切さに気づく。著者に依頼され、本書のモデルを担当した。

アウェアネス介助論──気づくことから始める介助論
上巻　解剖学・生理学と基礎的理解

発　　行	2011年11月1日　第1版第1刷
	2014年 7月7日　第1版第2刷
著　　者	澤口裕二©
デザイン	LaNTA
発行者	藤本浩喜
発行所	有限会社シーニュ
	〒156-0041　東京都世田谷区大原2-24-2
	TEL+FAX　03-5300-2081
編　　集	河村武志
印刷・製本	（株）双文社印刷
ISBN	978-4-9903014-5-3　Y6400E

●本書のご感想、お問い合わせ
メール（signe.books@gmail.com）またはFAX、郵送にてお待ちしております。

本書の無断複写・転載は著作権法の例外を除き、禁じられています。